U0940842

中国结核病年鉴

CHINESE YEARBOOK OF TUBERCULOSIS

（2022）

主　　编　唐神结　李　亮　杜　建

组织编写　中华医学会结核病学分会

中華醫學電子音像出版社
CHINESE MEDICAL MULTIMEDIA PRESS

北　京

版权所有　　侵权必究

图书在版编目（CIP）数据

中国结核病年鉴. 2022 / 唐神结，李亮，杜建主编. —北京：中华医学电子音像出版社，2023.6

ISBN 978-7-83005-406-9

Ⅰ.①中…　Ⅱ.①唐… ②李… ③杜…　Ⅲ.①结核病－防治－中国－2022－年鉴　Ⅳ.①R52-54

中国国家版本馆CIP数据核字（2023）第108606号

网址：www.cma-cmc.com.cn（出版物查询、网上书店）

中国结核病年鉴（2022）
ZHONGGUO JIEHEBING NIANJIAN（2022）

主　　编：唐神结　李　亮　杜　建
策划编辑：裴　燕
责任编辑：赵文羽
校　　对：龚利霞
责任印刷：李振坤
出版发行：中華醫學電子音像出版社
通信地址：北京市西城区东河沿街69号中华医学会610室
邮　　编：100052
E-Mail：cma-cmc@cma.org.cn
购书热线：010-51322635
经　　销：新华书店
印　　刷：广东新京通印刷有限公司
开　　本：787mm×1092mm　1/16
印　　张：28.25
字　　数：700千字
版　　次：2023年6月第1版　2023年6月第1次印刷
定　　价：150.00元

购买本社图书，凡有缺、倒、脱页者，本社负责调换

内容提要

《中国结核病年鉴》为系列图书，每年一册，由中华医学会结核病学分会组织编写。《中国结核病年鉴（2022）》采用分类编辑法，内容涵盖2022年国内外结核病基础、临床研究和疾病防控等领域的最新进展，旨在全面、及时、准确地反映我国及国际结核病学领域取得的成就和进展，为医疗、教学、科研工作提供必要的资料和信息；同时记载结核病学科领域科技发展的历史轨迹。

本书是集权威性、学术性、实用性和史料性为一体的专业性工具书，适用于结核病学领域医务人员及卫生管理人员阅读、使用。

编委会

顾　　问　端木宏谨　傅　瑜　肖和平　许绍发　高　文

主　　编　唐神结　李　亮　杜　建

副 主 编　吴妹英　李传友　刘宇红　逄　宇

编　　委　（按姓氏笔画排序）

丁卫民　于佳佳　王　伟　王桂荣　贝承丽
孔成成　朱友生　刘一典　刘宇红　刘盛盛
严晓峰　杜　建　李　丽　李　亮　李月华
李传友　李姗姗　杨　松　吴妹英　吴桂辉
宋言峥　张占军　范　琳　林明贵　侯代伦
逄　宇　姚　岚　袁金锋　聂　琦　顾　瑾
高静韬　唐神结　常蕴青　康万里　梁　晨
舒　薇　蔡青山

编写秘书　刘一典　朱友生　梁　晨　于佳佳

参编人员　（按姓氏笔画排序）

丁卫民　于佳佳　马皎洁　王　伟　王　军
王桂荣　王晓君　王甜甜　贝承丽　孔成成
代小伟　朱友生　全　超　刘　欣　刘一典
刘宇红　刘盛盛　孙闪华　严晓峰　杜　建
李　丽　李　亮　李月华　李传友　李姗姗

杨　松	吴妹英	吴桂辉	邹莉萍	宋言峥
张占军	张红伟	张泽芳	张治国	陈　晴
陈双双	范　琳	林明贵	柯　荟	段琼红
侯代伦	逄　宇	姚　岚	秦　林	袁金锋
聂　琦	顾　瑾	高静韬	郭　洋	唐神结
常蕴青	康万里	梁　丽	梁　晨	舒　薇
蔡青山	廖　勇			

前 言

2022年10月27日，世界卫生组织（World Health Organization，WHO）发布的最新《2022年全球结核病报告》指出，结核病是仅次于新型冠状病毒感染的第二大致死性传染病，位列全球死因第13位。估算2021年全球有新发结核病患者1060万，但仅确诊640万，这意味着有420万患者未被诊治和报告，可能会导致死亡人数增加，以及更多的社区传播感染风险。除结核病死亡人数延续2020年的不降反升趋势之外，新发患者和耐药患者的人数均较上年增加，形成全球患者人数、死亡人数和耐药人数3个重要数据均呈上升趋势的不利局面。2021年，耐药结核病估算新发患者人数为45万，较2020年增加了3%，首次逆转了2015年以来每年递减3%以上的趋势；但2021年接受治疗的耐药结核病患者人数仅为16.1万，近65%的患者未能被及时诊治。我国结核病情况亦不容乐观。2021年估算新发结核病患者78万，发病率为55/100 000，居结核病高负担国家第3位。此局面可归咎于新型冠状病毒感染扭转了全球多年来抗击结核病取得的进步，由于结核病诊断和治疗服务的提供和使用受到影响和中断，对结核病诊疗服务可及性及结核病负担产生了破坏性影响。但这不应成为我们顾此失彼、忽视结核病防控的借口。在新型冠状病毒感染后流行时代，我们必须重新审视、调整策略，利用新的工具，重振结核病防控的各项工作。

实际上，2022年，在结核病临床诊疗方面有很多收获与进展，虽不是亮点纷呈，但总有星光闪烁。提高WHO推荐的快速分子诊断检测技术的可及性，以实现结核病更早和更准确的诊断，是终止结核病流行的重要举措。在2021年新诊断的640万结核病患者中，只有38%采用了快速分子检测技术；在2021年全球诊断为肺结核的530万人中，有63%经细菌学确诊，比2020年的59%有所增长。更有效、更短程的方案始终是结核病治疗领域的研究重点。在2022年11月举办的第53届全球肺部健康大会上，重磅发布了TRUNCATE-TB研究，将治疗药物敏感结核病的超短程疗程缩短到2个月，4个试验组初步结果成功率为72.1%～90.0%，96周临床结局非劣效于标准方案，显著减少治疗天数，且增加了患者坚持治疗的依从性，有效降低耐药风险。2022年12月15日，WHO发布了最新的《结核病整合指南模块4：耐药结核病的治疗》及其配套实施手册，对耐药结核病患者的治疗方案进行重大改进。该指南包括一项新的建议，即对氟喹诺酮类药物耐药的耐药结核病患者使用由贝达喹啉、普托马尼、利奈唑胺和莫西沙星组成的新型全口服6个月方案。

在结核病预防性治疗方面，WHO建议对人类免疫缺陷病毒（human immunodeficiency virus，HIV）感染者、阳性肺结核患者的家庭密切接触者和高风险人群（如透析患者等）进行以利福霉素类药物为基础的短程方案（1～3个月）预防性抗结核治疗。目前，大多数接受结核病预防性治疗的是HIV感染者，接受治疗人数从2005年的不到3万人增加到2021年的280万人，这意味着2018—2022年向600万HIV感染者提供结核病预防治疗的全球目标已经实现。但接受预防性治疗的结核病患者家庭接触者人数仍然很低，2018—2021年累计仅为220万人，仅完成5年期（2018—2022年）目标（2400万人）的9.2%。

2022年，处于研发中的检测试验、产品或方法有所增加或取得进展，包括检测结核感染和耐药性的分子诊断技术、检测结核感染的γ干扰素释放试验（interferon-γ release assay，IGRA）、基于生物标志物的结核病诊断技术、用于结核病筛查的数字X射线摄影等计算机辅助检测技术，以及用于检测结核感染的新型气溶胶捕集技术等。WHO于2022年推荐了3种（Cy-Tb、Diaskintest®、C-TST）基于结核病抗原的新型皮肤试验，均优于结核菌素皮肤试验，尤其是在特异性方面。其中第3种为中国安徽智飞龙科马生物制药有限公司所创立，为世界贡献了中国方案。有16种候选疫苗处于临床试验阶段，其中4种处于Ⅰ期、8种处于Ⅱ期、4种处于Ⅲ期临床试验，主要用于预防结核感染和发病，以及改善结核病治疗预后；有26种抗结核药物处于Ⅰ期、Ⅱ期或Ⅲ期临床试验阶段，包括17种新化学实体、2种已获得加速监管许可的药物、1种最近经美国食品药品监督管理局（Food and Drug Administration，FDA）许可在有限人群中使用的抗菌和抗真菌药物，以及6种改变适应证的药物；至少有22项临床试验正在开展治疗结核感染的药物和方案的评估。

兔年春来早，《中国结核病年鉴（2022）》应时而成。承蒙各位专家不辞劳苦，所有稿件均于2023年1月15日前交付。本卷年鉴记述时限为2022年1月1日至2022年12月31日，因承续关系，个别地方上溯下限有所放宽。全书共计70万字，从国内外数百种期刊中筛选出有关文献1056篇，其中国内299篇，国外757篇。

一年又一年，一步一台阶。《中国结核病年鉴》编委会将不忘初心、不辱使命，继续发扬“求实、创新、协作、奉献”的精神，切实把年鉴编纂工作落到实处，为信息传递可读、为进展共享可研、为资料备案可查、为历史存档可鉴。在此，我们谨代表编委会，对2022年奋战在结核病防治和研究一线的医务工作者、所有与结核病防治和研究相关领域的单位和人员，全体作者、编者和读者，以及鼓励、支持《中国结核病年鉴》编纂出版的各位领导和有关单位，表示由衷的感谢！也诚请大家从不同方面和角度，继续关注、关心、关爱《中国结核病年鉴》的发展和成长。

此外，自今年起，《中国结核病年鉴》由中华医学电子音像出版社承担出版、发行工作。欢迎广大读者对本期年鉴内容的编排和应用提出宝贵意见和建议。

春暖花开，灵兔吉瑞。《中国结核病年鉴（2022）》付梓之际，正是人类经过3年多的奋战，使新型冠状病毒感染屈服之时。人类应对新型冠状病毒感染的努力证明，没有什么疾病是不可战胜的，这让我们更加坚信，终止结核病的目标在不远的将来定能实现。正如Madhukar教授在第53届全球肺部健康大会上所言，“我们必须憧憬和建设这样一个世界：在那里，我们有新型的安全、有效的结核病疫苗，有更为快速、灵敏、特异的检测工具，有更为特效的药物和疗程更短的抗结核治疗方案。”《中国结核病年鉴》编委会全体成员正在为之付出坚持不懈的努力，并与广大读者一起，热切期盼这一天早日到来！

本书在编写过程中，得到中华医学会、中华医学会结核病学分会、北京结核病诊疗技术创新联盟、首都医科大学附属北京胸科医院、中华医学电子音像出版社等单位，以及广大同行的大力支持和热情帮助，在此表示诚挚的谢意。同时，感谢铜陵市卫生健康委员会朱友生教授、上海市肺科医院刘一典主任、首都医科大学附属北京胸科医院梁晨和于佳佳博士等所做的大量编辑与整理工作。

唐神结 李 亮 杜 建

2023年2月于北京

目 录

概 要

国内部分

国际部分

附　录

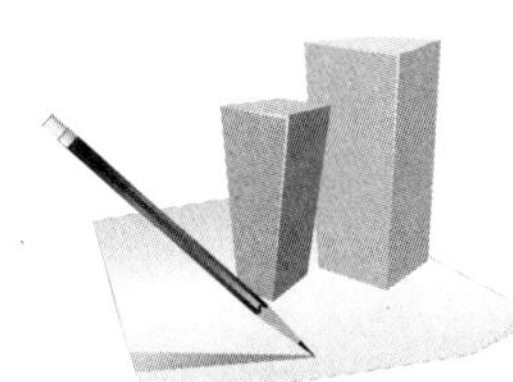

概　要

新型冠状病毒感染的流行破坏了世界卫生组织（World Health Organization，WHO）减轻全球结核病负担的目标，但在抗击新型冠状病毒感染大流行的同时，在国内外结核病学者的不懈努力下，结核病的防治工作仍取得了丰硕的成果。WHO更新发布了多项结核病相关指南。我国以“和而求同，融‘核’发展”为主题的中华医学会2022年全国结核病学术大会于上海成功召开。《中国结核病年鉴（2021）》的出版为结核病专业学术领域提供了新的指导标准。中华医学会结核病学分会组织结核病相关领域专家制定了多部结核病相关指南和专家共识。2022年国内外在结核病预防控制、基础和临床方面的研究颇多，取得了丰硕的成果。

一、结核病预防控制

（一）结核病的流行

2021年，全球新发结核病患者约为1060万，发病率为134/100 000，各国结核病负担差异较大。2022年，国际上多位学者应用横断面研究、病例对照研究、队列研究及系统综述等方法就本地区的结核病流行病状况、耐药结核病流行状况、结核病相关影响因素等进行统计分析，结核病与相关疾病［如糖尿病、获得性免疫缺陷综合征（acquired immune deficiency syndrome，AIDS）］的关系受到关注，青少年、孕产妇、结核病密切接触者等特殊人群的结核病流行状况也备受关注。新型冠状病毒感染大流行给全球公共卫生带来极大挑战，也给结核病的防控造成了影响，有学者就新型冠状病毒感染大流行对结核病的影响进行了分析。

2022年度，我国相关专家学者为进一步了解我国结核病流行状况，对本地区的结核病、耐药结核病流行状况进行统计分析，以期为制定相应的防控策略提供依据。学生结核病防控及流行状况、结核病相关影响因素、结核病与相关疾病等领域的研究也备受关注。分析学生肺结核流行特征，可为有效控制学校结核病疫情提供参考；分析耐药情况及耐药变化趋势，重视患者的耐药筛查，可加强耐药患者的治疗管理；研究结核病患者发病的影响因素，可早期对高危人群开展针对性的干预措施；研究结核病与相关疾病的关系，可在常态化防控阶段加强重点人群的主动发现工作。

（二）结核病的预防控制策略、措施和成效

新型冠状病毒感染的大流行对结核病的诊断、治疗，以及结核病的负担产生了破坏性影响。2019年之前结核病防治取得的进展已被放缓、停滞或逆转，全球实现终结结核病目标的进展偏离了原有轨道。目前迫切需要增加资金投入，加倍努力，以减轻和逆转新型冠状病毒感染大流行对结核病产生的负面影响。在俄乌冲突和世界其他地区持续冲突的情况下，在全球能源危机及粮食安全相关因素影响的背景下，结核病更广泛的决定因素可能会进一步恶化，因此，采取行动的必要性更为迫切。WHO于2022年更新并发布了《2022年全球结核病报告》和《WHO结核病整合指南模块5：儿童及青少年结核病管理》，旨在为各国提供更加及时有效的结核病防治指导意见。此外，遏制结核病全球合作伙伴组织发布的《全球终结结核病计划》（2023—2030）重点概述了2030年终结结核病所需的优先行动和预计的财政资源。同时，各国在患者发现、病例管理、接触者筛查、成本效益分析等方面开展了广泛研究，为

全球结核病防控提供了新的经验和建议。

2020年以来，新型冠状病毒感染的大流行给结核病患者的发现带来诸多困难，目前迫切需要采取各种措施纠正此类不良影响。随着结核病防控工作的落实，以及相关政策和技术策略的进一步发展，仍需在结核病患者主动发现和治疗管理上进一步加强控制，特别是针对学生群体、老年群体、偏远地区人群等的结核病主动发现和管理。在治疗管理方面，在卫生健康行政部门的领导下，“互联网＋”、新型结核病防治管理模式及综合防治服务体系等新技术、新手段强化了结核病预防控制机构和基层医疗卫生机构的分工和协调配合，进一步完善了结核病防控体系。

二、结核病基础研究

（一）结核病分子流行病学

根据全基因组测序（whole genome sequencing，WGS）分析，结核分枝杆菌（*Mycobacterium tuberculosis*，MTB）包含7个谱系，且具有较强的系统地理种群结构，不同的MTB谱系与不同的地理区域相关联。国际上对MTB的分子流行病学研究证实，无论在结核病高负担的非洲还是在发病率较低的欧洲，谱系2和谱系4均为流行的优势菌株；还有研究显示，人类免疫缺陷病毒（human immunodeficiency virus，HIV）阴性结核病患者的基因型谱比HIV阳性患者更广；而北京基因型MTB菌株与毒力、耐药性和/或更高的传播率相关，国际上对此基因型传播的分析日益增多。以上这些信息均有助于有针对性地发现病例，促进病例早期发现并最大限度地减少传播。

我国对结核病分子流行病学的研究重点方向是局部地区流行的MTB基因型成簇情况、基因型与耐药的关系及发生传播菌株基因型的危险因素。2022年的研究显示，我国仍以谱系2菌株传播为主，这也是结核病防控的重点，其中北京基因型在大部分研究地区均为优势菌株，年龄、社会活动、耐药和AIDS等因素会严重影响北京基因型MTB的聚集率及传播，同时使用基于WGS的方法进行菌株监测会为公共卫生部门在我国特定环境中防控结核病的传播带来益处。

（二）抗结核新药及药物靶点

2022年，本领域的研究主要集中在靶向MTB生存、生长、耐药等必需酶的抑制剂、小分子化合物、天然化合物、新型衍生物、二甲双胍等的“老药新用”，以及对纳米技术、新的给药方式和新的评估模型/平台在研发新型抗结核药物中的作用的研究。2022年，我国科学家对于抗结核新药及新靶点的研究继续集中在靶向MTB生存、生长、耐药等必需酶和细胞壁、分泌蛋白质等成分的抑制剂、新型分子、药物衍生物或同源物、中草药提取物，以及纳米技术等新技术、新方法等方面，同时也在非结核分枝杆菌肺病的治疗药物及靶点等方面进行了深入研究。这些研究都为新型抗结核药物的研发提供了可能的新靶点、新通路，可能的化合物，以及理论基础。

（三）结核病疫苗

根据WHO最新报道，截至2022年9月，全球共有16个结核病候选疫苗临床试验正在开展，其中4个在第一阶段，8个在第二阶段，4个在第三阶段；其中部分临床试验已取得了阶段性进展。此外，对卡介苗（bacille Calmette-Guérin，BCG）免疫保护机制的深入研究为新型候选疫苗的研发策略提供了新思路。诸多结核病疫苗的临床前研究也取得了一定成果，涌现出一批新型候选结核病疫苗，包括重组BCG疫苗、DNA疫苗和mRNA疫苗等。新的结核疫苗候选抗原蛋白的筛选等研究工作也推动了新型结核病疫苗的研发进程。

2022年，我国学者设计研发了多种新型结核病疫苗，包括重组亚单位疫苗、重组BCG、DNA疫苗、病毒载体疫苗等，并对部分疫苗的免疫原性进行了评估。还鉴定了多种新型结核抗原，在新型佐剂的研发方面也取得了一定成果。

（四）结核分枝杆菌的生理生化

2022年，国外学者对MTB的生理生化研究较为深入，并取得诸多成果。对细胞壁的功能基因和代谢调控途径的研究确定了细胞壁合成途径中关键的基因和蛋白，如d-氨基酸和RodA等；对MTB的铁获取、能量代谢、琥珀酸代谢及血红蛋白代谢的研究为开发新型抗结核药物和疗法提供思路。EspK、PPE68、PPE51、Rv2159c、east-6和Rv3034c等被发现是重要的毒力因子。在MTB病原性、持留感染及耐药方面的研究同样为揭示MTB的致病机制提供了重要依据。

我国学者对MTB抗原的免疫原性及抗原表位的研究集中在Rv0309、Rv3133c、Araf、PPE7、PPE36和CnpB等对MTB存活的影响。Rv3090、Rv2387、Rv3737和ESAT6等被发现是重要的毒力因子，Ms0251-0252在耻垢分枝杆菌持续生存中发挥重要作用，rpoB多态性和Rv1936等的研究同样为揭示MTB的耐药机制提供了重要依据。

（五）结核病免疫学

MTB是一种细胞内病原体，通过吸入含细菌的飞沫进行传播。宿主对MTB感染的抵抗和消除需要非特异性免疫和适应性免疫的协调合作。尽管有来自宿主免疫的压力，但MTB仍能在宿主体内持续存在，即发生免疫逃逸。但宿主的免疫反应过强也会损害器官功能，引发病理伤害。因此，平衡的免疫反应是非常必要的。本年度研究表明，在先天免疫中，线粒体稳态的改变可重新编程细胞死亡方式，引发炎症反应过度，并增加对结核的易感性；MTB利用宿主自噬和泛素机制在感染期间塑造免疫应答和宿主防御；MTB人类巨噬细胞亚群显示出独特的基因表达模式，能够在感染后对结核病进行差异控制。在适应性免疫中，T细胞和B细胞的亚群和功能得到进一步揭示。新型疫苗和佐剂旨在提高宿主免疫力和增强抗原的免疫原性。

MTB在与宿主相互作用的过程中已经进化出多种免疫逃逸策略，以便在宿主内存活并扩散。本年度研究表明，MTB的蛋白酶组分可通过调控巨噬细胞的死亡方式，抑制内质网应激和炎症反应，以及调控免疫代谢物的产生来进行免疫逃逸。在疫苗研究方面，发现了诸多免疫原性强的蛋白可作为结核病疫苗的成分，如CFP10-TB10.4融合蛋白、CnpB，以及含有

Ag85B、Rv2029c和Rv1738编码序列的B21 DNA疫苗。SNHG16和SAMD9L可能作为诊断结核病患者的潜在生物标志物。结核病发病机制中的各步骤都可能是宿主定向治疗的潜在目标，很多药物如丹参酮、维生素C等可作为结核宿主定向治疗的候选药物，它们通过靶向巨噬细胞凋亡、自噬和产生炎症因子等过程来改善结核病。

三、结核病诊断与治疗

（一）结核病诊断

1. 结核病的细菌学诊断 细菌学诊断仍是结核病诊断的"金标准"。涂片镜检法是结核病实验室诊断最经济、最快速、最容易获得的方法，通过改变标本收集或处理的方式，可提高涂片镜检的检出率。2022年，新的痰液处理方法——Rea SLR法和基于漂白剂预处理痰液的涂片显微镜检查法提高了痰涂片的敏感性和特异性，胃抽吸物涂片检测提高了对于痰涂片检查阴性（简称"痰涂阴"）肺结核患者或无痰患者的检出率，而自动化涂片检测系统可缩短检测时间并提高诊断效能。在痰培养过程中，改进对收集样本的处理、培养方法和培养基成分能明显提高MTB的阳性率，为结核病的诊断提供良好的诊断依据。

我国结核病流行趋势依然严峻，肺结核的早期诊断和耐药检测是防治肺结核耐药的关键。改变标本收集和处理方式可提高涂片镜检的检出率。适配体-荧光显微镜法的敏感性不仅高于传统涂片镜检法，还可将MTB和非MTB进行区分。复苏因子（resuscitation promoting factors, Rpfs）薄层琼脂（thin layer agar, TLA）快速培养法（Rpfs-TLA）是一种准确、快速、廉价的培养方法，具有广阔的应用前景。自动化MTB涂片检测系统可缩短检测时间并提高诊断效能，为结核病提供良好的诊断依据。我国学者在药敏试验新方法、临床耐药情况、基因型与表型耐药的相关性等方面均做了相应报道。

2. 结核病的影像学诊断 2022年，国际上许多学者针对结核病展开了多项研究，内容涉及X线、计算机断层扫描（computed tomography，CT）、磁共振成像（magnetic resonance imaging，MRI）及正电子发射断层显像/计算机体层成像（positron emission tomography/computed tomography，PET/CT）等。CT平扫对于传统的病灶形态学分析仍是结核病诊断与鉴别诊断的重要基础和依据，CT增强扫描和MRI是对CT平扫的有益补充，而PET/CT在结核病的鉴别诊断、结核病灶活动性及抗结核治疗的疗效评估方面均具有重要价值。熟练掌握不同结核病的影像学征象，重视肺结核不典型影像表现、菌阴肺结核及肺外结核的影像诊断与鉴别，推进影像学形态分析和细菌学、病理学及免疫学等多学科联合诊断，同时辅助人工智能加强影像分析，将会成为医学影像学在结核病影像学诊断方面的发展方向。

2022年，我国专家对肺结核影像特征的研究更加深入，提出肺结核的"反晕征"具有一定的特异性；胸部CT对肺结核活动性的判断具有重要的辅助诊断作用；同时对肺结核治愈患者最常见的肺内非活动性病灶征象进行了总结；部分学者就支气管结核、结核性胸膜炎、血行播散型肺结核、耐药肺结核的影像学特征及临床特点进行了全方位分析；还有学者就肺结核与肺炎、肺癌、非结核分枝杆菌肺病的影像鉴别提出新的辅助方法；此外，针对肾结核、腰椎结核、结核性脑膜炎、关节结核等常见的肺外结核的影像特点也进行了概括；同时证实了介入联合影像学检查可提高结核病诊断的准确性和敏感性，并减少并发症。

3. 结核病的免疫学诊断 结核病是由MTB引起的慢性传染病，其诊断方法的局限性严重限制了患者的发现，不利于终止结核病目标的实现。结核病的免疫学诊断历史悠久，应用极为广泛。国外的结核病免疫学诊断以基于血液的γ干扰素释放试验（interferon-γ release assay，IGRA）和其他生物标志物的检测为主，而活动性结核病和结核潜伏感染的鉴别诊断是目前需要重点关注的研究方向。

早期诊断结核病患者对于提高患者预后、有效控制结核病在人与人之间的传播具有重要意义。结核病的精准诊断需要灵敏、快速、准确的实验室检测方法。诊断技术的局限性易造成误诊、过诊和漏诊，因此，迫切需要新的诊断技术为菌阴肺结核病患者和潜伏感染者的鉴别诊断提供实验室证据。免疫学诊断一直是结核病实验室诊断的主要方法之一，我国以基于血液的IGRA和T-SPOT为主，其他细胞因子、趋化因子等免疫学生物标志物用于鉴别活动性结核病也是目前研究的热点。

4. 结核病的分子生物学诊断 结核病是严重威胁人类健康的全球公共卫生问题，更快速、更准确的病原体检测是实现早期诊断和有效治疗的关键。2022年，具有良好诊断性能的超敏结核分枝杆菌和利福平耐药基因检测（Xpert MTB/RIF Ultra）技术更多地被应用于非呼吸道样本的检测，Xpert XDR和二代线性探针检测技术为耐多药结核病的早期、快速、准确诊断提供了更多依据。印度推出的更适合初级医疗保健中心开展的Truenat技术也被广泛应用。2022年，国际上在结核病分子生物学诊断方面的进展主要是在原有技术的基础上拓展了对更多种类样本的检测，均取得了良好的性能指标。

2022年，我国的研究显示，Xpert MTB/RIF Ultra技术对儿童人群的非呼吸道样本显示出良好效能，二代线性探针检测技术为耐多药结核病的早期、快速、准确诊断提供了更多依据；基因组测序技术也被更多开发应用于非培养物样本的检测，其检测成本相对降低，所需时间也相对减少；游离DNA检测及质谱检测等新型结核病检测技术同样在不断发展，有望成为结核病及耐药结核病早期快速诊断的重要手段。

5. 结核病的介入学诊断 随着介入技术及超声、CT等引导技术的临床联合应用，经自然腔道进行的介入技术诊断结核病的效能日益突显。常规内镜，如支气管镜，食管、胃肠内镜，胸、腹、宫腔镜等仍在无痰、痰涂阴肺结核，气管支气管结核或肺外结核患者的微创介入诊断中发挥重要作用。高效能的新型引导技术整合的内镜如超声支气管镜、超细支气管镜等，对于疑难结核病如肺外周结核结节的取材更加方便、快捷、准确，且不良反应小。新开展的介入技术包括不能经气管而经食管超声引导下纵隔淋巴结结核的诊断、胸腔镜下胸膜特征性脓疱等的观察及病变胸膜的冷冻活检、经食管或气管的超声引导下的冷冻活检、窄带成像放大内镜对食管结核的诊断、超声或CT引导下经皮病变的穿刺病理学诊断等。合格的取材联合细胞学和组织病理学，以及细菌学显微镜检、培养和快速分子检测如Xpert、环介导等温扩增检测（loop mediated isothermal amplification，LAMP）等可显著提高诊断阳性率和准确度。总之，多途径、多腔道下的内镜技术、微创介入穿刺等技术联合冷冻、生化标志物、免疫学、病原学、分子生物学等技术的串联或并联取材和诊断，已大大提高了对疑难肺结核和肺外结核的鉴别诊断能力，在及时抗结核治疗、提高疗效及降低结核后疾病和社区传播等方面均发挥着重要作用。

经气道和经皮的结核介入诊断技术的应用研究仍非常广泛。常规支气管镜、胸腔镜、超声支气管镜引导下经支气管和肺活检术，以及虚拟导航支气管镜（virtual navigation bronchoscope，VNB）和经皮CT或超声引导下穿刺等应用价值大。胃肠镜、腹腔镜、宫腔镜对消化道和生殖道结核仍具有较好的诊断阳性率，上述介入技术分别联合快速现场病理评估（rapid on site evaluation，ROSE）、结核病的病原学和病理学技术对于成人和儿童气管支气管结核、痰涂阴肺结核、不明原因外周肺病变、肺外结核等的早期精准诊断具有重要临床价值，对结核病的诊断准确度高，安全性好。

6. 结核病的病理诊断 干酪样肉芽肿性炎伴抗酸染色阳性仍是结核病的重要病理表现，其在骨结核、食管结核、肝结核、胆囊结核、女性生殖器结核、淋巴结结核等肺外结核的诊断中发挥重要作用。人工智能辅助可以提高抗酸染色涂片镜检的效率。MPT64抗原检测等免疫组化方法的应用可以提高MTB的检出效率。聚合酶链反应（polymerase chain reaction，PCR）可用于脑结核、前列腺结核等少见肺外结核的诊断。常规病理学联合GeneXpert MTB/RIF检测可提高淋巴结结核和皮肤结核的诊断效果。

2022年，我国关于常规病理学诊断及特殊染色的研究主要集中在抗酸染色阳性对照标本的制备及优化，甲状腺结核、结核性心包炎、肠结核等肺外结核的诊断，以及结核性胸膜炎胸膜肿块的3种病理分型（肉芽肿性炎型、纤维增生型和坏死型）等方面。分子病理学方面的研究主要包括核酸浓缩PCR法可提高石蜡标本中MTB的检出率、经特殊染色后的组织切片仍可行PCR检测、半巢式全自动实时荧光定量PCR（Xpert MTB/RIF）技术可提高肺外周性病灶活检组织中MTB的检出率、PCR在肾结核组织标本中的应用、宏基因组二代测序（metagenomics next-generation sequencing，mNGS）技术可用于石蜡标本和活检组织标本中MTB的检出。

（二）结核病治疗

1. 抗结核新药与新方案 过去的2年，对新药WFQ-228、Q203、DprE1抑制剂、SQ109、LCB01-0371和sutezolid的作用机制及给药浓度、给药方式进行了相关研究，也对二甲双胍辅助治疗肺结核的疗效进行了分析。2022年，《WHO结核病融合指南模块4：药物敏感性结核病的治疗》更新，根据临床研究推荐了2个新方案;《WHO结核病融合指南模块4：耐药结核病的治疗》更新，推荐了新的短程治疗方案；同时，国际上也有众多短程方案的报道，为耐多药结核病的治疗提供了更多选择，但新方案的应用仍需持续评估。

2021—2022年间，我国正在研究中的抗结核药物包括吡法齐明、WX-081、WFQ-228和西他沙星，普托马尼也进行了在健康人群中的评估。在药物敏感结核病治疗方面，我国学者也探索了莫西沙星替代异烟肼的超短程化疗方案、大剂量利福平治疗结核性脑膜炎及白介素-2（interleukin-2，IL-2）辅助治疗药物敏感结核病等，均取得了较好的疗效。对耐多药结核病新方案的报道，包括不同疗程阿米卡星、联合使用贝达喹啉和德拉马尼，以及含贝达喹啉方案等。中药治疗也有报道，包括加味百合固金汤及茜草配方颗粒辅助治疗肺结核。

2. 免疫治疗及治疗性疫苗 2022年，在结核病的免疫治疗方面，国际上对宿主导向治疗（host-directed therapy，HDT）进行了更加深入的探索。整合素介导的转化生长因子-激活的拮抗剂CWHM-12和mtFabH抑制剂的导向治疗对MTB的清除有益。可德聚糖与聚乳酸-羟基乙酸共聚物［poly（lactic-co-glycolic acid），PLGA］结合产生免疫治疗性纳米颗粒、全反式维甲酸（all-trans-retinoic acid，ATRA）的纳米颗粒等是有效的宿主靶向治疗方式；RNA小分子LincRNA-MIR99AHG、MicroRNA 148a可作为辅助宿主靶向治疗结核病。另外，增强MAIT细胞介导的免疫可能为改进结核病疫苗提供新的途径；LILRB2是在骨髓来源的抑制细胞中根除MTB的一个新的治疗靶点。在治疗性疫苗方面，探索了新的疫苗如亚单位疫苗、DNA疫苗、多肽疫苗等。

2022年度，我国在结核病的免疫治疗方面有一定的研究进展。细胞因子诱导杀伤免疫治疗联合抗结核化学治疗（简称“化疗”）对耐多药结核病患者是有益的，唑来膦酸盐联合IL-2可增加抗结核Vγ2vδ2 T细胞和αβ效应T细胞的数量，从而提高耐多药结核病的治疗效果。靶向检查点程序性死亡-1（programmed death-1，PD-1）和程序性死亡配体-1（programmed death ligand-1，PD-L1）具有成为结核病特异性检查点、免疫治疗合适靶点的潜力。此外，中成药全身及局部治疗在免疫治疗效果的研究中取得了较好的研究成果。在治疗性疫苗方面，在缺乏新的、更有效的结核病疫苗的情况下，卡介苗纳米笼和肝素结合血凝素（heparin-binding adhesin，HBHA）通过黏膜递送均可提高抗结核疫苗接种的效率和安全性。另外，EP DNA免疫对小鼠结核模型产生良好的免疫治疗效果，为未来MTB ag85a/b嵌合DNA疫苗的人体临床试验提供基础；免疫兴奋剂洛索立宾和甘露聚糖的结合提高了MTB CFP10-TB10.4融合蛋白的免疫原性，CT-man-lox有望作为一种对抗MTB有效的蛋白质疫苗。

3. 介入治疗 呼吸内镜诊疗技术在呼吸系统疾病中发挥着越来越重要的作用，气管支气管结核、肺结核及结核性胸膜病变的介入治疗近年也取得了一定进展。在全身抗结核化疗的基础上，针对气管支气管结核的不同类型采用不同的介入治疗措施，如支气管镜下消融术、支架术、球囊扩张术、机械清除术、局部给药等，以及上述措施综合介入治疗已取得良好的疗效，在很大程度上取代了外科肺切除术和支气管重建术。针对肺结核合并大咯血、耐药空洞性肺结核等疾病，采用了经支气管动脉栓塞术、电视胸腔镜外科手术（video-assisted thoracic surgery，VATS）等治疗方式。然而，内、外科胸腔镜及支气管镜下的介入治疗在结核性包裹性胸膜炎、结核性脓胸等胸膜病变及支气管胸膜瘘等疾病的治疗中亦发挥着重要作用。

我国在结核病的介入治疗方面，对于气管支气管结核的治疗仍以支气管镜下消融术、支架术、球囊扩张术、局部给药或多种手段联合的治疗方式为主。径向探针超声支气管镜（radial probe endobronchial ultrasound，RP-EBUS）和导航支气管镜，包括VNB和电磁导航支气管镜（electromagnetic navigation bronchoscopy，ENB）等，在肺外周结核病变的诊治中显示出良好的应用前景。在结核性胸膜疾病的治疗方面，半硬质胸腔镜（又称“内科胸腔镜”）、支气管动脉栓塞术（bronchial artery embolization，BAE）等介入技术持续发挥着重要作用。越来越多的研究证实，经支气管镜介入技术在为结核病患者提供安全、有效的治疗方面具有巨大的潜力。

4. 外科治疗 2022年，在肺结核、淋巴结结核、骨结核、结核性脑膜炎、肾结核、肠结核等胸部及肺外结核病的外科治疗方面均取得了一定进展。慢性结核性脓胸患者在进行开窗胸廓造口手术治疗时，应关注影响肺扩张的因素；在脊柱结核治疗方面，选择合适的手术入路、良好的围手术期计划和有效的医疗管理可改善患者的病情；单纯后路入路治疗胸腰椎结核效果满意；经皮内镜清创后，患者在治疗脊柱结核时疼痛立即减轻，残疾减少；非透视内镜下球囊扩张术是治疗有症状的胃肠道结核性狭窄的一种可接受且十分安全的方法；同时对结核性脑脓肿、手腕结核、腹部结核、泌尿生殖系统结核等其他肺外结核也进行了相关外科治疗的研究及探索。

外科治疗在部分结核病的诊断和治疗中发挥着非常重要的作用，手术切除是治疗复杂结核病的一种安全、有效的方式。我国在肺结核、结核性脓胸、胸壁结核、淋巴结结核、骨结核、肾结核等胸部及肺外结核病的外科治疗方面均取得了一定进展。VATS治疗难治性空洞性肺结核是一种安全、有效的方法，该手术创伤小、出血少、恢复快，且未增加围手术期死亡率和并发症；单孔胸腔镜下行胸膜纤维板剥脱术治疗结核性脓胸安全有效，创伤小，值得临床推广；负压封闭引流治疗胸壁结核病灶清除术后伤口愈合不良效果显著；功能性区域颈淋巴结清扫术治疗多发性颈淋巴结结核，无须过多清扫淋巴结，并发症少，可减轻对术后颈功能和机体恢复的影响等。外科手术治疗提高了结核病的治疗效果，也提高了患者的生活质量。

5. 耐药结核病的治疗 2022年，一些耐药结核病治疗药物如贝达喹啉、德拉马尼、普托马尼、利奈唑胺、delpazolid、sutezolid、telacebec等显示出对MTB强大的杀灭作用，部分已进入临床试验阶段。专家及学者就多种含新药的耐药治疗方案也进行了较为深入的研究。

目前，我国耐多药/利福平耐药结核病（multidrug/rifampicin-resistant tuberculosis，MDR/RR-TB）的发病人数居世界第二位，防治形势十分严峻。化疗是治疗MDR/RR-TB的最重要手段，我国学者在2022年度对此进行了一系列研究和探索。我国自主研发的抗结核新药吡法齐明、舒达吡啶、JBD0131等尚处于临床试验阶段；对贝达喹啉、利奈唑胺、德拉马尼、普托马尼等已上市药物的有效性、安全性、耐受性、不良反应和耐药问题等进行了广泛研究；同时，我国学者对以新药为核心的不同化疗新方案也进行了较为深入的探讨。

6. 结核病合并人类免疫缺陷病毒（TB/HIV）双重感染的治疗 尿液Xpert、痰液TB-LAMP、结核病的全血转录组特征（如RISK6和Sweeney3）可提高HIV感染者的结核病诊断水平；越早启动抗反转录病毒治疗（anti-retroviral therapy，ART）越能提高HIV感染者接受预防性抗结核治疗对健康的影响和成本效益。高剂量利福平在HIV感染者中耐受性良好，并且有加速痰培养阴转的趋势。结核病合并HIV患者启动ART后的$CXCR3^{+}CD8^{+}$T细胞水平与结核病免疫重建炎症综合征（immune recoustitution inflammatory syndrome，IRIS）TB-IRIS的发生风险具有差异性关联，伴有严重贫血的HIV感染者早期发展为IRIS和死亡的风险增加。儿童和青少年TB/HIV双重感染患者在抗结核治疗2周内开始启动ART未增加死亡率。在TB/HIV双重感染患者中投入时间和资源，控制酒精、烟草和其他药物的使用，以及重视既往结核病病史和其社会特征，可以最大限度地减少抗结核治疗不良结局的发生，并改善该类人群的生活质量。贫血、耐药结核病、肺外结核和ART药物依从性差为儿童患者死亡的风险预测因素；年龄较大、药物滥用、疾病的WHO临床分期为晚期（Ⅳ期）、卧床不起、CD4＜200/mm^3与TB/HIV双重感染患者较短的生存时间有关，而具有较高的教育水平、居住在城市、复方新诺明和异烟肼的使用可以显著延长TB/HIV双重感染患者的生存时间；社会负担重、HIV诊断＞3个月后诊断结核病、播散性结核病是TB/HIV双重感染患者死亡的危险因素；卧床状态、贫血和低体重指数（body mass index，BMI）是TB/HIV双重感染患者不良预后的独立危险因素，早期ART联合抗结核治疗可降低TB/HIV双重感染患者的死亡率；通过在基线时恢复*PTPRCv*1、*CD3E*、*IL7R*和*CCL5*基因的新治疗方法可能挽救TB/HIV双重感染患者的生命。

2022年，我国有研究显示，预防性抗结核治疗不会增加HIV感染孕产妇严重不良事件的发生率、药物肝毒性、外周神经疾病的发生率和死亡率，并能减少不良妊娠结局；基于凉山州AIDS“1＋M＋N”模式的结核病加强管理模式可提高HIV/AIDS患者预防性抗结核治疗的覆盖率和完成率；TB/HIV双重感染患者的抗结核治疗强调所有患者均应在诊断结核病后尽快启动抗结核病治疗，在治疗HIV合并耐药结核病患者时，基于贝达喹啉和利奈唑胺的全口服方案和早期抗病毒治疗可能有助于提高HIV合并耐药结核病患者的治疗成功率。TB/HIV双重感染患者进行抗结核治疗时，需注意抗结核药物和抗病毒药物间的相互作用，依非韦伦与利福平合用可降低依非韦伦的暴露量，并与*CYP2B6*基因多态性有关。对于HIV合并脊柱结核患者，在进行术前综合评估、规范的围手术期抗病毒和抗结核治疗及进行术后并发症的预防后，采用一期后入路手术能够取得较好疗效。TB/HIV双重感染患者的受教育情况和社会支持度评分越低，耐多药肺结核焦虑和抑郁自评量表评分越高，对护理的需求就越高，可重点加强以上人群的非药物干预措施。性别、年龄、医院级别、患者来源、其他诊断因素（如痰涂片结果、结核病的解剖部位）和治疗方案因素（如ART、固定剂量组合）可作为风险因素来预估TB/HIV双重感染患者的可能治疗结果。

7. 肝肾功能异常患者结核病的治疗　国际上肝肾功能异常的结核病患者的情况与我国有所不同，国际上更多的焦点集中在发现高危因素以积极预防，以及对该类患者临床预后的分析。肺结核患者发生抗结核药物引起的肝功能损伤（anti-tuberculosis drug-induced liver injury，ATB-DILI）的高危因素包括：①年龄≥55岁；②联用其他肝毒性药物；③基线谷丙转氨酶（glutamic-pyruvic transaminase，GPT）[又称“丙氨酸转氨酶”（ALT）]升高HIV阳性。NAT2基因型的慢乙酰化基因型和谷胱甘肽硫转移酶基因多态性与ATB-DILI相关，并可能成为预测ATB-DILI的生物标志物。慢性肾脏病患者患结核病的风险增加，临床表现不典型且诊断困难。透析患者和肾移植患者的结核病以肺外结核多见，短期死亡率高。

抗结核药物引起的ATB-DILI是我国药物性肝损伤（drug-induced liver injury，DILI）的最常见原因之一，也是抗结核药物最常见的药物不良反应。高龄、基础肝病、糖尿病、营养不良、合用其他肝毒性药物均与ATB-DILI的发生相关，在DILI患者中检测血清肿瘤坏死因子-α（tumor necrosis factor-α，TNF-α）、IL-17、IL-6、IL-10和成纤维细胞生长因子（fibroblast growth factor，FGF）-1等细胞因子水平的变化有助于评估病情。ATB-DILI的分子机制仍是研究的热点。不同研究报道的预防性保肝治疗的结果并不一致，2022年度的荟萃分析提示预防性保肝治疗与ATB-DILI风险的降低无关。我国是慢性肾脏病和结核病高负担国家，两病共存为临床治疗带来了极大困难，抗结核治疗方案须综合考虑患者年龄、整体健康情况、合并症、感染部位、耐药性、肾小球滤过率下降对药物代谢动力学的影响等因素，在治疗时间、药物种类、给药剂量、给药间隔、疗程等方面进行个体化综合治疗。

纵观2022年，国内外在结核病控制、基础和临床诊治方面取得了显著的成绩和丰硕的成果。WHO先后发布的一系列指南和专家共识，为结核病的诊治提供了具体行业标准和指导。在分子流行病学、抗结核新药及药物靶点、结核病疫苗、MTB的生理生化、结核病免疫学等基础研究方面也取得了显著的进展。无论在结核病的细菌学诊断、影像学诊断、免疫学诊断、分子生物学诊断，还是在介入学诊断、病理学诊断等方面，均有一些新技术和新方法得到推广与应用。在结核病的临床治疗方面，抗结核新药新方案、免疫治疗及治疗性疫苗、介入治疗、外科治疗、耐药结核病治疗等方面的研究进一步深入，一些新药、新方案和新策略在临床上得到应用。

（梁　晨　于佳佳　杜　建　李　亮　唐神结）

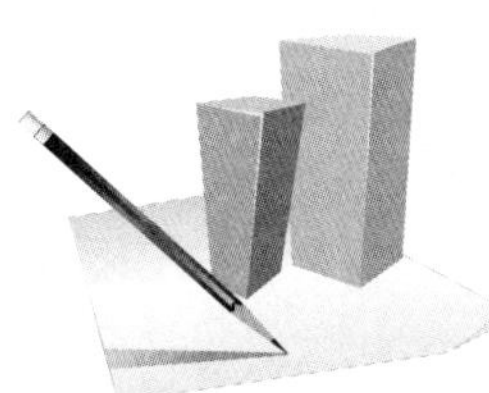

国内部分

上 篇 结核病预防

第一章 结核病的流行

结核病流行病学研究结核病在人群中的分布状况及影响因素，以有针对性地提出防控措施。以下从我国结核病流行状况、学生结核病防控及流行状况、耐药结核病监测、结核病相关影响因素、结核病与相关疾病等方面对2022年我国结核病流行病学研究领域的一些新进展进行介绍。

一、结核病流行状况

根据国家卫生健康委员会疾病预防控制局网站显示[1]，2021年（2021年1月1日0时至12月31日24时），全国（不含我国香港、澳门特别行政区和台湾地区，下同）共报告肺结核（自2019年5月1日起，“结核性胸膜炎”归入肺结核分类统计）患者639 548例，死亡1763例，报告发病率为45.37/10万，报告死亡率为0.13/10万。2022年1月份全国报告肺结核患者61 697例，死亡304例；2月份全国报告肺结核患者52 596例，死亡313例；3月份全国报告肺结核患者73 110例，死亡312例；4月份全国报告肺结核患者61 185例，死亡341例；5月份全国报告肺结核患者63 590例，死亡316例；6月份全国报告肺结核患者67 901例，死亡345例；7月份全国报告肺结核患者71 422例，死亡367例；8月份全国报告肺结核患者69 019例，死亡365例；9月份全国报告肺结核患者58 638例，死亡347例；10月份全国报告肺结核患者51 125例，死亡304例；11月份全国报告肺结核患者48 352例，死亡333例。

经WHO与我国专家组共同分析，我国2021年结核病新发患者数约为78万（66.5万～90.5万），结核病发病率为55/10万（47/10万～63/10万），在30个结核病高负担国家中，我国估算结核病发病数排在第3位，低于印度（295万）和印度尼西亚（96.9万）。我国人类免疫缺陷病毒（human immunodeficiency virus，HIV）阴性结核病患者的死亡数约为3万（2.7万～3.3万），死亡率为2.1/10万（1.9/10万～2.3/10万）；HIV阳性结核病患者的死亡数约为0.21万（0.16万～0.27万），死亡率为0.15/10万（0.11/10万～0.19/10万）[2]。

为了估算全国结核分枝杆菌潜伏感染（latent tuberculosis infection，LTBI）的发生率，为我国结核病综合防控策略提供依据，高磊等[3]综合了2013年多中心的基于γ干扰素释放试验（interferon-γ release assay，IGRA）的LTBI流行病学调查数据和2013—2019年全国各县（区）肺结核报告发病率等多源数据，基于“三位一体”（定点医院-疾控中心-社区卫生服务中心/站）空间统计框架，利用纠偏空间统计推断模型（biased sample hospital-based area disease estimation，B-SHADE）估算全国LTBI发生率，并利用交叉验证法和2个新增研究现场的调查数据进行精度验证。结果显示，2013年，我国5岁及以上人群中LTBI发生率为18.08%（95%*CI* 13.73%～22.42%），15岁及以上人群中LTBI发生率为20.34%（95%*CI* 15.63%～25.06%），感染率呈现随年龄增长而升高的趋势；男性LTBI发生率［24.02%（95%*CI* 18.27%～29.77%）］高于女性［16.91%（95%*CI* 12.13%～21.70%）］。B-SHADE模型对2个新增验证点估计结果的平均绝对误差为0.95%。作者得出结论，基于多中心的流行病学调查结果和基于B-SHADE模型的全国LTBI发生率估算填补了近年相关全国性数据的空缺，将为我国适时加强LTBI重点人群预防干预、完善“预防为主”的防控策略提供数据依据。

为分析2016—2020年广东省肺结核的流行特征，周芳静等[4]采用描述性流行病学方法分析2016—2020年广东省肺结核疫情分布特征，采用动态几何数列平均法和圆形分布法揭示流行规律。2016—2020年，广东省累计报告肺结核患者356 748例，报告发病率从71.82/10万下降至50.40/10万（$\chi^2_{趋势}=6905.57$，$P<0.001$），年均递降率为8.47%。圆形分布法推测每年发病高峰为5月4—5日（$Z=1176.96$，$P<0.05$），高发月份为5月。广东省各肺结核疫情地区间分布不均衡，年均报告发病率从高到低依次为粤东地区（72.15/10万）、粤北地区（68.14/10万）、粤西地区（65.31/10万）和珠三角地区（60.05/10万）。动态数列分析结果显示，除东莞市以外，其他城市的报告发病率均呈下降趋势（平均增长速度<0），粤东地区（-10.90%）和粤北地区（-10.63%）的下降速度快于广东省平均水平（-8.47%）。男女性别比为2.63 : 1.00（258 562 : 98 186），年均报告发病率男性（88.37/10万）高于女性（36.86/10万），且差异有统计学意义（$\chi^2=75.19$，$P<0.001$）。报告发病率随年龄呈增长趋势（$\chi^2=123\ 849.44$，$P<0.001$），≥65岁年龄组最高（164.54/10万）。动态数列分析结果显示，5～14岁和15～24岁年龄组报告发病率随时间呈上升趋势，平均增长速度分别为0.05%和3.60%。作者得出结论，2016—2020年广东省肺结核疫情呈下降趋势，而儿童、青少年等人群患者有上升趋势，应强化老年人等重点人群的主动筛查，并需持续关注男性、低收入人群及经济欠发达地区情况，着力做好冬、春季结核病综合防控工作。

为分析2011—2020年四川省各年龄段人群肺结核流行特征与变化趋势，李婷等[5]通过“中国疾病预防控制信息系统”子系统“中国传染病监测报告信息系统”及“基本信息系统”收集2011—2020年四川省肺结核患者报告发病数据和人口数据，利用JoinPoint回归模型进行趋势性分析。结果显示，2011—2020年，四川省共计报告肺结核患者567 300例，报告发病率从2011年的81.14/10万（65 250例）下降至2020年的55.19/10万（46 218例），年递降率为4.19%，标化发病率呈下降趋势［年度变化百分比（annual percent change，APC）和平均变化百分比（average annual percent change，AAPC）均为-4.0%（95%*CI* -4.7%～-3.3%）］。平均发病年龄从2011年的44.19岁逐年升至2020年的45.45岁，每年增加0.104岁（$\beta=0.104$，$P=0.008$）。≥65岁年龄组的10年年均报告发病率最高（96.94/10万，99 961例），报告发病率年龄高峰从2011年的≥65岁（113.08/10万，9694例）前移至2020年的15～24岁（89.77/10万，8688例）。25岁及以上人群的报告发病率呈下降趋势，25～34岁、35～44岁、

45～54岁、55～64岁、≥65岁年龄组的报告发病率分别从2011年的87.83/10万（8855例）、77.89/10万（12 596例）、97.37/10万（9778例）、121.07/10万（11 308例）和113.08/10万（9694例）下降至2020年的62.85/10万（6663例）、40.57/10万（4754例）、58.23/10万（8376例）、62.67/10万（6543例）和73.43/10万（9686例），AAPC分别为-4.5%（95%*CI* -7.8%～-1.1%）、-7.7%（95%*CI* -8.9%～-6.6%）、-4.9%（95%*CI* -8.9%～-0.8%）、-6.8%（95%*CI* -8.0%～-5.6%）和-4.6%（95%*CI* -5.8%～-3.4%）。2015—2020年，0～14岁儿童的发病率呈上升趋势［2015年报告发病率为6.96/10万（923例），2020年发病率为10.98/10万（1508例）］，APC为9.2%（95%*CI* 4.1%～14.4%）。作者得出结论，近年来，四川省肺结核疫情总体下降，但25岁以下人群的肺结核发病率呈上升趋势，应引起高度重视；同时还应关注65岁及以上老年人群的肺结核发病情况。

为分析2009—2020年合肥市肺结核疫情特征及空间聚集性，聂廷月等[6]通过“中国疾病预防控制信息系统”的子系统“结核病管理信息系统”收集2009—2020年合肥市肺结核数据，筛选出肺结核患者42 681例，利用GeoDa和ArcGIS 10.8空间分析软件进行分析，在街道/乡镇水平上绘制空间分布地图，探索空间分布规律及肺结核发病冷热点地区。结果显示，2009—2020年合肥市共报告42 681例肺结核患者，报告发病率从2009年的57.96/10万（4195/7 237 966）下降到2020年的31.04/10万（2908/9 369 881），整体呈波动下降趋势（$\chi^2_{趋势}$＝12.531，P＜0.001）。全局空间自相关结果显示，2009—2014年，合肥市肺结核发病呈空间自相关性［莫兰I数（Moran I）均＞0，P值均＜0.05］；2015—2020年空间分布偏向随机性。局部自相关分析显示，高-高聚集发病街道/乡镇主要集中在长丰县、肥东县；低-低聚集区主要集中在老城区（庐阳区、包河区）。冷热点分析发现热点区域有2个，分布在长丰县义井乡和肥西县严店乡。作者得出结论，合肥市肺结核疫情存在一定聚集性，后续应针对不同县（区）街道/乡镇特点采取不同的防控措施，加大高-高聚集区的街道和热点区域的防控力度。

为分析2011—2020年内蒙古自治区肺结核流行病学特征，张鑫等[7]通过“中国疾病预防控制信息系统”子系统“中国传染病监测报告信息系统”收集2011—2020年内蒙古自治区肺结核患者相关信息，采用描述性流行病学方法对内蒙古自治区肺结核疫情流行病学特征进行分析。结果显示，2011—2020年，内蒙古自治区共报告肺结核患者118 599例，年平均报告发病率为47.42/10万，报告发病率从2011年的67.47/10万（16 743/24 817 100）下降到2020年的35.39/10万（8510/24 049 200），整体呈下降趋势（$\chi^2_{趋势}$＝3442.167，P＜0.001）；病原学阳性患者44 548例，2011—2017年病原学阳性率从53.15%（8899/16 743）下降到24.74%（2498/ 10 095），呈逐年降低的趋势（$\chi^2_{趋势}$＝18 281.481，P＜0.001）；但2018—2020年病原学阳性率从36.29%（4703/12 958）上升到52.26%（4447/8510），呈逐年升高趋势（$\chi^2_{趋势}$＝8077.724，P＜0.001）。肺结核疫情呈明显的季节性和周期性波动，春、夏季高发，3月份报告患者人数最多，为12 571例，占全部报告患者的10.60%（12 571/118 599）。肺结核患者年平均报告发病率在25.70/10万～66.49/10万之间，平均报告发病率高峰地区为东部地区，报告发病率相对较高的盟/市为兴安盟（66.49/10万，10 547/15 862 600）和通辽市（64.86/10万，20 131/31 038 100），相对较低的盟/市为鄂尔多斯市（25.79/10万，5299/20 544 600）和呼和浩特市（25.68/10万，7925/30 864 800）。从人群分布来看，肺结核报告发病率男性［61.22/10万

（79 090/129 194 300）］高于女性［32.67/10万（39 509/120 927 500）］（$\chi^2=10\,739.668$，$P<0.001$）。不同年龄组报告发病率以45～54岁组最高［9.49/10万（23 726/250 121 800）］，其次为55～64岁年龄组［9.32/10万（23 315/250 121 800）］。患者职业分布以农民为主，占61.58%（73 032/118 599），其次是家政/家务/待业者，占13.32%（15 794/118 599）。作者得出结论，2011—2020年，内蒙古自治区肺结核报告发病率呈逐年下降趋势；应重视男性、中老年、农民群体，以及东部地区人群的肺结核防控工作，针对重点区域和高危人群进一步采取措施，提高工作质量，终结结核病的流行。

为分析2011—2021年北京市丰台区肺结核流行特征，胡远莲等[8]采用回顾性研究方法，通过"中国疾病预防控制信息系统"收集2011—2021年北京市丰台区肺结核患者资料，包括病原学分类、人口信息，以及患者的性别、年龄、职业、发病时间等，对肺结核流行病学特征进行描述性分析。2011—2021年，北京市丰台区报告肺结核患者共10 342例，年均报告发病率为42.87/10万，2012年最高，为75.89/10万，2013年开始逐年大幅度下降，到2017年降至29.70/10万，而2018—2021年又有缓慢上升趋势（$\chi^2=1471.77$，$P<0.001$）。2011—2021年，报告肺结核病原学阳性患者2975例，2017—2021年，报告利福平耐药结核病（rifampicin resistant tuberculosis，RRTB）患者76例；男、女性别比为1.75，男性年平均报告发病率（53.94/10万）高于女性（31.57/10万）（$\chi^2=704.01$，$P<0.001$）；25～29岁、20～24岁、30～34岁年龄组的构成比较高，分别为14.56%（1506例）、12.49%（1292例）、9.90%（1024例）；＜10岁年龄组的年均报告发病率最低（1.43/10万），≥85岁年龄组较高（195.20/10万），且差异有统计学意义（$\chi^2=3164.24$，$P<0.001$）。构成比较高的职业为家务及待业者（2917例，28.21%）、离退休人员（2308例，22.32%）、工人（1047例，10.12%）、干部职员（950例，9.19%）、农民（860例，8.32%）、商业服务者（698例，6.75%）、教师和学生（455例，4.40%）。作者得出结论，2011—2021年，北京市丰台区肺结核发病率在2012—2017年下降，随后又有缓慢上升趋势；肺结核的发病存在年龄和性别差异。

为分析2016—2020年"十三五"全国结核病防治规划实施期间广州市海珠区重点人群结核病筛查情况，评估结核病防控成效，伍小英等[9]采用回顾性、社会学及经济学评价方法，对广州市海珠区2016—2020年病原学阳性肺结核患者的家庭成员、65岁及以上老年人、糖尿病患者、学校内肺结核密切接触者筛查进行分析。结果显示：①累计报告病原学阳性肺结核患者2911例；进行家庭密切接触者筛查8714例，筛查率为99.86%，检出率为0.24%（21/8714）；有临床症状者肺结核检出率高于无临床症状者。②累计对8606例65岁及以上老年人进行肺结核可疑症状筛查，筛查率为1.26%（8606/682 011）；对糖尿病患者进行肺结核可疑症状筛查共计10 472例，进行胸部X线片筛查4964例，发现肺结核患者211例，检出率为1.11%（211/19 078）。③累计对3741例肺结核患者开展HIV筛查，HIV初筛阳性11例，检出率为0.29%（11/3741）；累计对6697例HIV感染患者开展肺结核筛查，发现肺结核患者55例，检出率为0.82%（55/6697）。④累计登记学校肺结核患者445例，进行密切接触者筛查14 304例，筛查率为92.53%，发现肺结核患者13例，全部为病原学阴性学生患者，检出率为0.09%（13/14 304）。⑤社会学评价结果。肺结核患者报告发病率从2016年的78.04/10万逐年递降至2020年的53.76/10万；累计规范管理肺结核患者5697例，规范管理率为95.76%；累计成功治疗肺结核患者6015例，成功治疗率为95.31%。⑥经济学评价结果。

累计挽回伤残调整生命年（disability adjusted life year，DALY）63 392年，获得完整生命数768个，免受结核分枝杆菌感染的健康人数为60 150～90 225人；减少新发传染性肺结核患者数3008～4512人，避免了新发病例损失31 702～47 551年，挽回国内生产总值（gross domestic product，GDP）损失961 022.72元。作者得出结论，广州市海珠区重点人群结核病筛查取得较好的成效，应积极推行重点人群“主动发现”模式，减少结核病传播风险，加速结核病疫情下降。

二、学生结核病防控及流行状况

为分析2019—2021年北京市、湖北省、重庆市和四川省4个省（自治区、直辖市）报告的0～14岁儿童肺结核情况，张春华等[10]利用“中国疾病预防控制信息系统”的子系统“结核病管理信息系统”和“中国传染病监测报告信息系统”收集2019—2021年4个省（自治区、直辖市）儿童肺结核患者报告资料，采用描述流行病学方法，分析儿童肺结核患者的就诊流向、流行特征及纳入管理等情况。利用Excel 2015、R 4.1.2及Echart 4.7.0软件进行统计学和数据可视化分析。结果显示，2019—2021年，4个省（自治区、直辖市）共报告6811例儿童肺结核患者，其中，临床诊断患者4741例（69.6%），确诊患者2070例（30.4%）。共有526家不同类型的医疗卫生机构报告儿童肺结核患者，其中综合医院356家（67.7%，356/526），共报告4706例；传染病医院11家（2.1%，11/526），共报告836例；儿童医院5家（1.0%，5/526），共报告542例。报告本地患者6249例（91.7%），外地患者562例（8.3%）。2019年、2020年和2021年，本地患者报告发病率分别为6.20/10万、7.10/10万和7.20/10万，呈逐年上升趋势。男、女性别比为0.98∶1.00（3373∶3438）；年龄分布以10～14岁年龄组为主，共4887例（71.8%）；人群分类以学生为主，共5167例（75.9%）。本地患者和外地患者的纳入管理率分别为20.60%和2.67%。作者得出结论，2019—2021年，4个省（自治区、直辖市）儿童肺结核患者的主要就诊医疗机构为儿童医院、传染病医院和结核病专科医院，四川省儿童结核病疫情较为严重，2020年外省患者跨省就医的比例明显降低。男性发病人数少于女性，10～14岁学生是儿童肺结核的高发人群。外地患者的纳入管理率低于本地患者。

为分析2004—2021年全国学生和教职员工肺结核疫情变化趋势，陈卉等[11]通过“中国疾病预防控制信息系统”和《中国统计年鉴》获取2004—2021年全国学生和教职员工的肺结核报告发病情况，分析学校肺结核报告发病率的变化趋势。结果显示，2004—2021年，全国共报告学生肺结核患者908 171例（平均报告发病率为19.26/10万），教职员工肺结核患者112 336例（平均报告发病率为34.12/10万）。2008—2019年，全国学生（年平均变化百分比为-3.41%，Z=-2.005，P=0.045）和教职员工（年平均变化百分比为-8.22%，Z=-6.626，P<0.001）肺结核报告发病率均呈下降趋势；其中，18个省（自治区、直辖市）学生肺结核报告发病率呈明显下降趋势，11个省（自治区、直辖市）趋势平稳，2个省（自治区、直辖市）呈明显上升趋势，分别是西藏自治区和青海省。作者得出结论，全国学校肺结核疫情总体呈下降趋势，西藏自治区和青海省呈上升趋势。学校肺结核防控工作取得了一定成效，仍需继续加强学校肺结核防控，关注重点地区和重点学校。

为分析2011—2020年湖南省学生结核病空间聚集特征，龚德华等[12]利用“中国疾病预防控制信息系统”的子系统“结核病管理信息系统”收集2011—2020年湖南省学生结核病患者信息17 397条，同期学生人口数据来源于《湖南省统计年鉴》。采用ArcGIS 10.7软件进行空间自相关分析及局部自相关分析，采用SaTScan 9.5软件进行时空聚集性分析。结果显示，2011—2020年，湖南省学生结核病登记发病率呈现下降—上升—下降的趋势，年均登记发病率为14.04/10万（17 397/123 882 600）[2011年登记发病率为13.67/10万（1581/11 561 800），2012年为12.00/10万（1375/11 454 400），2013年为11.92/10万（1374/11 525 900），2014年 为10.74/10万（1269/11 813 300），2015年 为10.16/10万（1238/12 181 200），2016年为9.22/10万（1154/12 512 600），2017年 为12.23/10万（1566/12 808 700），2018年 为21.97/10万（2864/13 037 100），2019年 为18.97/10万（2532/13 344 800），2020年 为17.91/10万（2444/13 642 800）]。全局自相关分析结果显示，2011—2020年，湖南省学生结核病登记发病率存在空间聚集性（Moran I＝0.316，$P<0.05$），其中2013年（Moran I＝0.379，$P=0.045$）、2015年（Moran I＝0.353，$P=0.041$）、2019年（Moran I＝0.472，$P=0.007$）和2020年（Moran I＝0.434，$P=0.014$）学生结核病登记发病率存在空间聚集性。局部空间自相关分析结果显示，2011—2020年，学生结核病登记发病率局部空间自相关呈现3种聚集模式：高—高、低—低、低—高，高值聚集区（高—高聚集）主要集中在张家界市。时空扫描结果显示，学生结核病登记发病率存在时空聚集性，共扫描发现2个时空聚集区域，一级聚集区域分布于湖南省西北部，包括张家界市、湘西自治州和常德市区域，聚集时间为2017—2020年[对数似然比（log-likelihood rate，*LLR*）＝622.22，相对危险度（relative risk，*RR*）＝2.53，$P<0.001$]；二级聚集区覆盖5个市，分别是郴州市、衡阳市、永州市、邵阳市和株洲市。作者得出结论，2011—2020年，湖南省学生结核病登记发病率在市（州）尺度水平上存在时空聚集，高值聚集区域主要在湖南省西北部，以张家界市为中心，辐射周边的湘西自治州和常德市。

为了解“十三五”期间四川省学生肺结核疫情流行特征，为优化学校结核病防控策略提供参考依据，肖月等[13]通过“中国疾病预防控制信息系统”的子系统“结核病管理信息系统”和“中国传染病监测报告信息系统”，以及《四川省统计年鉴》收集2016—2020年四川省学生肺结核疫情和人口的数据资料，包括年龄、性别、地区、发现方式、就诊信息及诊断结果等，采用回顾性描述的方式分析学生肺结核报告发病的三间分布、发现方式和就诊延迟情况。结果显示，2016—2020年，四川省共报告肺结核患者253 582例，其中学生肺结核患者19 540例，占7.71%，并呈逐年上升趋势，发病率由2016年的5.39%（2905/53 865）上升至2020年的10.47%（4839/46 218），差异有统计学意义（$\chi^2_{趋势}=1030.301$，$P<0.01$）。2016年学生肺结核报告发病率高峰为3月份[16.97%（493/2905）]和4月份[10.29%（299/2905）]，2017年报告发病率高峰为3月份[14.20%（493/3471）]和12月份[11.67%（405/3471）]，2018年和2019年报告发病率高峰均为3月份[15.56%（630/4049）和14.43%（617/4276）]和9月份[11.43%（463/4049）和10.69%（457/4276）]，2020年报告发病率高峰为5月份[14.51%（702/4839）]、8月份[10.99%（532/4839）]和9月份[11.43%（553/4839）]。甘阿凉地区2016年学生肺结核报告发病率为55.00/10万（801/1 434 000），2020年为120.29/10万（2021/168万），上升了118.71%；非甘阿凉地区2016年学生肺结核报告发病率为16.33/10万（2104/12 888 000），2020年为21.15/10万（2818/13 326 000），上升了29.60%。15岁及以下学生肺结核患者比例逐年上升，由2016年的17.93%（441/2459）上升至2020年的28.77%

（1272/4422），差异有统计学意义（χ^2＝200.12，P＜0.01）；彝族和藏族学生肺结核患者比例逐年上升，由2016年的20.01%（492/2459）上升至2020年的41.09%（1817/4422），差异有统计学意义（χ^2＝648.671，P＜0.01）；在健康体检中发现的学生肺结核患者比例逐年上升，由2016年的5.77%（142/2459）上升至2020年的8.25%（365/4422），差异有统计学意义（χ^2＝53.234，P＜0.01）；病原学阳性的学生肺结核患者比例逐年上升，由2016年的14.76%（363/2459）上升至2020年的34.31%（1517/4422），差异有统计学意义（χ^2＝748.482，P＜0.01）。学生肺结核患者就诊延迟率为53.50%（9060/16 936），就诊延迟时间中位数为16天。作者得出结论，2016—2020年，四川省学生肺结核疫情呈上升趋势，特别是彝族和藏族聚集的甘阿凉地区肺结核疫情更为严重。

为分析“十三五”期间重庆市学生肺结核疫情变化情况，为“十四五”期间有效控制肺结核提供依据，张文等[14]以现住址和发病日期为条件，通过“中国疾病预防控制信息系统”子系统“中国传染病监测报告信息系统”收集2016—2020年重庆市学生肺结核疫情数据，分析学生肺结核报告发病三间分布情况。结果显示，2016—2020年，重庆市学生肺结核年均报告发病率为33.78/10万（9453/27 984 400），从2016年的32.22/10万（1741/5 404 300）上升至2018年的37.78/10万（2101/5 561 100），后下降至2020年的29.64/10万（1729/5 834 200），总体呈先升后降趋势（$\chi^2_{趋势}$＝17.53，P＜0.001）。病原学阳性学生肺结核患者年均报告发病率为9.09/10万（2543/27 984 400），报告发病率从5.51/10万（298/5 404 300）上升至13.18/10万（769/5 834 200），差异有统计学意义（$\chi^2_{趋势}$＝241.89，P＜0.001）。各年度报告发病率高峰期均发生在学生高考体检的3月份和12月份，以及入学体检的9月，报告发病率为11.47%（241/2101）～15.85%（276/1741）。报告学生肺结核患者年龄集中在16～18岁［47.73%（4512/9453）］。其中，13～15岁年龄组报告学生肺结核患者占比逐年上升，由2016年的12.94%（263/2032）上升至2020年的21.11%（365/1729），差异有统计学意义（$\chi^2_{趋势}$＝63.18，P＜0.001）；而16～18岁和19～22岁患者占比均逐年下降，分别由2016年的52.31%（1063/2032）和32.34%（563/1741）下降至2020年的43.78%（757/1729）和26.32%（455/1729），差异均有统计学意义（$\chi^2_{趋势}$＝35.73和20.34，P均＜0.001）。学生肺结核患者报告发病率前4位的地区依次为渝东北三峡库区城镇群［33.37%（3154/9453）］、主城新区［23.79%（2249/9453）］、渝东南武陵山区城镇群［23.76%（2246/9453）］和中心城区［19.08%（1804/9453）］，不同区域发病率差异有统计学意义（χ^2＝48.23，P＜0.001）。作者得出结论，重庆市学生肺结核疫情较为严重，主动筛查对学校结核病防治工作具有重要意义，16～18岁年龄段和处于渝东北三峡库区城镇群等重点地区的学生群体应为关注重点。

为了解贵州省2014—2019年学生肺结核的流行特征，刘瑶等[15]通过“中国疾病预防控制信息系统”的子系统“结核病管理信息系统”收集了2014—2019年贵州省学生肺结核患者病案进行分析。结果显示，2014—2016年学生肺结核的年均发病率（30.52/10万）低于2017—2019年的年均发病率（46.82/10万）。2014—2016年与2017—2019年学生肺结核发病的年龄分布一致，均主要集中在15～19岁年龄组、20～24岁年龄组和10～14岁年龄组。2014—2016年贵阳市、六盘水市、遵义市、安顺市、铜仁市、黔西南州、毕节市、黔东南州、黔南州的学生肺结核发病率（分别为10.79/10万、24.91/10万、19.39/10万、13.39/10万、18.88/10万、24.03/10万、39.61/10万、24.59/10万、16.49/10万）均低于同地区2017—2019年的发病率（分别为15.01/10万、35.35/10万、47.56/10万、30.38/10万、42.86/10万、42.22/10万、89.71/10万、47.62/10万、31.54/10万）；2014—2016年少数民族和汉族学生肺结核发病率（26.02/10万和33.69/10万）均低于2017—2019年（分别为39.06/10万和52.73/10万）；2014—2016年、2017—2019年少数民族学生肺结核发病率（26.02/10万、39.06/10万）分别同期低于汉族学生的发病率（33.69/10万、52.73/10万）；2014—2016年学生肺结核主动发现率10.09%（829例）低于2017—2019年学生肺结核主动发现率19.14%（2531例）。作者得出结论，贵州省学生肺结核疫情仍然较重，学生肺结核发病率呈上升趋势，建议进一步加强学校结核病的防治。

三、耐药结核病监测

为分析湖南省吡嗪酰胺（pyrazinamide，PZA）耐药结核病的流行情况及危险因素，描述相应结核分枝杆菌（*Mycobacterium tuberculosis*，MTB）分离株的基因型分型和成簇特征，刘彬彬等[16]收集湖南省胸科医院（湖南省结核病防治所）2016年1月至2018年12月完成包括吡嗪酰胺在内的5种一线抗结核药物（吡嗪酰胺、异烟肼、利福平、链霉素、乙胺丁醇）药物敏感（简称“药敏”）试验的3862例患者的基本信息和药敏结果，计算吡嗪酰胺耐药结核病的流行率，并采用单变量和多变量的logistic回归分析对其进行危险因素分析；选取2017年6月至2018年6月的212株吡嗪酰胺耐药MTB分离株，对其进行24位点的结核分枝杆菌散在分布可变数目串联重复序列（mycobacterial interspersed repetitive units-variable number tandem repeat，MIRU-VNTR）分型，用遗传差异值（h值）和Hunter-Gaston指数（HGI）进行位点分辨率的评价，运用BioNumerics 5.0软件对MIRU-VNTR结果进行成簇分析，并进一步对簇内的菌株进行pncA测序分析。结果显示，湖南省结核病患者的吡嗪酰胺耐药率为14.7%（566/3862），耐多药结核病（multidrug resistant tuberculosis，MDR-TB）患者的吡嗪酰胺耐药率为60.5%（511/844）。多变量logistic回归分析结果显示，与对抗结核药物全敏感（包括异烟肼、利福平、链霉素、乙胺丁醇）的结核病患者相比，单耐异烟肼、MDR-TB患者产生吡嗪酰胺耐药的风险更高，调整比值比（odds ratio，*OR*）分别为13.08（95%*CI*5.67～30.18）、298.41（95%*CI*164.88～540.08），*P*均＜0.01。成簇性分析结果显示，65株菌株形成19个簇，成簇率为30.7%（65/212），8个簇至少存在2株菌株具有相同的pncA突变类型，其中4号簇的4例患者、6号簇的3例患者和16号簇的2例患者均居住在同一个县。至少有47.6%［101（47例初治患者＋54例复治成簇患者）/212］的吡嗪酰胺耐药结核病患者提示是由传播所导致。作者得出结论，湖南省吡嗪酰胺耐药结核病的流行形势较为严峻，对于任意一线抗结核药物耐药的结核病患者，尤其是MDR-TB患者，需尽快进行吡嗪酰胺药敏试验从而确定治疗方案；近一半的结核病患者产生吡嗪酰胺耐药是由于传播导致，吡嗪酰胺耐药结核病的防治策略是在重点做好患者的规范化治疗和管理的同时，加强对传染源的发现和控制。

为分析甘肃省初治肺结核患者的耐药现状及其影响因素，马玲等[17]纳入2014年9月至2017年8月甘肃省30家结核病定点医疗机构（耐药监测点）的初治肺结核患者，并进行问卷调查。采用比例法对临床分离的MTB进行异烟肼、利福平、乙胺丁醇、链霉素、卡那霉素、阿米卡星、氧氟沙星、卷曲霉素、丙硫异烟胺和对氨基水杨酸钠10种抗结核药物表型药敏试验。采用logistic回归分析MDR-TB产生的危险因素。结果显示，在1815例初治患者中，总耐药率、单耐药率、多耐药率、耐多药率和广泛耐药率分别为25.45%（95%*CI* 23.45%～27.46%）、11.40%（95%*CI* 9.94%～12.87%）、6.23%（95%*CI* 5.11%～7.34%）、7.82%（95%*CI* 6.59%～9.06%）、0.28%（95%*CI* 0.03%～0.52%）；在142例耐多药患者中，农民、20～59岁青壮年人群及低收入者分别占90.85%、62.68%、31.69%。多因素分析结果显示，其他民族［调整比值比（adjusted odds ratio，a*OR*＝2.56，95%*CI* 1.24～5.28）］、治疗＜1个月且停药＜2个月（a*OR*＝5.73，95%*CI* 2.41～13.58）为MDR-TB的危险因素。作者得出结论，与全国平均水平相比，甘肃省初治患者总耐药率低，但耐多药率高。对农村低收入结核病患者提供救助是甘肃省遏制耐多药传播的重要策略，应重点关注并解决患者治疗不规范及依从性差等问题。

为了解河北省结核病耐药情况及趋势，解冰洁等[18]采用简单随机抽样的方法抽取河北省14个监测县（区）作为耐药监测点，采用比例法对监测点2020年的424例MTB培养阳性肺结核患者进行异烟肼、利福平、乙胺丁醇、链霉素、卡那霉素、氧氟沙星、卷曲霉素、丙硫异烟胺、对氨基水杨酸钠的药敏试验。结果显示，①总耐药：初治患者耐异烟肼率最高［9.19%（35/381）］，复治患者耐利福平率最高［13.95%（6/43）］，总体耐异烟肼率最高［9.43%（40/424）］。②单耐药：初治、复治、总体均是单耐利福平率最高［依次为1.84%（7/381）、6.98%（3/43）、2.36%（10/424）］。③多耐药：初治患者耐异烟肼＋链霉素率最高［0.79%（3/381）］，复治患者耐异烟肼＋链霉素、异烟肼＋乙胺丁醇＋链霉素率最高［均为2.33%（1/43）］，总体耐异烟肼＋链霉素率最高［0.94%（4/424）］。④耐多药：初治患者耐异烟肼＋利福平、异烟肼＋利福平＋卡那霉素＋氧氟沙星率最高［1.31%（5/381）］，复治患者耐异烟肼＋利福平＋乙胺丁醇率最高［4.65%（2/43）］，总体耐异烟肼＋利福平、异烟肼＋利福平＋卡那霉素＋氧氟沙星率最高［1.18%（5/424）］。总体耐药率为34.20%（145/424），其中初治患者耐药率为33.07%（126/381），复治患者耐药率为44.19%（19/43）；总体耐多药率为5.42%（23/424），其中初治患者耐多药率为5.25%（20/381），复治患者耐多药率为6.98%（3/43）。作者得出结论，河北省2020年结核病耐药形势严峻，要注意一线、二线药物尤其是卡那霉素和氧氟沙星的规范使用，以降低耐药率。

为了解2016—2020年广东省结核病患者耐药情况及趋势，陈燕梅等[19]收集2016年1月1日至2020年12月31日广东省32个耐药监测点所有活动性肺结核患者作为研究对象，共纳入患者92 851例。收集研究对象临床信息，对研究对象的痰标本进行涂片和分离培养，对培阳菌株进行菌群鉴定，共获得MTB分离株30 362株。采用比例法对MTB分离株开展9种抗结核药物（异烟肼、利福平、乙胺丁醇、链霉素、卡那霉素、氧氟沙星、卷曲霉素、丙硫异烟胺、对氨基水杨酸钠）的药敏试验，并分析菌株的耐药情况。结果显示，30 362株菌株的总耐药率为26.75%（8121/30 362），耐多药率为3.34%（1014/30 362），单耐药率为15.88%（4820/30 362），多耐药率为7.53%（2286/30 362）。菌株对9种抗结核药物的任一耐药率由高至低依次为链霉素（14.59%，4430/30 362）、异烟肼（9.25%，2810/30 362）、利福平（6.22%，1887/30 362）、乙胺丁醇（5.72%，1737/30 362）、氧氟沙星（3.03%，920/30 362）、丙硫异烟胺（3.00%，912/30 362）、对氨基水杨酸钠（2.25%，684/30 362）、卷曲霉素（2.00%，606/30 362）和卡那霉素（1.63%，494/30 362），差异有统计学意义（χ^2＝

8889.800，$P<0.01$）。菌株中27 783株分离自初治患者，2579株分离自复治患者，复治患者的耐药率［35.32%（911/2579）］和耐多药率［10.35%（267/2579）］均显著高于初治患者［耐药率为25.95%（7210/27 783），耐多药率为2.69%（747/27 783）］，差异均有统计学意义（$\chi^2=105.800$，$P<0.01$；$\chi^2=265.700$，$P<0.01$）。5年间，初治患者的耐多药率呈上升趋势［2016年为2.76%（152/5502），2020年为3.19%（166/5203）］，复治患者的耐药率呈下降趋势［2016年为38.85%（169/435），2020年为35.02%（173/494）］，差异均有统计学意义（$\chi^2_{趋势}$分别为6.584和6.334，P值分别为0.010和0.012）。珠三角地区来源菌株的耐药率和耐多药率［分别为27.35%（4540/16 597）和3.59%（596/16 597）］均高于粤东西北地区来源菌株［分别为26.02%（3581/13 765）和3.04%（418/13 765）］，差异均有统计学意义（χ^2分别为6.886和3.879，P值分别为0.009和0.049）。作者得出结论，广东省耐药结核病流行形势依然严峻，利福平耐药、初治患者耐药及流动人口结核病耐药等问题需重点关注。

为分析广州市耐药肺结核高危人群耐药情况及特征，以及耐药发生的影响因素，沈鸿程等[20]通过“中国疾病预防控制信息系统”的子系统“结核病管理信息系统”收集广州市2014年1月1日至2019年12月31日期间登记的耐药肺结核高危人群资料，包括社会人口学特征、耐药筛查结果等，最终纳入2155例研究对象的相关信息。分析研究对象对5种抗结核药物（异烟肼、利福平、乙胺丁醇、氧氟沙星、卡那霉素）的耐药情况、耐药顺位、耐药谱及影响耐药发生的因素。结果显示，2155例研究对象中有768例耐药，总耐药率为35.64%，单耐药率、耐多药率、广泛耐药率分别为10.39%（224/2155）、24.36%（525/2155）、0.88%（19/2155）。研究对象对5种抗结核药物的耐药顺位由高到低依次为异烟肼（31.97%，689/ 2155）、利福平（29.05%，626/2155）、乙胺丁醇（10.72%，231/2155）、氧氟沙星（7.75%，167/2155）和卡那霉素（2.55%，55/2155）。耐1种药物至耐5种药物的比例分别为24.22%（186/768）、39.97%（307/768）、24.87%（191/768）、9.38%（72/768）和1.56%（12/768）。耐1种药物者中，以耐异烟肼最多，占15.23%（117/768）；耐2种药物者中，以耐异烟肼＋利福平最多，占35.94%（276/768）；耐3种药物者中，以耐异烟肼＋利福平＋乙胺丁醇最多，占16.80%（129/768）；耐4种药物者中，以耐异烟肼＋利福平＋乙胺丁醇＋氧氟沙星最多，占6.51%（50/ 768）。多因素logistic回归分析结果显示，≥65岁年龄组患者耐药发生风险是＜25岁年龄组的37.9%（$OR=0.379$，95%CI 0.226～0.634）；在职业分类中，商业服务人员、教师、医务人员及干部职员，农民，以及其他者耐药发生风险分别是离退休人员的2.419倍（95%CI 1.429～4.096）、2.541倍（95%CI 1.325～4.873）、1.479倍（95%CI 1.028～2.127）和6.452倍（95%CI 4.624～9.003）；在患者分类中，初治失败、复治失败/慢性患者、复发和其他者耐药发生风险分别是初治2、3个月末痰涂片阳性者的9.443倍（95%CI 6.009～14.621）、7.504倍（95%CI 4.634～12.151）、2.567倍（95%CI 1.968～3.348）和3.091倍（95%CI 1.969～4.854）。作者得出结论，近年广州市耐药肺结核高危人群中超过1/3出现耐药，耐药形势不容忽视。耐药肺结核高危人群中要重点关注中青年，关注商业服务人员、教师、医师、企事业单位职员、农民等从业者群体，关注初治失败、复治失败/慢性患者、复发患者。

为分析我国2018年结核病耐药流行状况，王胜芬等[21]沿用2007—2008年全国结核病耐药性基线调查抽取的70个调查点作为监测点，以2018年新诊断的涂阳肺结核患者为研究对象，采用统一的信息表收集研究对象的社会人口学特征、病史和治疗用药史等信息；同时，在监测点采集可疑肺结核患者的痰标本并进行涂片和培养，阳性分离菌株送至省、市级疾病预防控制中心或结核病防治机构进行菌种鉴定和药敏试验。考虑复杂抽样设计和抽样权重，采用SAS 9.4 survey procedures相关程序计算加权耐药率，以logistic回归评估耐药率的变化。3820例新涂阳和643例复治涂阳肺结核患者纳入本研究。新涂阳和复治涂阳肺结核患者的利福平耐药率分别为5.08%（95%*CI* 4.39%～5.77%）和23.31%（95%*CI* 20.14%～26.48%）；新涂阳和复治涂阳肺结核患者的耐多药率分别为3.52%（95%*CI* 2.94%～4.11%）和18.01%（95%*CI* 15.36%～20.67%）。与基线调查相比，新涂阳患者（$OR=0.71$, 95%*CI* 0.58～0.87; $P<0.001$）和复治涂阳患者（$OR=0.53$，95%*CI* 0.41～0.68；$P<0.001$）的利福平耐药率较基线显著下降，新涂阳患者（$OR=0.53$，95%*CI* 0.42～0.67；$P<0.001$）和复治涂阳患者（$OR=0.47$，95%*CI* 0.36～0.61；$P<0.001$）的耐多药率也显著下降。估计2018年登记的病原学阳性肺结核患者中，新涂阳患者、复治涂阳患者利福平耐药例数分别为12 662例（95%*CI* 10 942～14 382）和8156例（95%*CI* 7047～9265）。作者得出结论，2018年，新涂阳和复治涂阳肺结核患者的利福平耐药率、耐多药率均较基线调查时显著降低。但由于人口众多，我国耐药结核病总体负担仍较重。建议采取综合措施以减少耐药结核病的发生和传播，进而减轻我国耐药结核病总体负担。

四、结核病相关影响因素

为探索中老年LTBI人群预防性治疗不良反应的发生及转归情况，何翼君等[22]于2015年7月1日至10月17日在河南省中牟县招募2583例中老年LTBI患者，通过面对面调查和体格检查获取病例基本资料并计算体重指数（body mass index，BMI），采集空腹静脉血进行血液生化和血常规检查。随机将患者分为A组（1284例）和B组（1299例），两组均采用异烟肼和利福喷丁联合用药。A组疗程8周，每周服药1次，体重≤50 kg和＞50 kg者异烟肼应用剂量分别为15 mg/kg和900 mg，利福喷丁应用剂量分别为750 mg和900 mg；B组疗程6周，每周服药2次，体重≤50kg和＞50 kg者异烟肼应用剂量分别为［600-（50-体重）×15］（进位取整）和600 mg，利福喷丁应用剂量分别为600 mg和450 mg。治疗期间，由医帅观察、询问和记录相关不良反应，服药4周、疗程结束时和结束后3个月各进行1次血液生化和血常规检查，对出现不良反应的患者进行分级处置。分析比较A组和B组LTBI患者不良反应和分级处置结局情况。结果显示，入组病例年龄中位数为60岁，男性占54.7%（1412/2583）；两组间年龄、性别、BMI、基线生化指标差异均无统计学意义（$P>0.05$）；两组间不良反应发生率分别为18.5%（237/1279）和16.3%（209/1279），谷丙转氨酶（glutamic-pyruvic transaminase，GPT）≥5倍正常值上限（upper limit of normal value，ULN）者分别占0.8%（7/931）和1.1%（11/987），谷草转氨酶（glutamic-oxaloacetic transaminase，GOT）≥5 ULN者分别占0.3%（3/931）和0.3%（3/987），差异均无统计学意义（$P>0.05$）。A组和B组GPT≥5 ULN者分别为7和11例，GOT≥5 ULN者均为3例，除B组GPT≥5 ULN的2例患者外，其他患者处置后均恢复正常。A组和B组白细胞计数异常者分别为15和10例，处置后恢复正常者分别为10和9例。作者得出结论，LTBI预防性治疗药物不良反应（adverse drug reaction，ADR）的发生率较高，但通过主动监测和分级处置均可得到有效控制。

为分析2016—2021年北京市报告肺结核患者流动就诊情况，孙闪华等[23]收集来源于“中国疾病预防控制信息系统”的子系统“结核病管理信息系统”的患者数据，利用Excel 2016、SPSS 19.0、Python 3.9、ArcGIS 10.6软件分析患者跨省流动和北京市内跨区流动情况。结果显示，2016—2021年，北京市报告肺结核患者来自京外的占35.27%（24 307/68 926）。全国31个省（自治区、直辖市）和新疆生产建设兵团均有肺结核患者跨省流入北京市就诊。跨省来京就诊占比前5位的省（自治区、直辖市）分别为河北省（39.58%，9620/24 307）、山西省（8.82%，2145/24 307）、内蒙古自治区（8.66%，2105/24 307）、黑龙江省（6.95%，1690/24 307）和河南省（6.88%，1672/24 307），占全部跨省流入患者的70.89%（17 232/24 307）。跨省流入患者主要流入的地区为北京市通州区（46.72%，11 356/24 307）；主要流向医院为三级甲等医院，以首都医科大学附属北京胸科医院为主（44.76%，10 880/24 307）。现住址为北京市的肺结核患者中，市内跨区就诊比例为55.06%（24 566/44 619）。北京市16个区均同时存在患者流出和流入情况，16个区的患者在市内跨区流动的就诊比例中位数为59.30%。通州区、海淀区和西城区的患者流入数多于流出数，其他13个区的患者流出数多于流入数。北京市本地患者就诊主要流向首都医科大学附属北京胸科医院（42.18%，18 822/44 619）。作者得出结论，2016—2021年，北京市报告肺结核患者的跨省流动和市内跨区流动性均较大，跨省流动主要流入北京市三级甲等医院，北京市本地患者主要流入市级结核病定点医疗机构。

为探索我国MDR-TB发生的主要危险因素，魏淑淑等[24]检索英文数据库（PubMed、Web of Science）和中文数据库（中国知网、万方数据知识服务平台、维普期刊资源整合服务平台、中国生物医学文献服务系统），严格按照纳入和排除标准筛选文献，对纳入的研究进行质量评价并提取数据资料，根据异质性大小采用随机效应模型或固定效应模型合并效应值，同时进行敏感性分析和发表偏倚检验。本研究共纳入59篇文献，荟萃分析结果显示，40岁及以上（OR＝1.27，95%CI 1.05～1.54）、文化程度低（OR＝1.29，95%CI 1.02～1.65）、痰涂片阳性（OR＝2.56，95%CI 1.09～6.04）、肺空腔（OR＝1.99，95%CI 1.57～2.52）、病程长（OR＝4.25，95%CI 1.95～9.30）、结核病治疗史（OR＝6.42，95%CI 5.40～7.63）、治疗中断（OR＝2.81，95%CI 1.50～5.29）、不规律服药（OR＝5.02，95%CI 2.95～8.54）、ADR（OR＝4.27，95%CI 2.22～8.19）、合并慢性阻塞性肺疾病（OR＝2.21，95%CI 1.45～3.37）、结核病患者接触史（OR＝1.99，95%CI 1.36～2.91）、吸烟史（OR＝1.35，95%CI 1.09～1.66）、流动人口（OR＝1.60，95%CI 1.04～2.44）与MDR-TB的发生相关。作者得出结论，农民、文化程度较低、肺空腔、病程较长、结核病治疗史、治疗中断、不规律服药、ADR、合并慢性阻塞性肺疾病、结核病患者接触史、吸烟史、农村居住地及流动人口是MDR-TB发生的危险因素。应重视高危人群，加强管理并采取有效的措施如早期筛查、抗结核知识教育、标准化和个性化的治疗方案，以及全程监督等。

为分析广州市耐药结核病患者不良治疗结局状况及其相关影响因素，李智炜等[25]采用回顾性队列研究方法，从“中国疾病预防控制信息系统”的子系统“结核病管理信息系统”中导出2016年1月1日至2020年12月31日在广州市胸科医院登记治疗的符合要求的677例耐药结核病患者病案数据，分析不良治疗结局的发生情况及其影响因素。结果显示，在677例研究对象中，193例（28.5%）治疗成功、280例（41.4%）在治、204例（30.1%）出现不良治疗结局（包括13例因发生不良反应停止治疗、9例失败、32例死亡、150例失访）。其中，发生不良治疗结局患者的中位生存时间为729天。基于完整数据集的Cox比例风险模型多因素分析显示，广州市外户籍、合并糖尿病、省间流动和年龄增长是耐药结核病患者发生不良治疗结局的危险因素（分别为 $HR=1.74$，95%*CI* 1.21 ～ 2.49，$P=0.002$；$HR=1.59$，95%*CI* 1.10 ～ 2.32，$P=0.015$；$HR=2.29$，95%*CI* 1.26 ～ 4.18，$P=0.007$；$HR=1.01$，95%*CI* 1.00 ～ 1.03，$P=0.011$）。作者得出结论，耐药结核病患者不良治疗结局的发生率较高，应加强对耐药结核病患者的治疗和长期管理，特别是其中合并糖尿病、流动自外省、年龄更大、因户籍所限不能享受本市医疗优惠待遇的患者。

为探讨天津市初治活动性肺结核患者成功治疗后2年内复发的影响因素，高丽等[26]从“中国疾病预防控制信息系统”的子系统“结核病管理信息系统”中收集2016年1月1日至2019年12月31日登记成功治疗的天津市户籍的8115例初治活动性肺结核患者病案信息，采用Cox比例风险模型对患者的一般资料、临床信息、病原学结果及治疗转归信息等情况进行分析。结果显示，在8115例患者中，307例（3.78%）患者在2年内复发，复发密度为0.85/100人年（307/36 104），6个月内复发患者占35.83%（110/307），6 ～ 12个月内复发患者占29.00%（89/307），1 ～ 2年内复发患者占35.17%（108/307）。2016—2019年登记且完成疗程的初治肺结核患者2年内复发比例依次为4.20%（102/2427）、4.03%（96/2383）、3.53%（86/2433）和2.64%（23/872），呈逐年下降趋势（$\chi^2_{趋势}=4.517$，$P=0.034$）。Cox比例风险回归模型显示，男性（$aHR=1.321$，95%*CI* 1.021 ～ 1.710）、40 ～ 59岁组（$aHR=2.220$，95%*CI* 1.224 ～ 4.025）和≥60岁组（$aHR=1.935$，95%*CI* 1.066 ～ 3.513）、工人/民工/牧民（$aHR=2.303$，95%*CI* 1.233 ～ 4.303）、家务/待业（$aHR=2.340$，95%*CI* 1.322 ～ 4.143）、病原学阳性（$aHR=1.785$，95%*CI* 1.407 ～ 2.265）、非利福平耐药患者（$aHR=1.968$，95%*CI* 1.389 ～ 2.789）、2个月末痰涂片阳性（$aHR=1.517$，95%*CI* 1.033 ～ 2.228）、合并糖尿病（$aHR=1.382$，95%*CI* 1.028 ～ 1.857）是复发的独立危险因素。作者得出结论，天津市初治活动性肺结核患者的复发风险较高，应重点关注40岁以上人群、工人/民工/牧民、家务/待业、病原学阳性、非利福平耐药和治疗2个月末痰涂片阳性患者和合并糖尿病人群的规范治疗与随访管理，早期对这些高危人群开展针对性干预措施。

为分析耐多药肺结核（multidrug resistant pulmonary tuberculosis，MDR-PTB）患者治愈后复发的危险因素，杨小钰等[27]采用回顾性研究方法，收集2013年1月至2017年12月期间来自全国15个省（自治区、直辖市）18家医院的经长程（18 ～ 24个月）化学治疗（简称“化疗”）方案（6Am-Lfx-P-Z-Pto/18Lfx-P-Z-Pto；Am：阿米卡星，Lfx：左氧氟沙星，P：对氨基水杨酸钠，Z：吡嗪酰胺，Pto：丙硫异烟胺）治愈并随访3年的600例MDR-PTB患者作为研究对象。收集研究对象的基本信息、临床信息和实验室检测结果，包括患者性别、年龄、BMI、慢性病病史、结核病病史（接受本次长疗程化疗方案前）、治疗用药情况，以及痰涂片、痰培养、药敏试验、胸部CT扫描、血常规、血红细胞沉降率（erythrocyte sedimentation rate，ESR）、尿常规、肝肾功能等资料。分析MDR-PTB患者治愈后复发的危险因素，并通过受试者操作特征曲线（ROC曲线）评价复发危险因素对MDR-PTB复发的预测价值。结果显示，600例研究对象中，治愈后随访3年，有40例复发，复发率为6.7%（40/600，95%*CI* 4.9% ～ 9.1%）。多因素logistic回归分析结果显示，血ESR升高（$OR=2.705$，95%*CI* 1.136 ～ 6.444）、总胆红素水平升高（$OR=5.329$，95%*CI* 1.408 ～ 20.170）、尿蛋白水平升高（*OR*＝5.642，95%*CI*1.650～19.292）、尿糖水平升高（*OR*＝5.333，95%*CI*1.357～20.954）、使用环丝氨酸（*OR*＝11.771，95%*CI*3.920～35.347）、肺结核初次诊断到MDR-PTB初次诊断时间≥1年（*OR*＝8.730，95%*CI* 2.710～28.119）、有肺空腔（*OR*＝32.806，95%*CI*6.096～176.557）是MDR-PTB复发的独立危险因素。ROC曲线分析显示，以logistic回归分析总体模型为检验变量时，曲线下面积（area under the curve，AUC）最大，为0.932。作者得出结论，应重点关注血ESR、总胆红素、尿蛋白、尿糖水平高于正常值范围，以及肺结核初次诊断到MDR-PTB初次诊断时间≥1年合并肺空腔MDR-PTB患者的治疗和随访，并合理规范使用环丝氨酸。

为探讨江苏省淮安市MDR-PTB患者的服药依从性现状及其影响因素，王春雷等[28]选择2017年1月至2019年6月期间诊断并纳入江苏省淮安市结核病定点医院治疗的235例MDR-PTB患者作为研究对象，采用Morisky服药依从性问卷（Morisky medication adherence scale，MMAS-8）进行调查，分析MDR-PTB患者服药依从性现状及其影响因素。结果显示，在235例患者中，197例（83.8%）患者的服药依从性良好，38例（16.2%）服药依从性差。多因素logistic分析结果显示，男性（*OR*＝2.526，95%*CI* 1.217～4.524）、年龄≥60岁（*OR*＝1.521，95%*CI* 1.025～2.693）、有ADR（*OR*＝3.892，95%*CI* 1.793～6.822）、自服药（*OR*＝2.635，95%*CI* 1.466～6.107）、病程≥2年（*OR*＝1.529，95%*CI* 1.112～2.453）、流动人口（*OR*＝2.868，95%*CI* 1.559～5.234）、受教育程度为初中及以下（*OR*＝1.297，95%*CI* 1.009～1.615）、家庭月收入＜5000元（*OR*＝1.493，95%*CI* 1.265～5.392）的人群服药依从性较差。作者得出结论，应针对男性、年龄≥60岁、有ADR、自服药、病程≥2年、流动人口、受教育程度为初中及以下、家庭月收入＜5000元的MDR-PTB患者开展有针对性的健康宣教和用药指导。

为研究电子药盒在吉林省全面推广后，患者的接受程度并分析影响电子药盒使用率的相关因素，杨帆等[29]收集2019年1—12月吉林省电子药盒推广地区登记的结核病患者资料，包括不同时间、不同地区、不同特征的人群使用电子药盒的病案数据，采用单因素和多因素logistic回归模型对结核病患者使用电子药盒的现状及其影响因素进行分析。结果显示，2019年，吉林省电子药盒推广地区共登记结核病患者8435例，纳入电子药盒管理的患者5231例，电子药盒使用率为62.02%。多因素logistic回归分析结果显示，20～39岁（*OR*＝1.264，95%*CI* 1.026～1.558）、40～59岁（*OR*＝1.280，95%*CI* 1.045～1.567）、少数民族（*OR*＝2.176，95%*CI* 1.691～2.801）、农民/牧民（*OR*＝1.189，95%*CI* 1.081～1.308）、本地户籍（*OR*＝3.425，95%*CI* 2.968～3.952）、患者来源为转诊追踪（*OR*＝1.747，95%*CI* 1.588～1.921）、诊断结果为病原学阳性（*OR*＝3.437，95%*CI* 2.779～4.250）和病原学阴性（*OR*＝3.454，95%*CI* 2.790～4.278）、治疗分类为初治（*OR*＝3.024，95%*CI* 2.511～3.642）的患者电子药盒使用率较高。作者得出结论，电子药盒作为督导患者服药的工具，可以在吉林省内推广使用，特别适宜在20～59岁、农民/牧民、本地户籍、转诊追踪、病原学阳性/阴性和初治患者中推广。

为分析取消药品加成政策实施前后肺结核患者住院费用的变化情况，李改云等[30]进行了回顾性研究，数据来源于四川省泸州市医疗保障局医疗保险结算系统。作者获取2015年2月1日至2018年11月20日西南医科大学附属医院、泸州市人民医院两家三级甲等结核病定点医院肺结核住院患者的结算数据，共纳入住院肺结核患者3749例。采用中断时间序列模型（interrupted times series，ITS）分析取消药品加成政策实施前后肺结核患者例均住院总费用、各单项费用水平及趋势变化情况。结果显示，3749例肺结核患者平均年龄为（48.23±18.90）岁，单次住院总费用在10 000～14 999元/例的肺结核患者最多，占患者总数的26.25%（984/3749）。取消药品加成政策实施后，患者单次住院总费用中位数降低了1150.13元，单次西药费用中位数降低了643.16元。ITS分析结果显示，取消药品加成政策实施前，例均中药费和例均材料费均呈现上升趋势，平均每个月增加5.34%（$\beta_1=0.052$，$t=2.941$，$P<0.05$）、1.92%（$\beta_1=0.019$，$t=3.987$，$P<0.05$）。政策实施时，例均麻醉费即刻上升83.31%（$\beta_2=0.606$，$t=3.311$，$P<0.05$），例均材料费即刻上升24.48%（$\beta_2=0.219$，$t=2.477$，$P<0.05$），例均中药费即刻下降99.57%（$\beta_2=-0.691$，$t=-2.187$，$P<0.05$）。政策实施后，例均中药费平均每个月下降0.60%（$\beta_1=0.052$，$\beta_3=-0.058$，$t=-2.193$，$P<0.05$）；例均材料费平均每个月下降4.81%（$\beta_1=0.019$，$\beta_3=-0.066$，$t=-10.051$，$P<0.05$）；例均住院总费用平均每个月下降1.31%（$\beta_1=0.006$，$\beta_3=-0.019$，$t=-4.432$，$P<0.05$）；例均西药费平均每个月下降1.51%（$\beta_1=0.003$，$\beta_3=-0.018$，$t=-2.223$，$P<0.05$）；例均检查费平均每个月下降2.53%（$\beta_1=0.009$，$\beta_3=-0.034$，$t=-4.552$，$P<0.05$）；例均麻醉费平均每个月下降4.39%（$\beta_1=0.003$，$\beta_3=-0.046$，$t=-3.373$，$P<0.05$；例均手术费平均每个月下降4.92%（$\beta_1=0.009$，$\beta_3=-0.057$，$t=-3.057$，$P<0.05$）。作者得出结论，取消药品加成政策实施后，肺结核患者的住院总费用、药品费等呈下降趋势，说明取消药品加成政策在降低肺结核患者药品费用、控制住院总费用方面取得了显著成效。

为评价MDR-PTB治疗转归的影响因素，李硕兰等[31]通过计算机检索中文数据库（中国知网、万方数据库、中文科技期刊数据库、中国生物医学文献数据库）和英文数据库（PubMed、Embase、Web of Science），收集有关中国MDR-PTB治疗转归影响因素的研究，检索时限均从建库至2021年12月。由2名研究者独立筛选文献、提取资料并评价纳入研究的偏倚风险后，采用RevMan 5.3软件进行荟萃分析。作者共纳入21项研究，包含4663例患者。荟萃分析结果显示，在多因素分析中，复治（$OR=2.63$，95%CI 1.54～4.47）、合并症（$OR=4.28$，95%CI 2.61～7.03）、不良反应（$OR=2.71$，95%CI 1.87～3.93）、肺空腔（$OR=2.79$，95%CI 1.82～4.28）、不合理化疗（$OR=5.80$，95%CI 2.05～16.41）、不规范治疗（$OR=6.05$，95%CI 1.91～19.18）均与MDR-PTB治疗转归相关。作者得出结论，临床相关因素中的复治、合并症、不良反应、肺空腔、不合理化疗和不规范治疗是我国MDR-PTB患者发生不良转归的危险因素，对于存在危险因素的患者需要加强管理，警惕不良反应的发生，降低MDR-PTB治疗失败率。

为评价全基因组测序（whole genome sequencing，WGS）对浙江省MTB耐药相关基因突变特征及其与基因型相关性的耐药分析和检测效能，吴坤阳等[32]对2018—2019年浙江省第五次结核病耐药监测项目收集的808株MTB菌株进行14种抗结核药物的WGS分析。研究鉴定了菌株的基因型及耐药相关基因突变，并对两者的相关性，以及WGS分析异烟肼的药敏试验结果与表型药敏试验结果的一致性进行分析。结果显示，在808株MTB菌株中，153株对11种抗结核药物（异烟肼、利福平、乙胺丁醇、吡嗪酰胺、链霉素、氟喹诺酮类、阿米卡星、卡那霉素、卷曲霉素、乙硫异烟胺、对氨基水杨酸）发生了耐药相关基因突变，总突变率为18.9%。主要耐药突变类型分别为katG-315-S/T［异烟肼，60.0%（45/75）］、rpoB-450-S/L［利福平，57.1%（16/28）］、embB-306-M/V［乙胺丁醇，43.8%（7/16）］、rpsL-43-K/R［链霉素，65.5%（36/55）］、gyrA-94-D/G［氟喹诺酮类药物，36.6%（15/41）］、rrs-1402-C/A［阿米卡星，100.0%（3/3）］、rrs-1402-C/A［卡那霉素，75.0%（3/4）］、rrs-1402-C/A［卷曲霉素，100.0%（3/3）］、inhA-15-C/T［乙硫异烟胺，65.0%（13/20）］、thyA-75-H/N［对氨基水杨酸，87.5%（7/8）］。*rpsL*基因和katG-315位点在北京MTB基因型中的耐药突变率［均为6.8%（40/586）］均显著高于两者在非北京基因型中的突变率［0（0/222）和3.2%（7/222）］，差异均有统计学意义（$\chi^2=15.943$，$P<0.001$；$\chi^2=3.964$，$P=0.046$）。WGS耐药性分析对于异烟肼的检测敏感性、特异性、阳性预测值（positive prediction value，PPV）、阴性预测值（negative prediction value，NPV）、一致率和Kappa值分别为87.5%（49/56）、98.0%（680/694）、77.8%（49/63）、99.0%（680/687）、97.2%（729/750）和0.808。作者得出结论，浙江省MTB菌株对11种抗结核药物耐药相关基因突变以*katG*、*rpoB*、*embB*、*pncA*、*rpsL*、*gyrA*、*rrs*、*thyA*、*inhA*基因上的突变为主，其中*rpsL*基因、katG-315和rpsL-43位点突变与北京基因型相关。WGS耐药性分析对于异烟肼具有全面的耐药检测性能，但对个别基因突变位点的检测性能较弱。

为分析新疆维吾尔自治区喀什地区初治肺结核患者成功治疗后复发的影响因素，麦维兰江·阿不力米提等[33]采用分层整群抽样方法，选取截至2021年12月31日，喀什地区登记并成功治疗的432例初治肺结核患者中的复发（216例）和未复发（216例）患者为调查对象，按照性别和年龄进行1∶1对照匹配，对432例初治肺结核患者开展问卷调查，采用多因素logistic回归分析肺结核治疗成功后复发的主要影响因素。多因素logistic回归分析发现，BMI＞24（$OR=4.235$，95%CI 1.277～7.877）、文化程度为小学（$OR=3.434$，95%CI 1.861～6.337）、中等收入（$OR=2.240$，95%CI 1.256～3.993）、未规范治疗（$OR=3.436$，95%CI 1.788～6.606）、吸烟（$OR=3.970$，95%CI 1.419～11.113）是结核病复发的独立危险因素；无结核病密切接触史（$OR=0.256$，95%CI 0.137～0.477）和集中服药（$OR=0.103$，95%CI 0.026～0.413）的结核病患者不易复发。作者得出结论，落实喀什地区肺结核患者集中服药管理，对有结核病密切接触史和吸烟人群及时开展针对性干预措施，可有效降低肺结核患者复发率。

五、结核病与相关疾病

为探讨在综合医院呼吸科住院患者中筛查肺结核患者的效果，王艳等[34]收集2018年12月至2020年12月深圳市龙华区中心医院呼吸科住院患者的临床信息和痰标本，痰标本送龙华区慢性病防治中心结核病实验室进行痰涂片、液体培养和利福平耐药实时荧光定量核酸扩增检测（Gene-Xpert MTB/RIF，简称“Xpert检测”）。研究期间，从3724例住院患者中选择患者407例留取痰标本（影像学报告为疑似结核病者23例，有肺结核可疑症状者384例）。3种检测方法共检测发现病原学阳性患者88例，阳性率为21.6%（88/407），其中有影像学报告提示疑似结核病者15例，去除影像学提示报告患者的病原学阳性率为19.0%（73/384）。推算在研究期间，该院住院患者中结核病患者的病原学阳性率至少为1.96%（73/3724）。在病原学阳性患者中，主要以肺炎（30.1%，22/73）、咳嗽原因待查（15.1%，11/73）、肺部感染（15.1%，11/73）为主。作者得出结论，综合医院呼吸科住院患者中筛查结核病是发现肺结核患者的有效方法，而且筛查发现的患者主要为无疑似肺结核的影像学报告者。在综合医院重点科室开展主动筛查对于发现肺结核患者及控制结核病具有重要意义。

为分析肺结核合并糖尿病患者（PTB-DM）发生抗结核药物性肝损伤（anti-tuberculosis drug-induced liver injury，ATB-DILI）的影响因素，张洋婷等[35]采用前瞻性队列研究的方法，连续纳入2017年10月至2019年3月山东省青岛市中心医院北部院区符合入组标准的458例住院PTB-DM患者作为研究对象。通过自行设计的结构式调查问卷收集研究对象治疗前的年龄、性别、婚姻状况、文化水平、职业、膳食情况、吸烟、饮酒、体力活动水平、结核病临床症状、BMI、血生化指标、血常规指标、血糖控制水平、保肝药物使用及种类情况等信息，随访8个月后，采用多因素Cox比例风险回归模型分析研究对象发生ATB-DILI的情况及其影响因素。结果显示，在458例PTB-DM患者中，53例发生ATB-DILI，发生率为11.6%。调整吸烟、体力活动、保肝药物使用和贫血等混杂因素后，发现血糖控制不良（$HR=2.787$，95%CI 1.256 ～ 6.183）、饮酒（$HR=2.159$，95%CI 1.097 ～ 4.251）、BMI＜18.5（$HR=2.808$，95%CI1.391 ～ 5.670）、膳食多样性不足（$HR=3.199$，95%CI 1.372 ～ 7.459）是PTB-DM患者发生ATB-DILI的危险因素。作者得出结论，PTB-DM患者抗结核治疗后易发生ATB-DILI，尤其是饮酒、消瘦和膳食多样性不足的患者发生ATB-DILI的风险更高。

为探讨住院结核病患者发生ATB-DILI的影响因素，并建立Nomogram风险预测模型，赵鹏等[36]回顾性收集2017年1月至2021年6月贵州省贵阳市公共卫生救治中心收治的5681例住院结核病患者作为研究对象，其中男性3342例，女性2339例，将住院治疗过程中发生ATB-DILI的患者作为病例组（214例），非ATB-DILI患者作为对照组（5427例）。回顾性分析患者的基线特征、结核病情、行为及疾病相关资料等，经卡方检验和多因素logistic回归筛选分析影响因素，据此构建Nomogram模型并进行验证，并使用决策曲线评估模型的临床实际应用价值。结果显示，本次研究中共有3.8%（214/5681）的患者发生ATB-DILI。经多因素logistic回归分析得出肺外结核（extrapulmonary tuberculosis，EPTB）（$OR=1.876$，$P<0.001$）、营养不良（$OR=4.411$，$P<0.001$）、合并基础肝病（$OR=4.961$，$P<0.001$）及间断使用护肝药（$OR=2.137$，$P=0.007$）是其发生ATB-DILI的独立危险因素；全程使用护肝药（$OR=0.292$，$P<0.001$）是其保护因素。将以上5个相关影响因素构建Nomogram模型，ROCAUC为0.749（95%CI 0.713 ～ 0.786），敏感性为0.640，特异性为0.752。使用Bootstrap法内部重复抽样1000次进行验证，平均绝对误差0.003，校正曲线和理想曲线基本拟合，预测值和实际值一致性较好。Hosmer-Lemeshow检验显示，模型具有较好拟合度（$\chi^2=3.068$，$P=0.381$）。决策曲线显示Nomogram模型在高风险阈值范围（0.10 ～ 0.68）时，有一定的临床实用性。作者得出结论，本次研究所构建的住院结核患者ATB-DILINomogram风险预测模型具有较好的预测性、一致性和临床实用性，能为临床在抗结核治疗过程中防控ATB-DILI并制定个体化治疗方案提供依据。

为分析湖南省长沙市结核分枝杆菌/HIV双重感染（TB/HIV双重感染）的流行特征，熊姿等[37]从“结核病管理信息系统”和《TB/HIV双重感染防治管理工作年度报表》中提取2011—2020年湖南省长沙市TB/HIV双重感染患者相关资料，建立长沙市TB/HIV感染特征分布综合数据库，分析TB/HIV双重感染的检出情况，描述其随年度变化的趋势，以及在不同时间、性别、年龄和地区的流行分布特征。结果显示，2011—2020年，长沙市累计发现

TB/HIV双重感染患者280例，患者发现率随年度呈波动性上升［4.29%（12/280）～15.36%（43/280）］。其中，在结核病患者中检出HIV感染者39例，年均检出率为0.10%（39/38 990），不同年度HIV阳性检出率［0.03%（1/3759）～0.22%（9/4057）］呈波动性上升趋势（$Z=2.347$，$P=0.019$）；在HIV感染/艾滋病（AIDS）患者中检出MTB感染者241例，年均检出率为0.68%（241/35 381），不同年度肺结核检出率［0.41%（19/4639）～2.13%（13/610）］呈波动性下降趋势（$Z=-6.126$，$P=0.001$）。在280例TB/HIV双重感染患者中，性别分布以男性为主［85.71%（240/280）］；年龄分布以25～44岁年龄组为主［46.78%（131/280）］，其次是45～64岁年龄组［32.50%（91/280）］；地区分布以浏阳市为最多［26.07%（73/280）］，其次为长沙县和宁乡市［均为16.43%（46/280）］。作者得出结论，长沙市TB/HIV双重感染水平较低，但在结核病患者中筛查HIV感染者的年均检出率呈波动上升趋势，在HIV感染/AIDS患者中筛查MTB感染者的检出率呈波动下降趋势。应以男性、25～44岁年龄组，以及AIDS及结核病疫情分布较高地区的人群为防控重点。

为分析上海市老年2型糖尿病患者的LTBI筛查情况及其影响因素，陈静等[38]顺序纳入2019年9—12月在上海市徐汇区和长宁区参加公共卫生服务项目体格检查且符合入组标准的60岁及以上老年2型糖尿病患者共计885例（长宁区430例，徐汇区455例），采用IGRA检测其LTBI状况；采用调查问卷收集研究对象社会人口学信息、行为生活方式、既往糖尿病和其他慢性病病史及肺结核患者接触史，以及体格检查情况等信息；采用非条件二分类logistic回归分析方法分析老年糖尿病患者发生LTBI的影响因素。结果显示，885例研究对象中检出LTBI阳性者130例，阳性率为14.7%；其中，长宁区研究对象LTBI阳性率（17.4%，75/430）高于徐汇区研究对象（12.1%，55/455），差异有统计学意义（$\chi^2=5.057$，$P=0.025$）；吸烟者LTBI阳性率（22.5%，20/89）显著高于不吸烟者（13.8%，110/796），差异有统计学意义（$\chi^2=4.783$，$P=0.039$）。logistic回归分析显示，吸烟是老年糖尿病患者发生LTBI的危险因素（$OR=1.891$，95%CI 1.031～3.468）。作者得出结论，上海市老年2型糖尿病患者LTBI阳性率处于较低水平，可对检测阳性患者采取增加随访频次及加强健康教育等措施，并对有吸烟史的老年糖尿病患者开展LTBI筛查。

（康万里　段琼红　王甜甜　李月华　高静韬　刘宇红　杜　建　唐神结）

参考文献

［1］中华人民共和国国家卫生健康委员会疾病预防控制局．全国法定传染病疫情概况．（2022-4-22）［2022-4-22］．http：//www．nhc．gov．cn/jkj/ne_index．shtml．

［2］World Health Organization．Tuberculosis profile：China．（2022-10-27）［2021-10-27］．https：//worldhealthorg．shinyapps．io/tb_profiles/?_inputs_&entity_type＝%22country%22&lan＝%22EN%22&iso2＝%22CN%22．

［3］高磊，张慧，胡茂桂，等．基于多中心调查数据和空间统计模型的全国结核分枝杆菌潜伏感染率估算［J］．中国防痨杂志，2022，44（1）：54-59．

［4］周芳静，吴惠忠，李建伟，等．广东省2016—2020年肺结核流行特征分析［J］．中华流行病学杂志，2022，43（10）：1568-1574．

［5］李婷，刘双，逯嘉，等．2011—2020年四川省肺结核发病年龄变化趋势分析［J］．中国防痨杂志，2022，44（8）：

808-814.

[6] 聂廷月，陈伟，张洁莹，等. 2009—2020年合肥市肺结核空间特征分析[J]. 中国防痨杂志，2022，44（9）：947-953.

[7] 张鑫，郎胜利，白国辉，等. 2011—2020年内蒙古自治区肺结核疫情监测分析[J]. 中国防痨杂志，2022，44（12）：1256-1261.

[8] 胡远莲，艾萍，贾雪娇，等. 2011—2021年北京市丰台区肺结核流行特征分析[J]. 中华预防医学杂志，2022，56（9）：1302-1306.

[9] 伍小英，江坤洪，何刚，等. 广州市海珠区重点人群结核病筛查情况分析[J]. 国际医药卫生导报，2022，28（2）：223-228.

[10] 张春华，李涛，杜昕，等. 2019—2021年我国4省份报告儿童肺结核病例特征分析[J]. 中华流行病学杂志，2022，43（11）：1739-1745.

[11] 陈卉，张灿有，张慧，等. 2004—2021年全国学校肺结核疫情分析[J]. 中国防痨杂志，2022，44（8）：768-776.

[12] 龚德华，唐益，谭文倩，等. 2011—2020年湖南省学生结核病时空特征分析[J]. 中国防痨杂志，2022，44（5）：478-483.

[13] 肖月，夏岚，夏勇，等. 2016—2020年四川省学生肺结核疫情流行特征分析[J]. 中国防痨杂志，2022，44（8）：777-783.

[14] 张文，余雅，范君，等. 2016—2020年重庆市学生肺结核流行病学特征分析[J]. 中国防痨杂志，2022，44（8）：784-791.

[15] 刘瑶，马晓雪，黄爱菊，等. 贵州省2014—2019年学生肺结核流行特征分析[J]. 现代预防医学，2022，49（2）：202-205.

[16] 刘彬彬，胡培磊，陈振华，等. 湖南省吡嗪酰胺耐药结核病的流行和传播特征分析[J]. 中华结核和呼吸杂志，2022，45（7）：677-685.

[17] 马玲，辜吉秀，李晴，等. 甘肃省初治肺结核患者耐药现状及耐多药影响因素分析[J]. 中华流行病学杂志，2022，43（7）：1093-1098.

[18] 解冰洁，靳飞，张俊丽，等. 河北省2020年结核病耐药监测结果分析[J]. 中国防痨杂志，2022，44（4）：403-408.

[19] 陈燕梅，温文沛，吴惠忠，等. 2016—2020年广东省结核病耐药监测结果分析[J]. 中国防痨杂志，2022，44（7）：685-689.

[20] 沈鸿程，杜雨华，张丹妮，等. 2014—2019年广州市耐药肺结核高危人群耐药情况及影响因素分析[J]. 中国防痨杂志，2022，44（12）：1279-1287.

[21] 王胜芬，周杨，欧喜超，等. 我国结核病耐药状况：2018年全国结核病耐药监测数据分析[J]. 中国防痨杂志，2022，44（11）：1141-1147.

[22] 何冀君，辛赫男，曹雪芳，等. 中老年结核潜伏感染人群预防性治疗不良反应及转归情况分析[J]. 中华医学杂志，2022，102（28）：2196-2200.

[23] 孙闪华，李艳圆，许琰，等. 2016—2021年北京市报告肺结核患者流动就诊情况分析[J]. 中华流行病学杂志，2022，43（11）：1746-1752.

[24] 魏淑淑，高琦，曹云贤，等. 我国耐多药结核病危险因素的荟萃分析[J]. 中华结核和呼吸杂志，2022，45（12）：1221-1230.

[25] 李智炜，赖铿，李铁钢，等. 2016—2020年广州市耐药结核病患者不良治疗结局状况及其影响因素分析[J]. 中国防痨杂志，2022，44（6）：600-607.

[26] 高丽，庞学文，张国钦，等. 天津市初治活动性肺结核患者成功治疗后2年内复发的危险因素分析[J]. 中国防痨杂志，2022，44（7）：698-703.

[27] 杨小钰，邱磊，张顺先，等. 耐多药肺结核治愈患者复发的影响因素分析[J]. 中国防痨杂志，2022，44（10）：1028-1036.

[28] 王春雷，金韬，赵鹏鹏，等. 江苏省淮安市耐多药肺结核患者服药依从性及影响因素分析 [J]. 中国防痨杂志，2022，44（10）：1057-1062.

[29] 杨帆，马建军，高迎，等. 吉林省结核病患者全面推广电子药盒后的使用率及影响因素分析 [J]. 中国防痨杂志，2022，44（10）：1050-1056.

[30] 李改云，吴杨昊天，丁明峰，等. 取消药品加成政策前后肺结核患者住院费用的中断时间序列分析 [J]. 中国防痨杂志，2022，44（10）：1071-1078.

[31] 李硕兰，李明武，李光妹，等. 中国耐多药肺结核不良治疗转归影响因素的Meta分析 [J]. 中国防痨杂志，2022，44（12）：1303-1313.

[32] 吴坤阳，陆烨玮，张明五，等. 浙江省结核分枝杆菌耐药突变特征及其与基因型相关性分析 [J]. 中国防痨杂志，2022，44（11）：1126-1134.

[33] 麦维兰江·阿不力米提，地尔木拉提·吐孙，克尤木·吾布力喀斯木，等. 新疆喀什地区初治肺结核患者成功治疗后复发影响因素分析 [J]. 中国防痨杂志，2022，44（11）：1148-1153.

[34] 王艳，洪创跃，房宏霞，等. 综合医疗机构呼吸科住院患者结核病筛查的研究 [J]. 中华结核和呼吸杂志，2022，45（12）：1209-1213.

[35] 张洋婷，卢学昭，李晓娜，等. 肺结核合并糖尿病患者药物性肝损伤影响因素分析 [J]. 中国防痨杂志，2022，44（1）：64-70.

[36] 赵鹏，陈静，杨光红，等. 住院结核患者抗结核药物性肝损伤的Nomogram风险预测模型构建 [J]. 中华结核和呼吸杂志，2022，45（2）：171-176.

[37] 熊姿，谢赐福，宋丽新，等. 2011—2020年长沙市MTB/HIV双重感染流行特征分析 [J]. 中国防痨杂志，2022，44（5）：484-488.

[38] 陈静，肖筱，吴哲渊，等. 上海市徐汇区和长宁区老年2型糖尿病患者结核分枝杆菌潜伏感染筛查情况及影响因素分析 [J]. 中国防痨杂志，2022，44（2）：181-186.

第二章 结核病的预防控制策略、措施和成效

我国在2022年世界防治结核病日的宣传主题是“生命至上，全民行动，共享健康，终结结核”，旨在突出我国坚持生命至上的理念，强化社会各界广泛参与，呼吁全社会积极行动起来，携手终结结核病的流行，共同捍卫人民群众的健康。2020年以来，新型冠状病毒感染大流行给结核病防控工作带来了诸多困难，虽然严格的防控策略可能减少了结核病社区传播的风险，但与此同时，也给结核病患者的发现和管理带来了严峻的挑战。结核病防控工作需吸取疫情防控的经验与教训，做好后流行时代的结核病防控工作。在新背景下，本章将对结核病患者的发现、治疗管理、感染控制和各地经验成效等方面取得的新进展进行梳理和总结。

一、患者发现

为评价在结核病重点人群中开展肺结核主动发现的效果，靳晓伟等[1]在河南省新密市的32个重点行政村，对14岁以上居民均进行肺结核可疑症状筛查，对发现的有肺结核可疑症状者和正在治疗的糖尿病患者、年龄≥65岁的居民、有3年以上粉尘接触史者、精神病患者、近10年内家庭中有肺结核患者的居民，以及外来务工人员等7类重点人群进行胸部数字X射线摄影（digital radiography，DR）检查，有可疑症状者或胸部影像学异常者到新密市结核病防治所进行痰涂片、痰结核分枝杆菌（*Mycobacterium tuberculosis*，MTB）培养和Xpert检测，以发现重点人群中的肺结核患者。结果发现，在32个行政村登记7类人群，共计7368例，对其中7265（98.60%）例进行了问卷调查，存在肺结核可疑症状者2750例（37.85%）；7111例（96.51%）拍摄了胸部X线片，发现肺内存在异常者456例（6.41%），确诊肺结核患者5例（0.07%，5/7111），肺癌患者8例（0.11%，8/7111），陈旧性肺结核（含陈旧性结核性胸膜炎）患者152例（2.14%，152/7111）。有粉尘接触史、≥65岁老年人、有结核病接触史、外来务工人员、有肺结核症状者、糖尿病患者、精神病患者胸部X线片异常的比例依次为8.71%（75/861）、8.42%（330/3919）、7.59%（12/158）、4.23%（19/449）、3.57%（47/1315）、3.24%（28/863）和1.64%（1/61），差异有统计学意义（$\chi^2=68.111$，$P<0.001$）。在检出的5例活动性肺结核患者中，3例患者的Xpert检测结果为阳性。活动性肺结核患者总检出率为70.31/10万（5/7111），有粉尘接触史者的检出率最高（116.14/10万，1/861），其他分别为≥65岁老年人（76.55/10万，3/3919）和有肺结核症状者（76.05/10万，1/1315），差异有统计学意义（$\chi^2=36.131$，$P<0.001$）。结果表明，在结核病重点人群中主动筛查肺结核，是对转诊和因症就诊发现患者的重要补充，可以提高肺结核患者的发现率。

二、患者治疗管理

王明奇等[2]探究了“三位一体”结核病管理模式在结核病伴糖尿病患者出院后管理中的应用效果。作者选取2018年7月至2019年6月进行常规管理后收治的100例结核病伴糖尿病患者作为研究1组，另将于2019年7月至2020年6月开始实施“三位一体”结核病管理模式后收治的100例结核病伴糖尿病患者设为研究2组，以探讨实施不同管理模式对患者的影响。结果发现，研究对象在转诊到位率上无差异（$P>0.05$），研究2组患者的追踪到位率、痰菌阴转率、住院率均高于研究1组（$P<0.05$），研究2组患者的依从性显著高于研究1组（$P<0.05$）；管理前两组患者的空腹血糖、糖化血红蛋白指标对比无差异（$P>0.05$），管理后研究2组显著低于研究1组（$P<0.05$）。结果提示，对结核病伴糖尿病患者采取“三位一体”结核病管理模式可显著提升追踪到位率和痰菌阴转率，确保结核病伴糖尿病的控制效果，改善患者治疗依从性，提高住院率，此方法值得应用与推广。

为探讨新型综合督导在老年肺结核患者管理中的应用效果，伍红等[3]选取2020年1—12月广州市胸科医院收治的106例老年肺结核患者作为研究对象，均采用抗结核药物固定剂量复合剂（fixed dose combination，FDC）治疗，按照组间基本资料均衡可比的原则分为对照组和观察组，各53例。对照组采用常规督导，观察组采用新型综合督导，比较两组患者的管理效果、治疗依从性和生活质量。结果发现，干预后，观察组患者的规律服药率、按时查痰率、按时取药率均高于对照组（$P<0.05$）；两组患者间不良反应发生率比较差异无统计学意义（$P>0.05$）；干预后，观察组患者的治疗依从性高于对照组（$P<0.05$）；干预后，观察组患者的社会功能、躯体功能、心理功能、物质生活评分均高于对照组，差异有统计学意义（$P<0.05$）。结果提示，将新型综合督导应用于抗结核 FDC治疗老年肺结核患者管理中，能提高患者的管理效果和治疗依从性，改善患者生活质量。

为探讨在新型冠状病毒感染流行下“互联网＋”管理模式在MDR-PTB患者居家治疗中的应用效果。韦柳迎等[4]将2020年3月1日至2021年3月31日收治的100例MDR-PTB患者随机分为对照组和观察组，每组50例。对照组患者应用传统的“三位一体”管理模式进行治疗管理，观察组患者应用“互联网＋”管理模式进行治疗管理，对两组患者治疗前后的心理状况、营养状况，临床治疗效果和治疗期间的患者依从率进行比较。结果发现，治疗8周后，两组患者的焦虑自评量表（self-rating anxiety scale，SAS）、抑郁自评量表（self-rating depression scale，SDS）评分降低，一般自我效能感量表（general perceived self-efficacy scale，GSES）评分增高；观察组患者的SDS评分低于对照组，GSES评分高于对照组，差异有统计学意义（均$P<0.05$）。两组患者的BMI、血红蛋白水平、血清白蛋白水平均随着治疗时间的延长逐步增高［治疗前（T1）、治疗12周时（T2）、治疗24周时（T3）］（P均<0.05），但两组患者之间差异均无统计学意义（P均>0.05）；两组患者的营养风险筛查评分随着治疗时间的延长逐步降低（$P<0.05$），但两组患者之间差异无统计学意义（$P>0.05$）。治疗3个月、6个月时，两组患者的痰涂片阳性率、痰培养阳性率差异均无统计学意义（P均>0.05），但观察组患者的胸部CT好转率（84.0%，94.0%）高于对照组（66.7%，76.6%）（P均<0.05）。两组患者的治疗依从率差异无统计学意义（$P>0.05$）。结果提示，在新型冠状病毒感染的影响下，应用“互联网＋”管理模式对MDR-PTB患者进行治疗管理，能有效缓解患者的焦虑、抑郁情绪，提高患者的自我效能感，改善患者的营养状况。

为分析宁夏回族自治区实施肺结核防治新型模式的效果，潘莉等[5]采用回顾性研究方法，对宁夏回族自治区肺结核防治新型模式能力建设情况，肺结核或疑似肺结核患者转诊追踪到位率、病原学阳性率、治疗转归、就诊延误、耐药患者诊断时间等指标变化情况进行对比分析。结果发现，实施防治新型模式后，肺结核防治总人数增加了70.63%，肺结核或疑似肺结核患者总体到位率（$\chi^2=11.442$）、患者病原学阳性率（$\chi^2=654.808$）、患者治疗转归成功率（$\chi^2=17.012$）均得到了提高，就诊延误时间（$t=4.082$）、耐药患者确诊时间（$t=20.895$）均有所缩短，与实施防治新型模式前相比，差异有统计学意义（$P<0.05$）。结果提示，实施肺结核防治新型模式管理可提高宁夏回族自治区肺结核防治服务体系的服务能力，肺结核防治工作取得了良好的成效。

为探讨系统化健康教育对老年结核病患者服药依从性的影响，陈铁韵[6]选取60例老年结核病患者为研究对象，随机分为干预组和对照组，每组30例患者。对照组给予常规健康教育，干预组给予系统化健康教育，包括改良沟通方式、服务态度、治疗指导、生活指导、饮食指导、心理指导、运动指导及其他指导，对比两组患者的服药依从性。结果发现，干预组患者的服药依从性高于对照组（$P<0.05$）。结果提示，实施系统化健康教育能提高老年结核病患者的服药依从性，提高患者的治疗效果。

三、感染控制

为分析重庆市万州区结核分枝杆菌/HIV双重感染（TB/HIV双重感染）患者的治疗信息，为进一步完善该区TB/HIV双重感染防控策略提供参考依据，潘程程等[7]采用描述性流行病学方法对2015—2020年万州区TB/HIV双重感染患者双向筛查资料进行分析。结果发现，2015—2020年，重庆市万州区新登记结核病患者6391例，其中接受HIV抗体检测者4494例，HIV抗体检测率为70.75%，检出HIV阳性者17例，HIV阳性检出率为0.38%。在新检出艾滋病（acquired immune deficiency syndrome，AIDS）患者中开展结核病检查850例，结核病检查率为92.79%（850/916），发现结核病患者46例，患者检出率为5.41%。在既往可随访的HIV感染/AIDS患者中开展结核病检查3862例，结核病检查率为91.49%（3862/4221），发现结核病患者37例，患者检出率为0.96%。新检出AIDS患者中的结核病检出率（5.41%）高于既往可随访到的HIV感染/AIDS患者中结核病检出率（0.96%）和结核病患者中HIV 阳性检出率（0.38%），差异有统计学意义（$\chi^2=169.571$，$P<0.01$）。累计发现100例TB/HIV双重感染患者，抗结核治疗率为99%（99/100），抗HIV治疗率为81%（81/100），联合开展抗HIV和抗结核治疗率为80%（80/100），结核病成功治疗率为87.88%（87/99），死亡患者占11.11%（11/99）。结果提示，双向筛查对于早期发现TB/HIV双重感染患者具有十分重要的意义，应继续加大对TB/HIV双重感染患者的筛查力度，早期发现、早期治疗，同时依托基本公共卫生服务项目做好TB/HIV双重感染患者的随访管理及关怀服务，提高结核病治疗成功率，减少传染源和传播流行，动员AIDS患者中LTBI患者进行结核病预防性治疗（tuberculosis preventive treatment，TPT），降低发病风险。

为了解北京市昌平区大学新生LTBI状况，对其进行TPT并随访结核病发病情况，为昌平区制定学校结核病防控工作策略提供依据，2015—2018年，杨震等[8]对北京市昌平区9所高等院校的97 648名入学新生进行结核菌素皮肤试验（tuberculin skin test，TST）和胸部X线片检查，TST试剂采用结核菌素纯蛋白衍生物（tuberculin purified protein derivative，PPD）；对5769例单纯性PPD强阳性者给予TPT。根据PPD结果及TPT情况分为4组（PPD强阳性TPT组、PPD强阳性未TPT组、PPD阳性组、PPD阴性组），并随访观察4年肺结核发病情况，组间率的比较采用χ^2检验，影响因素分析采用单因素和多因素Cox回归分析。结果发现，97 648名入学新生中PPD强阳性率为6.01%（5873/97 648），2015年入学新生PPD强阳性率为7.68%（1919/24 974）、2016年为6.08%（1422/23 371）、2017年为5.64%（1420/25 196）、2018年为4.61%（1112/24 107），呈下降趋势，差异具有统计学意义（$Z=-14.274$，$P<0.01$）。随访4年，PPD强阳性未TPT组肺结核发病率为495.77/10万（17/3429），PPD强阳性TPT组肺结核发病率为85.47/10万（2/2340），PPD阳性组肺结核发病率为40.63/10万（7/17 230），PPD阴性组肺结核发病率为29.52/10万（22/74 530）。PPD强阳性是结核病发病的危险因素（$HR=16.83$，95% CI 8.94～31.70）。在PPD强阳性学生中，TPT是结核病发病的保护性因素（$HR=0.17$，95%CI 0.04～0.75）。结果表明，对PPD强阳性者进行TPT可有效降低活动性肺结核的发病率，对控制学校结核病的流行具有重要意义。

四、各地成效及经验

李江红等[9]评估了《天水市结核病防治“十三五”规划》防治措施的执行情况。常规监测主要通过“中国疾病预防控制信息系统”的子系统“结核病管理信息系统”和“中国传染病监测报告信息系统”查阅，结核病防治核心信息大众知晓率和学校结核病防治工作通过随机抽样进行调查。结果发现，2016—2020年，甘肃省天水市共登记肺结核患者6038例，报告发病率从2016年的52.27/10万下降到2020年的22.15/10万，病原学阳性率从2016年的11.30%上升到2020年的49.03%，差异有统计学意义（$\chi^2_{趋势}=623.193$，$P<0.01$）。2016—2020年共筛查病原学阳性患者1105例，发现耐药患者125例，纳入治疗79例，5年新病原学阳性患者耐药筛查率和耐药患者纳入治疗率差异均有统计学意义（$\chi^2_{趋势}=207.612$、70.955，$P<0.01$）。开展学生新生筛查63 637名，确诊肺结核患者21例。结核病防治核心信息总知晓率为85.13%。结果提示，“十三五”期间，甘肃省天水市肺结核报告发病率下降，病原学阳性率、病原学阳性患者耐药筛查率和耐药患者纳入治疗率均明显上升。

李建琼等[10]评估了重庆市2011—2020年结核病防治经费投入产生的社会效益。通过收集“中国疾病预防控制信息系统”子系统“中国传染病监测报告信息系统”中2011—2020年重庆市登记涂阳肺结核患者（初治涂阳和复治涂阳）治疗转归情况和肺结核患者劳动人口比例，以及历年各级政府结核病防治经费投入、历年全市人均GDP等数据，采用常用卫生经济学方法评估10年间结核病防治经费投入的社会效果、社会效用和社会效益。结果发现，2011—2020年，全市共投入结核病防治经费约3.60亿元，成功治疗涂阳肺结核患者60 924例，避免45.69万名健康人受传染，挽救43.41万个伤残调整生命年（disability adjusted life year，DALY），为社会节约医疗费用约3.26亿元，挽回社会经济损失约176.25亿元。保持目前的设施设备和人员条件不变，每投入787.70元即可避免1名健康人被传染，每投入829.16元即可挽救1个DALY，每额外投入1元即可产生49.87元的经济效益。结果提示，10年间，重庆市结核病防治经费投入产生了较大的卫生经济效益，建议各级政府继续加大结核病防治经费投入。

为比较在大学新生中应用不同肺结核筛查方法的效果与直接筛查成本。李艳圆等[11]应用已有2个研究的结果，以假定的新生队列，比较2U、5U PPD皮肤试验联合胸部X线片两步法及直接胸部X线片法的肺结核患者检出率、患者检出效率、直接筛查成本等。结果发现，与直接胸部X线片法相比，2U PPD联合胸部X线片两步法在皮肤试验反应标准≥1 mm、≥5 mm和≥10 mm时的总成本分别降低56.7%、58.2%和67.7%；检出1例患者需拍片人数分别降低75.8%、77.2%和86.2%；检出1例患者需要的检测成本分别降低55.0%、56.4%和63.8%。与直接胸部X线片法相比，5U PPD联合胸部X线片两步法在皮肤反应标准≥1 mm、≥5 mm、≥10 mm和≥15 mm时，总成本分别降低32.5%、33.3%、46.1%和55.7%；检出1例患者需拍片人数分别降低65.8%、66.4%、79.3%和87.9%；检出1例患者需要的检测成本分别降低31.5%、32.0%、44.5%和49.3%。结果提示，PPD联合胸部X线片两步法可在保证肺结核患者检测敏感性的基础上显著降低直接检测成本。基于大学新生肺结核患病率较低、放射性检查正当性判断及筛查经费等因素，PPD联合胸部X线片两步法是值得推荐的筛查方法。

为探讨结核病防治知识宣教在结核病预防和控制中的价值。彭小华[12]选取2019年9月至2020年9月在南昌大学第二附属医院门诊就诊的120例结核病患者为调查对象，随机分为常规组和研究组，每组60例。常规组使用常规护理方法，研究组在患者治疗期间加入结核病知识宣教，分析两组患者健康教育效果。结果发现，研究组患者的护理满意度为95.00%，健康知识知晓率为98.33%，均高于常规组的83.33%和86.67%（$P<0.05$）；研究组在生活质量和遵医行为方面均优于常规组（$P<0.05$）。结果提示，对结核病患者开展结核病知识宣教后的效果显著，能显著提升患者对该病的认知水平，也能带来重要的临床价值，对该病的预防和控制效果提升显著。

为了解上海市养老机构对结核病防控措施实施情况和工作人员对结核病核心信息知晓情况，为完善养老机构结核病防控措施提供依据，陈静等[13]对2019年1—4月，上海市疾病预防控制中心组织上海市7个区的84家养老机构（城区30家、郊区54家）和其中21家机构内的858名工作人员（城区234名、郊区624名）开展问卷调查。对养老机构中工作人员入职和入住老年人入住前后的胸部X线片检查、结核病等传染病防控措施落实，以及工作人员接受传染病相关培训和对结核病防治核心信息知晓情况进行分析。结果发现，养老机构要求工作人员入职和老年人在入住前后定期进行胸部X线片检查的比例分别为76.2%（64/84）和79.8%（67/84）、98.8%（83/84）和73.8%（62/84）；落实每日查房制度、传染病报告制度、消毒隔离制度和传染病（包括结核病）相关知识培训的机构分别占97.6%（82/84）、89.3%（75/84）、91.7%（77/84）和81.0%（68/84）。其中，城区养老机构对工作人员入职前后和老年人入住后胸部X线片检查的比例［分别为93.3%（28/30）、86.7%（26/30）、93.3%（28/30）］显著优于郊区养老机构［分别为66.7%（36/54）、75.9%（41/54）、63.0%（34/54）］，差异均有统计学意义（χ^2值分别为9.179、6.579、11.580，P值分别为0.010、0.037、0.003）；在传染病报告制度、消毒隔离制度和传染病（包括结核病）相关知识培训制度的落实情况方面［分别为100.0%（30/30）、100.0%（30/30）、96.7%（29/30）］均显著优于郊区养老机构［83.3%（45/54）、87.0%（47/54）、72.2%(39/54）］，差异均有统计学意义（χ^2值分别为5.600、4.242、7.474，P值分别为0.018、0.039、0.006）。在858名工作人员中，城区工作人员在入职前和入职后接受传染病相关培训率［分别为76.5%（179/234）和79.9%（187/234）］均高于郊区工作人员［分别为63.0%（393/624）和

69.2%（432/624）]（χ^2值分别为13.988和9.666，P值分别为＜0.001和0.002）；对有咳嗽超过2周、咳痰、发热疑似症状，以及结核病是呼吸道传染病的知晓率［分别为88.5%（201/227）、74.9%（170/227）、49.3%（112/227）及95.2%（216/227）］均高于郊区工作人员［分别为71.3%（427/599）、64.3%（385/599）、41.1%（246/599）及84.8%（508/599）]，差异均有统计学意义（χ^2值分别为26.911、8.416、4.586及16.280，P值分别为＜0.001、0.004、0.032及＜0.001）。结果提示，养老机构应加强对工作人员入职前后的胸部X线片检查和传染病（包括结核病）相关知识培训，以及老年人入住后的胸部X线片检查，尤其是郊区养老机构。

为探讨延伸式居家护理在耐多药结核（multidrug resistant tuberculosis，MDR-TB）患者中的应用效果，蔡丽萍等[14]纳入2018年1月至2020年1月上海市肺科医院MDR-TB患者120例，平均分为对照组和研究组。对照组MDR-TB患者接受常规护理，研究组进行延伸式居家护理及结核感染控制知识教育，观察两组患者护理效果。结果发现，研究组护理人员的自我护理和工作能力均高于对照组（P＜0.05）；对照组患者SAS评分为93.57±2.21分，研究组为97.26±3.24分（P＝0.016）；对照组SDS评分为90.26±2.21分，研究组为98.57±2.84分（P＝0.029）；对照组患者的功能状态分数为91.59±10.51，研究组为98.51±9.32分（P＝0.023）；对照组和研究组患者的平均住院时长分别为15.72±10.25天和10.33±10.69天（P＝0.031），对照组和研究组患者的并发症发病率分别为13.33%和5.00%（P＝0.031）；对照组和研究组患者的知识掌握率分别为76.2%和97.62%（P＝0.011）；对照组和研究组患者的护理满意度分别为76.19%和90.5%（P＝0.019）。结果提示，延伸式居家护理及结核病感染控制知识的宣教，可以提升MDR-TB患者的护理效果，减少社区感染传播风险，有很好的临床应用前景。

职业接尘人群和肺尘埃沉着病患者都是结核病患病的高危人群。我国是全球最大的原煤生产国，各种矿产资源丰富。虽然近年采煤业从业者人数锐减，但采煤人员数量仍较多。2018年末，我国采矿业单位有8.8万个，从业人员596万人，有效降低这一人群的结核病发病率已迫在眉睫，亟需针对矿工系统地开展结核病防治工作，强化现有的技术措施和手段。成君等[15]回顾了矿工和肺尘埃沉着病患者人群中结核病疫情状况及国内、国际的现行防控策略，提出应建立结核病防治和职业病防治体系之间的合作，开展相关调查研究，全面落实矿工中的各项结核病防治措施。这不仅是践行“健康中国行动（2019—2030）”的要求，也是全面朝着“终止结核病流行”策略目标迈进的不可或缺的内容。

功能完备的结核病防治服务体系是实现高质量结核病防治服务的前提和基础，在不断发展的大数据、人工智能等信息技术背景下，统筹规划，逐步构建管理科学、运行高效的结核病防治服务体系，对于确保结核病防治工作高质量、可持续发展至关重要。徐彩红等[16]结合我国当前社会经济发展现状和结核病防治新形势，强调了构建智慧化结核病防治网络的必要性，阐述了如何构建智慧化网络，并以“结核病患者关爱、无结核社区和社会动员”三大行动为实践案例，解读如何充分发挥智慧化网络在结核病防治工作中的作用，从而全面提升结核病防治工作的效率和质量，助力结核病防治目标的实现。最后，作者指出，在“互联网＋”结核病防治和终结结核病流行的背景下，无论从政策层面还是技术角度，构建智慧化体系势在必行且切实可行，基于互联网搭建线下线上结合、平面立体交互的智慧化网络，能够在诊疗、服务和管理等诸多方面为结核病患者、医务人员和社区管理者提供便利，提高工作效率和质量，在很大程度上促进结核病防治三大行动的实施和推广，从而助力我国结核病防治工作高效、优质发展，促进终结结核病流行的目标如期实现。

李绍玄[17]对我国1990—2019年的结核病发病与死亡趋势进行了分析，以了解结核病的发病和死亡变化趋势及其相关影响因素，并对30年间我国结核病防治政策文本进行研究，评价其防治效果，为制定我国结核病的科学防治政策与措施提供依据。作者将我国1990—2019年结核病的发病与死亡数据（数据来源于全球健康数据交换数据集）进行整理分析，分别对我国30年间全人群、男性及女性结核病的发病与死亡变化及现状进行描述。通过建立的Joinpoint回归模型计算出30年间我国结核病标化发病率及死亡率的年度变化百分比（APC）和年均变化百分比（AAPC），就该结果描述我国全人群、男性及女性结核病的发病和死亡趋势变化。再基于年龄-时期-队列模型（APC模型），分别计算出结核病发病和死亡趋势变化的年龄效应、时期效应和出生队列效应，并分析其对结核病的发病和死亡趋势变化存在的影响。最后基于政策工具分析方法，建立政策工具-控制过程二维分析框架，对1990—2019年我国结核病防治政策文本进行分析，评价我国结核病的防治政策效果。结果发现：①我国1990—2019年全人群和女性结核病粗发病率和死亡率、标化发病率和死亡率总体呈现下降趋势。男性结核病粗发病率和死亡率呈现出波浪下降趋势，而标化发病率和死亡率呈持续下降趋势。我国结核病男、女发病和死亡的比例呈持续上升趋势，发病性别比为1.19～1.96，死亡性别比为1.85～2.99；死亡发病比为0.09。我国结核病的年龄别发病率变化波动大，年龄别死亡率总体呈先降低、再升高、再降低的趋势，男、女年龄别发病（死亡）率变化趋势基本一致；29岁之前，男、女发病（死亡）率基本相同；30岁之后，男性年龄别发病（死亡）率持续高于女性；75岁之后，男、女年龄别发病（死亡）率呈稳定下降趋势。②我国1990—2019年全人群、男性和女性的结核病发病率和死亡率均呈下降趋势，其中全人群、男性和女性的发病率分别以年均3.1%（AAPC＝-3.1%，$P<0.001$）、2.5%（AAPC＝-2.5%，$P<0.001$）和4.0%（AAPC＝-4.0%，$P<0.001$）的速度下降，死亡率分别以7.7%（AAPC＝-7.7%，$P<0.001$）、7.3%（AAPC＝-7.3%，$P<0.001$）和8.6%（AAPC＝-8.6%，$P<0.001$）的速度下降。结核病死亡率的下降幅度显著高于发病率的下降幅度。③我国全人群、男性和女性的结核病发病（死亡）率变化均受年龄、时期和队列因素的影响（P均<0.001）。女性发病（死亡）率随年龄的增加呈现先上升、后下降的趋势，全人群和男性结核病发病（死亡）率随年龄的增加呈现先上升、后下降的趋势，且呈现起伏较缓的波动变化，全人群和女性发病（死亡）率的年龄效应在20～24岁时达到最高值（全人群为204.16/10万和17.25/10万，女性为340.74/10万和25.21/10万）；男性发病率的年龄效应在65～69岁时达到峰值（172.32/10万），死亡率在30～34岁时达到峰值（14.78/10万）。全人群、男性和女性结核病发病（死亡）率的时期相对风险呈单调递减趋势，全人群、男性和女性的队列效应在发病（死亡）风险中均呈随着出生年代的后移而不断下降的趋势。④政策文本分析结果显示，1990—2019年，我国结核病防治相关性政策文件不足，核心文件和强相关性的文件数量较少，且时间分布不平衡，文本类型较少。政策工具结构失衡，其中环境型政策工具使用较多，占总比的74.52%，供给型和需求型政策工具运用缺乏，分别占总比的16.56%和8.92%。控制过程不均，事前控制运用频繁，事中和事后控制较少。结果提示：①我国结核病发病（死亡）风险在1990—2019年间总体呈下降趋势，且男性结核病发病（死亡）风险均远高

于女性，性别差异越来越大。结核病的年龄别发病（死亡）率总体呈随着年龄的增长先下降、后上升、再下降的趋势。②我国全人群、男性和女性结核病的发病（死亡）率在1990—2019年间的APC值总体均呈下降趋势，但不同时期AAPC的下降速度不同，且死亡率的下降速度大于发病率的下降速度。总体上，我国近年的结核病防控工作相对稳定，结核病的发病（死亡）率稳定下降。③青壮年时期是我国结核病的发病与死亡的年龄效应变化最大的时期，且在30年观察期间，男性的结核病发病与死亡的年龄风险变化趋势低于女性，变化趋势相对稳定。34岁前，女性的结核病发病和死亡年龄风险大于男性，35岁以后男性大于女性。队列效应对我国结核病发病和死亡的影响在30年观察期间呈不断降低趋势，即在我国，人群出生越晚，患上结核病和死于结核病的风险就越低。

（舒　薇　李月华　全　超　王晓君　张红伟　孙闪华　李传友　唐神结）

参考文献

[1] 靳晓伟，李娅茹，段海霞，等. 河南省新密市重点地区的重点人群肺结核主动筛查研究［J］. 中国防痨杂志，2022，44（5）：467-472.

[2] 王明奇，张耀辉，王辉，等. “三位一体”结核病管理模式在结核伴糖尿病患者出院后管理中的应用［J］. 贵州医药，2022，46（5）：770-771.

[3] 伍红，宋涛，徐琦. 综合督导模式提高老年肺结核患者管理效果评价［J］. 护理实践与研究，2022，19（14）：2114-2117.

[4] 韦柳迎，吴幸幸，黄爱春，等. 新冠肺炎疫情下互联网＋管理模式在耐多药肺结核患者居家治疗中的应用分析［J］. 内科，2022，17（3）：264-268.

[5] 潘莉，刘广天，石峰，等. 宁夏回族自治区肺结核病防治新型模式运行效果分析［J］. 中国公共卫生管理，2022，38（2）：225-228.

[6] 陈轶韵. 系统化健康教育对老年结核病患者服药依从性的影响［Z］. 线上会议：2022.

[7] 潘程程，张婷，邓云，等. 2015—2020年重庆市万州区结核菌/艾滋病病毒双重感染防治工作效果评价［J］. 中国初级卫生保健，2022，36（5）：55-57，65.

[8] 杨震，雷囡，赵飞，等. 北京市昌平区高等院校新生结核分枝杆菌潜伏感染状况调查及潜伏感染者预防性治疗效果分析［J］. 结核与肺部疾病杂志，2022，3（4）：274-280.

[9] 李江红，王军元，雷彩英，等.《天水市结核病防治“十三五”规划》防治措施评估结果分析［J］. 医学动物防制，2022，38（10）：932-935.

[10] 李建琼，吴成果，张婷，等. 2011—2020年重庆市结核病防治经费投入与效益产出分析［J］. 现代预防医学，2022，49（19）：3457-3461，3487.

[11] 李艳圆，许琰，高志东，等. 大学新生两种肺结核筛查方法筛查效果及成本分析［J］. 首都公共卫生，2022，16（4）：233-237.

[12] 彭小华. 结核病知识宣教在结核病预防和控制中的应用价值评估［J］. 中国医药指南，2022，20（19）：94-96.

[13] 陈静，饶立歆，肖筱，等. 上海市部分养老机构结核病防控相关措施实施情况调查［J］. 中国防痨杂志，2022，44（6）：617-624.

[14] 蔡丽萍，李郁如. 延伸式居家护理在耐多药结核患者中的应用价值［Z］. 线上会议：2022.

[15] 成君，赵雁林. 亟需系统开展矿工结核病防治工作［J］. 中国防痨杂志，2022，44（4）：310-314.

[16] 徐彩红，赵雁林. 构建智慧化网络助力结核病防治［J］. 中国防痨杂志，2022，44（3）：215-218.

[17] 李绍玄. 1990—2019年我国结核病发病与死亡趋势及防治政策研究［D］. 兰州大学，2022.

中　篇　结核病基础

第三章　结核病分子流行病学

分子流行病学是阐明疾病和与健康状态相关的生物标志物或分子事件在人群和生物群体中的分布及其影响因素，并研究防治疾病、促进健康的策略与措施的科学。利用全基因组测序（whole genome sequencing，WGS）不仅可以揭示结核分枝杆菌（*Mycobacterium tuberculosis*，MTB）的耐药性特征，还可以研究其遗传多样性和传播动力学。流行病学信息综合感染MTB的危险因素，对于结核病的防控至关重要。本章对2022年国内结核病分子流行病学的主要研究进展进行总结。

一、结核分枝杆菌的分子流行病学

Wang等[1]对上海2009—2018年MTB培养阳性患者进行分子流行病学研究。WGS以12个单核苷酸多态性（single nucleotide polymorphism，SNP）为阈值进行，以区分基因组簇。为了分析结核病传播的特点，对聚集性患者进行了接触调查。345例入选患者中的94例（27.25%）被分为42个基因组簇，表明MTB菌株在当地传播。与健康系统延迟＜14天相比，健康系统延迟≥14天［调整优势比（*aOR*）＝2.57，95% *CI* 1.34～4.95］的患者更有可能聚集。65岁以下患者（*aOR*＝3.11，95%*CI* 1.76～5.49）、居民（*aOR*＝2.43，95%*CI* 1.18～4.99）和北京基因型MTB菌株（*aOR*＝3.35，95%*CI* 1.32～8.53）与聚集风险增加相关。值得注意的是，对异烟肼耐药患者（*aOR*＝2.36，95%*CI* 1.15～4.88）的传播风险更高。确定了16个已确认/可能的流行病学联系。输入患者的本地传播和家庭传播问题突出。卫生系统延迟处理是结核病传播的关键因素。对异烟肼耐药患者应成为接触调查的优先目标，以减少传播。

Guo等[2]研究了基于2019年9月1日至2020年8月30日在中国贵州省进行的1773例受试者中慢性疾病与结核病共病关系的横断面研究，对105例结核病患者进行分子流行病学研究。参与者通过面对面访谈进行调查，然后进行非传染性疾病筛查。在使用24个位点MTB散在分布可变数目串联重复序列（mycobacterial interspersed repetitive units-variable number tandem repeat，MIRU-VNTR）进行基因分型之前，提取MTB分离物的DNA。随后的评估通过系统发育树进行，结合统计能力、卡方检验或Fisher检验及多变量logistic回归分析。L2的北京基因型系（东亚）是主要基因型，占43.8%（46/105）；其次是L4（欧美）菌株，包括

Uganda I（34.3%，36/105）和NEW-1（9.5%，10/105）。北京基因型毒株在非传染性慢性疾病（non-communicable chronic disease，NCD）患者和非NCD患者中的比例分别为28.6%（8/28）和49.4%（38/77），统计功率检验值为24.3%。MTB基因型与NCD状态之间未检测到显著关联。聚类率低（2.9%），由2个聚类组成。全球耐药、单耐药、多耐药和耐多药率分别为16.2%（17/105）、14.3%（15/105）、1.0%（1/105）和4.8%（5/105）。利福平、异烟肼和链霉素的耐药率分别为6.7%（7/105）、11.4%（12/105）和5.7%（6/105）。异烟肼抗药性与L2的北京基因型显著相关（19.6% *vs*.5.1%）。

姬妍娜等[3]探讨了延安市结核病患者MTB的成簇特征并分析其传播危险因素。研究选取2018年10月至2020年10月在延安市各医院结核病门诊收集的224株MTB进行研究，对其进行基因鉴定后分析其成簇特征，将86例MTB成簇患者纳入成簇组，将138例未成簇患者纳入唯一组（$n=138$），比较两组患者的一般资料和治疗情况，将两组有差异信息的项目纳入logistic回归分析模型，进行量化赋值，明确结核病患者MTB成簇的危险因素。224株MTB中有86例菌株形成36个簇，成簇率为38.39%；最大簇为6株成簇，占比为6.98%，近期传播率为22.32%。成簇组中年龄≥60岁、流动户籍、北京基因型菌株、既往未行卡介苗（bacille Calmette-Guérin，BCG）注射、耐药、合并糖尿病患者比例显著高于唯一组，且差异有统计学意义（$P<0.05$）。经logistic回归分析证实，上述因素均是引起结核病患者MTB成簇的危险因素。因此，应将年龄≥60岁、流动户籍、北京基因型菌株、既往未行BCG注射、耐药、合并糖尿病的人群作为结核病防控重点人群，以提高结核病筛查率，增强疾病传播的预防能力。

二、耐药结核分枝杆菌的分子流行病学

为了深入了解湖南省流行的单利福平耐药结核病（rifampicin resistant tuberculosis，RRTB）的其他耐药谱、遗传多样性和传播动力学，He等[4]对2013年1月至2018年6月在湖南省收集的RRTB菌株进行了药敏试验和WGS。研究共成功回收124株RRTB菌株，并将其纳入最终分析。结果显示，L2.2.1是主要的亚谱系，占72.6%（90/124），其次是L4.5（11.3%，14/124）、L4.4（8.1%，10/124）、L4.2（6.5%，8/124）和L2.2.2（1.6%，2/124）。总体而言，83.1%（103/124）和3.2%（4/124）的RRTB分别为耐多药结核病（multidrug resistant tuberculosis，MDR-TB）和广泛耐药结核病（extensive drug resistant tuberculosis，XDRTB）。近30%的RRTB菌株对氟喹诺酮类药物耐药，26.6%（33/124）为准广泛耐药（Pre-XDRTB）。此外，30.6%（38/124）的RRTB菌株被鉴定为对吡嗪酰胺（pyrazinamide，PZA）的表型耐药。共鉴定出17个簇，包含48株（38.7%，48/124）RRTB菌株，大小从2到10株。L2和L4之间的聚集率没有显著差异（$\chi^2=0.027$，$P=0.870$）。作者的研究揭示了湖南省流行的RRTB菌株的复杂性，且具有复杂的附加耐药谱和相对较高的聚集率。应使用基于WGS的综合信息来指导治疗方案的设计和制定公共干预措施。综合信息，如MTB菌株的遗传背景和耐药性概况，有助于公共干预措施的制定。

耐多药或单耐利福平结核病（MDR/RR-TB）是遏制结核病计划的全球性的障碍。为了确定MDR/RR-TB治疗结果和集群传播的风险因素，Zhao等[5]使用重庆结核病控制研究所患者分离株的WGS数据进行系统发育分类、耐药性预测和集群分析。研究收集了2018年

1月1日至2020年12月31日期间223例MDR/RR-TB患者信息。由于MDR/RR-TB老年患者和肺空洞患者的死亡风险增加，从WGS数据中共获得187株MDR/RR菌株，152株被分类为L2菌株。80株（42.8%，80/187）不同于12个或更少SNP的菌株被分类为20个基因组簇，表明是最近的传播。感染L2毒株或职业列为“其他”的患者与MDR/RR-TB的传播集群显著相关。对一线治疗结核病药物耐药突变的分析发现，95.0%（76/80）的菌株在每个簇中具有相同的突变，55.0%（44/80）的MDR/RR-TB菌株在传播链上积累了额外的耐药性突变，尤其是对氟喹诺酮类药物的耐药性突变［63.6%（28/44）］。MDR/RR-TB菌株最近的传播正在推动MDR/RR-TB流行病，沿着传播链积累了更严重的耐药性。通过WGS分析阐明了MDR/RR-TB的耐药分子特征，并结合患者信息确定MDR/RR-TB患者死亡的危险因素。通过WGS分析了该地区MDR/RR-TB的集群特征，并分析集群传播（近期传播）的风险因素。这些分析为重庆市MDR/RR-TB的预防和治疗提供了参考。基因组簇可能代表MDR/RR-TB菌株的传播或后来产生多药耐药的非MDR/RR毒株的最初传播。在重庆市，55%的MDR/RR-TB菌株在传播链上积累了额外的耐药突变，尤其是针对氟喹诺酮类药物的耐药突变［63.6%（28/44）］。这表明，大多数菌株在MDR/RR-TB簇的扩展过程中产生了额外的耐药性，表明MDR/RR-TB没有得到完全控制。使用基于WGS的方法进行监测可能有利于公共卫生部门在我国特定环境中采取适当的控制措施。

刘彬彬等[6]分析了湖南省吡嗪酰胺耐药结核病的流行情况及危险因素，描述相应MTB分离株的基因型分型和成簇特征。研究收集湖南省胸科医院（湖南省结核病防治所）2016年1月至2018年12月的3862例完成包括吡嗪酰胺在内的5种一线抗结核药物（吡嗪酰胺、异烟肼、利福平、链霉素、乙胺丁醇）药敏试验患者的基本信息和药敏试验结果，计算吡嗪酰胺耐药结核病的流行率，并采用单变量和多变量的logistic回归分析模型对其进行危险因素分析；选取2017年6月至2018年6月的212株吡嗪酰胺耐药MTB分离株，对其进行24位点的MIRU-VNTR分型，用遗传差异值（h值）和Hunter-Gaston指数（HGI）进行位点分辨率的评价，运用BioNumerics 5.0软件对MIRU-VNTR结果进行成簇分析；并进一步对簇内的菌株进行*pncA*测序分析。结果表明，湖南省结核病患者的吡嗪酰胺耐药率为14.7%（566/3862），MDR-TB患者的吡嗪酰胺耐药率为60.5%（511/844）。多变量logistic回归分析结果显示，与对抗结核药物全敏感（包括异烟肼、利福平、链霉素、乙胺丁醇）的结核病患者相比，单耐异烟肼和MDR-TB患者产生吡嗪酰胺耐药的风险更高［调整OR分别为13.08（95%CI5.67～30.18）、298.41（95%CI164.88～540.08），P均＜0.01］。成簇性分析结果显示，65株菌株形成19个簇，成簇率为30.7%（65/212），8个簇至少存在2株菌株具有相同的*pncA*突变类型，其中4号簇的4例患者、6号簇的3例患者和16号簇的2例患者均居住在同一个县，至少有47.6%［101（47例初治患者＋54例复治成簇患者）/212］的吡嗪酰胺耐药结核病患者提示是由传播导致。该研究表明，湖南省吡嗪酰胺耐药结核病的流行形势较严峻，对任意一线抗结核药物耐药的结核病患者，尤其是MDR-TB患者，需尽快进行吡嗪酰胺药敏试验，从而确定治疗方案；近1/2结核病患者产生吡嗪酰胺耐药是由于传播导致，吡嗪酰胺耐药结核病的重点防治策略是做好患者的规范化治疗和管理，同时加强对传染源的发现和控制。

北京MTB基因型是江西省最常见的结核病类型。Luo等[7]对1433株菌株进行了耐药性测试和MIRU-VNTR分析。研究比较了北京基因型和非北京基因型菌株在人口特征和耐药性模式方面的差异；研究还探讨了聚集率与北京基因型的关系。研究结果表明，北京基因型是优势菌株，占78.16%。MIRU-VNTR结果显示，1433株菌株中有775株具有独特的模式，其余菌株聚集成103个簇。最近的传播率为31.54%（452/1433）。北京基因型菌株更容易在复发人群（$P<0.05$）、50岁以下人群（$P<0.05$）和北方地区人群（$P<0.05$）中传播。北京基因型和非北京基因型分离株之间的耐药性模式没有显著差异。此外，研究发现HIV阳性患者的聚集率较低（$P=0.001$）。此研究结果表明，复发人群和50岁以下人群更容易感染北京基因型。与从非北京基因型家系分离的菌株相比，来自北京基因型家系的菌株更容易聚集。社会活动和AIDS严重影响了北京基因型的聚集率，耐多药MTB会影响北京基因型菌株的传播。

朱增红等[8]探讨了豫北地区MTB临床分离株基因型及4种二线药物的耐药性分布情况。研究纳入豫北地区2019年收治的2280株肺结核痰涂片阳性培养标本，均行MTB基因型鉴定和药敏试验检查，分析纳入患者一般资料和风险因素，评价MTB基因型与再次抗结核治疗耐药性之间的相关性。结果显示，2280株MTB菌株中北京基因型和非北京基因型菌株分别为1882株和398株，北京基因型和非北京基因型中性别、≥65岁比例及户籍情况差异有统计学意义（$P<0.05$）；北京基因型和非北京基因型菌株中无耐药和耐多药比例的比较无统计学意义（$P>0.05$）；北京基因型菌株耐左氧氟沙星、耐阿米卡星、耐卷曲霉素及耐对氨基水杨酸的比例均显著低于非北京基因型菌株（$P<0.05$）。此研究表明，豫北地区MTB菌株以北京基因型为主，且在男性和非本市户籍人口中更为常见。同时，非北京基因型菌株更易出现左氧氟沙星、阿米卡星、卷曲霉素及对氨基水杨酸耐药。

Duan等[9]研究确定了武汉市MDR-TB的传播模式，研究纳入149例MDR-TB患者，通过缺失靶向多重聚合酶链反应（multiplex polymerase chain reaction，multiplex PCR）、MIRU-VNTR分型和耐药相关基因测序对MTB分离株进行基因分型。用logistic回归模型分析基因组聚类的危险因素。对基因组聚类患者进行了深入调查。该分析鉴定了111个独特的和11个聚集的基因型（38个分离株），聚类率为25.50%，最近传播的最小估计比例为18.12%。2个聚类（5个分离株）具有相同的突变，其余9个聚类（33个分离株）具有不同的突变。logistic回归分析显示，60岁以上（校正$OR=2.360$，95%CI 1.052～5.292）是与MDR-TB基因组聚类相关的独立因素。在38例基因组聚集性患者中，14例具有流行病学传播联系。最常见的传播途径是社交联系。MDR-TB在武汉市的本地传播问题严重，老年人可能是MDR-TB传播的高危人群，社区或公共交通可能是主要传播场所。

MTB特别是耐药菌株的传播给结核病的防控带来挑战，基于分子水平的基因型检测对结核病传播范围的确定、传播途径的判断与传染源追溯、区别内源性复发、外源性再感染、近期传播及耐药菌的传播流行等至关重要。未来仍需加强对重点人群的筛查，以提高结核病筛查率，增强对疾病传播的预防能力。

（梁　晨　陈双双　张治国　李传友　林明贵　唐神结）

参考文献

[1] WANG M, ZHANG Y Y, HUANG C, et al. A whole-genome sequencing-based study to delineate the risk and characteristics of tuberculosis transmission in an insular population over 10 years in Shanghai [J]. Front Microbiol, 2022, 12: 768659.

[2] GUO S Q, LEI S G, PALITTAPONGARNPIM P, et al. Association between *Mycobacterium tuberculosis* genotype and diabetes mellitus/hypertension: a molecular study [J]. BMC Infect Dis, 2022, 22 (1): 401.

[3] 姬妍娜，邢小艳. 延安地区结核病患者结核分枝杆菌的成簇特征及传播危险因素 [J]. 医学临床研究,2022,39 (7): 988-991.

[4] HE W C, TAN Y H, LIU C F, et al. Drug-resistant characteristics, genetic diversity, and transmission dynamics of rifampicin-resistant *Mycobacterium tuberculosis* in Hunan, China, revealed by whole-genome sequencing [J]. Microbiol Spectr, 2022, 10 (1): e0154321.

[5] ZHAO B, LIU C F, FAN J L, et al. Transmission and drug resistance genotype of multidrug-resistant or rifampicin-resistant *Mycobacterium tuberculosis* in Chongqing, China [J]. Microbiol Spectr, 2022, 10 (5): e0240521.

[6] 刘彬彬，胡培磊，陈振华，等. 湖南省吡嗪酰胺耐药结核病的流行和传播特征分析 [J]. 中华结核和呼吸杂志，2022，45 (7): 677-685.

[7] LUO D, YU S M, HUANG Y Y, et al. Recent transmission and prevalent characterization of the Beijing family *Mycobacterium tuberculosis* in Jiangxi, China [J]. Pol J Microbiol, 2022, 71 (3): 371-380.

[8] 朱增红，张会强，屠永凯，等. 豫北地区结核分枝杆菌临床分离株基因型及四种二线药物耐药性分布的分析 [J]. 临床肺科杂志，2022，27 (4): 595-597，639.

[9] DUAN Q H, ZHANG Z B, TIAN D, et al. Transmission of multidrug-resistant *Mycobacterium tuberculosis* in Wuhan, China: a retrospective molecular epidemiological study [J]. Medicine (Baltimore), 2022, 101 (4): e28751.

第四章　抗结核药物及药物靶点

结核病仍然是全球重大公共卫生问题，严重威胁着人类健康。对已有抗结核药物的耐药是目前结核病治疗面临的重大挑战，因此，新型抗结核药物的研发迫在眉睫，而对于结核分枝杆菌（*Mycobacterium tuberculosis*，MTB）的结构剖析、致病及耐药机制的研究、新的药物靶点、分子及通路成为目前抗结核新药研发的必经之路。2022年，国内科学家们对于抗结核新药及新靶点的研究继续集中在靶向MTB生存、生长、耐药等必需酶和细胞壁、分泌蛋白等成分的抑制剂、新型分子、药物衍生物或同源物、中草药提取物，以及纳米技术等新技术、新方法，同时也在非结核分枝杆菌肺病（nontuberculous mycobacterial pulmonary disease，NTM-PD）治疗药物及靶点等方面进行了深入研究。这些研究为新型抗结核药物的研发提供了可能的新靶点、新通路、化合物及理论基础。

一、靶向抑制剂

1. 酶抑制剂　王潇等[1]研究了表达MTB聚酮合酶13（Pks13）的抑制剂TE蛋白并优化其酶活性的测定方法。作者成功构建了MTB-Pks13抑制剂筛选模型，并发现了一个对MTB-Pks13有抑制作用，同时抑制海分枝杆菌生长的化合物（IMB-7142），该抑制剂能与Pks13-TE蛋白发生相互作用，具有较好的体外抗结核活性。该研究的结论：成功构建了稳定的MTB-Pks13抑制剂高通量筛选模型，并且应用该模型筛选得到一个抑制剂，同时具有抗结核活性，为后续开发以MTB-Pks13为靶点的抗结核药物提供了思路。

MTB的细胞色素氧化酶bcc-aa3（cytochrome oxidase bcc-aa3，Cyt-bcc）是一种有前景的抗结核靶点。但当Cyt-bcc被抑制时，细胞色素氧化酶末端（Cyt-bd）仍能维持呼吸链的活性，驱动腺苷三磷酸（adenosine triphosphate，ATP）合成。Zhou等[2]通过虚拟筛选和生物验证发现2种美国食品药品监督管理局（Food and Drug Administration，FDA）批准的药物ivacaftor和roquinimex对Cyt-bd具有中等的结合亲和力。它们的结构修饰导致1-羟基-2-甲基喹啉-4（1H）-1衍生物成为新的Cyt-bd抑制剂。化合物8d与Cyt-bd结合，Kd为4.17 μmol/L，抑制Cyt-bcc敲除菌生长，最低抑菌浓度（minimum inhibitory concentration，MIC）为6.25 μmol/L；8d与Cyt-bcc抑制剂Q203的联合作用完全抑制了野生型菌株和表达MTB Cyt-bd的反向膜囊泡的耗氧，这为结核病新型双重化疗的发展提供了一个有希望的新起点。

2. 靶向细胞壁成分　近年来，DprE1抑制剂类药物在抗结核作用中的研究取得了一定进展，有可能成为未来解决耐药结核病危机的候选药物。DprE1抑制剂类药物的作用靶点位于MTB的细胞壁，通过抑制MTB细胞壁DprE1，从而抑制MTB的生长。宋慧娟等[3]从机制等各方面阐述了Macozinone（研发代号：PBTZ169）可作为靶向于DprE1的新型抗耐多药结核病（multidrug resistant tuberculosis，MDR-TB）的候选药物，通过抑制MTB细胞壁合成而发挥杀菌作用，该药物目前处于Ⅱ期临床研究阶段。

迄今为止，科学家们已发现多种化合物作为共价或非共价DprE1抑制剂而具有抗MTB活性。其中，苯并噻唑衍生物（TCA1）对MTB活性的抑制作用尤为突出，DprE1作为一种抗结核靶点，包含2个柔性环（LoopⅠ和LoopⅡ），LoopⅡ中的Leu317是MTB抗耐药性的新的功能位点之一。Liu等[4]在TCA1的基础上设计了LZDT1，优化其与Leu317的疏水作用；随后的生化和细胞分析显示，LZDT1在抑制DprE1和杀死药敏/耐药MTB菌株方面的效力更强；LZDT1及其类似物LZDT2对MDR-TB的活性提高尤为突出。此外，作者通过优化与Leu317的相互作用，进一步制备了一种对cys387依赖性较低的新型非苯并噻唑先导（LZDT10）。

3. 靶向蛋白 谢燕玲等[5]进行了MTB分泌蛋白MPT64单克隆抗体（monoclonal antibody,mAb）的制备及其特异性研究。作者成功构建原核表达载体pET28a（＋）-MPT64并诱导表达了MPT64蛋白；亲和层析法获得纯化的重组MPT64蛋白；该重组蛋白免疫小鼠的脾细胞与SP2/0细胞融合后，经筛选获得能稳定分泌抗MPT64 mAb的杂交瘤细胞系MPT64-A5B2；中压液相色谱仪纯化小鼠腹水中的MPT64-A5B2 mAb，该mAb的亲和力为2.813×10^{7} g/ml，属于IgG1亚类；MPT64-A5B2 mAb能特异性识别MTB中的MPT64蛋白。该研究的结论：本研究制备了MPT64重组蛋白，获得了MPT64 mAb，为MPT64用于结核病诊断和治疗制剂的研制奠定了基础。

宋娜娜等[6]采用生物信息学方法分析了MTB的*Rv*1963*c*基因及其编码的Mce3R蛋白结构和功能。作者发现，*Rv*1963*c*基因全长1221 bp，编码的Mce3R蛋白氨基酸数为406，分子式为$C_{1948}H_{3177}N_{587}O_{581}S_{7}$；亲水性系数为-0.132，预测其为亲水性蛋白。Mce3R蛋白含有磷酸化位点和抗原表位。作者认为，生物信息学方法分析Mce3R蛋白含有一个保守的结构域，其结构域与MTB耐药性的产生密切相关，为抗结核药物靶点的选择提供了新方向。预测Mce3R蛋白含有大量抗原表位，可能成为结核病疫苗的候选蛋白。

张楚彬等[7]进行了糖蛋白A主导重复序列（glycoprotein A repetitions predominant，GARP）通过调节性T细胞（regulatory T cell，Treg）参与调控结核病发病的初步研究。作者纳入2021年1—9月复旦大学附属华山医院和无锡市第五人民医院收治的60例活动性肺结核患者，同时招募6例结核分枝杆菌潜伏感染（latent tuberculosis infection，LTBI）患者和16例健康对照者。应用流式细胞术检测入组对象外周血淋巴细胞中Treg的占比，以及Treg上GARP和转化生长因子-β1（transforming growth factor-β1，TGF-β1）的表达。结果发现，在60例活动性肺结核患者中，23例未进行抗结核药物治疗，17例患者治疗时间＜3个月，10例患者治疗时间3～6个月，10例患者治疗时间≥6个月。活动性肺结核未治疗组$CD4^{+}CD25^{+}$叉头样转录因子3（forkhead box protein 3，Foxp3）＋Treg占外周血淋巴细胞总数的7.50%（5.67%～9.00%），高于健康对照组的5.57%（5.03%～6.09%），差异有统计学意义（$U=95.00$，$P=0.010$）。活动性肺结核未治疗组中，表达GARP的$CD4^{+}CD25^{+}$Foxp3＋Treg占$CD4^{+}CD25^{+}$Foxp3＋Treg总数的10.37%（7.79%～12.90%），分别高于LTBI组的7.02%（5.15%～8.81%）和健康对照组的5.33%（4.26%～6.67%），差异均有统计学意义（$U=31.00$，$P=0.040$；$U=36.00$，$P<0.001$）；而LTBI组与健康对照组之间差异无统计学意义（$U=25.00$，$P=0.095$）。活动性肺结核未治疗组中，表达TGF-β1的$CD4^{+}CD25^{+}$Foxp3＋

Treg占Treg总数的7.13%（4.25%～8.89%），高于健康对照组的3.59%（2.10%～5.17%），差异有统计学意义（$U=71.00$，$P=0.001$）。抗结核治疗时间<3个月组、治疗时间3～6个月组和治疗时间≥6个月组活动性肺结核患者的$CD4^+CD8^-CD25^+$Foxp3＋Treg中GARP的表达量分别为7.82%（3.94%～13.17%）、6.92%（5.61%～9.47%）和7.26%（5.82%～9.64%）；3组中在$CD4^+CD8^-CD25^+$Foxp3＋Treg中TGF-β1表达量分别为11.16%（7.91%～15.23%）、8.66%（5.43%～12.54%）和7.82%（6.01%～9.53%），其中治疗时间<3个月组TGF-β1的表达量高于治疗时间≥6个月组，差异有统计学意义（$U=37.50$，$P=0.024$）。该研究得出结论，Foxp3/GARP/TGF-β1通路可能参与Treg调控结核病发病的免疫机制，GARP有可能成为抗结核治疗的新型靶点。

4. 靶向免疫因子 Chen等[8]总结了MTB分泌效应因子ESAT6在MTB感染过程中调控宿主防御机制的小分子核糖核酸（miRNA）中发挥至关重要的作用，它可能成为抗结核药物的新靶点。耻垢分枝杆菌与MTB基因同源性高，但无致病性。作者使用ESAT6干预被耻垢分枝杆菌感染的巨噬细胞或小鼠，确定其提高了细菌的存活率，并调节miR-222-3p靶点PTEN。随着ESAT6共孵育耻垢分枝杆菌感染巨噬细胞的进展，miR-222-3p表达减少，PTEN表达增强。miR-222-3p过表达会降低耻垢分枝杆菌的存活率，并上调促炎性细胞因子的水平。PTEN抑制剂VO-Ohpic三水合物在体内外均可降低耻垢分枝杆菌存活率，上调促炎性细胞因子水平，并可逆转ESAT6引起的小鼠器官组织损伤。这些结果揭示了miR-222-3p及其靶点PTEN在调节宿主对细菌感染的免疫反应中对ESAT6的依赖作用，并可能为开发特异性拮抗ESAT6毒性的抗结核药物提供一个潜在位点。

5. 文献综述 Yang等[9]的综述通过对计算机辅助药物设计（computer aided drug design，CADD）技术，包括分子对接、虚拟筛选、分子动力学模拟、药效团建模和相似性搜索，发现了抗结核药物的新靶点，包括细胞色素、胞苷三磷酸合成酶、亮氨酸合成酶、色氨酸合成酶、富马酸水合酶、铁调节蛋白等，它们都为未来抗结核药物的发现提供了一个有潜力的方向。

二、新型分子

基于多靶点药物设计思想，以对氨基水杨酸为母核，任艳会等[10]选用不同的连接子将对氨基水杨酸钠、异烟酸和氟喹诺酮类药物3种结构单元缀合，设计了未见文献报道的目标分子TM1和TM2；经多步反应合成了16个目标分子，并测试了目标分子抗结核及抗人致病菌［大肠埃希菌（*Escherichia coli* ATCC25922）、肠炎沙门菌（*Salmonella enteritidis* ATCC13076）、鲍曼不动杆菌（*Acinetobacter baumannii* ATCC19606）、铜绿假单胞菌（*Pseudomonas aeruginosa* ATCC27853）、藤黄微球菌（*Micrococcus luteus*）、金黄色葡萄球菌（*Staphyloccocus aureus*ATCC25129，ATCC14125）］的活性。测试结果表明，TM2a抗结核活性强于所测试的氟喹诺酮类药物，TM1a与阳性对照药物氟喹诺酮类药物中活性最强的克林沙星相当；TM1a对所测试菌株都显示出最强抑制活性，TM1b与TM2a对多数菌株显示出很强的抑制活性，TM1h/2h对部分菌株具有强抑制活性；TM1a/1h对金黄色葡萄球菌ATCC14125的抑制活性远强于所测试的氟喹诺酮类药物，值得进一步研究。溶血反应试验结果表明，高活性分子TM1a和TM2a分别在8 μg/ml及32 μg/ml浓度下表现出相对安全性。本研究首次合成了以对氨基水杨酸钠为母核的三分子药效团拼接的新型分子，部分分子具有非常强的抑菌活性，为抗菌药物的研发提供了新思路。

GTPase延伸因子G（elongation factor G，EF-G）是蛋白质翻译过程中重要的翻译因子。作为唯一在翻译延伸和核糖体再生两个翻译环节发挥重要功能的翻译因子，EF-G成为抗菌药物作用的潜在靶点。狄玉昌等[11]为探究分枝杆菌中EF-G的生物学功能及特点，利用成簇的规律间隔的短回文重复序列技术构建了耻垢分枝杆菌中2个EF-G诱导型敲减菌株。研究发现，EF-G2的敲减对细菌生长无影响，但EF-G1的敲减显著影响分枝杆菌的生长，使其成膜能力显著减弱、菌落形态显著变化、菌体长度显著增长，推测EF-G可能与细菌的分裂相关。MIC实验结果表明，抑制EF-G1的表达可增强分枝杆菌对利福平、异烟肼、红霉素、夫西地酸、卷曲霉素等抗菌药物的敏感性，提示EF-G1可能成为未来抗结核药物筛选的潜在靶标，奠定探究EF-G在分枝杆菌中的生理功能及作为潜在药物靶标的基础。

三、药物衍生物或同源物

Zhao等[12]以氯法齐明为先导化合物，合成了23个新的亚胺吩嗪和吡啶并［3，2-b］喹噁啉衍生物，并测定了它们对海分枝杆菌和MTB H37Rv的抗分枝杆菌活性。结构-活性关系分析表明，在N-5原子上引入杂环或二乙胺取代苯部分可能有利于药物活性。最有效的化合物7M对野生型、耐多药和广泛耐药的结核病临床分离株也表现出增强的抗结核活性，其MIC为0.08～1.25 μg/ml，对耐氯法齐明的M20A507菌株尤其有效。进一步的机制研究表明，其抗结核活性不依赖于细胞膜的破坏，但与NDH-2的减少和由此产生的高活性氧（reactive oxygen species，ROS）有关。作者的研究为进一步开发氯法齐明衍生物成为治疗耐多药结核病（multidrug resistant tuberculosis，MDR-TB）和广泛耐药结核病（extensive drug resistant tuberculosis，XDRTB）的有效抗菌药物提供了指导。

Zhang等[13]进行了基于结构性衍生物作为Pks13-TE抑制剂的优化研究。Pks13被鉴定为参与分枝菌酸生物合成最后一步的关键酶。作者之前确定了靶向Pks13-TE的抗结核香豆素，这些化合物在体外和体内均表现出高效能。然而，先导化合物8在电生理学膜片钳测定中抑制hERG钾通道，故有潜在的安全问题。作者此次研究通过比较Pks13-TE-化合物8复合物和hERG离子通道的配体结合袋，设计并合成了氟取代和含噁嗪的香豆素。氟代化合物23和含噁嗪的香豆素32对药物敏感和耐药的MTB菌株均表现出优异的抗结核活性（MIC为0.0039～0.0078 μg/ml），并表现出有限的hERG抑制作用。此外，相对于母体化合物8，香豆素32表现出更高的代谢稳定性，同时通过血清抑制滴定测定显示出在小鼠模型中的良好生物利用度。

四、微生物/中草药及提取物

抗痨颗粒具有活血止血、祛痰止咳的功效，但其抗结核治疗的机制尚不明确。肖四方等[14]进行了抗痨颗粒治疗结核病的分子机制的网络药理和实验验证。作者通过从中药复方数据平台中获得抗痨颗粒的活性成分，通过SwissTargetPrediction获取潜在的靶点，并与GeneCards和美国国家生物技术信息中心数据库筛选出药物治疗疾病的靶点；采用STRING和Cytoscape 3.8.0构建“中药-疾病靶点-信号通路”网络和筛选关键靶点，然后进行基因本体、京都基因和基因组百科全书信号通路富集分析，运用AutoDock Vina对抗痨颗粒活性成分和关键蛋白进行分子对接，并通过蛋白质印迹法验证其活性成分与关键靶蛋白的相互作用。结果发现，通过筛选去重得到抗痨颗粒的29个潜在重要成分，包括β-谷甾醇、芝麻素和山柰酚等化学成分；发现28个关键蛋白作为候选作用靶点，包括蛋白激酶B1、表皮生长因子受体、低氧诱导因子-1A、原癌基因酪氨酸蛋白激酶C和基质金属蛋白酶-9等；生物信息分析发现基因本体得到氧代谢反应、核酸转录和代谢酶途径等41个重要功能条目；基因组百科全书信号富集分析MTB信号通路、磷脂酰肌醇3-激酶/蛋白激酶B通路等28条重点信号通路；分子对接的结果显示，蛋白激酶B1和芝麻素的结合力最强；体外实验验证芝麻素通过抑制蛋白激酶B1的磷酸化来达到控制分枝杆菌生长的作用。作者认为，抗痨颗粒通过多组分、多靶点和多途径共同作用间接提高杀菌和免疫反应水平，从而发挥治疗结核病的功效，其中蛋白激酶B1是其参与治疗结核的重要靶蛋白之一。

何彩林等[15]基于网络药理学对中药半夏进行了治疗肺结核作用机制的研究。作者发现，半夏主要通过黄芩素、卡维丁、β-豆甾醇、豆甾醇等有效成分，*AKT*1、*TP*53、*VEGFA*、*PPARG*、*JUN*等靶点基因，以及癌症信号通路和TB通路发挥抗结核作用。其中AKT1的抑制可诱导吞噬体成熟，转为吞噬溶酶体，从而杀死细胞内细菌，因此，AKT1抑制剂有望作为抗生素用于结核病的治疗，尤其是用于治疗MDR-TB；*TP*53基因突变是包括肺癌在内的人类癌症中检测到的5种突变之一，*TP*53的高突变率使其基因改变成为非常有吸引力的潜在治疗靶点；*VEGFA*的高表达为MTB的持续存在创造了最舒适的条件，因此，可使用针对*VEGFA*进行阻断的靶向治疗；*PPARG*的上调已被证明会增加数种人类癌症的化学敏感性；黄芩素可抑制不同组织器官纤维化的发生和发展，且有望被批准为特定的抗纤维化药物，因此，黄芩素作为抗结核药物还可改善或治疗肺结核导致的纤维化、肺癌等症状。作者认为，研究可初步预测并获得半夏有效成分的抗结核作用机制，相关活性成分与关键靶点及作用通路的结合可能是其治疗肺结核的机制之一。

庄丽等[16]运用中药系统药理学数据库与分析平台检索了黄芩、百部及丹参（中药组方芩部丹）的药物活性成分及潜在靶点。作者最终筛选到“芩部丹”的有效化学成分共计116个，作用靶点199个；芩部丹治疗肺结核的核心活性成分包括木犀草素、汉黄芩素、黄芩素、刺槐素、刺芒柄花素、β-谷甾醇、7-甲氧基-3-甲基-2，5-二羟基-9，10-二氢菲，涉及潜在靶点82个，关键的作用靶点基因有*TP*53、*IL*6、*AKT*1、*VEGFA*、*EGFR*、*PTGS*2、*JUN*、*CASP*3、*STAT*3、*TNF*。作者认为，基于网络药理学分析，解释了中药组方芩部丹多成分、多靶点、多通路的肺结核治疗机制，为后期临床与基础研究提供了一定的理论支持。

GlmU是MTB细胞壁生物合成必不可少的功能酶，被认为是治疗结核病的新靶点。传统的抗结核草药月腺大戟（Euphorbia ehracteolata）被证实作为GlmU抑制剂发挥抗结核作用。Han等[17]在对GlmU AT抑制剂进行高通量筛选的基础上，利用生物测定指导分离，芳香二萜类ebractenoid F被鉴定为GlmU AT抑制剂，通过KD测定、硅胶对接分析和蛋白质突变体评估，揭示了类ebractenoid F与GlmU之间的相互作用。此外，类ebractenoid F可抑制MTB标准株H37Ra的细胞壁生物合成和生物膜的形成（MIC为12.5 μg/ml），并与异烟肼对H37Ra具有协同作用。

五、新药临床前研究或机制探讨

杨瑞芳等[18]采用96孔板微稀释法测定西他沙星在体外抗H37Rv和10株临床敏感分离

株、6株临床耐多药MTB及5株非结核分枝杆菌（nontuberculoaus mycobacteria，NTM）的MIC，其中NTM包括堪萨斯分枝杆菌、细胞内分枝杆菌、偶发分枝杆菌、鸟分枝杆菌及脓肿分枝杆菌，并和常用抗结核药物异烟肼、利福平、左氧氟沙星和莫西沙星进行比较。此外，采用CCK-8检测方法在体外评估西他沙星对非洲绿猴肾细胞（Vero）和人肝癌细胞（HepG2）的潜在细胞毒性。结果显示，西他沙星对H37Rv的MIC为0.031～0.125 μg/ml，对10株临床敏感株的MIC≤0.031 μg/ml，对6株临床耐多药MTB的MIC为0.031～0.125 μg/ml，对堪萨斯分枝杆菌的MIC为0.031～1.000 μg/ml，对偶发分枝杆菌、鸟分枝杆菌的MIC≤0.031 μg/ml，对细胞内分枝杆菌的MIC为0.125～0.500 μg/ml，对脓肿分枝杆菌的MIC为0.50～1.00 μg/ml，显著优于其他受试药物。细胞毒性检测结果显示，西他沙星对Vero细胞和HepG2细胞的半抑制浓度分别为20.55～37.73 μg/ml和98.01～132.90 μg/ml，选择性指数分别为为663～1217和3161.6～4287.0。作者得出结论，西他沙星对MTB和NTM均具有良好的体外抗菌作用，具有进一步的研究价值。

六、新技术和新方法

1. 超声介导纳米颗粒 张志飞等[19]探讨了超声介导缓释型载药聚乳酸-羟基乙酸（poly lactic-co-glycolic acid，PLGA）共聚物纳米粒对减毒牛MTB的体内外增效杀菌作用。作者采用双乳化法制备PLGA载左氧氟沙星缓释纳米粒（levofloxacin sustained-release nanoparticle，LEV-NP），并检测其物理特性和药物释放情况。将卡介苗（BCG）菌液随机分为LEV组（仅加入LEV）、超声联合LEV组（加入LEV后立即经超声辐照）、超声联合LEV-NP组（加入LEV-NP后立即经超声辐照）及对照组［加入等量磷酸盐缓冲液（phosphate-buffered saline，PBS）］，实验处理24 h后检测各组活菌落数，观察各组BCG活菌、死菌变化及其表面结构。建立SD大鼠皮下BCG结核肉芽肿模型，将20只大鼠分为LEV组（仅皮下注射LEV）、超声联合LEV组（皮下注射LEV后立即经超声辐照）、超声联合LEV-NP组（皮下注射LEV-NP后立即经超声辐照）及对照组（皮下注射等量生理盐水），于治疗后第3、7、14天分别测量各组大鼠皮下BCG结核肉芽肿体积，计算并比较各组治疗效果。结果显示，制备的LEV-NP呈大小均一的球形，分散性良好，粒径为（282.42±3.55）nm，Zeta电位为-（20.40±0.63）mV，载药率、包封率分别为6.21%和65.30%；LEV-NP在24、48、72 h自然条件下LEV累计释放率分别为31.2%、45.7%和46.9%。体外实验显示，超声联合LEV-NP组细菌活性下降最显著，菌落存活率约为26%，与其余各组间比较差异均有统计学意义（P均＜0.01）；激光共聚焦显微镜下显示，超声联合LEV-NP组可见视野下呈明亮的红色荧光，以死菌为主，仅见少量活菌落；场发射扫描电镜下显示，超声联合LEV-NP组细菌数量显著减少，菌体伸展、断裂，细菌损伤情况最严重。体内试验显示，超声联合LEV-NP组大鼠皮下BCG结核肉芽肿体积较其余各组显著减小（P均＜0.05）。该研究得出结论：超声介导LEV-NP可显著提高LEV对减毒牛MTB的体内外杀菌效果，具有协同增效作用。

2. 抗结核药物共晶 李金阳[20]进行了以改善黄酮类化合物药学活性和降低抗结核药物肝毒性为目的的共晶研究。作者针对抗结核药物吡嗪酰胺（PZA）和乙硫异烟胺（ETA）存在的严重肝毒性，将两者与具有保肝作用的黄酮类化合物CHR和KAE共结晶，成功制备了CHR-ETA、KAE-PZA 2种新型抗结核药物共晶。通过单晶X射线衍射法（single crystal X-ray diffraction，SCXRD）确定它们的精确结构，其最小不对称单元中分子比例均为1∶1，在此基础上进一步对其溶出度和溶解度进行了考查。结果表明，通过形成药物共晶，保肝营养物CHR、KAE的溶解性得到显著改善，其中KAE-PZA共晶在氯化钠和盐酸配制pH＝1.2的盐酸缓冲溶液（模拟胃液）、用醋酸钠和冰醋酸配制pH＝4.0的醋酸缓冲溶液（模拟十二指肠液）及用磷酸二氢钠和磷酸氢二钠配制pH＝6.8的磷酸缓冲溶液（模拟肠液）这3种不同pH溶液（1.2、4.0、6.8）中分别提升了106.42倍、99.33倍和85.68倍，本研究为提高CHR的生物利用度，增强其保肝作用，从而有效降低抗结核药物的肝毒性奠定了基础。论文设计制备了2种黄酮类营养物共晶、2种川芎嗪药物共晶和2种抗结核药物共晶，这些新药物固体形式的发现与研究，为开发高效抗氧化天然药物及新型低毒抗结核药物提供了技术支撑。

七、抗非结核分枝杆菌肺病的新药及新靶点

3-氨甲基-4-卤代苯并噁唑类化合物GSK656是一种新的MTB亮氨酰-tRNA合成酶的小分子抑制剂，其可以抑制亮氨酸修饰和蛋白质合成。已有研究表明，GSK656对MDR-TB和XDRTB的分离株均有较好的体外抑制效果。陈磊等[21]进行了GSK656和阿米卡星对脓肿分枝杆菌的体外联合药敏试验研究，作者收集了首都医科大学附属北京胸科医院菌株库保存的30株脓肿分枝杆菌，采用微孔板阿尔玛蓝检测法测定GSK656和阿米卡星对脓肿分枝杆菌的体外MIC，采用棋盘稀释法进行联合药敏试验，通过分级抑菌浓度指数（fractional inhibitory concentration index，FICI）判断联合抑菌的效果。研究结果表明，GSK656对脓肿分枝杆菌的MIC为0.063～4.000 mg/L，阿米卡星对脓肿分枝杆菌的MIC为4.000～16.000 mg/L；GSK656对脓肿分枝杆菌分离株的MIC_{50}和MIC_{90}分别为0.250 mg/L和2.000 mg/L，阿米卡星对脓肿分枝杆菌分离株的MIC_{50}和MIC_{90}分别为8.000 mg/L和16.000 mg/L；GSK656与阿米卡星联合使用时，5株（16.7%，5/30）脓肿分枝杆菌分离株表现为协同作用，1株（3.3%，1/30）分离株表现为拮抗作用，其他分离株（80.0%，24/30）表现为无关作用。该研究得出结论：GSK656与阿米卡星的体外联合用药对脓肿分枝杆菌表现出良好的抑菌效果，可为临床用药提供一定的参考价值。

滕田璐等[22]就4种常见外排泵抑制剂（氰化羰基-3-氯苯腙、二环己基碳二亚胺、维拉帕米和利血平）对克拉霉素（clarithromycin）抗脓肿分枝杆菌体外MIC的影响进行研究。研究发现，这4种外排泵抑制剂均能降低克拉霉素抗脓肿分枝杆菌的MIC，但利血平的作用效果弱于其他3种外排泵抑制剂。当克拉霉素药敏孵育时间为3天时，外排泵抑制剂对克拉霉素耐药菌株MIC的影响较大，均可使约50%菌株的MIC降低2倍以上，且与发生*rrl*基因突变的菌株相比，外排泵抑制剂对未发生*rrl*基因突变菌株的MIC影响更大；当克拉霉素药敏孵育时间为14天时，有24株携带*erm*（41）基因T28序列型的脓肿亚种分枝杆菌发生诱导耐药，随着诱导耐药的发生，外排泵抑制剂对克拉霉素耐药菌株MIC的影响减小。此外，外排泵抑制剂对不同表型分离株的克拉霉素 MIC水平影响差异无统计学意义。

（贝承丽　唐神结）

参考文献

[1] 王潇，蒙建州，关艳，等. 以聚酮合酶13为靶点的新型抗结核先导化合物的发现[J]. 中国抗生素杂志，2022，47(10)：1038-1044.

[2] ZHOU Y，SHAO M，WANG W W，et al. Discovery of 1-hydroxy-2-methylquinolin-4(1H)-one derivatives as new cytochrome bd oxidase inhibitors for tuberculosis therapy[J]. Eur J Med Chem，2023，245(1)：114896.

[3] 宋慧娟，娄琨，吕凯，等. 结核分枝杆菌DprE1抑制剂——Macozinone[J]. 临床药物治疗杂志，2022，20(4)：11-15.

[4] LIU J Y，DAI H Q，WANG B，et al. Exploring disordered loops in DprE1 provides a functional site to combat drug-resistance in Mycobacterium strains[J]. Eur J Med Chem，2022，227：113932.

[5] 谢燕玲，宁唤唤，梁璇，等. 结核分枝杆菌分泌蛋白MPT64单克隆抗体的制备及其特异性[J]. 中国人兽共患病学报，2022，38(5)：387-393.

[6] 宋娜娜，付玉荣，伊正君. 结核分枝杆菌Mce3R蛋白的生物信息学分析[J]. 中国病原生物学杂志，2022，17(5)：550-553，573.

[7] 张楚彬，欧勤芳，陈华昕，等. 糖蛋白A为主重复序列蛋白通过调节性T细胞参与调控结核病发病的初步研究[J]. 中华传染病杂志[J]，2022，40(6)：356-360.

[8] CHEN Z H，LUO T，MA P J，et al. *Mycobacterium tuberculosis* ESAT6 modulates host innate immunity by downregulating miR-222-3p target PTEN. Biochim Biophys Acta Mol Basis Dis，2022，1868(1)：166292.

[9] YANG L，HU X P，CHAI X，et al. Opportunities for overcoming tuberculosis：Emerging targets and their inhibitors[J]. drugDiscov Today，2022，27(1)：326-336.

[10] 任艳会，范莉，许峻旗，等. 以对氨基水杨酸为母核的三分子缀合物的合成及其生物活性研究[J]. 药学学报，2022，57(7)：2126-2138.

[11] 狄玉昌，白嘉诚，迟明哲，等. 耻垢分枝杆菌EF-G敲低菌株的构建和耐药分析[J]. 生物工程学报，2022，38(3)：1050-1060.

[12] ZHAO X Q，MEI Y H，GUO Z H.，et al. Discovery of new riminophenazine analogues as antimycobacterial agents against drug-resistant *Mycobacterium tuberculosis*[J]. Bioorg Chem，2022，128：105929.

[13] ZHANG W，LUN S C，WANG S S，et al. Structure-based optimization of coumestan derivatives as polyketide synthase 13-thioesterase(Pks13-TE) inhibitors with improved hERG profiles for *Mycobacterium tuberculosis* treatment[J]. J Med Chem，2022，65(19)：13240-13252.

[14] 肖四方，马小华，石国民，等. 抗痨颗粒治疗结核病分子机制的网络药理和实验验证[J]. 中国实验方剂学杂志，2022，28(4)：205-211.

[15] 何彩林，石廷玉. 基于网络药理学对半夏治疗肺结核作用的研究. 中国医药科学，2022，12(12)：20-23，65.

[16] 庄丽，马子风，蒋雨薇，等. 基于网络药理学的中药组方"芩部丹"治疗肺结核作用机制研究[J]. 中国防痨杂志，2022，44(3)：273-283.

[17] HAN X Y，CHEN C M，WANG H L，et al. GlmU inhibitor from the roots of Euphorbia ebracteolata as an anti-tuberculosis agent[J]. RSC Adv，2022，12(28)：18266-18273.

[18] 杨瑞芳，蒙建州，曹文利，等. 西他沙星对分枝杆菌的体外抗菌活性研究[J]. 中国新药杂志，2022，31(3)：263-268.

[19] 张志飞，胡璨，杜永洪，等. 超声介导缓释型载药纳米粒促进抗结核药物增效杀菌的实验研究[J]. 临床超声医学杂志，2022，24(10)：721-726.

[20] 李金阳. 以改善黄酮类化合物药学活性和降低抗结核药物肝毒性为目的的共晶研究[D]. 聊城大学，2022.

[21] 陈磊，郭海萍，逢宇，等. GSK656和阿米卡星对脓肿分枝杆菌的体外联合药物敏感性研究[J]. 中国防痨杂志，2022，44(3)：234-238.

[22] 滕田璐，尚园园，黄海荣，等. 四种常见外排泵抑制剂对克拉霉素抗脓肿分枝杆菌体外最低抑菌浓度的影响[J]. 中华结核和呼吸杂志，2022，45(5)：468-474.

第五章　结核病疫苗

一、亚单位疫苗

Guo等[1]分析了AEC/BC02疫苗在豚鼠结核分枝杆菌潜伏感染（latent tuberculosis infection，LTBI）模型中的保护作用。研究人员通过对不同药物治疗时间和疫苗接种次数的优化，发现异烟肼-利福平联合给药4周再进行AEC/BC02疫苗注射3或6次可显著降低脏器的病理损伤和细菌载量，与其他治疗方案相比，该方案提供的保护作用最佳。上述结果为AEC/BC02用以预防LTBI到发病提供了依据和参考。

Cheng等[2]运用免疫信息学方法分析了多肽抗原MP3RT的免疫原性，之后构建了亚单位疫苗，并通过小鼠模型验证其免疫原性。免疫信息学预测MP3RT是一种无毒和非致敏性抗原，抗原性指数为0.88，免疫原性指数为0.61；MP3RT与HLA-DRB1*01：01等位基因、TLR-2和TLR-4受体的亲和力较好，可诱导产生高水平免疫球蛋白G（immunoglobulin G，IgG）及Th1细胞因子。动物实验结果表明，MP3RT疫苗可刺激人源化小鼠产生高水平的IgG和IgG2a抗体，以及γ干扰素（interferon-γ，IFN-γ）＋T淋巴细胞。此外，用MP3RT疫苗免疫的小鼠的IFN-γ、白介素（interleukin，IL）-2和IL-6细胞因子水平显著高于对照组。研究结果表明，MP3RT是一种具备较好抗原性和免疫原性的潜在疫苗。本研究为疫苗由免疫学预测到实际构建的反向设计思路奠定了一定基础。

宁唤唤等[3]评价了抗原早期分泌靶抗原85B-6kD融合蛋白（AE）亚单位疫苗经黏膜免疫小鼠诱导的免疫应答及其抗结核感染的保护力。研究者分别用AE和AE联合环二腺苷酸（c-di-AMP）亚单位疫苗经鼻黏膜免疫小鼠，结核分枝杆菌（*Mycobacterium tuberculosis*，MTB）静脉感染免疫小鼠。结果发现，AE和AE联合c-di-AMP经鼻黏膜免疫可诱导小鼠产生高水平的特异性抗体，并促进脾细胞增殖，脾和肺Th1/Th2型细胞因子和肿瘤坏死因子-α（tumor necrosis factor-α，TNF-α）转录增加，脾Th1/Th2型细胞因子分泌增加。攻毒后，与对照组相比，AE和AE联合c-di-AMP免疫小鼠特异性抗体水平仍升高，Th1/Th2型细胞免疫应答增强，肺组织呈炎症反应，肺、脾细菌负荷显著降低，且AE联合c-di-AMP免疫小鼠肺、脾的细菌负荷更低。结果说明，AE亚单位疫苗经黏膜接种可诱导小鼠产生体液与细胞免疫应答，并提供对MTB感染的保护力，c-di-AMP作为佐剂可在一定程度上提高AE的免疫原性。

范雪亭等[4]构建了亚单位疫苗Rv2941p/DDA-PolyI：C，并评价了其免疫原性。研究者首先通过免疫表位分析了Rv2941抗原的T细胞表位区（命名为Rv2941p）并异源表达纯化了Rv2941p。将其与免疫佐剂二甲基三十六烷基铵（dimo-thylidioctyl ammonium bromide，DDA）和PolyI：C乳化后，皮下免疫BALB/c小鼠3次，间隔10天，末次免疫1周后处死小鼠，进行免疫原性评价。结果发现，Rv2941p诱导产生了高水平的特异性抗体IgG，提高了IgG2a/IgG1的比值；Rv2941p还提高了IFN-γ和IL-6的分泌，与Ag85B组相比差异有统计学意义（$P<0.001$）；同时，Rv2941p可促进$CD4^+$和$CD8^+$T细胞的增殖分化，以及提高细胞内IFN-γ和TNF-α的表达。结果说明，Rv2941p可以刺激小鼠产生较高的体液和细胞免疫，尤其可促进Th1型免疫应答，其免疫保护力和安全性评价结果有待进一步完善。

栾秀丽等[5]构建了含有MTB融合CE抗原（CFP10-ESAT6）的亚单位疫苗，并初步评价了其免疫效果。研究者异源表达并分离纯化了CE抗原，佐以铝佐剂分3次免疫BALB/c小鼠。结果发现，CE免疫小鼠组能诱导产生高效价的IgG、IgG1和IgG2a，且IgG1和IgG2a抗体水平均高于卡介苗（BCG）组。CE组与BCG组诱导产生的分泌IFN-γ的斑点形成细胞（spot forming cell，SFC）数量差异无统计学意义，但诱导分泌IL-4的SFC数量高于BCG组。CE组诱导分泌粒细胞-巨噬细胞集落刺激因子（granulocyte-macrophage colony stimulating factor，GM-CSF）、IL-6、IL-10和IL-4均高于BCG组，而CE组诱导分泌IFN-γ、TNF-α、IL-2、IL-12和IL-17均与BCG组无显著差异。CE组小鼠脾细胞的MTB体外生长抑制结果与BCG组相似。结果说明，CE免疫小鼠可诱导较强的Th1与Th2混合型免疫反应，且有较强的体外抑制MTB生长的能力，其保护力有待开展攻毒实验进一步评价。

Gong等[6]设计了一种新型结核抗原多肽ACP，运用人源化小鼠评价了ACP疫苗的免疫保护力。研究者根据结核抗原与HLA dRB1 * 0101的高亲和结合能力，从4种抗原中预测出25种候选肽。通过酶联免疫斑点试验（enzyme linked immunospot，ELISPOT）分析得到3种Th1免疫显性肽（$Ag85B_{12-26}$，$CFP2_{112-26}$和$PPE_{18149-163}$），将三者融合为重组抗原肽ACP。此外，对人源化或野生型C57BL/6小鼠进行了保护效果评价，结果发现，与磷酸盐缓冲液（phosphate-buffered saline，PBS）组相比，ACP疫苗组小鼠肺部载菌量和病理损伤程度略有下降。然而，当使用它作为BCG的加强免疫疫苗时，ACP疫苗并没有显著增强BCG对人源化或野生型小鼠的保护效力，但ACP疫苗接种显著增加了IFN-γ＋T淋巴细胞的数量和IFN-γ细胞因子及抗体的水平。结果表明，ACP疫苗能刺激小鼠体内细胞因子和抗体水平升高，但未能提高BCG对小鼠的保护作用，提示IFN-γ的分泌水平可能与疫苗的保护作用不存在正相关关系。

Mao等[7]构建了一种亚单位疫苗Rv0572c/DMT，并初步评价了其免疫原性。结果发现，rRv0572c/DMT作为初免BCG的加强免疫疫苗时可促进BCG诱导抗原特异性$CD4^+$T细胞产生，并产生以抗原特异性$CD8^+$T细胞为主的功能性T细胞。rRv0572c/DMT疫苗也可引发有限的Th2型体液免疫应答。结果表明，rRv0572c/DMT是潜在的候选亚单位疫苗，可作为BCG的加强疫苗，其安全性和免疫保护力有待进一步验证。

Yu等[8]构建了亚单位疫苗CT-man-lox，并初步评价了其免疫原性。融合抗原CT为CFP10-tb10.4融合蛋白。为了提高CT的免疫原性，本研究将CT与洛索立宾和甘露聚糖结合，构建成亚单位疫苗CT-man-lox。该疫苗可在C57BL/6小鼠中引发高的CT特异性IgG滴度，并引起Th1型细胞因子（IFN-γ、TNF-α 和 IL-2）和Th2型细胞因子（IL-4）高水平分泌。此外，CT-man-lox刺激脾细胞增殖，增强$CD3^+$、$CD4^+$和$CD8^+$T细胞亚群水平。药代动力学表明，CT与洛索立宾和甘露聚糖的结合延长了体内血清的持续时间。药物效应动力学表明，CT-man-lox引发强烈的CT特异性IgG产生。因此，与洛索立宾和甘露聚糖的结合可增强对CT的细胞和体液免疫反应。CT-man-lox有望成为一种有效的抗结核感染候选亚单位疫苗。

Wang等[9]构建了AR2/DMC结核候选亚单位疫苗，并评价了其免疫原性。研究者选用C57BL/6小鼠进行了疫苗免疫原性评价。结果显示，AR2/DMC组抗原特异性IgG和Th1型细胞因子［IFN-γ、TNF-α和诱生型一氧化氮合酶（inducible nitric oxide synthase，iNOS）］显著增加；同样，IFN-γ＋$CD4^+$、IFN-γ＋$CD8^+$和IL-4＋$CD8^+$T淋巴细胞数量显著增加，但其免疫保护能力有待进一步验证。

二、重组卡介苗

Wu等[10]通过敲除BCG免疫逃逸相关基因构建了重组BCG疫苗株，并初步分析了其对免疫保护力的影响。研究者首先通过生物信息学分析鉴定与免疫逃避相关的3个基因，即*BCG*_3174、*BCG*_1782和*BCG*_2432*c*，并构建了相应的3个基因敲除株。与BCG相比，只有对BCG_2432c（ΔBCG_2432c）的破坏能够增强对鼻内结核的保护作用。ΔBCG_2432c在感染的THP-1细胞中表现出更强的触发细胞内活性氧（ROS）介导的自噬通路的能力，从而导致更高的抗原呈现。保护作用的增强可能与接种ΔBCG_2432c的小鼠脾脏和肺中IFN-γ＋$CD4^+$TEM和IL-2＋$CD4^+$TCM细胞的早期增加有关。自噬抑制基因*BCG*_2432*c*阻断了抗原提呈过程中的自噬体-溶酶体途径，导致BCG保护力不足。ΔBCG_2432c为替代目前的BCG或开发更有效的抗结核疫苗提供了新的希望。

三、病毒载体疫苗

王丽梅等[11]构建了可表达MTB多阶段抗原融合蛋白Ag85B-ESAT6（AE）和Rv2031c-Rv2626c（R2）的重组腺病毒载体疫苗。研究者体外合成1α（EF1α）启动子DNA序列，将其亚克隆至腺病毒穿梭载体pAdTrack-CMV中，构建含有CMV和EF1α双启动子的腺病毒穿梭载体。将AE和R2融合蛋白基因依次亚克隆至上述腺病毒穿梭载体的CMV和EF1启动子下游，命名为pAd-AE-R2，将重组质粒与骨架质粒共转染HEK293细胞，包装获得重组腺病毒Ad-AE-R2。Ad-AE-R2瞬时转染的HEK293细胞中可转录表达AE和R2融合蛋白，间接免疫荧光法可分别检测到Ad-AE-R2感染的巨噬细胞中具有对应抗原特异性的绿色荧光，表明Ad-AE-R2能够在宿主细胞内表达融合抗原蛋白。但该疫苗的安全性、免疫原性及免疫保护力有待后续动物实验进一步验证。

呙阳等[12]构建了慢病毒载体疫苗LV-EBP50-LRG47，并探讨该疫苗在抗结核免疫中的作用机制。结果发现，重组慢病毒LV-EBP50-LRG47感染巨噬细胞后，可成功过表达EBP50和LRG47，与对照组相比，LV-EBP50-LRG47可显著抑制细胞内H37Rv的生长，LV-EBP50-LRG47感染巨噬细胞自噬和凋亡水平显著上调，iNOS和NO表达水平显著上调。有待开展该疫苗的动物实验，以更全面地评价其免疫原性和免疫保护力。

四、DNA疫苗

Weng等[13]构建了4种DNA疫苗，并分析了其免疫原性。研究者使用来自增殖阶段（Ag85A、Ag85B）、PE/PPE蛋白家族（Rv3425）和潜伏期（Rv2029c、Rv1813c、Rv1738）的不同抗原组合构建了4种治疗性DNA疫苗（A39、B37、B31、B21），并比较了以上4种

DNA疫苗对C57BL/6j小鼠的免疫原性。结果显示，B21疫苗刺激了最强的细胞免疫应答，即Th1/Th17和CD8$^+$细胞毒性T细胞应答，还诱导了更多的效应记忆和中枢记忆T细胞。在结核潜伏感染（latent tuberculosis infection，LTBI）小鼠中，B21疫苗显著降低了脾和肺的细菌负荷，减轻了肺部病理进展。结果表明，B21 DNA疫苗可以增强T细胞应答，控制LTBI的再激活。

Wu等[14]构建了一种DNA疫苗pVAX1Rv2299cAg85A，并评价了其不同接种方案的免疫保护力。融合DNA疫苗具有中度免疫原性，单独使用时具有一定的保护作用。与BCG或DNA免疫相比，BCG初免且该DNA疫苗加强免疫组Th1型细胞介导免疫应答显著增强，Ag特异性CD4$^+$和CD8$^+$T细胞在感染的肺中扩增最明显。通过pVAX1Rv2299cAg85A疫苗的增强免疫，使得BCG对攻毒感染的保护效果大大提高，脾脏和肺部的细菌负荷显著减少，肺部组织损伤也较小。结果提示，该疫苗可作为BCG的加强免疫疫苗，其后续相关研究值得关注。

五、新抗原的筛选

李鹏川等[15]应用生物信息学方法预测分析MTB抗原表位串联蛋白W541的结构和功能。W541是由增殖期抗原Ag85A、Ag85B和潜伏相关抗原Rv3407、Rv1733c的表位串联起来的，分别利用ProtParam、Protscale等多种生物信息学软件分析该蛋白质的理化性质、亲（疏）水性、是否跨膜、蛋白结构、亚细胞定位、信号肽及糖基化、磷酸化位点、抗原表位，以及与人类蛋白的同源性等。结果显示，W541蛋白不稳定指数为45.37，为亲水性不稳定蛋白，无跨膜螺旋区及信号肽，细胞内定位为膜蛋白，具有T细胞和B细胞优势表位，其序列与人蛋白的同源性为3.27%。结果提示，W541存在多个潜在的B细胞及T细胞抗原表位，其中以T细胞抗原表位占优势，但其免疫原性有待动物实验或体外实验进行验证。

丁寿鹏等[16]分析了鸟结核分枝杆菌（*Mycobacterium avium tuberculosis*，MAV）MAV-2753蛋白和MTB 38kD蛋白的抗原表位。结果显示，MAV-2753基因编码蛋白为过氧化氢酶，由748个氨基酸组成，相对等电点为4.9，预测为疏水蛋白，无跨膜区，具有60个磷酸化位点，亚细胞定位于细胞外。38kD蛋白由*pstS*1基因编码，相对等电点为5.14，预测为亲水性蛋白，无跨膜区，有60个磷酸化位点，亚细胞定位于细胞外。这两个蛋白均有多个磷酸化位点，表明与其他细胞间存在潜在信号传递，蛋白空间结构稳定，抗原表位丰富，具备一定的疫苗开发潜力。

六、佐剂

Du等[17]制备了一种新的纳米佐剂PLGA-PEG-poly（I：C）命名为NP，并通过构建亚单位疫苗评价了该佐剂的效能。研究者将MTB融合蛋白M4（包括抗原MTB10.4-HspX和ESAT-6-Rv2626c）包被在纳米颗粒中构建成NP/M4亚单位疫苗。PLGA-PEG/M4纳米粒直径为（200.21±1.07）nm，多分散指数为0.127±0.02。将NP/M4经鼻给予C57BL/6雌性小鼠，发现其可显著诱导抗原特异性CD4$^+$T细胞增殖，产生IL-2和IFN-γ。此外，NP/M4还能促进支气管肺泡灌洗液（bronchoalveolar lavage fluid，BALF）中抗原特异性IgG、IgG1、IgG2c和sIgA的产生。NP纳米颗粒作为佐剂可能够显著增强抗原诱导的Th1型细胞免疫和体液免疫应答，具有较好的应用前景。

Ning等[18]评价了rBCG-DisA经静脉途径的免疫保护力及其影响机制。rBCG-DisA小鼠组的脾细胞对同源和异源再刺激的促炎性细胞因子反应比BCG小鼠组更强。MTB感染后，rBCG-DisA免疫小鼠表现出训练免疫的标志性反应，包括有效的促炎性细胞因子应答。表观为遗传学变化增强。lncRNA表达改变，以及骨髓细胞和其他组织中的代谢重排。MTB感染后，rBCG-DisA免疫可诱导小鼠肺、脾组织产生较高水平的抗体和T细胞应答，且rBCG-DisA在MTB感染小鼠肺中的停留时间长于BCG，这意味着疫苗的有效期延长；rBCG-DisA加强免疫可以延长BCG初免小鼠对抗MTB感染的存活至90周以上。结果提示，以c-di-AMP作为内源性佐剂的rBCG-DisA可诱导增强训练免疫和适应性免疫。

（王　伟　于佳佳　唐神结）

参考文献

［1］GUO X N，LU J B，LI J L，et al. The subunit AEC/BC02 vaccine combined with antibiotics provides protection in *Mycobacterium tuberculosis*-infected guinea pigs［J］. Vaccines（Basel），2022，10（12）：2164.

［2］CHENG P，XUE Y，WANG J，et al. Evaluation of the consistence between the results of immunoinformatics predictions and real-world animal experiments of a new tuberculosis vaccine MP3RT［J］. Front Cell Infect Microbiol，2022，12：1047306.

［3］宁唤唤，张芳琳，康健，等. 抗原85B-6kDa早期分泌靶抗原（Ag85B-ESAT-6）亚单位疫苗黏膜免疫对结核分枝杆菌的免疫应答［J］. 细胞与分子免疫学杂志，2022，38（10）：886-892.

［4］范雪亭，栾秀丽，赵秀芹，等. 结核分枝杆菌Rv2941蛋白抗原表位集中区免疫原性研究［J］. 中国人兽共患病学报，2022，38（5）：394-399.

［5］栾秀丽，范雪亭，王瑞欢，等. 结核分枝杆菌CFP10-ESAT6融合蛋白免疫小鼠效果初步评价［J］. 中国人兽共患病学报，2022，38（7）：589-596.

［6］GONG W P，LIANG Y，MI J，et al. A peptide-based vaccine ACP derived from antigens of *Mycobacterium tuberculosis* induced Th1 response but failed to enhance the protective efficacy of BCG in mice［J］. Indian J Tuberc，2022，69（4）：482-495.

［7］MAO L R，XU L F，WANG X C，et al. Enhanced immunogenicity of the tuberculosis subunit Rv0572c vaccine delivered in DMT liposome adjuvant as a BCG-booster［J］. Tuberculosis（Edinb），2022，134：102186.

［8］YU W L，SHEN L J，QI J M，et al. Conjugation with loxoribine and mannan improves the immunogenicity of *Mycobacterium tuberculosis* CFP10-TB10.4 fusion protein［J］. Eur J Pharm Biopharm，2022，172：193-202.

［9］WANG X C，DU J P，ZHANG Y P，et al. Construction and expression of *Mycobacterium tuberculosis* fusion protein AR2 and its immunogenicity in combination with various adjuvants to form vaccine［J］. Tuberculosis（Edinb），2022，137：102270.

［10］WU Y Q，TIAN M P，ZHANG Y D，et al. Deletion of BCG_2432c from the Bacillus Calmette-Guérin vaccine enhances autophagy-mediated immunity against tuberculosis［J］. Allergy，2022，77（2）：619-632.

［11］王丽梅，姜泓，康健，等. 结核分枝杆菌抗原融合蛋白Ag85B-ESAT6和Rv2031c-Rv2626c重组腺病毒的构建及鉴定［J］. 中国人兽共患病学报，2022，38（3）：191-195.

［12］呙阳，周洁，乐芳，等. LRG47/EBP50重组慢病毒靶向载体疫苗增强RAW264.7小鼠巨噬细胞的抗结核免疫及机制［J］. 细胞与分子免疫学杂志，2022，38（8）：679-684.

［13］WENG S F，ZHANG J Y，MA H X，et al. B21 DNA vaccine expressing ag85b，rv2029c，and rv1738 confers a robust therapeutic effect against latent *Mycobacterium tuberculosis* infection［J］. Front Immunol，2022，13：1025931.

［14］WU J，HU Z D，LU S H，et al．Heterologous prime-boost BCG with DNA vaccine expressing fusion antigens Rv2299c and Ag85A improves protective efficacy against *Mycobacterium tuberculosis* in mice［J］. Front Microbiol，2022，13：927031.

［15］李鹏川，梁艳，张林西，等．应用生物信息学分析结核分枝杆菌表位串联蛋白W541的结构和功能［J］. 中国防痨杂志，2022，44（12）：1345-1357.

［16］丁寿鹏，李祥芳，高婧华，等．鸟结核分枝杆菌MAV-2753和结核分枝杆菌38ku蛋白的生物信息学分析［J］. 中国病原生物学杂志，2021，16（11）：1290-1295，1301.

［17］DU X F，TAN D Q，GONG Y，et al．A new poly（I：C）-decorated PLGA-PEG nanoparticle promotes *Mycobacterium tuberculosis* fusion protein to induce comprehensive immune responses in mice intranasally［J］. Microb Pathog，2022，162：105335.

［18］NING H H，KANG J，LU Y Z，et al．Cyclic di-AMP as endogenous adjuvant enhanced BCG-induced trained immunity and protection against *Mycobacterium tuberculosis* in mice［J］. Front Immunol，2022，13：943667.

第六章 结核分枝杆菌的生理生化

结核分枝杆菌（*Mycobacterium tuberculosis*，MTB）是缓慢生长菌，有分枝生长的倾向。由于细胞壁内含有大量分枝菌酸，包围在肽聚糖的外面，故而具有抗酸染色特性。MTB生理生化的特殊性不仅使其在自然环境中具有较强的抵抗力（如在阴湿处能生存5个月以上），还能通过多种逃逸机制而抵抗宿主细胞的杀伤。由此可见，深入研究MTB的生理生化特性，可以更好地理解结核病的发病机制，并为结核病的防控提供有利依据。

一、结核分枝杆菌抗原的免疫原性及抗原表位

Peng等[1]构建了表达Rv0309的耻垢分枝杆菌Ms_rv0309重组株和Rv0309在BCG中的100%同源性缺失BCG_RS01790的突变株Calmette-Guérin（BCG）ΔRS01790。Rv0309定位于细胞壁，可降低细胞壁通透性。纯化的重组Rv0309蛋白抑制了脂多糖诱导的RAW264.7细胞IL-6的释放。BCG的BCG_RS01790和Ms_rv0309株的Rv0309显著抑制RAW264.7细胞中IL-6、IL-1β和TNF-α的产生。同样，与野生型BCG和补体株cBCGΔRS01790：RS01790相比，BCGΔRS01790强烈诱导了这些细胞因子的表达。BCG_RS01790或Rv0309进一步通过NF-κB p65/IκBα和MAPK ERK/JNK信号通路抑制细胞因子的产生。重要的是，BCG的BCG_RS01790和Ms_rv0309株的Rv0309增强了分枝杆菌在巨噬细胞中的存活能力。感染BCGΔRS01790的小鼠在实验早期表现出高水平的IFN-γ、TNF-α和IL-1β，以及大量的中性粒细胞和淋巴细胞，实验后期肺细菌负荷和炎症损伤最小。因此，细胞壁蛋白Rv0309或BCG_RS01790可能通过抑制促炎反应和降低细菌细胞壁通透性来增强分枝杆菌感染后的细胞内存活能力，从而促进分枝杆菌病的发病。

脂阿拉伯甘露聚糖（lipoarabinomannan，LAM）是分枝杆菌包膜最外层的复杂成分之一，在调节MTB感染期间宿主反应中发挥关键作用。Liu等[2]构建了一个具有较少阿拉伯呋喃糖（Araf）残基的Lam截断突变体——耻垢分枝杆菌阿拉伯糖基转移酶*EmbC*基因敲除菌株（M.sm-ΔM_6387）。它表现出明显的细胞壁缺陷，包括分枝杆菌迁移迟缓、抗酸染色丧失和细胞壁通透性增加。与耻垢分枝杆菌相比，经M.sm-ΔM_6387感染的肺泡上皮细胞（A549）摄取率较低，出现伴有细菌降解的吞噬小体，微管相关蛋白轻链3（LC3）招募增强。研究者进一步证实，M.sm-ΔM_6387清除能力的变化来自宿主细胞的反应，而不是分枝杆菌细胞包膜的变化。此外，研究发现，M.sm-ΔM_6387或其糖脂提取物显著诱导了一些与先天免疫反应相关基因的表达变化，包括toll样受体2（TLR2）、A类清道夫受体（SR-A）、Rubicon、LC3、肿瘤坏死因子-α（TNF-α）、Bcl-2和Bax。研究表明，非致病性耻垢分枝杆菌可以在吞噬体膜上沉积LC3，LAM分子Araf残留量的减少不仅影响了分枝杆菌细胞壁的完整性，而且

增强了宿主对细胞内病原体的防御反应，降低了宿主细胞的吞噬能力。

MTBPE/PPE家族蛋白与其毒力及与宿主免疫系统的相互作用有关。高毒力的现代MTB具有一个谱系特异性*PPE*基因（*PPE*7）。Suo等[3]通过在耻垢分枝杆菌中表达MTB PPE7，研究了PPE7在分枝杆菌致病性和生存中的作用。研究发现，PPE7通过增加包括TNF-α、IL-1β和IL-6在内的促炎性细胞因子表达来激活宿主炎症反应，而抑制抗炎细胞因子（如IL-10）的表达，这可能是通过NF-κB、ERK1/2和p38丝裂原活化蛋白激酶通路而实现的。耻垢分枝杆菌过表达PPE7可增强感染巨噬细胞的细胞内生存。此外，感染小鼠的细菌持久性水平更高，TNF-α、IL-1β和IL-6细胞因子水平更高，肺、肝和脾组织损伤更多。综上所述，PPE7可调控宿主免疫反应，增加细菌的持久性。

MTBPPE36是一种细胞壁相关蛋白，对MTB复合物组具有高度特异性和保守性。Peng等[4]发现PPE36在MTB强毒株中优先富集，可有效抑制宿主炎症反应，并增加感染巨噬细胞和小鼠的细菌负荷。在探究其潜在机制时，研究者发现PPE36可通过促进E3连接酶Smurf1介导的泛素化和MyD88蛋白的蛋白酶体降解来强烈抑制炎性NF-κB和MAPK（Erk、p38、Jnk）通路的激活。该研究揭示了PPE36在调节宿主免疫应答中的功能，并为基于免疫调节的新型结核病治疗策略的开发提供了一些线索。

Qian等[5]构建了表达MTBPE_PGRS19（Ms_PE_PGRS19）的重组耻垢分枝杆菌，发现过表达PE_PGRS19可加速细菌在体外的生长，增高细菌在巨噬细胞中的存活率，增强细胞的损伤能力。Ms_PE_PGRS19还能诱导促炎性细胞因子IL-6、TNF-α、IL-1β和IL-18的表达。此外，研究还证实了Ms_PE_PGRS19通过非经典途径而不是caspase-1激活裂解caspase-11，进而诱导gasdermin D的裂解，从而导致IL-1β和IL-18的释放，进而诱导细胞凋亡。这是PE/PPE蛋白家族通过非经典途径激活细胞焦亡的首次报道，扩大了人们对PE/PPE蛋白功能的认识，这些参与细菌生存和传播的致病因素可能是抗结核治疗的潜在药物靶点。

MTB特异性基因组缺失区（RD）编码蛋白和PE/PPE蛋白家族与免疫逃逸有关。Dou等[6]筛选了40多种RD编码的蛋白质，这些蛋白质可能参与促进巨噬细胞中的细菌存活，并发现由*MTB-RD*1编码的MTBPPE68/Rv3873蛋白质对于巨噬细胞中有效的MTB细胞内存活是必不可少的。在机制方面，研究发现巨噬细胞的泛素连接酶蛋白（E3）Makorin环指蛋白1（MKRN1）与PPE68相互作用，促进了赖氨酸（K）-63连接的泛素链与PPE68的K166位点的连接。PPE68的K63泛素化进一步结合含src同源性2结构域的蛋白酪氨酸磷酸酶1（SHP1）以抑制肿瘤坏死因子-α受体相关因子6（TRAF6）的K63连接的多聚泛素链，然后显著抑制TRAF6驱动的NF-κB和AP-1信号传导，以及TNF-α、IL-6和NO的产生。研究证明，MKRN1对PPE68的K63连接泛素化促进了PPE68介导的分枝杆菌免疫逃逸。

环二聚腺苷一磷酸（c-di-AMP）是一种普遍存在的细菌的第二信使，参与多种生理过程和宿主免疫应答。MSMEG_2630是耻垢分枝杆菌的c-di-AMP磷酸二酯酶（CnpB），与MTBRv2837c同源。Ning等[7]构建耻垢分枝杆菌CnpB缺失株（ΔCnpB）、补体株（ΔCnpB：C）和过表达株（ΔCnpB：O），以研究c-di-AMP在调节分枝杆菌生理和免疫原性中的作用。结果显示，c-di-AMP水平升高导致耻垢分枝杆菌的菌落更小，细菌长度更短，生长受损，钾转运蛋白受到抑制。这是首次报道c-di-AMP水平升高可通过调控相关基因表达来控制耻垢分枝杆菌生物膜形成，诱导卟啉积累，从而可能影响分枝杆菌的耐药性和毒力。此外，CnpB

缺失株c-di-AMP水平升高可诱导MTB感染后Th1免疫反应增强。ΔCnpB组与野生型耻垢分枝杆菌组对小鼠模型MTB静脉感染的病理改变和细菌负荷具有可比性。研究者的发现增强了人们对c-di-AMP在分枝杆菌中生理作用的认识，耻垢分枝杆菌CnpB缺失株c-di-AMP水平升高显示出了其成为抗结核疫苗的潜力。

Lu等[8]对小鼠皮下注射重组CnpB。发现CnpB具有较强的免疫原性，在MTB鼻内感染后可诱导高水平的体液反应和肺黏膜免疫。CnpB免疫刺激脾细胞增殖，活化的自然杀伤细胞（NK细胞）数量增加，但对脾Th1/Th2细胞免疫反应影响不大。然而，CnpB诱导了明显的Th1/Th2细胞免疫反应，肺部T细胞和B细胞数量减少，$CD4^+$和$CD8^+$T细胞数量显著增加。此外，该研究首次报道CnpB在体外可短暂刺激IFN-β表达，抑制巨噬细胞自噬。在小鼠鼻内感染模型中，CnpB免疫可减轻肺组织病理改变，减少MTBH37Ra的负荷。

白鹭等[9]为研究MTB抗原Rv3619c（EsxV）黏膜免疫小鼠诱导的免疫应答水平，构建了EsxV的原核表达载体pET28a（＋）-esxV并诱导表达目的蛋白，应用亲和层析法获得了纯化的重组EsxV蛋白。研究发现，EsxV经黏膜免疫可诱导显著的体液免疫应答，但诱导的细胞免疫应答水平不高。EsxV与c-di-AMP经黏膜接种可诱导特异性IgG水平增加，EsxV蛋白特异的脾细胞增殖，脾和肺细胞的IFN-γ转录增加。c-di-AMP显著提高EsxV特异的IFN-γ、IL-2、IL-10和IL-17细胞因子分泌，而不诱导炎症因子TNF-α和IL-6表达。因此，研究认为，EsxV与c-di-AMP佐剂构建的亚单位疫苗可诱导特异性体液免疫应答和细胞免疫应答，可进一步用于新型结核病亚单位疫苗的研制。

DosR（Rv3133c）是MTB休眠期表达的一种休眠调节蛋白，可调控48个基因的表达，这些基因表达可使MTB在缺氧环境下维持生存并处于休眠状态。张京燕等[10]构建表达重组蛋白rRv3133c，通过人群试验及小鼠实验评价其免疫原性。研究发现，rRv3133c可刺激MTB感染者，尤其是结核潜伏感染（latent tuberculosis infection，LTBI）者产生高水平的IFN-γ。免疫小鼠后，rRv3133c＋DC组小鼠脾IFN-γ、TNF-α、IL-2水平，以及IFN-γ＋TNF-α＋$CD4^+$T细胞数量和肺组织中抗原特异性IFN-γ、TNF-α、iNOS的mRNA表达水平均高于BCG组，但低于BCG＋rRv3133c＋DC组；rRv3133c＋DC组和BCG＋rRv3133c＋DC组小鼠血清中IgG2a/IgG1比值均大于1，显著高于BCG组。结果表明，Rv3133c具有良好的免疫原性，可诱发机体产生较强的Th1型免疫应答，是结核病亚单位疫苗的潜在候选靶抗原。

Rv2941属于MTB脂肪酰基AMP连接酶（fatty-acyl AMP ligase，FAAL）家族蛋白。范雪亭等[11]通过免疫表位数据库（immune epitope database，IEDB）分析Rv2941抗原的T细胞表位区（Rv2941p）并构建表达载体PET32a-Rv2941p，诱导表达并纯化Rv2941p，分析其免疫原性。结果显示，Rv2941p可溶性表达，并获得高纯度蛋白。Rv2941p诱导产生了高水平的特异性抗体IgG，与对照组相比，差异有统计学意义（$P<0.001$）。另外，Rv2941p提高了IgG2a/IgG1的比值。细胞因子检测结果显示，Rv2941p提高了IFN-γ和IL-6的分泌，与Ag85B组相比，差异有统计学意义（$P<0.001$）。同时，Rv2941p可促进$CD4^+$和$CD8^+$T细胞的增殖分化，并提高细胞内IFN-γ和TNF-α的表达。因此，Rv2941p可刺激小鼠产生较高的体液和细胞免疫，尤其是Th1型细胞免疫，可作为结核病疫苗候选抗原，为结核病新型疫苗的开发奠定了基础。

彭章丽等[12]为探讨MTB分泌蛋白PknG在炎症免疫应答中的作用，从NCBI数据库中获取*MTBPknG*全基因组序列，成功诱导表达及纯化MTBPknG蛋白，并发现PknG抑制LPS处理的巨噬细胞促炎性细胞因子TNF-α和IL-6的表达。此研究为MTB感染合并脓毒血症的治疗提供了一个潜在靶点。

李鹏川等[13]应用生物信息学方法预测分析MTB表位串联蛋白W541的结构和功能。研究发现，W541蛋白共由704个氨基酸构成，分子式为$C_{3329}H_{5035}N_{923}O_{993}S_{24}$，不稳定指数为45.37，为亲水性不稳定蛋白，无跨膜螺旋区及信号肽，细胞内定位为膜蛋白，其二级结构中α-螺旋、β-折叠、β-转角、无规则卷曲分别占26.99%、19.03%、11.51%和42.47%，有6个糖基化位点。该蛋白有62个磷酸化位点，其中苏氨酸、丝氨酸和酪氨酸磷酸化位点分别为15个、35个和12个；具有T细胞和B细胞优势表位。W541蛋白与10个蛋白有相互作用。该蛋白的氨基酸序列与人蛋白的同源性为3.27%。因此，W541存在多个潜在的B细胞及T细胞抗原表位，其中以T细胞抗原表位占优势，可能具有较好的免疫原性，并发挥重要的调控作用，为进一步进行动物实验评价奠定了基础。

二、结核分枝杆菌的毒力因子

MTB细胞壁含有多种甘露糖，包括脂甘露聚糖（LM）和脂阿拉伯甘露聚糖（LAM）。这些脂多糖参与保持细胞壁完整性，并通过调节宿主免疫反应在MTB的毒力中发挥作用。GDP-甘露糖是合成脂聚糖所必需的，由甘露糖-1-磷酸胍基转移酶（ManB）催化。Taj等[14]构建了MTBH37Ra的*manB*基因敲除菌株，发现敲除*manB*可降低MTB的细胞生长，并通过改变细胞膜的通透性来影响MTB的形态。这些发现为ManB的功能提供了新的认识，并提示ManB可能成为新型抗结核药物的潜在靶点。此外，研究者还通过建立96孔板比色法对ManB酶进行了表征，测定了ManB酶的动力学性质，包括初始速度、最适温度、最适pH等动力学参数。研究者建立的方法将有助于进一步高通量筛选抗ManB的潜在抑制剂。

MTB蛋白酶是参与免疫应答的关键毒力因子。Cui等[15]确定了Rv3090是一种细胞壁相关蛋白酶，是潜在的致病因子之一。研究者构建了重组Msg_Rv3090和Msg_pAIN菌株感染巨噬细胞和小鼠。乳酸脱氢酶和流式细胞术检测结果显示，Rv3090诱导巨噬细胞晚期凋亡。体内感染实验表明，Rv3090可诱导肝细胞和肺细胞凋亡，并引起脾、肝、肺的病理损伤。Msg_Rv3090可特异性刺激TNF-α、IL-6、IL-1β等炎性细胞因子的分泌，过表达Rv3090显著促进Msg在肝和肺中的存活。因此，Rv3090蛋白酶触发了晚期细胞凋亡，并参与了MTB的致病性和传播。

Rv2387蛋白已被确定为可能参与MTB致病性的效应因子之一。为了探索Rv2387蛋白在宿主-分枝杆菌相互作用中的作用，Li等[16]建立了能够稳定表达Rv2387蛋白的耻垢分枝杆菌重组菌株和RAW264.7细胞株。研究发现，该蛋白通过灭活caspase-3/-8来抑制分枝杆菌感染诱导的巨噬细胞凋亡，从而促进分枝杆菌在细胞内生存。此外，Rv2387通过特异性抑制TLR2依赖的p38和JNK MAPK通路的刺激，抑制巨噬细胞中炎性细胞因子的产生。此外，研究进一步确定Rv2387蛋白比重组耻垢分枝杆菌更具生长优势，并可抑制小鼠感染模型的炎症反应。研究表明，Rv2387可促进分枝杆菌逃避宿主免疫，可能是MTB的重要毒力因子之一。

Rv3737是MTB中多功能转运蛋白ThrE的唯一同源物。Li等[17]构建并表征了一个

MTBH37RvΔRv3737，以表征Rv3737的作用。研究发现，H37RvΔRv3737菌株在标准培养基中的生长速度显著低于H37Rv-WT菌株。此外，H37Rv-WT株在巨噬细胞中72 h的存活率是H37RvΔRv3737株的2倍。与H37Rv-WT相比，H37RvΔRv3737感染的巨噬细胞中TNF-α和IL-6 mRNA表达水平显著升高。值得注意的是，Rv3737在临床MTB分离株中的表达显著高于H37Rv-WT。Rv3737相对表达量与肺结核患者肺空洞数呈正相关。同样，Gene-Xpert MTB/RIF检测（简称“Xpert检测”）结果显示，Rv3737 mRNA水平越高，C（t）值越低，表明Rv3737的表达与肺结核患者的细菌负荷呈正相关。因此，该研究数据率先证明了苏氨酸转运体Rv3737是巨噬细胞内细菌体外生长和生存所必需的。此外，在肺结核患者中，Rv3737的表达水平可能与细菌负荷和疾病严重程度有关。

Rv2650c是MTB基因组中的原噬菌体基因。Fan等[18]构建重组耻垢分枝杆菌，发现Rv2650c影响耻垢分枝杆菌菌落的扩散，增强耻垢分枝杆菌对巨噬细胞和各种应激因子（如酸、氧化应激、表面活性剂）的抗性。酶联免疫吸附测定（enzyme-linked immunosorbent assay，ELISA）结果显示Rv2650c可抑制炎症因子TNF-α、IL-10、IL-1β和IL-6的表达。因此，研究者认为，Rv2650c可抑制耻垢分枝杆菌菌落的扩散和炎症因子的表达，促进耻垢分枝杆菌在细胞内生存。这些结果为发现MTB毒力因子奠定了基础，并为研究MTB原噬菌体的功能提供了新的思路。

MTB分泌效应物ESAT6在MTB感染过程中调控miRNA以调节宿主防御机制中发挥关键作用，可能成为抗结核药物的新靶点。Chen等[19]使用ESAT6干预耻垢分枝杆菌感染的巨噬细胞或小鼠，确定其提高了细菌的存活率，并调控miR-222-3p靶蛋白PTEN。ESAT6共孵育耻垢分枝杆菌感染巨噬细胞后，miR-222-3p表达降低，PTEN表达增强。MiR-222-3p过表达降低耻垢分枝杆菌存活并上调促炎性细胞因子水平。VO-Ohpic trihydrate（PTEN抑制剂）在体内和体外降低耻垢分枝杆菌的存活率，上调促炎性细胞因子水平，并逆转ESAT6引起的小鼠器官组织损伤。研究结果揭示了miR-222-3p及其靶蛋白PTEN在调节宿主对细菌感染的免疫应答中依赖于ESAT6的作用，并可能为开发特异性拮抗ESAT6毒力的抗结核药物提供了一个潜在位点。

不同谱系的MTB毒力和传染性不同。He等[20]收集新疆维吾尔自治区喀什地区临床155株MTB菌株。利用全基因组测序（whole genome sequencing，WGS），分析MTB RD区域毒力基因突变情况。研究发现，喀什地区的155株MTB属于3个MTB谱系，分别是L2（45.80%）、L3（32.90%）和L4（21.30%）。在复发患者中，L2（70.83%，17/24）显著高于其他谱系（29.17%，7/24），差异有统计学意义（$P<0.05$）。复发与L2显著相关（$OR=3.505$，95%CI 1.341～9.158；$P=0.011$）。在RD区域的毒力基因中，g.4357804（T→G，$OR=4.278$，95%CI 1.594～11.481；$P=0.004$）、g.4359653（C→T，$OR=3.356$；95%CI 1.303～8.644；$P=0.012$）和g.2627618（C→A，$OR=2.676$，95%CI 1.101～6.502；$P=0.030$）突变与患者复发显著相关。L2组g.4357804、g.4359653和g.2627618突变频率显著高于非L2组（$P<0.05$）。因此，研究者认为感染L2的患者更容易复发，RD区域毒力基因变异是导致L2感染后致病性强、易复发的重要因素。

Rajwani等[21]在来自1例结核性脑膜炎（tuberculous meningitis，TBM）患者的高毒力MTB株中鉴定了一组17个突变，其表现出更好的细胞内存活能力。这些突变通常也被一群全球传播的超强毒力菌株所共有。为了验证这些超强毒力特异性突变对MTB中与毒力相关的基因网络失调的影响，研究者使用RNA测序和无标记定量液相色谱-串联质谱技术（liquid chromatography tandem mass spectrometry，LC-MS/MS）分别调查了高毒力和低毒力菌株之间的转录组和蛋白质组差异。研究发现，无论菌株是生长在营养丰富的条件下，还是在生理相关的多胁迫条件下（酸性pH、营养有限、亚硝化胁迫和缺氧），菌株之间在转录和蛋白质水平上均有25个基因表达差异。基于整合的基因组-转录组学和蛋白质组学比较，FadE5（g.295，746C＞T）、Rv0178（p.asp150glu）、higB（p.asp30glu）和pip（IS6110-插入）中的超毒力特异性突变与相关基因及其功能性下游调控的失调表达相关。研究结果验证了突变、基因表达和分枝杆菌致病性之间的联系，并在MTB中发现了新的可能的毒力相关途径。

现代北京MTB基因型亚系的高发病率可能与毒力增加有关。Tong等[22]发现现代北京基因型菌株在体外生长更快，并引发强烈的免疫反应和明显的巨噬细胞浸润。对感染现代北京基因型菌株的骨髓来源巨噬细胞进行转录组学分析发现，其感染途径、胆固醇稳态和氨基酸代谢途径明显富集。反转录聚合酶链反应（reverse transcription PCR，RT-PCR）分析证实了促炎/杀菌细胞因子水平的上调，这也与现代菌株感染巨噬细胞后细菌负担减轻相一致。研究结果表明，现代北京MTB基因型菌株引起的超炎症反应可能表明其具有更强的毒力，并有助于其广泛的全球流行。

Jiang等[23]研究了耻垢分枝杆菌mc^{2}51对一种重要的临床应激源H_2O_2的进化适应如何使细菌发生协调的基因突变，从而增加致病性。WGS发现*fur*基因中有一个突变位点，导致katG表达增加。利用Wayne休眠模型分析发现，mc^{2}51比亲本菌株mc^{2}155更具有从休眠中恢复的生长优势。同时，mc^{2}51中高水平的KatG伴随着低水平的ATP，这意味着mc^{2}51处于低呼吸水平。此外，氧化还原相关蛋白Rv1996在耻垢分枝杆菌mc^{2}155和mc^{2}51、牛分枝杆菌BCG和MTBmc^{2}7000中表现出不同的特异氧化还原状态。研究表明，同一基因在不同生理条件下可表现出不同的表型，这可能部分解释了为什么耻垢分枝杆菌和MTB具有相似的毒力因子和信号传导系统，如双组分系统和sigma因子，但由于相应细菌的氧化还原状态不同，故导致耻垢分枝杆菌为非病原体，而MTB为病原体。由于mc^{2}51克服了其快速去除的缺点，它更有可能被开发为一种新的疫苗载体。

PE_PGRS家族成员与MTB的毒力和抗原呈递密切相关，但在功能上存在较大差异。PE_PGRS1（Rv0109）含有GGXGXD/NXUX（X为任意氨基酸）的7个Ca^{2+}结合域，可降低细胞内Ca^{2+}激增。PE_PGRS1通过下调CHOP、Bip、p-PERK、p-eIF2α和ATF4的表达，减轻内质网应激中PERK分支的激活。有趣的是，Yu等[24]发现了Bax/Bcl-2的2个剪接变异——Baxβ和Bcl-2α，在感染Ms_PE_PGRS1后发生了差异表达，并可能参与了细胞凋亡的调控。研究表明，PE_PGRS1是一种新的钙相关蛋白，可降低细胞内Ca^{2+}水平和减弱PERK轴；而PERK-eIF2α-ATF4轴的减弱降低了THP-1巨噬细胞的凋亡，促进了分枝杆菌在巨噬细胞中的生存。

刘丽莎等[25]构建*Rv*3878基因原核表达载体，诱导纯化并鉴定GST-EspJ重组蛋白，探究*Rv*3878基因编码的EspJ蛋白在MTB感染巨噬细胞中的作用。结果显示，GST-EspJ重组蛋白免疫小鼠血清多克隆抗体效价为1∶204 800。重组蛋白刺激小鼠巨噬细胞和重组分枝杆菌感染小鼠巨噬细胞后，Ⅰ型干扰素表达水平均明显升高。因此，MTBRD-1区基因*Rv*3878编码的EspJ蛋白能促进巨噬细胞产生Ⅰ型干扰素，增强MTB的毒力，并促进细菌在细胞内生存。

梁晨等[26]研究不同基因型MTB脂聚糖在体外诱导巨噬细胞产生炎症反应的程度，并探讨不同基因型MTB脂聚糖的毒力差异。研究发现，北京基因型、T1基因型、MANU2基因型MTB和H37Rv来源的脂聚糖粗提物刺激RAW264.7细胞后，IL-10 mRNA表达量分别是空白对照组的（0.94±0.24）倍、（1.86±0.24）倍、（1.90±0.24）倍和（2.55±0.75）倍，北京基因型来源的脂聚糖所诱导的IL-10基因表达低于H37Rv组，差异具有统计学意义（$P<0.05$）。脂聚糖粗提物刺激RAW264.7细胞后，H37Rv、北京基因型、T1基因型、MANU2基因型组活细胞比例分别为（72.75±2.25）%、（60.99±0.13）%、（80.66±0.40）%和（79.06±1.19）%，总凋亡率分别为（10.42±0.23）%、（8.30±0.03）%、（9.24±0.79）%和（8.04±0.48）%，北京基因型组中活细胞比例最低（$P<0.05$），T1基因型组与MANU2基因型组活细胞比例高于H37Rv组（$P<0.05$），而细胞凋亡比例在各组间的差异无统计学意义（$P>0.05$）；北京基因型来源的脂聚糖诱导细胞死亡的比例增高，比T1基因型和MANU2基因型来源的脂聚糖毒力更强。研究显示，北京基因型MTB来源的脂聚糖能在体外诱导更高水平的细胞死亡，是一种比T1基因型和MANU2基因型来源的脂聚糖毒力更强的抗原成分。

三、结核分枝杆菌的持留

Zhang等[27]发现Ms0251-0252是一个新的毒素-抗毒素（TA）系统，毒素Ms0251的表达导致生长抑制，抗毒素Ms0252可以挽救生长抑制。为了研究TA系统在耻垢分枝杆菌中的功能作用，研究者删除了8个推测TA位点，并检测了突变体对不同胁迫的抗性。所有8个TA基因位点的缺失会导致饥饿条件下的细胞存活率下降，以及暴露在环境胁迫下的适应性改变。此外，研究发现，与使用7H10培养基相比，缺失8个TA基因位点会降低Sauton培养基对噬菌体感染的抗性，这表明TA系统可能在不同营养环境下发挥不同的作用。研究还发现MazEF在抗噬菌体感染中发挥了主导作用。转录组分析显示，MazEF过表达导致多个基因的差异表达，包括那些与铁获取相关的基因。研究结果证明了TA系统的协同作用，可使耻垢分枝杆菌适应不断变化的环境条件。

刘含梅等[28]构建MTB sRNA Mpr5过表达的重组耻垢分枝杆菌M3-Atc，以转入空载质粒（pSI）的野生型耻垢分枝杆菌T1-Atc作为对照，观察细菌体外生长能力和菌落形态变化；通过非生物胁迫处理（低氧、饥饿、0.02%十二烷基硫酸钠）探究重组菌株的抗逆能力。研究发现，sRNA Mpr5过表达菌株的体外生长和菌落形态均与野生型相似。抗逆性实验表明，Mpr5过表达菌株（M3-Atc）的抗表面活性剂能力在4 h时显著提高（$P<0.05$）；在饥饿模型中，M3-Atc早期（2～12 h）就表现出生长劣势（$P<0.05$）；在低氧模型中，M3-Atc菌株0～3天内均处于生长优势状态，增长均高于对照组（$P<0.05$），3天后增长幅度低于对照组。Mpr5过表达不影响菌株对上皮细胞侵染能力及细胞毒力，但降低了细菌早期在细胞内的存活和增殖能力。研究结果表明，sRNA Mpr5的过表达影响细菌对低氧、饥饿的环境应激，改变其对上皮细胞的感染能力，可能影响分枝杆菌的致病能力。

四、结核分枝杆菌的耐药

异烟肼是最有效的一线抗结核药物之一。异烟肼及其衍生物乙硫酰胺作为前药，在细菌中氧化后作用于烯酰-酰基载体蛋白还原酶（InhA），通过抑制MTB细胞壁的形成来杀灭细菌。Zhang等[29]通过理论计算研究异烟肼和乙硫酰胺的交叉抗性机制。首先，通过热力学积分模拟准确计算了2种药物在突变体和野生型体系中的相对结合能。通过经典的分子动力学模拟和分子力学的广义Born表面积计算确定一些关键残基，*S94A*突变使异烟肼和乙基酰胺的结合亲和力降低了9～13 kcal/mol。突变后，Ala94与异烟肼/乙硫酰胺之间的氢键消失，能量贡献降低。此外，动态网络分析表明，*Ser*94的突变还间接影响了Met147、Thr196和Leu97等关键残基的构象，导致这些残基的能量贡献减少。最后，异烟肼和乙硫酰胺的结合构象也发生了重大变化。该研究结果可为今后克服耐药的分子设计提供有价值的信息。

Wu等[30]在体外诱导MTB对乙胺丁醇耐药，并采用整合的基因组-甲基组-转录组-蛋白质组方法研究乙胺丁醇耐药的微观进化机制。研究发现509个异常甲基化基因（313个高甲基化基因和196个低甲基化基因）。此外，研究者利用RNA-seq谱分析鉴定了一些高甲基化和低甲基化基因。相关分析表明，乙胺丁醇耐药菌株基因甲基化差异与转录水平呈负相关。此外，通过基于iTRAQ的定量蛋白质组学分析，筛选出2个高甲基化候选基因（*mbtD*和*celA*1），并通过定量聚合酶链反应（quantitative PCR，qPCR）验证，与DNA甲基化差异相对应。这是第一个使用多组学分析方法在实验室诱导的单乙胺丁醇耐药MTB中鉴定乙胺丁醇耐药相关基因的报道。了解与乙胺丁醇抗性相关的表观遗传特征可能为了解潜在的分子机制提出新的见解。

Li等[31]为探讨MTB *rpoB*基因突变与利福平/利福布汀耐药程度的关系，分析了177例临床分离的MTB *rpoB*基因。结果显示，在177株分离株中，116株对利福平和利福布汀均耐药；120株分离株的*rpoB*全基因序列有38种突变模式。统计分析表明，*S450L*、*H445D*、*H445Y*和*H445R*突变与利福平和利福布汀耐药相关。在这些突变中，*S450L*、*H445D*和*H445Y*突变与高水平利福平和利福布汀的最低抑菌浓度（minimal inhibitory concentration，MIC）相关；*H445R*突变与利福平的高水平MIC相关，但与利福布汀的高水平MIC无关；*D435V*和*L452P*突变仅与利福平相关，与利福布汀耐药无关；*Q432K*和*Q432L*突变与利福布汀的高水平MIC相关。多个与利福霉素耐药无统计学关联的单突变（如*V*170*F*），仅发生在低水平利福平但高水平利福布汀耐药的分离株中。此外，尽管对利福平和利福布汀的交叉耐药很常见，但已鉴定出21株利福平耐药/利福布汀敏感的分离株。此研究凸显了利福霉素耐药的复杂性。*rpoB*多态性的识别将有助于诊断耐利福平结核病，有可能使应用包括利福布汀在内的治疗方案的患者受益。

Zhao等[32]利用重庆结核病控制研究所分离菌株的WGS数据进行系统发育分类、耐药性预测和聚类分析。WGS数据中共获得187株耐多药或单耐利福平结核病（MDR/RR-TB）菌株；152株为谱系2株。80株（42.8%）单核苷酸多态性（SNP）差异≤12个的菌株被分类为20个基因组群，表明其最近发生了传播。感染谱系2菌株患者或职业被列为“其他”的患者与MDR/RR-TB的传播群显著相关。对一线结核病药物耐药突变的分析发现，在所有80株菌株中，76株（95.0%）在每个聚类中有相同的突变。在MDR/RR-TB菌株中，共有55.0%（44/80）在传播链上积累了额外的耐药突变，尤其是对氟喹诺酮类药物［63.6%（44/28）］。最近耐多药/耐药菌株的传播正在推动耐多药结核病的流行，导致传播链上积累了更严重的耐药性。

德拉马尼和普瑞玛尼为耐药结核病的治疗提供了更有效的选择。研究表明，对德拉马尼和普瑞玛尼的抗性是由与F420依赖性生物活化途径相关的*ddn*、*fgd*1、*fbiA*、*fbiB*、*fbiC*和*fbiD*基因突变引起的。Liu等[33]使用具有不同耐药性特征的临床MTB分离株进行体外筛选德拉马尼耐药菌株。药物敏感MTB（1.14×10^{-6}～1.04×10^{-4}）对德拉马尼的自发耐药频率与H37Rv（8.88×10^{-6}～9.96×10^{6}）相似，但高于多耐药（2.03×10^{-7}～3.18×10^{-6}）MTB和广泛耐药（4.67×10^{-8}～3.60×10^{-6}）MTB。在100个独立选择的德拉马尼抗性MTB突变体中，65%含有与德拉马尼前药激活（ddn：39.73%；*fgd*1：16.44%）或F420生物合成途径（*fbiA*：16.44%；*fbiB*：5.48%；*fbiC*：21.92%）相关的基因突变。在研究者发现的45个突变中，有38个之前未被报道过。结构分析表明，部分点突变影响了与德拉马尼抗性相关的酶的配体结合或结构稳定性，这将阻断前药激活所需的酶活性。研究结果阐明了不同临床菌株的体外自发性德拉马尼耐药模式，有助于提高对临床菌株中德拉马尼耐药的原因，以及与德拉马尼激活途径相关的基因中不同突变对耐药性影响的理解。

康替唑胺（contezolid，又名MRX-I）是一种较安全的噁唑烷酮类抗生素。为了确定MRX-I在MTB中的耐药机制，Pi等[34]分离了数个体外自发地对MRX-I耐药的MTB突变株，这些突变株的MIC比亲本菌株增加了16倍，但仍对利奈唑胺异常敏感。WGS显示，大多数MRX-I耐药突变体在*mce3R*基因中有突变，该基因编码一个转录抑制因子。*mce3R*突变导致单加氧酶编码基因Rv1936的表达显著增加。随后，研究者将Rv1936标记为一种假定的黄素依赖的单加氧酶，该酶催化MRX-I降解为其无活性的2，3-二氢吡啶-4-酮（DHPO）环开放代谢物，从而产生耐药性。因此，在设计使用MRX-I治疗结核病的联合治疗时，应考虑*mce3R*突变的发生。

司晓燕等[35]将MTB标准菌株H37Rv在利福平浓度2倍递增的7HIO液体培养基中进行传代培养，逐步诱导MTB菌株对利福平耐药。利用Xpert检测及荧光PCR熔解曲线法检测不同浓度利福平诱导菌株*rpoB*基因的突变情况，用实时荧光定量PCR方法检测外排泵基因*Rv*1457*c*、*Rv*1458*c* mRNA表达量，测算与标准菌株*Rv*1457*c*、*Rv*1458*c*相对表达量的比值，将利福平耐药菌株在无药罗氏培养基上连续培养10代，观察耐药性的变化。结果显示，MTB标准菌株诱导到利福平浓度为32 μg/ml时，获得*rpoB*基因突变菌株；*Rv*1457*c*和*Rv*1458*c*基因表达量随利福平诱导浓度递增而逐渐上升，当利福平浓度达到0.5 μg/ml及以上时，与标准菌株的比值大于2，提示诱导菌株*Rv*1457*c*和*Rv*1458*c*基因处于高表达状态。在无药培养基上连续传代10代后，*rpoB*基因发生突变前各浓度利福平诱导菌株MIC明显降低，而*rpoB*基因突变菌株的MIC基本稳定。因此，通过体外诱导实验可获得利福平耐药MTB菌株，药物外排泵基因表达与MTB菌株诱导浓度有关，*rpoB*基因突变后的MTB菌株对利福平耐药性可获得稳定遗传。

陈蕾[36]选取四川省成都市公共卫生临床医疗中心2020年1月至2021年1月收治的四川地区118例结核病患者的MTB分离株，利用分析基因芯片法（芯片法）检测MTB *katG*、*inhA*和*rpoB*基因突变位点耐药水平和突变频率特征，结果显示，异烟肼和利福平耐药株的耐药水平高，耐药相关基因的高耐药率为83.53%（71/85）和77.78%（77/99），基因突变位点与耐药水平关系密切，*katG*、*inhA*单基因突变位点的H高耐药率为92.96%（66/71）和30.77%（4/13），两者差异有统计学意义（$\chi^2=26.28$，$P<0.05$）。*rpoB*单基因突变位点中*rpoB*531、 *rpoB*526、*rpoB*533/516/513/511位点的R高耐药率为93.88%（49/49）、81.82%（18/22）和37.50%（9/24），三者差异有统计学意义（$\chi^2=29.17$，$P<0.05$）。H耐药相关基因以*katG*315单基因突变为主，突变形式为（AGC→ACC）Ser→Thr（S315T），突变频率为84.43%（71/85）；R耐药相关基因以*rpoB*531单基因突变为主，突变形式为RRDR-53（TCG→TTG）Ser→Leu，突变频率为49.50%（49/99）。

朱大晁等[37]对233株异烟肼耐药MTB临床分离株（37株对丙硫异烟胺同时耐药）的*katG*、*inhA*、*ahpC*、*kasA*基因进行扩增及序列分析。结果显示，耐异烟肼菌株中未发现*katG*完全缺失，223株（96.5%）耐药株*katG*存在点突变、插入，其中2个突变位点未见报道。195株（83.6%）耐药株的第315位点突变；189株（81.1%）耐药株第463位点突变（*R*463*L*），其中166株（71.2%）与第315位点联合突变；在其他位点发生突变的菌株有4株，包括*D*448*G* 1株、*D*419*H* 1株和2株同义突变。11株（4.72%）耐异烟肼菌株中发生*inhA*点突变，包括*S*94*A* 1株、*I*194*T* 1株、*C*-15*T*9株。37株丙硫异烟胺耐药的菌株中，8株发生点突变且均为*inhA C*-15*T*（4株为*inhA*单基因点突变*C*-15*T*，4株发生*katGS*315*T*和*inhAC*-15*T*的双基因联合突变）。全部耐药菌中有1株为*ahpC*基因突变，未发现有*kasA*基因突变。

洪建明等[38]对207株MTB临床分离株（其中66株链霉素耐药，15株卷曲霉素耐药，2株阿米卡星耐药）行核酸质谱分析检测氨基糖苷类耐药相关基因（*rpsL*、*rrs*、*eis*基因）点突变情况。结果显示，59株耐氨基糖苷结核菌检出*rpsL*和/或*rrs*基因突变，其中49株为*rrs*基因突变，20株为*rpsL*基因突变，未检出*eis*基因突变。124株对氨基糖苷类药物敏感的MTB检测出57例*rrs G*1484*T*突变。*rrs A*1401*G*、*rpsLLys*43*Arg*（AAG→AGG）、*Lys*88*Arg* AAG→AGG等突变与耐药表型高度一致。因此，*rrs*和*rpsl*基因突变是MTB耐氨基糖苷类药物的重要因素。

夏强等[39]选择125株MDR-TB临床分离株进行链霉素、卡那霉素、卷曲霉素敏感性检测，并对相关耐药基因*rrs*、*tlyA*、*eis*启动子、*rpsL*进行测序和分析。结果显示，125株MDR-TB临床分离株中，链霉素耐药＋卡那霉素耐药菌株有9株（占7.2%），链霉素耐药＋卷曲霉素耐药菌株有4株（占3.2%），卡那霉素耐药＋卷曲霉素耐药菌株有2株（占2%），对链霉素＋卡那霉素＋卷曲霉素全部耐药的菌株有6株（占4.8%）。测序显示，125株MDR-TB菌株中均发现*tlyA*的33A-G突变；*eis*启动子突变有4株，均出现在卡那霉素耐药相关菌株中；*rrs*突变共发现14株，8种突变类型，其中1401A-G类型突变为5株，530环状区域突变为3株。利用*rrs*检测链霉素＋卡那霉素耐药的敏感性为33.33%，检测链霉素＋卷曲霉素耐药的敏感性为40%，检测卡那霉素＋卷曲霉素耐药的敏感性为50%，检测链霉素＋卡那霉素＋卷曲霉素耐药的敏感性为50%。因此，链霉素、卡那霉素、卷曲霉素之间存在交叉耐药的情况。*rrs*基因的530环状区域突变和1401A-G位点突变与三者间交叉耐药相关，利用该基因突变检测交叉耐药具有一定的参考意义。

田丽等[40]在PubMed、中国知网、万方、维普数据库中检索有关我国MTB耐异烟肼基因突变的研究文献，对纳入文献的突变基因的突变位点、突变类型，以及氨基酸改变数量等信息进行整合分析。结果显示，共纳入69篇中英文文献，共6393株异烟肼耐药MTB。95.71%（6119/6393）检测到基因突变或缺失，其中*katG*、*inhA*、*aphC*突变数量最多，分别占77.57%（4959/6393）、15.20%（972/6393）和3.69%（236/6393）。单基因单位点突变占87.80%

（5613/6393），联合突变占12.20%（780/6393）。*katG*315突变占异烟肼耐药菌株总数的56.22%（3594/6393），*katG*463突变占10.03%（641/6393），*inhA*15突变占10.10%（646/6393）。突变形式最常见的是C→T，占10.03%（641/6393）。因此，我国异烟肼耐药MTB突变基因最多的是*katG*、*inhA*、*ahpC*，突变密码子最多的是*katG*315、*katG*463、*inhA*15。

（孔成成　唐神结）

参考文献

［1］PENG Y C，ZHU X J，GAO L，et al. *Mycobacterium tuberculosis* Rv0309 dampens the inflammatory response and enhances mycobacterial survival［J］. Front Immunol，2022，13：829410.

［2］LIU H R，GUI X W，CHEN S X，et al. Structural variability of lipoarabinomannan modulates innate immune responses within infected alveolar epithelial cells［J］. Cells，2022，11（3）：361.

［3］SUO J，WANG X Y，ZHAO R C，et al. *Mycobacterium tuberculosis* PPE7 enhances intracellular survival of *Mycobacterium smegmatis* and manipulates host cell cytokine secretion through nuclear factor Kappa B and mitogen-activated protein kinase signaling［J］. J Interferon Cytokine Res，2022，42（10）：525-535.

［4］PENG Z L，YUE Y，XIONG S D. Mycobacterial PPE36 modulates host inflammation by promoting E3 ligase smurf1-mediated MyD88 degradation［J］. Front Immunol，2022，13：690667.

［5］QIAN J N，HU Y W，ZHANG X，et al. *Mycobacterium tuberculosis* PE_PGRS19 induces pyroptosis throμgh a non-classical caspase-11/GSDMD pathway in macrophages［J］. Microorganisms，2022，10（12）：2473.

［6］DOU Y F，XIE Y，ZHANG L Y，et al. Host MKRN1-mediated mycobacterial PPE protein ubiquitination suppresses innate immune response［J］. Front Immunol，2022，13：880315.

［7］NING H H，LIANG X，XIE Y L，et al. c-di-AMP accumulation regulates growth，metabolism，and immunogenicity of *Mycobacterium smegmatis*［J］. Front Microbiol，2022，13：865045.

［8］LU Y Z，NING H H，KANG J，et al. Cyclic-di-AMP phosphodiesterase elicits protective immune responses against *Mycobacterium tuberculosis* H37Ra infection in mice［J］. Front Cell Infect Microbiol，2022，12：871135.

［9］白鹭，宁唤唤，康健，等. 结核分枝杆菌EsxV亚单位疫苗黏膜免疫诱导的免疫应答［J］. 中国人兽共患病学报，2022，38（5）：379-386.

［10］张京燕，纪爱芳，毛莉蓉，等. 结核分枝杆菌Rv3133c基因原核表达及免疫功能研究［J］. 中华微生物学和免疫学杂志，2022，42（6）：443-450.

［11］范雪亭，栾秀丽，赵秀芹，等. 结核分枝杆菌Rv2941蛋白抗原表位集中区免疫原性研究［J］. 中国人兽共患病学报，2022，38（5）：394-399.

［12］彭章丽，沈瑶，付雪峰. 结核分枝杆菌PknG抑制内毒素介导的巨噬细胞炎症免疫应答［J］. 实用医学杂志，2022，38（1）：45-49.

［13］李鹏川，梁艳，张林西，等. 应用生物信息学分析结核分枝杆菌表位串联蛋白W541的结构和功能［J］. 中国防痨杂志，2022，44（12）：1345-1357.

［14］TAJ A，JIA L Q，SHA S S，et al. Functional analysis and enzyme characterization of mannose-1-phosphate guanylyl transferase（ManB）from *Mycobacterium tuberculosis*［J］. Res Microbiol，2022，173（1-2）：103884.

［15］CUI Y Y，TANG Y Y，SHAO M Z，et al. *Mycobacterium tuberculosis* protease Rv3090 is associated with late cell apoptosis and participates in organ injuries and mycobacterial dissemination in mice［J］. Microb Pathog，2022，173（Pt B）：105880.

［16］LI W，DENG W Y，ZHANG N，et al. *Mycobacterium tuberculosis* Rv2387 facilitates mycobacterial survival by silencing TLR2/p38/JNK signaling［J］. Pathogens，2022，11（9）：981.

[17] LI Q, PENG Z L, FU X F, et al. Rv3737 is required for *Mycobacterium tuberculosis* growth in vitro and in vivo and correlates with bacterial load and disease severity in human tuberculosis [J]. BMC Infect Dis, 2022, 22 (1): 256.

[18] FAN X Y, LIU Z C, WAN Z B, et al. Prophage gene Rv2650c enhances intracellular survival of *Mycobacterium smegmatis* [J]. Front Microbiol, 2022, 12: 819837.

[19] CHEN Z H, LUO T, MA P J, et al. *Mycobacterium tuberculosis* ESAT6 modulates host innate immunity by downregulating miR-222-3p target PTEN [J]. Biochim Biophys Acta Mol Basis Dis, 2022, 1868 (1): 166292.

[20] HE C J, CHENG X, KAISAIER A, et al. Effects of *Mycobacterium tuberculosis* lineages and regions of difference (RD) virulence gene variation on tuberculosis recurrence [J]. Ann Transl Med, 2022, 10 (2): 49.

[21] RAJWANI R, GALATA C, LEE A W T, et al. A multi-omics investigation into the mechanisms of hyper-virulence in *Mycobacterium tuberculosis* [J]. Virulence, 2022, 13 (1): 1088-1100.

[22] TONG J F, MENG L, BEI C, et al. Modern Beijing sublineage of *Mycobacterium tuberculosis* shift macrophage into a hyperinflammatory status [J]. Emerg Microbes Infect, 2022, 11 (1): 715-724.

[23] JIANG Z, ZHUANG Z F, MI K X. Experimental evolution reveals redox state modulates mycobacterial pathogenicity [J]. Front Genet, 2022, 13: 758304.

[24] YU X, HUANG Y, LI Y Z, et al. *Mycobacterium tuberculosis* PE_PGRS1 promotes mycobacteria intracellular survival via reducing the concentration of intracellular free Ca^{2+} and suppressing endoplasmic reticulum stress [J]. Mol Immunol, 2023, 154: 24-32.

[25] 刘丽莎，钟燕霄，田晴，等. RD区EspJ蛋白在结核分枝杆菌感染巨噬细胞中的作用 [J]. 巴楚医学, 2022, 5 (2): 26-32.

[26] 梁晨，刘盛盛，刘毅，等. 不同基因型结核分枝杆菌脂聚糖对巨噬细胞的毒性作用研究 [J]. 中华微生物学和免疫学杂志，2022，42 (1): 62-67.

[27] ZHANG L Y, WANG C L, YAN M Y, et al. Toxin-antitoxin systems alter adaptation of *Mycobacterium smegmatis* to environmental stress [J]. Microbiol Spectr, 2022, 10 (6): e0281522.

[28] 刘含梅，钱心怡，唐雨婷，等. 结核分枝杆菌sRNA Mpr5的功能验证 [J]. 微生物学报，2022，62 (7): 2850-2858.

[29] ZHANG Q Q, YANG Y W, GONG X Q, et al. Thermodynamic integration combined with molecular dynamic simulations to explore the cross-resistance mechanism of isoniazid and ethionamide [J]. Proteins, 2022, 90 (5): 1142-1151.

[30] WU Z H, TAN Q C, ZHANG C C, et al. mbtD and celA1 association with ethambutol resistance in *Mycobacterium tuberculosis*: A multiomics analysis [J]. Front Cell Infect Microbiol, 2022, 12: 959911.

[31] LI M C, WANG X Y, XIAO T Y, et al. *rpoB* mutations are associated with variable levels of rifampin and rifabutin resistance in *Mycobacterium tuberculosis* [J]. Infect Drug Resist, 2022, 15: 6853-6861.

[32] ZHAO B, LIU C F, FAN J L, et al. Transmission and drug resistance genotype of multidrug-resistant or rifampicin-resistant *Mycobacterium tuberculosis* in Chongqing, China [J]. Microbiol Spectr, 2022, 10 (5): e0240521.

[33] LIU Y Y, SHI J, LI L, et al. Spontaneous mutational patterns and novel mutations for delamanid resistance in *Mycobacterium tuberculosis* [J]. Antimicrob Agents Chemother, 2022, 66 (12): e0053122.

[34] PI R, CHEN X M, MENG J, et al. Drug degradation caused by mce3R mutations confers contezolid (MRX-I) resistance in *Mycobacterium tuberculosis* [J]. Antimicrob Agents Chemother, 2022, 66 (10): e0103422.

[35] 司晓燕，陈俊林，施慧慧，等. 体外诱导获取利福平耐药结核分枝杆菌菌株及其稳定性研究 [J]. 交通医学，2022，36 (1): 10-14，18.

[36] 陈蕾. 四川地区结核分枝杆菌 *katG*、*inhA* 和 *rpoB* 基因突变位点耐药水平及突变频率特征分析 [J]. 临床肺科杂志，2022，27 (2): 242-246.

[37] 朱大冕，刘文果，沈静，等. 重庆地区结核分枝杆菌异烟肼和丙硫异烟胺耐药及其交叉耐药相关基因突变研究 [J]. 中国人兽共患病学报，2022，38 (5): 405-409.

[38] 洪建明，余永恒，余晓琳，等. 广东省东莞市结核分枝杆菌氨基糖苷类药物耐药相关基因突变分析［J］. 中国药物与临床，2022，22（7）：600-602.

[39] 夏强，刘海灿，赵秀芹，等. 耐多药结核分枝杆菌对氨基糖苷类及多肽类药物交叉耐药相关基因突变特征分析［J］. 温州医科大学学报，2022，52（10）：823-828.

[40] 田丽，周伟，黄星，等. 中国异烟肼耐药结核分枝杆菌基因突变特征分析［J］. 中国防痨杂志，2022，44（4）：354-361.

第七章 结核病免疫学

结核分枝杆菌（*Mycobacterium tuberculosis*，MTB）已经进化出无数个策略来逃避和破坏免疫反应以在宿主内持续存在，MTB的蛋白酶在其中扮演了重要角色，其通过调控和改变巨噬细胞的吞噬功能、分泌细胞因子的数量及巨噬细胞的死亡方式来进行免疫逃逸。结核病的标准治疗方法是一线联合化疗联合多种抗生素治疗至少6个月。目前的抗结核治疗有许多局限性，例如，治疗时间延长、药物毒性，以及如果患者的治疗依从性差，会发生耐药菌株的潜在风险。宿主定向治疗（host-directed therapy，HDT）可能有助于对抗细菌感染，提高结核病的治疗效率。

一、结核分枝杆菌的免疫逃逸

一旦被巨噬细胞吞噬，MTB就会采取各种策略来利用宿主环境进行细胞内存活。MTB可以克服巨噬细胞内杀伤并导致持续感染。MTB的蛋白酶是参与免疫反应的关键毒力因子。研究者构建了一种表达MTBPE_PGRS19（Ms_PE_PGRS19）的重组包皮分枝杆菌，发现PE_PGRS19过表达可导致体外细菌生长加速，巨噬细胞中细菌的存活率增高，细胞损伤能力增强。Ms_PE_PGRS19还诱导促炎性细胞因子的表达，如白介素（interleukin，IL）-6、肿瘤坏死因子-α（tumor necrosis factor-α，TNF-α）、IL-1β和IL-18。此外，研究者证明了Ms_PE_PGRS19通过非经典途径来诱导细胞焦亡，并进一步诱导GSDMD切割，从而导致IL-1β和IL-18的释放。这些参与细菌存活和传播的致病因子可能是未来抗结核治疗的潜在药物靶点[1]。

Rv3090是一种细胞壁相关蛋白酶和潜在的致病因子。为了表征Rv3090在MTB中的作用，研究者构建了重组Msg_Rv3090株以感染巨噬细胞和小鼠。在体外实验中，Rv3090诱导晚期巨噬细胞凋亡；在体内实验中，Rv3090可诱导小鼠肝细胞和肺细胞凋亡，对脾、肝、肺造成病理损伤[2]。这些研究数据表明Rv3090蛋白酶触发晚期细胞凋亡，并有助于MTB的致病性和传播。

H37Rv可介导TWIK2-NLRP3通路参与肺泡巨噬细胞损伤[3]。MTB感染可增强HRH1的表达，进而通过调节GRK2-p38MAPK信号通路抑制巨噬细胞的杀菌活性，抑制NOX2介导的胞质活性氧（cytosolic reactive oxygen species，cROS）的产生和吞噬体成熟[4]。

Rv2387蛋白可促进MTB的巨噬细胞内存活。这种效应依赖于TLR2及其下游途径。Rv2387抑制TLR2活化、p38和JNK信号通路，抑制促炎反应，并促进巨噬细胞凋亡。Rv2387破坏宿主免疫反应以促进MTB感染，可被视为分枝杆菌的毒力标志物。该结果加深了人们对宿主-病原菌相互作用的理解，并可能有利于毒性分枝杆菌感染的治疗[5]。

与未感染的巨噬细胞相比，受感染巨噬细胞中的代谢物发生了显著变化。与H37Ra或卡介苗（BCG）感染相比，H37Rv感染特异性诱导了247种差异变化的代谢物。KEGG富集分析结果显示，H37Rv特异性诱导色氨酸代谢，定量PCR的结果也证实了H37Rv感染诱导的色氨酸代谢增强的结果。这些发现表明，靶向色氨酸代谢可能是肺结核的潜在治疗策略[6]。

马磊等[7]研究发现MTB感染巨噬细胞后，可通过p38 MAPK信号通路的活化上调PFKFB3的表达，并促进巨噬细胞糖酵解和炎性细胞因子分泌。

研究者使用广泛靶向的小代谢物筛选、稳定同位素追踪代谢组学，以及药理学和遗传学方法进行研究，结果发现，除了通过糖酵解增强葡萄糖分解代谢外，谷氨酰胺还被用作重要的碳和氮源，用于在MTB诱导的M1样巨噬细胞中生成生物合成前体、信号分子和衣康酸盐。该研究认识到谷氨酰胺对MTB感染巨噬细胞免疫代谢特性的这种新贡献可能有助于结核病治疗方法的发展[8]。

MTB的MTB蛋白CDP-甘油二酯水解酶（mycobacterium protein CDP-diglyceride hydrolase of Mycobacteriumn，CdhM）可以靶向内质网并导致内质网形态异常和细胞死亡。RNA测序分析表明，大多数内质网应激相关基因被CdhM调节。CdhM可显著提高内质网应激标志物BiP和CHOP的转录和蛋白质水平，以及XBP1剪接和eIF2α磷酸化水平，证实了CdhM可在感染期间诱导内质网应激[9]。

细胞壁蛋白Rv0309或BCG_RS01790可能通过抑制促炎反应和降低细菌细胞壁通透性来增强感染后的分枝杆菌细胞内存活，提高分枝杆菌存活率[10]。

马伯利等[11]的研究表明，内质网应激的ATF6-CHOP信号通路可以介导BCG感染的THP-1细胞发生焦亡。

刘冬梅等[12]的研究发现，PPARγ和STAT1是MTB感染后巨噬细胞产生炎症反应的关键调节因子。

研究者使用前瞻性观察性研究评估了活动性结核病患者外周血单个核细胞中T细胞和单核细胞上PD-1 / PD-L1表达的特征，并使用体外和体内（小鼠）模型来验证研究结果。结果发现，肺结核患者单核细胞上PD-L1表达增加与更高的细菌负荷和更差的治疗结果相关[13]。这些数据表明，PD-1/PD-L1通路参与MTB相关的免疫反应。受感染巨噬细胞的死亡形式在MTB感染的结局中发挥着举足轻重的作用。

铁死亡是由脂质过氧化诱导的程序性细胞死亡，铁死亡可帮助MTB在宿主内扩散，便于MTB的存活。HO-1是MTB诱导的铁死亡的重要调节因子，其通过调节活性氧（ROS）的产生和铁的增殖以改变巨噬细胞死亡，进而对抗MTB感染[14]。

ROP-TB是源自2种MTB RD1抗原ESAT-6和CFP-10的重组重叠肽蛋白。ROP-TB能刺激由炎症小体介导的GSDMD切割引起焦亡和炎性细胞因子释放以控制病原体感染，但来自MTB的已知蛋白质磷酸酶PtpB可通过改变宿主膜组成来抑制宿主炎症小体-焦亡途径来进行免疫逃逸[15]。

二、宿主定向治疗

MTB感染引起长期异常和过度的炎症反应，进而导致肺损伤和纤维化，最终导致死亡。在没有有效抗结核药物的情况下，HDT已被证明是一种有效的抗结核策略。树突状细胞（dendritic cell，DC）是桥接针对MTB感染的先天性和适应性免疫应答的关键免疫细胞之一。

Viperin缺乏增强了DC的吞噬活性，并促进了促炎性细胞因子的产生及适应性免疫应答。在机制上，Viperin缺乏通过NF-κB p65激活促进DC活化和功能。这些结果表明，MTB诱导的Viperin表达会损害MTB感染过程中DC宿主防御功能的激活，以及DC和T细胞的抗原呈递过程。这项研究可能为未来在HDT结核病治疗中提供潜在靶点[16]。

丹参酮ⅡA（Tan）提取自丹参，是一种多年生草本植物。Tan通过抑制NLRP3炎症小体激活引起的GSDMD-N和乳酸脱氢酶释放来减少MTB诱导的细胞焦亡。此外，Tan可抑制MTB感染巨噬细胞中NLRP3炎症小体活化的部分上游信号，如内质网应激、线粒体损伤和TXNIP蛋白表达。敲减内质网应激途径的蛋白，NLPR3炎症小体活化受到抑制，这进一步阐明了Tan部分靶向内质网应激发挥抗炎和免疫调节作用。这些研究数据建议Tan可作为辅助药物，通过调节宿主免疫反应来治疗结核病[17]。

穿心莲内酯下调了促炎miR-155-5p的表达，从而促进Nrf 2的表达以抑制MTB感染巨噬细胞中的焦亡。进一步研究发现，敲减Nrf 2可以减弱穿心莲内酯对TXNIP的抑制作用[18]。这些数据表明，穿心莲内酯可能是抗结核治疗的潜在候选辅助药物，因其可以抑制MTB感染巨噬细胞的焦亡，从而可能改善临床结果。

环氧合酶-2可能是治疗结核病的新靶点，柳氮磺吡啶可能是一种潜在的治疗药物，可防止在结核病发病过程中由前列腺素E_2过量产生而引起的严重炎症[19]。阿莫沙平在MTB感染期间抑制巨噬细胞的细胞毒性，并通过激活体外和体内的自噬途径增强巨噬细胞内MTB的细胞内杀伤[20]。这些发现证实了靶向自噬是开发针对分枝杆菌新HDT的有效策略。

hsa_circ_0001204可抑制细胞内MTB的生长，同时改善MTB感染巨噬细胞的细胞凋亡和炎症，这可能是通过减弱TLR4介导的NF-κB信号通路激活。这项研究表明，hsa_circ_0001204可作为预防结核病的潜在治疗剂[21]。

RNA测序和免疫印迹结果表明，长期MTB感染后Nrf 2蛋白表达降低。此外，Nrf 2激活剂萝卜硫素（sulforaphane，SFN）减少了促炎性细胞因子的产生，抑制了吞噬作用和宿主细胞凋亡，同时提高了ROS水平并促进了感染MTB的THP1巨噬细胞的自噬。此外，SFN激活的Nrf 2增强了巨噬细胞对细菌的杀伤能力，其机制可能是通过Nrf 2调节保护性免疫。这些发现表明，Nrf 2信号级联反应的调节可用于治疗结核病患者，以及开发更好的抗结核疫苗的治疗靶点[22]。

TWEAK-Fn14信号传导持续通过降低线粒体膜电位导致线粒体ROS积累并激活细胞死亡相关蛋白，导致感染晚期细胞死亡。TWEAK阻滞剂或Fn14缺乏可抑制氧化应激和钙相关自噬，导致MTB存活率升高。这些研究结果建议，可以操纵TWEAK-Fn14轴和钙内流以达到抗结核治疗的目的[23]。

lnc-EST12抑制小鼠巨噬细胞中炎症和焦亡的活化。缺乏lnc-EST12或FUBP3会降低MTB的存活率并增加小鼠巨噬细胞或炎症反应。其中宿主lnc-EST12通过FUBP3负调节抗MTB先天免疫。这种lncRNA的发现进一步提高了人们对MTB感染后细胞内挣扎和存活机制的理解，并可能为开发针对宿主lnc-EST12和FUBP3之间相互作用的潜在抗结核治疗方法提供了参考[24]。

Mn^{2+}通过STING-TNF途径调节感染MTB的巨噬细胞中各种细胞因子的产生，如TNF-α[25]。这一研究结果为Mn^{2+}作为药物辅助因子治疗结核病和开发新一代疫苗佐剂提供了理论支持。

研究者评估了4种钙调节剂对巨噬细胞MTB生长的影响。结果发现，只有氟桂利嗪增强了巨噬细胞对MTB的杀菌能力，这是由磷酸化钙（phosphorylated calcium/calmodulin，CaM）/钙调蛋白依赖性蛋白激酶Ⅱ（phosphorylated calcium/calmodulin-dependent protein kinase Ⅱ，pCaMKⅡ）水平升高诱导的。研究进一步发现，在MTB感染的巨噬细胞中，CaM的表达降低，并在氟桂利嗪治疗后恢复。与这些发现一致，在沉默CaM或抑制CAMKⅡ活性后，巨噬细胞的抗结核能力降低。综上所述，氟桂利嗪增强了巨噬细胞的杀菌能力，因此，上述研究结果强烈支持这种药物可作为结核病治疗HDT候选药物进行进一步研究[26]。

维生素C可显著减轻MTB感染引起的细胞损伤。维生素C降低了MTB诱导的细胞凋亡相关蛋白和炎症因子在THP-1细胞中的表达，减少了细胞凋亡。总体而言，这些结果表明维生素C可以减少MTB感染引起的肺损伤[27]。

维生素D_3显著减轻了MTB感染引起的细胞损伤。维生素D_3可通过抑制Ca^{2+}浓度来激活细胞自噬信号[28]。这些研究数据可以提高人们对于维生素D_3对MTB感染影响的认识，并有助于确定维生素D_3缓解和治疗结核引起炎症反应的潜在机制。

熊果苷可通过促进巨噬细胞TLR4/NF-κB通路的激活，进而促进巨噬细胞的存活和炎性细胞因子的分泌，进而发挥抗结核的功能[29]。

尽管取得了一些进展，但由于人们对控制MTB所需的宿主反应的了解有限，以及预测人类免疫反应的动物模型等技术存在差距，新的结核病疫苗和治疗方法的发现和开发仍受到诸多阻碍。充分了解MTB与宿主免疫之间的复杂相互作用可以为合理设计更好的结核病疫苗和治疗方法提供信息。

（袁金锋　李　丽　刘　欣　逄　宇　唐神结）

参考文献

[1] QIAN J N，HU Y W，ZHANG X，et al. *Mycobacterium tuberculosis* PE_PGRS19 induces pyroptosis through a non-classical caspase-11/GSDMD pathway in macrophages [J]. Microorganisms，2022，10（12）：2473.

[2] CUI Y Y，TANG Y Y，SHAO M Z，et al. *Mycobacterium tuberculosis* protease Rv3090 is associated with late cell apoptosis and participates in organ injuries and mycobacterial dissemination in mice [J]. Microb Pathog，2022，173（Pt B）：105880.

[3] 何莹，韩鑫，蔺咏梅，等. 结核分枝杆菌介导TWIK2-NLRP3通路参与小鼠肺泡巨噬细胞损伤的研究 [J]. 临床和实验医学杂志，2021（3）：229-233.

[4] MO S W，GUO J B，YE T S，et al. *Mycobacterium tuberculosis* utilizes host histamine receptor H1 to modulate reactive oxygen species production and phagosome maturation via the p38MAPK-NOX2 axis [J]. mBio，2022，13（5）：e0200422.

[5] LI W，DENG W Y，ZHANG N，et al. *Mycobacterium tuberculosis* Rv2387 facilitates mycobacterial survival by silencing TLR2/p38/JNK signaling [J]. Pathogens，2022，11（9）：981.

[6] XIAO G H，ZHANG S，ZHANG L K，et al. Untargeted metabolomics analysis reveals *Mycobacterium tuberculosis* strain H37RV specifically induces tryptophan metabolism in human macrophages [J]. BMC Microbiol，2022，22（1）：249.

[7] 马磊，梁龙龙. 结核分枝杆菌感染对巨噬细胞糖酵解的影响和机制研究 [J]. 检验医学，2019，34（7）：643-647.

[8] JIANG Q K，QIU Y P，KURLAND I J，et al. Glutamine is required for M1-like polarization of macrophages in response to *Mycobacterium tuberculosis* infection [J]. mBio，2022，13（4）：e0127422.

[9] XU P, TANG J, HE Z G. Induction of endoplasmic reticulum stress by CdhM mediates apoptosis of macrophage during *Mycobacterium tuberculosis* infection [J]. Front Cell Infect Microbiol, 2022, 12: 877265.

[10] PENG Y C, ZHU X J, GAO L, et al. *Mycobacterium tuberculosis* Rv0309 dampens the inflammatory response and enhances mycobacterial survival [J]. Front Immunol, 2022, 13: 829410.

[11] 马伯利，刘悦阳，聂雪伊，等. ATF6/CHOP信号通路对减毒牛结核分枝杆菌感染的THP-1细胞焦亡的调控作用 [J]. 中国病理生理杂志，2022，38（12）：2183-2190.

[12] 刘冬梅，彭少君，韩晓群，等. STAT1在PPARγ活化后抑制结核分枝杆菌感染巨噬细胞炎症反应中的作用 [J]. 免疫学杂志，2022，38（9）：768-774.

[13] PAN S W, SHU C C, HUANG J R, et al. Pd-l1 expression in monocytes correlates with bacterial burden and treatment outcomes in active pulmonary tuberculosis [J]. Int J Mol Sci, 2022, 23 (3): 1619.

[14] MA C J, WU X L, ZHANG X, et al. Heme oxygenase-1 modulates ferroptosis by fine-tuning levels of intracellular iron and reactive oxygen species of macrophages in response to *Bacillus Calmette-Guerin* infection [J]. Front Cell Infect Microbiol, 2022, 12: 1004148.

[15] ZHANG Q, LU X, GAO L, et al. *In vitro* and *in vivo* antigen presentation and diagnosis development of recombinant overlapping peptides corresponding to *Mtb esat*-6/*cfp*-10 [J]. Front Immunol, 2022, 13: 872676.

[16] ZHOU X Y, XU H, LI Q N, et al. Viperin deficiency promotes dendritic cell activation and function via NF-kappaB activation during *Mycobacterium tuberculosis* infection [J]. Inflamm Res, 2023, 72 (1): 27-41.

[17] LI Y H, FU Y, SUN J X, et al. Tanshinone IIA alleviates NLRP3 inflammasome-mediated pyroptosis in *Mycobacterium tuberculosis*- (H37Ra-) infected macrophages by inhibiting endoplasmic reticulum stress [J]. J Ethnopharmacol, 2022, 282: 114595.

[18] FU Y, SHEN J J, LIU F L, et al. Andrographolide suppresses pyroptosis in *Mycobacterium tuberculosis*-infected macrophages via the microRNA-155/Nrf2 axis [J]. Oxid Med Cell Longev, 2022, 2022: 1885066.

[19] WANG W F, NING Y P, WANG Y J, et al. *Mycobacterium tuberculosis*-induced upregulation of the COX-2/mPGES-1 pathway in human macrophages is abrogated by sulfasalazine [J]. Front Immunol, 2022, 13: 849583.

[20] WANG J, SHA J, STRONG E, et al. FDA-approved amoxapine effectively promotes macrophage control of mycobacteria by inducing autophagy [J]. Microbiol Spectr, 2022, 10 (5): e0250922.

[21] MA X Q, WANG F, ZHEN L B, et al. Hsa_circ_0001204 modulates inflammatory response of macrophages infected by *Mycobacterium tuberculosis* via TLR4/NF-κB signaling pathway [J]. Clin Exp Pharmacol Physiol, 2023, 50 (2): 132-139.

[22] ZHOU J, FANG F, QI J Y, et al. Activation of Nrf2 modulates protective immunity against *Mycobacterium tuberculosis* infection in THP1-derived macrophages [J]. Free Radic Biol Med, 2022, 193 (Pt 1): 177-189.

[23] CHEN Y M, LIU P Y, TANG K T, et al. TWEAK-Fn14 axis induces calcium-associated autophagy and cell death to control mycobacterial survival in macrophages [J]. Microbiol Spectr, 2022, 10 (6): e0317222.

[24] YAO Q L, XIE Y, XU D D, et al. Lnc-EST12, which is negatively regulated by mycobacterial EST12, suppresses antimycobacterial innate immunity through its interaction with FUBP3 [J]. Cell Mol Immunol, 2022, 19 (8): 883-897.

[25] QIAN K Q, SHAN L D, SHANG S W, et al. Manganese enhances macrophage defense against *Mycobacterium tuberculosis* via the STING-TNF signaling pathway [J]. Int Immunopharmacol, 2022, 113 (Pt B): 109471.

[26] MO S W, LIU X Q, ZHANG K H, et al. Flunarizine suppresses *Mycobacterium tuberculosis* growth via calmodulin-dependent phagosome maturation [J]. J Leukoc Biol, 2022, 111 (5): 1021-1029.

[27] SONG F Y, WU Y M, LIN X, et al. Vitamin C inhibits apoptosis in THP-1 cells in response to incubation with *Mycobacterium tuberculosis* [J]. Exp Ther Med, 2022, 24 (6): 717.

[28] WU Y M, LIN X, SONG F Y, et al. Vitamin D3 promotes autophagy in THP-1 cells infected with *Mycobacterium tuberculosis* [J]. Exp Ther Med, 2022, 23 (3): 240.

[29] 李卫鸿，韩芸，师成玲，等. 熊果苷通过调控巨噬细胞TLR4/NF-κB通路抑制结核分枝杆菌活性的研究 [J]. 临床和实验医学杂志，2021，20（18）：1940-1944.

下篇　结核病临床

第八章　结核病细菌学诊断

结核分枝杆菌（*Mycobacterium tuberculosis*，MTB）的病原学检查是诊断结核病的“金标准”，对传染源的发现、疾病确诊及临床治疗具有重要意义。目前我国结核病流行趋势依然严峻，肺结核的早期诊断和耐药检测是防治肺结核耐药的关键。因此，应完善和加强分枝杆菌的实验室检测，避免漏检、误检，以更有效地防治结核病。

一、涂片镜检

涂片镜检因操作方便、实验无须特别仪器且价格低廉，一直以来都是临床诊断结核病的重要诊断依据。但传统的涂片镜检法阳性率低，国内研究者对涂片镜检法进行了改进和评估。

Chen等[1]通过改进对脑脊液的处理方式，即使用4%多聚甲醛固定及0.3% TritonX-100透化，使标本中MTB的检出率达到76.1%，高于Gene-Xpert MTB/RIF检测（简称“Xpert检测”）的检出率（73.9%），且远高于传统涂片镜检对脑脊液的检出率。这种改良的齐-内染色法（Z-N染色法）除提高了检测敏感性以外，还可以节省更多的时间，对于结核性脑膜炎（tuberculous meningitis，TBM）有很好的临床诊断意义。

Zheng等[2]构建了一种新的具有口袋茎环结构的适配体MA1-39，将含有异硫氰酸荧光素的MA1-39与痰标本进行孵育，并在荧光显微镜下观察。与传统涂片镜检相比，适配体-荧光显微镜法对临床标本中MTB的检出率更高（48.8% *vs.*32.6%，$P=0.0001$），两种技术间的特异性没有显著差异（90.4% *vs.* 94.0%）。此外，该方法还可将MTB和非结核分枝杆菌（nontuberculous mycobacteria，NTM）进行区分，NTM检测结果显示为阴性。

Fu等[3]评估了自动化TB涂片检测系统。该系统由显微镜扫描仪和基于深度学习的人工智能识别程序组成，该系统4分钟内即可扫描8个载玻片并输出结果。经过一系列的影像学训练和测试，当数字图像从120张增加到200张时，该系统的准确性、敏感性和特异性分别提高到93.7%、77.4%和96.6%。剔除因染色质量和涂片制备不合格的涂片后，其准确性、敏感性和特异性分别提高到95.2%、85.7%和96.9%。该研究还对比了手工涂片镜检和自动化TB涂片检测系统，自动化系统的敏感性升至85.7%，高于敏感性为82.1%的手工涂片镜检。

研究结果表明，在涂片位置及染色质量得到控制的前提下，自动化结核诊断系统比手工镜检具有更高的敏感性和实验室效率。可见通过改变标本收集和处理方式能提高涂片镜检的检出率。适配体-荧光显微镜法的敏感性不仅高于传统涂片镜检法，还可将MTB和NTM进行区分。自动化TB涂片检测系统可缩短检测时间、提高诊断效能，可为结核病提供良好的诊断依据。

二、结核分枝杆菌培养

MTB培养为结核病实验室诊断的“金标准”，培养阳性的菌株还可进行后续的菌种鉴定和药敏试验，临床的应用价值较高。很多因素可影响MTB的培养阳性率，国内研究者对影响因素进行了分析。

孙金昊等[4]比较了Xpert检测、MGIT-960快速液体培养系统（MGIT-960液体培养）检测肺结核患者痰标本和支气管肺泡灌洗液（bronchoalveolar lavage fluid，BALF）标本的阳性率。研究共纳入212例肺结核患者，痰标本中MGIT-960液体培养的阳性检出率高于Xpert检测（60.85% *vs*. 48.11%，$P<0.05$）；BALF标本中MGIT-960液体培养的阳性检出率同样高于Xpert检测（61.79% *vs*. 54.72%，$P<0.05$）。可见MGIT-960液体培养检测痰液和BALF标本的阳性检出率均高于Xpert检测。

王艳等[5]对2018—2020年广东省深圳市龙华区某综合医院呼吸科住院的患者进行病原学阳性肺结核患者发现情况评估。研究共纳入342例患者，其中病原学阳性者为73例（21.3%）。单一检测方法中，涂片法检出阳性患者24例（32.9%，24/73），MGIT-960液体培养检出阳性患者52例（71.2%，52/73），Xpert检出阳性患者54例（74.0%，54/73）；检测方法组合中，涂片＋MGIT-960液体培养检查发现阳性患者53例（72.6%，53/73），涂片＋Xpert检测发现阳性患者58例（79.5%，58/73），培养＋Xpert检测发现阳性患者73例（100.0%，73/73）。可见联合使用含MGIT-960液体培养的组合检测可提高检出率，可在综合医院中及时发现病原学阳性患者，切实做到肺结核患者的早发现、早诊断和早治疗。

Du等[6]评估了以复苏促进因子为基础的薄层琼脂培养法（Rpfs-TLA）快速检测胸腔积液中MTB的价值。研究纳入137例结核性胸膜炎患者，将Rpfs-TLA与传统薄层琼脂培养法（TLA）、罗氏培养法（L-J）进行对比。结果显示，Rpfs-TLA、TLA和L-J对结核性胸膜炎的敏感性分别为43.7%、29.1%和26.2%（$P<0.01$）；在检出中位时间方面，Rpfs-TLA为11.8天（95%*CI* 10.4～13.4天），TLA为21.0天（95%*CI* 19.1～22.9天），L-J为30.5天（95%*CI* 28.5～32.5天）（$P<0.001$）；Rpfs-TLA的培养时间比其他两种方法大大缩短。Rpfs-TLA作为一种准确、快速、廉价和易操作的培养方法具有应用于临床的广阔前景。基础培养法的敏感性有限，应重视提高多种方法联合检测，既可提高病原学阳性率，又可极大缩短报告时间。

三、药物敏感试验

药敏试验新方法或传统方法的改进可缩短检测时间、提高准确性；不同方法间的比较可为临床开展药敏试验提供参考依据。国内研究者对药敏试验新方法、临床耐药情况、基因型与表型耐药的相关性等方面做了相应报道。

1. 药物敏感试验新方法及评价 Wu等[7]分析了评价核酸基质辅助激光解吸飞行时间

质谱仪（matrix-assisted laser desorption ionization-time of flight mass spectrometer，MALDI-TOF-MS）预测MTB耐药性的能力。研究随机纳入利福平耐药菌株115株和利福平敏感菌株53株。MALDI-TOF-MS和表型药敏试验结果进行对比显示，两者在检测利福平、异烟肼、乙胺丁醇、链霉素、阿米卡星、卡那霉素、氧氟沙星和莫西沙星这几种抗结核药物的符合率方面具有高度一致性，有较好的敏感性和特异性，一致性分别为94.6%（利福平）、90.1%（异烟肼）、79.2%（乙胺丁醇）、89.9%（链霉素）、99.4%（阿米卡星）、97.0%（卡那霉素）、88.1%（氧氟沙星）和88.0%（莫西沙星）。结果显示，MALDI-TOF-MS可用于MTB对以上8种药物的敏感性快速检测。

2. 临床耐药情况 陈燕梅等[8]分析了2016—2020年广东省结核病耐药监测结果，最终纳入来自广东省32个耐药监测点的30 362株MTB分离株，总耐药率为26.75%（8121/30 362），耐多药率为3.34%（1014/30 362），单耐药率为15.88%（4820/30 362），多耐药率为7.53%（2286/30 362）。研究发现，2016—2020年期间，初治患者耐多药率的变化呈上升趋势（2.76%、2.14%、2.61%、2.79%、3.19%，$\chi^2=6.483$，$P=0.10$），复治患者耐药率的变化呈下降趋势（38.85%、39.51%、33.1%、30.33%、35.02%，$\chi^2=6.334$，$P=0.012$）；珠三角地区来源菌株的耐药率和耐多药率均高于粤东西北地区来源菌株（27.25% *vs.* 26.02%，$\chi^2=6.886$；3.59% *vs.* 3.04%，$\chi^2=3.879$，$P<0.05$）。可见珠三角地区经济较发达，人员流动性强，人口较密集，感染耐药MTB的概率也高，加强流动人口结核病的诊断治疗及管理是提升结核病防控效果的重要环节。初治患者耐多药率呈上升趋势，提示广东省耐多药肺结核（MDR-PTB）的传播问题需重点关注。

刘占锋等[9]分析了2018—2020年河南省安阳、濮阳、鹤壁、新乡和焦作5个地/市的761株MTB分离株的耐药性。结果显示，单耐药率为30.22%（230/761），多耐药率为7.88%（60/761），耐多药率为6.44%（49/761），广泛耐药率为0.66%（5/761）；复治患者耐药率高于初治患者（46.88% *vs.*26.86%，$P<0.001$）；复治患者耐多药率高于初治患者（18.75% *vs.* 3.95%，$P<0.001$）。一线药物中耐链霉素菌株最多（18.53%），其次是异烟肼（13.80%）和利福平（8.41%）。河南省疾病预防控制中心的朱岩昆等[10]收集了2018年河南省25个县（市、区）结核病定点医疗机构分离的1074株MTB分离株进行分析。结果显示，总耐药率为26.07%（280/1074），单耐药率为13.59%（146/1074），耐多药率为5.68%（61/1074），多耐药率为6.8%（73/1074），广泛耐药率为0.84%（9/1074）；复治患者耐药率高于初治患者（38.34% *vs.* 23.38%，$P<0.001$）；复治患者耐多药率高于初治患者（15.03% *vs.* 3.63%，$P<0.001$）；复治患者广泛耐药率高于初治患者（3.11% *vs.* 0.34%，$P<0.001$）。初治患者和复治患者对一线抗结核药均以耐链霉素和异烟肼为主，对二线抗结核药均以耐氧氟沙星和卡那霉素为主。以上两位学者对河南省结核病耐药情况的分析结果十分一致，而复治患者耐药的产生与治疗不规则存在直接关系，这说明结核病患者治疗过程中可能存在不规则用药或依从性差等情况，导致耐药的产生。因此，推行合理化疗方案和落实全程督导治疗十分必要。

解冰洁等[11]随机抽取2020年河北省14个监测县（区）作为耐药监测点，纳入424株MTB分离株进行分析。研究发现，总耐药率为34.20%（145/424），总耐多药率为5.42%（23/424）；9种药物总耐药顺位为异烟肼＞利福平＞卷曲霉素＞乙胺丁醇＞丙硫异烟胺＞氧氟沙星＞对氨基水杨酸钠＞卡那霉素；多耐药患者主要以耐链霉素和异烟肼为主（0.94%），而耐多药患者主要为利福平＋异烟肼和利福平＋异烟肼＋卡那霉素＋氧氟沙星（1.18%）。结果显示，耐药结核病患者的耐药谱呈现出复杂性和多样性，对今后河北省的耐药筛查，以及合理制定治疗方案提出了更高的要求。

张海霞等[12]分析了江苏省南京市2017—2020年的MTB及NTM菌株分布及耐药情况。研究共纳入3898株MTB临床分离株，总耐药率为32.7%，单耐药率为9.2%，多耐药率为6.5%，耐多药率为12.7%，广泛耐药率为2.2%。2017—2020年间，单耐药和耐药MTB占比均呈显著下降趋势（$\chi^2=3.969$，$P=0.046$；$\chi^2=18.527$，$P<0.001$），而耐多药和广泛耐药MTB占比均呈显著上升趋势（$\chi^2=23.817$，$P<0.001$；$\chi^2=20.253$，$P<0.001$）。对9种抗结核药物中的异烟肼耐药率最高（20.4%），而对卷曲霉素耐药率最低（2.2%），左氧氟沙星、卷曲霉素和对氨基水杨酸钠这3种二线抗结核药物的耐药率在4年间均呈上升趋势。结果显示，南京市各耐多药结核菌株和广泛耐药结核菌株虽低于该市2008—2011年的调查结果，但仍高于国内其他地区，防控形势不容乐观。

Zhou等[13]对浙江省1999年、2004年、2008年、2013年和2018年进行了结核病耐药监测，比较2018年与前4次调查中所有4种一线抗结核药物的耐药率。研究发现，在2018年调查的996例患者中，初治和复治患者中对利福平单耐药率分别为2.5%和4.3%，远低于中国（7.1%和21.0%）和全球（3.4%和18.0%）的平均耐药率。初治患者的耐药性通常意味着传播控制问题，而复治患者的耐药性常与依从性差或是治疗方案不合理相关。

Wang等[14]分析了四川省成都市公共卫生临床中心自2014年1月至2020年7月纳入的201例肺外结核（extrapulmonary tuberculosis，EPTB）/人类免疫缺陷病毒（human immunodeficiency virus，HIV）合并感染患者。药敏试验结果显示，62例（30.8%）患者对任何抗结核药物均耐药，而52例（25.9%）患者对任一一线抗结核药物耐药，43例（21.4%）患者对任一二线抗结核药物耐药。14例（7.0%）患者为耐多药结核病（multidrug resistant tuberculosis，MDR-TB），10例（5.0%）患者为广泛耐药结核病（extensive drug resistant tuberculosis，XDRTB）。EPTB/HIV合并感染患者中，不同年份耐药谱由高到低依次为2017年＞2014年＞2018年≈2015年＞2020年≈2019年＞2016年。我国结核病耐药情况依然严峻，应加强药敏试验的开展，改进或研发药敏试验新技术，以达到更好地控制结核病的目的。

3. 药物相互作用及交叉耐药 胡月红等[15]探讨了某医院2016—2020年MDR-TB患者MTB的耐药情况。研究共纳入193例MDR-TB患者，其中70例患者对左氧氟沙星耐药，43例患者对莫西沙星耐药。43例对莫西沙星耐药的患者中42例同时对左氧氟沙星耐药，两者呈现双向高度交叉耐药；24例对卷曲霉素耐药的患者均对阿米卡星耐药，两者同样呈现双向高度交叉耐药。结果显示，对氟喹诺酮类药物耐药是MDR-TB治疗失败的高危因素，因此，需高度重视氟喹诺酮类药物的合理使用。

北京胸科医院王潮虹等[16]分析了231例脊柱结核患者的耐药情况。研究发现，利福平与利福布汀、利福喷丁的交叉耐药率分别为71.43%（30/42）和97.62%（41/42）；利福布汀与利福平、利福喷丁的交叉耐药率分别为93.75%（30/32）和96.88%（31/32）；利福喷丁与利福平、利福布汀的交叉耐药率分别为93.18%（41/44）和70.45%（31/44）。结果显示，利福平和利福喷丁之间为完全交叉耐药，而利福平和利福布汀之间为非完全交叉耐药，因此，约30%的耐利福平菌株可选择利福布汀作为联合治疗的有效药物。

四、非结核分枝杆菌的检测

近年来，随着技术的进步和医务工作者对NTM认识的提高，从呼吸道标本中分离出NTM的比例和感染NTM患者的数量迅速增加，NTM的发现率呈上升趋势，越来越多的人也开始认识到NTM诊断在肺部疾病治疗中的重要性。国内研究者对我国NTM的菌种分布和药物敏感性等做了相关报道。

1. NTM的菌种分布 Sun等[17]分析了北京胸科医院2014年1月至2021年12月的分枝杆菌种类，纳入来自我国27个省（自治区、直辖市）的1755株NTM菌株。总体来看，NTM的比例逐年增高，从2014年的4.24%增加到2021的12.68%；鉴定出的NTM菌种数量也逐年增加，从2014年的9种增加到2021的26种。2014—2021年共鉴定出39种不同NTM菌种，最常见的为胞内分枝杆菌（51.62%）、脓肿分枝杆菌（22.22%）、堪萨斯分枝杆菌（8.32%）、鸟分枝杆菌（7.75%）和偶发分枝杆菌（2.05%）；此外，还发现了81株非分枝杆菌菌株，其中以戈登菌（21株）、诺卡菌（19株）和冢村菌（17株）为主。结果显示，NTM的分离率逐年增高，且分离的不同NTM菌种也逐年增加。

张海霞等[12]分析了江苏省南京市2017—2020年NTM的分布情况。2017年分离的菌株数为131株（16.4%），2018年为237株（20.0%），2019年为405株（26.9%），2020年为347株（22.7%）。对619株NTM菌种进行鉴定，结果显示，分离率居于前三位的分别为胞内分枝杆菌（376株，60.7%）、脓肿分枝杆菌（80株，12.9%）和鸟分枝杆菌（66株，10.7%）；此外，还有少量其他类型NTM。

Zhu等[18]分析了2009—2019年我国东部地区疑似肺结核患者中分离鉴定的NTM菌株及其特征。研究共纳入1102例NTM感染患者，其中最具优势的前五位NTM菌种共占95.93%，分别为胞内分枝杆菌（54.81%，604/1102）、龟-脓肿复合菌组（16.52%，182/1102）、鸟分枝杆菌（13.16%，145/1102）、堪萨斯分枝杆菌（8.17%，90/1102）和戈登分枝杆菌（3.27%，36/1102）。

2. NTM的药物敏感性 张海霞等[12]分析了2017—2020年江苏省南京市NTM的药物敏感性情况。结果显示，胞内分枝杆菌、脓肿分枝杆菌、鸟分枝杆菌、戈登分枝杆菌、偶发分枝杆菌和堪萨斯分枝杆菌对异烟肼、对氨基水杨酸钠的耐药率均高于95%；脓肿分枝杆菌对9种抗结核药物的耐药率均高于90%，堪萨斯分枝杆菌对利福平、乙胺丁醇、左氧氟沙星3种抗结核药物较为敏感。

宋育明等[19]分析了厦门大学附属第一医院2019—2020年NTM的耐药情况，研究包含了亚胺培南/西司他丁、乙胺丁醇、利福平、利福布汀、磺胺甲噁唑、头孢西丁、加替沙星、莫西沙星、多西环素、米诺环素、利奈唑胺、妥布霉素、阿米卡星、克拉霉素和阿奇霉素。结果显示，脓肿分枝杆菌耐药率最高，其对8种抗菌药物（乙胺丁醇、亚胺培南/西司他丁、多西环素、妥布霉素、米诺环素、加替沙星、利福平和磺胺甲噁唑）耐药率超过85%；鸟分枝杆菌和堪萨斯分枝杆菌对亚胺培南/西司他丁、乙胺丁醇和磺胺甲噁唑完全耐药；胞内分枝杆菌对亚胺培南/西司他丁、磺胺甲噁唑、乙胺丁醇和米诺环素的耐药率均超过85%，仅对利福布汀、头孢西丁、阿米卡星、莫西沙星和克拉霉素的耐药率低于30%。

韦旭[20]对河南省平顶山市的NTM耐药情况进行分析。结果显示，NTM对异烟肼的耐药率最高，为97.85%；脓肿分枝杆菌对异烟肼、利福平、链霉素、乙胺丁醇、阿米卡星的耐药率均＞95%；戈登分枝杆菌对异烟肼、链霉素、乙胺丁醇、对氨基水杨酸钠的耐药率均≥50%。但仍有部分药物对部分NTM体现了很好的抑菌作用，如胞内分枝杆菌和鸟分枝杆菌对丙硫异烟胺的耐药率相对较低，分别为8.70%和10.00%；堪萨斯分枝杆菌对左氧氟沙星的耐药率为7.32%；偶发分枝杆菌对左氧氟沙星的耐药率为35.29%。

我国各地结核病耐药情况依然严峻，NTM也不容忽视。应加强对新型诊断技术和耐药检测技术的研发，提高现有技术的敏感性和实效性，以更好地控制结核病。

（王桂荣　吴妹英　唐神结）

参考文献

[1] CHEN Y X，WANG Y Q，LIU X J，et al. Comparative diagnostic utility of metagenomic next-generation sequencing，GeneXpert，modified Ziehl-Neelsen staining，and culture using cerebrospinal fluid for tuberculous meningitis：a multi-center，retrospective study in China [J]. J Clini Lab Anal，2022，36（4）：e24307.

[2] ZHENG R J，XU F F，HUANG X C，et al. Evaluation of aptamer fluorescence microscopy in the diagnosis of pulmonary tuberculosis [J]. Microbiol Spectr，2022，10（4）：e0260221.

[3] FU H T，TU H Z，LEE H S，et al. Evaluation of an AI-based TB AFB smear screening system for laboratory diagnosis on routine practice [J]. Sensors（Basel），2022，22（21）：8497.

[4] 孙金昊，陶磊，贺向红，等. Gene Xpert MTB/RIF系统、MGIT-960快速培养系统及药敏检测肺结核患者痰标本、支气管肺泡灌洗液标本阳性率比较及耐药分析 [J]. 临床军医杂志，2022，50（12）：1275-1277，1281.

[5] 王艳，房宏霞，郑开巧，等. 2018—2020年深圳市龙华区某综合医院呼吸科加强住院患者结核病病原学检查的效果分析 [J]. 中国防痨杂志，2022，44（4）：368-374.

[6] DU F J，XING A Y，LI Z H，et al. Rapid detection of *Mycobacterium tuberculosis* in pleural fluid using resuscitation-promoting factor-based thin layer agar culture method [J]. Front Microbiol，2022，13：803521.

[7] WU X C，TAN G R，YANG J H，et al. Prediction of *Mycobacterium tuberculosis* drug resistance by nucleotide MALDI-TOF MS [J]. Int J Infect Dis，2022，121：47-54.

[8] 陈燕梅，温文沛，吴惠忠，等. 2016—2020年广东省结核病耐药监测结果分析 [J]. 中国防痨杂志，2022，44（7）：685-689.

[9] 刘占锋，庄严，王少华，等. 2018—2020年河南省761株结核分枝杆菌耐药性分析 [J]. 河南预防医学杂志，2022，33（7）：507-510，555.

[10] 朱岩昆，苏茹月，常文静，等. 河南省1074株结核分枝杆菌药敏特征分析 [J]. 现代预防医学，2022，49（18）：3409-3414.

[11] 解冰洁，靳飞，张俊丽，等. 河北省2020年结核病耐药监测结果分析 [J]. 中国防痨杂志，2022，44（4）：403-408.

[12] 张海霞，黄菁，肖园园，等. 南京地区2017—2020年结核及非结核分枝杆菌菌株分布及耐药情况分析 [J]. 传染病信息，2022，35（3）：259-263.

[13] ZHOU L，WU B B，HUANG F，et al. Drug resistance patterns and dynamics of tuberculosis in Zhejiang Province，China：results from five periodic longitudinal surveys [J]. Front Public Health，2022，10：1047659.

[14] WANG D M，LI Q F，ZHU M，et al. Clinical characteristics，common sites and drug resistance profile in culture-confirmed extrapulmonary TB/HIV co-infection patients，Southwest China [J]. J Glob Antimicrob Resist，2022，28：1-7.

[15] 胡月红，黄炳旭. 某院2016—2020年耐多药结核病患者结核分枝杆菌的耐药情况分析 [J]. 抗感染药学，2022，

19（6）：806-810.

[16] 王潮虹，孙晴，廖鑫磊，等. 231例脊柱结核患者耐药情况分析［J］. 中国防痨杂志，2022，44（9）：940-946.

[17] SUN Q，YAN J，LIAO X L，et al. Trends and species diversity of non-tuberculous mycobacteria isolated from respiratory samples in northern China，2014—2021［J］. Front Public Health，2022，10：923968.

[18] ZHU Y L，HUA W Y，LIU Z W，et al. Identification and characterization of nontuberculous mycobacteria isolated from suspected pulmonary tuberculosis patients in eastern China from 2009 to 2019 using an identification array system［J］. Braz J Infect Dis，2022，26（2）：102346.

[19] 宋育明，杨映晖，廖育荣，等. 我院2019—2020年非结核分枝杆菌感染及耐药性分析［J］. 中国现代医药杂志，2022，24（1）：68-70.

[20] 韦旭. 2018—2020年平顶山地区非结核分枝杆菌菌种鉴定及耐药性分析［J］. 微生物与感染，2022，17（2）：65-70.

第九章 结核病影像学诊断

2022年，国内同道就肺结核、肺外结核病（EPTB）、肺部疾病的影像学特征进行了深入研究，并提出了一些征象，为现有的结核病影像知识体系做了有益的补充，开拓了广大影像医师的理论视野，打破了传统的思维，加深了对于结核病影像学的理解，极大提高了我国结核病影像医师的诊治水平。

一、肺结核的影像学诊断

（一）肺结核征象

1. 目前，肺结核的报告发病人数居法定报告甲、乙类传染病的第二位，提高肺结核的检出率对于肺结核的防控至关重要。胸部CT对于肺结核的诊治和随访有重要的临床价值。“烟花征”是活动性肺结核的特异性CT征象之一，其中“反晕征”是“烟花征”的表现之一。胸部CT上肺结核的“反晕征”具有一定的特异性，易与病毒性肺炎、隐源性机化性肺炎等其他感染及非感染原因引起的“反晕征”相鉴别。但国内外鲜有报道有关肺结核“反晕征”的CT演变特征，而研究肺结核“反晕征”的CT表现及其动态演变，有助于从本质上全面掌握其影像特征及发展规律，从而有助于此类肺结核的早期诊断。

强军等[1]回顾性分析河南科技大学第一附属医院2013年8月至2020年4月经临床和病理诊断证实，且胸部CT表现为“反晕征”的12例肺结核患者的临床及胸部CT资料，并对其中1例接受手术治疗的患者进行病理诊断和影像对照分析。结果发现，在12例胸部CT表现为“反晕征”的患者中，单肺单发者2例，单肺多发者2例，双肺多发者8例；其中3例仅见“反晕征”，另外9例同时合并晕征样或均匀样“烟花征”。12例患者均可于“反晕征”见“树芽征”。8例接受3次及以上CT复查，其中6例患者在规范抗结核治疗后显示“反晕征”整体密度减低、体积缩小。2例患者在自然病程下，1例病灶整体增大，1例病灶整体密度减低、“反晕征”外环壁变薄。1例手术肺叶切除患者的病理诊断显示，肺实质内可见大小不等的含朗格汉斯巨细胞的炎性肉芽肿性结节，典型的干酪样坏死性肉芽肿性结节少见。胸部CT上“反晕征”外环朗格汉斯结节密集，中央区稀疏伴纤维组织增生和肺泡壁增厚。结果显示，肺结核“反晕征”外环以“树芽征”为主，中央以细网格影为主；在进行有效抗结核治疗后，“反晕征”整体密度减低、病灶缩小，最终多以细网格影长期存在。

2. 肺结核活动性的判断是结核病诊疗工作中不可或缺的环节，但具体如何界定和判断仍存在困难。李春华等[2]对比分析了非活动性肺结核与活动性肺结核的胸部CT表现，回顾性搜集了2020年8月至2021年7月重庆市公共卫生医疗救治中心诊治的181例非活动性肺结核患者（非活动组）和166例活动性肺结核患者（活动组），并分析两组患者的胸部CT表现。结果显示，非活动组病变累及1叶者和2叶者均显著多于活动组，而5叶均受累者显著少于活动组；非活动组病变在右肺中叶、右肺下叶及左肺下叶者均显著少于活动组。非活动组患者中小片状实变影、干酪样病变、空洞、胸腔积液、纵隔淋巴结肿大和"树芽征"等CT表现的发生率均显著低于活动组，但边缘清楚的支气管扩张、薄壁空洞、胸膜钙化、钙化结节、硬结性病变、纤维条索影的发生率均显著高于活动组。故本研究认为，非活动性肺结核病变分布较少累及下叶，CT表现以纤维条索影、边缘清楚的支气管扩张、硬结性病变、结节和胸膜钙化更为常见。CT检查对肺结核活动性的判断具有重要的辅助诊断作用。

早期发现和有效治疗是控制结核病的关键环节，但目前对于痰菌阴性肺结核活动性的判断仍缺乏有效的科学评价体系，尤其是对于非活动性肺结核患者的活动性评价仍是一个难点问题。

秦李祎等[3]探讨肺结核治愈后肺内残留的稳定非活动性结核病灶的分布、CT特点及其在长时间无医疗干预情况下的演化情况。研究采用回顾性队列分析的方法，搜集2017年5月至2020年7月北京胸科医院符合入组标准的100例患者的两次随访CT资料，对两次资料中肺内非活动性病灶的分布、CT形态和特点，以及两次CT资料中的病灶演化特点进行归纳和分析。结果发现，100例肺结核治愈患者最常见的肺内非活动性病灶征象为索条（88.0%）、结节（67.0%）和斑片（63.0%）；人均可检出结节病灶6.5（1.0～8.3）个、斑片病灶1.6（1.0～2.0）个；可见钙化表现、与胸膜粘连、边缘存在索条的发生率，在结节病灶患者中为92.6%（403/435）、52.9%（54/102）及81.0%（17/21），在斑片病灶患者中为72.2%（314/435）、93.1%（95/102）及100.0%（21/21），在条片病灶患者中为76.6%（333/435）、96.1%（98/102）及100.0%（21/21）。结节、斑片、条片病灶在随访前后两次的检查中横断最大径和病灶体积均显著减小，且结节和斑片的病灶CT均值［157.01（126.24～236.77）HU和211.22（144.96～342.05）HU，19.79（17.22～45.89）HU和31.15（16.16～64.08）HU］显著增加（$Z=-10.342$，$P<0.001$；$Z=-4.094$，$P<0.001$）。故本研究认为，肺结核治愈患者最常见的肺内非活动性病灶征象为索条、结节和斑片，且多数表现出钙化、胸膜粘连、边缘存在索条不光整。非完全钙化和纤维化病灶在治疗停药后的随访中表现为病灶体积进行性缩小、密度增加的变化趋势，这种变化对于判断肺内病灶的活动性具有重要意义。

3．结核病是肺移植术后出现的严重感染性疾病。随着肺移植技术在我国的飞速发展，肺移植受者的结核病防控、诊断和治疗形势也日益严峻。目前，我国肺移植术后结核病发生率高于其他实体器官移植。肺移植受者除由于长期抗排斥治疗导致免疫防御功能受损、结核易感性上升外，抗结核药物与抗排斥药物代谢相互干扰可导致结核病肺移植受者移植物丢失风险增加，使得结核相关病死率高于非移植患者。因此，肺移植受者结核病防控问题亟须得到临床重视。应遵循规范的预防、诊疗和管理原则，以提高肺移植术后结核病的诊治水平，降低疾病相关病死率。

郭丽娟等[4]探讨了肺移植术后肺结核的临床特征、诊断及治疗方案。回顾性分析了2017年3月至2021年12月中日友好医院424例行肺移植手术受者中，术后诊断为肺结核的17例患者的临床特点、治疗方案、疗效及预后。结果发现，肺移植术后肺结核的发病率为4%（17/424）。其中，男性患者14例，女性患者3例；中位年龄为57岁；双肺移植者12例。13例患者行胸部CT检查，结果显示病变位于肺上叶者12例，其中合并下叶病变者2例，双肺病变者2例；有结节/空洞表现者10例，有肺小叶中心结节/“树芽征”者3例，有磨玻璃样改变/实变者2例。研究结果显示，肺移植供受体来源结核问题相对突出，不含利福霉素的抗结核方案对肺移植受者术后结核病具有一定的疗效和安全性。

4．肺小结节多指直径≤30 mm的肺孤立性结节，其病因复杂且特异性不明显，对肺结节性质进行及时准确鉴别诊断具有重要意义。但由于直径较小，定性诊断困难，漏诊率和误诊率均较高，会影响病情的诊断与治疗。随着多排螺旋CT的应用与普及，肺结节的检出率大大提高，其中空泡征征象是指结节内≤5 mm的圆形或卵圆形透亮影。肺泡结节的CT空泡征可能提示其为早期肺癌的危险度为1.02。浸润程度是判定肺结节恶性程度的重要标准，发展进程为肺不典型腺瘤样增生、原位腺癌、微浸润性腺癌、浸润性腺癌，临床期望通过螺旋CT扫描诊断，以准确评估肺小结节的浸润程度，进一步为肺结节的诊断和治疗提供客观依据。

施健等[5]分析根据螺旋CT影像诊断含空泡征、肺小结节良恶性与浸润程度。选取2018年6月至2021年6月作者所在医院的58例含空泡征、肺小结节患者，分析病变良恶性及不同浸润程度的含空泡征、肺小结节的螺旋CT征象及价值。结果显示，在58例含空泡征、肺小结节的患者中，恶性患者18例，其中肺不典型腺瘤样增生患者1例，原位腺癌患者3例，微浸润性腺癌患者4例，浸润性腺癌患者10例；良性患者40例，其中结核球患者8例，慢性炎症患者19例，腺瘤样增生患者8例，血管畸形患者2例，隐球菌感染患者2例，曲霉菌感染患者1例；螺旋CT诊断含空泡征肺小结节的敏感性为94.44%，特异性为95.00%，准确性为94.83%，良恶性及不同浸润程度的含空泡征肺小结节的位置、形态、空泡最大径、分叶征、棘突征比较，差异无统计学意义（$P > 0.05$）；吸烟史、结节类型、结节均径、结节平均密度、空泡个数、“毛刺征”、“胸膜凹陷征”比较，差异有统计学意义（$P < 0.05$）。螺旋CT对浸润前的诊断敏感性为71.43%，特异性为81.82%，准确度为77.78%；对微浸润性腺癌的诊断敏感性为83.33%，特异性为83.33%，准确度为83.33%；对浸润性腺癌的诊断敏感性为80.00%，特异性为76.92%，准确度为77.78%。作者认为，螺旋CT影像对诊断含空泡征、肺小结节良恶性及浸润程度的诊断价值较高，可为临床病情的判断和治疗方案的制定提供影像学依据。

（二）继发性肺结核

1．儿童肺结核　结核病是导致全球儿童死亡的十大疾病之一。2020年，全球约有1000万人感染结核病，0～14岁儿童占所有结核病患者的11%。低龄儿童肺结核类型主要表现为原发性肺结核或播散性肺结核，而10～20岁的青少年主要发生继发性肺结核，是由结核休眠病灶的再激活或再次外源性感染所致。0～4岁儿童肺结核的发病率是5～14岁儿童的3倍以上。世界上大多数国家的儿童结核病研究或报道年龄为0～14岁，青少年年龄组的特点仍无法体现。国内既往儿童肺结核的相关研究报道以原发性肺结核为主，有关儿童继发性肺结核的报道较少。因我国肺结核管理要求确诊患儿需到对口的结核病医院治疗，因而儿科临床工作者诊断与治疗结核病的经验少，临床误诊率高。

徐慧等[6]回顾性分析了2015年1月至2021年12月北京儿童医院呼吸二科确诊的30例继发性肺结核患儿的临床资料，分析其临床特点及影像学表现。结果显示，30例患儿中，男性患儿10例、女性患儿20例；就诊年龄为13.0（12.0～13.3）岁；常见症状为咳嗽者26例（87%），发热者23例（77%），除发热外仅4例（13%）患者伴有其他结核中毒症状（盗汗、乏力、体重下降）。白细胞计数为（10±3）×10^9/L，中性粒细胞比例为（69±11）%，血C反应蛋白（C-reactive protein，CRP）水平为31（15～81）mg/L。胸部CT主要表现为结节影伴空洞者19例（63%）、肺实变者13例（43%）、支气管播散者12例（40%）、肺门或纵隔淋巴结肿大者5例（17%）。好发部位依次为右上肺叶者21例（70%）、左下肺叶者17例（57%）及右下肺叶者15例（50%）。30例患儿均进行痰抗酸染色涂片和痰结核分枝杆菌（*Mycobacterium tuberculosis*，MTB）培养，检出率分别为33%（10/30）和50%（15/30）。作者认为，儿童继发性肺结核的临床表现无特异性，胸部CT影像学主要表现为肺结节影伴空洞、实变和支气管播散，准确识别继发性肺结核对限制结核病的传播和早期治疗至关重要。

2. 空洞性肺结核 空洞性肺结核具有传染性强、治疗难度高及容易反复等特点。老年患者因自身机体细胞免疫功能低下、肺功能下降等原因，形成肺空洞后不易闭合，若治疗方法不当，极易引起病情反复或迁延不愈，最终演变成耐药性肺结核，甚至危及生命。因此，对老年空洞性肺结核的肺空洞及周围病变进行观察和评价，对肺结核的治疗及预后具有重要意义。

张敬华等[7]分析老年组与青年组菌阳空洞性肺结核的胸部CT特征，以提高对老年空洞性肺结核的认识。回顾性分析2017年1月至2021年1月北京老年医院收治的经痰培养及病理检查确诊的42例老年空洞性肺结核（年龄≥60岁，老年组）和45例青年空洞性肺结核（年龄＜45岁，青年组）患者的临床资料，比较2组患者的胸部CT特征。采用SPSS22.0统计软件进行数据分析。根据数据类型，采用χ^2检验进行组间比较。结果发现，老年组病变累及全肺叶、出现虫噬状空洞、小结节、实变或不张、肺内钙化灶、胸腔积液、纵隔淋巴结肿大及肺门淋巴结肿大的比例显著高于青年组（P均＜0. 05）；出现“树芽征”及粟粒影的比例显著低于青年组（P均＜0. 05）。本研究认为，老年空洞性肺结核CT影像的特征性对临床治疗、预后评价及防止耐药的发生起到积极的指导作用。

3. 早期判断肺结核的活动性 目前，临床上仍以CT扫描为判断肺结核活动性的首选方案，但由于常规CT阅片法主要通过病灶形态来判断肺结核的活动性，没有量化标准，不能满足临床精准治疗的需求。因此，魏赣辉等[8]探讨了容积CT值量化判断肺结核活动性的辅助诊断价值。选取浙江大学医学院附属杭州市胸科医院结核科2013年1月至2017年5月临床确诊的224例肺结核患者的胸部CT影像资料，以纵隔窗上最短径线＞5 mm为入选标准，挑选出216个活动性肺结核病灶和128个非活动性肺结核病灶，通过ITK-SNAP软件手动分割病灶图像，计算病灶容积CT值并进行ROC曲线分析；再以临床最终诊断为参照标准，比较常规CT阅片法与容积CT值判断肺结核活动性的辅助诊断效能及一致性。结果显示，216个活动性肺结核病灶的容积CT值［32.38（28.17～36.23）HU］显著低于128个非活动性肺结核病灶［78.89（57.78～120.27）HU］，且差异有统计学意义。ROC曲线分析显示，当正确诊断指数（Youden index，YI）取最大值0.958时，最佳容积CT临界值为45.79 HU，容积CT值判断肺结核活动性的敏感性为96.3%、特异性为100.0%，ROC曲线的AUC为0.998。以临床最终诊断为参照标准，常规CT阅片法判断肺结核活动性的敏感性、特异性、一致率和K值分别为71.8%（155/216）、71.1%（91/128）、71.5%（246/344）和0.413，而容积CT值判断肺结核活动性的对应数值分别为96.3%（208/216）、100.0%（128/128）、97.7%（336/344）和0.951。本研究认为，通过测量肺结核病灶容积CT值可以精确量化、判断肺结核的活动性，具有非常重要的辅助诊断价值。

4. 肺结核可致肺尘埃沉着病恶化，导致更高的死亡率 Hu等[9]探讨了基于级联深度监控U-Net（CSNet）模型在肺尘埃沉着病合并肺结核中的诊断价值。纳入162例肺尘埃沉着病合并肺结核患者为研究对象，患者按7∶3的比例随机分为训练组（$n=113$）和测试组（$n=49$）。以高分辨率CT（high resolution CT，HRCT）为基础，构建传统的U-Net、SNet和CSNet预测模型。应用Dice相似系数、精度、召回率、体积重叠误差和相对体积差来评估分割模型。ROC曲线的AUC表示模型的预测效率。结果发现，训练组和测试组患者之间的性别、年龄，以及阳性患者数量和灰尘接触时间差异无统计学意义（$P>0.05$）。CSNet的分割结果优于传统的U-Net模型和SNet模型。CSNet模型的AUC值为0.947（95%*CI*0.900～0.994），高于传统的U-Net模型。本研究提出的基于胸部HRCT的CSNet在肺尘埃沉着病合并肺结核的分割中优于传统的U-Net分割方法，具有良好的预测效率，临床诊断价值更高。

（三）气管支气管结核

气管支气管结核（tracheobronchial tuberculosis，TBTB）是指发生在气管、支气管黏膜、黏膜下层、平滑肌、软骨及外膜的结核病。TBTB的临床表现缺乏特异性，目前诊断尤其是分型、分期诊断仍需依赖支气管镜介入直接观察，并结合病原学、病理学及分子生物学依据而做出。影像学检查是支气管镜诊疗前的常规检查，胸部CT扫描及多维重建虚拟支气管镜影像学技术在某种程度上能够对气道病变部位、范围、狭窄、闭塞及动力学做出初步影像学判断，CT气道重建影像学技术及支气管镜检查等综合分型、分期诊断评估是选择介入治疗措施的关键。支气管镜下非活动期TBTB是目前临床诊治面临的难题与挑战。

郭洋等[10]探讨了不同类型支气管镜下非活动期中心型TBTB的特征。回顾性分析了2017年1月至2020年12月北京胸科医院收治的267例支气管镜下非活动期中心型TBTB患者的临床表现、影像学特征及支气管镜下检查情况。结果显示，在267例患者中，男性患者有79例，女性患者有188例，男女比例为1∶2.38；年龄以20～40岁年龄组为主（55.43%，148/267）。非活动期中心型TBTB主要累及部位为左主支气管者124例，累及右中间段支气管者69例，累及右主支气管者48例，累及气管者26例；左侧和右侧的病变比为1∶0.94。在267例患者中，以管壁软化型为主者21例，以瘢痕狭窄型为主者198例，以管腔闭塞型为主者15例，以反复回缩型为主者33例；合并肺不张者169例，并发肺空洞者116例，出现肺内多病灶者195例。支气管管腔狭窄的CT影像学表现与支气管镜检查检出符合率为98.13%。该研究得出结论，支气管镜下非活动期中心型TBTB以女性、中青年人群多见，CT扫描与支气管镜检查的检出符合率高，CT扫描是支气管镜检前的重要诊断手段。

（四）结核性胸膜炎

2018年，我国对结核病进行了重新分类，将结核病分为结核分枝杆菌潜伏感染（LTBI）、活动性结核病和非活动性结核病3个类型，并把结核性胸膜炎重新划归为第5型肺结核，但对于结核性胸膜炎活动性评价的报道不多。

贺伟等[11]探讨了非活动性结核性胸膜炎与活动性结核性胸膜炎的胸部CT扫描影像表现，收集2012年6月1日至2021年3月30日在北京胸科医院就诊的单纯非活动性结核性胸膜炎患者68例和同期活动性结核性胸膜炎44例的CT扫描影像表现进行比较。结果显示，在

68例非活动性结核性胸膜炎患者的CT扫描影像表现中，胸膜粘连者62例（91.2%），胸膜有钙化者28例（41.2%），肺叶间裂受累者22例（32.4%），胸腔积液者12例（17.6%），包裹性胸腔积液者8例（11.8%）；在44例活动性结核性胸膜炎患者的CT扫描影像表现中，胸膜粘连者30例（68.2%），未见胸膜钙化者，叶间裂受累者32例（72.7%），胸腔积液者43例（97.7%），包裹性胸腔积液者26例（59.1%）。与活动性结核性胸膜炎相比，非活动性结核性胸膜炎的CT扫描影像中胸膜粘连、胸膜钙化的发生率高，胸腔积液、包裹性胸腔积液、叶间裂受累的发生率低。识别非活动性和活动性结核性胸膜炎的CT扫描影像特点，对患者的临床治疗具有指导意义。

（五）血行播散性肺结核

血行播散性肺结核（hematogenous disseminated pulmonary tuberculosis，HDPT）是由原发性肺结核进展而成，又被称为粟粒型肺结核。急性HDPT可并发EPTB，如结核性脑膜炎（tuberculous meningitis，TBM）、骨结核、结核性胸膜炎、淋巴结结核等。TBM是急性HDPT较为常见的并发症，严重者可导致患者死亡。HDPT并发TBM与单纯HDPT患者在临床表现、治疗方案、治愈率、致残率及预后等方面明显不同，早期诊断对于改善患者预后至关重要。由于脑脊液涂片结核菌检查的阳性率仅为2%～20%，因此，影像学辅助检查对辅助诊断更为重要。

1. 急性HDPT并发TBM 李清华等[12]比较了颅脑CT与颅磁共振成像（MRI）对急性HDPT并发TBM的诊断价值。选择2012年7月至2019年5月河南省胸科医院收治的50例急性HDPT并发TBM患者为研究对象，患者均行颅脑CT平扫、MRI平扫和增强扫描，比较颅脑CT平扫、MRI平扫和MRI增强扫描对急性HDPT并发TBM的诊断阳性率。研究发现，颅脑CT平扫对急性HDPT并发TBM的诊断阳性率为72.0%（36/50），对早期急性HDPT并发TBM的诊断阳性率为12.5%（1/8）；颅脑MRI平扫对急性HDPT并发TBM的诊断阳性率为84.0%（42/50），对早期急性HDPT并发TBM的诊断阳性率为62.5%（5/8）；颅脑MRI增强扫描对急性HDPT并发TBM的诊断阳性率为96.0%（48/50），对早期急性HDPT并TBM的诊断阳性率为87.5%（7/8）。结果显示，MRI增强扫描对急性HDPT并发TBM的诊断阳性率显著高于MRI平扫和颅脑CT平扫（$\chi^2=4.000$、10.714，$P<0.05$），MRI平扫对急性HDPT并发TBM的诊断阳性率显著高于颅脑CT平扫（$\chi^2=4.320$，$P<0.05$）。MRI平扫和增强扫描对早期急性HDPT并发TBM的诊断阳性率显著高于颅脑CT平扫（$\chi^2=4.270$、9.000，$P<0.05$），MRI平扫与增强扫描对早期急性HDPT并发TBM的诊断阳性率比较差异无统计学意义（$\chi^2=2.620$，$P>0.05$）。该研究认为，颅脑MRI检查对急性HDPT并发TBM的临床诊断阳性率高于颅脑CT，尤其对早期急性HDPT并发TBM患者的诊断阳性率更高。

2. 体外受精-胚胎移植后妊娠合并HDPT 目前对于体外受精-胚胎移植（in vitro fertilization-embryo transfer，IVF-ET）后妊娠合并HDPT导致不良结果的报道很少。Dong等[13]探讨了IVF-ET后妊娠合并HDPT的临床特点及危险因素，为进一步研究提供依据。该研究对湘雅医院2012年5月至2021年8月确诊的6例IVF-ET后妊娠合并HDPT的患者和1980年1月至2021年8月英文或中文文献报道的69例IVF-ET后妊娠合并HDPT患者的人口学特征、临床表现、影像学特征、治疗和预后进行回顾性分析。组间连续变量比较采用t检验或Mann-WhitneyU检验，组间分类变量比较采用χ^2检验或Fisher精确检验。采用单因素和多因素逻辑回归模型分析来确定呼吸衰竭的预测因素。结果发现，共纳入75例患者，平均年龄约为30岁。所有患者均有输卵管阻塞史，其中5例诊断为盆腔结核；13例有肺结核或EPTB病史，其中6例无任何抗结核治疗史。所有患者在出现症状时均处于妊娠早期或中期。症状发作与放射学检查之间的平均间隔约为21天。胸部CT扫描中最常见的异常是多发结节、肺浸润和实变。只有10例患者通过MTB培养或PCR获得细菌学诊断，其他患者均为临床诊断。所有患者均接受抗结核治疗。虽然44%的患者有致命的并发症，但所有患者在抗结核治疗后均治愈或好转。不幸的是，只有8个（10.6%）胎儿存活。最常见和最严重的并发症是Ⅰ型呼吸衰竭（20%）。咳痰、呼吸困难、呼吸音粗、磨玻璃影、肺浸润或实变患者更易发生呼吸衰竭（$P < 0.05$）。磨玻璃影（$OR = 48.545$，95%CI 2.366 ～ 99.5974，$P = 0.012$）和肺浸润或实变（$OR = 19.943$，95%CI 2.159 ～ 184.213，$P = 0.008$）是呼吸衰竭的独立预测因素。本研究发现，经筛查或未治疗的结核性输卵管性不孕是IVF-ET后妊娠期合并HDPT的危险因素之一。磨玻璃影和肺浸润或实变是呼吸衰竭的预测因素。IVF-ET后妊娠合并HDPT的发病率和并发症研究可为未来干预和改善患者预后提供线索。

（六）特殊表现肺结核

1. 孤立性肺结节 孤立性肺结节（solitary pulmonary nodules，SPN）是指肺内单发直径≤30 mm的类圆形或圆形病灶，不伴有肺不张、肺炎、胸腔积液等其他病变，病因复杂，且病灶小、诊断困难、漏诊率高。CT是诊断肺结节的最佳手段，可为临床诊断提供更多的可能性及科学依据。最大密度投影（maximum intensity projection，MIP）属于多平面重建类型，可为临床鉴别诊断提供有效的参考依据。

包军军等[14]分析薄层螺旋CT容积生长率联合MIP对SPN的诊断价值。选取2017年2月至2020年2月作者所在医院经常规螺旋CT或临床检查疑似SPN的患者82例，以穿刺活检或手术病理诊断，行薄层螺旋CT扫描，计算容积生长率，并进行MIP重建。统计病理诊断结果，比较良恶性SPN容积生长率，统计MIP重建图像SPN良恶性结果及分布特点，评估薄层螺旋CT容积生长率联合MIP重建对SPN的诊断价值。结果发现，82例疑似SPN患者中，经病理诊断为恶性者21例，其中腺癌9例、鳞癌6例、支气管肺泡癌2例、转移瘤1例、小细胞癌1例、类癌1例、大细胞癌1例；良性者61例，其中结核球25例、慢性炎性肉芽肿性病变21例、肌成纤维细胞瘤9例、错构瘤3例、肺曲菌病2例、动静脉瘘1例。82例疑似SPN患者共进行284次薄层CT检查，平均3.46次/例，恶性SPN患者平均结节容积、容积生长率均大于良性SPN患者（$P < 0.05$）；82例疑似SPN患者经MIP重建图像检出恶性者26例，其中随机分布结节者14例、小叶中心结节者9例、淋巴管周围结节者3例；良性者56例，其中随机分布结节者30例、小叶中心结节者17例、淋巴管周围结节者9例。作者发现，薄层螺旋CT容积生长率与MIP有助于SPN的诊断，两者联合的诊断价值较高。

2. 支气管源性囊肿 支气管源性囊肿是前肠畸形的一种，是由于在胚胎发育过程中，肺实质的细胞和/或肺芽脱落导致的肺先天性发育畸形。支气管源性囊肿最常发生于纵隔，也可发生于肺内、颈部及腹部，当其发生在肺内时表现多样，需要与肺内多种疾病相鉴别。

马延贺等[15]分析了成人肺内支气管源性囊肿患者的CT表现特点。回顾性分析了

2014年2月至2019年12月于天津市胸科医院经组织病理学检查结果证实为肺内支气管源性囊肿的46例患者的影像学资料，其中男性患者25例、女性患者21例，年龄为23～74（48.3±8.1）岁。所有患者均行胸部CT平扫检查，其中31例患者同时行增强CT检查。根据CT表现特点分析患者肺内病变的部位、数量、周围的肺组织改变及合并症等。结果发现，46例患者中，42例为单发、4例为多发（3例位于同侧肺的不同肺叶，1例位于双肺）；46例患者中，CT表现为含液囊肿的有16例、含气囊肿的有10例、蜂窝及肿块样囊肿的有20例。囊肿周围肺改变以小索条（24例）、肺透过度增高（18例）、肺不张及实变（25例）为主。术后组织病理学检查结果证实，支气管源性囊肿病灶无合并症20例、合并曲霉菌感染12例、合并其他感染10例、结核病6例、肿瘤（类癌）1例。本研究认为，CT图像所显示的成人肺内支气管源性囊肿的含液、含气囊肿具有圆形或类圆形形态，其内为单纯液体或气体，具有一定的鉴别诊断价值。当形成蜂窝状及肿块样囊肿时，需要与肺结核、肺癌等相鉴别。

（七）耐药肺结核

研究发现，药物敏感性肺结核（drug susceptible pulmonary tuberculosis，DS-PTB）与耐多药肺结核（MDR-PTB）患者的影像学差异往往因MDR-PTB患者的病史较长而发生混淆。因此，Song等[16]采用历史长度匹配患者的CT扫描研究，探讨了DS-PTB、利福平耐药结核病（rifampicin resistant tuberculosis，RRTB）和MDR-TB患者肺结节实变和肺空洞的差异。选择辽宁省大连市病史长度匹配的DS-PTB和MDR-PTB患者，回顾性分析了成对患者的CT特征差异，重点关注肺结节实变和肺空洞。33例MDR-PTB患者（包括RRTB患者）中，男性患者27例、女性患者6例、平均年龄为49.2岁、19例患者的病史＜1个月，8例患者的病史为1～6个月和6例患者的病史＞6个月。为了将MDR-PTB患者与病史长度配对，纳入了与之匹配的33例DS-PTB患者（男性患者21例，女性患者12例，平均年龄为56.5岁）。所有患者均为无HIV感染的新发肺结核患者，分析治疗前的首次CT检查结果。结果发现，与DS-PTB患者相比，MDR-PTB患者的肺结节实变患病率更高（75.76% *vs*. 45.45%）；对于病史＞1个月的患者，每例MDR-PTB患者的肺空洞数高于DS-PTB患者（7.18 *vs*. 2.36）。为了区分DS-PTB和MDR-PTB，ROC曲线分析显示，截至PN数≥3的敏感性为48.5%，特异性为93.9%；临界PC数≥4的敏感性为39.4%，特异性为84.9%。MDR-PTB患者所有病灶的肺野分布趋于更宽。MDR-PTB患者似乎与因缺乏治疗而进展更快有关。该研究发现，MDR-TB可能比DSTB更具侵袭性，胸部影像提示多发性肺结节实变和多发性空洞是诊断MDR-PTB最有力的证据。

（八）肺结核与肺炎的影像学鉴别

Han等[17]探讨了基于胸部CT的三维卷积神经网络模型（3D-CNN）在社区获得性肺炎（community acquired pneumonia，CAP）与活动性肺结核鉴别诊断中的价值。研究者回顾性收集了2个影像中心CAP和活动性肺结核患者的胸部CT图像（A中心432例，B中心61例）。A中心中的数据分为培训、验证和内部测试集，B中心中的数据为外部测试集。使用Keras深度学习框架构建了3D-CNN，在训练之后，3D-CNN选择验证集中精度最高的模型作为最佳模型，并应用于A中心和B中心的2个测试集。此外，2个测试集由2名放射科医师独立诊断。

将3D-CNN优化模型与2名位放射科医师用胸部CT图像区分活动性肺结核和CAP时的鉴别、校准和净效益进行对比。结果发现，3D-CNN优化模型在内部和外部测试集中的精度分别为0.989和0.934。在2个测试集中，3D-CNN模型的AUC值在统计学上高于2名放射科医师的校正率（P均＜0.05），且校正度较高。决策曲线分析表明，3D-CNN最佳模型对患者的净收益显著高于2名放射科医师。本研究发现，3D-CNN在胸部CT图像区分活动性肺结核和CAP方面具有较高的分类性能。3D-CNN的应用为胸部CT图像从CAP中识别活动性肺结核患者提供了一种新的自动快速诊断方法。

（九）肺结核与肺癌的影像学鉴别

研究表明，肺癌可以被共存的稳定结核病灶掩盖，这可能导致肺癌诊断和治疗的延迟，目前关于肺结核患者中肺癌高危人群的报道很少。Long等[18]进行了一项初步研究，探讨胸部CT在中老年稳定型肺结核患者肺叶肺癌中的诊断价值。在这项单中心、回顾性、观察性研究中纳入了2011年1月30日至2020年12月30日在同一肺叶发生肺癌的41例中老年肺结核患者。临床和胸部CT数据与年龄匹配和性别匹配的38例稳定型肺结核患者（未诊断肺癌）为对照组进行比较。结果发现，肺癌组17例（41%）患者最初被误诊。与对照组患者的病变相比，肺癌组患者的病变更容易表现出以下CT特征：体积大、血管会聚、分叶状、针状、棘突、支气管阻塞或狭窄、空泡化、磨玻璃样浑浊、不均匀或均匀增强、逐渐增大。结节增大在诊断受结核影响的肺叶肺癌方面表现出最佳的诊断表现（ROC曲线的AUC为0.974，P＜0.001，准确度为98.2%，敏感性为94.7%，特异性为100.0%）。本研究发现，胸部CT对肺结核患者肺叶肺癌的早期诊断具有重要意义，定期CT复查对于稳定型肺结核患者的持续控制监测很有必要，该研究表明了在这一领域进行前瞻性研究的必要性。

肺结核是由MTB引起的一种常见的肉芽肿性炎症。肺结核在^{18}F-氟脱氧葡萄糖（FDG）PET/CT上可表现为类似肺癌的高代谢SPN。目前，肺癌是全球癌症患者的主要病死原因之一，其中，80%以上的肺癌都是非小细胞肺癌，早期非小细胞肺癌通常以SPN的形式发生，缺少临床症状。^{18}F-FDG PET/CT纹理分析是计算机辅助诊断的一个分支，其采用计算机图像分析技术对人眼无法识别的每个像素的空间分布和信号强度特点进行描述，通过特定的纹理参数量化评估相似病灶组织结构的异质性，从而对病灶进行鉴别诊断。

高玉杰等[19]探讨^{18}F-FDG PET/CT纹理分析在肺癌与肺结核的高代谢SPN鉴别诊断中的增益价值。回顾性分析了2017年1月至2020年6月在内蒙古自治区赤峰市医院和北京大学肿瘤医院行^{18}F-FDG PET/CT检查且结果表现为高代谢［最大标准化摄取值（SUV_{max}）≥2.5］的108例SPN患者的临床资料，其中男性患者68例，女性患者40例，年龄为35～72岁，中位年龄为50岁；肺结核患者45例（肺结核组）、肺癌患者63例（肺癌组）。所有患者均经组织病理学检查结果确诊。分析所有患者^{18}F-FDG PET/CT图像SPN的良恶性（主观定性诊断），并计算错判率、敏感性和特异性。采用MaZda纹理分析软件分别对CT和PET图像中的SPN横断面最大层面及相邻上下两层图像手动勾画感兴趣区（region of interest，ROI）并提取纹理特征参数。分别采用Fisher系数、分类错误概率＋平均相关系数、交互信息及三者联合的方法（FPM）筛选具有鉴别意义的纹理特征。对筛选出的纹理特征进行原始数据、主成分、线性分类和非线性分类的分析，对SPN的良恶性进行鉴别，以错判率评价其鉴别效能。计量资料的组间比较采用独立样本t检验；计数资料的组间比较采用χ^2检验。对错判率最低的各纹理特征参数分别进行ROC曲线分析，筛选最具鉴别意义的前3位纹理特征。结果发现，肺癌组与肺结核组患者在年龄［54（42～72）岁 *vs.* 47（35～64）岁］、SUV_{max}［（9.51±4.65）*vs.*（5.35±2.89）］间的差异均有统计学意义（t＝2.180、2.520，P均＜0.05）；在性别、SPN长径间的差异均无统计学意义（χ^2＝0.070，t＝0.675，P均＞0.05）。主观定性诊断高代谢SPN良恶性的错判率为26.9%（29/108）、敏感性为93.7%（59/63）、特异性为35.9%（14/39）。基于SUV_{max}的ROC曲线分析，SUV_{max}临界值为5.3时错判率为25.0%（27/108），其与主观定性诊断的错判率差异无统计学意义（χ^2＝0.096，P＞0.05）。CT和PET图像基于FPM联合非线性分类分析诊断的错判率最低，分别为8.33%和1.85%，两者间的差异有统计学意义（χ^2＝4.694，P＜0.05）；其与主观定性诊断和基于SUV_{max}的ROC曲线分析比较，错判率的差异均有统计学意义（χ^2＝10.800、27.457，P均＜0.05）。最具鉴别意义的前3位纹理特征分别为灰度游程矩阵中的垂直方向长行程补偿、灰度游程矩阵中的135°方向长行程补偿，以及灰度共生矩阵中的逆差距。作者认为，MaZda纹理分析鉴别高代谢SPN良恶性的诊断效能较主观诊断高，在肺癌与肺结核的高代谢SPN的鉴别诊断中具有增益价值。

（十）肺结核与非结核分枝杆菌肺病的影像学鉴别

研究表明，目前通过放射学分析CT图像中的空洞特征，可以对非结核分枝杆菌肺病（nontuberculous mycobacterial pulmonary disease，NTM-PD）与肺结核进行鉴别。Yan等[20]通过分析NTM-PD和肺结核的CT影像学特征进行鉴别。研究者回顾性分析了山东省胸科医院和山东大学齐鲁医院收治的73例NTM-PD和69例肺结核伴肺空洞患者，收集了济南市传染病医院20例NTM-PD患者和20例肺结核伴肺空洞患者，对模型进行外部验证。由2名经验丰富的放射科医师将379个肺空洞作为胸部CT图像的感兴趣区（ROI）。根据计算机生成的随机数，将80%的肺空洞分配给训练集，20%分配给验证集。使用从慧影Radcloud平台提取的1409个放射学特征来分析这2种疾病的CT肺空洞特征。使用方差分析（ANOVA）和最小绝对收缩和选择算子（LASSO）方法进行特征选择，并使用6个监督学习分类器（KNN、SVM、XGBoost、RF、LR和DT模型）分析特征。结果发现，通过方差阈值法、K最佳法和Lasso算法选择了29个最佳特征，并获得了ROC曲线值。在训练集中，6个模型的AUC值均＞0.97（95%*CI* 0.95～1.00），敏感性＞92%，特异性＞92%；在验证集中，6个模型的AUC值均＞0.84（95%*CI* 0.76～1.00），敏感性＞79%，特异性＞79%。在外部验证集中，6个模型的AUC值均＞0.84，LR分类器具有最高的精度、召回率和F1得分，分别为0.92、0.94和0.93。本研究发现，CT图像上从肺空洞中提取的放射组学特征可为NTM-PD与肺结核的鉴别提供有效证据，并且放射组学分析比放射科医师的诊断更准确。在6种分类器中，LR分类器在识别2种疾病方面表现最好。

二、肺外结核的影像学诊断

（一）肾结核

肾结核主要由MTB进入肾脏引起。MTB早期常在肾小球旁毛细血管内停留并繁殖，疾病早期并无明显症状，部分免疫力较好的患者可以自愈，但大部分患者随着疾病的进展会出现血尿、脓尿等症状，同时肾皮质内的结核结节不断增大，周围肉芽组织增生，这种破坏性感染可导致阶段性尿路梗阻，引发多种严重并发症，最终导致多个器官出现功能障碍。CT尿路造影（computed tomography urography，CTU）具有简单、快速、全面、分辨率高等优点，并且能清晰显示肾盂、肾盏和肾实质形态，能够很好地弥补超声检查的不足，还能初步评估患肾剩余肾功能的情况。

李培恒等[21]分析了多层螺旋CTU对肾结核的诊断价值。选取河南省新乡医学院第一附属医院2016年1月至2020年6月的78例尿路感染患者的CTU成像资料。以手术病理诊断结果为诊断肾结核的“金标准”，采用ROC曲线评估CTU成像在肾结核疾病中的诊断价值，采用Kappa值评价CTU成像诊断结果与病理诊断结果的一致性。结果发现，78例患者中共有42例肾结核。肾结核组患者的CTU特征主要表现为肾脏体积缩小、肾脓肿、肾盏或肾盂壁增厚、输尿管壁增厚、膀胱壁增厚、肾实质钙化、肾结石、肾积水等。CTU成像鉴别诊断肾结核的诊断价值高达97%，敏感性为93%，特异性为89%，鉴别诊断结果与病理诊断结果具有较好的一致性（Kappa值为0.793），差异有统计学意义（$P < 0.01$）。本研究认为，CTU检查对肾结核的诊断价值较高，可以在泌尿系统疾病患者中推广使用。

（二）腰椎结核

腰椎结核因发病隐匿，早期多无特异性表现，部分患者甚至无症状，因而确诊腰椎结核患者多已有数月至数年的病程，且患者多有其他病变发生，如椎间盘受累、椎旁脓肿及椎管受累等，严重影响患者预后。早期干预是改善腰椎结核患者预后的主要手段。影像学是诊断腰椎结核的主要方式，增强CT和MRI是目前临床应用最广且诊断效能较高的影像学技术，在诊断腰椎结核方面均有一定的价值。

解非等[22]比较增强CT和MRI诊断腰椎结核的应用价值。选取2019年6月至2021年6月在作者所在医院收治的60例疑似腰椎结核患者，均行增强CT和MRI检查，以病理诊断或治疗随访结果为诊断“金标准”，观察其影像学表现，比较2种方法对腰椎结核的诊断效能。结果发现，60例患者中，有42例患者确诊为腰椎结核。增强CT检出腰椎结核36例，与“金标准”比较，敏感性为85.71%，特异性为77.77%，准确度为83.33%，Kappa值为0.615；MRI检出腰椎结核40例，与“金标准”比较，敏感性为95.24%，特异性为88.89%，准确度为93.33%，Kappa值为0.841；MRI在椎间盘受累、椎旁脓肿、椎管受累中的检出率均高于增强CT（$P < 0.05$），CT在死骨形成中的检出率高于MRI（$P < 0.05$）。该研究发现，增强CT与MRI对诊断腰椎结核均具有一定的临床效能，MRI优于增强CT，MRI在椎间盘受累、椎旁脓肿、椎管受累的诊断中有明显优势，增强CT的死骨形成检出率优于MRI。

（三）结核性脑膜炎

艾滋病（acquired immunodeficiency syndrome，AIDS）患者因免疫系统被破坏，免疫功能严重下降，极易发生各种机会性感染。10%～20%的AIDS患者以中枢神经系统感染为首发症状。隐球菌性脑膜炎（cryptococcal meningitis，CM）和TBM是AIDS患者常见的2种中枢神经系统机会性感染，也是患者的主要死亡原因。两者临床表现相似，缺乏特异性表现。

马琼等[23]分析了AIDS合并CM与TBM多重感染患者的临床与MRI影像特点。回顾性分析了上海市公共卫生临床中心2015年9月至2021年10月收治的39例AIDS合并CM与TBM（AIDS/CM/TBM）患者的临床资料，并比较其与61例AIDS合并CM（AIDS/CM）患者和42例AIDS合并TBM（AIDS/TBM）患者的临床表现、实验室指标及颅脑MRI影像特征等方面的差异。结果显示，AIDS/CM/TBM组患者头痛的发生率高于AIDS/TBM组，抽搐、视力障碍、意识障碍的发生率高于AIDS/CM组和AIDS/TBM组，差异均有统计学意义（$P<0.05$）。32例（82.0%）AIDS/CM/TBM患者$CD4^+$T淋巴细胞计数≤100个/微升。AIDS/CM/TBM组白细胞计数、脑脊液蛋白水平均高于AIDS/CM组，脑脊液糖水平低于AIDS/CM组；脑脊液压力和脑脊液氯化物水平高于AIDS/TBM组，差异均有统计学意义（$P<0.05$）。34例（87.2%）AIDS/CM/TBM患者颅脑MRI检查存在病灶，以多发为主，呈脑膜炎和脑膜脑炎表现，脑叶病灶发生率高AIDS/CM组，血管周围间隙扩大或胶样假囊的出现率低于AIDS/CM组，差异均有统计学意义（$P<0.05$）。多因素logistic回归分析结果显示头痛、意识障碍和脑脊液糖≤1.85 mmol/L与AIDS/CM/TBM多重感染相关（P分别为0.009、0.005和0.002）。作者认为，AIDS/CM/TBM临床表现更重，实验室检查变化更显著，颅脑MRI表现以脑膜炎和脑膜脑炎为主；头痛、意识障碍及脑脊液糖≤1.85 mmol/L对其诊断具有提示意义，有助于临床及时干预。

（四）结核性脊髓炎

1. 结核性神经根脊髓炎 结核性神经根脊髓炎（tuberculous radiculomyelitis，TBRM）是由MTB侵及脊髓及其附属结构引起的非化脓性炎症，临床表现为进行性加重的双下肢无力、感觉异常及尿便障碍。临床上，虽然TBRM的发病率低，但往往因早期不易诊断而延误治疗，故近年越来越引起重视。

李军霞等[24]探讨了TBRM的临床特征及MRI成像特点，对河北省胸科医院2015年10月至2021年6月神经内科收治的12例TBRM患者进行回顾性研究，收集患者的一般资料、血常规、血红细胞沉降率（erythrocyte sedimentation rate，ESR）、脑脊液压力、脊髓及颅脑MRI表现、CT表现、治疗方案，以及病情转归等资料，分析其临床特征及脊髓MRI特点。结果显示，12例患者中，双下肢麻木无力者11例，腰腹部束带感、背痛及瘙痒者4例，尿便障碍者4例，发热者3例；7例患者合并TBM，6例患者合并活动性肺结核，1例患者合并脊柱结核。12例患者的血白细胞水平及血中性粒细胞比例均位于正常范围，6例患者的血ESR升高，5例患者的结核感染T细胞斑点试验（T-cell spot of tuberculosis，T-SPOT.TB）结果均为阳性。12例患者中，脑脊液病原学检测呈阳性者3例，脑脊液压力正常者11例，脑脊液白细胞升高者10例，脑脊液蛋白升高者10例；脑脊液葡萄糖降低者3例，脑脊液氯化物降低者7例。脑脊液腺苷脱氨酶升高者5例；脊髓MRI表现为脊髓水肿者10例、脊髓空洞者2例、脊髓膜强化者4例。作者认为，TBRM临床罕见，与TBM、肺结核、脊柱结核关系密切，脑脊液以蛋白升高为主，脊髓MRI可表现为脊髓水肿、脊髓空洞及脊膜强化。结核感染后出现的脊髓症状要考虑TBRM的可能性。

2. 椎管内结核 椎管内结核非常少见，可表现为结核性脊膜脊髓炎或结核瘤，其中，椎管内结核瘤根据其发生位置又分为髓内结核瘤、髓外硬膜下结核瘤和硬膜外结核瘤。由于起病过程隐匿、临床表现无特异性且实验室检查敏感性欠佳，椎管内结核瘤的早期识别和诊断非常困难。MRI具有无辐射损伤、多方位成像及高软组织分辨率等优势，在椎管内病变的诊断中具有不可替代的地位。

付园乔等[25]探讨了儿童椎管内结核瘤患者的MRI特征。回顾性分析了重庆医科大学附属儿童医院2008—2021年经手术病理诊断或随访证实的22例儿童椎管内结核瘤患者的临床和MRI资料，按部位分为3组，分别为髓内结核瘤5例、髓外硬膜下结核瘤8例、硬膜外结核瘤9例，分析病变的形态、MRI信号和强化模式等特征。结果发现，髓内结核瘤呈圆形或类圆形，而髓外硬膜下和硬膜外结核瘤呈长梭形或斑块状：髓内和髓外结核瘤MRI信号均以T_1WI等信号（15/22）、T_2WI低信号（11/22）或等信号（7/22）为主；增强后，髓内结核瘤呈环形强化（5/5），而髓外结核瘤多为显著均匀强化（13/17）。10例（10/22）患者的椎管内结核瘤发生于抗结核治疗过程中，其中髓外硬膜下结核瘤患者7例（7/8），发生率显著高于硬膜外结核瘤（2/9）和髓内结核瘤（1/5）。因此，儿童椎管内结核瘤MRI显示T_1WI等信号、T_2WI低/等信号，以及环形或明显均匀强化；抗结核治疗过程中及时进行MRI检查有利于尽早发现椎管内结核瘤病变。

3. 结核性脊膜炎 结核性脊膜炎常被称为结核性蛛网膜炎或结核性脊神经根炎，因为它常常累及脊髓和神经根。过去多年来，结核性脊膜炎一直被认为是不常见的并发症，目前只有少量研究报道了其MRI表现，并且患者例数较少，尚无抗结核治疗后MRI变化的报道。

李多等[26]对于结核性脊膜炎的MRI表现、治疗后演变及患者预后情况进行了分析探讨，以提高临床对于结核性脊膜炎的认识。研究者通过“首都医科大学附属北京胸科医院病案电子化管理系统”和“图像获取及传输系统（PACS）”收集2012年1月1日至2016年12月31日确诊并有完整MRI资料的31例结核性脊膜炎患者，记录脊膜、蛛网膜下腔及脊髓改变。结果发现，96.8%（30/31）的患者有脊膜增厚和强化，48.4%（15/31）的患者蛛网膜下腔不规则或狭窄，12.9%（4/31）的患者蛛网膜下腔闭塞，6.5%（2/31）的患者有髓外硬膜内结核瘤；脊髓炎见于51.6%（16/31）的患者，而髓内结核瘤见于9.7%（3/31）的患者；58.3%（7/12）的患者在随访MRI中显示病情缓解，25.0%（3/12）的患者有进展，16.7%（2/12）患者的MRI表现无变化；71.0%（22/31）的结核性脊膜炎患者预后不良，包括13例死亡及9例残疾。该研究认为，MRI增强扫描能发现增厚强化的脊膜、脊髓及蛛网膜下腔改变，并且能观察抗结核治疗后的疗效，可作为结核性脊膜炎患者首选的影像学检查方法。

（五）关节结核

结核性骶髂关节炎（tuberculous sacro iliitis，TSI）临床较为罕见，其缺乏特异性临床表现和诊断方法，在临床工作中易被误诊、漏诊或诊断延迟，影响患者的生活质量和预后。早期诊断和及时治疗是TSI临床诊疗的关键。

贺玉杰等[27]总结了TSI的临床表现及影像学特点，以提高临床医师对该病的认识。研究者回顾性分析了2015年9月至2020年1月郑州大学第一附属医院及河南省胸科医院收治的36例TSI患者的临床资料。结果显示，36例患者中，男性患者11例，女性患者25例，发病年龄中位数（四分位数）为32.0（23.0，50.5）岁。28例患者行骨盆DR或骶髂关节CT检查，其中关节面毛糙者18例，关节间隙变窄或增宽者10例，骨质破坏者6例；17例患者行骶髂关节MRI平扫，均可见骶髂关节骨髓水肿，11例患者伴周围软组织受累。本研究发现，TSI常单侧受累，部分可伴脓肿形成，可经规范抗结核药物治疗或联合手术治疗，整体预后良好。

纵观2022年，国内结核病影像学专家继续不懈奋斗，诸多文献的发表再次丰富了结核病影像学诊断的理论体系，尤其是对肺结核影像特征的总结更加全面和深入，关于肺结核治愈后的肺内非活动性病灶征象的描述，给结核科、感染科、呼吸科等科室的临床医师在进行肺结核治愈判断方面提供了强有力的依据。针对各种不同EPTB影像特征的概况总结更是为影像医师及临床医师发挥了积极的指导作用。目前，介入联合影像诊断在国内结核病定点医疗机构开展得并不十分普遍，该方面的总结对于尚未开展地区的医疗工作有前瞻性的指引作用，有助于进一步全面提高结核病的诊断水平。

（常蕴青　侯代伦　唐神结）

参考文献

[1] 强军，王兆宇，姜春雷，等. 肺结核反晕征的CT演变特征［J］. 中华放射学杂志，2022，56（4）：372-376.

[2] 李春华，刘雪艳，唐光孝，等. 非活动性与活动性肺结核的CT表现分析［J］. 中国防痨杂志，2022，44（4）：329-335.

[3] 秦李祎，吕岩，杨阳，等. 肺结核患者治愈后肺内残留的非活动性结核病灶的CT特征研究［J］. 中国防痨杂志，2022，44（4）：336-342.

[4] 郭丽娟，赵滢，赵丽，等. 肺移植后肺结核17例临床特征分析［J］. 中华器官移植杂志，2022，43（8）：478-482.

[5] 施健，王勤英，王强. 螺旋CT影像诊断含空泡征肺小结节性质与浸润程度分析［J］. 中华肺部疾病杂志（电子版），2022，15（2）：203-205.

[6] 徐慧，杨海明，刘金荣，等. 儿童继发性肺结核的临床特征分析［J］. 中华儿科杂志，2022，60（4）：307-310.

[7] 张敬华，德杰，杨燕英，等. 老年与青年空洞型肺结核CT征象比较［J］. 中华老年多器官疾病杂志，2022，21（7）：496-499.

[8] 魏赣辉，张加成，邱小伟. 容积CT值量化判断5 mm以上肺结核病灶活动性的应用价值［J］. 中国防痨杂志，2022，44（9）：934-939.

[9] HU M N，WANG Z C，HU X X，et al. High-resolution computed tomography diagnosis of pneumoconiosis complicated with pulmonary tuberculosis based on cascading deep supervision U-Net［J］. Comput Methods Programs Biomed，2022，226：107151.

[10] 郭洋，秦林，徐慧芳，等. 镜下非活动期中心型气管支气管结核的临床表现及影像学特征分析［J］. 中国防痨杂志，2022，44（4）：322-328.

[11] 贺伟，吕平欣，吕岩，等. 非活动性结核性胸膜炎与活动性结核性胸膜炎的CT扫描影像特征分析［J］. 中国防痨杂志，2022，44（4）：315-321.

[12] 李清华，刘新，李健康，等. 头颅CT与磁共振成像对急性血行播散型肺结核并发结核性脑膜炎的诊断价值比较［J］. 新乡医学院学报，2022，39（8）：772-776.

[13] DONG S Y，ZHOU R Y，PENG E M，et al. Analysis of clinical features and risk factors in pregnant women with miliary pulmonary tuberculosis after *in vitro* fertilization embryo transfer［J］. Front Cell Infect Microbiol，2022，12：885865.

[14] 包军军，骆科纯，张海军，等. 薄层螺旋CT容积生长率联合最大密度投影对肺小结节的诊断意义［J］. 中华肺部疾病杂志（电子版），2022，15（2）：215-217.

[15] 马延贺，宋振春，元伟. 成人肺内支气管源性囊肿的CT表现［J］. 国际放射医学核医学杂志，2022，46（2）：

86-91.

[16] SONG Q S, ZHENG C J, WANG K P, et al. Differences in pulmonary nodular consolidation and pulmonary cavity among drug-sensitive, rifampicin-resistant and multi-drug resistant tuberculosis patients: a computerized tomography study with history length matched cases [J]. J Thorac Dis, 2022, 14 (7): 2522-2531.

[17] HAN D, CHEN Y B, LI X C, et al. Development and validation of a 3D-convolutional neural network model based on chest CT for differentiating active pulmonary tuberculosis from community-acquired pneumonia [J]. Radiol Med, 2023, 128 (1): 68-80.

[18] LONG K, ZHOU H, LI Y J, et al. The value of chest computed tomography in evaluating lung cancer in a lobe affected by stable pulmonary tuberculosis in middle-aged and elderly patients: a preliminary study [J]. Front Oncol, 2022, 12: 868107.

[19] 高玉杰，周妮娜，李雨奇，等. ^{18}F-FDG PET/CT纹理分析在肺癌与肺结核的高代谢孤立性肺结节鉴别诊断中的增益价值[J]. 国际放射医学核医学杂志，2022，46（2）：73-79.

[20] YAN Q H, WANG W Z, ZHAO W L, et al. Differentiating nontuberculous mycobacterium pulmonary disease from pulmonary tuberculosis through the analysis of the cavity features in CT images using radiomics [J]. BMC Pulm Med, 2022, 22 (1): 4.

[21] 李培恒，和莹，刘儒鹏，等. 多层螺旋CT尿路造影对肾结核的诊断价值[J]. 实用医技杂志，2022，29（2）：152-155，前插2.

[22] 解非，张智翔，李天云，等. 增强CT与MRI诊断腰椎结核的临床价值对比[J]. 分子影像学杂志，2022，45（4）：580-583.

[23] 马琼，严琴琴，石秀东，等. 艾滋病合并隐球菌性与结核性脑膜炎多重感染的临床及影像学特征分析[J]. 复旦学报（医学版），2022，49（4）：499-506.

[24] 李军霞，孟艺哲，张亚楠，等. 12例结核性神经根脊髓炎的临床特征及磁共振成像特点分析[J]. 结核与肺部疾病杂志，2022，3（4）：296-299.

[25] 付园乔，秦勇，周怡睿，等. 儿童椎管内结核瘤的MRI特征分析[J]. 陆军军医大学学报，2022，44（14）：1472-1477.

[26] 李多，吕岩，吕平欣. 结核性脊膜炎MRI表现及治疗后动态变化研究[J]. 中国防痨杂志，2022，44（3）：258-263.

[27] 贺玉杰，丁艳霞，乔博，等. 结核性骶髂关节炎临床表现及影像学特点[J]. 郑州大学学报（医学版），2022，57（3）：432-435.

第十章 结核病免疫学诊断

结核病是由结核分枝杆菌（*Mycobacterium tuberculosis*，MTB）感染引起的危害人类身体健康的重大公共卫生问题之一。2021年，全球有超过1000万人罹患结核病，约160万患者死于结核病。我国2021年结核病的发病人数在30个结核病高负担国家中排第2位，这表明结核病的防控形势依然非常严峻。结核病防治的诸多领域面临严峻挑战，尤其是结核病的实验室诊断不足严重制约了患者发现，造成诊断延误和人际间传播。结核病实验室诊断基于不同样本类型，并使用病原学、分子生物学、免疫学、抗原检测等不同检测方法以期发现样本中含有的MTB及其耐药性证据，为临床医师提供结核病诊断和用药治疗依据。在各层级结核病专科医院和综合医院中，结核免疫学诊断也成为结核病重要的实验室辅助诊断及结核潜伏感染（latent tuberculosis infection，LTBI）的诊断技术。传统WHO推荐的T-SPOT和QFT-GIT是目前最主要使用的方法。现将2022年国内结核病免疫学诊断相关研究进展综述如下。

一、γ干扰素释放试验

γ干扰素释放试验（interferon-γ release assays，IGRA）即通过MTB特异抗原刺激T淋巴细胞释放γ干扰素（interferon-gamma，IFN-γ）来检测是否为MTB感染的检查方法。1934年，Florence Seibert从结核菌素中提取了单一蛋白沉淀物，并将其命名为结核菌素纯蛋白衍生物（tuberculin purified protein derivative，PPD），PPD经皮内注射后可引发迟发型超敏反应（delayed type hypersensitivity，DTH），后续用于检测机体是否接触过某种MTB。PPD为多种蛋白的混合物，之后ESAT-6和CFP-10陆续被证实作为结核感染后的主要特异性呈递抗原，可以激活记忆性淋巴细胞释放IFN-γ，据此开发了多种感染检测试剂盒。与PPD相比，IGRA试验阳性可排除卡介苗（BCG）接种及大部分NTM感染。目前，QuantiFERON-TB试验和T-SPOT.TB试验是2种较为成熟的方法。

（一）诊断活动性结核及其影响因素

陈礼昌等[1]选取2020年1—12月于其所在医院住院患者140例为研究对象，其中结核病组患者111例［肺结核组患者103例和肺外结核（extrapulmonary tuberculosis，EPTB）组患者8例］，非结核病组患者29例。同时采用外周全血IGRA、MTB培养、Gene-Xpert MTB/RIF检测（简称“Xpert检测”）3种方法检测各组患者的标本，比较3种检测方法的诊断价值。结果显示，IGRA、MTB培养和Xpert检测在结核病组患者中的阳性率分别为87.39%、37.84%和64.86%，与非结核病组比较（27.59%、0和0），差异有统计学意义（$P<0.05$）。肺结核组与EPTB组应用3种检测方法的阳性率比较差异无统计学意义（$P<0.05$）。IGRA在菌阳肺

结核患者和菌阴肺结核患者中的阳性率比较，差异无统计学意义（$P < 0.05$）。IGRA和MTB培养联合检测的敏感性为90.99%，特异性为72.41%，AUC为0.869，阳性预测值（PPV）为92.7%，阴性预测值（NPV）为67.7%；IGRA和Xpert联合检测的敏感性为96.40%，特异性为72.41%，AUC为0.934，PPV为93.0%，NPV为84.0%。研究得出结论，IGRA诊断结核病的阳性率最高；IGRA和Xpert联合检测的敏感性、AUC、PPV和NPV均优于IGRA和MTB培养联合检测，可为临床医师诊断结核病提供参考。

郭飞等[2]收集了2015年1月至2021年6月在浙江省宁波市第一医院呼吸科就诊的肺部疾病患者，根据临床和病理诊断分为结核性胸腔积液（tuberculous pleural effusion，TBPE）组（161例）、肺炎性胸腔积液组（138例）和肺癌性胸腔积液组（85例），对各组进行全血TB-IGRA试验及检测胸腔积液腺苷脱氨酶（adenosine deaminase，ADA）、乳酸脱氢酶（lactate dehydrogenase，LDH）、总蛋白（total protein，TP）及白蛋白（albumin，ALB）含量，TB-IGRA单独及ADA、LDH、TP及ALB联合检测诊断TBPE用ROC曲线分析。结果显示，TBPE患者外周血TB-IGRA表达量高于肺炎性胸腔积液和肺癌性胸腔积液（$P < 0.05$），TBPE组胸腔积液中ADA、LDH、TP及ALB表达量的中位数高于肺炎性胸腔积液及肺癌性胸腔积液（$P < 0.05$）。TB-IGRA诊断TBPE的ROC曲线的AUC为0.852（95%*CI* 0.811 ～ 0.892）。当TB-IGRA的诊断界值分别为26.5 pg/ml时，敏感性为83.9%，特异性为78.9%。5项指标联合检测AUC为0.902，其敏感性和特异性分别为87.6%和81.6%。上述结果表明，TBPE患者结核特异性T细胞IFN-γ，以及胸腔积液ADA、LDH、TP及ALB表达量均增加，外周血TB-IGRA试验与胸腔积液ADA、LDH、TP及ALB联合检测显著提高诊断敏感性与特异性，对TBPE的辅助诊断具有良好的临床应用价值。

赵昭亮等[3]前瞻性选取其所在医院2019年12月至2020年12月收治的90例菌阴肺结核患者的临床资料作为研究组，另选取同期在其医院进行体检的90名健康者的肝素抗凝全血作为对照组，采用IGRA试剂盒对血浆IFN-γ含量进行检测，计算IGRA诊断的敏感性、特异性、PPV、NPV并分析假阳性的独立危险因素。通过上述研究来分析IGRA对菌阴肺结核患者预后的判断及IGRA检测结果假阳性的危险因素。通过logistic回归分析可知，IGRA阳性、C反应蛋白（C-reactive protein，CRP）和红细胞沉降率（erythrocyte sedimentation rate，ESR）升高是患者存活的不良因素，而抗结核治疗、血清前白蛋白升高是患者存活的有利因素（$P < 0.05$）；研究组IGRA检测痰菌阳肺结核的敏感性、特异性、PPV、NPV均接近于对照组（$P > 0.05$）；性别、年龄、＜40岁及疾病诊断等均是IGRA检测菌阴肺结核患者的影响因素（$P < 0.05$）；≥40岁及疾病诊断为IGRA检测菌阴结核患者的假阳性危险因素（$P < 0.05$）。以上结果显示，在菌阴肺结核患者检测过程中，IGRA的检测结果较为理想，其敏感性、特异性较显著，预测能力较好，值得被推广。

方世正等[4]探讨结核感染T细胞斑点试验（T-cell spot of tuberculosis，T-SPOT.TB）在具有高危因素的疑似肺结核患者中的辅助诊断价值及影响因素。该研究通过回顾性分析2017年10月至2020年10月在其所在医院住院的疑似肺结核患者454例，根据是否合并高危因素，分为高危组和非高危组，分析T-SPOT.TB在不同组中的诊断价值，并应用logistic回归方法分析T-SPOT.TB产生假阴性和假阳性结果的影响因素。实验结果显示，T-SPOT.TB在高危组和非高危组中的敏感性分别为76.34%和90.00%，特异性分别为76.35%和82.93%，准确度分别为76.35%和85.92%，组间比较显示敏感性和准确度差异有统计学意义（$P=0.014$；$P=0.010$），而两组之间特异性差异无统计学意义（$P=0.183$）。logistic回归分析显示，年龄≥65岁（$P=0.019$）为假阴性的危险因素，性别（男性）（$P=0.001$）、恶性肿瘤（$P<0.001$）为假阳性的危险因素。结果表明，T-SPOT.TB在辅助诊断肺结核时具有较高价值，尤其在非高危组辅助诊断价值更高；在临床应用T-SPOT.TB辅助诊断肺结核时要考虑到T-SPOT.TB假阴性和假阳性的危险因素。

范彦博等[5]收集了安徽省胸科医院2014年7月至2019年6月期间收治的肺部病变患者，包括肺癌合并肺结核、肺结核和非结核患者共286例，均进行T-SPOT.TB、血清结核抗体、结核菌素试验，探讨三者在肺癌合并肺结核病中的诊断价值，分析年龄、性别、血常规指标对T-SPOT.TB的影响，以此探讨T-SPOT.TB在肺癌合并肺结核中的阳性率及影响因素。结果显示，T-SPOT.TB、血清结核抗体、结核菌素试验在肺癌合并肺结核组和肺结核组中的阳性率显著高于非结核组（$P<0.05$）；T-SPOT.TB检测结果与淋巴细胞绝对值呈显著负相关（$P<0.05$）。结果表明，T-SPOT.TB对肺癌合并肺结核的诊断具有较高的辅助价值，淋巴细胞绝对值对其产生显著影响。

曹雯雯等[6]探究T-SPOT.TB联合胸腔积液ADA检测对活动性肺结核患者的早期诊断及疗效评估价值。研究者选取2016年1月至2018年6月在山东第一医科大学第二附属医院就诊的有肺部病灶伴胸腔积液患者201例，根据诊断标准分为活动性肺结核组和非结核组。对两组患者不同性别、年龄、BMI、吸烟史、糖尿病史等一般临床资料进行比较，同时对比两组患者的T-SPOT.TB和胸腔积液ADA相关生化指标。通过多因素logistic回归模型分析活动性肺结核发生的独立危险因素，在此基础上建立疗效评估模型，应用ROC曲线对模型预测活动性肺结核患者疗效的准确性进行评估。结果显示，两组患者的性别、年龄、BMI、球蛋白、吸烟史、糖尿病史、总胆红素、细菌感染、哮喘等差异无统计学意义，结核接触史、乙型病毒性肝炎、肝功能不全和结节性红斑差异有统计学意义。活动性肺结核组胸腔积液总蛋白、胸腔积液ADA和胸腔积液乳酸脱氢酶水平均高于非结核组，且TB-Ab检测阴性、胸腔积液T-SPOT.TB阳性、外周血T-SPOT.TB阳性、结核菌素PPD试验阴性患者比例均高于非结核组。胸腔积液总蛋白、胸腔积液ADA、PPD试验阴性、TB-Ab检测阴性、胸腔积液T-SPOT.TB阳性、外周血T-SPOT.TB阳性、肝功能不全、结核接触史为活动性肺结核发生的独立危险因素。PPD试验阴性、TB-Ab检测阴性、外周血T-SPOT.TB阳性分别与胸腔积液总蛋白、胸腔积液ADA、胸腔积液T-SPOT.TB呈正相关。ROC曲线显示胸腔积液T-SPOT.TB联合胸腔积液ADA、外周血T-SPOT.TB联合胸腔积液ADA更具有诊断价值。ROC曲线显示评分模型的AUC为0.837（95%*CI* 0.751～0.897），提示模型预测准确性良好。结果表明，T-SPOT.TB和胸腔积液ADA联合检测对于活动性肺结核具有较高的诊断价值，结合其他独立风险因素可能达到更好的疗效评估效果。

罗倩等[7]通过研究探讨抗酸染色、Xpert检测或T-SPOT.TB单独及联合使用在结核病诊断中的临床应用价值。研究者回顾分析2017年1月至2019年12月在武汉市金银潭医院住院的19 410例患者的抗酸染色、Xpert检测和T-SPOT.TB实验室检测结果，分析3种检测方法单独和/或联合检测对结核病的诊断价值。研究将患者分为3组，分别为确诊结核病组、临床诊断肺结核组和健康对照组。结果显示，确诊结核病患者在使用3种方式单独进行结核病检测时，抗酸染色的阳性检出率（62.7%）与Xpert检测（86.7%）或T-SPOT.TB检测（98.0%）相比差异有统计学意义（$\chi^2=195.7$和$\chi^2=57.4$，P均<0.01）。抗酸染色、Xpert检测及两者联合检测的敏感性分别为63.2%、86.7%和89.6%，两者联合检测的敏感性与抗酸染色相比差异有统计学意义（$\chi^2=816.2$，$P<0.01$）。对于抗酸染色阴性（痰涂片检查阴性）的结核病患者，Xpert检测和T-SPOT.TB检测的敏感性分别为71.6%和96.7%，两者敏感性差异有统计学意义（$\chi^2=34.0$，$P<0.01$）。结果表明，在结核病诊断中，Xpert检测或T-SPOT.TB检测的敏感性显著高于抗酸染色；采用Xpert检测或T-SPOT.TB联合抗酸染色均可显著提高结核病诊断的敏感性，特别是对于痰涂片检查阴性结核病患者，联合T-SPOT.TB检测可显著提高检测效能。

范少峰等[8]选取2016年2月至2018年10月在广州市第八人民医院进行淋巴结活检的206例艾滋病（AIDS）患者，将术后病理诊断为“淋巴结结核”的106例患者作为观察组，非“淋巴结结核”的100例患者作为对照组；通过回顾分析术前CD4计数、术前HIV RNA计量、T-SPOT.TB、MTB DNA、结核抗原检测、结核菌培养、白蛋白/球蛋白（A/G）、结核菌素皮肤试验（tuberculin skin test，TST）、结核抗体（IgG和IgM）等临床常用实验室方法，统计、比较出有统计学意义的实验室检测方法，得出各方法对淋巴结结核的确诊意义（敏感性、特异性、准确度、PPV和NPV）。结果显示，T-SPOT.TB在淋巴结结核诊断中的敏感性、特异性、准确度的整体评价均高于术前CD4计数、术前HIV-RNA计量、MTB DNA、结核抗原检测、结核菌培养、A/G、TST、结核抗体（IgG和IgM）的检查方法；除CD4计数、术前HIV RNA计量外，T-SPOT.TB等检测方法均对诊断淋巴结结核感染及非结核感染有统计学意义（$P<0.05$）。结果表明，T-SPOT.TB对诊断AIDS患者早期合并淋巴结结核感染的临床实用价值较高；另外A / G比值也有辅助诊断意义，是重要的参考指标，值得推广。

余艳艳等[9]评估了QuantiFERON-TB Gold Plus（QFT-Plus）与QuantiFERON-TB Gold（QFT）在结核患者感染诊断中的应用比较。研究者选取2019—2020年于湖南省胸科医院就诊且符合入组标准的304例结核病患者和71例非结核肺部疾病患者作为研究对象，收集以上受试者的外周血，进行QFT-Plus和QFT检测，评估2种试剂的一致性、总符合率、特异性、敏感性及检出率。结果显示，QFT和QFT-Plus检测的的总符合率为95.81%，Kappa值为0.891，具有较好的一致性；QFT-Plus的AUC高于QFT（0.834 *vs.* 0.817），QFT的敏感性高于QFT-Plus（85.9%*vs.*82.2%），但两者相差较小；QFT的特异性低于QFT-Plus（77.5% *vs.* 84.5%）；QFT的检出率较高，但与QFT-Plus趋于一致。结果表明，QFT-Plus具有较高的敏感性、特异性和检出率，其检测性能与QFT相似。

杨增敏等[10]评估常规组织病理学检查与Xpert检测、TB-IGRA在脊柱结核诊断中的应用价值。研究回顾性分析了2017年11月至2020年6月在研究者医院经临床诊断为“脊柱结核”的131例患者资料，其中男性患者79例，女性患者52例；年龄为18～90岁（50±18.0岁）；颈椎结核患者7例，胸椎结核患者39例，胸腰段结核患者11例，腰椎结核患者57例，腰骶椎结核患者12例，骶椎结核患者5例。所有患者术前进行TB-IGRA检测，然后通过穿刺或手术获得病灶组织，分别进行组织病理学检查与Xpert检测。组织病理学检查结果分为4类：Ⅰ类为确诊结核、Ⅱ类为倾向于结核、Ⅲ类为疑诊结核、Ⅳ类为未确诊结核。Ⅰ类、Ⅱ类组织病理学检查结果支持脊柱结核的诊断，Ⅲ类、Ⅳ类不支持脊柱结核的诊断。

计算三者的阳性率与阴性率；并以组织病理学检查结果为参照标准，计算Xpert检测、TB-IGRA的敏感性、特异性；三者单独检测的阳性率和联合检测的阳性率分别进行比较，计算Kappa值来评估两者的一致性，并绘制Xpert检测、TB-IGRA检测的ROC曲线并计算AUC，评估Xpert检测、TB-IGRA检测的价值。结果显示，所有患者中，组织病理学检查确诊为结核者85例（64.9%，95%*CI* 56.6%～73.2%），组织病理学检查未确诊结核者46例（35.1%，95%*CI* 26.8%～43.4%）；Xpert检测阳性者79例（60.3%，95%*CI* 51.0%～68.1%），阴性者52例（39.7%，95%*CI* 31.9%～49%）；发现RNA聚合酶β亚基的编码基因（*rpoB*）突变者6例（4.6%，95%*CI* 0.95%～8.20%）；TB-IGRA检测阳性者99例（75.6%，95%*CI* 68.1%～83.0%），阴性者32例（24.4%，95%*CI* 17.0%～31.9%）；组织病理学检查与Xpert检测联合诊断脊柱结核者89例（67.9%，95%*CI* 59.02%～75.32%），未确诊结核者42例（32.1%，95%*CI* 24.68%～40.98%）；组织病理学检查与TB-IGRA检测联合诊断脊柱结核者107例（81.7%，95%*CI* 74.97%～88.39%），未确诊结核者24例（18.3%，95%*CI* 11.61%～25.03%）。Xpert检测的敏感性为87.1%（74/85），特异性为91.3%（42/46）：TB-IGR检测的敏感性为90.6%（77/85），特异性为52.2%（24/46）。组织病理学检查与Xpert检测联合诊断脊柱结核的阳性率为67.9%（89/131）；组织病理学检查与TB-IGRA检测联合诊断脊柱结核的阳性率为81.7%（107/131）；三者联合诊断脊柱结核的阳性率为82.4%（108/131）。以临床诊断结果作为参照，TB-IGRA联合组织病理学检查阳性率高于单独组织病理学检查（$\chi^2=9.435$，$P=0.002$），三者联合检测阳性率高于单独组织病理学检查（$\chi^2=9.855$，$P=0.002$），也高于Xpert检测与组织病理学检查联合（$\chi^2=16.681$，$P<0.001$）。组织病理学检查与Xpert检测两种检测确诊脊柱结核的Kappa值为0.76（95%*CI* 0.631～0.873），一致性好；组织病理学检查与TB-IGRA 2种检测确诊脊柱结核的Kappa值为0.46（95%*CI* 0.295～0.616），一致性较好。Xpert检测诊断脊柱结核的AUC为0.892：TB-IGRA检测诊断脊柱结核的AUC为0.751。结果表明，TB-IGRA检测的敏感性较高，Xpert检测的特异性较高，并且能发现利福平耐药突变；两者联合组织病理学检查对诊断脊柱结核具有较高的应用价值。

Ying等[11]通过实验建立了基于深度学习（deep learning，DL）的T-SPOT与CT图像分析相结合的非结核分枝杆菌肺病（nontuberculous mycobacterial pulmonary disease，NTM-PD）与肺结核的早期鉴别诊断算法。研究共纳入1049例样本，其中NTM-PD 467例，肺结核582例。共320例（160例NTM-PD和160例肺结核）随机作为测试集，并采用T-SPOT结合DL模型进行分析。首先研究者将测试案例分为T-SPOT阳性组和阴性组，然后使用DL模型将患者进一步分为4个亚组。结果表明，T-SPOT阴性和DL分类为NTM-PD亚组的准确率为91.7%，T-SPOT阳性和DL分类为肺结核亚组的准确率为89.8%，占总患者的66.9%，而T-SPOT单独的准确率为80.3%。在其余两组中，T-SPOT预测与DL模型不一致，准确度分别为73.0%和52.2%。综上研究表明，结合T-SPOT和基于DL的CT图像分析的新型诊断系统，在两种预测方法一致的情况下，可以大大提高NTM-PD和肺结核的分类精度。

Xu等[12]认为QuantiFERON-tb Gold Plus（QFT-Plus）是继QuantiFERON-tb Gold In-Tube（QFT-GIT）之后用于结核病感染检测的一种较为有效且新兴的QuantiFERON检测试剂其是一种IFN-g释放试验。将QFTPlus与QFT-GIT进行比较，QFTPlus具有额外的TB抗原2（TB2）管，可诱导细胞（CD8 T细胞）介导的免疫反应。研究者通过实验试图评估QFT-GIT和QFT-

Plus检测在临床免疫功能低下患者中的一致性。从2020年8月至2021年3月，来自不同部门的278例免疫功能低下患者和175例免疫功能正常患者连续入组，每位患者都进行了两项测试。结果表明，QFT-GIT和QFT-Plus检测之间的相关性表现出良好的一致性（kappa值＝0.859）。接受长期免疫抑制剂治疗的患者QFT-GIT和QFT-Plus检测的一致性最低，11例结核潜伏感染（latent tuberculosis infection，LTBI）阳性患者中有9例是通过QFT-Plus检测出来的，这表明QFT-Plus在这些患者中可能比QFT-GIT检测出更多的LTBI。不确定的结果与较低的淋巴细胞、CD4 T细胞、CD8 T细胞绝对计数和较低的CD4/CD8比值有关。总之，研究发现，QFT-GIT和QFT-Plus检测不仅在免疫功能正常的患者中具有高度一致性，在免疫功能低下的患者中也具有高度一致性。在接受长期免疫抑制治疗的患者中，QFT-Plus检测LTBI的能力可能比QFT-GIT更强。QFT-Plus检测淋巴细胞绝对计数的阈值为1.15×10^9个细胞，CD4 T细胞的绝对计数为(467.7～478.5）$\times 10^6$个细胞，这可能会降低不确定结果的发生率。

Hu等[13]通过选取自2020年3月20日至2022年4月10日连续住院的123例疑似脊柱结核患者，对每位患者进行QFT-GIT检测。研究者也同时回顾性收集了这些患者的临床资料。用TB Ag-Nil值绘制ROC曲线。截断点是根据研究队列中61例患者的ROC曲线计算出来的，在62例患者的新队列中验证了截断点的诊断有效性。通过上述方法研究者分析了TB Ag-Nil值与患者其他临床特征的相关性。结果表明，纳入研究的123例患者中，51例确诊结核病，72例非结核病（AUC＝0.866，95%*CI* 0.798～0.933，$P < 0.0001$）。在脊柱结核患者中，QFT-GIT检测敏感性为92.16%（95%*CI* 80.25%～97.46%），特异性为67.14%（95%*CI* 54.77%～77.62%）。当从研究队列的ROC曲线中选择一个新的截断点（1.58 U/ml）时，验证队列中诊断检测的准确性从77.42%提高到80.65%。结核病患者的结核AgNil值与病程相关（$r = 0.4148$，$P = 0.0025$）。因此，实验人员得出了QFT-GIT检测敏感性高、特异性低，是脊柱结核术前鉴别诊断的重要方法的结论。

Zhang等[14]通过实验比较QuantiFERON-TB Gold Plus（QFT-Plus）与T-SPOT的准确性。并探讨了QFT-Plus对发热患者活动性肺结核诊断的影响因素，验证了QFT-Plus在诊断活动性肺结核和LTBI中的潜在价值。实验总共纳入240例发热活动性肺结核患者（$n = 80$）和非活动性肺结核患者（$n = 160$），评估QFT-Plus和T-SPOT的准确性，采用多变量logistic回归分析阳性结果的影响因素。结果表明，QFT-Plus和T-SPOT的不确定结果比例（ITRS）分别为3.3%和0。QFT-Plus和T-SPOT结果的一致性是显著的。QFT-Plus和T-SPOT的ROC曲线的AUC分别为0.792和0.849（$P = 0.070$）。QFT-Plus鉴别活动性肺结核与非活动性肺结核的敏感性为92.2%，T-SPOT.TB为95.0%。结核阳性结果的影响因素为男性$OR = 2.33$，95%*CI* 1.27～4.26，$P = 0.006$和既往有结核病病史（$OR = 11.36$，95%*CI* 4.62～27.94，$P < 0.001$），而男性（$OR = 3.17$，95%*CI* 1.73～5.84，$P < 0.001$）、既往有结核病病史（$OR = 7.58$，95%*CI* 3.60～15.98，$P < 0.001$）和使用免疫抑制剂（$OR = 0.49$，95%*CI* 0.26～0.94，$P = 0.030$）为QFT-Plus阳性结果的影响因素。QFT-Plus在发热患者鉴别活动性肺结核与LTBI时无显著差异。综上，QFT-Plus与T-SPOT在发热患者中诊断活动性结核的检验效能之间的差异无统计学意义。QFT-Plus易发生ITRS。在解释阳性结果时，应考虑男性、既往结核病病史、使用免疫抑制剂等影响因素。

Yu等[15]通过实验探讨影响QFT-GIT检验在结核病诊断中的假阴性结果的因素，以及不同的截断值对诊断价值的影响。研究者回顾性分析了2016年5月至2017年5月在上海肺科医院接受QFT-GIT检查的3562例患者，采用不同的临床分层分析假阴性和假阳性结果，建立了不同临床条件下的最佳截断值。结果显示，QFT-GIT阳性结果大大缩短了痰涂片阴性结核病的诊断时间。年龄、涂片和培养结果、结核病变部位、肿瘤合并症、白细胞计数、中性粒细胞计数、CD4/CD8比值等因素与QFT-GIT假阴性结果显著相关（$P < 0.05$）。研究者根据不同的影响因素建立了个性化的临界值。结果显示，痰涂片阴性人群与总人群的一致性较高。结果表明，QFT-GIT检测有助于痰涂片阴性结核病的早期诊断；QFT-GIT试验在活动性结核病诊断中的诊断性能受到许多临床因素的影响；在不同条件下，个性化的截断值在活动性肺结核的鉴别中具有较高的价值。

（二）诊断结核潜伏感染及其影响因素

李艳丽等[16]以抽样点2018年1月至2019年12月在结核病定点医院工作的631名护理人员为调查对象，设计调查问卷，进行横断面调查。以此探讨山东省部分结核病定点医院护理人员LTBI的现状及风险因素，为LTBI高危人群管理和减少职业感染提供科学依据。结果显示，山东省部分定点医院护理人员的LTBI发生率为17.43%。单因素分析结果显示，文化程度、单位类型、从事结核病防治工作年限、家庭中有人患过结核病、工作地点等有统计学意义（$P < 0.05$）。多因素二分类logistic回归分析结果显示，随着从事结核病防治工作年限的增加，感染MTB的风险增加，以工作2年以内的人员为参考，工作6～10年的人员风险增加3.12倍（$OR = 3.12$，95%CI 1.21～8.03），工作10年的人员风险增加5.33倍（$OR = 5.33$，95%CI 2.17～13.09）；若家庭中有人患过结核，其感染的风险增加4.10倍（$OR = 4.10$，95%CI 2.26～7.41）。结果表明，山东省部分定点医院护理人员的LTBI发生率接近普通人群，LTBI风险随着护理人员从事结核病防治工作年限的增加及家庭中有人患结核病而上升，作为职业暴露人群，应对这部分LTBI职业暴露风险人员优先实施干预性预防措施，阻断其发展为活动性结核病。

谢周华等[17]探讨HIV感染/AIDS患者的LTBI状况及其影响因素，设法为开展LTBI预防性干预提供依据。研究者以2020年1月至2021年3月广西壮族自治区南宁市第四人民医院确证为HIV感染且未患结核的患者为研究对象，进行IGRA，以合并LTBI者为观察组，以单纯HIV感染/AIDS患者为对照组，调查流行病学特征并对LTBI的可能影响因素，如性别、年龄、民族、居住地、BMI、家庭人均月收入、基础疾病、结核病密切接触史、BCG接种史、$CD4^+$T淋巴细胞、HIV感染病程、合并机会性感染12项按$\alpha = 0.10$的水准进行单因素筛选，将单因素分析结果纳入logistic回归分析，探讨HIV感染/AIDS患者LTBI的影响因素。结果显示，在650例HIV感染/AIDS患者中发现LTBI者112例，检出率为17.23%。将单因素分析有统计学意义的6个因素纳入多因素logistic回归分析，最终进入回归模型的因素为$CD4^+$T淋巴细胞、结核病密切接触史、HIV感染病程、合并其他机会性感染，其调整OR值及95%CI分别为4.143（1.784～9.637）、2.826（1.359～6.063）、1.825（1.159～2.874）和1.714（1.128～2.606）。结果表明，与HIV感染/AIDS患者LTBI密切的相关影响因素为$CD4^+$T淋巴细胞＜200 cells/μl、有结核病密切接触史、HIV感染病程≥4年、合并其他机会性感染，应关注该类人群结核病的发展趋势，及时给予结核病预防性治疗（TPT），避免HIV病毒和MTB

双重感染的协同恶化。

李冰洁等[18]探讨对HIV感染者进行IGRA检测用于筛查LTBI的临床价值。研究者纳入2018年3月至2021年4月在重庆市第五人民医院招募的90例有LTBI风险、年龄≥18岁的HIV感染者，行TST和IGRA检测，诊断HIV感染者LTBI。LTBI被定义为有LTBI风险和至少1个阳性结果（TST或IGRA），并且没有活动性肺结核的临床证据。研究者还评估了TST和IGRA用于HIV感染者LTBI风险分层（家庭内接触风险和家庭外接触风险）的准确性。结果显示，90例HIV感染者中，有80例患者符合LTBI的诊断标准，只有21例（26.3%）患者为TST阳性，75例（93.7%）患者为IGRA阳性。TST与LTBI诊断一致性较差（Kappa值＝0.073），而IGRA结果与LTBI诊断表现出良好的一致性（Kappa值＝0.769）。在69例具有家庭内接触风险者和21例具有家庭外接触风险者中，TST阳性者分别为19例（27.5%）和2例（9.5%），而IGRA阳性者分别为68例（98.5%）和7例（33.3%）。TST结果与LTBI风险一致性较差（Kappa值＝0.180，95%*CI* 0.000～0.375）；相反，IGRA结果与LTBI风险一致性较高（Kappa值＝0.724，95%*CI* 0.555～0.894）。结果表明，与TST相比，IGRA阳性与LTBI感染风险一致，是用于HIV感染者LTBI筛查更优的诊断工具。

卢鹏等[19]探寻在学校结核病疫情处置中应用TST诊断需要预防性服药的LTBI者的硬结平均直径临界值。研究者选取2020年10月至2021年10月江苏省发生3例及以上的学校结核病疫情的2所学校的学生和老师作为研究对象，共纳入163例。对研究对象同时进行TST和QuantiFERON-TB gold in-tube（QFT）检测，以QFT检测结果为参照标准，采用ROC曲线来确定TST检测学校人群中需要预防性服药的LTBI者的硬结平均直径临界值。结果显示，163例受试者中，QFT检测阳性者79例（48.5%），QFT检测阴性者84例（51.5%）。TST中度阳性者132例（81.0%），其中，QFT检测阳性者62例，阳性率为47.0%（95%*CI* 38.3%～55.6%）。在163例研究对象中，以QFT检测结果为参照标准，TST检测硬结平均直径为12.5 mm时，诊断需要预防性服药的LTBI者的价值最高，敏感性为38.0%（95%*CI* 27.3%～49.6%），特异性为82.1%（95%*CI* 72.3%～89.6%），AUC为0.621（95%*CI* 0.542～0.696）；在132例TST中度阳性者中，以QFT检测结果为参照标准，TST检测硬结平均直径为12.5 mm时，诊断需要预防性服药的LTBI者的价值最高，敏感性为25.8%（95%*CI* 15.5%～38.5%），特异性为87.1%（95%*CI* 77.0%～93.9%），AUC为0.572（95%*CI* 0.483～0.657）。结果表明，在学校结核病疫情处置中，如果在一个班级发生3例及以上结核病患者，或者TST中度阳性率或强阳性率远高于本地区正常范围时，应该重视TST中度阳性的人群的预防性服药。

He等[20]认为伴有LTBI的糖尿病患者由于免疫功能受损，发展为活动性结核病的风险增加。我国目前可用的基于免疫反应的结核病感染鉴定方法很少在2型糖尿病（diabetes mellitus type 2，T2DM）患者中进行评估。研究者对确诊T2DM患者的LTBI状况进行了前瞻性研究。在基线调查中，研究者采用IGRA、TST和新型结核菌素皮肤试验（C-TST）同时检测LTBI的发生率。间隔3个月后，参与者重新进行3种测定，以评估其在连续测试中的表现。结果显示，共有404例T2DM患者被纳入研究，基线时，排除活动性结核病后，TST（≥10 mm）、C-TST（≥5 mm）和IGRA（≥0.35 U/ml）鉴定的LTBI发生率分别为9.65%（39/404）、10.40%（42/404）和14.85%（60/404）。TST和C-TST结果与IGRA结果的一致性分别为86.39%（349/404）和92.08%（372/404），Kappa值分别为0.37（95%*CI* 0.24～0.50）和0.64（95%*CI* 0.53～0.76）。间隔3个月后，分别有50例、26例和27例患者的TST、C-TST和IGRA结果随着检测转换而增加。对于TST和C-TST转换，当按基线IGRA二分结果进一步分类时，其在系列试验中的定量结果分布有显著差异。结果表明，在参与研究的T2DM患者中，与TST相比，C-TST与IGRA的一致性更高。在上述试验中观察到的转换表明，在T2DM患者中，应考虑皮试的增强作用来识别LTBI的可能性。

二、其他生物标志物的检测

（一）抗原

黄东轩等[21]研究可替代的细胞因子联合MTB休眠相关抗原Rv1733用于肺结核的血清学诊断价值。研究通过对来自广东医科大学附属龙华中心医院的结核病患者（结核病组，$n=25$）和无症状接触者（asymptomatic contact，AC）（AC组，$n=25$）的外周血单个核细胞（peripheral blood mononuclear cell，PBMC）用IGRA和休眠相关抗原（Rv1733）进行6天体外再刺激后，在培养上清液中进行多重细胞因子分析。结果显示，经IGRA抗原特异性再刺激后，结核病组白介素（IL）-2水平高于AC组（$P=0.032$）。结核病组和AC组PBMC上清液中IFN-γ诱导蛋白-10（IP-10）、IL-2、IL-6水平与黄金标准IFN-γ呈正相关关系（$P<0.05$）。结核病组IL-2水平与IFN-γ水平无显著相关关系（r＝0.305，$P=0.105$）。采用调整后的IGRA标准，IL-6检测到结核病组患者（$n=23$，92.0%）和AC组患者（$n=22$，88.0%）的应答比例最高。Rv1733再刺激可提高AC组中IFN-γ、IP-10、IL-6、TNF-α和IL-17F浓度，而结核病组和AC组IL-2、IL-22和IL-5水平差异无统计学意义（$P>0.05$）。经ROC曲线分析，Rv1733诱导的IFN-γ与IGRA抗原诱导的IL-2组合是对结核患者和AC分类的最佳选择（AUC＝0.928，95%*CI* 0.883～0.971）。结果表明，可替代细胞因子联合MTB休眠相关抗原Rv1733可提高对MTB感染的诊断能力。

顾雯菲等[22]研究在耻垢分枝杆菌中克隆并表达MTBRD1区蛋白Rv3873，并评价其在结核病血清学诊断中的价值。研究者通过以MTB*H37Rv*标准株全基因组DNA为模板，扩增得到*rv*3873基因完整序列，克隆至分枝杆菌表达载体pMF406，构建重组质粒pMF406-rv3873，电转化至耻垢分枝杆菌mc2155，加入乙酰胺诱导表达Rv3873同源重组蛋白（mRv3873），利用亲和层析进行纯化，用免疫印迹法分析抗原特异性；酶联免疫吸附测定（enzyme-linked immunosorbent assay，ELISA）法检测27份结核病患者和31份健康者血清IgG抗体，以大肠埃希菌表达的Rv3873（r Rv3873）和免疫优势抗原Ag85A作为对照抗原，评价mRv3873在结核病血清学诊断中的作用。结果显示，在耻垢分枝杆菌中成功表达了重组MTB蛋白mRv3873，主要以可溶形式存在，经Ni^{2+}亲和层析柱纯化可获得高纯度（95%）的可溶性重组蛋白，蛋白浓度约为2.0 mg/ml：结核病患者组血清中抗mRv3873和Ag85A抗原特异性IgG水平均显著高于健康对照组（$P<0.05$），而两组血清r Rv3873特异性IgG水平差异无统计学意义（$P>0.05$）：mRv3873抗原与对照抗原Ag85A的诊断效能相当，ROC曲线的AUC分别为0.7760和0.7784，显著高于异源表达抗原r Rv3873的AUC（0.5866）。结果表明，在快速生长分枝杆菌——耻垢分枝杆菌中可高水平表达并纯化MTB RD1区抗原Rv3873，较之异源表达抗原，结核病患者产生针对mRv3873的IgG水平显著高于健康人群，分枝杆菌同源表达的mRv3873具有作为结核病血清诊断的潜力。

程晓等[23]系统评价重组结核杆菌融合蛋白［新型皮肤试验试剂ESAT6-CPF10（EC）EC］相较于PPD用于诊断MTB感染的有效性和安全性。研究者通过检索临床指南数据库、生物医学文献数据库、卫生行政部门和行业协会官方网站及不良反应监测官方网站，检索时间均自建库截至2022年2月（英文检索词：Recombinant *Mycobacterium tuberculosis* fusion protein、CFP10/ESAT6；中文检索词：重组结核分枝杆菌融合蛋白、重组结核杆菌融合蛋白、宜卡、CFP10/ESAT6）。收集EC和PPD诊断MTB感染有效性和安全性的指南、共识、团体标准、系统评价和原始研究等。由2名研究者独立筛选文献、提取资料并评价纳入研究的偏倚风险，根据异质性大小采用荟萃分析或描述性分析。结果显示，纳入指南2部、专家共识3篇、团体标准2部，均指出EC和PPD可用于诊断MTB感染和结核病辅助诊断。纳入系统评价1篇，结果显示，EC皮肤试验共招募参与者887名，其敏感性为86.06%（95%*CI* 82.39%～89.07%）。纳入原始研究4篇，均为随机对照试验，有效性荟萃分析结果显示，不区分人群，EC和PPD的敏感性（89.3% *vs*. 90.4%）和阴性似然比（0.177 *vs*. 0.220）的差异无统计学意义，EC的特异性（85.5% *vs*. 47.3%）、诊断比值比（42.238 *vs*. 8.040）、阳性似然比（6.048 *vs*. 1.710）、PPV（66.0% *vs*. 35.1%）、NPV（96.2% *vs*. 94.0%）优于PPD，差异有统计学意义。安全性结果显示，EC和PPD不良事件均为局部瘙痒和疼痛，均未发生严重不良事件。结果表明，EC可用于MTB感染诊断和辅助结核病诊断；相较于PPD，其有效性表现更优。

用于确定结核病感染的诊断手段有限。Xu等[24]评估了EC皮试对我国成人结核病感染的诊断准确性和安全性。研究者在健康参与者和结核病患者中进行了2项随机、平行组临床试验。所有参与者都接受了T-SPOT测试，然后接受EC皮肤试验和TST。研究者在不同时间段测量注射部位皮肤硬化和/或发红的直径。建立BCG模型，利用EC皮肤试验评估结核感染的诊断。结果显示，777例健康受试者和96例结核病患者分别接受1.0 μg/0.1 ml和0.5 μg/0.1 ml的EC皮肤试验，24～72 h时，1.0 μg/0.1 ml的EC皮肤试验AUC为0.95（95%*CI* 0.91～0.97）。结核试验、EC皮肤试验显示出相似的敏感性［87.5%（95%*CI* 77.8%～97.2%）*vs*. 86.5%（95%*CI* 79.5%～93.4%）］和特异性［98.9%（95%*CI* 96.0%～99.9%）*vs*. 96.1%（95%*CI* 93.5%～97.8%）］。在接种BCG的参与者中，EC皮试与T-SPOT有很高的一致性。未观察到与EC皮试相关的严重不良事件。结果表明，EC皮肤试验在1.0 μg/0.1 ml的剂量下显示出较高的特异性和敏感性，与T-SPOT相当。结核病测试、BCG接种不影响EC皮肤试验的诊断准确性。

Xia等[25]通过实验验证EC皮试对MTB感染的诊断价值。研究者选取2015年12月17日至2018年3月2日的入院患者进行多中心、双盲、随机对照试验。参与者包括活动性结核病、疑似肺结核或非肺结核肺病患者。每例参与者同时接受3项试验，包括T-SPOT.TB、TST和EC皮试，并报告了假阳性检测结果。结果显示，该实验使用1085例符合协议的参与者数据分析诊断准确性，EC皮试、TST和T-SPOT的敏感性分别为91.2%（95%*CI* 89.0%～93.2%）、91.4%（95%*CI* 89.1%～93.3%）和92.1%（95%*CI* 89.9%～93.9%）。EC皮试的特异性（69.7%，95%*CI* 64.5～74.5%）和T-SPOT.TB（76.1%，95%*CI* 71.2%～80.5%）显著高于TST（54.4%，95%*CI* 48.9%～59.7%）。EC皮试与TST的一致性（Kappa值＝0.632）和EC皮试与T-SPOT

的一致性（Kappa值＝0.780）显著。检测结果中无大量假阳性检测结果。结果表明，EC皮试的诊断能力接近T-SPOT，其在结核病检测和结核病感染检测中具有较好的应用前景。

（二）抗体

殷红玉[26]通过实验探究血清MTB IgG抗体检测在肺结核诊断中的作用。研究者选取2017年3月至2019年10月甘肃省高台县人民医院收治的137例肺结核患者作为肺结核组，另选取103例其他肺部疾病患者作为对照组，分析血清MTB IgG抗体检测在肺结核诊断中的价值。结果显示，肺结核组MTB抗原检测阳性率（74.45%）高于对照组（32.04%），差异有统计学意义（$P<0.05$）；肺结核组中IgG＋38kD＋LAM联合检测阳性率最高为62.75%，高于对照组的21.21%（$P<0.05$）；血清结核抗体IgG＋38kD＋LAM联合检测对肺结核的诊断敏感性为73.56%（64/87），特异性为73.33%（11/15），PPV为94.11%（64/68），NPV为32.35%（11/34）。结果表明，血清MTB IgG抗体检测可用于肺结核辅助诊断，联合38kD＋LAM可显著提高肺结核诊断阳性率。

丁兴等[27]通过实验探究支气管肺泡灌洗液（bronchoalveolar lavage fluid，BALF）Xpert检测联合外周血T-SPOT及结核抗体（TB-Ab）检测对菌阴肺结核的诊断效能。研究者回顾性分析了中国科学技术大学附属第一医院2019年1月至2021年1月收治的114例临床诊断菌阴肺结核患者、80例非结核性肺部其他疾病患者及22例菌阳肺结核患者的临床资料，分析3组患者外周血T-SPOT、TB-Ab及BALFXpert检测结果，对比3种检测方法的敏感性、特异性、NPV、PPV、假阴性率、假阳性率及正确诊断指数（Youden index，YI）等指标，对比3种方法单独检测与联合检测对菌阴肺结核的阳性检出率的差异，并绘制ROC曲线，计算AUC。结果显示，BALFXpert、外周血T-SPOT和TB-Ab检测的敏感性分别为66.91%、80.88%和90.44%；特异性分别为98.75%、73.75%和41.25%；诊断符合率分别为78.70%、78.24%和72.22%，均高于70.00%。这3种方法单项检测在菌阴肺结核组中的阳性检出率分别为63.15%、79.82%和90.35%，与在非结核肺部疾病组中相比，差异均有统计学意义（$P<0.01$）；3种方法联合检测在菌阴肺结核组中的阳性检出率为96.49%，显著高于Xpert检测和T-SPOT，差异均有统计学意义（$\chi^2=37.283$，$P<0.01$；$\chi^2=13.612$，$P<0.01$）；联合检测在菌阴肺结核中的YI显著高于单项检测，联合检测AUC为0.977，显著高于单项检测。作者认为，BALFXpert检测联合外周血T-SPOT、TB-Ab检测可显著提高菌阴肺结核的诊断率，为指导临床治疗提供有力依据。

（三）细胞因子及其他

麦精兰等[28]通过实验探究血清可溶性CD14（sCD14）亚型（sCD14-ST，Presepsin）、肽聚糖识别蛋白2（PGLYRP2）、纤维蛋白原α链（fibrinogen alpha chain，FGA）在耐药结核病诊断中的潜在价值。研究者收集2019年1月至2020年12月其所在医院诊断为肺结核且初治的416例（≥18岁）患者的临床信息，包括患者的性别、年龄、职业、吸烟史等临床基本信息和痰培养阳性患者的固体培养结果。分为耐药组和敏感组。采用χ^2检验进行单因素分析，应用logistic回归分析及绘制ROC曲线分析AUC。结果显示，耐药组患者血清待检测标志物sCD14-ST［28.54（26.48，31.51）pg/ml *vs*. 12.24（11.71，14.30）pg/ml］、

PGLYRP2［554.70（390.29，764.95）pg/ml *vs.* 158.45（106.37，219.72）pg/ml］、FGA［73.33（66.0，99.73）pg/ml *vs.* 39.0（35.65，42.65）pg/ml］水平均高于敏感组（P＜0.05）。经多因素logistic回归分析，血清sCD14-ST、PGLYRP2、FGA都是影响肺结核患者耐药性的独立危险因素（P＜0.05）。经ROC曲线分析，血清sCD14-ST、PGLYRP2、FGA用于耐药肺结核诊断的AUC分别为0.975（95%CI 0.960～0.990）、0.983（95%CI 0.972～0.994）和0.959（95%CI 0.936～0.983）；cut-off值分别为17.85pg/ml、283.84pg/ml和47.80pg/ml；在该阈值下，敏感性分别为98.2%、96.4%和96.4%，特异性分别为95.0%、90.3%和91.4%。作者认为血清标志物sCD14-ST、PGLYRP2、FGA在耐药肺结核中有较高的诊断价值。

刘泽世等[29]设计实验探讨了MTB特异性细胞因子（DeFine.TB）联合Xpert检测在EPTB诊断中的意义。研究者收集2018年9月至2020年12月在西安交通大学第二附属医院住院确诊或临床诊断为EPTB的52例患者纳入EPTB组、35例非EPTB感染患者纳入非结核组。对所有患者分别进行血DeFine.TB、无菌体液DeFine.TB和无菌体液Xpert检测，对检测结果进行分析。结果显示，52例临床确诊为EPTB的患者中，血DeFine.TB、无菌体液DeFine.TB和Xpert检测诊断EPTB总阳性率分别为73.08%（38/52）、94.23%（49/52）和65.38%（34/52）；35例非EPTB患者中，血DeFine.TB、无菌体液DeFine.TB和无菌体液Xpert检测诊断EPTB的阴性率分别为57.15%、77.14%和100.00%。在诊断EPTB和非EPTB感染时，血DeFine.TBIFN-γ因子单阳和双因子检测差异无统计学意义（P均＞0.05），无菌体液DeFine.TB双因子阳性和无菌体液Xpert检测差异有统计学意义（χ^2＝19.601、37.565，P＜0.05）。无菌体液DeFine.TB的敏感性显著高于血DeFine.TB和无菌体液Xpert检测。无菌体液Xpert检测的特异性显著高于血和无菌体液DeFine.TB。当无菌体液Xpert检测和DeFine.TB联合检测时，其敏感性和特异性分别为65.38%和100.00%。作者认为，DeFine.TB和Xpert联合检测可显著提高EPTB诊断的特异性、PPV和NPV，为临床早期识别EPTB与非结核患者、及早抗结核治疗提供参考。

汪永强等[30]研究外周血Th17/CD4$^+$CD25$^+$CD127lowTreg，以及特异性TB-Ag［早期分泌型抗原靶标6（ESAT-6）、培养滤液蛋白10（CEP-10）］诱导TB-IGRA区分活动性肺结核和LTBI合并肺炎的诊断价值。研究者将2018年1月至2020年2月在四川省内江市第二人民医院就诊并诊断为活动性肺结核的41例患者作为研究对象，48例初诊疑似结核患者（有部分患者最终诊断为非结核感染肺炎），其中21例肺炎患者按照IGRA阳性列为LTBI$^+$肺炎组（LTBI合并肺炎），27例肺炎患者按照IGRA阴性列为LTBI$^-$肺炎（非LTBI肺炎）组。所有研究对象均接受IGRA检查，流式细胞术检测外周血Th17/CD4$^+$、Treg/CD4$^+$比值，ROC曲线评价活动性肺结核和肺炎，以及与LTBI$^+$肺炎的诊断价值，并根据YI为最佳诊断点计算敏感性、特异性。结果显示，活动性肺结核外周血Th17/CD4$^+$水平低于LTBI$^+$肺炎组和LTBI$^-$肺炎组（P＜0.01），LTBI$^+$肺炎组和LTBI$^-$肺炎组之间差异无统计学意义（P＞0.05）。活动性肺结核Th17/Treg比值低于LTBI$^+$肺炎组（P＜0.01），与LTBI$^-$肺炎组比较差异无统计学意义（P＞0.05）。以肺炎（不论是否合并LTBI）为对照，Th17/CD4$^+$和Th17/Treg区分活动性肺结核和肺炎的ROC曲线的AUC为0.7485（P＜0.0001）和AUC为0.6796（P＝0.0036），Th17/CD4$^+$＜2.125为cut-off值时，诊断敏感性为87.80%，特异性为52.08%；Th17/Treg＜0.355为cut-off值时，诊断敏感性为63.41%（26/41），特异性为68.75%。以LTBI$^+$肺炎患者为参照，

Th17/CD4$^+$和Th17/Treg诊断活动性肺结核的ROC曲线的AUC为0.8287（$P<0.0001$）和AUC为0.7439（$P<0.0018$）；Th17/CD4$^+$ < 1.060为cut-off值时，诊断敏感性为51.22%，特异性为95.23%；Th17/Treg < 0.3550为cut-off值时，诊断敏感性为63.41%，特异性为85.71%；以诊断活动性肺结核敏感性 > 85%为标准，ROC曲线显示Th17/CD4$^+$的cut-off值 < 2.10时，诊断活动性肺结核的敏感性为85.37%，特异性为57.14%。该研究认为，以TB-IGRA为诊断第一步，外周血Th17/CD4$^+$可以较好地区分活动性肺结核和LTBI合并肺炎。

劳穗华[31]通过实验检测并分析血清免疫细胞因子在NTM-PD和继发性肺结核鉴别中的应用。研究者前瞻性选取2021年7—12月于广州市胸科医院就诊的肺结核患者和NTM-PD患者作为研究对象，分为肺结核组和NTM-PD组。其中NTM-PD组41例患者全部入选，肺结核组采取等距抽样纳入39例肺结核患者。采用ELISA法检测血清中免疫相关因子IL-2、IL-6、IL-8、IL-10、TNF-α的水平，并对数据进行统计学分析。结果显示，NTM-PD组患者IL-8浓度显著高于肺结核组，IL-2浓度显著低于NTM-PD组，差异有统计学意义（$P<0.05$）；两组患者IL-6、IL-10和TNF-α浓度比较，差异无统计学意义（$P>0.05$）。进一步进行ROC曲线分析，IL-2、IL-8和IL-10 3种细胞因子联合检测的AUC大于任一单个细胞因子检测的AUC（$P<0.05$）。该研究认为IL-2、IL-8和IL-10联合检测在临床诊断鉴别肺结核和NTM-PD有临床价值。

综上所述，IGRA是鉴别结核感染的“金标准”，也是临床诊断、鉴别诊断结核病的重要辅助手段。2022年以来，国内多项研究探讨了IGRA对活动性结核病、儿童结核病、结核病合并HIV双重感染，以及EPTB的诊断价值。临床医师需要根据患者综合情况，结合其他实验室检查结果和影像学特征分析IGRA检测结果。近年来，随着分子生物学、材料学、计算机技术及交叉学科的不断发展，多种新型生物标志物的发现值得进一步研究和临床评估。然而，IGRA仍是目前世界上应用最为广泛的结核感染诊断技术，结核病免疫学诊断技术仍需逐渐完善优化，以期通过大规模多中心临床评价提高结核病实验室诊断水平，最终实现终止结核病的目标。

（聂　琦　李姗姗　逄　宇　唐神结）

参考文献

[1] 陈礼昌，汪小五，刘海清，等. 三种检测方法在结核病中的诊断价值比较［J］. 国际检验医学杂志，2022，43（3）：266-268，274.

[2] 郭飞，刘艳清，莫翼军，等. 结核分枝杆菌γ-干扰素释放试验与胸水生化项目联合检测对诊断结核性胸腔积液的价值［J］. 中国卫生检验杂志，2022，32（21）：2648-2651.

[3] 赵昭亮，廖江荣，陈新. γ-干扰素释放试验对痰菌阴性肺结核患者预后的判断及γ-干扰素释放试验检测结果假阳性的危险因素分析［J］. 中国药物与临床，2022，22（1）：45-48.

[4] 方世正，郭淑芳，张彩苹. T-SPOT.TB在具有高危因素的疑似肺结核病例中的辅助诊断价值及影响因素分析［J］. 临床肺科杂志，2022，27（8）：1138-1142.

[5] 范彦博，王安帮，夏青，等. 结核T细胞斑点试验在肺癌合并肺结核中的应用及影响因素［J］. 分子诊断与治疗杂志，2022，14（6）：957-960，965.

[6] 曹雯雯，刘欣，杨阳．结核感染T细胞斑点试验联合胸腔积液腺苷脱氨酶检测对胸腔积液患者中活动性肺结核病的早期诊断及疗效评估价值 [J]．中国感染与化疗杂志，2022，22（3）：282-288.

[7] 罗倩，刘泽远，刘（王亭），等．抗酸染色、Xpert MTB/RIF与T-SPOT.TB联合检测在结核病诊断中的应用价值 [J]．武汉大学学报（医学版），2022，43（5）：774-780.

[8] 范少峰，张辉．早期诊断艾滋病患者合并淋巴结结核临床常用实验室方法的比较分析 [J]．广州医科大学学报，2022，50（2）：30-34.

[9] 余艳艳，谭云洪，庞青，等．QuantiFERON-TB Gold Plus与QuantiFERON-TB Gold在结核患者感染诊断中的应用比较 [J]．湖南师范大学学报（医学版），2022，19（3）：120-123.

[10] 杨增敏，芮敏劼，嵇辉，等．Gene MTB/RIF、TB-IGRA检测与传统组织病理学检查在脊柱结核诊断中的应用价值 [J]．中国脊柱脊髓杂志，2022，32（1）：50-55.

[11] YING C Q，LI X K，LV S Z，et al．T-SPOT with CT image analysis based on deep learning for early differential diagnosis of nontuberculous mycobacteria pulmonary disease and pulmonary tuberculosis [J]．Int J Infect Dis，2022，125：42-50.

[12] XU Y Z，YANG Q L，ZHOU J Y，et al．Comparison of QuantiFERON-TB Gold In-Tube and QuantiFERON-TB Gold-Plus in the diagnosis of *Mycobacterium tuberculosis* infections in immunocompromised patients：a real-world study [J]．Microbiol Spectr，2022，10（2）：e0187021.

[13] HU X J，ZHANG H Q，LI Y B，et al．Analysis of the diagnostic efficacy of the QuantiFERON-TB Gold In-Tube assay for preoperative differential diagnosis of spinal tuberculosis [J]．Front Cell Infect Microbiol，2022，12：983579.

[14] ZHANG L F，YANG Z R，BAO X M，et al．Comparison of diagnostic accuracy of QuantiFERON-TB Gold Plus and T-SPOT.TB in the diagnosis of active tuberculosis in febrile patients [J]．J Evid Based Med，2022，15（2）：97-105.

[15] YU Y Y，LIU Y D，YAO L，et al．Factors influencing false-negative results of QuantiFERON-TB Gold In-Tube（QFT-GIT）in active tuberculosis and the desirability of resetting cutoffs for different populations：a retrospective study [J]．Trop Med Infect Dis，2022，7（10）：278.

[16] 李艳丽，李燕，佘凯丽，等．山东省部分结核病定点医院护理人员潜伏感染现状及风险因素分析 [J]．山东大学学报（医学版），2022，60（4）：107-112.

[17] 谢周华，韦柳迎，董文逸，等．HIV/AIDS合并结核分枝杆菌潜伏感染特征及影响因素分析 [J]．中国热带医学，2022，22（8）：739-743.

[18] 李冰洁，钱克莉，李茜，等．HIV感染者行γ-干扰素释放试验用于筛查潜伏性结核感染的临床价值 [J]．东南大学学报（医学版），2022，41（4）：471-476.

[19] 卢鹏，王荣，刘家松，等．结核菌素皮肤试验诊断结核分枝杆菌潜伏感染学校人群预防性服药临界值的确定 [J]．中国防痨杂志，2022，44（8）：797-801.

[20] HE Y J，CAO X F，GUO T L，et al．Serial testing of latent tuberculosis infection in patients with diabetes mellitus using interferon-gamma release assay，tuberculin skin test，and creation tuberculin skin test [J]．Front Public Health，2022，10：1025550.

[21] 黄东轩，彭光华，黄冬生，等．细胞因子联合结核分枝杆菌休眠相关抗原Rv1733用于肺结核的血清学诊断价值 [J]．广西医科大学学报，2022，39（11）：1781-1787.

[22] 顾雯菲，吴娟，胡志东，等．结核分枝杆菌Rv3873抗原的同源表达及其在结核病血清学诊断中的应用 [J]．中国生物制品学杂志，2022，35（9）：1069-1075.

[23] 程晓，陈哲，焦雪峰，等．重组结核杆菌融合蛋白（EC）用于诊断结核分枝杆菌感染的有效性和安全性系统评价 [J]．中国防痨杂志，2022，44（9）：917-926.

[24] XU M，LU W，LI T，et al．Sensitivity，specificity，and safety of a novel ESAT6-CFP10 skin test for tuberculosis infection in China：2 randomized，self-controlled，parallel-group phase 2b trials [J]．Clin Infect Dis，2022，74（4）：668-677.

[25] XIA L，XU M，LI F，et al．High accuracy of recombinant fusion protein early secretory antigenic target protein 6 -

culture filtrate protein 10 skin test for the detection of tuberculosis infection：a phase Ⅲ，multi-centered，double-blind，hospital-based，randomized controlled trial［J］. Int J Infect Dis，2023，126：98-103.

［26］殷红玉. 血清结核分枝杆菌IgG抗体检测在肺结核诊断中的作用分析［J］. 甘肃科技，2022，38（5）：134-136.

［27］丁兴，丁海云，胡庆刚，等. 肺泡灌洗液GeneXpert联合结核酶联免疫斑点试验、结核抗体对菌阴肺结核的诊断效能［J］. 中国热带医学，2022，22（9）：850-855.

［28］麦精兰，冯雄，云飞，等. 血清sCD14-ST、PGLYRP2及FGA联合指标用于耐药结核病诊断的潜在价值［J］. 标记免疫分析与临床，2022，29（2）：296-300，315.

［29］刘泽世，耿妍，雷静，等. DeFine. TB与Xpert-MTB/RIF诊断肺外结核的比较［J］. 分子诊断与治疗杂志，2022，14（5）：793-797.

［30］汪永强，刘世军，李显勇，等. 外周血Th17/$CD4^{+}$ $CD25^{+}$ $CD127^{low}$ Treg细胞区分活动性肺结核和潜伏期结核合并肺炎［J］. 中国实验诊断学，2022，26（11）：1648-1655.

［31］劳穗华，陈华，梁燕琼，等. 血清免疫细胞因子在非结核分枝杆菌肺病和继发性肺结核鉴别中的应用研究［J］. 中国医药科学，2022，12（21）：152-155.

第十一章　结核病分子生物学诊断

结核病是单一传染源导致结核病患者死亡的主要原因，由于耐药患者的增加，结核病已成为全球严重公共卫生问题。早期进行有效治疗是防止耐药菌株出现的关键。近年来，结核病病原学的检测手段正由传统细菌学检查转向分子诊断等更为精确的方法。分子生物学的精准诊断为结核病，特别是耐药结核病的早期快速诊断提供了强有力的依据。本章综合本年度国内结核病病原体分子生物学诊断技术的重要进展和成果，评估分子生物学检测技术的优缺点及应用现状，为临床检测技术的选择和应用提供重要依据。

一、核酸扩增检测技术

利福平耐药实时荧光定量核酸扩增检测技术（Gene-Xpert MTB/RIF，简称“Xpert检测”）（Cepheid，Sunnyvale，California，USA）是一种基于探针的全自动PCR检测，可同时检测结核分枝杆菌（*Mycobacterium tuberculosis*，MTB）复合物和利福平耐药性，该检测对含菌量低的标本敏感性下降，限制了其在涂阴肺结核和肺外结核（extrapulmonary tuberculosis，EPTB）患者检测中的使用，而下一代Gene-Xpert MTB/RIF Ultra检测（简称“XpertUltra检测”）（Cepheid，Sunnyvale，California，USA）弥补了此不足。

国内一项前瞻性研究结果显示，Xpert Ultra检测后口咽唾液对诊断少菌性肺结核的总体敏感性为78.9%，特异性为96.6%；在支气管镜检查之前进行后口咽唾液检测可减少支气管镜检查的必要性和护理成本[1]。在儿童活动性肺结核诊断中，Xpert Ultra检测的敏感性高于Xpert检测［（41.4%，24/58）*vs.*（24.1%，14/58）；$P=0.048$］，特异性均为97.9%[2]。XpertUltra检测可提高儿童肺结核的确诊率，降低活动性肺结核患儿的误诊率，达到早期治疗、防止发展为重症结核病的目的。但作为一项回顾性研究，该研究较难比较新鲜样品和储存样品的检出率，因此，应进一步研究分析储存时间对分子测试和MTB培养准确性的影响。

儿童患者的痰标本获取困难，常需要诱导产生，给早期诊断带来一定阻碍。儿童患者的粪便样本最容易获得，且患儿接受度高。Sun等[3]的研究表明，活动性肺结核儿童的Xpert Ultra粪便和Xpert Ultra胃液检测结果之间的一致性适中（Kappa值＝0.527），因此，可用粪便替代胃液进行Xpert Ultra检测。

二、线性探针检测技术

线性探针检测技术（line probe assay，LPA）主要是利用生物素化的引物进行PCR扩增，扩增产物与固定于膜上的特异性寡核苷酸探针杂交，采用酶联免疫比色法进行结果解读。LPA既能用于MTB检测，也能用于药物耐药性检测。2008年，WHO批准LPA用于结核病患者的利福平和异烟肼耐药性检测，这是WHO最早推荐使用的结核病分子生物学检测技术。LPA对MTB检测的敏感性和特异性分别为89%和94%；对利福平耐药、异烟肼耐药、耐多药、广泛耐药、二线注射剂耐药结核病（second-line injectale drug-resistant，SLID-TB）、准广泛耐药的诊断敏感性分别为96%、91%、93%、60%、83%和67%，特异性分别为99%、99%、100%、100%、98%和91%。LPA在诊断MTB感染和耐药结核病方面具有良好的诊断性能，尤其是对利福喷丁耐药结核病、异烟肼耐药结核病和耐多药结核病（MDR-TB）。但对于EPTB、准广泛耐药结核病（pre-XDRTB）和儿童结核病诊断的研究还不够，还需要进一步实验验证。此外，应用探针技术的核酸诊断方法应考虑其成本，以及对技术人员和实验室基础设施的要求。尽管仍需要更多的研究来探索LPA对pre-XDRTB的诊断性能，但在检测MTB、RRTB、异烟肼耐药结核病、SLID-TB和MDR-TB方面，LPA是细菌培养和药敏试验的良好替代品[4]。

三、基因测序技术

随着分子生物学技术的飞速发展，基因测序可提供特定基因的序列或完整准确的基因组信息。二代测序技术（next generation sequencing，NGS）是一种基于基因序列的病原微生物鉴定方法，已成功应用于生物体的常规表征、基因分型和结核病流行病学调查。

刘原园等[5]以药敏试验结果为参考，使用NGS检测异烟肼、利福平、乙胺丁醇、链霉素、卷曲霉素、卡那霉素、阿米卡星、左氧氟沙星的耐药表型。在痰样本中，以上8种药物的敏感性分别为85.71%、91.67%、77.78%、81.82%、100.00%、87.50%、100.00%和69.23%，特异性分别为100.00%、94.12%、87.50%、89.47%、97.06%、96.97%、94.29%和89.29%；在菌株样本中，以上8种药物的敏感性分别为92.86%、100.00%、81.82%、86.96%、88.89%、80.00%、100.00%和85.71%，特异性分别为100.00%、92.86%、87.10%、94.74%、100.00%、100.00%、97.14%和92.86%。与表型药敏试验结果相比，在痰标本中，NGS方法对异烟肼、利福平、卷曲霉素、卡那霉素、阿米卡星具有较好的检测效能（Kappa值≥0.75）。因此，使用NGS直接检测痰标本以确认药物敏感性可加快对耐药结核病的诊断。

对于非呼吸道样本MTB的检测，宏基因组二代测序（metagenomic next- generation sequencing，mNGS）显示出良好的诊断性能。mNGS检测的阳性率高于传统方法，其检测敏感性为65.79%，特异性为71.43%[6]。基于脑脊液的分枝杆菌生长指示管（mycobacterial growth indicator tube，MGIT）培养、改良的Z-N染色法、Xpert检测和mNGS对确诊的TBM诊断的敏感性分别为25.0%（22/88）、76.1%（67/88）、73.9%（65/88）和84.1%（74/88），阴性预测值（NPV）分别为66.0%（128/194）、85.9%（128/149）、84.8%（128/149）和90.1%（128/142）；对疑似TBM样本的诊断敏感性分别为18.8%（22/117）、57.3%（67/117）、55.5%（65/117）和63.2%（74/117），NPV分别为51.0%（99/194）、66.4%（99/149）、65.6%（99/151）和69.7%（99/142）。mNGS结合改良Z-N染色法和Xpert检测可根据复合微生物参考标准覆盖所有TBM感染患者，产生100%的特异性和100%的NPV[7]。

最近的研究表明，NGS也可在病理组织标本中实现药物敏感性的检测。以表型药敏试验结果作为参考标准，NGS从178个福尔马林固定和石蜡包埋（formalin-fixed and paraffin-embedded，FFPE）组织标本中鉴定出22个高质量突变，包括15个与耐药相关的高＋中＋最小置信水平突变（*rpoB* D435V，S450F/L；*KatGS*315T；*inhA-fabG*启动子c-15t；*embB* G406S，M306V；*rpsL* K43R，K88R，*rrs* a1401g，a514c；*gyrA* D94G/Y/A，A90V）、5个与耐药无关的突变（*rpo B* D435 Y，H445S，L430P，L452P，*embB* G406A/D）和1个不确定的突变位点（*embB* M306I）。与表型法相比，此方法对利福平、异烟肼和乙胺丁醇的敏感性分别为96.00%、93.55%和71.43%。对于二线药物卷曲霉素和链霉素的敏感性分别为23.53%和86.84%。虽然病理性FFPE组织样本存在DNA部分降解，但仍可作为NGS技术进行耐药结核分子诊断的基本样本。此方法具有质量控制简单、检测快速、高通量、周期短和不依赖培养的优势；同时，FFPE组织是诊断结核病重要的非感染性病理标本，能够以较低的存储成本很好地保存组织形态，为耐药结核病的分子病理学诊断提供依据[8]。

基于NGS的WGS可预测未知基因组序列，获得MTB的全基因组序列信息，不仅可以鉴定菌种，还可以分析MTB间的系统进化关系、感染源及个体间传播过程。与传统药敏试验结果相比，WGS对利福平、异烟肼、氧氟沙星、莫西沙星、链霉素、乙胺丁醇、吡嗪酰胺、卡那霉素和阿米卡星的耐药检测敏感性分别为100.00%、90.48%、95.24%、92.86%、95.27%、85.71%、66.67%、50.00%和50.00%[9]。阿米卡星/卡那霉素、乙硫异烟胺和利福平的WGS测定的基因型药敏试验与表型药敏试验的一致性高达97.7%，其次是莫西沙星（95.3%）、左氧氟沙星和对氨基水杨酸钠（93.0%）、链霉素（90.3%）。除此之外，WGS还可检测到27.9%的吡嗪酰胺相关耐药突变菌株，但利福布汀和乙胺丁醇的基因型药敏试验与表型药敏试验的一致性较低，分别为67.2%和79.1%。WGS对耐多药预测敏感性最高的突变组合为*rpoB* S450L＋*rpoB* H445A /P＋*katG* S315T＋*inhA* I21T＋*inhA* S94A，敏感性为92.17%；对广泛耐药预测敏感性最高的突变组合为*rpoB* S450L＋*katG* S315T＋*gyrA* D94G＋*rrs* A1401G，敏感性为92.86%[10]。虽然WGS具有很高的预测能力，但表型和基因型药敏试验之间仍存在部分不一致，尤其是在乙胺丁醇、利福布汀和对氨基水杨酸钠的检测中。因此，表型药敏试验可作为WGS的补充，以识别抗结核药物相关基因（如异烟肼、对氨基水杨酸钠、利福布汀）中的非高度可信突变，并最终确定MTB分离株的药物敏感性。由于WGS的检测依赖MTB的培养，故速度缓慢，这也是WGS的不足之处。近期有研究表明，早期阳性液体培养物的WGS结果也可用于预测MTB复合物的耐药性，应用基于WGS的药敏试验与表型药敏试验检测利福平的一致性为92.9%、异烟肼为93.4%、乙胺丁醇为89.6%、链霉素为73.1%、莫西沙星为94.0%、氧氟沙星为93.4%、阿米卡星为68.7%、卡那霉素为68.7%、乙酰胺为87.4%、对氨基水杨酸为96.2%、环丝氨酸为84.6%。结果显示，使用来自早期阳性液体培养物代替固体培养物进行WGS耐药性检测是一种有前景的方法[11]。

目前对于部分抗结核新药在体内外环境中的耐药机制均还未完全阐明。有研究通过WGS检测到贝达喹啉的168个耐药突变，其中有157个发生在*Rv*0678，与外排泵MmpS5-MmpL5表达有关，同时发现并证实了与贝达喹啉耐药相关的一个新基因（*glpK*）突变，此基因突变的发生率高达85.7%[12]。

WGS在未知基因突变的检测方面具有一定优势，但这种检测也具有设备昂贵、数据分析量大、技术专业方面要求标准高等缺点。尽管如此，WGS对MTB中耐药的特定突变基因的精确检测无法代替。在抗结核病药物开发过程中，WGS仍是耐药机制鉴定的主要策略，并用于发现相关耐药基因的新突变。

四、其他分子生物学诊断技术

基于分子生物学的诊断技术为耐药结核病的诊断及治疗提供了有利依据。基于CRISPR-Cas13a的诊断是病原性疾病分子诊断领域的新技术。CRISPR介导的结核病检测（CRISPR-mediated tuberculosis assay,CRISPR-TB）主要用于识别血清中MTB游离DNA（*Mycobacterium tuberculosis* cell-free DNA，MTB-cfDNA）。在HIV阴性成年人中，CRISPR-TB的检测敏感性为96%（27/28），特异性为94%（16/17）；在儿童队列中的敏感性为83%（5/6），特异性为95%（21/22）；在感染HIV的成人和儿童队列中，CRISPR-TB检测到100%（13/13）确诊的肺结核患者和85%（39/46）由非微生物学临床发现诊断的未确诊肺结核患者。研究还发现，入院时CRISPR-TB阳性的艾滋病病毒感染儿童（children living with HIV，CLHIV）在入院后6个月内死亡风险较阴性患者要高2～4倍。结核病治疗开始后，MTB-cfDNA信号下降，到结核病治疗开始后6个月时，MTB-cfDNA接近或完全清除[13]。

基于CRISPR-Cas13a系统的核酸检测方法具有快速、敏感的DNA检测功能。然而，能够实现CRISPR-Cas13a单碱基分辨率的人类病原体DNA检测的CRISPR RNA（crRNA）的筛选策略仍不清楚。BAI等提出了合理设计和目标突变锚定crRNA的联合筛选策略。结果发现，有一组crRNA能够使CRISPR-Cas13系统将临床分离的MTB菌株中的氟喹诺酮抗性突变与高度同源的野生型菌株显著区分开来，不同突变位点的信号比为8.29～38.22。对于使用临床分离的MTB基因组DNA评估临床表现，与基于培养的表型药敏试验相比，其特异性和敏感性分别为100.0%和91.4%。研究结果表明，CRISPR-Cas13a系统在调整crRNA后有可能用于单核苷酸多态性（SNP）检测。期待这种crRNA筛选策略被广泛用于早期耐药性监测和指导临床治疗[14]。

Wu等[15]评价了核苷酸基质辅助激光解吸飞行时间质谱仪（MALDI-TOF-MS）在预测MTB耐药性方面的性能。结果显示，核苷酸MALDI-TOF-MS检测利福平的敏感性和特异性为92.2%和100.0%、异烟肼为90.9%和98.6%、乙胺丁醇为71.4%和81.2%，链霉素为85.1%和93.1%、阿米卡星为94.0%和100.0%、卡那霉素为77.8%和99.3%、氧氟沙星为75.0%和93.3%、莫西沙星为75.0%和93.3%。核苷酸MALDI-TOF-MS抗菌药敏试验和表型抗菌药敏试验检测利福平的一致性为94.6%、异烟肼为90.1%、乙胺丁醇为79.2%、链霉素为89.9%、阿米卡星为99.4%、卡那霉素为97.0%、氧氟沙星为88.1%、莫西沙星为88.0%。结果表明，核苷酸MALDI-TOF-MS可以成为快速检测MTB对利福平、异烟肼、乙胺丁醇、链霉素、阿米卡星、卡那霉素、氧氟沙星和莫西沙星药物敏感性的非常有前途的工具。

在一项纳入202例复治结核病患者的研究中，MALDI-TOF MS检测到60个拷贝的MTB基因突变，耐药基因突变菌株占阳性耐药菌株的34.68%（60/173）。其中，利福平相关的*rpoB*基因突变占86.67%（52/60）；异烟肼相关的*katG*＋*inhA*基因突变占80.00%（48/60），*inhA*-15基因突变占8.33%（5/60）；链霉素相关的*rpsL*基因突变占28.33%（17/60）；乙胺丁醇相关的*embB*基因突变占45.00%（27/60）；氟喹诺酮类药物相关的*gyrA*基因突变占26.67%（16/60）；乙酰/丙基硫胺素相关的*embB*基因突变占36.67%（22/60），*inhA*-15基因突变占10.00%（6/60）；氨基糖苷类药物相关的*rrs*基因突变占26.67%（16/60）；对氨基水杨酸盐、利奈唑胺未发现突变基因；多基因突变株占耐药株的63.33%（38/60）。MALDI-TOF-MS对于相关基因突变比例高的耐药检测敏感性更高（＞80%，异烟肼、利福平和乙胺丁醇），对于相关基因突变比率低或没有相关基因突变的耐药检测敏感性更低（＜80%，链霉素、左氧氟沙星、莫西沙星、阿米卡星、卡那霉素和卷曲霉素）。这个结果可能表明，在使用MALDI-TOF MS筛选MTB耐药性时，药物类型存在一些限制，相关耐药基因突变少于45%的药物可能会降低这种方法的敏感性[16]。尽管如此，MALDI-TOF-MS仍是一种快速有效的MTB耐药筛查方法，可为临床提供准确、及时、有效的实验室检测，使患者得到及时、有效的治疗，节约医疗成本，控制传播，具有良好的临床应用价值。同时，MALDI-TOF MS为复发结核病的耐药性筛查和监测提供了有效手段，可以掌握结核病的流行传播模式和毒株变异。但此技术仍存在一些问题，检测设备昂贵和技术要求高等缺点也使其难以在很多结核病防控机构得到推广。

近一年中，具有良好诊断性能的XpertUltra检测技术提高了非呼吸道样本MTB检测的敏感性，但仍需警惕假阳性问题，其检测结果需要临床结合病史及其他检查综合评估。目前对于NGS技术的临床意义尚不明确，仍需进一步进行大样本、多中心的临床研究进行界定；而基于NGS的WGS技术虽然检测成本和所需时间已相对降低和减少，但也需进一步优化；游离DNA检测及MALDI-TOF MS等新型结核病检测技术提高了结核病及耐药结核病的检测敏感性，但仍需要大样本、前瞻性研究来明确其诊断结核病的特异性及其临床意义，同时应进一步完善MTB耐药数据库，以提高对部分相关耐药基因突变较少药物检测的敏感性。

（梁　晨　林明贵　唐神结）

参考文献

[1] TANG P J，LIU R M，QIN L，et al. Accuracy of Xpert® MTB/RIF Ultra test for posterior oropharyngeal saliva for the diagnosis of paucibacillary pulmonary tuberculosis：a prospective multicenter study[J]. Emerg Microbes Infect，2023，12(1)：2148564.

[2] PENG X S，LIAO Q，FANG M，et al. Detection of pulmonary tuberculosis in children using the Xpert MTB/RIF Ultra assay on sputum：a multicenter study [J]. Eur J Clin Microbiol Infect Dis，2022，41（2）：235-243.

[3] SUN L，LIU Y，FANG M，et al. Use of Xpert MTB/RIF Ultra assay on stool and gastric aspirate samples to diagnose pulmonary tuberculosis in children in a high-tuberculosis burden but resource-limited area of China [J]. Int J Infect Dis，2022，114：236-243.

[4] LIN M，CHEN Y W，LI Y R，et al. Systematic evaluation of line probe assays for the diagnosis of tuberculosis and drug-resistant tuberculosis [J]. Clin Chim Acta，2022，533：183-218.

[5] 刘原园，石金，初平，等. 应用二代测序方法检测痰标本中结核分枝杆菌耐药性的探索性研究 [J]. 中华结核和呼吸杂志，2022，45（6）：552-559.

[6] GU J N，CHEN L，ZENG C J，et al. A retrospective analysis of metagenomic next generation sequencing（mNGS）of cerebrospinal fluid from patients with suspected encephalitis or meningitis infections [J]. J Healthc Eng，2022，2022：5641609.

[7] CHEN Y X，WANG Y Q，LIU X J，et al. Comparative diagnostic utility of metagenomic next-generation sequencing，GeneXpert，modified Ziehl-Neelsen staining，and culture using cerebrospinal fluid for tuberculous meningitis：a multi-center，retrospective study in China [J]. J Clin Lab Anal，2022，36（4）：e24307.

[8] SONG J，DU W L，LIU Z C，et al. Application of amplicon-based targeted NGS technology for diagnosis of drug-

resistant tuberculosis using FFPE specimens [J]. Microbiol Spectr, 2022, 10(1): e0135821.

[9] WANG Z R, SUN R, MU C, et al. Characterization of fluoroquinolone-resistant and multidrug-resistant *Mycobacterium tuberculosis* isolates using whole-genome sequencing in Tianjin, China [J]. Infect drug Resist, 2022, 15: 1793-1803.

[10] WANG L Q, YANG J H, CHEN L, et al. Whole-genome sequencing of *Mycobacterium tuberculosis* for prediction of drug resistance [J]. Epidemiol Infect, 2022, 150: e22.

[11] WU X C, TAN G K, SHA W, et al. Use of whole-genome sequencing to predict *Mycobacterium tuberculosis* complex drug resistance from early positive liquid cultures [J]. Microbiol Spectr, 2022, 10(2): e0251621.

[12] GUO Q L, BI J, LIN Q, et al. Whole genome sequencing identifies novel mutations associated with bedaquiline resistance in *Mycobacterium tuberculosis* [J]. Front Cell Infect Microbiol, 2022, 12: 807095.

[13] HUANG Z, LACOURSE S M, KAY A W, et al. CRISPR detection of circulating cell-free *Mycobacterium tuberculosis* DNA in adults and children, including children with HIV: a molecular diagnostics study [J]. Lancet Microbe, 2022, 3(7): e482-e492.

[14] BAI X P, GAO P Q, QIAN K L, et al. A highly sensitive and specific detection method for *Mycobacterium tuberculosis* fluoroquinolone resistance mutations utilizing the CRISPR-Cas13a system [J]. Front Microbiol, 2022, 13: 847373.

[15] WU X C, TAN G K, YANG J H, et al. Prediction of *Mycobacterium tuberculosis* drug resistance by nucleotide MALDI-TOF-MS [J]. Int J Infect Dis, 2022, 121: 47-54.

[16] SHI J C, HE G Q, NING H Y, et al. Application of matrix-assisted laser desorption ionization time-of-flight mass spectrometry (MALDI-TOF MS) in the detection of drug resistance of *Mycobacterium tuberculosis* in re-treated patients [J]. Tuberculosis (Edinb), 2022, 135: 102209.

第十二章 结核病介入学诊断

随着微创介入诊断技术、设备及操作流程的日益完善，结核病的诊断水平也大大提高。2022年，我国学者和临床医师分别采用常规支气管镜、经支气管镜腔内超声（endobronchial ultrasonography，EBUS）引导下的经支气管肺活检、虚拟导航支气管镜（virtual navigation bronchoscope，VNB）、胸腔镜、胃肠镜、腹腔镜、宫腔镜和经皮穿刺活检术分别联合快速现场评估（rapid onsite evaluation，ROSE）、结核菌病原学和病理学技术应用于成人和儿童气管支气管结核（tracheobronchial tuberculosis，TBTB）、痰涂阴肺结核、不明原因外周肺病变、女性生殖器结核等的早期精准诊断，并为治疗提供有利的指导，同时也提高了疗效。

一、常规支气管镜检查

1. 气管支气管结核 TBTB既往称为支气管内膜结核（endobronchial tuberculosis，EBTB），其并发症包括支气管狭窄和瘘。Lin等[1]报道1例67岁免疫功能正常的高血压患者，主诉咳嗽、咽喉痛和声嘶2个月；胸部CT显示气管溃疡，右肺上叶支气管狭窄和双侧多发小结节，但无空洞；喉镜显示声门下溃疡；纤维支气管镜检查显示气管至右肺上叶支气管腔内覆盖白色分泌物的线型溃疡，其余支气管正常；支气管肺泡灌洗液（bronchoalveolar lavage fluid，BALF）样本抗酸染色阳性，结核分枝杆菌（*Mycobacterium tuberculosis*，MTB）DNA-PCR阳性，分枝杆菌培养证实为结核病；痰抗酸染色阳性。该患者无结核病接触史，既往无结核病病史，无体重减轻、发热或咯血症状，HIV阴性。中国台湾地区结核病中位发病率为33.2/10万，结核病是肺部感染的高度怀疑因素。作者认为，支气管镜下发现支气管内病变需强烈推荐进行TBTB的筛查。

Li 等[2]报道1例57岁女性患者，因持续咳嗽和咳痰2个月入院；胸部CT显示左肺多发结节；^{18}F-FDG PET/CT显示左上肺叶多个高代谢结节，气管和左侧支气管壁弥漫性增厚，且FDG摄取增高；最后经支气管镜检查获取病理组织，证实炎性肉芽组织为结核感染。

Liu等[3]采用回顾性分析方法，对2006年1月至2019年12月首都医科大学附属北京儿童医院收治入院的252例儿童TBTB患者进行了分型探讨。结果显示，252例TBTB患儿的中位年龄为1.7（0.8～5.2）岁。淋巴结瘘型TBTB患儿占96.4%（243/252）、溃疡坏死型占1.2%（3/252）、肉芽增殖型占0.4%（1/252）、瘢痕狭窄型占0.8%（2/252），此外，1.2%（3/252）的TBTB患儿支气管镜下表现与淋巴结瘘型相同，但影像学上无法明确管腔内干酪样物质是淋巴结破溃所致，不除外干酪性肺炎相关的肺-支气管瘘可能，故提出“支气管瘘型”TBTB。作者认为，淋巴结瘘型TBTB是儿童最常见的TBTB类型，对于此型患者，介入治疗的效果显著。若要明确此分型的瘘口来自纵隔还是肺门淋巴结，需要依赖影像学证据，临床中可能存在分型不明确的情况。

Hu等[4]采用前瞻性回顾研究、倾向得分匹配方法（propensity scorematching，PSM）分析TBTB和气管支气管狭窄的比例。研究者将656例活动性肺结核患者纳入研究，其中307例纳入积极治疗组（简称“积极组”），349例患者纳入非积极治疗组（简称“非积极组”）。结果显示，积极组中的TBTB比例显著高于非积极组（$HR=2.31$，95%CI 1.70～3.14，$P<0.001$）。PSM分析显示，非积极组的气管支气管狭窄占比显著高于积极组（$HR=1.84$，95%CI 1.15～2.95，$P=0.011$），而且，中到严重狭窄的患者数量也显著高于积极组（$HR=4.13$，95%CI 2.25～7.63，$P<0.001$），多变量分析也获得了相似结果。经12个月治疗后，积极组的治疗有效率（84.7% *vs.* 68.2%，$P=0.009$）和非纤维性气管支气管狭窄的改善率（79.1% *vs.*47.4%，$P=0.022$）均高于非积极组。作者认为，积极、规范地进行支气管镜检查有利于TBTB的早期诊断，联合快速的抗结核治疗，可大大减少TBTB性狭窄的发生并改善预后。

Chen等[5]报道了1例TBTB患者。该患者常规痰涂片检查阴性，血QFT-GIT和结核菌素皮肤试验（TST）阳性；支气管镜下活组织检查发现朗格汉斯细胞，诊断为TBTB。患者经抗结核治疗和球囊扩张治疗后3周，肺病变显著改善。

Wu等[6]采用实时荧光核酸恒温扩增检测（simultaneous amplification and testing，SAT）技术检测BALF中的MTB，用于诊断涂阴肺结核。研究共纳入316例患者，其中197例涂阴肺结核患者作为观察组，119例非结核患者作为对照组，两组均进行支气管镜检查，并对BALF进行抗酸杆菌（acid-fast bacillus，AFB）涂片检测、SAT-TB和BACTEC MGIT 960培养，评估SAT-TB诊断涂阴肺结核的敏感性、特异性、阳性预测值（PPV）和阴性预测值（NPV）。结果发现，SAT-TB检测的敏感性为45.18%，显著高于涂片法，略低于培养法；PPV为98.89%，与其他2种方法无显著差异；NPV为58.91%，高于涂片法，略低于培养法。作者认为，BALF SAT-TB可快速诊断涂阴肺结核，其特异性和NPV均较高，具有较大的应用价值。

Zhao等[7]报道了2012年7月至2020年7月在天津儿童医院经纤维支气管镜联合细菌学检测确诊的7例TBTB性瘘儿童患者。患儿年龄为6～13个月，其中2例处于破溃早期，5例处于破溃期。经抗结核和冷冻治疗后，6例患儿达到临床治愈，1例患儿临床改善。

2. 肺结核 汪继胜等[8]采用随机抽样和荧光PCR法评价不同支气管镜介导标本的TB-DNA检测涂阴肺结核的价值。结果显示，BALF提取标本阳性41例，阳性率为68.33%；黏膜毛刷刷检提取标本阳性55例，阳性率为91.67%；2种提取标本方法检测的阳性率对比差异有统计学意义（$P<0.05$）。2种介导标本方法不良事件发生率对比差异无统计学意义（$P>0.05$）。作者认为，与BALF提取标本相比，毛刷刷检收集标本TB-DNA诊断涂阴肺结核的效能更显著。

二、超声支气管镜引导下的经支气管活检

Lin等[9]采用EBUS引导下的经支气管活检（endobronchial ultrasound-guided transbronchial biopsy，EBUS-TBB）用于涂阴肺结核的诊断，通过组织学和组织培养验证EBUS-TBB在痰涂阴肺结核诊断中的有效性和安全性。2016年1月至2018年12月共计161例经EBUS-

TBB诊断疑似涂阴肺结核患者纳入研究，其中43例最终确诊肺结核，冲洗液（联合涂片、培养和PCR）和组织标本（联合组织学和组织培养）诊断结核病的敏感性分别为48.8%和55.8%；若将冲洗液与组织标本联合评价，则敏感性可升至67.4%。联合使用组织样本和冲洗液不增加MTB培养阳性率。单因素分析显示，CT表现为具有脓肿或空洞的患者病变中，MTB培养更易出现阳性（有空洞/脓肿阳性率为62.5%，无空洞/脓肿阳性率为26.3%，$P=0.022$），EBUS可发现非均匀性回声（非均匀性回声发现率为93.3%，均匀性回声发现率为21.4%，$P=0.001$），或通过组织病理学发现坏死型（有坏死率为70.6%，无坏死率为30.8%，$P=0.013$）。EBUS表现为非均匀回声是多因素分析结果中的独立预测因子。该研究中的患者未出现主要不良事件或接受重症监护治疗。作者认为，EBUS用于诊断涂阴肺结核安全有效，EBUS回声特征也是肺结核患者中培养阳性的预测因子，但经EBUS-TBB获取的组织进行培养对提高结核病培养阳性率的作用不大。

Zou等[10]采用EBUS引导下的经支气管镜肺活检（transbronchial lung biopsy，TBLB）对44例患者进行诊断价值的回顾性分析。结果显示，26例具有肺周围型病变（peripheral pulmonary lesions，PPL）的患者确诊，诊断效能为59.1%。在所有33例良性病变患者中，22例确诊活动性肺结核，诊断效能为66.7%。在确诊的22例肺结核患者中，BALF的总诊断阳性率达95.6%，其中BALF的Gene-Xpert MTB/RIF（简称“Xpert检测”）诊断阳性率最高，达59.1%。与组织病理学检查相比较，BALF的诊断阳性率更高（$P<0.05$）。此外，EBUS-TBLB对肺结核的诊断效能不受患者年龄、病变大小、EBUS探针位置和气管分级的影响。结果显示，EBUS-TBLB对于结核性PPL具有较高的诊断效能。

冷再君等[11]采用回顾性方法分析径向超声探头引导支气管镜肺活检术（radial-EBUS，R-EBUS）-TBLB对PPL的诊断阳性率、影响因素及安全性，以及支气管刷检和肺泡灌洗对肺癌和肺结核的诊断价值。结果显示，使用R-EBUS-TBLB对PPL的诊断阳性率为76.4%（162/212）；直径≥2 cm的病灶阳性率高于直径<2 cm的病灶（$P<0.05$）；诊断阳性率与探头和病灶的关系及是否具有支气管充气征无关。右肺中叶的诊断率高于其他肺叶，但差异并无统计学意义。支气管刷检送检脱落细胞确诊肺恶性肿瘤的敏感性为73.4%（36/49），PPV为100.0%。BALF送检TB-Xpert确诊肺结核的敏感性为87.5%，特异性为100.0%。在212例患者中，仅有17例（8.0%）患者需要镜下局部止血，3例（1.4%）患者活检后出现气胸。作者认为，R-EBUS-TBLB的诊断阳性率较高、安全性较好。病灶性质、大小、部位是影响R-EBUS-TBLB诊断效能的主要因素。联合支气管刷检和BALF可作为肺恶性肿瘤及肺结核的补充诊断方法。

三、快速现场评估技术

徐敬然等[12]回顾性评价了超声引导下结合引导鞘管经支气管镜肺活检（EBUS-GS-TBLB）联合ROSE对菌阴肺结核诊断的价值。共纳入2020年1—12月疑似肺结核患者70例，34例患者随机分入A组（EBUS-GS-TBLB），36例患者随机分入B组（EBUS-GS-TBLB＋ROSE）。结果显示，A组有16例患者诊断为肺结核，B组有22例。联合ROSE后，肺结核诊断率从47.06%提升到61.11%，平均取材次数从（4.53±0.50）降低到（3.08±0.60）；对肺结核诊断的准确度、敏感性、特异性、PPV和NPV分别是86.36%、86.67%、85.71%、92.86%

和75.00%，同时未出现严重的并发症。作者认为，EBUS-GS-TBLB联合ROSE可提高肺结核诊断率，减少活检取材次数，是一种有效且安全的新型诊断方式。

唐茜等[13]采用回顾性方法评价了经支气管镜活检术（transbronchial biopsy，TBB）联合现场细胞学检测在肺结核初筛中的效能。选取研究者所在医院收治的60例疑似肺结核患者，根据不同检测方法将其分为观察组（33例）和对照组（27例），观察组给予TBB联合现场细胞学检测，对照组给予TBB。以病理诊断结果为“金标准”，分析2组诊断肺结核的敏感性、特异性和准确率，对比2组检测中的病灶大小、病灶距胸膜距离、病灶部位及出血量，以及操作时间、穿刺次数和并发症发生率。结果显示，观察组未明确诊断率显著低于对照组，差异有统计学意义（$\chi^2=4.364$，$P<0.05$）；观察组诊断肺结核的敏感性、特异性和准确率分别为81.82%、72.73%和78.79%，与对照组比较差异无统计学意义；两组病灶大小、病灶距胸膜距离、病灶部位及出血量比较差异无统计学意义；观察组操作时间及穿刺次数显著少于对照组，差异有统计学意义（$t=-10.969$，$t=-8.239$；$P<0.05$）；观察组诊断费用显著少于对照组，差异有统计学意义（$t=-10.128$，$P<0.05$）；2组并发症发生率差异无统计学意义。作者认为，TBB联合现场细胞学检测在肺结核诊断中有较好的应用价值，并具有操作简便、费用低等优点。

四、虚拟导航支气管镜技术

李玲等[14]采用前瞻性研究的方法观察了VNB技术在无症状浸润型肺结核早期诊断中的价值。纳入2016年5月至2020年12月因肺部病灶怀疑肺结核就诊的无症状患者，临床初诊为疑似病例并最终诊断为肺结核的患者，随机分为电子支气管镜检查组和VNB联合电子支气管镜检查组，比较灌洗液阳性、支气管镜检查时间、支气管镜到达病灶时间、支气管镜使用时间的差异。结果发现，在检查时间方面，VNB联合电子支气管镜组优于单纯电子支气管镜组，差异具有统计学意义。

在到达病灶支气管位置的时间方面，VNB联合电子支气管镜组也显著优于单纯电子支气管镜组，差异具有统计学意义。但在涂片抗酸染色、分枝杆菌分离培养、MTB核酸检测、MTB复合群双基因检测4个项目阳性率方面，两组差异均无统计学意义。作者认为，VNB联合电子支气管镜检查在诊断率上对比单纯电子支气管镜检查并无明显优势，但可显著缩短支气管镜检查的时间，减少患者主观不适感，具有一定的临床应用价值。

五、胸腔镜检查

在中国台湾地区，结核性胸膜炎被归为肺外结核（extrapulmonary tuberculosis，EPTB）。为提高诊断阳性率，Lee等[15]采用回顾性分析方法，评价了内科胸腔镜下胸膜活检组织进行分枝杆菌培养的诊断价值。2016年4月至2021年3月期间，共计纳入接受半硬质胸腔镜检查的46例结核性胸膜炎患者，患者平均年龄为62.8岁，男性患者占64.7%。将活检钳钳取的病变胸膜组织进行分枝杆菌培养。结果显示，胸腔镜组的痰、胸腔积液和病变胸膜组织进行的病原学检测敏感性分别为35.7%（15/42）、34.8%（16/46）和78.3%（18/23）。当镜下发现结核性胸膜炎特点——粘连和粘连与微结节共存时，病变胸膜组织进行的MTB培养阳性率分别达94.4%和91.7%。作者认为，在不明原因胸腔积液的情况下，胸腔镜下获取的胸膜组织应进行常规结核菌培养。

Liu等[16]评价了内科胸腔镜对不同病因胸腔积液的诊断效能和安全性。对2012年1月1日至2021年4月30日期间行半硬质胸腔镜检测的胸腔积液患者分为恶性胸腔积液（malignant pleural effusion，MPE）、结核性胸腔积液（tuberculous pleural effusion，TBPE）和炎症性胸腔积液（inflammatory pleural effusion，IPE）3组。结果显示，共计106例患者纳入研究，其中男性患者67例，女性患者39例，平均年龄为（57.1±14.2）岁。在74例进行胸腔镜检查的患者中，确诊MPE者41例（38.7%）、确诊TBPE者21例（19.8%）、未确诊者32例，胸腔镜诊断效能达到69.8%（MPE为75.9%、TBPE为48.8%、IPE为75.0%），诊断准确度分别为100.0%、87.5%和75.0%。在胸腔镜下，81.1%的患者表现为单个或多个胸膜结节，具有胸腔积液的胸膜粘连者占34.0%。最常见的并发症为胸痛（41.5%），其次为胸闷（11.3%）和发热（10.4%）。多因素回归分析显示，积液性质和癌胚抗原（carcinoembryonic antigen，CEA）可以鉴别MPE和TBPE。

沈德培等[17]采用回顾性分析方法探讨了可曲式内科胸腔镜在TBPE及MPE鉴别诊断中的应用及镜下特点。结果显示，可曲式内科胸腔镜胸膜活检确诊率为93.75%（90/96），对TBPE的确诊率为96.61%，对MPE的确诊率为95.83%；两组胸膜充血水肿、纤维素样粘连、大小不一结节、白斑样改变比较差异有统计学意义。作者认为，可曲式内科胸腔镜活检诊断胸腔积液的确诊率为93.75%，可有效鉴别TBPE和MPE。

六、常规胃肠镜检查

胃结核常继发于肺结核、肠结核和其他常见结核，孤立的胃结核较少见。Zhang等[18]报道1例40岁女性患者，主诉疼痛性颈淋巴结肿大，无其他症状。体检发现多个肿大颈淋巴结，颈淋巴结活检显示干酪样坏死，中性粒细胞和淋巴细胞浸润，穿刺淋巴结组织AFB阳性。常规胃镜检查显示，胃体部见一坏死病灶（大小为0.5 cm×0.5 cm），胃组织活检显示慢性肉芽肿性炎，AFB染色阳性。患者最后诊断为“颈淋巴结结核和胃结核”。采用标准方案治疗6个月后颈淋巴结缩小，疼痛减轻。

七、腹腔镜、宫腔镜诊断女性生殖器结核

Feng等[19]报道1例无症状不孕女性患者，持续糖类抗原125（carbohydrate antigen 125，CA125）升高，腹腔镜或宫腔镜确诊为“女性生殖器结核”（female genital tuberculosis，FGT）。作者强烈推荐我国因不孕就诊女性患者常规筛查结核病。

孙秀利等[20]采用回顾性分析方法，评价了临床表现、胸部CT表现、盆腔CT表现及宫腹腔镜对疑似FGT的诊断效能。结果显示，62例不孕的女性患者中，原发不孕者51例（82.3%），胸部CT发现有活动性肺结核表现者10例（16.1%），有非活动性肺结核表现者41例（66.1%），胸部无病灶者11例（17.7%）。在62例患者中，盆腔CT检查显示48例患者存在不同程度的盆腔淋巴结钙化、双侧附件区点状钙化、双侧附件区密度不均的低密度包块、子宫腔内点状钙化及不全肠梗阻。25例患者行宫腹腔镜联合探查，其中3例患者宫腔镜下诊断为子宫内膜结核。62例患者在腹腔镜下，40例患者诊断为FGT。作者认为，对于不孕的疑似FGT患者，行腹腔镜检查或宫腹腔镜联合探查可清晰显示FGT病灶的部位、大小、形态、病

变周围情况、盆腔状态，对于诊断FGT具有重要意义，可为临床诊断和治疗提供参考。

八、经皮穿刺活检术

1. 经皮盲穿 Liu等[21]研究了针穿活检（core needle biopsy，CNB）诊断附睾结核的价值和安全性。研究纳入2018年1月至2021年1月31日期间41例进行CNB的疑似附睾结核患者。所有样本进行组织病理学检查和Xpert检测。结果显示，根据综合参考诊断标准，41例患者中37例确为诊附睾结核，4例为慢性附睾炎。穿刺组织病理学检查的敏感性、特异性、PPV、NPV和AUC分别为86.49%（95%*CI* 71.23%～95.46%）、100.00%（95%*CI* 39.76%～100.00%）、100.00%（95%*CI* 89.11%～100.00%）、44.44%（95%*CI* 13.70%～78.80%）和0.93（95%*CI* 0.81～0.99）；Xpert检测的敏感性、特异性、PPV、NPV和AUC分别为62.16%（95%*CI* 44.76%～77.54%）、100.00%（95%*CI* 39.76%～100.00%）、100.00%（95%*CI* 85.18%～100.00%）、22.22%（95%*CI* 6.41%～47.76%）和0.81（95%*CI* 0.66～0.92）。没有Clavien-Dindo分级大于2级的并发症发生。作者认为，CNB诊断附睾结核有效，推荐使用CNB坐骑样本采集工具用于附睾结核的诊断。

Yu等[22]采用“头对头”方法比较研究了Xpert检测和XpertMTB/RIFUltra（简称“XpertUltra检测”）两种技术诊断淋巴结结核的价值。前瞻性纳入未明确诊断的淋巴结病变患者，收集细针吸取（fine-needle aspiration，FNA）活检或淋巴结组织，样本分别进行涂片、培养、Xpert检测和Xpert Ultra检测，培养和/或AFB涂片或组织病理学AFB涂片作为参考标准。研究共纳入106例受试者，包括41例确诊淋巴结结核患者、33例疑似淋巴结结核患者和32例非淋巴结结核患者。结果显示，Xpert Ultra检测的敏感性（75%）明显高于涂片、培养和Xpert（5.4%、13.5%和48.7%）。当联合Xpert Ultra检测对结核淋巴结炎进行诊断时，确诊病例的比例由55.4%（41/74）升高至85.1%（63/74）；XpertUltra和Xpert检测对组织的诊断敏感性分别为73.6%（95%*CI* 59.4～84.3）和9.6%（95%*CI* 26.8～54.0），XpertUltra检测对FNA标本的诊断敏感性（81.0%，95%*CI* 57.4～93.7）高于Xpert检测（71.4%，95%*CI* 47.7～87.8）。作者认为，XpertUltra可以检测出更多淋巴结结核患者，显著优于Xpert检测或培养，淋巴结组织更优于FNA样本。

Shen等[23]回顾性总结了穿刺活检联合分子检测诊断淋巴结结核的作用。研究共纳入289例淋巴结结核患者，其病理诊断、分子检测和联合检测的总敏感性、特异性、PPV、NPV和AUC分别为94.5% *vs*. 73.1% *vs*. 98.4%、97.2% *vs*. 100.0% *vs*. 97.2%、99.6% *vs*. 100.0% *vs*. 99.6%、71.4% *vs*. 34.6% *vs*. 89.7%和0.96 *vs*. 0.87 *vs*. 0.98；对穿刺活检样本的病理诊断、分子检测和联合检测的敏感性、特异性、PPV、NPV和AUC分别为93.3% *vs*. 76.4% *vs*. 99.4%、96.2% *vs*. 100.0% *vs*. 96.2%、99.4% *vs*. 100.0% *vs*. 99.4%、69.4% *vs*. 40.0% *vs*. 96.2%和0.95 *vs*. 0.88 *vs*. 0.98；对淋巴结组织样本的病理诊断、分子检测和联合检测的敏感性、特异性、PPV、NPV和AUC分别为96.6% *vs*. 67.1% *vs*. 96.6%、100.0% *vs*. 100.0% *vs*. 100.0%、100.0% *vs*. 100.0% *vs*. 100.0%、76.9% *vs*. 25.6% *vs*. 76.9%和0.98 *vs*. 0.84 *vs*. 0.98。作者认为，淋巴结穿刺活检样本和组织样本分别进行病理诊断和分子检测的效能相似；对于淋巴结结核的诊断，穿刺活检样本可作为优先选择，并可同时进行病理诊断和分子检测。

2. CT或C形臂X射线透视引导下穿刺 姜利梅等[24]采用回顾性方法总结了CT引导下

胸膜穿刺活检在结核性胸膜炎诊断中的价值。结果发现，CT引导下胸膜穿刺活检诊断结核性胸膜炎的阳性率（56/83，67%）高于胸腔积液检测（32/76，42%，诊断总阳性率（67/83，81%）也高于胸腔积液检测（44/76，58%）（$P<0.05$）；其中有4例患者出现肺部出血，3例患者出现气胸，6例患者出现气急、咳嗽，并发症总发生率为16%。作者认为，CT引导下胸膜穿刺活检可提高结核性胸膜炎诊断的阳性率，且安全性高。

C形臂X射线透视引导下经皮针吸活检常用于活检，且与CT引导下活检具有类似的诊断效能。Zu等[25]为了进一步评价C型臂X射线透视引导下经皮针吸活检对脊柱感染的诊断价值，纳入30例男性和73例女性疑似脊柱感染患者。结果显示，感染位于胸椎（$T_{3\sim12}$）者占48.28%，位于腰椎（$L_{1\sim5}$）者占46.8%，T_{12}是最常见的感染部位。骨组织的总的病理学检查病变率为94.1%（191/203），包括92例干酪样坏死肉芽肿、81例炎性组织、18例肿瘤组织和12例无明显组织病变的骨组织。排除肿瘤外，液体组织的细菌学检测率为50.27%（93/185），包括68株MTB和25株其他病原体。118例（58%）患者诊断为脊柱结核，非特异性脊柱感染者25例（12.7%）。既无病理学阳性也无病原学阳性的未明确诊断患者42例（20.5%）。结果表明，C形臂X射线透视经皮针吸活检是一种可获取病理学病变和细菌学结果，且诊断脊柱感染准确度高的有用的方法。

曹探赜等[26]以病灶位于肺外周的涂阴肺结核患者为研究对象，检测其BALF和CT引导下经皮肺穿刺活检组织的相关指标，评价经皮肺穿刺活检组织行Xpert检测对涂阴肺结核的检测效能。结果发现，经皮肺穿刺活检组织行Xpert检测对肺结核诊断的敏感性为39.7%，其敏感性高于AFB、液体培养法和TB-DNA检测。同时发现，未行抗结核治疗组患者经皮肺穿刺组织行Xpert检测的敏感性（55.8%，48/86）高于已行抗结核治疗组（16.7%，10/60），差异有统计学意义。

3. 超声引导下穿刺 鲍晓利等[27]采用回顾性方法分析了闭式胸膜活检（closed pleural biopsy，CPB）、超声引导胸膜活检（ultrasound guided pleural biopsy，USPB）及内科胸腔镜胸膜活检（medical thoracoscopy pleural biopsy，MTPB）3种活检方式对结核性胸膜炎的诊断效能及安全性。将208例结核性胸膜炎患者分为USPB组（43例患者）、CPB组（69例患者）及MTPB组（96例患者）。结果显示，进行PSM前，与MTPB组比较，CPB组患者的胸膜取材成功率较低（$P<0.05$），而3组间诊断阳性率差异无统计学意义（$P>0.05$）；进行PSM后，3组取材成功率和诊断阳性率差异均无统计学意义（$P>0.05$）。进行PSM前，与MTPB组比较，USPB组、CPB组患者发生皮下气肿、疼痛、医源性气胸的比例均更低（$P<0.01$），而USPB组与CPB组并发症发生比例的差异无统计学意义（$P>0.05$）；进行PSM后，与MTPB组比较，USPB组、CPB组患者发生皮下气肿、疼痛的比例较低（$P<0.05$），但发生医源性气胸的比例差异无统计学意义（$P>0.05$），与USPB组比较，CPB组患者疼痛发生比例更高（$P<0.05$）。进行PSM前、后，MTPB组患者的住院时间较USPB组、CPB组均更长（$P<0.05$），而CPB组与USPB组患者的住院时间差异均无统计学意义（$P>0.05$）。结果表明，对于结核性胸膜炎患者，USPB和CPB具有不劣于MTPB的诊断效能，且并发症少、住院时间短，在胸膜活检时应优先选择USPB。

Liu等[28]回顾性分析了29例肝结核患者的临床影像学特征。患者平均年龄为37岁，男性患者占58.6%，症状包括发热（48.2%）、呼吸道症状（27.5%）、腹痛（24.1%）和腹胀

（10.3%）。红细胞沉降率（erythrocyte sedimentation rate，ESR）升高者占79.3%，C反应蛋白（C-reactive protein，CRP）升高者占75.8%，低蛋白血症者占62.0%，86%的肝结核患者合并肺结核。29例患者中有10例疑似肝结核患者进行彩超引导下肝内病变穿刺活检，标本分别进行抗酸染色、分枝杆菌培养或Xpert检测，阳性者7例。

惠立本等[29]采用常规超声检查、超声引导下颈部淋巴结穿刺活检（percutafleous needle core biopsy，PNCB）及手术取样进行病理诊断，评价对肺结核合并颈部淋巴结肿大、疑似颈淋巴结结核患者的诊断效能，以术后病理诊断结果为“金标准”。结果显示，超声引导下PNCB取材效果满意。颈淋巴结结核患者的超声表现为单侧或双侧低回声或低回声伴液化。80例患者经超声引导下PNCB后经病理学检查共确诊79例（98.75%），其中淋巴瘤患者2例（2.50%）、转移癌患者3例（3.75%）、淋巴结结核患者57例（71.25%）、淋巴结炎患者13例（16.25%）、反应性增生患者2例（2.50%）、囊肿患者1例（1.25%）、结缔组织病患者1例（1.25%）。术后病理诊断为淋巴结结核患者58例（72.50%）、非淋巴结结核患者22例（27.50%）；常规超声检查诊断为淋巴结结核患者44例（55.00%）、非淋巴结结核患者36例（45.00%）；超声引导下PNCB病理诊断为淋巴结结核者57例（71.25%）、非淋巴结结核者23例（28.75%）。常规超声检查对于淋巴结结核诊断的敏感性为94.83%，特异性为68.18%，准确度为87.50%，PPV为88.71%，NPV为83.33%；超声引导下PNCB病理诊断对于淋巴结结核诊断的敏感性为98.28%，特异性为100.00%，准确度为98.75%，PPV为100.00%，NPV为95.65%。超声引导下PNCB病理诊断的准确率显著高于常规超声检查（$\chi^2=7.907$，$P=0.005$）。作者认为，超声引导下PNCB检查取材效果好、安全便捷、准确度高，与术后病理诊断高度一致，具有一定的临床诊断价值。

总之，超声引导下的胸膜穿刺活检能精准穿刺局限增厚性病变胸膜，避免损伤正常胸膜组织和血管，减少相关并发症，具有微创、安全、经济、准确率高、灵活性高及检查过程无辐射等优势，易被患者接受。

九、综合介入诊断

腹腔结核分为腹膜结核、腹腔淋巴结结核、胃肠结核、腹腔内脏结核和混合性结核。Jin等[30]采用回顾性分析方法，收集了2015年8月1日至2020年6月30日期间就诊的70例腹腔结核患者资料。结果发现，70例患者中，腹膜结核患者18例，腹腔淋巴结结核患者9例，胃肠结核患者5例，腹腔内脏结核患者2例，混合性腹腔结核患者36例。65%以上患者为腹腔结核合并其他部位结核，平均诊断时间为60天，最常见的症状包括腹水（58.6%）、腹胀（48.6%）、体重减轻（44.3%）和发热（42.9%）。总的细菌学和组织学检测的阳性率分别为70.0%和38.6%。非腹水样本的细菌学确诊率高于总的样本（63.6% *vs.* 40.8%）；18例患者（69.2%）为组织学确诊，45例患者（64.3%）为临床诊断，侵袭性操作如外科手术（6/7）、经皮穿刺活检（7/7）和内镜检测（4/5）具有高的确诊率。作者认为，腹腔结核应该联合临床、实验室、影像学、细菌学和组织病理学检查结果进行诊断。

2022年，我国学者和临床医师在常规支气管镜及其支气管肺泡灌洗、EBUS-TBB、R-EBUS-TBLB、VNB、胸腔镜、胃肠镜、腹腔镜、宫腔镜、经皮穿刺活检（包括盲穿、CT或C形臂X射线透视经皮针吸活检）分别联合ROSE、结核菌病原学和结核病理诊断结核病取得了一定进展，有利于对成人和儿童TBTB、涂阴肺结核、不明原因PPLs、FGT等进行早期精准诊断。多种技术联合诊断已越来越多地应用于临床实践。

（杨　松　严晓峰　唐神结）

参考文献

[1] LIN H Y，LEE J C. Endobronchial tuberculosis with unusual linear ulceration from tracheal to right upper lobar bronchi [J]. Respirol Case Rep，2022，10（2）：e0901.

[2] LI Q，JIANG L. Diffuse tracheobronchial tuberculosis with left pulmonary tuberculosis displayed on 18F-FDG PET/CT[J]. Clin Nucl Med，2022，47（4）：344-345.

[3] LIU F，RAO X C，MA Y Y，et al. Classification of tracheobronchial tuberculosis in 252 children [J]. Zhonghua Jie He He Hu Xi Za Zhi，2022，45（3）：282-288.

[4] HU T T，LI Y S，WANG X H，et al. Early and regular bronchoscopy examination on effect of diagnosis and prognosis for patients with tracheobronchial tuberculosis [J]. Front Med（Lausanne），2022，9：825736.

[5] CHEN Y，GAO J J，ZHAO W W，et al. Bronchial tuberculosis：a case report [J]. Asian J Surg，2022，45（10）：2098-2099.

[6] WU Z X，SHI J C，ZHOU Y Y，et al. The Diagnostic value of the thermostatic amplification of ribonucleic acid in bronchoalveolar lavage fluid in smear-negative pulmonary tuberculosis [J]. Front Public Health，2022，10：830477.

[7] ZHAO Y D，ZHANG T Q，YANG N，et al. Efficacy and safety of CO_2cryotherapy in the treatment of infants with tracheobronchial tuberculosis [J]. Front Pediatr，2022，10：984738.

[8] 汪继胜，方佳，王云，等. 不同支气管镜介导标本的结核分枝杆菌基因检测对痰涂片阴性肺结核患者的诊断价值 [J]. 吉林医学，2022，43（6）：1674-1676.

[9] LIN C K，FAN H J，YU K L，et al. Effectiveness of endobronchial ultrasound-guided transbronchial biopsy combined with tissue culture for the diagnosis of sputum smear-negative pulmonary tuberculosis [J]. Front Microbiol，2022，13：847479.

[10] ZOU X W，ZHU Y L，HU Q，et al. Diagnostic value of ultrasound-guided transbronchial lung biopsy in peripheral tuberculous pulmonary lesions [J]. Diagn Cytopathol，2022，50（12）：572-578.

[11] 冷冉君，章俊强，夏淮玲，等. 径向超声细支气管镜下活检等操作对肺外周病变的诊断价值 [J]. 临床肺科杂志，2022，27（7）：1020-1025.

[12] 徐敬然，李菲菲，解承鑫，等. 径向超声支气管镜联合快速现场评估在细菌学阴性肺结核诊断中的应用 [J]. 临床荟萃，2022，37（3）：220-224.

[13] 唐茜，王红景，白子娜，等. 支气管镜活检联合现场细胞学检测在肺结核初筛的效能研究 [J]. 中国医学装备，2022，19（8）：109-112.

[14] 李玲，王涛，陈红兵. 虚拟支气管镜导航在无症状浸润型肺结核诊断中的应用价值 [J]. 中国医疗设备，2022，37（5）：15-18.

[15] LEE C S，CHIU L C，CHANG C H，et al. The clinical experience of mycobacterial culture yield of pleural tissue by pleuroscopic pleural biopsy among tuberculous pleurisy patients [J]. Medicina（Kaunas），2022，58（9）：1280.

[16] LIU X T，DONG X L，ZHANG Y，et al. Diagnostic value and safety of medical thoracoscopy for pleural effusion of different causes [J]. World J Clin Cases，2022，10（10）：3088-3100.

[17] 沈德培，吕莉萍，李晔. 可曲式内科胸腔镜在结核性胸腔积液及恶性胸腔积液鉴别诊断中的应用及镜下特点分析 [J]. 临床肺科杂志，2022，27（8）：1153-1157.

[18] ZHANG W G，SONG F S，ZHANG Z M，et al. Asymptomatic gastric tuberculosis in the gastric body mimicking an

isolated microscopic erosion：a rare case report［J］. Medicine（Baltimore），2022，101（8）：e28888.

［19］FENG Q，HU X X，ZHAO J，et al. Female genital tuberculosis presented with primary infertility and persistent CA-125 elevation：a case report［J］. Ann Med Surg（Lond），2022，78：103683.

［20］孙秀利，李亚波，缑良芝，等. 宫腹腔镜检查在不孕女性疑似生殖器结核的应用价值［J］. 结核与肺部疾病杂志，2022，3（5）：377-381.

［21］LIU P J，GU H，LIU Y，et al. Application of core needle biopsy in the diagnosis of epididymal tuberculosis：a retrospective analysis of 41 cases［J］. Int J Infect Dis，2022，122：33-37.

［22］YU X，ZHANG T T，KONG Y Y，et al. Xpert MTB/RIF Ultra outperformed the Xpert assay in tuberculosis lymphadenitis diagnosis：a prospective head-to-head cohort study［J］. Int J Infect Dis，2022，122：741-746.

［23］SHEN Y Q，FANG L K，YE B，et al. The role of core needle biopsy pathology combined with molecular tests in the diagnosis of lymph node tuberculosis［J］. Infect Drug Resist，2022，15：335-345.

［24］姜利梅，刘彩荣，朱有全. CT导向下胸膜穿刺活检在结核性胸膜炎诊断中的价值［J］. 实用医技杂志，2022，29（5）：464-467.

［25］ZU G，FEI J，CHEN G J，et al. C-arm fluoroscopy-guided percutaneous needle biopsy for the diagnosis of spinal infection：a study of 203 consecutive patients［J］. Evid Based Complement Alternat Med，2022，2022：4155113.

［26］曹探赜，梅春林，商会会，等. 经皮肺穿刺组织行结核分枝杆菌/利福平耐药基因快速检测对涂阴肺结核的诊断价值［J］. 临床内科杂志，2022，39（2）：125-126.

［27］鲍晓利，陶韬，唐楠. 闭式、超声引导、内科胸腔镜胸膜活检对结核性胸膜炎的诊断价值［J］. 天津医药，2022，50（6）：613-617.

［28］LIU S D，CHEN W，SHI J C，et al. Clinical manifestation，imaging features and treatment follow-up of 29 cases with hepatic tuberculosis［J］. Mediterr J Hematol Infect Dis，2022，14（1）：e2022063.

［29］惠立本，解建毅，王立，等. 超声引导颈部淋巴结穿刺活检在肺结核患者继发颈部淋巴结结核中的诊断价值［J］. 陕西医学杂志，2022，51（7）：890-893.

［30］JIN W T，MA Y Y，SHI Q F，et al. Clinical features and diagnostic approaches for abdominal tuberculosis：five-year experience from a non-tuberculosis-designated hospital in China［J］. Rev Esp Enferm Dig，2022，114（8）：461-467.

第十三章　结核病病理诊断

病理诊断在肠结核等肺外结核（extrapulmonary tuberculosis，EPTB）的诊断方面发挥着重要作用，坏死性肉芽肿性炎及抗酸染色阳性仍是诊断结核病的重要指标。核酸检测等分子生物学技术在结核诊断领域的应用提高了组织标本中结核分枝杆菌（*Mycobacterium tuberculosis*，MTB）的检出率，同时提高了结核病的诊断效率。

一、常规病理诊断及特殊染色

经病理诊断为结核病，除了其特征性肉芽肿性改变外，还需找到MTB，常规开展齐-内染色（Z-N染色）阳性率低，且需建立阳性对照，以确保染色结果的可靠性，但高质量的阳性对照组织不易获得。

陈昕等[1]通过利用恶性胸腔积液、恶性腹水和琼脂作为黏附基质制作而成的抗酸杆菌（acid-fast bacillus，AFB）阳性细胞蜡块，镜下可见抗酸染色阳性菌呈红色，且菌群分布合理，背景为淡蓝色且干净、清晰，在中倍镜下便可观察到细菌。该研究在抗酸染色质量评估方面取得了较好的效果。

Sun等[2]采用回顾性分析方法对9例原发性甲状腺结核患者的资料进行研究。结果显示，9例患者均为经术后病理确诊，术后组织病理学检查证实甲状腺组织中存在肉芽肿性炎或干酪样坏死，其中抗酸染色阳性者7例，所有患者的MTB基因PCR结果均为阳性；除1例患者因行甲状腺全切除术未接受抗结核治疗外，其余8例患者术后均接受抗结核治疗，在7～70个月的随访期内，所有患者均无复发。作者认为，甲状腺结核是一种罕见疾病，其诊断较为困难，组织PCR检测到MTB可作为甲状腺结核诊断的"金标准"。

Yu等[3]采用回顾性分析方法对抗酸染色涂片、MTB培养、Gene-Xpert MTB/RIF（简称"Xpert检测"）、PCR和病理诊断在缩窄性心包炎中的诊断价值进行研究。该研究共纳入69例患者，其抗酸染色涂片的敏感性、特异性、阳性预测值（PPV）、阴性预测值（NPV）和受试者工作特征曲线下面积（AUC）分别为7.3%、100.0%、100.0%、21.5%和0.54；MTB培养的敏感性、特异性、PPV、NPV和AUC分别为23.6%、100.0%、100.0%、25.0%和0.62；Xpert检测的敏感性、特异性、PPV、NPV和AUC分别为52.7%、100.0%、100.0%、35.0%和0.76；PCR检测的敏感性、特异性、PPV、NPV和AUC分别为50.9%、100.0%、100.0%、34.2%和0.75；病理诊断的敏感性、特异性、PPV、NPV和AUC分别为92.7%、92.9%、98.1%、76.5%和0.93。作者认为，抗酸染色涂片和MTB培养的有效性仍很低，核酸扩增试验可以提供中等程度的诊断效力，而病理诊断在5项检测方法中显示出最佳的诊断准确性。

范俊平等[4]报道了1例以急性消化道穿孔起病，伴肺部巨大空洞的多部位结核感染患者。该患者小肠穿孔手术标本可见不规整黏膜组织1块，属部分回肠肠壁，大小为3.0 cm×2.0 cm×（0.2 ～ 0.8 cm），黏膜中央见一溃疡，面积为2.0 cm×1.5 cm，苏木精-伊红染色后可见小肠壁组织显示重度急性及慢性炎，伴累及肠壁全层的溃疡形成及穿孔，周围肠壁内可见多量微脓肿及局灶肉芽肿形成，考虑感染相关病理改变可能性大；后加做病理切片抗酸、弱抗酸染色，可见到坏死物中有大量AFB，患者痰涂片回报抗酸染色阳性伴MTB复合群基因阳性，确诊为肺结核、肠结核。作者认为，对于原因不明的咳嗽、咳痰、胸腔积液或消化道穿孔患者，不应除外结核病的可能性，应及时询问患者是否有结核病病史或接触史，依托综合医院较强的微生物检验能力和多学科协作能力，积极寻找病原学证据。

Dong等[5]采用观察性研究方法对结核性胸膜炎患者在抗结核治疗过程中发生胸膜肿块的临床、病理学、细菌学等特征进行分析。研究共纳入122例患者。结果显示，34.4%（42/122）的患者在治疗期间出现新的胸膜肿块，12例患者在治疗过程中进行了胸膜肿块切除手术，58.3%（7/12）的患者肿块位于胸膜，41.7%（5/12）位于肺实质；病理学检查提示，胸膜肿块分为肉芽肿性炎型、纤维增生型和坏死型3种类型，其他患者接受了胸膜肿块穿刺活检，MTBPCR阳性率为57.1%（24/42），一线抗结核药物耐药基因突变检出率仅为9.5%（4/42）；除12例接受手术的患者外，86.7%的患者（26/30）在12个月疗程结束时仍有胸膜肿块。作者认为，结核性胸膜炎患者常伴有胸膜肿块，其发生率为33.3%，50.0%发生于肺内，病理表现为肉芽肿性炎型、纤维增生型和坏死型3种类型，胸膜肿块内的MTB耐药率较低。

二、分子病理学诊断

张玲娜等[6]对364例病理诊断为肉芽肿性炎或凝固性坏死的石蜡标本进行传统荧光PCR检测，共检出MTB阳性者150例，临界阳性者7例，阴性者207例，其中阴性患者中有13例略有翘尾现象。将临界阳性和有翘尾的20例归为临界患者，采用改良荧光PCR检测，即将临界患者的核酸用真空离心浓缩仪浓缩5 min后，再行荧光PCR检测。结果发现，原7例临界阳性患者中，5例为明确阳性，2例为临界阳性；原13例阴性患者采用改良法检测后，3例患者为明确阳性，2例为临界阳性；4例临界阳性经重复确定为阳性。作者认为，改良荧光PCR法通过富集核酸，可有效减少由于病理组织含菌量太少、穿刺标本太少等导致的假阴性结果，也减少了临界患者的数量。

魏雪等[7]对30例甲醛固定石蜡包埋的结核标本组织（4 μm厚）连续切片7张，分别用于HE染色、特殊染色和实时荧光定量PCR检测。大组织标本每张切片至少切取2张蜡片，小组织标本每张切片上至少切取3张蜡片。抽取其中3张切片作为实验组，先进行特殊染色再行实时荧光定量PCR检测，剩余切片纳入对照组单独进行实时荧光定量PCR检测。研究发现，30例结核标本组织学形态表现为上皮样肉芽肿性病变，抗酸染色MTB呈亮红色细杆状、菌体清晰、不折光，背景染色呈淡蓝色；实时荧光定量PCR检测实验组MTB阳性者11例（36.7%）、阴性者19例（63.3%）；对照组MTB阳性者11例，另外19例同样检测为阴性，实验组和对照组检测结果符合率一致，Kappa值为1.000（$P<0.001$）。作者认为，组织切片经特殊染色后可以进行实时荧光定量PCR检测，节省了标本的使用量，减少了二次取材的可能性，为更全面地开展临床试验项目提供一定帮助，是值得推广的新方法。

徐建平等[8]采用回顾性分析方法对超声造影引导下粗针活检联合半巢式Xpert检测在周围型肺结核诊断中的应用价值进行了研究。结果显示，常规病理诊断、Xpert检测和MTB培养3种检测方法的诊断敏感性分别为80.0%、92.5%和12.5%，特异性分别为90.3%、100.0%和100.0%，PPV分别为91.4%、100.0%和100.0%，NPV分别为77.8%、91.2%和47.0%，准确性分别为84.5%、95.8%和50.7%，Xpert检测的诊断敏感性高于常规病理诊断和MTB培养，差异具有统计学意义（χ^2＝33.632和5.976，P均＜0.05）。ROC曲线分析显示常规病理诊断、Xpert检测和MTB培养3种检测方法的AUC分别为0.814、0.963和0.563，Xpert检测的诊断效能优于常规病理诊断及MTB培养，差异具有统计学意义（t＝7.579和2.303，P均＜0.05）。作者认为，超声造影引导下粗针活检联合Xpert检测技术能快速、准确地对周围型肺结核进行诊断，相对于常规病理诊断、MTB培养具有较高的诊断效能。

张旭等[9]对127例痰涂片及培养均为阴性的周围型肺部肿块患者行超声引导下肺部肿块组织活检和纤维支气管镜检查。根据肺结核临床诊断标准，127例患者中确诊肺结核者53例（结核组）、非结核者74例（非结核组），所有患者的穿刺组织标本均行常规病理诊断、全自动分枝杆菌培养及MGIT-960快速液体培养系统（MGIT-960液体培养）及Xpert检测，支气管肺泡灌洗液（BALF）行涂片抗酸染色、MGIT-960液体培养及Xpert检测。结果显示，穿刺组织标本Xpert检测、BALF标本Xpert检测、涂片抗酸染色检测诊断的敏感性依次为81.1%、26.4%和5.7%，特异性和PPV均为100.0%，NPV依次为88.1%、65.5%和59.7%，准确度依次为92.1%、69.3%和60.6%；穿刺组织标本Xpert检测的敏感性和准确性均高于BALF标本Xpert检测及涂片抗酸染色检测（χ^2＝106.999和25.976，P均＜0.05）；穿刺组织标本Xpert检测的AUC最大（0.906），其次为BALF标本Xpert检测（0.632）和涂片抗酸染色检测（0.528）；穿刺组织标本Xpert检测与BALF标本Xpert检测、涂片抗酸染色与BALF标本Xpert检测、涂片抗酸染色与穿刺组织Xpert检测的AUC差异具有统计学意义（Z＝5.972、3.690和12.649，P均＜0.05）。作者认为，周围型肺结核穿刺组织标本Xpert检测的敏感性和准确度均高于BALF检测和涂片抗酸染色，同时Xpert可对MTB利福平耐药进行检测，在周围型肺结核的早期诊断和治疗中具有重要意义。

苏丹等[10]对脓液标本细菌学检测和组织病理学检查诊断骨关节结核的检测效能进行回顾性分析。该研究将213例患者同部位脓液和组织标本同时送检，将新鲜脓液标本进行涂片染色镜检、Xpert检测、实时荧光定量PCR检测和MGIT-960液体培养，将石蜡包埋的组织标本进行抗酸染色镜检和实时荧光定量PCR检测。结果显示，与骨结核临床诊断综合参考标准相比，脓液标本涂片镜检、MGIT-960液体培养、实时荧光定量PCR检测、Xpert检测，以及组织标本抗酸染色、实时荧光定量PCR检测的敏感性分别为28.7%（49/171）、49.0%（48/98）、58.1%（25/43）、87.5%（161/184）、48.6%（90/185）和85.4%（146/171），特异性分别为100.0%（26/26）、（100.0%）11/11、（88.9%）8/9、96.2%（25/26）、96.3%（26/27）和100.0%（27/27）。作者认为，脓液标本Xpert检测和组织标本实时荧光定量PCR检测的敏感性高，检测用时短，弥补了传统结核病病理学和细菌学诊断的不足，不仅可提高骨关节结核的确诊率，还可提早发现患者感染的MTB是否对利福平耐药。

范正超等[11]采用回顾性分析方法对55例（结核肾病组25例，非结核肾病组30例）肾切除术患者的石蜡组织标本进行了实时荧光定量PCR和抗酸染色检测，评价2种检测技术在肾结核病理诊断中的诊断效能。结果显示，实时荧光定量PCR和抗酸染色的敏感性分别为80.0%（20/25）和48.0%（12/25），差异有统计学意义（$\chi^2=5.556$，$P=0.018$）；准确度分别为89.1%和72.7%，差异有统计学意义（$\chi^2=4.767$，$P=0.029$）；实时荧光定量PCR和抗酸染色检测肾结核组织标本病原体结果与尿MTB培养结果的一致性Kappa值分别为0.777和0.429；实时荧光定量PCR和抗酸染色的ROC曲线的AUC分别为0.883和0.707，差异有统计学意义（$Z=3.502$，$P<0.05$）。作者认为，与抗酸染色相比，实时荧光定量PCR检测技术可以提高肾结核组织病原体检测的敏感性和准确度，且其简单易行，在肾结核的病理诊断中具有良好的应用价值。

范正超等[12]采用回顾性分析方法对肾切除术后65例患者的肾病组织标本进行荧光定量PCR和抗酸染色检测，其中30例肾结核患者为阳性组，35例非结核性肾病患者为阴性组。结果显示，抗酸染色在肾结核组织标本中的敏感性、特异性、PPV、NPV和准确度分别是53.3%、94.3%、88.9%、70.2%和75.4%，荧光定量PCR的敏感性、特异性、PPV、NPV和准确度分别是83.3%、97.1%、96.2%、87.2%和90.8%；荧光定量PCR的敏感性较抗酸染色提高了30.0%，差异有统计学意义（$\chi^2=6.24$，$P=0.012$）；荧光定量PCR检测的准确性也高于抗酸染色检测，差异有统计学意义（$\chi^2=5.47$，$P=0.019$）。抗酸染色和荧光定量PCR联合检测的敏感性、特异性、PPV、NPV和准确度分别是96.7%、94.3%、93.5%、97.1%和95.4%，联合检测的敏感性、NPV、准确度均显著高于抗酸染色、荧光定量PCR的单独检测值，差异有统计学意义（$P<0.05$）。作者认为，荧光定量PCR联合抗酸染色可提高肾结核组织标本病原体检测的敏感性、NPV和准确度，在肾结核的病理诊断中具有良好的应用价值。

Sun等[13]采用前瞻性研究方法对宏基因组二代测序（metagenomic next- generation sequencing，mNGS）对福尔马林固定石蜡包埋的术后组织的检测效能进行研究。结果显示，在纳入的69例病理学检查显示为肉芽肿性病变的患者中，41例（59.42%）患者诊断为感染性肉芽肿，肉芽肿病灶中mNGS对真菌和分枝杆菌的总体检出率为87.80%（36/41），mNGS的检出率较组织病理学检查提高了68.29%（28/41），差异有统计学意义（$\chi^2=28.97$,$P<0.01$）；mNGS在真菌感染（12/12，100%）和分枝杆菌感染（22/27，81.48%）中的检出率显著高于组织病理学检查（8/12，66.67%和0/27，0；P均<0.01）；mNGS一次性检出真菌合并分枝杆菌感染者2例（2/2，100%），1例为MTB合并曲霉菌，另1例为曲霉菌合并非结核分枝杆菌（nontuberculous mycobacterial，NTM），而这2例的组织病理学检查仅检出了曲霉菌，且所有基于mNGS的临床决策均能在2天内做出。作者认为，mNGS能够准确、快速地检测出福尔马林固定石蜡包埋的术后组织标本中的真菌和分枝杆菌，并对病原菌进行菌种鉴定。

Fu等[14]采用回顾性分析方法对mNGS在BALF和肺活检组织标本中的检测效能进行研究，共443例疑似肺部感染的住院患者接受BALF和CT引导的经皮肺穿刺或经超声支气管肺活检获取病理组织。结果显示，443例患者中，最终46例患者诊断为结核病，其中mNGS检测MTB复合群（MTBC）阳性者36例（8.93%）；与BALF相比，肺活检组织的检测效率更高，差异有统计学意义（$P=0.004$）；2种标本类型对36例患者mNGS检测的27种病原体的相对丰度无显著差异。作者认为，mNGS检测疑似结核感染患者BALF或肺组织活检样本中的MTBC；当受到病变部位限制，BALF获取的样本病原捕获价值有限或患者有支气管肺泡灌洗禁忌时，肺活检组织是mNGS检测MTBC的可选标本。

Shen等[15]采用回顾性分析方法对病理学和分子检测在淋巴结结核中的诊断价值进行研究，共纳入289例淋巴结结核患者，共采集289份标本，其中组织标本98份，细针穿刺获取的标本191份。结果显示，病理诊断的总体敏感性、特异性、PPV、NPV和AUC分别为94.5%、97.2%、99.6%、71.4%和0.96，分子检测的总体敏感性、特异性、PPV、NPV和AUC分别为73.1%、100.0%、100.0%、34.6%和0.87，平行检测（病理学和分子检测中任意一种结果阳性）的总体敏感性、特异性、PPV、NPV和AUC分别为98.4%、97.2%、99.6%、89.7%和0.98。对于细针穿刺获取的标本，病理诊断的敏感性、特异性、PPV、NPV和AUC分别为93.3%、96.2%、99.4%、69.4%和0.95，分子检测的敏感性、特异性、PPV、NPV和AUC分别为76.4%、100.0%、100.0%、40.0%和0.88，平行检测的总体敏感性、特异性、PPV、NPV和AUC分别为99.4%、96.2%、99.4%、96.2%和0.98。对于而组织标本，病理诊断的敏感性、特异性、PPV、NPV和AUC分别为96.6%、100.0%、100.0%，76.9%和0.98，分子检测的敏感性、特异性、PPV、NPV和AUC分别为67.1%、100.0%、100.0%、25.6%和0.84，平行检测的总体敏感性、特异性、PPV、NPV和AUC分别为96.6%、100.0%、100.0%、76.9%和0.98。作者认为，在细针穿刺获取的标本和组织标本的检测方面，病理学和分子检测的检测效能相当；在淋巴结结核的诊断方面，经细针穿刺获取的标本同时进行病理诊断和分子检测是首选方法。

2022年，国内关于结核病病理诊断的研究主要集中在分子病理学领域，PCR和Xpert检测等技术在临床中的广泛应用提高了病理组织中MTB的检出率；mNGS在临床中的应用和推广，在提高病理组织或其他标本中MTB检出率的同时，也为结核病的鉴别诊断提供了依据。

（张占军　李　亮　唐神结）

参考文献

[1] 陈昕，王晨，陈琦，等. 一种新型抗酸染色阳性对照在病理诊断中的应用［J］. 临床与实验病理学杂志，2022，38（1）：117-118.

[2] SUN L L, DONG S, XU J L, et al. Clinical diagnosis and treatment of primary thyroid tuberculosis：a retrospective study［J］. Sao Paulo Med J，2022，140（4）：547-552.

[3] YU G C，ZHONG F M，ZHAO W C，et al. Head-to-head comparison of the diagnostic value of five tests for constrictive tuberculous pericarditis：five tests for constrictive TBP［J］. Int J Infect Dis，2022，120：25-32.

[4] 范俊平，朱恬缘，孙蒙清，等. 以消化道穿孔伴肺部巨大空洞起病的结核感染［J］. 中华结核和呼吸杂志，2022，45（9）：904-909.

[5] DONG Z W，ZHANG W，SUN W W，et al. Paradoxical development of pleural-based masses in patients with pleural tuberculosis during treatment：a clinical observational study in China［J］. BMC Pulm Med，2022，22（1）：126.

[6] 张玲娜，周晶晶，王俏洋，等. 荧光PCR法检测石蜡标本中结核分枝杆菌的流程改进［J］. 临床与实验病理学杂志，2022，38（4）：492-493.

[7] 魏雪，叶胜兵，章如松，等. 甲醛固定石蜡包埋切片经特殊染色后荧光定量聚合酶链反应检测的再利用［J］. 临床与实验病理学杂志，2022，38（2）：239-240.

[8] 徐建平，张旭，张文智，等. 超声造影引导下粗针活检联合Xpert MTB/RIF检测在周围型肺结核诊断中的应用价值［J］. 中华医学超声杂志（电子版），2022，19（1）：37-41.

[9] 张旭，胡溢，倪土. Xpert MTB/RIF检测技术在周围型肺结核诊断的应用价值［J］. 浙江中西医结合杂志，2022，

32（5）: 437-441.

[10] 苏丹，车南颖，欧喜超，等. 不同细菌学与病理学检查技术对骨关节结核诊断的效能研究 [J]. 中国防痨杂志，2022，44（4）: 362-367.

[11] 范正超，尹航，刘建震，等. 实时荧光定量聚合酶链反应技术在肾结核病理诊断中的应用价值 [J]. 河北医科大学学报，2022，43（1）: 39-43.

[12] 范正超，尹航，刘建震，等. 荧光定量聚合酶链反应联合抗酸染色在肾结核组织病理诊断中的应用 [J]. 安徽医药，2022，26（5）: 933-937，封3.

[13] SUN W W，DONG Z W，ZHOU Y M，et al. Early identification of fungal and mycobacterium infections in pulmonary granulomas using metagenomic next-generation sequencing on formalin fixation and paraffin embedding tissue [J]. Expert Rev Mol Diagn，2022，22（4）: 461-468.

[14] FU M，CAO L J，XIA H L，et al. The performance of detecting *Mycobacterium tuberculosis* complex in lung biopsy tissue by metagenomic next-generation sequencing [J]. BMC Pulm Med，2022，22（1）: 288.

[15] SHEN Y Q，FANG L K，YE B，et al. The role of core needle biopsy pathology combined with molecular tests in the diagnosis of lymph node tuberculosis [J]. Infect Drug Resist，2022，15: 335-345.

第十四章 抗结核新药与新方案

研究抗结核新药与新方案对结核病的治疗至关重要。对新药作用机制和新方案组合的探索可以更好地实现结核病的有效治疗，为临床工作提供相应指导。本章对2021—2022年国内该领域的研究做一综述。

一、抗结核新药

（一）吡法齐明

吡法齐明（pyrifazimine，TBI-166）与氯法齐明（clofazimine）属于同一类药物。TBI-166在体外和动物模型中表现出良好的抗结核活性，目前正在我国进行结核病治疗的Ⅰ期临床开发。为了确定TBI-166的最佳给药方案，Zhu等[1]在BALB/c和C3HeB/FeJNju小鼠的2种气溶胶感染模型中评估了氯法齐明和TBI-166的疗效。每天以20 mg/kg的剂量应用TBI-166和氯法齐明2周，然后在相同剂量水平下，分别每天1次、每周3次、每周2次再给药10周。测定TBI-166和氯法齐明每天1次、每周3次和每周2次不同给药方案的杀菌活性。结果显示，每天服用1次氯法齐明和TBI-166似乎比2种间歇给药方案（每周3次、每周2次）更有效。在小鼠模型中治疗12周后，与每周3次和每周2次给药方案相比，每天1次服用TBI-166可使肺和脾脏的杀菌活性增加约1 log_{10}CFU；而与间歇疗法相比，每天1次服用氯法齐明与可使其在肺中杀菌活性增加1.27～1.90 log_{10}CFU，在脾中增加1.61～2.22 log_{10}CFU。每天1次组与每周3次组、每天1次组与每周2次组的比较差异有统计学意义（$P < 0.05$）。数据表明，药物累计总剂量与log_{10}CFU减少相关。因此，在临床前和临床研究中，应在相同累计总剂量下进一步评估TBI-166和氯法齐明的间歇性给药方案。

（二）Sudapyridine

Sudapyridine（WX-081）是贝达喹啉的优化产物。Yao[2]等评估了WX-081的临床前资料，包括疗效、药物动力学和毒理学，发现WX-081对敏感和耐药结核分枝杆菌（*Mycobacterium tuberculosis*，MTB）的体外活性与贝达喹啉类似。在低剂量气溶胶感染的急性和慢性鼠肺结核模型中，两者疗效也类似。此外，WX-081可改善药代动力学；更重要的是，非临床毒理学研究显示，WX-081对血压、心率、心电图定性参数没有影响。WX-081目前正在进行Ⅱ期临床试验中。

（三）WFQ-228

WFQ-228是一种新开发的氟喹诺酮类药物，对包括氟喹诺酮类耐药菌株在内的各种临床病原菌具有强大的抗菌活性。Qiao等[3]比较了WFQ-228、左氧氟沙星和莫西沙星对MTB的体外敏感性。研究选择75株MTB，包括25株氟喹诺酮类敏感株和50株氟喹诺酮类耐药株（通过常规药敏试验确定），评估氟喹诺酮类药物对MTB分离物的最低抑菌浓度（MIC）和最低杀菌浓度（MBC）。结果显示，莫西沙星对氟喹诺酮类药物敏感的MTB表现出最强的活性，MIC_{50}为0.031 mg/L，低于左氧氟沙星和WFQ-228。对于氟喹诺酮类药物耐药的MTB菌株，WFQ-228的MIC_{50}高于莫西沙星，但低于左氧氟沙星。对于WFQ-228，可能易感组和可能抗性组之间的MIC分布存在显著重叠。根据建议的临界浓度（0.5 mg/L），可能易感组菌株中有6个被归类为易感菌株，产生88%的低敏感性。这些不一致的菌株在Ala90Val、Ser91Pro和Asp94Tyr中有*GyrA*替代。此外，莫西沙星对未发生*GyrA*突变的MTB菌株具有杀菌活性，且显著高于发生*GyrA*突变的菌株。此研究结果表明，WFQ-228对于具有低水平氟喹诺酮类药物耐药性特异性突变的分离株比左氧氟沙星更有效；莫西沙星的杀菌作用在氟喹诺酮类药物敏感菌株中比在氟喹诺酮类药物耐药菌株中更有效。

（四）西他沙星

杨瑞芳等[4]的研究显示，西他沙星（一种新型抗菌药物）对MTBH37Rv株的MIC为0.031 ～ 0.125 μg/ml，对10株临床敏感株的MIC为≤0.031 μg/ml，对6株临床耐药菌的MIC为0.031 ～ 0.125 μg/ml，明显优于异烟肼、利福平、左氧氟沙星和莫西沙星。结果提示，西他沙星对MTB和NTM均具有良好的体外抗菌作用，具有进一步的研究价值。

（五）普托马尼

Liu等[5]在中国健康志愿者中进行了普托马尼（PA-824）的安全性、耐受性和药代动力学的评估。这是一个单中心、双盲、安慰剂对照、Ⅰ期剂量递增研究。健康志愿者连续入组，并分配到普托马尼剂量增加组（50、100、200、400、600、800或1000 mg）或匹配的安慰剂组。该研究共筛选了306例志愿者，60例志愿者用药（46例纳入普托马尼组，14例纳入安慰剂组），其中83.3%是男性，年龄为19 ～ 39岁，BMI为19.2 ～ 25.9kg/m^2。普托马尼组中67.4%和安慰剂组中50.0%的志愿者报告了至少1个不良事件，没有严重的和导致退组的不良事件发生。在普托马尼组中，发生率≥5%的与药物有关的不良事件为蛋白尿（26.1%）、不严重的镜下血尿（15.2%）、高结合胆红素血症（6.5%）、高胆红素血症（6.5%）和尿酸升高（6.5%），未观察到普托马尼剂量与不良事件之间的关系。对普托马尼组志愿者进行药代动力学分析显示，普托马尼达到最大血浆浓度的平均时间为4 h（800 mg组除外，为12 h）。血浆半衰期为20.2 ～ 25.2 h。未观察到最大血浆浓度或血浆浓度曲线下面积（AUC）和剂量的比例关系。总之，在健康的中国志愿者中，单一普托马尼50 ～ 1000 mg的剂量耐受良好，药代动力学与非中国人群的分析结果一致。

二、抗结核新方案

（一）药物敏感结核病的治疗新方案

1. 莫西沙星替代异烟肼的超短程化疗方案 梁慧影[6]探讨莫西沙星替代异烟肼的4MRZE超短程化疗方案对初治肺结核患者肺部病灶情况及肺功能指标的影响。该研究选取2017年1月至2019年1月辽宁省锦州市传染病医院收治的64例初治肺结核患者作为研究对象，随机分为观察组与对照组，每组32例。对照组应用2HRZE/4HR化疗方案，观察组应用4MRZE化疗方案，比较两组的治疗效果。结果显示，观察组治疗有效率为93.75%，对照组为90.63%，但组间差异无统计学意义（$P>0.05$）。治疗前，两组呼气流量峰值（peak expiratory flow，PEF）、肺总量（total lung capacity，TLC）、第1秒用力呼气容积（forced expiratory volume in one second，FEV_1）/用力肺活量（forced vital capacity，FVC）水平比较差异无统计学意义（$P>0.05$）；治疗后，两组上述肺功能指标较治疗前升高（$P<0.05$），但组间差异无统计学意义（$P>0.05$）。观察组患者的不良反应发生率为6.25%，显著低于对照组的25.00%，差异有统计学意义（$P<0.05$）。作者认为，莫西沙星替代异烟肼的4MRZE超短程化疗方案用于初治肺结核患者的价值较高，可获得与传统化疗方案等同的疗效，同时能有效改善患者的肺功能，且可减少不良反应的发生，提高治疗安全性。

2. 大剂量利福平治疗结核性脑膜炎 Cao等[7]进行荟萃分析比较大剂量和标准剂量利福平治疗结核性脑膜炎（tuberculous meningitis，TBM）的疗效。检索时间截至2021年6月，共纳入12项研究，涉及1596例患者。结果显示，大剂量利福平（或大剂量利福平加莫西沙星或左氧氟沙星）组与标准剂量组之间患者的6个月死亡率、9个月死亡率、Ⅰ～Ⅱ级不良事件、Ⅲ～Ⅴ级不良事件、Ⅰ～Ⅱ级肝毒性和心脏事件均无显著差异。高剂量利福平组的log（C_{max}）[加权均数差（weighted mean difference，WMD）0.69，95%*CI*0.59～0.79，$P=0.001$]和log（$AUC_{0\sim24\,h}$）（WMD 0.79，95%*CI* 0.71～0.88，$P=0.001$）较高。亚组分析显示，与对照组相比，口服大剂量利福平与静脉注射利福平的log（C_{max}）升高一致（WMD 0.69，95%*CI* 0.66～0.73，$P=0.001$）。作者认为，尽管血浆C_{max}和$AUC_{0\sim24\,h}$增加，但高剂量利福平不是6个月死亡率的保护因素。但由于纳入研究数量有限，上述结论仍需通过更多的随机对照试验进行验证。

3. 白介素-2辅助治疗药物敏感结核病 Nie等[8]评价了白介素-2（IL-2）治疗药物敏感结核病的有效性和安全性。该研究将诊断为药物敏感结核病的1151例患者随机分为对照组（591例）和试验组（560例）。对照组使用背景方案，即异烟肼、利福平、吡嗪酰胺和乙胺丁醇；试验组使用背景方案＋IL-2。结果显示，治疗2个月后，试验组中96.2%（539/560）的患者痰培养阴转，对照组中93.2%（551/591）的患者痰培养阴转，两组之间差异有统计学意义（$P=0.025$）。2个月后，试验组患者的肺空洞关闭率为28.4%（60/211），对照组为18.5%（46/248），两组之间差异有统计学意义（$P=0.001$）。治疗完成后，试验组的有利结局为99.8%（559/560），对照组为99.3%（587/591），两组之间差异无统计学意义。治疗完成后12个月，试验组的复发率为2.6%（15/560），对照组为3.2%（19/591），两组之间差异无统计学意义。结果表明，IL-2可在早期治疗阶段提高药物敏感结核病患者的MTB培养阴转率和肺空洞关闭率。

（二）耐多药结核病的治疗新方案

1. 不同疗程阿米卡星治疗耐多药结核病 唐辉[9]比较了不同疗程阿米卡星治疗耐多药结核病（multidrug resistant tuberculosis，MDR-TB）的临床效果。作者选取2017年1月至2018年6月河南省濮阳市第五人民医院收治的89例MDR-TB患者，均接受特定化学药物治疗，在此基础上，B组（43例）接受短程阿米卡星治疗，A组（46例）接受超长程阿米卡星治疗。比较两组治疗6个月、12个月、18个月后的总体疗效、痰菌阴转率，以及治疗前和治疗12个月后的肺功能[9]、不良反应发生率。结果显示，治疗12个月和18个月后，A组总有效率、痰菌阴转率均高于B组（$P<0.05$）；治疗12个月后，两组最大呼气流量和FEV_1水平均升高，且A组最大呼气流量和FEV_1水平高于B组（$P<0.05$）；A组患者的耳毒性、肾毒性不良反应发生率均高于B组（$P<0.05$）。作者认为，与短程阿米卡星治疗相比，超长程阿米卡星治疗MDR-TB可提高总体疗效和痰菌阴转率，改善患者肺功能，但患者耳毒性和肾毒性不良反应的发生风险较高，临床使用中应严密监测并预防个体不良反应的发生。

2. 联合使用贝达喹啉和德拉马尼 时正雨等[10]系统评价了联合使用贝达喹啉和德拉马尼治疗耐多药/广泛耐药结核病（multidrug resistant/extensively-drug resistant tuberculosis，MDR/XDR-TB）的有效性和安全性。检索时间为数据库建立至2020年10月10日。最终纳入6篇文献进行文献质量评价，分析6个月痰培养阴转率、治疗期间采用Fridericia公式计算所得的按心率校正的QT间期（QTcF）＞500ms的发生率、QTcF较基线延长≥60ms的发生率、患者病死率等指标。采用单组率荟萃分析上述指标的发生率，有对照组者采用直接比较的荟萃分析来比较观察组与对照组的差异。结果显示，共纳入6篇文献，联合使用贝达喹啉和德拉马尼治疗的MDR/XDR-TB患者共282例。经荟萃分析，联合用药患者6个月痰培养阴转率为87%（95%*CI* 81%～92%）。采用荟萃分析合并效应值比较，联合用药组与贝达喹啉单药组间的痰培养阴转率差异无统计学意义（$OR=0.93$，95%*CI* 0.82～1.05，$P=0.252$），联合用药组与德拉马尼单药组间的痰培养阴转率差异也无统计学意义（$OR=1.02$，95%*CI* 0.87～1.18，$P=0.831$）。联合用药组患者QTcF＞500ms的发生率为0（95%*CI* 0～2%），QTcF较基线延长≥60ms的发生率为13%（95%*CI* 7%～19%），病死率为8%（95%*CI* 3%～15%）。结果表明，联合使用贝达喹啉和德拉马尼治疗MDR/XDR-TB的有效性、安全性和耐受性均尚可。

3. 含贝达喹啉方案 Fu等[11]进行了一项前瞻性非随机对照试验，对2个优化的全口服短程治疗方案进行评价。作者连续纳入中国深圳103例诊断为MDR-TB的患者。根据耐药性、患者的负担能力和药物耐受性，制定了9～12个月的4～5个药物方案。这是一项中期分析，侧重于早期治疗阶段的评价。结果显示，53.4%（55/103）的患者使用利奈唑胺、氟喹诺酮类药物、氯法齐明、环丝氨酸和吡嗪酰胺，34.0%（35/103）的患者使用另一个贝达喹啉替代氯法齐明的方案。2个月和4个月的培养阴转率分别为83.1%和94.4%。是否含贝达喹啉、对氟喹诺酮类药物敏感与否等的培养阴转率无显著差异。在完成治疗的41例患者中，40例（97.6%）患者的预后良好，未观察到复发。周围神经病变和关节痛/肌痛是最常见的不良事件（56.3%，58/103）。结果显示，优化的全口服短程方案在早期治疗阶段显示出令人满意的疗效和安全性，但需要进一步的研究来证实这些结果。

Gao等[12]基于抗结核新药引入和保护项目的主动药物安全监测和管理系统，评估我国MDR/XDR-TB患者队列中含贝达喹啉方案不良事件的频率和严重性。该研究前瞻性收集来自我国54个地点的在2018年2月至2019年12月期间登记和治疗患者的人口统计学、细菌学、放射学和临床数据。这是一项中期分析，包括仍在接受治疗和已完成治疗的患者。截至2019年12月31日，共有1162例患者接受了含贝达喹啉的抗结核治疗。报告1563例不良事件，其中66.9%被归类为轻微不良事件（1～2级），33.1%被归类为严重不良事件（3～5级）。贝达喹啉治疗的中位持续时间为167.0［四分位数间距（IQR）：75～169］天。86例（7.4%）患者接受了36周的贝达喹啉延长治疗。不良事件和严重不良事件的发生率分别为47.1%和7.8%。最常见的不良事件是QT间期延长（24.7%）和肝毒性（16.4%）。有14例（1.2%）不良事件导致患者死亡。根据Fridericia公式（QTcF），在可校正QT间期的患者中，3.1%（32/1044）的患者出现基线后QTcF≥500ms，15.7%（132/839）的QTcF至少发生1次变化大于基线60ms，49例（4.2%）患者出现因QT间期延长导致贝达喹啉停药的不良事件。190例患者报道了361例肝毒性，其发生率居不良事件第二位。34例患者报告了43例有关贝达喹啉引起肝损伤的不良事件，远远低于丙硫酰胺、吡嗪酰胺和对氨基水杨酸引起的肝损伤不良事件。贝达喹啉在该临床患者群体中总体耐受性良好，安全性问题较少，未发现任何新的安全性不良事件，患者死亡率较低。这些数据为支持WHO最近关于广泛使用贝达喹啉的建议提供了重要的积极的影响。

（三）中药治疗

1. 加味百合固金汤 潘静洁等[13]为了解加味百合固金汤治疗对肺结核患者呼吸和全身症状、体征的改善情况，纳入92例初治肺结核患者进行研究。对观察组50例和对照组42例患者分别进行抗结核治疗、抗结核＋加味百合固金汤（前4周）治疗，观察治疗开始时和治疗第4周末患者咳嗽、咳痰、咽痛、胸闷、气短、口渴、神疲、乏力和纳呆等症状、体征在无、轻度、中度、重度4种程度间的变化情况，并应用c2检验比较分析观察组和对照组之间，以及观察组男女性别间好转率的差异。结果显示，观察组咳嗽、咳痰、咽痛、胸闷、气短、口渴、神疲、乏力、纳呆和总体好转率分别为100.00%、100.00%、92.00%、90.00%、78.00%、96.00%、84.00%、76.00%、96.00%和90.22%，对照组分别为83.33%、90.48%、76.19%、45.24%、69.05%、71.43%、59.52%、64.29%、64.29%和69.31%；除咳痰、气短、乏力外，两者间好转率的比较均有统计学意义（$P<0.05$）。观察组24例男性患者与26例女性患者之间比较，男性患者的好转率分别为100.00%、100.00%、95.83%、91.67%、75.00%、100.00%、91.67%、83.33%、91.67%和92.13%，女性患者分别为100.00%、100.00%、88.46%、88.46%、80.77%、92.31%、76.92%、69.23%、100.00%和88.46%，两者间好转率的比较均无统计学意义（$P>0.05$）。结果提示，加味百合固金汤治疗对肺结核患者呼吸和全身症状、体征的改善明显，且男女皆宜。

2. 茜草配方颗粒 赵霞等[14]观察茜草配方颗粒联合标准抗结核化疗方案治疗MDR-TB的临床疗效，探讨其对外周血调节性T细胞（regulatory T cell，Treg）及其表面共刺激分子表达的影响。该研究收集2018年11月至2019年11月南阳医学高等专科学校第一附属医院确诊的80例MDR-TB患者，随机分为对照组和研究组，每组各40例。对照组采用标准抗结核化疗方案治疗，研究组在对照组基础上联合茜草配方颗粒治疗，两组均治疗8个月。比较两组临床疗效，以及治疗前后外周血Treg细胞及其表面共刺激分子［细胞毒T淋巴细胞相关抗原4（cytotoxic T lymphocyte-associated antigen-4，CTLA-4）、程序性死亡受体1（programmed death-1，PD-1）、诱导性共刺激分子（inducible costi-mulator，ICOS）］、白介素（interleukin，IL）-10、转化生长因子（transforming growth factor，TGF）-β1的表达变化，并记录治疗相关不良反应。结果显示，研究组治疗总有效率（92.5%）、空洞及病灶吸收率（90.0%）均高于对照组（62.5%、62.5%），两组比较差异有统计学意义（$P<0.05$）；研究组痰培养阴转率（77.5%）与对照组痰培养阴转率（60.0%）比较无统计学差异；治疗后，两组外周血$CD4^+CD25^+Foxp3^+$、$CD4^+CD25^+CD127^-$细胞比例均较治疗前下降，且研究组低于对照组（$P<0.05$）；两组外周血CTLA-4、PD-1、ICOS阳性Treg细胞比例均较治疗前下降，且研究组低于对照组（$P<0.05$）；两组血清IL-10、TGF-β1水平均较治疗前下降，且研究组低于对照组（$P<0.05$）；研究组肝功能异常及总不良反应发生率低于对照组（$P<0.05$）。结果提示，茜草配方颗粒联合标准抗结核化疗方案治疗MDR-TB，能有效改善Treg细胞介导的免疫抑制状态，提高治疗效果，同时减少抗结核治疗的不良反应。

近2年来，国产抗结核新药TBI-166、WFQ-228和西他沙星已进行了体外研究，其中WX-081正在进行Ⅱ期临床试验。莫西沙星替代异烟肼的超短程化疗方案、大剂量利福平治疗TBM及IL-2辅助治疗药物敏感结核病研究均取得了较好的疗效。在MDR-TB用药新方案方面，研究提示，超长程阿米卡星治疗MDR-TB可提高总体疗效及痰菌转阴率，联合使用贝达喹啉和德拉马尼及含贝达喹啉方案的有效性、安全性和耐受性等均尚可。在中药治疗方面，加味百合固金汤对肺结核患者呼吸道和全身症状、体征的改善明显；茜草配方颗粒能有效改善Treg细胞介导的免疫抑制状态，提高治疗效果，同时减少抗结核治疗的不良反应。

（姚　岚　李　亮　唐神结）

参考文献

［1］ZHU H，FU L，WANG B，et al. Activity of clofazimine and TBI-166 against *Mycobacterium tuberculosis* in different administration intervals in mouse tuberculosis models［J］. Antimicrob Agents and Chemother，2021，65（4）：e02164-20.

［2］YAO R，WANG B，FU L，et al. Sudapyridine（WX-081），a novel compound against *Mycobacterium tuberculosis*［J］. Microbiol Spectr，2022，10（1）：e0247721.

［3］QIAO M，REN W C，GUO H P，et al. Comparative in vitro susceptibility of a novel fluoroquinolone antibiotic candidate WFQ-228，levofloxacin，and moxifloxacin against *Mycobacterium tuberculosis*［J］. Int J Infect Dis，2021，106：295-299.

［4］杨瑞芳，蒙建州，曹文利，等. 西他沙星对分枝杆菌的体外抗菌活性研究［J］. 中国新药杂志，2022，31（3）：263-268.

［5］LIU Y，TAN Y，WEI G，et al. Safety and pharmacokinetic profile of pretomanid in healthy Chinese adults：results of a phase I single dose escalation study［J］. Pulm Pharmacol Ther，2022，73-74：102132.

［6］梁慧影. 莫西沙星替代异烟肼的4MRZE超短程化疗方案对初治肺结核患者肺部病灶情况及肺功能指标的影响［J］.

中国药物经济学，2021，16（1）：67-69.

[7] CAO Y，WANG T，HE K，et al．High-dose rifampicin for the treatment of tuberculous meningitis：a meta-analysis of randomized controlled trials [J]．J Clin Pharm Ther，2022，47（4）：445-454.

[8] NIE W J，WANG J F，ZENG J F，et al．Adjunctive interleukin-2 for the treatment of drug-susceptible tuberculosis：a randomized control trial in China [J]．Infection，2022，50（2）：413-421.

[9] 唐辉．不同疗程阿米卡星治疗耐多药肺结核临床效果对比 [J]．河南医学研究，2021，30（7）：1281-1283.

[10] 时正雨，吴桂辉，邹莉萍，等．联合使用贝达喹啉和德拉马尼治疗耐多药/广泛耐药结核病有效性和安全性的系统评价 [J]．中华传染病杂志，2021，39（10）：625-630.

[11] FU L，WENG T P，SUN F，et al．Insignificant difference in culture conversion between bedaquiline-containing and bedaquiline-free all-oral short regimens for multidrug-resistant tuberculosis [J]．Int J Infect Dis，2021，111：138-147.

[12] GAO J T，DU J，WU G H，et al．Bedaquiline-containing regimens in patients with pulmonary multidrug-resistant tuberculosis in China：focus on the safety [J]．Infect Dis Poverty，2021，10（1）：32.

[13] 潘静洁，刘堂营，黄晋，等．应用加味百合固金汤治疗肺结核患者的临床效果观察 [J]．实用医学杂志，2022，38（13）：1614-1617.

[14] 赵霞，孙会，王建新，等．茜草配方颗粒辅助治疗耐多药肺结核患者的临床效果 [J]．中华医院感染学杂志，2021，31（10）：1451-1455.

第十五章　结核病免疫治疗及治疗性疫苗

一、免疫治疗

（一）细胞免疫治疗

T细胞介导的细胞免疫在控制结核分枝杆菌（*Mycobacterium tuberculosis*，MTB）感染中发挥着至关重要的作用，增强MTB特异性T细胞免疫应答是一种有前途的结核病治疗策略。细胞因子诱导杀伤（cytokine-induced killer，CIK）免疫治疗是抽取患者的外周血单个核细胞（peripheral blood mononuclear cell，PBMC）进行自体体外扩增，再回输至患者体内，达到治疗作用，包括病原体特异性T细胞和非特异性T细胞。Tang等[1]回顾性分析了9例接受CIK免疫治疗联合抗结核化疗的患者和9例接受标准化疗的耐多药结核病（multidrug resistant tuberculosis，MDR-TB）患者。结果提示，CIK免疫治疗联合抗结核化疗可提高痰涂片和MTB培养的阴转率，缓解症状，改善病变吸收，促进恢复。血清学动力学和免疫指标监测数据显示，CIK免疫治疗具有良好的安全性。CIK免疫治疗联合抗结核化疗对MDR-TB患者有益，是一种新的MDR-TB免疫疗法。

既往研究提示，磷酸抗原特异性Vγ2Vδ2效应T细胞在结核病免疫中发挥保护作用。增强保护性Vγ2Vδ2效应T细胞可改善MDR-TB的治疗效果。Shen等[2]使用临床批准的药物唑来膦酸钠（ZOL）和白介素-2（IL-2）诱导具有抗结核作用的Vγ2Vδ2效应T细胞，作为感染MDR-TB菌株猕猴的辅助免疫治疗。研究提示，给感染MDR-TB的猕猴使用ZOL/IL-2作为化学治疗的辅助治疗，可显著扩增Vγ2Vδ2效应T细胞，增强并维持Vγ2Vδ2效应T细胞亚群分泌保护性细胞因子，且效应可维持至用药后的第21周。ZOL/IL-2在增加Vγ2Vδ2效应T细胞数量的同时，还能显著增加并维持循环$CD4^+$Th1和$CD8^+$Th1样效应细胞的数量，在MDR-TB感染后的第3周，γδ效应T细胞或αβ效应T细胞可迁移到气道，效应维持至第19或21周。结果表明，与对照组比较，辅助使用ZOL/IL-2可显著降低宿主肺部的细菌负担，导致MDR-TB病理损伤减轻。由此可见，ZOL/IL-2可提高抗结核Vγ2vδ2效应T细胞和αβ效应T细胞的数量，从而提高MDR-TB的治疗效果。

（二）疫苗

注射用母牛分枝杆菌（简称“微卡”）是我国自主研发的免疫调节制剂。刘礼亲等[3]进行了微卡免疫干预辅助治疗初治涂阴肺结核4个月治疗方案的疗效研究。研究纳入观察组184例，采用2HRZE/2HR＋微卡治疗方案；对照组180例，采用2HRZE/4HR治疗方案。结果显示，观察组和对照组患者在临床症状的改善、胸部病灶的吸收率、$CD4^+$T淋巴细胞计数、治疗成功率和复发率方面的差异均无统计学意义。可见，微卡辅助治疗初治涂阴肺结核4个月治疗方案在临床疗效和安全性方面不劣于WHO推荐的2个月标准治疗方案，且有效缩短了涂阴肺结核患者的疗程。

（三）细胞因子

细胞因子是通过影响细胞发育、转运和功能来协调固有免疫和适应性免疫反应的小分子蛋白质。安慧茹等[4]系统评价了γ干扰素（IFN-γ）联合抗结核药物治疗肺结核的临床疗效和安全性，为IFN-γ在肺结核临床治疗中的应用提供依据。研究检索PubMed、Embase、中国生物医学文献数据库、中国知网、万方数据库，纳入自建库以来至2022年3月1日公开发表的IFN-γ联合抗结核药物治疗肺结核的临床随机对照试验研究。观察组采用IFN-γ联合抗结核药物治疗，对照组采用单纯抗结核药物治疗。荟萃分析结果显示，与对照组相比，观察组患者治疗2～3个月和6～9个月后，痰菌阴转率*RR*值分别为1.40（95%*CI* 1.26～1.56）和1.41（95%*CI* 1.12～1.76）；病灶吸收率*RR*值分别为1.43（95%*CI* 1.09～1.88）和2.84（95%*CI* 1.65～5.00）；空洞闭合率*RR*值分别为2.07（95%*CI* 1.47～2.92）和1.56（95%*CI* 1.28～1.91），均显著高于对照组（*P*均＜0.05）。此外，与对照组相比，治疗后观察组外周血$CD4^+$T细胞百分比升高更显著、$CD8^+$T细胞百分比降低更显著（*P*均＜0.05），加权均数差（WMD）分别为5.18（95%*CI* 2.53～7.84）和−3.16（95%*CI* −6.08～−0.23）。与对照组相比，观察组不良反应发生率*RR*值为1.06（95%*CI* 0.70～1.60），其中，肝功能异常发生率、皮肤过敏反应发生率、胃肠道不良反应发生率*RR*值分别为1.02（95%*CI* 0.95～1.11）、1.03（95%*CI* 0.95～1.11）和1.01（95%*CI* 0.93～1.11），差异均无统计学意义（*P*均＞0.05）。荟萃分析结果提示，IFN-γ联合抗结核化学药物治疗肺结核可促进患者病灶吸收，提高痰菌阴转率。

免疫检查点疗法，如靶向检查点程序性死亡受体1（programmed death-1，PD-1）和程序性死亡受体配体1（programmed death-ligand 1，PD-L1）已成功应用于癌症治疗，其可重新激活免疫反应。这种方法在治疗结核病等慢性传染病方面的潜力也被认识到，但尚缺乏合适的免疫治疗靶点，即在MTB发病过程中触发免疫抑制的免疫细胞抑制受体，这也限制了该策略在开发新的结核病疗法方面的应用。Zheng等[5]的一项研究中发现感染MTBC57BL/6小鼠的肺组织和肺结核患者的外周血单个核细胞（peripheral blood mononuclear cell，PBMC）的信号淋巴细胞激活分子（signaling lymphocytes activating molecule，SLAM）家族受体CD84的水平升高。通过CD84缺陷的C57BL/6小鼠进行结核感染实验显示，CD84表达可能导致结核发病过程中T细胞和B细胞的免疫抑制，并对B细胞激活起抑制作用。重要的是，与MTB感染的野生型小鼠相比，CD84缺陷小鼠表现出更好的清除MTB的能力，从而获得更长的生存期。CD84被认为是MTB感染特异性抑制受体，因此，可能成为开发结核病特异性检查点免疫疗法的合适靶点。

Yang等[6]纳入30例活动性肺结核患者和20例健康对照。采用流式细胞术检测活动性肺结核患者外周血$CD4^+CD25^+$CD127低调节性T细胞（low Tregs）的比例及$CD4^+CD25^+$CD127low Tregs上PD-1、PD-L1的表达，探讨负性共刺激分子PD-1、PD-L1在活动性肺结核患者外周血$CD4^+CD25^+$CD127low Tregs中的表达及临床意义。结果提示，活动性肺结核患者CD4$^+$CD25$^+$CD127low Treg的比例高于健康对照组，负性共刺激信号PD-1/PD-L1在活动性肺结核患者中表达下调。以上均可为结核病的免疫治疗提供潜在的新靶点。

（四）RNA靶向治疗

RNA疗法是一个新兴领域，其扩大了可治疗靶点的范围，并将绕过抗生素杀菌靶点来杀死MTB，从而改善患者预后。Chen[7]通过PBMC的下一代测序筛选具有免疫调节功能的mRNA，然后在队列研究中进行验证。在12例活动性肺结核患者和4例健康受试者之间鉴定出23个差异表达的mRNA。在抗结核治疗6个月前、后鉴定出35个差异表达的mRNA。作者在包括46例活动性结核病患者、30例结核潜伏感染（latent tuberculosis infection，LTBI）者和24例未感染的健康受试者组成的独立验证队列中验证了miR-431-3p下调和miR-1303上调伴随其预测靶基因的相应变化。结果提示，miR-431-3p和miR-1303可成为结核病免疫治疗的潜在治疗靶点。

（五）小分子活性肽

1. 胸腺五肽 胸腺五肽是由精氨酸、赖氨酸、天冬氨酸、缬氨酸和酪氨酸5种氨基酸共同组成的肽链片段，具有免疫调节作用。任红伟[8]研究复治涂阳肺结核患者抗结核药联合胸腺五肽的治疗效果。结果显示，联合胸腺五肽可有效增强患者的免疫功能，改善患者的肺功能，提高临床疗效。在老年肺结核患者中，羊海峰[9]的研究提示，胸腺五肽联合抗结核方案治疗老年肺结核的效果确切，可促进患者症状改善，降低血清炎性因子水平，且对机体免疫功能影响小，用药安全性高。任淑君等[10]研究了胸腺五肽联合四联抗结核方案治疗耐药性肺结核的临床效果，将四联抗结核方案联合胸腺五肽治疗应用于耐药肺结核患者，结果显示，该方案能够改善患者的肺功能，改善机体免疫功能，减少机体炎症因子的释放，增强疗效，可发挥一定的免疫干预作用。对于复治菌阳患者，宋丽等[11]探讨胸腺五肽联合左氧氟沙星治疗复治菌阳肺结核对患者炎症反应、T淋巴细胞亚群及肺功能的影响。结果提示，联用胸腺五肽与左氧氟沙星可提高复治菌阳肺结核的治疗效果，减轻肺部炎症，加快免疫功能及肺功能恢复，促进痰菌转阴、病灶吸收，安全可靠。

2. 胸腺肽-α1 胸腺肽-α1是小分子多肽，主要源自人胸腺素，除可促进机体分泌细胞因子外，还能提高淋巴细胞功能。李慧[12]探讨了肠结核患者应用2HRZE/6HRE化疗方案与胸腺肽-α1联合治疗的临床疗效及安全性，纳入102例肠结核患者，分为观察组和对照组，每组各51例。结果显示，观察组的总有效率高于对照组（$P<0.05$）。治疗前两组免疫指标（CD3$^+$、CD4$^+$、CD8$^+$）差异无统计学意义（$P>0.05$），治疗后T细胞表达水平改善且具有很高的安全性，提示肠结核患者采用2HRZE/6HRE化疗方案与胸腺肽-α1联合治疗可提高疗效，改善免疫指标，且安全性好。

3. 脾氨肽 脾氨肽是以健康牛脾脏为原料制成的富含多肽氨基酸，以及多核苷酸混合物的一种免疫调节剂，能够帮助提高机体免疫力。符式景等[13]纳入120例肺结核患者，观察脾氨肽辅助抗结核药物治疗肺结核的临床疗效。结果显示，脾氨肽辅助治疗肺结核有助于提高临床疗效，可能与提升患者的免疫功能水平有关，值得临床进一步研究。

（六）中成药制剂

1. 中药汤剂治疗 在抗结核药物有效的药理作用下，结合中药治疗不仅能够调补脏腑，同时能够抑制MTB的播散，提高机体免疫力，从而改善病情。沈炜等[14]使用保真汤加减配合标准初治抗结核方案，结果显示，保真汤加减的治疗组总有效率显著高于对照组，且治疗组患者治疗后症状总评分较治疗前明显减低，治疗后的症状显著低于对照组，外周血$CD3^+$、$CD4^+$及$CD4^+/CD8^+$水平均显著高于治疗前及对照组（P均＜0.05）。提示保真汤加减对肺结核患者有免疫调节功效，可有效增强患者细胞免疫功能。

施金春[15]对扶正抗痨汤联合化疗治疗复治肺结核的疗效进行研究。结果提示，扶正抗痨汤能够改善患者临床症状，提高免疫功能，抑制炎症反应，且具有良好的安全性。韩贵和等[16]对生脉饮在骨关节结核抗结核治疗中的增效减毒作用进行研究。结果显示，生脉饮可对抗骨关节结核治疗过程中白细胞减少、乏力、食欲缺乏、低热、盗汗等不良反应，增强机体免疫力，起到增效减毒的作用。何媚燕等[17]评价常规化疗方案联合中成药抗痨合剂及中医适宜技术治疗肺结核的临床疗效。纳入300例初治肺结核患者，结果提示，中西药联合抗结核治疗可明显减轻肺结核患者的临床症状，促进肺部病灶吸收，提高肺结核患者免疫力，有效提高临床疗效，但中医适宜技术的应用效果未得到证实。

2. 中药局部治疗 中药穴位贴敷作为一种中医外治的传统治疗方式，可将具有滋阴、润肺、平喘等功效的中药作用于穴位，对机体进行全方位调理，进而达到平衡阴阳、增强机体免疫力的作用。李剑鹏等[18]探讨中药穴位贴敷联合抗结核药物治疗肺阴虚型结核病的效果及对患者免疫功能的影响。研究纳入104例肺阴虚型结核病患者，观察组和对照组各52例。对照组给予常规抗结核药物进行治疗，观察组在对照组的基础上给予中药穴位贴敷进行治疗。两组治疗均持续8周。比较两组的临床治疗效果及治疗前后的肺功能指标（FEV_1、FVC）、中医证候积分、生活质量评分和免疫功能指标（$CD4^+$、$CD8^+$、$CD4^+/CD8^+$、$CD3^+$）变化情况。结果提示，观察组的临床疗效优于对照组（$P<0.05$）。治疗前，两组的肺功能指标（FEV_1、FVC）、中医证候积分、生活质量评分和免疫功能指标（$CD4^+$、$CD8^+$、$CD4^+/CD8^+$、$CD3^+$）比较，差异无统计学意义（$P>0.05$）。治疗后，观察组的FEV_1和FVC水平均高于对照组（$P<0.05$）；观察组治疗后的中医证候积分低于对照组，生活质量评分高于对照组（P均＜0.05）；观察组在治疗后的$CD4^+$、$CD4^+/CD8^+$和$CD3^+$水平均高于对照组，$CD8^+$水平低于对照组（$P<0.05$）。结果提示，中药穴位贴敷联合抗结核药物治疗肺阴虚型结核病的效果确切，能进一步提高临床治疗效果，有效改善肺功能，明显缓解患者的临床症状，提高患者生活质量，显著改善免疫功能。

王锋等[19]探究经皮穿刺置管引流局部化疗配合中药汤剂骨痨方口服治疗老年胸腰椎结核的疗效及对免疫功能的影响。研究纳入98例老年胸腰椎结核患者，对照组和观察组各49例。对照组进行CT引导下椎旁脓肿经皮穿刺置管术及异烟肼脓腔局部化疗；观察组在对照组基础上口服自拟骨痨方，持续治疗8周。对比两组治疗后的中医证候疗效总有效率、中医症状积分、视觉模拟评分（VAS）、红细胞沉降率（ESR）、血清降钙素原（PCT）、C反应蛋白（CRP）及T淋巴细胞亚群（$CD3^+$、$CD4^+$、$CD8^+$）水平。结果提示，观察组中医证候疗效总有效率显著高于对照组（$P<0.05$）；治疗后，两组各项中医症状积分均显著降低，且

观察组显著低于对照组（$P < 0.05$）；治疗后，观察组VAS评分显著低于对照组（$P < 0.05$）；治疗后，两组ESR、PCT、CRP水平均显著降低，且观察组显著低于对照组（$P < 0.05$）；治疗后，两组$CD3^+$、$CD4^+$、$CD8^+$及$CD4^+/CD8^+$水平均有显著改善（$P < 0.05$），且观察组$CD3^+$、$CD4^+$、$CD4^+/CD8^+$水平显著高于对照组（$P < 0.05$），$CD8^+$水平显著低于对照组（$P < 0.05$）；治疗期间药品不良反应（ADR）总发生率，两组间差异无统计学意义（$P > 0.05$）。研究提示，经皮穿刺置管引流局部化疗配合自拟骨痨方口服治疗阴虚内热型老年胸腰椎结核患者具有较高的临床有效率，可有效改善临床症状，减轻炎症反应，提高免疫功能。

（七）宿主导向治疗

1. 维生素D 维生素D联合抗结核治疗对人体的免疫功能具有调节作用。晏红梅[20]探讨应用维生素D联合抗结核药治疗肺结核的效果及对患者免疫功能的影响。结果提示，给予维生素D联合治疗后患者的FEV_1、FEV_1/FVC、FEF50%、$CD3^+$、$CD4^+$、$CD4^+/CD8^+$比值均高于对照组（$P < 0.05$）、免疫球蛋白G（IgG）升高、免疫球蛋白E（IgE）降低（$P < 0.05$）；治疗后患者IL-1、IL-6、肿瘤坏死因子（TNF）水平、$CD8^+$均低于对照组，IL-10水平高于对照组（P均< 0.05）；给予维生素D组的患者治疗总有效率显著高于对照组（$P < 0.05$）。结果表明，应用维生素D辅助化疗治疗肺结核，不仅可改善患者肺功能情况，还可提高患者免疫功能，改善患者炎症因子和T淋巴细胞水平，提高患者治疗效果。

2. 乙酰半胱氨酸 N-乙酰半胱氨酸是临床使用较多的黏痰溶解剂，具有抗炎、抗氧化等作用，常用于呼吸系统疾病的治疗中，可有效改善患者肺功能，缓解呼吸道症状。程海[21]探讨肺结核患者应用N-乙酰半胱氨酸联合抗结核药方案治疗对临床疗效、免疫功能及TGF-β、IFN-γ、IL-4水平的影响。结果显示，观察组的治疗总有效率高于对照组（$P < 0.05$）；观察组在治疗后$CD3^+$、$CD8^+$、NK细胞较治疗前及对照组均升高（$P < 0.05$），治疗后TGF-β、IL-4水平升高，同时高于对照组，而IFN-γ水平下降（$P < 0.05$）。结果表明，N-乙酰半胱氨酸联合抗结核药方案在结核病患者中的应用可提高患者的免疫功能，改善血清细胞因子水平，促进临床疗效。

曹琳等[22]探讨乙酰半胱氨酸雾化吸入联合常规抗结核方案治疗重症肺结核的效果及对炎症因子、转移相关肺腺癌转录本1（metastasis-associated lung adenocarcinoma transcript 1，MALAT1）、γ干扰素诱导蛋白-10（interferon γ-inducible protein-10，IP-10）、金属蛋白酶（metalloprotease，MMP）-9水平的影响。研究选取2018年2月至2020年10月收治的306例重症肺结核患者为研究对象，分为对照组和观察组，每组各153例。对照组接受常规抗结核方案治疗，观察组在对照组基础上联合乙酰半胱氨酸雾化吸入。结果显示，观察组的治疗总有效率显著高于对照组（$P < 0.05$）；治疗后，两组的IFN-γ、PCT、IL-4水平均显著降低，且观察组低于对照组（$P < 0.05$）；治疗后，两组的MALAT1、IP-10及MMP-9水平均显著降低，且观察组低于对照组（$P < 0.05$）；治疗后，两组的Treg均降低，Th17及Th17/Treg均升高，且观察组的Treg低于对照组，Th17、Th17/Treg高于对照组（$P < 0.05$）。研究结果提示，乙酰半胱氨酸雾化吸入与常规抗结核方案联合应用于重症肺结核患者的治疗效果满意，可减轻机体炎症反应，调节MALAT1、IP-10和MMP-9水平，还能改善免疫功能指标，值得推广。

3. 康复新液 康复新液由美洲大蠊提取物组成，有活血、养阴的作用。张敏等[23]探讨康复新液辅助抗结核化疗方案治疗肠结核的疗效及对炎症因子、T淋巴细胞亚群的影响。研究纳入肠结核患者92例，随机分为研究组和对照组，每组各46例。对照组患者给予常规基础治疗＋2HRZE/4HR抗结核化疗方案，研究组患者在对照组的基础上加用康复新液。观察两组患者的临床疗效，并比较两组患者治疗前后炎症因子（TNF-α、IL-1、IL-10、CRP）水平及T淋巴细胞亚群（$CD3^+$、$CD4^+$、$CD8^+$和$CD4^+/CD8^+$）水平的变化，记录两组患者不良反应的发生情况。结果显示，研究组患者的总有效率为89.13%（41/46），显著高于对照69.57%（32/46）（$P<0.05$）。治疗后，两组患者血清TNF-α、IL-1、IL-10、CRP和$CD8^+$水平均较治疗前显著降低，且研究组患者较对照组明显更低（$P<0.05$）；治疗后，两组患者$CD3^+$、$CD4^+$和$CD4^+/CD8^+$水平均较治疗前显著升高，且研究组患者较对照组明显更高（$P<0.05$）。研究组、对照组患者的总不良反应发生率分别为32.61%（15/46）、28.26%（13/46），差异无统计学意义（$\chi^2=0.205$，$P=0.650$）。结果提示，采用康复新液辅助抗结核化疗方案治疗肠结核，可显著降低患者机体炎症因子水平，改善细胞免疫系统，提高临床效果，且安全性较好。

另外，顾树桦等[24]研究支气管镜下注射药物与康复新液联合治疗对空洞性肺结核患者免疫功能的影响。结果显示，支气管镜下注射药物与康复新液联合治疗应用于空洞性肺结核患者，能够显著增强患者的免疫功能和肺功能。

二、治疗性疫苗

1. 卡介苗（BCG） BCG的疫苗效力证据各不相同。为了验证中国儿童接种BCG预防严重结核病的有效性，Liao等[25]对中国3家儿童医院进行了一项纳入1701例活动性结核病儿童患者的多中心回顾性研究。结果显示，年龄较小、女性、居住在农村地区、生活在西部地区且没有BCG接种史的儿童患严重结核病的风险较高。有BCG瘢痕的儿童患严重结核病的风险显著降低。出生时接种过疫苗但没有BCG瘢痕的儿童患严重结核病的风险仍较低。研究结果提示，新生儿BCG接种是控制结核病的有效手段。在缺乏新的、更有效的结核病疫苗的情况下，该研究结果支持在中国继续使用BCG。

Pi等[26]将成簇的BCG加工成纳米级颗粒以提高其安全性，并促进抗原呈递细胞（antigen-presenting cell，APC）的摄取和后续处理/呈递，以获得更好的抗结核保护性免疫。将BCG原生质体改造成纳米级膜状卡介苗颗粒，称为“BCG纳米笼”，以提高抗结核疫苗接种的效率和安全性。BCG纳米笼可被APC巨噬细胞选择性摄取；BCG纳米笼摄入的巨噬细胞表现出更好的活力，并与BCG感染的巨噬细胞产生类似的抗菌反应。在离体PBMC培养中，BCG纳米笼与活BCG杆菌一样，表现出强大的激活和扩展恒河猴$V\gamma2^+T$、$CD4^+T$和$CD8^+T$细胞的先天样T效应细胞群的能力。BCG纳米笼免疫恒河猴的Vγ2Vδ2 T细胞，以及Vγ2Vδ2 T和$CD4^+/CD8^+T$效应子的记忆样免疫反应与活BCG杆菌相似或更强。BCG纳米笼免疫的猕猴在结核攻击后产生了Vγ2Vδ2 T细胞快速持续的肺部反应。此外，接种了BCG和BCG纳米笼的猕猴，在接种后的终点处，在结核感染的肺叶和肺门淋巴结中显示出无法检测到的结核感染负荷或结核病变。作者认为，该研究作为一项大规模的临床前调查，BCG纳米笼在抗结核疫苗接种方面具有安全性和有效性，为进一步开发新的疫苗或佐剂提供了依据。

2. Ag85a/b DNA疫苗 Liang[27]研究不同剂量MTBAg85a/b DNA疫苗电穿孔（electroporation，EP）免疫治疗效果。研究选取96只雌性BALB/c小鼠尾静脉注射MTB H37Rv 2×10^4菌落形成单位（colony forming unit，CFU），分别用10 μg、50 μg、100 μg和200 μg MTB Ag85a/b嵌合DNA疫苗肌内注射（intramuscular injection，IM）和EP接种。免疫治疗效果评价免疫学、细菌学和病理学结果。结果显示，与磷酸盐缓冲盐水（phosphate buffered saline，PBS）组相比，200 μg DNA IM组和4个DNA EP组全血$CD4^+$IFN-γ＋T细胞百分比显著升高（$P<0.05$），仅$CD8^+$IFN-γ＋T细胞百分比（200 μg DNA EP组）、$CD4^+$IL-4＋T细胞百分比（50 μg DNA IM组）和$CD8^+$IL-4＋T细胞百分比（50 μg DNA IM组、100 μg DNA EP组）显著性升高（$P<0.05$）。所有DNA疫苗组$CD4^+CD25^+$Treg细胞百分比均显著降低（$P<0.01$）。除10 μg DNA IM组外，其余7个DNA免疫组的肺、脾CFU均显著降低（$P<0.001$，$P<0.01$），其中100 μg DNA IM组和50 μg DNA EP组的肺细菌负荷和肺病变显著低于其他DNA组。MTB Ag85a/b嵌合DNA疫苗可诱导Th1型细胞免疫反应。DNA疫苗EP免疫可提高低剂量DNA疫苗的免疫原性，降低DNA剂量，并对小鼠结核模型产生良好的免疫治疗效果，为未来MTB Ag85a/b嵌合DNA疫苗的人体临床试验提供基础。

3. 亚单位疫苗AEC/BC02 Lu[28]研究亚单位疫苗AEC/BC02对结核病化疗后复发的治疗作用。研究采用异烟肼和利福喷丁治疗4周后进行免疫治疗，观察器官内细菌载量、病理变化和适应性免疫特性。结果显示，接种AEC/BC02的小鼠脾和肺部的细菌负荷缓慢增加，且显著低于对照组。肝、脾、肺的病理评分相应降低。此外，AEC/BC02诱导抗原特异性分泌IFN-γ或IL-2的细胞免疫应答，且随免疫次数的增加而减少。在AEC/BC02治疗后，可观察到明显的Ag85b和EC特异性IgG，表明有明显的Th1偏溢反应。总之，这些数据表明化疗后的AEC/BC02免疫治疗可能缩短未来结核病的治疗时间。

蛋白质亚基疫苗因其具有高安全性和特异性的特点而受到广泛关注。但蛋白质抗原的免疫原性很差，因此，必须使用佐剂和抗原传递系统。洛索立宾作为TLR7/8的配体，可显著增强细胞和体液免疫反应。甘露聚糖是一种具有生物相容性的多糖佐剂，可被甘露聚糖受体和DC-SIGN识别。CFP10-TB10.4融合蛋白（CT）是MTB的重组融合蛋白抗原，CT与洛索立宾和甘露聚糖缀合以提高CT的免疫原性。Yu等[29]对洛索立宾、甘露聚糖、CFP10-TB10.4融合蛋白的结合物（CT-man-lox）在C57BL/6小鼠中进行研究。结果显示，洛索立宾和甘露聚糖联合可延长CT的体内血清持续时间。药效动力学表明，CT-man-lox引起CT特异性IgG的强烈产生。结果表明，免疫兴奋剂洛索立宾和甘露聚糖的结合提高了MTBCT的免疫原性，CT-man-lox有望作为一种有效的蛋白质疫苗对抗MTB。

4. 肝素结合血凝素 蔡铮等[30]探讨了疫苗候选抗原——MTB肝素结合血凝素（heparin-binding adhesin，HBHA）通过黏膜接种诱导的保护性免疫效应。结果显示，免疫后的小鼠血浆细胞因子IL-17A水平和肺IL-17A mRNA相对表达量在BCG初免HBHA加强组中最高（$P<0.001$）。脾脏Th17细胞比例在HBHA加强组也显著增高（$P=0.048$），该组在肺部诱导形成了三级淋巴结构，并在感染早期降低了肺部细菌负荷。结果表明，HBHA通过黏膜递送可有效增强BCG接种后的免疫保护效应，可能是一种有潜力的候选疫苗组分。

（范　琳　柯　荟　于佳佳　唐神结）

参考文献

[1] TANG P J，CHEN X N，XU J C，et al. Autologous cytokine-induced killer cell immunotherapy enhances chemotherapy efficacy against multidrug-resistant tuberculosis [J]. J Immunol Res，2022，2022：2943113.

[2] SHEN H B，YANG E Z，GUO M，et al. Adjunctive Zoledronate + IL-2 administrations enhance anti-tuberculosis Vγ2Vδ2 T-effector populations，and improve treatment outcome of multidrug-resistant tuberculosis[1] [J]. Emerg Microbes Infect，2022，11（1）：1790-1805.

[3] 刘礼亲，徐祖辉，黄移生，等. 微卡免疫干预辅助治疗初治涂阴肺结核4个月治疗方案的疗效研究 [J]. 中国防痨杂志，2022，44（2）：125-130.

[4] 安慧茹，韩怡然，闫梦蝶，等. γ-干扰素联合抗结核药物治疗肺结核临床疗效的Meta分析 [J]. 中国防痨杂志，2022，44（10）：1002-1009.

[5] ZHENG N，FLEMING J，HU P L，et al. CD84 is a suppressor of T and B cell activation during *Mycobacterium tuberculosis* pathogenesis [J]. Microbiol Spectr，2022，10（1）：e0155721.

[6] YANG C C，DAI F C，PULATI R，et al. Clinical significance of negative costimulatory molecule PD-1/PD-L1 on peripheral blood regulatory T cell levels among patients with pulmonary tuberculosis [J]. J Trop Med，2022，2022：7526501.

[7] CHEN Y C，HSIAO C C，WU C C，et al. Next generation sequencing reveals miR-431-3p/miR-1303 as immune-regulating microRNAs for active tuberculosis [J]. J Infect，2022，85（5）：519-533.

[8] 任红伟. 抗结核药联合胸腺五肽治疗复治涂阳肺结核临床疗效观察 [J]. 山西医药杂志，2022，51（8）：862-865.

[9] 羊海峰. 胸腺五肽联合抗结核方案对老年肺结核患者症状改善及免疫功能的影响 [J]. 医学信息，2022，35（7）：168-170.

[10] 任淑君，刘新. 胸腺五肽联合四联抗结核方案治疗耐药性肺结核病的临床效果 [J]. 临床研究，2022，30（2）：30-34.

[11] 宋丽，胡新俊. 胸腺五肽联合左氧氟沙星对复治菌阳肺结核患者的影响 [J]. 深圳中西医结合杂志，2022，32（11）：104-107.

[12] 李慧. 2HRZE/6HRE化疗方案联合胸腺肽-α1治疗肠结核的疗效及安全性 [J]. 临床医学，2022，42（5）：12-14.

[13] 符式景，郑辉才，林昌锋，等. 脾氨肽辅助抗结核药物治疗肺结核的临床疗效观察 [J]. 现代生物医学进展，2022，22（19）：3768-3771，3795.

[14] 沈炜，黄晓菁. 保真汤加减配合常规疗法治疗肺结核的疗效观察及对免疫功能的影响 [J]. 中国中医药科技，2022，29（2）：309-311.

[15] 施金春. 扶正抗痨汤联合化疗治疗复治肺结核的临床观察 [J]. 现代医学与健康研究（电子版），2022，6（7）：99-102.

[16] 韩贵和，曹天一，石仕元，等. 生脉饮在骨关节结核抗痨治疗中增效减毒作用的研究 [J]. 中国现代医生，2022，60（9）：143-147.

[17] 何媚燕，张尊敬，刘忠达. 中西医结合治疗肺结核的临床疗效研究 [J]. 中国防痨杂志，2022，44（10）：1037-1042.

[18] 李剑鹏，谢飞龙，李超杰. 中药穴位贴敷联合抗结核药物治疗肺阴虚型结核病的效果及对患者免疫功能的影响 [J]. 中国当代医药，2022，29（17）：150-153.

[19] 王锋，吴海波，禹志军，等. 经皮穿刺置管局部化疗联合抗骨痨方治疗老年胸腰椎结核的疗效及对免疫功能的影响 [J]. 中国老年学杂志，2022，42（10）：2417-2421.

[20] 晏红梅. 维生素D联合抗结核治疗肺结核的效果及对患者免疫功能的影响 [J]. 基层医学论坛，2022，26（22）：59-61.

[21] 程海. NAC联合抗结核药方案对肺结核患者临床疗效、免疫功能及TGF-β、IFN-γ、IL-4水平的影响［J］. 江西医药，2022，57（1）：64-66.

[22] 曹琳，吴晓玲. 乙酰半胱氨酸雾化吸入联合常规抗结核方案治疗重症肺结核的效果及对炎性因子、MALAT1、IP-10、MMP-9水平的影响［J］. 临床医学研究与实践，2022，7（5）：34-37.

[23] 张敏，陈庆，魏书青，等. 康复新液辅助抗结核化疗方案治疗肠结核的临床研究［J］. 中国医院用药评价与分析，2022，22（1）：29-31，37.

[24] 顾树桦，盛云峰，沈伟，等. 支气管镜下注射药物与康复新液联合治疗应用于空洞型肺结核的对患者免疫功能的影响［J］. 中国临床药理学与治疗学，2022，27（6）：封3.

[25] LIAO Q，ZHENG Y M，WANG Y C，et al. Effectiveness of Bacillus Calmette-Guérin vaccination against severe childhood tuberculosis in China：a case-based，multicenter retrospective study［J］. Int J Infect Dis，2022，121：113-119.

[26] PI J，ZHANG Z Y，YANG E Z，et al. Nanocages engineered from Bacillus Calmette-Guérin facilitate protective Vγ2Vδ2 T cell immunity against *Mycobacterium tuberculosis* infection［J］. J Nanobiotechnology，2022，20（1）：36.

[27] LIANG Y，CUI L，XIAO L，et al. Immunotherapeutic effects of different doses of *Mycobacterium tuberculosis ag85a/b* DNA vaccine delivered by electroporation［J］. Front immunol，2022，13：876579.

[28] LU J B，GUO X N，WANG C H，et al. Therapeutic effect of subunit vaccine AEC/BC02 on *Mycobacterium tuberculosis* post-chemotherapy relapse using a latent infection murine model［J］. Vaccines（Basel），2022，10（5）：825.

[29] YU W L，SHEN L J，QI J M，et al. Conjugation with loxoribine and mannan improves the immunogenicity of *Mycobacterium tuberculosis* CFP10-TB10.4 fusion protein［J］. Eur J Pharm Biopharm，2022，172：193-202.

[30] 蔡铮，黄媛，唐锦华，等. 疫苗候选抗原HBHA通过诱导IL-17发挥抗结核免疫保护效应［J］. 中华预防医学杂志，2022，56（3）：370-376.

第十六章　结核病的介入治疗

近年来，结核病的介入治疗技术不断发展，已成为临床治疗结核的有效辅助手段。介入治疗方式多样，包括支气管镜下介入治疗、电子胸腔镜、血管栓塞术等。本章对2022年国内结核病的介入治疗相关研究进展进行报道总结。

一、气管支气管结核的介入治疗

气管支气管结核（tracheobronchial tuberculosis，TBTB）是发生在气道黏膜、黏膜下层、外膜的结核病，属于下呼吸道结核，是肺结核的特殊临床类型[1]，其治疗原则仍是在全身抗结核化疗基础上针对不同TBTB的不同临床类型，采用不同介入治疗措施（气道局部给药、球囊扩张术、冷冻术、热消融术、支架置入术）。TBTB为国内良性气道狭窄的常见类型。

支气管镜检查是诊断TBTB的主要方法，但在肺结核患者中非常规主动开展，容易造成TBTB的漏诊和延误诊治。Hu等[1]于2019年7月至2020年7月在重庆医科大学附属第一医院招募受试者，对符合纳入标准的肺结核患者根据是否主动动态行支气管镜检查分为主动检查组和因症检查组。主动检查组在诊断肺结核的第0、2、4、6、8个月规律行支气管镜检查；因症检查组在诊断肺结核的第0、2、4、6、8个月行临床常规诊疗和随访，不主动行支气管镜检查，直至出现持续咳嗽、气短等TBTB可疑症状或相关影像学表现方行支气管镜检查。分析比较两组患者TBTB发现率、类型及气道狭窄程度，确定主动动态支气管镜检查在TBTB早期诊断和治疗中的作用。两组患者在确诊为TBTB后，按临床常规转入药物+介入或外科手术治疗，随访12个月，比较两组的治疗效果及卫生经济学指标。结果显示，研究共纳入656例肺结核患者，其中主动检查组307例，发现TBTB 111例；因症检查组349例，发现TBTB 66例。在TBTB早期阶段（炎症浸润型、溃疡坏死型、肉芽增强型、淋巴结瘘型），主动检查组发生率均高于因症检查组；而在TBTB晚期阶段（瘢痕狭窄型、管壁软化型），因症检查组发生率高于主动检查组（$P<0.001$）。倾向性评分匹配后发现，因症检查组气管支气管狭窄的比例显著高于主动检查组（$HR=1.84$，95%CI 1.15～2.95，$P=0.011$）。此外，在因症检查组中，气道狭窄程度>50%的患者也显著多于主动检查组（$HR=4.13$，95%CI 2.25～7.63；$P<0.001$）。经多因素分析后，结果与上述一致。治疗12个月后，两组总体治疗有效率分别为84.7%和68.2%，主动检查组显著高于因症检查组（$P=0.009$）。结果表明，主动动态行支气管镜检查有助于TBTB的早期诊断，可显著降低晚期（瘢痕狭窄型、管壁软化型）TBTB的发生率，联合早期抗结核治疗能显著降低气管支气管狭窄的发生率并降低狭窄程度，从而改善患者预后。

经支气管镜气道内局部给予抗结核药物能使药物直接到达病灶区域而发挥作用，由于局部药物浓度高，能有效发挥杀菌、抑菌作用，加快痰菌转阴，促进病灶吸收等。为探讨四联抗结核治疗方案联合纤维支气管镜下异烟肼和地塞米松磷酸钠治疗TBTB的临床效果，兰艳群等[2]选取200例TBTB患者为研究对象，随机分为对照组和研究组，每组各100例。对照组行四联抗结核药治疗，研究组在对照组的基础上行纤维支气管镜下局部给药（异烟肼和地塞米松磷酸钠注射液）治疗，两组患者均治疗6个月，比较两组患者的治疗总有效率、治疗前和治疗结束后1个月内血清$CD4^+$、$CD8^+$、腺苷脱氨酶（ADA）水平，$CD4^+/CD8^+$，γ干扰素释放试验（IGRA）阳性率，症状缓解时间，痰菌阴转率，以及治疗结束后随访6个月内的肺不张发生率。结果显示，治疗结束后1个月，研究组患者治疗总有效率为97%，高于对照组的87%。治疗前，两组患者血清$CD4^+$、$CD8^+$、ADA水平，$CD4^+/CD8^+$和IGRA阳性率比较，差异均无统计学意义（P均＞0.05）；治疗结束后1个月内，研究组血清$CD4^+$水平和$CD4^+/CD8^+$均高于对照组，血清$CD8^+$、ADA水平和IGRA阳性率均低于对照组（P均＜0.05）；研究组患者症状缓解时间短于对照组，痰菌阴转率（97%）高于对照组（82%）（P均＞0.05）；治疗结束后随访6个月内，观察组肺不张发生率为3.0%，低于对照组的19%（P＜0.05）。结果表明，四联抗结核用药联合纤维支气管镜下使用异烟肼和地塞米松磷酸钠注射液局部给药，能有效缓解TBTB患者的临床症状，提高患者免疫功能，改善病情，保护肺功能，值得临床运用推广。

为观察支气管镜治疗TBTB的近期临床治疗效果。王燕波等[3]选取2018年6月至2020年12月山西省大同市第四人民医院收治的180例TBTB患者作为研究对象，随机分为对照组（60例）和观察组（120例）（根据疾病的类型再分为瘢痕狭窄型和其他类型）。对照组给予内科药物治疗，观察组行支气管镜综合介入治疗［经支气管镜下球囊扩张术、氩等离子体凝固术（argon-plasma coagulation，APC）、热消融术、冷冻治疗术及镜下给药］，治疗结束后对比两组患者的治疗总有效率、6个月内的痰菌阴转率和病灶吸收有效率，以及并发症的发生率，判断支气管镜介入治疗的近期临床治疗效果。结果显示，观察组中瘢痕狭窄型TBTB患者的治疗有效率，观察组患者的病灶吸收有效率、痰菌阴转率，均显著高于对照组患者（P＜0.05）；观察组中瘢痕狭窄型和其他类型TBTB组间的上述3组数据比较，差异无统计学意义（P＞0.05）；2组患者经支气管镜介入治疗后，并发症发生率比较，差异无统计学意义（P＞0.05）。结果表明，针对TBTB患者，在全身抗结核治疗的基础上，采用电子支气管镜综合介入治疗有显著的临床治疗效果，且该治疗方法不仅能够有效改善患者的临床症状，同时还具备较好的安全性，故值得临床应用。

随着我国肺结核发病率的升高，以及气管插管、气管切开患者的增多，我国良性中心气道狭窄的发病率呈上升趋势。既往国内虽有良性中心气道狭窄病因学相关研究的报道，但对其形态学分类及形态学分类与病因、预后的关系研究少有报道。了解良性中心气道狭窄的病因构成及形态学分类，对于预防、治疗及改善患者预后非常重要。为了对良性中心气道狭窄病因与形态学分类的关系及预后进行分析，方晓玉等[4]回顾性分析了2003年1月至2019年10月北京天坛医院呼吸与危重症医学科首诊为良性中心气道狭窄453例患者的病历资料。结果显示，453例良性中心气道狭窄主要病因构成为：医源性狭窄患者161例（35.5%，气管切开术后狭窄患者113例，气管插管后狭窄患者48例）、良性肿瘤患者88例（19.4%）、TBTB患者77例（17.0%）、气管异物患者71例（15.7%）。病因构成在不同性别、年龄中有差异。

狭窄类型主要为结构性狭窄，其中管内生长型狭窄患者241例（53.2%）、瘢痕挛缩型狭窄患者183例（40.4%）。狭窄部位与狭窄病因有一定关系。狭窄程度主要为2～4级（76.4%），长度主要在3 cm以内（84.8%）。单因素分析病因及形态分类对预后的影响显示，良性肿瘤、气道异物、腔内型狭窄、狭窄程度3～4级、长度为1～2级的良性中心气道狭窄患者预后更好，差异均有统计学意义。研究证实，医源性气道狭窄、良性肿瘤、TBTB及气管异物是常见的良性中心气道狭窄的原因。不同病因及形态学分类的良性中心气道狭窄患者经气管镜介入治疗后的预后有所不同。临床医师应了解良性中心气道狭窄的病因、形态特点及危险因素，以期达到早发现、早治疗，甚至早预防气道狭窄的目的。

经支气管镜介入治疗已逐渐成为处理TBTB等良性气道狭窄的主要手段之一。但目前关于经支气管镜介入治疗非中心性良性气道狭窄的研究报道甚少，复杂的远端肺叶段解剖结构和缺乏合适的操作工具可能是主要原因，其次，对该类气道狭窄扩张治疗的必要性及安全性尚有争议。为了探索经支气管镜介入治疗这一微创手段在非中心性气道狭窄患者中的临床疗效及安全性，马芸等[5]收集了2016年3月至2019年12月就诊于河南省人民医院并行支气管镜介入治疗的段及亚段狭窄合并肺不张患者9例，对比治疗前后气促指数和肺不张的变化，观察并发症。其中男性患者1例，女性患者8例；年龄为23～56岁，平均为36.1岁；9例患者共有11个狭窄部位，分别位于左上肺叶前段3例、左下肺叶背段2例、左上肺叶上舌段1例、左上肺叶下舌段1例、左上肺叶尖后段1例、右中肺叶外侧段1例、右中肺叶内侧段1例、右下肺叶前基底段1例。均使用针型电刀及冷冻治疗处理狭窄的气道。结果显示，所有患者临床症状均得到缓解；支气管镜复查提示治疗后管腔直径较治疗前扩大，差异有统计学意义［（3.85±0.43）mm *vs.*（1.72±0.22）mm，$P<0.001$］；治疗后的气促指数较治疗前改善，差异有统计学意义［（1.11±0.60）*vs.*（0.11±0.33），$P=0.001$］。6个月随访时，所有患者的CT影像提示肺段复张或部分复张，无出血、气胸等并发症发生，无血糖升高及血浆皮质醇异常。作者认为，对于有临床症状的肺段和亚段良性瘢痕性狭窄，经支气管镜介入治疗的疗效确切，可改善患者的临床症状，避免了不必要的手术治疗，在一定程度上增加了患者的储备肺功能，且未出现并发症。

冷冻治疗已被证明通常不会损伤气道软骨，且很少或不会造成气道穿孔。与热消融治疗的效果相比，冷冻治疗可促进瘢痕成纤维细胞分化为正常成纤维细胞，以减少瘢痕和肉芽组织增生。为评价经电子支气管镜冷冻治疗TBTB的临床疗效及安全性，赵光强等[6]选择海南省三亚市人民医院2016年12月至2019年11月收治的TBTB患者作为研究对象，按照随机数字表法，从2018年1月以前未开展电子支气管镜下冷冻治疗时收治的59例患者中抽取30例患者作为对照组，从2018年2月以后开展电子支气管镜下冷冻治疗后收治的75例患者中抽取30例患者作为观察组。对照组接受规范的抗结核药物治疗，观察组在药物治疗的基础上联合电子支气管镜下冷冻治疗，治疗3个月后观察患者的临床疗效，并比较两组患者治疗总有效率、深部痰涂片抗酸染色阴转率、治疗前后气道内径改善情况及并发症发生情况。结果显示，观察组治疗总有效率（96.7%，29/30）和深部痰菌阴转率（90.0%，27/30）均高于对照组［分别为76.7%（23/30）和66.7%（20/30）］，差异均有统计学意义（$\chi^2=5.192$，$P=0.023$；$\chi^2=4.812$，$P=0.028$）。观察组治疗后气道内径［（7.65±1.78）mm］较治疗前［（5.22±1.56）mm］显著增大，差异有统计学意义（$\chi^2=5.632$，$P<0.001$），对照组治疗后气道内径

［（6.37±1.69）mm］较治疗前［（5.50±1.46）mm］增大，但差异无统计学意义（χ^2＝0.539，P＝0.592）。观察组患者均未出现严重并发症。结果表明，经电子支气管镜冷冻治疗能提高TBTB的治疗效果，改善气道狭窄，缩短患者病程，具有较高的有效性和安全性。

为探讨电子支气管镜下冷冻治疗对TBTB导致腔内阻塞的治疗效果，刁丽娟[7]选取河南省胸科医院2019年3月至2020年2月收治的98例TBTB导致腔内阻塞的患者作为研究对象，并将其随机分为对照组和观察组，每组各49例。对照组接受3HRZE/6HR抗结核化疗方案，观察组接受电子支气管镜下冷冻治疗，比较两组临床疗效、症状持续时间、治疗前后生活质量及炎症因子水平。结果显示，观察组疾病治疗有效率高于对照组（P＜0.05）；观察组呼吸短促、咳嗽、咳痰、喘鸣等症状持续时间与对照组相比更短（P＜0.05）；治疗后两组生活质量评分提高，观察组评分高于对照组（P＜0.05）；治疗后两组IL-6、CRP、TNF-α水平降低，观察组水平较对照组更低（P＜0.05）。结果表明，针对TBTB所致腔内阻塞的患者，电子支气管镜下冷冻治疗效果显著，能够缓解机体炎症反应、缩短症状缓解时间，显著提高患者生活质量。

为探讨低温等离子射频消融技术联合冷冻治疗淋巴结瘘型TBTB的效果、优势及安全性，郭朝蕾等[8]将西安市胸科医院收治的64例中心气道淋巴结瘘型TBTB并处于破溃期的患者随机分为两组，对照组应用冷冻取坏死物及局部给药治疗，试验组在对照组的治疗基础上加用低温等离子消融术治疗。比较两组患者镜下治疗的次数、平均镜下治疗时间、瘘口愈合周期、结核菌的病原学检查阴转时间及术中术后并发症的情况。结果显示，试验组和对照组在年龄（P＝0.759）、性别（P＝0.599）、瘘口个数（P＝0.254）等基线资料方面无显著差异；两组患者镜下治疗的次数（P＝0.239）及并发症（P＝0.390）方面无显著差异；试验组在瘘型愈合周期（P＝0.017）、结核菌病原学检查阴转时间（P＝0.024）、平均镜下治疗时间（P＝0.025）方面优于对照组。结果表明，冷冻联合低温等离子消融术对于破溃期淋巴结瘘型TBTB的治疗安全可行，并可提高镜下治疗的效率。

冷冻术对于消融气道内炎症具有较好的安全性及有效性，但相对热消融治疗显效慢、治疗周期长、治疗效率偏低，两者联合应用、取长补短，通常既能提高治疗效率、减少治疗次数，又能有效避免肉芽肿再生等相关并发症的发生。为探讨经支气管镜高频电凝联合冷冻治疗结核干酪样坏死的应用基础及疗效，罗莉等[9]采用非随机抽样方法纳入2019年1月至2021年12月湖南省胸科医院经支气管镜诊治的101例TBTB患者，根据冷冻及高频电凝治疗前钳夹病变气道坏死物的难易程度、苏木精-伊红染色及Masson染色分析坏死物结构及纤维化程度，将患者分为质软组（34例，经支气管镜下冷冻治疗）和质韧组（67例）。其中2019年1月至2020年12月的患者为质韧对照组（35例，经支气管镜下冷冻治疗），2021年1月至2021年12月的患者为质韧试验组（32例，经支气管镜下高频电凝联合冷冻治疗）。运用免疫组织化学对比质软、质韧2种坏死物的TGF-β1和Ⅰ型胶原蛋白表达；对比3组介入治疗的疗效。结果显示，Masson染色定量分析显示质韧组的胶原纤维表达高于质软组［（0.155±0.058）μm^2 *vs*.（0.077±0.054）μm^2］，免疫组织化学显示质韧组TGF-β1、Ⅰ型胶原蛋白的蛋白阳性表达率高于质软组（P均＜0.05）；质韧试验组冷冻治疗次数低于质韧对照组［5.0（4.0～5.8）次/例 *vs*. 6.0（4.0～10.0）次/例，Z＝2.76，P＝0.006］；质韧试验组的气道坏死物消失时间短于质韧对照组［8.0（6.0～10.0）周 *vs*. 10.0（6.0～13.0）周，Z＝

2.49，$P=0.013$]。作者认为，结核质韧坏死物的炎症及纤维化明显，可能加重气道狭窄。采用高频电凝联合冷冻治疗可加快结核质韧坏死物的清除，减少冷冻次数，安全有效。

为探讨支气管镜介入冷冻联合APC治疗结核性大气道狭窄的临床疗效及对患者生活质量的影响，孔雨曦等[10]选取2018年3月至2021年3月梧州市红十字会医院呼吸内科、广西医科大学第二附属医院呼吸与危重症医学科收治的58例结核性大气道狭窄患者作为研究对象，并将其随机分为对照组和研究组，每组各29例。对照组采用APC治疗，研究组采用支气管镜介入冷冻联合APC治疗。比较两组治疗效果、并发症发生情况及患者生活质量。结果显示，研究组治疗总有效率为93.10%，高于对照组的75.86%（$P<0.05$）；研究组并发症发生率为6.90%，低于对照组的31.03%（$P<0.05$）；两组治疗后的生活质量评分均高于治疗前，且研究组高于对照组（$P<0.05$）。结果表明，应用支气管镜介入冷冻联合APC治疗结核性大气道狭窄效果确切，可有效提高患者的治疗有效率，降低并发症的发生率，且安全性高，可促进患者术后尽早康复，有利于提高患者的生活质量。

为探讨支气管镜冷冻术联合高频电凝在肉芽增殖型TBTB中的治疗效果，周海跃等[11]选取2017年4月至2019年4月就诊于江南大学附属医院的初治82例肉芽增殖型TBTB患者作为研究对象，按意愿分组法将其分为支气管镜冷冻组（28例患者）、高频电凝组（26例患者）和支气管镜冷冻联合高频电凝组（28例患者）。比较并分析各组患者治疗后近、远期的临床疗效和不良反应的发生情况。结果显示，支气管镜冷冻联合高频电凝组结束治疗后的总有效率显著高于支气管镜冷冻组和高频电凝组（P均<0.05）。在治疗结束后1个月和6个月进行的临床疗效观察结果显示，支气管镜冷冻联合高频电凝组结束治疗后的总有效率显著高于支气管镜冷冻组和高频电凝组（P均<0.05）。支气管镜冷冻联合高频电凝组治疗结束时、治疗结束1个月后和治疗结束6个月后无肉芽肿再生发生。3组在治疗结束后肉芽肿再生两两间比较差异均无统计学意义；治疗结束后第1、6个月，支气管镜冷冻联合高频电凝组肉芽肿再发生情况显著低于支气管镜冷冻组和高频电凝组，差异均有统计学意义。结果表明，支气管镜冷冻术联合高频电凝治疗肉芽增殖型TBTB患者不仅疗效较佳，且安全性也较高，值得在临床进一步推广使用。

淋巴结瘘型TBTB是儿童最常见的类型，可出现气管支气管管壁外压性狭窄、干酪样物破溃阻塞气道，若发现不及时，可能导致结核分枝杆菌（*Mycobacterium tuberculosis*，MTB）的支气管播散，出现喘息、气促、呼吸困难症状，甚至危及生命。其临床表现不具有特异性，药物治疗效果欠佳，介入治疗尚处于探索阶段。刘芳等[12]报道了1例北京儿童医院收治的以呼吸困难为主要表现的淋巴结瘘型TBTB患者，探讨了APC联合冷冻在淋巴结瘘型TBTB儿童患者中的应用效果。该患儿为女性，8岁，主诉为反复咳嗽4个月。3个月后支气管镜检查确诊"肺结核、支气管结核"，口服HRZE抗结核治疗。因患儿的左、右主支气管开口被干酪样物及肉芽组织阻塞，导致患儿呼吸费力，故给予支气管镜下介入治疗，APC消融阻塞气道的干酪样物质及肉芽组织，联合冷冻局部冻融治疗，共治疗2次。活检钳钳取治疗左主支气管开口病灶共4次、右主支气管开口病灶共5次。介入治疗后随访1年，镜下见气管支气管管腔通畅，病灶未复发。作者认为，APC和冷冻技术在儿童TBTB介入治疗方面有一定的应用前景，但由于儿童气道直径小、管壁薄弱等的因素限制，APC和冷冻技术在儿童患者中的应用还需进一步探索。

为评估冷冻消融在治疗淋巴结瘘型TBTB婴幼儿患者中的有效性、安全性及预后情况，Zhao等[13]收集了2012年7月至2020年7月于天津市儿童医院就诊的7例淋巴结瘘型TBTB婴幼儿患者的资料。患者年龄为6～13个月，从发病到TBTB的病程为20～70天。支气管镜联合组织活检病理诊断为“淋巴结瘘型TBTB”，其中28.57%（2例）的患儿处于破裂早期，71.43%（5例）的患儿处于破裂期。所有患儿均采用冷冻消融、异物钳钳夹，并局部注射抗结核化疗药物。2例患儿接受冷冻消融治疗1次，5例接受冷冻消融治疗3次。6例患儿临床治愈，1例临床改善。术中及术后均无严重并发症。所有患儿的临床症状、镜下表现、影像学表现、生活质量均有明显改善。经支气管镜随访3～6个月后，未出现复发。作者认为，冷冻消融治疗可改善淋巴结瘘型TBTB患儿的抗结核治疗疗效，降低并发症的发生率，并且安全可靠。

为探讨高频电刀热消融、冷冻消融联合球囊扩张治疗瘢痕狭窄型TBTB的有效性，Li等[14]选取2018年7月至2021年3月在河南省胸科医院结核病科就诊的96例瘢痕狭窄型TBTB患者，在全身抗结核治疗的基础上接受支气管镜介入治疗。结果显示，96例患者年龄为22～54岁，平均年龄为（28.3±8.1）岁，其中男性患者42例，女性患者54例；左主支气管瘢痕狭窄患者47例，右主支气管瘢痕狭窄患者31例，右中支气管瘢痕狭窄患者18例。所有患者共接受443次介入治疗。中期（3个月）和长期（12个月）的总有效率均为100%。术后气管支气管内径显著增加（P均＜0.05）。经介入治疗后，患者胸部窒息感和呼吸短促症状得到缓解。呼吸功能有明显改善。出血、肉芽增生、胸痛、术后发热的比例分别为58.2%、42.6%、31.3%和26.7%。术中及术后无严重并发症。结果表明，对于瘢痕狭窄型TBTB患者，采用高频电刀热消融、冷冻消融联合球囊扩张行介入治疗具有可行性，其中长期疗效良好，且并发症少。

管腔闭塞型是TBTB最严重的临床类型。高永平等[15]报道了1例结核后左主支气管闭塞型TBTB患者。该患者为30岁女性，既往肺结核病史7年，入院后支气管镜检查显示“声门下气管瘢痕狭窄、左主支气管开口瘢痕闭塞”。气管为瘢痕型狭窄，支气管镜下采用电针切割、球囊扩张、二氧化碳冷冻消融治疗。该患者左主支气管为闭塞型，在支气管镜下将导丝的硬质端置入左支气管，并立即行CT检查确认导丝位置在左主支气管内，且未损伤周围组织；沿导丝置入球囊扩张导管（最大直径10 mm）进行球囊扩张，治疗后左主开口管腔较前明显增宽。间断于左主支气管行球囊扩张及二氧化碳冷冻消融治疗，2周后复查胸部CT见左肺完全复张。后间断行支气管镜下治疗，并更换大直径球囊扩张导管（最大直径15 mm），2个月后患者呼吸困难明显缓解，左主支气管管腔增宽并逐渐稳定，狭窄程度约40%，各项指标均较前好转。1年后复查胸部CT及支气管镜可见左主支气管管腔稳定。本例患者治疗成功的关键是胸部CT显示气道近端闭塞且闭塞段较短，闭塞处远端气道未闭塞且走行明确，成功打通气道闭塞并行球囊扩张术后气道开放，术后也严格进行了复查和随访，防止气道回缩。对于管腔闭塞型TBTB患者，需依据指南进行规范治疗，充分评估适应证及禁忌证，分析获益及风险，并做好随访。

针对瘢痕狭窄型、管壁软化型TBTB患者，在球囊扩张、冷冻等常规介入治疗效果欠佳的基础上，可考虑行支架置入术以缓解气道狭窄。与传统外科手术相比，内镜下行支架介入治疗具有创伤小、恢复快等特点，可迅速缓解气道管腔狭窄症状。为探讨硅酮支架置入术治疗瘢痕狭窄型、管壁软化型TBTB的临床疗效、安全性及并发症，刘亮[16]选取江西省胸科医院胸外科2020年8月至2022年4月收治的30例瘢痕狭窄型、管壁软化型TBTB患者作为研究对象，所有患者均在常规介入治疗效果欠佳的基础上行气道硅酮支架置入术，比较硅酮支架置入前和置入后患者的临床症状、气促评分、肺功能和支架取出后气道狭窄内径的变化情况，分析围手术期并发症、近期疗效、支架相关并发症和远期疗效等情况，评价硅酮支架置入术治疗瘢痕狭窄型、管壁软化型TBTB的临床疗效、安全性及并发症。结果显示，30例次硅酮支架均成功置入，无严重围手术期并发症；患者胸闷、气促症状较术前明显缓解；术后3天，患者气促评分较术前显著下降[(2.23±0.43) *vs.*(0.1±0.305)，$t=20.451$，$P=0$]，患者FEV_1较术前显著增加[(2.430±0.105) *vs.*(1.59±0.127)，$t=-23.84$，$P=0$)]；术后2个月，患者FEV_1较术后3天增加，但差异无统计学意义[(2.450±0.917) *vs.*(2.430±0.105)，$t=-1.51$，$P=0.143$]；硅酮支架取出后，患者左、右主支气管狭窄内径显著增加[(9.97±1.245) *vs.*(4.30±0.877)，$t=-20.471$，$P=0$]。术后未发生严重气胸和纵隔气肿；随访过程中，患者肉芽增生发生率为46.7%(14/30)，声音嘶哑发生率为10%(3/30)，支架移位发生率为13.3%(4/30)。结果表明，应用硅酮支架置入术治疗瘢痕狭窄型、管壁软化型TBTB，具有良好的近期及远期疗效，安全性较高，但也有一定相关并发症。

通过置入自膨胀金属支架(self-expandable metallic stents，SEMS)治疗结核后气管支气管狭窄(post-tuberculosis tracheobronchial stenosis，PTTS)目前仍存在争议。Li等[17]为评价SEMS治疗PTTS的有效性和安全性，对上海市长海医院于2000年1月至2017年12月诊断为PTTS并置入SEMS的87例患者进行回顾性研究，并建立一种预测PTTS患者支架置入术后再狭窄发生的评分系统。结果显示，77例患者共成功放置85个SEMS。与支架置入术前相比，短期SEMS放置后狭窄段管腔直径、mMRC呼吸困难评分及肺功能指标均有显著改善。在长期随访期间(平均163.32个月)，48例(62.3%)患者在支架置入术后未发生再狭窄；其余29例(37.7%)发生再狭窄，其中12例继续接受介入治疗，11例出现支气管闭锁。多因素Cox回归分析显示，SEMS长度、狭窄段长度、狭窄类型、支架置入前热消融介入治疗次数与再狭窄发生独立相关。随后，将上述结果建立再狭窄评分，该模型的试验组(0.83，95%*CI* 0.74～0.92)和对照组(0.94，95%*CI* 0.77～1.00)比较差异显著。作者认为，对于大多数PTTS患者，置入SEMS是一种安全有效的治疗方法。建立一个基于再狭窄发生的独立预测因素预测模型，即再狭窄评分，可能为接受SEMS置入的PTTS患者提供可靠的选择依据。

覆膜SEMS被用于治疗良性气管支气管狭窄，特别是伴有软骨破坏或软化的PTTS，但手术可能导致支架相关的气管食管瘘(tracheoesophageal fistula，TEF)。Bai等[18]报道了1例相关患者。该患者为21岁女性，2年前因PTTS置入1枚覆膜Y型SEMS，术后出现呼吸困难和频繁咳嗽。支气管镜下见支架两端肉芽组织增生致气道狭窄，立即将SEMS取出，并重新置入一枚覆膜Y型SEMS，以恢复气管支气管的通畅并堵塞瘘口。每隔1周于瘘口及其周围局部注入重组牛碱性成纤维细胞生长因子(rbFGF)(每次6000 U)。患者的临床症状和影像学表现持续改善，TEF逐渐愈合。作者认为，定期对SEMS边缘的肉芽组织进行清理以保持支架通畅，可降低支架相关TEF复发。局部使用rbFGF为TEF联合复杂PTTS的非手术患者提供了一种临时治疗手段。

在我国，TBTB所致的气道狭窄仍是良性气道狭窄的首要病因，随着数字化影像介导技术的发展，用于周围型肺结节腔内活检的虚拟支气管镜导航（virtual bronchoscopic navigation，VBN）技术同样也可用于此类复杂气道狭窄的辅助诊疗，术前的手术方案细致规划则尤为重要。张鑫等[19]分享了1例经支气管镜纵隔造瘘复张右全肺及再通管腔闭塞型TBTB的患者。该患者为42岁女性，因“咳嗽、胸闷8个月”就诊，门诊以“右主支气管结核（管腔闭塞型），右全肺不张”收入院，行右主支气管高频电凝再通术，术中意外损伤气管下段右侧壁致气管、纵隔及右上肺窦道形成，出现纵隔气肿并发症，即感呼吸不畅明显，同时右上肺部分复张。经吸氧、抗感染等对症保守治疗1周后，患者纵隔气肿吸收，自觉呼吸不畅较前改善。3个月后自觉呼吸不畅加重，复查肺部CT显示右上肺完全复张，右中肺及右下肺部分复张，右主支气管上段及右中间段支气管管腔闭塞，CT下测量右主支气管闭塞段长约2 cm，复查支气管镜显示原气管下段右侧壁、纵隔及右上肺窦道内肉芽增生愈合。医师首先采用VBN系统重建闭塞右主支气管，明确阻塞段长度和走向后，在增强现实（augmented reality，AR）LungPoint引导下对闭塞的右主支气管成功实施了经支气管镜高频电凝再通治疗。随访44个月，患者临床症状改善，右主支气管维持开放，右肺复张，肺功能改善。在本例治疗中，借助影像介导技术VBN对闭塞狭窄段空间结构进行术前评估，术中AR引导支气管镜下再通方向，为高效成功地支气管镜下闭塞段再通提供了保障。但对于前期意外窦道所致的右肺复张，闭塞段远端气道存在是前提条件。

支气管镜下经肺实质结节抵达术（bronchoscopic transparenchymal nodule access，BTPNA），又称隧道技术，是基于CT扫描，使用LungPointVBN软件模拟支气管内的路径和穿刺点，通过穿刺针和小球囊扩张，在管腔壁内形成一个隧道，再通过该隧道进行取样或治疗。Jing等[20]报道了1例使用BTPNA技术将完全闭塞的左主支气管打通并置入硅酮支架维持其扩张的患者。该患者为32岁女性肺结核患者，支气管镜检查显示左主支气管严重狭窄几近闭塞并左肺不张。首先用YAG激光及冷冻治疗扩大左主支气管开口。成功后，使用球囊扩张左主支气管上段及中段，扩张后见上、中段管腔明显增宽，左主支气管远端闭塞；磁导航三维成像显示左支气管被截断；对CT图像和导航图像进行综合分析，采用径向超声探查大血管，确定穿刺方向，用穿刺针穿刺左主支气管远端10 mm后，插入直径4 mm×6 mm球囊扩张导管，压力2～8 atm，持续约2 min，继续向前穿刺10 mm，重复上述操作2次，可见左主支气管远端管腔明显增宽。使用外径为3.0 mm的支气管镜可顺利进入左主支气管，见左上、下支气管开口良好，于左主支气管置入一枚硅胶支架，以维持左主支气管管腔开放。复查CT提示左肺复张。BTPNA技术实现了从较大的气道到肺外周病灶的人工通道，以及经通道进行相应的诊断或治疗，已被多次证实其可行、有效。

TBTB或纵隔淋巴结结核可导致支气管结石，其特征是支气管腔内存在钙化团块。关于双侧支气管结石的报道较为少见。焦丽媛等[21]报道了1例双侧支气管结石合并淋巴结瘘型TBTB患者。该患者为66岁男性，既往有结核病病史；行支气管镜检查显示左主支气管管口、左肺上叶升支开口、左肺舌叶、左肺下叶开口及右肺中叶开口处均可见新生物阻塞管腔，表面覆白苔，未发现干酪样组织。作者使用圈套器将阻塞突出物套扎切除，局部冷冻处理。术后复查胸部CT显示右肺中叶略高密度灶，双肺炎性病变。遂行第二次支气管镜下结石取出术，镜下见右肺中叶、左主支气管隆突、舌叶开口及左肺上叶升支开口结石；左肺上叶结石顺利取出，右肺中叶结石不能取出。支气管肺泡灌洗液（bronchoalveolar lavage fluid，

BALF）MTB培养阳性，全血IGRA阳性，口服HRZE抗结核治疗。为取出右肺中叶结石，行第三次电子支气管镜治疗，镜下可见左主支气管及左肺下叶开口见肉芽增生，给予二氧化碳多点冷冻消融治疗。右肺中叶开口处见结石堵塞管腔，应用活检钳、网篮及激光碎石，均未能取出结石。患者之后转入专科医院进行抗结核治疗，随访2个月后，患者症状减轻，病情缓解。

结核性TEF是一种罕见的结核病并发症。Yang等[22]报道了1例60岁女性患者，因“饮水呛咳1月余”就诊。食管造影显示食管与右主支气管有瘘管连通，胃镜检查发现食管内瘘口。医师尝试内镜下使用金属夹夹闭瘘口，但治疗失败，同时患者拒绝内镜下置入覆膜金属支架及继续非手术治疗。经多学科会诊后，建议患者行经内镜下黏膜剥脱缝合术联合药物黏合剂治疗。首先，内镜下使用电刀在食管瘘口周围进行黏膜剥脱，之后使用尼龙环和金属夹封闭缺损，接着将医用胶黏合剂喷洒在术后区域表面。患者术后未发生气道不良事件。术后继续口服HRZE治疗6周，复查食管造影未见造影剂外渗，胃镜检查发现TEF闭合，术后食管黏膜发生增生性改变。随访1年后，患者未再复发。

二、肺结核的介入治疗

随着介入治疗技术及相关学科的发展，介入治疗在肺结核，尤其是耐药空洞性肺结核、肺结核合并大咯血等疾病的治疗中发挥着越来越重要的作用。

耐多药肺结核（MDR-PTB）是结核病发病率和死亡率升高的重要原因之一。传统抗结核治疗方案对于耐多药空洞性肺结核患者疗效欠佳。为探讨纤维支气管镜下给药治疗耐多药空洞性肺结核的效果，谭新良[23]选取2018年4月至2021年2月河南省信阳市第五人民医院收治的54例耐多药空洞性肺结核患者作为研究对象，并将其随机分为对照组和研究组，每组各27例。对照组采用传统抗结核药物化疗，研究组在纤维支气管镜下给予左氧氟沙星、阿米卡星治疗。比较两组的治疗效果、疾病转归状况及不良反应的发生情况。结果显示，研究组治疗总有效率比对照组高，差异有统计学意义［（96.30%，26/27）*vs.*（70.37%，19/27），$\chi^2=4.800$，$P<0.05$］。研究组病灶减少时间、痰菌转阴时间、肺空洞缩小时间比对照组短（$P<0.05$）。在不良反应发生率方面，研究组与对照组间差异无统计学意义［（7.41%，2/27）*vs.*（11.11%，3/27），$\chi^2=0$，$P>0.05$）］。结果表明，纤维支气管镜下给药治疗耐多药空洞性肺结核有利于提高临床治疗效果，助力病情转归，具备治疗安全性。

为探讨支气管镜局部灌注联合3HESO/9HEO化疗方案对肺结核的治疗效果，李秀丽等[24]选取2018年8月至2020年8月河南省商丘市虞城县人民医院接诊的110例肺结核患者作为研究对象，并将其随机分为对照组和观察组，每组各55例。两组均接受抗病毒及保肝治疗，对照组在此基础上接受了HESO/9HEO化疗方案治疗，观察组在对照组基础上增加支气管镜局部灌注治疗，两组均治疗12个月。比较两组治疗后痰菌转阴情况、血清炎症因子和免疫球蛋白水平，以及不良反应的发生情况。结果显示，观察组痰菌阴转率高于对照组（$P<0.05$）。治疗12个月后，两组血清降钙素原（PCT）、C反应蛋白（CRP）、肿瘤坏死因子-α（TNF-α）水平均低于治疗前，且观察组低于对照组（$P<0.05$）。治疗12个月后，两组血清免疫球蛋白（IgA、IgG、IgM）水平均高于治疗前，且观察组高于对照组（$P<0.05$）。治疗期间，两组间患者不良反应发生率差异无统计学意义（$P>0.05$）。结果表明，支气管镜局部灌注治疗联合3HESO/9HEO化疗方案可进一步提高肺结核患者痰菌阴转率，缓解炎症反应，改善免疫功能。

为探究胸腺五肽联合纤维支气管镜药物灌注治疗肺结核患者的临床病效及对免疫功能的影响，田茜[25]将113例肺结核患者，根据不同的治疗方式分为观察组（59例）和对照组（54例）。对照组患者进行基础治疗，观察组患者在对照组基础上使用胸腺五肽联合纤维支气管镜药物灌注治疗。比较两组患者临床疗效、治疗前后T淋巴细胞水平及治疗前后炎症因子［白介素-10（IL-10）、γ干扰素（IFN-γ）、转化生长因子-β1（TGF-β1）］水平。结果显示，观察组患者的治疗总有效率显著高于对照组（96.61%*vs*.85.19%，$P<0.05$）；治疗前，两组患者的$CD3^+$、$CD4^+$、$CD8^+$和$CD4^+/CD8^+$比较差异无统计学意义（$P>0.05$）；治疗后，观察组患者的$CD3^+$、$CD4^+$和$CD4^+/CD8^+$均显著高于对照组，$CD8^+$显著低于对照组（$P<0.05$）；治疗前，两组患者的IL-10、IFN-γ、TGF-β1比较差异无统计学意义（$P>0.05$）；治疗后，观察组患者的IL-10、TGF-β1均显著低于对照组，IFN-γ显著高于对照组（$P<0.05$）。结果表明，肺结核患者采用胸腺五肽联合纤维支气管镜药物灌注治疗有较好的效果，可显著降低患者的炎症水平，提高免疫力，值得临床推广使用。

为评估支气管内单向活瓣（endobronchial valves，EBV）治疗耐多药空洞性肺结核患者的有效性和安全性，An等[26]对2013年11月至2018年3月解放军第309医院收治的35例抗酸杆菌（acid-fast bacillus，AFB）痰培养或痰涂片阳性、合并肺内空洞的MDR-PTB患者于肺空洞引流支气管内行支气管镜下EBV置入术，所有患者在术后均表现为肺内空洞缩小。3例患者在随访过程中失访，余下32例患者中，痰菌阴转率达100%，肺空洞闭合率达68.8%，肺空洞闭合率在不同分组之间（年龄＞40与≤40、空洞位于肺上叶或肺下叶、使用利奈唑胺或未使用）无显著性差异（$P>0.05$）。此外，女性患者肺空洞闭合率高于男性。肺空洞闭合与痰菌转阴时间显著相关（$r=0.8933$，$P<0.0001$）。术后患者均无严重并发症。结果表明，支气管镜下EBV置入术在合并肺内空洞MDR-PTB患者的治疗中安全、有效，其效果不受年龄、病程、肺空洞部位的影响。

难治性空洞性肺结核患者多合并严重的胸腔粘连和淋巴结钙化，当前临床更多采用电视胸腔镜外科手术（video-assisted thoracic surgery，VATS）和开胸手术治疗。为观察VATS与开胸手术治疗难治性空洞性肺结核患者的临床疗效，李义帅等[27]回顾性分析了河北省胸科医院2011年1月至2020年1月符合入组标准且行胸部手术治疗的60例难治性空洞性肺结核患者的临床资料，其中42例行VATS（VATS组），18例行开胸手术（开胸组），均行肺叶或楔形切除术。比较两组患者的手术时间、术中出血量、术后带管时间和术后住院时间，以及伤口感染率和肺结核进展情况，以评价两种手术方式的临床效果。结果显示，VATS组患者的手术时间［（130.2±43.5）min］、术后切口感染［2.4%（1/42）］与开胸组［分别为（110.6±40.3）min、16.7%（3/18）］比较，差异均无统计学意义（$t=1.293$，$P=0.203$；$\chi^2=4.133$，$P=0.077$），且VATS组患者术中出血量［（213.5±20.7）ml］、术后带管时间［（6.4±1.2）天］、术后住院时间［（9.4±1.2）天］均显著低于开胸组［分别为（360.3±82.6）ml、（8.8±1.5）天、（12.8±1.4）天］，差异均有统计学意义（$t=-11.112$、-6.503、-9.281，P均<0.001）。开胸组术后3例患者出现持续性漏气，对症治疗后均痊愈。60例患者随访24个月后均未见肺结核复发及其他严重并发症。结果表明，VATS治疗难治性

空洞性肺结核是一种安全、有效的方法；与开胸手术相比，VATS手术创伤小、出血少、恢复快，且未增加围手术期死亡率和并发症。

为探讨单孔全胸腔镜解剖性肺段切除术治疗空洞性肺结核继发曲霉球的可行性，齐海亮等[28]选取2015年4月至2020年7月于河北省胸科医院采用单孔全胸腔镜解剖性肺段切除术治疗空洞性肺结核继发曲霉球患者32例，操作孔位于腋前线第4或第5肋间，应用切口保护器，不使用肋骨牵开器；观察孔取腋中线第7或第8肋间，在全胸腔镜下行解剖性肺段切除术，遇到特殊情况则中转为开胸手术。结果显示，3例患者中转为开胸手术；其余29例患者在全胸腔镜下完成解剖性肺段切除，其中右侧肺段切除者19例（肺上叶尖后段7例、肺上叶后段3例、肺上叶尖段2例、肺下叶背段6例、肺下叶基底段1例），左侧肺段切除者10例（肺上叶尖后段4例、肺上叶舌段1例、肺上叶固有段3例、肺下叶背段2例）。手术时间为（116.6±33.8）min；术中出血量为（130.4±54.4）ml；术后带管时间为3～11天，中位数为5天；术后引流液总量310～2100 ml，中位数为740 ml；术后住院时间为5～15天，中位数为8天。围手术期无死亡。术后并发症2例，为1例持续性漏气和1例痰中带血，对症治疗后均痊愈。术后病理均为肺结核合并曲霉菌感染。32例患者随访12个月，肺复张尚可，未发生严重并发症。结果表明，单孔全胸腔镜解剖性肺段切除术治疗空洞性肺结核继发曲霉球安全、可行，效果确切，值得临床推广。

咯血属于呼吸道的急危重症，内科非手术治疗往往效果不佳，传统外科手术治疗也有较高的病死率。越来越多的临床研究证实支气管动脉栓塞术（bronchial artery embolization，BAE）对咯血的治疗有着重要的应用价值。BAE被用于治疗肺结核，但已有报道多集中于近期疗效，关于对其肺功能、动脉血气等指标影响的报道鲜见。为探讨BAE联合VATS肺叶切除术治疗肺结核伴大咯血的疗效及对患者肺功能、动脉血气的影响，黄大业等[29]纳入陕西省西安市胸科医院2019年9月至2021年5月收治的100例肺结核伴大咯血患者作为研究对象，并将其随机分为对照组和观察组，每组各50例。对照组患者给予VATS治疗，观察组患者给予BAE联合VATS治疗。比较两组患者的疗效，以及治疗前后的肺功能［用力肺活量（FVC）、第1秒用力呼气容积（FEV_1）、FEV_1占FVC比值（FEV_1/FVC）］和动脉血气指标［pH、动脉血氧分压（PaO_2）、动脉血二氧化碳分压（$PaCO_2$）］水平，并统计两组患者3个月内的复发率和死亡率。结果显示，观察组患者的治疗总有效率显著高于对照组（94.00% *vs.* 80.00%，$P<0.05$）；治疗后，两组患者的FVC、FEV_1、FEV_1/FVC均较治疗前升高，且观察组显著高于对照组［（86.32±5.88）% *vs.*（80.41±4.89）%、（80.41±4.98）% *vs.*（75.41±5.09）%、（78.41±5.21）% *vs.*（70.41±4.98）%，$P<0.05$］；治疗后，两组患者的PaO_2较治疗前升高，且观察组显著高于对照组［（13.31±1.31）kPa *vs.*（10.98±2.21）kPa，$P<0.05$］，但$PaCO_2$较治疗前降低，且观察组显著低于对照组［（3.10±0.31）kPa *vs.*（3.98±0.28）kPa，$P<0.05$］，而两组患者治疗后的pH比较差异无统计学意义（$P>0.05$）；随访3个月后，观察组患者的复发率和死亡率均显著低于对照组［（2.00%和4.00%）*vs.*（16.00%和20.00%），P均<0.05］。结果表明，BAE联合VATS治疗肺结核伴大咯血可有效改善患者的肺功能及动脉血气指标，且复发率和死亡率低，临床治疗效果理想，是一种安全有效的治疗方式。

BAE已成为治疗咯血的有效方式，但BAE仅是控制症状的姑息性治疗手段而非针对肺部基础疾病的根治性手段，即便成功栓塞，结核等非肿瘤性咯血术后远期复发率仍为30%～50%，且约50%的复发患者经历了二次BAE治疗。为评价二次BAE治疗非肿瘤性咯血的安全性、有效性及预后影响因素，严海涛等[30]收集2015年1月至2020年10月于南京医科大学第一附属医院接受二次BAE治疗的33例非肿瘤性咯血患者的临床资料，分析二次BAE治疗复发性咯血的安全性、有效性及预后影响因素。结果显示，在纳入的33例患者中，肺部基础疾病为支气管扩张症者20例，肺结核后遗症者13例；咯血病史中位时间为4.5年。二次BAE造影结果显示复发原因分别为靶血管再通（63.6%，21/33）、新生侧支循环（27.3%，9/33）、漏栓（9.1%，3/33）。二次BAE的技术成功率和临床成功率均为100%，术后未出现手术相关严重并发症。术后中位随访时间为2.8年，19例患者复发咯血，术后1个月、1年、3年、5年累计咯血复发率分别为12.3%、35.7%、61.8%和71.4%。Cox回归分析结果显示，二次BAE术后咯血复发的独立危险因素是病灶存在非支气管性体动脉供血（$HR=2.81$，95%CI 1.07～7.40，$P=0.036$）。结果表明，二次BAE治疗非肿瘤性咯血安全有效，病灶存在非支气管性体动脉供血为影响二次BAE疗效的独立危险因素。

关于BAE前是否行支气管镜检查，目前说法不一。为分析支气管镜检查联合BAE对治疗结核病等良性病变大咯血的疗效，陈伟庄等[31]收集2016年1月至2019年9月在宁波市医疗中心李惠利医院行BAE治疗的107例咯血量＞100 ml/24 h的中、大量咯血患者（排除肿瘤性咯血）。结果显示，BAE显效率为84.1%（90/107），总有效率为90.7%（97/107）。根据栓塞前完善计算机体层血管成像（computed tomography angiography，CTA）检查情况、有无支气管镜检查，分为联合组（支气管镜检查＋CTA）（68例）和单CTA组（39例）。联合组的责任血管定位率高于单CTA组［97.1%（66/68）*vs*. 84.6%（33/39），$P=0.019$］；联合组的栓塞显效率高于单CTA组［89.7%（61/68）*vs*. 74.4%（29/39），$P=0.037$］；联合组的总有效率高于单CTA组，但差异无统计学意义［94.1%（64/68）*vs*. 84.6%（33/39），$P=0.104$］。结果表明，对于良性病变大咯血患者，BAE术前提倡完善支气管镜检查，可提高介入栓塞的疗效，有一定临床应用价值。

为评估双血管介入（dual-vessel intervention，DVI）治疗（包括支气管动脉或肺动脉栓塞）肺部疾病（伴或不伴血管瘤）引起大咯血患者的疗效，并明确影响DVI手术的血管造影特征，Yang等[32]回顾性分析了15例因大咯血而行DVI治疗患者的临床资料及血管造影情况。结果显示，引起肺空洞最常见的原因是结核（53%，8/15）和支气管扩张（40%，6/15）。8例患者被诊断为曲霉菌瘤（53%）。共栓塞24支动脉，包括原位和异位支气管动脉和1支肺动脉分支。12例患者（80%）手术成功，未再出现咯血；10例患者（67%）咯血得到有效控制，2例患者（17%）复发，1例患者（7%）需要再次栓塞。支气管动脉-肺动脉瘘发生率为73.3%（11/15）。平均瘘管出现时间为（1.28±1.27）s（M±SD），平均血管直径为（3.974±1.57）mm。在血管造影特征、介入成功率等方面并无显著差异。手术并发症发生率较低，仅发现短暂性胸痛和室性心律失常。作者得出结论，BAE对大多数引起大咯血的肺部疾病是一种有效、安全的治疗方法，在某些情况下需要进行DVI治疗。肺空洞性病变中，支气管动脉-肺动脉瘘发病率高，瘘管出现时间早。DVI策略取决于罪犯血管直径、瘘管类型和瘘管出现时间。

三、结核性胸膜病变的介入治疗

胸腔镜为治疗结核性包裹性胸膜炎、脓胸、顽固性自发性气胸、支气管胸膜瘘（bronchopleural fistula，BPF）等难题提供了帮助。为探讨半硬质胸腔镜在结核性胸腔积液（tuberculous pleural effusion，TBPE）与恶性胸腔积液（malignant pleural effusion，MPE）鉴别诊断中的应用及镜下特点，沈德培等[33]回顾性分析安徽省胸科医院收治的96例未明确病因胸腔积液患者的临床资料，评估半硬质胸腔镜检查结果对TBPE及MPE的鉴别应用价值；记录两组不同类型胸腔积液患者胸腔镜下主要表现及生化指标［腺苷脱氨酶（ADA）、癌胚抗原（CEA）］差异及并发症发生情况。结果显示，半硬质胸腔镜胸膜活检确诊率为93.75%（90/96），对TBPE的确诊率为96.61%，对MPE的确诊率为95.83%；两组患者的胸膜充血水肿、纤维素样粘连、大小不一结节、白斑样改变比较，差异有统计学意义（$P<0.05$）；TBPE组患者的ADA显著高于MPE组（$P<0.05$），CEA显著低于MPE组（$P<0.05$）；两组并发症发生率比较，差异无统计学意义（$P>0.05$）。作者得出结论，半硬质胸腔镜活检诊断胸腔积液的确诊率为93.75%，可有效鉴别TBPE与MPE，临床对胸腔积液检查后发现ADA降低、CEA升高的患者，可在胸腔镜下全面寻找其恶性依据。

对于结核性胸膜炎的治疗，目前临床常采用超声引导经胸腔镜吸净胸腔积液的方法，但术后为快速、彻底清除患者胸腔内的气体和液体，仍需要进行胸腔闭式引流。为探讨经超声引导下猪尾巴管置管引流联合胸腔镜治疗老年TBPE的效果，郭锐等[34]选取2018年4月至2020年5月河南省郑州市第六人民医院收治的老年100例TBPE患者作为研究对象，采用数字奇偶法将患者分为研究组（奇数）与传统组（偶数），每组各50例。所有患者均接受超声引导经胸腔镜吸净胸腔积液，传统组采用传统胸腔引流管置管引流，研究组采用猪尾巴管置管引流，均引流至患者拔管后停止。分别于置管前及拔管后检测并比较两组外周血程序性死亡受体1（programmed death-1，PD-1）和程序性死亡受体配体1（programmed death-ligand 1，PD-L1）及PD-1/PD-L1水平，记录两组患者临床指标（引流量、引流管留置时间、住院时间）及留置引流管期间并发症的发生情况。结果显示，两组患者拔管后外周血PD-1、PD-L1及PD-1/PD-L1水平均较置管前降低，且研究组显著低于传统组［（31.95 ± 10.41）ng/L *vs.*（43.31 ± 12.03）ng/L、（26.14 ± 1.03）ng/L *vs.*（30.62 ± 1.57）ng/L、（1.22 ± 0.12）ng/L *vs.*（1.41 ± 0.63）ng/L；$t=5.049$、16.871、2.095，$P<0.001$、0.039）］；研究组引流管留置时间和住院时间均显著短于传统组［（7.36 ± 2.95）天 *vs.*（11.32 ± 3.87）天、（15.43 ± 3.12）天 *vs.*（22.15 ± 6.98）天；$t=5.754$、6.215，P均<0.001］，但两组患者拔管后引流量的差异无统计学意义（$P>0.05$）；研究组引流管脱出及引流管阻塞的发生率均低于传统组［2%（1/50）*vs.* 16%（8/50）、0（0/50）*vs.* 18%（9/50）；$\chi^2=4.396$、7.814，$P=0.036$、0.005］，而两组患者纵隔摆动、皮下气肿、胸腔内感染及血胸的发生率差异无统计学意义（P均>0.05）。因此，经超声引导下猪尾巴管置管引流联合胸腔镜治疗老年TBPE效果显著，有利于降低患者外周血PD-1/PD-L1水平、缩短引流管留置时间，以及减少部分并发症的发生。

药物治疗很难逆转Ⅲ期结核性脓胸的病程，传统胸膜纤维板剥脱术通过开胸手术完成，随着单孔腔镜技术的日渐成熟，也可在腔镜辅助下完成。为探讨利用单孔胸腔镜技术对Ⅲ期结核性脓胸患者进行胸膜全纤维板剥脱术的可行性和技术要点，周逸鸣等[35]回顾性分析了2017年8月至2020年7月158例在上海市肺科医院胸外科接受单孔胸腔镜全纤维板剥脱治疗的Ⅲ期结核性脓胸患者的资料。其中，男性患者127例，女性患者31例，平均年龄为32岁（14～78岁）。所有患者于全身麻醉下节段切除特定5 cm长的肋骨，借助切口保护套暴露切口，获得操作空间，进而借助特殊器械进行胸膜全纤维板剥脱术。在无漏气、引流液清亮＜50 ml/d后复查CT，肺较前复张后拔除胸腔引流管，继续抗结核治疗，术后3～6个月进行最终手术效果评估，后续门诊及电话随访至患者停药。结果显示，早期1例患者因纤维板过厚无法有效牵拉进而转为开胸手术，其他患者均按原计划完成手术。手术平均时间为2.75（1.5～7.0）h，术中平均出血量为100（50～2000）ml，术后平均住院时间为5（2～15）天，术后平均胸腔引流时间为21（3～77）天。术后1例患者因胸腔引流量多而进行开胸止血，1例发生切口感染，其余无重大并发症。平均随访时间为20（12～44）个月，所有患者无复发；149例患者达到Ⅰ级恢复，7例达到Ⅱ级恢复，1例达到Ⅲ级恢复。作者得出结论，借助特殊器械，单孔胸腔镜在Ⅲ期结核脓胸患者中进行胸膜全纤维板剥脱术安全可行，结合术后规范的抗结核治疗，患者远期恢复效果良好。

为观察胸腔镜小切口胸膜纤维板剥脱术治疗结核性脓胸的效果，陈晨等[36]选取114例结核性脓胸患者作为研究对象，并将其随机分为对照组和观察组，每组各57例。对照组行开放性胸膜纤维板剥脱术治疗，观察组行胸腔镜小切口胸膜纤维板剥脱术治疗。比较两组疗效、围手术期指标（手术时间、术后置管时间、术中出血量）水平、心肺功能指标［左室射血分数（left ventricular ejection fraction，LVEF）、FEV_1、FVC、左心室舒张末期直径（left ventricular end-diastolic dimension，LVEDD）］水平和并发症发生率。结果显示，观察组治疗总有效率显著高于对照组（98.25%*vs.*82.46%，$P<0.05$）；观察组手术时间、术后置管时间均显著短于对照组，术中出血量显著少于对照组（P均＜0.05）；治疗后，两组LVEF、FEV_1、FVC水平均显著高于治疗前，且观察组显著高于对照组，两组LVEDD水平均显著低于治疗前，且观察组显著低于对照组（P均＜0.05）；观察组并发症发生率显著低于对照组（3.51% *vs.*17.54%，$P<0.05$）。作者得出结论，胸腔镜小切口胸膜纤维板剥脱术治疗结核性脓胸患者可提高治疗总有效率，改善患者围手术期指标和心肺功能指标水平，降低并发症发生率，其治疗效果优于开放性胸膜纤维板剥脱术。

EBV是一种新型的支气管内封堵装置，由硅胶封闭的镍钛合金自膨胀支架及附着于其内面的硅胶单向活瓣片共同构成，其为单向开口，可有效消除流向肺特定区域的气流，起到封堵作用。为探讨EBV置入治疗BPF的疗效，Song等[37]选取2017年8月至2020年10月于上海市肺科医院内镜中心行EBV置入术的26例外周型BPF患者作为研究对象，收集患者详细病历资料，分析患者病因、病变位置、治疗方法及操作过程、治疗有效率及术后并发症等数据，评估EBV置入术的疗效。结果显示，26例患者中，男性患者19例，女性患者7例；中位年龄为54（28～86）岁。病因包括外科术后BPF患者14例（50%）、慢性阻塞性肺疾病合并自发性气胸患者4例（15%）、肺结核和非结核分枝杆菌（nontuberculous mycobacterial，NTM）感染引起自发性气胸患者8例（31%）；26例患者共置入瓣膜46枚，单个患者最多使用4枚活瓣，最少使用1枚。病灶位置主要位于左肺上叶（65%，17/26，）；共11例患者留置胸引流管，EBV置入前平均胸引流管留置时间为66（14～187）天，EBV置入后的留置时间为17.5（2～90）天。EBV治疗BPF的有效率为73.1%。术后随访6个月，未报告EBV置入术相关的不良事件。20例患者未取出瓣膜，未出现瓣膜相关并发症。作者得出结论，经支气管镜EBV置入术治疗外周型BPF是一种相对成熟的手术，其安全有效，创伤小、并发症少，值得临床广泛推广使用。

结核病的治疗以全身抗结核化疗为基础，介入治疗是一种有效的辅助治疗手段。临床上往往通过综合评估、权衡利弊后选择合适的介入治疗方式。目前，精准介入治疗策略仍在探索中，介入治疗的时机、治疗方法的选择、疗程的长短、并发症的防治等仍是有待解决的问题。期待未来出现更多的新技术、新理念，进一步拓宽结核病介入治疗领域。

（郭　洋　秦　林　蔡青山　丁卫民）

参考文献

[1] HU T T，LI Y S，WANG X H，et al. Early and regular bronchoscopy examination on effect of diagnosis and prognosis for patients with tracheobronchial tuberculosis [J]. Front Med (Lausanne)，2022，9：825736.

[2] 兰艳群，黄爱春，周曼，等. 四联抗结核治疗方案联合纤维支气管镜下异烟肼和地塞米松磷酸钠治疗气管支气管结核的临床疗效 [J]. 内科，2022，17 (4)：376-380.

[3] 王燕波，胡阳，宋宁，等. 经支气管镜介入治疗支气管结核的近期临床疗效观察 [J]. 大医生，2022，7 (18)：37-40.

[4] 方晓玉，张杰，王婷，等. 良性中心气道狭窄病因与形态学分类的关系及预后分析 [J]. 中华结核和呼吸杂志，2022，45 (8)：768-774.

[5] 马芸，杨会珍，黄泰博，等. 经支气管镜介入治疗在非中心性气道狭窄合并肺不张中的疗效与安全性研究 [J]. 中华结核和呼吸杂志，2022，45 (5)：480-482.

[6] 赵光强，王彬，陈运庭，等. 电子支气管镜下冷冻介入治疗支气管结核的临床疗效及安全性评价 [J]. 结核与肺部疾病杂志，2022，3 (1)：14-18.

[7] 刁丽娟. 气管支气管结核导致腔内阻塞行电子支气管镜下冷冻治疗的效果探析 [J]. 临床研究，2022，30 (7)：32-35.

[8] 郭朝蕾，李雨辰，阮超，等. 冷冻联合低温等离子治疗淋巴结瘘型气管支气管结核的临床研究 [J]. 临床肺科杂志，2022，27 (12)：1811-1816.

[9] 罗莉，周磊，雷战平，等. 高频电凝联合冷冻治疗结核干酪样坏死的价值 [J]. 国际呼吸杂志，2022，42 (3)：211-217.

[10] 孔雨曦，徐明鹏. 支气管镜介入冷冻联合氩气刀治疗结核性大气道狭窄的疗效及对患者生活质量的影响 [J]. 医学信息，2022，35 (16)：112-114.

[11] 周海跃，邹新中，高小伟，等. 支气管镜冷冻术联合高频电凝在肉芽增殖型支气管结核中疗效分析 [J]. 湖南师范大学学报 (医学版)，2022，19 (1)：61-64.

[12] 刘芳，马渝燕，饶小春，等. 氩等离子凝固术联合冷冻治疗儿童淋巴结瘘型气管支气管结核一例 [J]. 结核与肺部疾病杂志，2022，3 (5)：425-428.

[13] ZHAO Y D，ZHANG T Q，YANG N，et al. Efficacy and safety of CO_2 cryotherapy in the treatment of infants with tracheobronchial tuberculosis [J]. Front Pediatr，2022，10：984738.

[14] LI K Y，LIAN T M，LIANG Q，et al. Comprehensive use of a high-frequency electric knife，balloon dilatation，and cryotherapy for tuberculous central tracheobronchial cicatricial constriction [J]. BMC Surg，2022，22 (1)：412.

[15] 高永平，周云芝. 支气管镜结合CT引导治疗管腔闭塞型支气管结核1例 [J]. 中华结核和呼吸杂志，2022，45 (8)：800-802.

[16] 刘亮．硅酮支架置入术治疗Ⅳ、Ⅴ型气管支气管结核的疗效观察［D］．南昌大学医学部，2022.

[17] LI F Q，TIAN S，HUANG H D，et al．Post-tuberculosis tracheobronchial stenosis：long-term follow-up after self-expandable metallic stents placement and development of a prediction score-the Restenosis Score［J］．Eur J Med Res，2022，27（1）：133.

[18] BAI Y，YIN Y T，CHI J，et al．Management of stent-related tracheoesophageal fistula in complex post-tuberculosis tracheobronchial stenosis：a case report［J］．Front Med（Lausanne），2022，9：996140.

[19] 张鑫，黄海东，沈夏平，等．经支气管镜纵隔造瘘复张右全肺及再通管腔闭塞型支气管结核1例［J］．中华结核和呼吸杂志，2022，45（10）：1034-1037.

[20] JING Q S，HU Z M，WU M D，et al．Application of Bronchoscopic TransParenchymal Nodule Access in tuberculous bronchial occlusion［J］．Clin Respir J，2022，16（12）：842-848.

[21] 焦丽媛，刘海波，张素娇，等．经支气管镜治疗多发性支气管结石1例［J］．临床肺科杂志，2022，27（9）：1451-1453.

[22] YANG J，ZENG Y，ZHANG J W．Endoscopic submucosal dissection-based suture combined with medical adhesive for complicated tuberculous bronchoesophageal fistula：a case report［J］．J Int Med Res，2022，50（2）：3000605221080723.

[23] 谭新良．纤维支气管镜下给药治疗耐多药空洞型肺结核的效果［J］．临床医学，2022，42（6）：57-59.

[24] 李秀丽，徐爱华．支气管镜局部灌注联合3HESO/9HEO化疗方案对肺结核的疗效［J］．河南医学研究，2022，31（2）：304-307.

[25] 田茜．胸腺五肽联合纤维支气管镜药物灌注治疗肺结核患者的临床效果及对免疫功能的影响［J］．中国现代药物应用，2022，16（6）：111-114.

[26] AN H R，LIU X，WANG T H，et al．Endobronchial valve treatment of tuberculous cavities in patients with multidrug-resistant pulmonary tuberculosis：a randomized clinical study［J］．Pathogens，2022，11（8）：899.

[27] 李义帅，秦学博，李香兰，等．电视辅助胸腔镜手术与开胸手术治疗难治性空洞性肺结核的效果分析［J］．结核与肺部疾病杂志，2022，3（4）：292-295.

[28] 齐海亮，杨阳，史雪娟，等．全胸腔镜下单操作孔解剖性肺段切除术治疗肺结核继发曲菌球［J］．中国微创外科杂志，2022，22（3）：218-221.

[29] 黄大业，孟祥国，赵坚，等．动脉栓塞术联合胸腔镜肺叶切除术治疗肺结核伴大咯血的疗效及对患者肺功能、动脉血气的影响［J］．海南医学，2022，33（15）：1931-1934.

[30] 严海涛，施海彬，张金星，等．非肿瘤性咯血二次支气管动脉栓塞治疗效果及预后因素分析［J］．介入放射学杂志，2022，31（5）：446-450.

[31] 陈伟庄，王辉，杨一鸣，等．气管镜检查联合支气管动脉栓塞治疗良性大咯血［J］．中华结核和呼吸杂志，2022，45（3）：293-295.

[32] YANG Q H，LUO L C，WEI H L，et al．Dual-vessel intervention treatment for massive hemoptysis caused by lung cavitary lesions［J］．Eur J Radiol，2022，154：110448.

[33] 沈德培，吕莉萍，李晔．可曲式内科胸腔镜在结核性胸腔积液及恶性胸腔积液鉴别诊断中的应用及镜下特点分析［J］．临床肺科杂志，2022，27（8）：1153-1157.

[34] 郭锐，陈裕．超声引导下猪尾巴管置管引流联合胸腔镜对老年结核性胸腔积液患者的治疗效果［J］．中华老年医学杂志，2022，41（4）：428-432.

[35] 周逸鸣，洪旗，尹桂东，等．单孔胸腔镜全纤维板剥脱术治疗Ⅲ期结核性脓胸158例临床分析［J］．中华外科杂志，2022，60（1）：90-94.

[36] 陈晨，张静．胸腔镜小切口胸膜纤维板剥脱术治疗结核性脓胸患者的效果［J］．中国民康医学，2022，34（10）：21-24.

[37] SONG X M，GU Y，WANG H，et al．The efficacy of endobronchial valves for the treatment of bronchopleural fistula：a single-arm clinical trial［J］．J Thorac Dis，2022，14（3）：712-720.

第十七章　结核病的外科治疗

近1年，我国专家及学者在结核性脓胸、胸壁结核、淋巴结结核、骨结核、肾结核等胸部及肺外结核（extrapulmonary tuberculosis，EPTB）的外科治疗等方面进行了深入的研究和探讨。关于结核病外科治疗的手术时机、手术术式、术后疗效及预后等研究取得了一定进展。现将2022年国内结核病外科治疗相关进展进行总结。

一、胸部结核病的外科治疗

（一）结核性脓胸的外科治疗

为探讨单孔胸腔镜行胸膜纤维板剥脱术治疗结核性脓胸的疗效，刘小玉等[1]收集湖北省武汉市肺科医院行胸膜纤维板剥脱术的132例患者的临床资料，根据手术方式分为传统开胸组（74例）和单孔胸腔镜组（58例），对两组患者的手术时间、术中出血量、术后48 h引流量、术后住院时间、带管时间、并发症（再次手术止血率、切口感染率、术侧胸壁感觉异常发生率）和治疗效果等进行统计分析。结果显示，单孔胸腔镜组患者的手术时间、术后48 h引流量和术后住院时间均显著低于传统开胸组［210.0（165.0～240.0）min *vs*.270.0（210.0～330.0）min、585（450～813）ml *vs*.865（695～1040）ml和9.0（8.0～11.0）天 *vs*.14.0（11.0～16.0）天；P均＜0.01］。单孔胸腔镜组术中出血量、术后带管时间、再次手术止血率和切口感染率与传统开胸组相比［400（300～800）ml *vs*. 350（200～600）ml、8.0（7.0～9.3）天 *vs*. 9.0（7.0～14.0）天、0（0/58）*vs*. 1.4%（1/74）和1.7%（1/58）*vs*. 4.1%（3/74）］，差异均无统计学意义；而术侧胸壁感觉异常发生率传统开胸组显著高于单孔胸腔镜组［95.9%（71/74）*vs*.15.5%（9/58），P＜0.01］。随访5个月以上，传统开胸组总有效率与单孔腔镜组相比［93.2%（69/74）*vs*. 94.8%（55/58），P＝0.928］，差异无统计学意义。作者认为，与传统开胸手术相比，单孔胸腔镜行胸膜纤维板剥脱术治疗Ⅲ期结核性脓胸安全有效，且创伤更小，值得临床推广。

为探讨VATS辅助胸膜纤维板剥脱术（以下简称“VATS术”）治疗结核性脓胸患者的效果，管世照等[2]选取97例结核性脓胸患者，依照手术方案不同分为两组，对照组（48例）接受传统开胸手术治疗，观察组（49例）接受VATS术治疗，比较两组治疗效果。结果显示，观察组手术时间、术后胸管引流时间及住院时间均较对照组短，术中失血量、术后引流量均较对照组少（P均＜0.05）。术后1个月，两组肺总量（TLC）、第1秒用力呼气容积（FEV_1）、用力肺活量（FVC）水平较术前均显著升高，且观察组显著高于对照组（P均＜0.05）。术后3天，两组血清IL-1β、IL-2、IL-8、TNF-α均显著升高，但观察组较对照组低（P均＜0.05）。观察组患者并发症的发生率显著低于对照组（6.12%*vs*.20.83%，P＜0.05）。作者认为，VATS术治疗结核性脓胸，能减少失血，缩短手术时间，促进术后恢复，降低并发症发生风险，改善患者肺功能，且对炎症相关细胞因子水平影响较小。

（二）胸壁结核的外科治疗

为探讨应用负压封闭引流（vacuum sealing drainage，VSD）治疗胸壁结核病灶清除术后伤口愈合不良患者的临床疗效，张磊等[3]选取2014年1月至2021年5月行胸壁结核病灶清除术后伤口愈合不良的40例患者，并将其随机分为观察组和对照组，每组各20例。观察组接受VSD治疗，对照组接受普通外科换药治疗。比较两组在换药疼痛感知、换药用时、7天后愈合评价、伤口可二次缝合时间、住院时间的差异。结果显示，观察组换药疼痛感知评分为（3.27±0.80）分，对照组为（5.67±0.72）分；观察组换药时间为（5.33±14.08）min，对照组为（22.07±2.52）min；观察组伤口可二次缝合时间为（14.06±2.14）天，对照组为（23.14±3.38）天；观察组住院时间为（23.80±2.81）天，对照组为（35.73±4.43）天；观察组7天后愈合评价有效17例，对照组有效10例；两组比较差异均有统计学意义（P＜0.05）。作者认为，应用VSD治疗胸壁结核病灶清除术后伤口愈合不良效果显著。

二、肺外结核的外科治疗

（一）骨结核

脊柱结核作为最常见的肺外继发性结核，一直是脊柱外科的常见病和多发病。规范的抗结核治疗是临床治愈脊柱结核的根本途径，但对于合并巨大椎旁脓肿，伴随神经压迫，出现脊柱失稳、后凸畸形等情况，往往还需要借助外科治疗来清除结核病灶、解除神经压迫、矫正畸形并重建脊柱的稳定性。因此，外科治疗是脊柱结核治疗不可或缺的重要治疗手段，但目前脊柱结核的外科治疗还存在许多问题。中华医学会结核病学分会骨科专业委员会组织60余位全国脊柱结核领域专家，根据近年国内外脊柱结核外科治疗的最新进展，借鉴国外相关指南，遵循循证医学原则，经过反复讨论，制定了《中国脊柱结核外科治疗指南（2022年版）》[4]。

为探讨脊柱结核初次手术失败的危险因素及治疗方案。许子星等[5]回顾性分析了2013年1月至2019年12月接受病灶清除植骨融合术的317例脊柱结核患者，其中男性患者206例，女性患者111例；年龄为（53.5±16.7）岁（11～86岁）。随访1年以上，其间出现以下任意一条则定义为手术失败：①同一结核病灶接受手术≥2次。②与结核病灶相关的非计划再入院次数≥1次。③结核耐药或迁延不愈，出现冷脓肿或窦道；或合并其他细菌感染，或发生内固定松动。未发生失败患者定义为治愈。收集两组患者的症状、用药史、辅助检查、手术方案进行单因素分析，对手术失败的潜在危险因素行二分类变量logistic回归分析。手术失败患者均针对病因进行治疗，其中14例患者进行穿刺引流（含置管冲洗）、10例进行清创、3例进行内固定翻修。术中采集脓液、坏死或肉芽组织行结核分枝杆菌（MTB）培养+药敏试验、宏基因组二代测序（mNGS）和实时荧光定量PCR检测。结果显示，确定手术失败患者27例。脓肿或窦道形成者17例，占63%（17/27），其中3例为异烟肼或利福平单药耐药，2例为异烟肼和利福平耐药（耐多药）；经针对性抗结核治疗（17例）、穿刺引流或穿刺置管冲洗（14例）、清创缝合（3例）后治愈。切口感染或愈合不良者7例，占26%（7/27）；其中病原菌检出5例，均未检出结核耐药；经抗感染及清创缝合后治愈，其中2例取出内固定。内固定松动者3例，占11%（3/27），经内固定翻修手术治愈。手术失败组与临床治愈组是否累及复合或跳跃节段、有无2型糖尿病病史、有无3种以上基础疾病病史、术后1周C反应蛋白（CRP）、术后1周白细胞计数、首剂时间、手术时间和术中出血量的差异均有统计学意义。回归分析结果显示，累及复合或跳跃节段（$OR=3.513$，$P=0.047$）、术后1周CRP（$OR=1.021$，$P=0.005$）、首剂时间≥20周（$OR=2.895$，$P=0.039$）、出血量≥800 ml（$OR=5.950$，$P=0.001$）和患有3种以上基础疾病（$OR=3.671$，$P=0.027$）为手术失败的独立危险因素。作者认为，脊柱结核，特别是耐药脊柱结核应早期诊断，并尽早开始规范抗结核治疗；脓肿穿刺引流是治疗脓肿或窦道形成的有效手段；复合或跳跃节段的脊柱结核患者术后失败发生率高，应强调手术病灶节段的稳定性重建。

在脊柱结核的外科手术治疗中，彻底清除局部坏死病灶、一期使用骨修复材料能显著促进局部骨性融合，避免术后中远期结核复发，重建脊柱稳定性。李辉等[6]检索2001—2020年与植骨材料治疗脊柱结核相关的文章。结果显示，目前植骨材料已被广泛应用于临床，但其各有劣势。例如，自体骨骨量有限，且自体骨移植会引起供区出血和供骨区潜在的并发症；同种异体骨移植会导致延迟愈合和感染等并发症；钛网存在术后沉降及后凸畸形矫正角度再丢失的问题；以聚乳酸、聚甲基丙烯酸甲酯等为代表的有机高分子材料包埋药物体系缺乏骨诱导性能；钙磷基陶瓷材料虽可作为抗结核药物的载体材料，但其生物力学性能常不能完全满足临床需要。鉴于以上各种材料的缺点，临床上需要寻找一种同时满足良好生物相容性、机械性能、降解性能、成骨活性及载药缓释性能的复合骨组织工程材料。

为探讨CT引导下局部置管治疗脊柱结核伴脓肿的疗效。Zhang等[7]对2015年7月至2021年1月收治的22例腰椎结核脓肿患者的临床资料进行分析。其中11例患者行单纯手术治疗（对照组），其余11例患者行CT引导下导管引流（观察组）。比较两组手术住院时间、红细胞沉降率（ESR）、视觉模拟评分（VAS）、ASIA损伤等级、CRP水平。结果显示，观察组患者手术时间、术中出血量、住院时间均显著少于对照组（$P<0.05$）。两组患者术前ESR、CRP、VAS评分差异均无统计学意义，治疗后观察组患者ESR、CRP水平显著低于对照组（$P<0.05$）；两组术后VAS评分均降低。治疗前，对照组为ASIA A级者2例，B级者1例、C级者6例、D级者2例，其中运动障碍者3例；术后患者运动功能改善，ASIA D级者3例、E级者 8例。治疗前，观察组ASIA D级者 9例、E级者 2例；由于在CT引导下置管，所有患者在病变明显缓解时均达到临床愈合（ASIA E级），腰痛、下肢疼痛等症状消失。作者认为，CT引导下经皮导管引流持续给药可缩短患者手术和住院时间，减少术中出血量，降低ESR，是治疗脊柱结核脓肿的有效方法，值得临床推广应用。

为评价前路清创植骨融合内固定（bone grafting with fusion using internal fixation，BFIF）联合抗结核化疗治疗下颈椎结核（subaxial cervical spine tuberculosis，SCS-TB）的疗效，Luan等[8]回顾性分析2010年1月至2017年12月行前路清创BFIF治疗的SCS-TB患者的临床及影像学资料。结果显示，共纳入23例患者，其中男性患者8例，女性患者15例；平均年龄为（46.74±15.43）岁。所有SCS-TB患者均行前路清创BFIF治疗，术后平均随访时间为（37.17±12.26）个月。所有患者结核中毒症状均得到缓解，ESR和CRP术后3个月与术前比较均有所下降。C_0 ～ C_2 Cobb角、C_2 ～ C_7 Cobb角、局部Cobb角、椎管角（spinal canal angle，SCA）、T_1S（T_1 slope）、C_2 ～ C_7 SVA（C_2 ～ C_7 sagittal vertical axis）、CGH-C_7 SVA（the center of gravity of the head-C_7 sagittal vertical axis）术后均有显著矫正（$P<0.05$）。此外，与术前相比，JOA评分、VAS评分和NDI评分均有显著改善（$P<0.05$）。作者认为，前路清创BFIF联合抗结核化疗在SCS矢状面参数的帮助下治疗SCS-TB是一种实用的手段，可完全清除病灶，减轻脊髓压迫，矫正脊柱后凸畸形，恢复脊柱矢状面平衡。Liu等[9]研究发现，内镜辅助颈椎前路清创联合后路固定融合是治疗上颈椎结核的可行、有效的手术方法，可用于恢复上颈椎的稳定性，促进脊柱愈合。

腰椎结核的治疗主要包括非手术治疗和手术治疗。对于骨质破坏明显、神经症状显著的患者，多需手术治疗，植骨融合结合椎弓根螺钉内固定是主要治疗方式之一。为探讨一种新型可滑动椎弓根钉棒系统应用于腰椎结核内固定治疗的可行性及临床效果，杨军等[10]收集2017年11月至2019年11月在大连医科大学附属第一医院接受腰椎结核病灶清除植骨融合、新型可滑动椎弓根钉棒系统内固定的18例患者资料，其中男性患者11例，女性患者7例，年龄为37 ～ 71岁，平均年龄为55.2岁。采用JOA评分、VAS评分和ASIA分级评估患者腰椎功能恢复情况，另外观察椎间植骨融合、椎间高度变化情况。结果显示，所有患者均顺利完成手术，随访时间为6 ～ 18个月；与术前相比，患者术后3个月、6个月的VAS评分显著下降，JOA评分显著改善，差异均有统计学意义；术后不同随访期间影像学结果显示，手术节段椎间高度出现不同程度降低，且在术后6个月左右逐渐稳定，但均未出现神经症状及内固定断裂等。结果提示，新型可滑动椎弓根钉棒系统可用于腰椎结核内固定治疗，可有效促进手术节段植骨融合，近期临床效果满意。

为比较斜外侧入路微创通道下病灶清除植骨融合联合经皮椎弓根螺钉内固定术与开放前后路联合病灶清除植骨融合内固定术治疗腰椎结核的临床效果。姜超等[11]收集西安交通大学第一附属医院2017年3月至2020年1月收治的47例腰椎结核患者的临床资料，将接受斜外侧入路微创通道下病灶清除植骨融合联合经皮椎弓根螺钉内固定术的22例患者纳入微创组，接受开放前后路联合病灶清除植骨融合内固定术的25例患者作为对照组。结果显示，两组患者手术均顺利完成，术前一般资料差异无统计学意义（$P>0.05$）。微创组患者手术时间［（188.64±18.59）min *vs.*（201.60±22.67）min］、术中出血量［（118.64±22.95）ml *vs.*（553.60±100.54）ml］、术后引流量［（134.55±36.48）ml *vs.*（291.20±61.53）ml］、住院时间［（12.86±2.17）天 *vs.*（15.80±3.03）天］均显著少于对照组（$P<0.05$），而融合时间及并发症发生率差异无统计学意义（$P>0.05$）。与术前比较，两组患者术后随访各时间点ESR、VAS评分、Oswestry功能障碍指数（ODI）评分均降低，腰椎前凸Cobb角增大，差异具有统计学意义（$P<0.001$）；微创组患者仅术后3个月的VAS评分显著小于对照组［（3.59±0.96）*vs.*（4.16±0.85），$P<0.05$］，而两组间同一时间点其余各指标差异无统计学意义（$P>0.05$）。作者认为，斜外侧入路微创通道下病灶清除植骨融合联合经皮椎弓根螺钉内固定与开放手术治疗腰椎结核均可取得良好的临床效果，而微创技术可减小手术创伤、缩短住院时间，加速患者术后康复。

为对比GATA Ⅱ型胸腰椎结核抗结核治疗是否联合手术的临床疗效，史家兴等[12]回顾性分析了2017年5月至2019年7月67例胸腰椎结核患者的临床资料。其中，36例患者采用单纯抗结核药物治疗（保守组），31例患者采用抗结核治疗联合单纯后路手术固定（手术组）。比较两组早期、随访及辅助检查结果。结果显示，治疗期间，两组均无严重并发症，两组早期不良反应发生率的差异无统计学意义。随访时间平均为（33.35±5.23）个月。手术组完全负重活动时间显著早于保守组（$P < 0.05$）；术后随着时间推移，两组VAS评分、ODI评分、JOA评分、ASIA评级均显著改善（$P < 0.05$）；治疗后相应时间点，手术组的ODI、JOA评分均显著优于保守组（$P < 0.05$），但两组ASIA评级的差异均无统计学意义；手术组晚期并发症发生率显著低于保守组（$P < 0.05$）。在辅助检查方面，术后手术组患者局部Cobb角和病灶转归显著优于保守组（$P < 0.05$）；手术组患者治疗后3个月的CRP和治疗后6个月的ESR均显著优于保守组（$P < 0.05$）。作者认为，抗结核治疗联合单纯后路内固定治疗GATA Ⅱ型胸腰椎结核可明显缓解患者早期疼痛，缩短康复周期，避免脊柱后凸畸形的发生，其临床效果显著优于单纯抗结核治疗。

Bai等[13]研究治疗腰骶结核性脊柱炎的新术式——侧位单期前后联合入路，并评估其初步的手术效果。研究纳入2005年4月至2012年6月行侧位单期前后联合入路根治性局灶清创重建的15例腰骶结核性脊柱炎患者。其中，男性患者6例，女性患者9例，平均年龄为46.8岁。结核病灶分布于$L_{3\sim4}$区者5例，$L_{4\sim5}$区者5例，$L_5\sim S_1$区者2例，L_4区者1例，L_5区者2例。对手术结果的评估包括临床症状和放射学检查，包括手术时间、出血量、畸形角度，Frankel分级和Kirkaldy-Willis评价。结果显示，手术体位为右侧卧位者11例，左侧卧位者4例。15例患者平均手术时间为270 min，术中平均失血量为1720 ml，平均随访时间为4.2年。术后没有复发。术后放射学检查结果显示，椎间骨移植固定无移位。术前与术后腰骶前凸角差异有统计学意义。13例患者进行Kirkaldy-Willis分级，结果满意。作者认为，腰骶结核性脊柱炎患者侧卧位的单期前后联合手术治疗可实现根治性病灶清创、前后手术协调和脊柱重建。

为比较单前路和单后路手术清创、椎间融合、固定治疗单节段腰椎结核的疗效，Wu等[14]纳入87例单节段腰椎结核患者通过单前路（A组）或单后路（B组）进行清创、椎间融合和固定。结果显示，平均随访时间为（34.3±9.5）个月（24～56个月）。A组患者与B组患者在性别、年龄、BMI、病程及术前评价指标方面差异均无统计学意义。A组平均手术时间和出血量显著高于B组，并发症发生率略高于B组；两组VAS评分、ODI评分、Frankel评分均有显著改善，ESR、CRP、后凸指数均有显著改善，两组末次随访时差异无统计学意义。作者认为，单前路和单后路清创、体间融合和固定对单节段腰椎结核患者均有效，但单后路手术持续时间短、失血量少。Qiu等[15]认为前路和后路治疗胸腰椎结核均可行。而对于单灶局限于脊柱前、中柱、无严重后凸畸形的胸腰椎结核患者，前路手术在后凸矫正、骨融合、伤口愈合、保护正常脊柱、医疗耗材及费用等方面具有较大优势。

为探讨重组人骨形态发生蛋白质2（recombinant human bone morphogenetic protein-2，rhBMP-2）联合自体骨行椎间植骨融合术治疗胸腰椎结核的临床疗效。杜鹏等[16]选择2017年1月至2019年1月收治的94例胸腰椎结核患者，均采用病灶清除、后路经椎弓根螺钉内固定、植骨融合治疗；根据不同植骨融合方式分为对照组（47例患者，仅采用自体骨行植骨融合）和观察组（47例患者，采用rhBMP-2联合自体骨行椎间植骨融合）。结果显示，两组患者术中出血量、手术时间、住院时间、并发症发生率差异无统计学意义；两组治疗后ASIA分级均显著改善，但术后6个月、1年的组间差异无统计学意义；两组治疗后Cobb角、VAS评分及ESR均显著低于术前，且观察组术后6个月VAS评分低于对照组，差异有统计学意义（$P<0.05$）；两组术后1年，组间各指标差异均无统计学意义；观察组术后6个月的植骨融合率显著高于对照组（$P<0.05$），术后1年时差异无统计学意义。作者认为，rhBMP-2联合自体骨行椎间植骨融合术治疗胸腰椎结核，能够促进植骨融合，且具有良好的疗效与安全性。

Tian等[17]回顾性分析33例3种不同类型的重度结核性骶髂炎患者，16例髂前脓肿患者行前路清创，其余17例患者行后路清创，其中5例腰椎结核患者行开窗、关节融合、椎间融合内固定等病灶清创。术后平均随访时间为16.9个月（12～25个月）。采用ESR评分、VAS评分和ODI评分评价术后情况和功能恢复情况。结果显示，所有患者经手术治疗后，髋、背、腰疼痛症状均明显缓解。术后3个月，所有患者VAS评分和ODI评分均显著下降。作者认为，结核性骶髂炎患者应在抗结核药物辅助化疗的基础上尽快进行手术治疗。根据骶髂关节结核的不同特点，应根据分类标准选择适当的外科手术术式。

为探讨病灶清除联合融合外固定术治疗晚期活动性膝关节结核的效果及对预后的影响，张贺龙等[18]选取81例晚期活动性膝关节结核患者，根据治疗方法的不同分为观察组（43例）和对照组（38例），对照组在常规四联抗结核治疗基础上行结核病灶清除术治疗，观察组在对照组基础上行融合外固定术治疗。比较两组患者术前及术后18个月膝关节功能Lysholm评分、生活质量，比较手术时间、术中出血量，以及膝关节结核复发率及术后并发症发生情况。结果显示，术后18个月，两组患者膝关节功能Lysholm评分和生活质量均显著升高，且观察组高于对照组（$P<0.01$）。术后随访18个月，观察组患者的膝关节结核复发率低于对照组，术后低蛋白血症、贫血发生率高于对照组（$P<0.05$）。作者认为，结核病灶清除术联合融合外固定术治疗晚期活动性膝关节结核可改善患者患膝关节功能和生活质量，降低短期复发率，但术后低蛋白血症及贫血发生率较高，临床应重视并及时干预。

（二）淋巴结结核的外科治疗

阿迪力江等[19]对149例因颌面颈淋巴结结核行淋巴结清扫术的患者资料进行分析。结果显示，149例患者中，女性患者104例，男性患者45例，年龄为1～81岁，平均年龄为34.9岁；病变在颈部不同区域出现的情况分别为Ⅰ区40例、Ⅱ区45、Ⅲ区24例、Ⅳ区14例、Ⅴ区36例、Ⅵ区5例、腮腺区26例；术前施行增强CT检查者105例，76例患者诊断考虑为结核，29例患者考虑其他疾病；149例手术患者均为全身麻醉，37例患者术中做快速冷冻病理检查，其中2例结果考虑性质待定，3例为反应性增生，32例为肉芽肿性病变；127例患者术区负压引流，22例皮片引流；术后，2例患者出现切口部分裂开，换药处理后二期愈合，其余患者术区均为一期愈合；患者术后无明显功能损伤表现；患者术后均接受系统的抗结核治疗。作者认为，针对颈淋巴结结核的功能性颈部淋巴结手术是有效的外科治疗方法；术前全面评估患者全身及局部情况，选择最佳的手术方式，尽量通过小切口、分层解剖，可保证患者术后颈部功能并减少术后并发症出现。

为探讨功能性区域颈淋巴结清扫术（functional regional neck dissection，FRND）治疗

多发性颈淋巴结结核的临床效果，夏雅铭等[20]将其所在医院收治的152例多发性颈淋巴结结核患者作为研究对象，并将其随机分为FRND治疗组（76例）和颈淋巴结结核病灶清除术（cervical lymph node dissection，CLND）治疗组（76例）；比较两组患者的围手术期情况、淋巴结清除效果、复发率、颈功能情况、切口愈合情况、并发症发生率。结果显示，与CLND组比较，FRND组患者的术后引流时间、切口愈合时间、住院时间均较短（$P<0.05$）；与CLND组比较，FRND组患者淋巴结清除数量较少且复发率较低（$P<0.05$）；术后随访1年，FRND组患者术后颈功能正常率和切口愈合良好率均显著高于CLND组（97.37% *vs.* 80.26%、98.68% *vs.* 78.95%，$P<0.05$）；FRND组并发症发生率显著低于CLND组［（2.63%（2/76）*vs.* 13.16%（10/76），$P<0.05$］。作者认为，采用FRND治疗多发性颈淋巴结结核，无须过多清扫淋巴结，术后并发症少，并可减轻对术后颈功能和机体恢复的影响，且不会增加复发风险，可改善预后效果。

（三）肾结核的外科治疗

为对比后腹腔镜肾切除术与开放手术治疗肾结核的疗效及安全性，高雪松等[21]将2015年7月至2020年6月在解放军总医院第三医学中心泌尿外科接受后腹腔镜肾切除术治疗和接受传统开放手术治疗的肾结核患者作为研究对象，分为观察组和对照组，每组18例；观察组患者接受后腹腔镜肾切除术治疗，对照组患者接受传统开放手术治疗。比较两组患者的临床资料、总有效率、手术情况、术后留置尿管时间、住院时间、术后疼痛评分、术后炎症因子指标、术后并发症发生率、生活质量评分、术后复发率。结果显示，观察组总有效率均达到100.00%，对照组总有效率为88.89%；观察组的手术时间显著长于对照组（$P<0.05$），但观察组的术中出血量显著少于对照组（$P<0.05$）。观察组术后留置尿管时间、住院时间均显著短于对照组（$P<0.05$）；术后第1～3天，观察组患者的疼痛评分、CRP水平、IL-6水平显著低于对照组（$P<0.05$）；观察组患者无术后并发症，对照组患者并发症发生率为22.2%，观察组显著低于对照组（$P<0.05$）。与治疗前相比，两组患者治疗后的生活质量评分均增高，且观察组的生活质量评分高于对照组（$P<0.05$）。术后随访6个月和12个月时，观察组与对照组的复发率比较，差异无统计学意义。作者认为，后腹腔镜肾切除术用于治疗肾结核的治疗效果与传统开腹手术并无差异，均能对患者病情进行有效控制；后腹腔镜肾切除术在减轻术后疼痛感、减少术后炎症因子渗出、降低术后并发症风险、加快术后康复进展、改善患者生活质量方面效果更加显著。

（宋言峥　于佳佳　廖　勇　王　军　唐神结）

参考文献

［1］刘小玉，徐风，周逸鸣，等. 单孔胸腔镜行纤维板剥脱术治疗结核性脓胸的疗效观察［J］. 中国防痨杂志，2022，44（2）：153-158.

［2］管世照，王崑，王铭. 电视胸腔镜辅助胸膜纤维板剥脱术治疗结核性脓胸患者的疗效评价［J］. 四川生理科学杂志，2022，44（3）：463-465.

［3］张磊，段小亮，彭海军，等. 负压封闭引流在胸壁结核病灶清除术后伤口愈合不良中的应用分析［J］. 临床外科杂

志，2022，30（8）：749-751.

［4］中华医学会结核病学分会骨科专业委员会．中国脊柱结核外科治疗指南（2022年版）［J］．中国矫形外科杂志，2022，30（17）：1537-1548.

［5］许子星，许卫红，张立群，等．脊柱结核手术失败的处理及危险因素分析［J］．中华骨科杂志，2022，42（2）：93-102.

［6］李辉，陈良龙．植骨材料在脊柱结核治疗中的应用与特征［J］．中国组织工程研究，2022，26（4）：626-630.

［7］ZHANG S X，LI D F，LIANG L，et al．Clinical efficacy of CT-guided continuous catheterization drainage for spinal tuberculosis with large abscesses［J］．J Healthc Eng，2022，2022：2402048.

［8］LUAN H P，LIU K，WANG Y，et al．Efficacy of anterior debridement and bone grafting with fusion using internal fixation combined with anti-tuberculosis chemotherapy in the treatment of subaxial cervical tuberculosis［J］．BMC Surg，2022，22（1）：150.

［9］LIU Z，XU Z C，ZHANG Y L，et al．Endoscopy-assisted anterior cervical debridement combined with posterior fixation and fusion for the treatment of upper cervical spine tuberculosis：a retrospective feasibility study［J］．BMC Musculoskelet Disord，2022，23（1）：126.

［10］杨军，杨群，张锐，等．新型可滑动椎弓根钉棒内固定系统治疗腰椎结核：对融合节段产生应力刺激促进植骨融合［J］．中国组织工程研究，2022，26（6）：914-918.

［11］姜超，尹思，赵为公，等．斜外侧入路病灶清除植骨融合联合经皮内固定术治疗单节段腰椎结核的临床观察［J］．西安交通大学学报（医学版），2022，43（1）：69-74.

［12］史家兴，王小刚，杨彬，等．GATA Ⅱ型胸腰椎结核抗结核治疗是否联合手术［J］．中国矫形外科杂志，2022，30（17）：1554-1559.

［13］BAI J Q，XIA Q，MIAO J．Combined anteroposterior approaches in lateral position treatment of lumbosacral tuberculous in single-stage［J］．BMC Surg，2022，22（1）：154.

［14］WU H L，CUI Y Q，GONG L Q，et al．Comparison between single anterior and single posterior approaches of debridement interbody fusion and fixation for the treatment of mono-segment lumbar spine tuberculosis［J］．Arch Orthop Trauma Surg，2022，142（12）：3643-3649.

［15］QIU J C，PENG Y，QIU X J，et al．Comparison of anterior or posterior approach in surgical treatment of thoracic and lumbar tuberculosis：a retrospective case-control study［J］．BMC Surg，2022，22（1）：161.

［16］杜鹏，任磊，赵宇，等．rhBMP-2联合自体骨行椎间植骨融合治疗胸腰椎结核的疗效研究［J］．颈腰痛杂志，2022，43（3）：377-380.

［17］TIAN Q，NA L H，CAO S C，et al．Clinical features and surgical management of tuberculous arthritis of the sacroiliac joint：a retrospective analysis of 33 patients［J］．BMC Surg，2022，22（1）：322.

［18］张贺龙，王慧燕，高建国，等．病灶清除联合融合外固定术治疗晚期活动性膝关节结核的效果及对预后的影响［J］．解放军医药杂志，2022，34（4）：61-64.

［19］阿迪力江·赛买提，安玮，买买提吐逊·吐尔地．149例颌面颈部淋巴结结核功能性清扫术临床资料分析［J］．口腔医学研究，2022，38（6）：529-532.

［20］夏雅铭，蔡郁辉，刘杰．功能性区域颈淋巴结清扫术治疗多发性颈淋巴结结核的效果观察［J］．中国实用医刊，2022，49（2）：29-31.

［21］高雪松，贾卓敏，王毅，等．后腹腔镜肾切除术与开放手术对肾结核的疗效及安全性的对比分析［J］．海军医学杂志，2022，43（6）：626-630.

第十八章 耐药结核病的治疗

近1年来，结核病的治疗进展主要集中在耐多药/利福平耐药结核病（multidrug/rifampicin-resistant tuberculosis，MDR/RR-TB）的化学治疗方面。据WHO《2022年全球结核病报告》[1]显示，2021年，全球新发MDR/RR-TB患者45万例，MDR/RR-TB治疗成功率仅为60%。目前，MDR/RR-TB的治疗仍存在疗程长、治疗费用高、不良反应大、治愈率低等问题，是结核病防治工作者所面临的棘手难题。本章对2022年度国内关于MDR/RR-TB化学治疗药物和方案的重要文献进行综述，希望对国内同道有所帮助。

一、耐药结核病相关共识及应用建议

1.《德拉马尼临床应用专家共识》 耐多药结核病（multidrug resistant tuberculosis，MDR-TB）是全球结核病防治的主要问题，但目前国内外治疗成功率偏低，亟需研发新型抗结核病药物并优化抗结核治疗方案。

德拉马尼是近年上市的对MDR-TB具有较好活性的药物，目前我国尚缺乏其治疗结核病的临床用药指导意见。为规范德拉马尼在临床中的合理应用，中华医学会结核病学分会组织相关领域专家制定了《德拉马尼临床应用专家共识》[2]，对其分子结构及抗结核机制、药效/药代动力学、耐药机制和临床研究分别进行阐述，并对临床应用提出了推荐意见，对其适应人群、禁忌证、使用方法、不良事件和注意事项等分别说明，以期为临床医师使用德拉马尼提供参考。

2.《利奈唑胺抗结核治疗专家共识（2022年版）》 利奈唑胺是治疗MDR-TB的核心药物。中华医学会结核病学分会于2022年更新了《利奈唑胺抗结核治疗专家共识》[3]。新共识中包含了利奈唑胺的分子结构与作用机制、药效学研究、药代动力学研究、临床应用研究、适应证、禁忌证及相对禁忌证、剂量、用法及化疗方案的制定、不良反应和临床应用注意事项等，尤其增加了利奈唑胺的耐药机制部分内容，并根据推荐意见分级的评估、制定及评价方法对医学证据进行评级和推荐，降阶梯疗法和中低剂量疗法均可供选择。该共识对指导利奈唑胺在我国的临床应用起到了重要作用。

3.《人类免疫缺陷病毒感染/艾滋病合并结核分枝杆菌感染诊治专家共识》 结核分枝杆菌/人类免疫缺陷病毒双重感染（TB/HIV coinfection）是影响公众健康的重要公共卫生问题。在国家传染病重大科技专项的支持下，我国在HIV感染/艾滋病（AIDS）合并结核病的抗反转录病毒治疗（anti-retroviral therapy，ART）时机、抗结核治疗方案和疗程等研究方面取得了新进展，中国性病艾滋病防治协会HIV合并结核病专业委员会组织相关专家对第1版《人类免疫缺陷病毒感染/艾滋病合并结核分枝杆菌感染诊治专家共识》进行了修订和更新。新版共识[4]更新了HIV感染/AIDS患者的结核病预防性治疗（TPT）、结核病的分子诊断、耐药结核病的治疗、ART启动时机与方案、结核相关免疫重建炎症综合征的诊断及处理，以及不良反应等方面的进展。

4.《Pretomanid（PA-824）治疗耐多药结核病的应用建议》 MDR-TB的治疗疗程长达18～24个月，并且药物不良反应（ADR）重、患者治疗依从性差，部分患者因耐药谱广泛，不能选择二线抗结核药物组成有效的治疗方案，导致患者病死率高。因此，治疗MDR-TB新药的研究是全球结核病控制的重要问题，也是我国改变MDR-TB防治现状亟待解决的问题。全球结核病药物研发联盟研发的普托马尼［pretomanid（PA-824）］与贝达喹啉和利奈唑胺组成的BPaL方案，针对严重MDR-TB的治疗，具有疗程短、全程口服、治疗依从性高、治愈率高等优势，为严重MDR-TB患者的治疗带来了新希望。该方案于2020年被WHO在全球推荐使用。目前，贝达喹啉和利奈唑胺2种药品已经在我国上市，并作为二线抗结核药物用于MDR-TB的治疗。期待pretomanid（PA-824）能早日在我国获批使用，以挽救更多MDR-TB患者的生命。为此，中国防痨协会联合中国疾病预防控制中心结核病预防控制中心组织全国结核病防治、临床和基础研究等领域的专家，经反复讨论撰写了《Pretomanid（PA-824）治疗耐多药结核病的应用建议》[5]，以期为加快pretomanid（PA-824）及BPaL方案在我国的注册使用提供参考。

二、耐药结核病的化学治疗药物

1. 贝达喹啉 近50年来第一个上市的抗结核新药——贝达喹啉是近1年研究最为活跃且最受关注的抗结核新药。随着其在临床上的应用，其耐药问题也受到了广泛关注。为了阐明体外和临床环境中对贝达喹啉的耐药性机制，Guo等[6]从含有0.5 mg/L贝达喹啉（临界浓度）的7H10琼脂培养皿中选择贝达喹啉耐药突变体，通过全基因组测序（WGS）和Sanger测序确定与贝达喹啉耐药相关的突变体。结果发现，共有1025个突变体对贝达喹啉具有耐药性。随机选取168个突变体进行进一步分析，发现其中157个抗贝达喹啉突变体存在*rv*0678突变。在*rv*0678的286-287［CG286-287插入：占26.8%（45/168）］和198-199［G198、G199插入和G198删除：占14.3%（24/168）］核苷酸位置发现了2个频率较高的突变，其他突变分散在整个*rv*0678基因上。作者发现一个新的基因*glpK*包含G572插入，该突变在分离的突变体中有很高的患病率（85.7%，144/168），最小抑菌浓度（MIC）试验表明其与贝达喹啉耐药性密切相关。

为探讨表达结核分枝杆菌（MTB）膜蛋白MmpL5及MmpS5-MmpL5外排泵系统在贝达喹啉耐药中的作用，李东硕等[7]构建了MTB外排泵蛋白MmpL5及MmpS5-MmpL5的乙酰胺诱导型表达载体，在耻垢分枝杆菌中诱导表达MmpL5蛋白及MmpS5-MmpL5蛋白，测定表达菌株的生长特性及其外排能力，同时探讨贝达喹啉对表达菌株MIC的变化与对菌体三磷酸腺苷（ATP）含量的影响。结果显示，其成功在耻垢分枝杆菌中表达MTB膜蛋白MmpL5及MmpS5-MmpL5，且表达菌株的生长不受影响，共表达MmpS5-MmpL5蛋白的菌株外排能力增加，导致其对溴化乙锭的积累量（Δ荧光强度为395）较表达MmpL5蛋白组（Δ荧光强度为655）和携带pMV261s空质粒组（Δ荧光强度为642）减少约40%。贝达喹啉对MmpS5-MmpL5重组耻垢分枝杆菌的MIC由0.25 μg/ml提高到2.00 μg/ml，升高了8倍。贝达喹啉将MmpS5-MmpL5重组耻垢分枝杆菌菌体内ATP含量由（0.197±0.018）μmol/L降低至（0.125±0.010）μmol/L，降低了36.49%。MmpL5单表达不能形成外排泵，也对贝达喹啉无影响。作者认为，MTB的膜蛋白MmpL5和MmpS5需要共表达才能在耻垢分枝杆菌中发挥作用，降低贝达喹啉的药物敏感性。MmpS5-MmpL5蛋白表达体系的建立为进行贝达喹啉的具体转运机制研究奠定了基础。

Zou等[8]建立贝达喹啉的人群药代动力学模型，用于描述确诊MDR-TB中国成人患者的药时浓度数据。建立模型发现，*AGBL*4基因中的γ-谷氨酰基转移酶（gamma-glutamyl transferase，GGT）和单核苷酸多态性（SNP）rs319952与清除贝达喹啉呈显著相关性。SNP *rs*319952等位基因*GG*组的清除率比*AG*组和*AA*组低1.4 L/h，GGT增加1倍时清除率降低30%。评估GGT/SNP rs319952对贝达喹啉暴露的影响，结果显示，SNP *rs*319952基因型为*GG*的患者，其GGT浓度在10～50 U/L范围内的目标最大血清浓度（maximum serum concentration at steady state，$C_{max}ss$）值为0.959～2.046mg/L。在目标浓度范围内，当GGT浓度增加到100 U/L时，$C_{max}ss$值增加到3.538mg/L。为研究贝达喹啉血药浓度在耐药肺结核患者治疗中的变化规律及与心电图QTcF延长的相关性，谢莉等[9]采用前瞻性研究的方法，纳入2018年2月至2020年2月就诊于北京胸科医院的119例耐多药/利福平耐药肺结核（MDR/RR-PTB）患者，由专家组对其制定含贝达喹啉在内的个体化治疗方案。收集患者服用贝达喹啉前的基线资料，并记录治疗后不同时间点的血电解质（钾、钙、镁）、血常规、尿常规、肝肾功能、心电图QTcF值，以及贝达喹啉的血药浓度。采用单因素和多因素logistic回归分析影响QTcF延长的因素。结果显示，119例患者均完成了72周抗结核治疗，处于停药随访中。其中，5例（4.2%）患者因服用贝达喹啉在24周内出现QTcF＞500 ms，提前停用贝达喹啉；114例患者完成了贝达喹啉治疗，包括53例完成24周（24周组）、61例完成36周（36周组）。对于完成贝达喹啉治疗的114例患者，其第2周末时贝达喹啉的血药浓度谷浓度最高［1.753（1.365～2.412）μg/ml］，显著高于第4周末［0.830（0.586～1.035）μg/ml］和第24周末［1.098（0.909～1.440）μg/ml］，差异均有统计学意义（*Z*＝-9.222，*P*＜0.001；*Z*＝-7.798，*P*＜0.001），且第24周末时的谷浓度显著高于第4周末谷浓度（*Z*＝-7.826，*P*＜0.001）。无论是24周组还是36周组患者，停用贝达喹啉12周后的血药浓度［0.769（0.500～0.947）μg/ml和0.824（0.642～1.023）μg/ml］均恢复到服药后第4周末水平；停用24周后血药浓度仍接近有效血药浓度（0.6 μg/ml）。心电图QTcF值的变化规律与贝达喹啉血药浓度的变化规律基本一致：在服用贝达喹啉后均逐渐升高，停用贝达喹啉前后时达峰，随后均逐渐下降；8例（6.7%）患者出现心电图QTcF＞500 ms，36例（30.3%）患者出现QTcF＞450 ms，所有患者在观察期间均未出现严重的室性心律失常。多因素logistic回归分析结果显示，高龄（≥55岁）、低BMI（＜18.5）、低钙血症（＜2.3 mmol/L）更容易导致QT间期延长［*OR*值分别为7.056（95%*CI* 1.841～27.043）、3.850（95%*CI* 1.236～11.989）和2.786（95%*CI* 1.029～7.541）］。作者认为，贝达喹啉的半衰期较长，有效浓度可维持至停药24周，且治疗耐药肺结核患者时延长使用贝达喹啉至36周安全有效；服药期间，患者QTcF延长的发生率较高但无严重不良反应，应加强对高龄、低BMI、低钙血症等患者的心电图监测。

2. 利奈唑胺 为探索MDR-TB中利奈唑胺诱发周围神经病变的机制，Yuan等[10]收集12份MDR-TB患者的问卷，其中10例患者出现利奈唑胺引起的疼痛。利用SD大鼠和Schwann细胞（SC）发现利奈唑胺导致坐骨神经组织的稀疏排列，伴随神经元、髓鞘的丢失和*LC3B*表达的下调。体外实验也证实了上述结果，表明利奈唑胺可抑制SC的增殖。与对照组相比，实验组*P-AKT*、*P62*表达升高，*LC3B*表达降低。此外，自噬抑制剂氯喹（chloroquine，CQ）也表现出与利奈唑胺相似的实验结果。作者认为，利奈唑胺诱导的周围神经病变与自噬通量的抑制有关。Zhou等[11]的研究发现，体重＜50 kg和≥50 kg患者的最佳给药方案分别为450 mg/d和600 mg/d，且单次注射比多次注射更安全。

3. 普托马尼 普托马尼（pretomanid，PA-824）通过抑制霉菌酸的生物合成并阻断细胞壁的合成，在有氧条件下杀灭活跃复制期的细菌；通过释放一氧化氮引起的呼吸系统中毒及伴随的细胞内ATP水平下降，抑制厌氧条件下非复制细菌。MTB对普托马尼的自发突变频率为10^{-7}～10^{-5}，与同类其他化合物存在交叉耐药，MTB基因［*ddn*、*fgd*1、*fbiA*、*fbiB*、*fbiC*、*cofC*（*Rv*2983）］的突变与普托马尼的耐药相关。为研究普托马尼在健康中国志愿者中的安全性、耐受性和药物代谢动力学谱，Liu等[12]开展一项单中心、双盲、安慰剂对照、Ⅰ期剂量递增研究。结果显示，在健康的中国受试者中，50～1000 mg的普托马尼单次应用剂量耐受性良好，药代动力学谱与非中国人群的结果基本一致。

4. JBD0131 JBD0131属硝基二氢咪唑类化合物，相对分子质量为401.42，其表现出良好的体外和体内抗微生物活性，与德拉马尼类似。JBD0131对MDR-TB菌株具有较强的抑菌活性，其MIC为0.004～0.250 μg/ml，MIC_{50}为0.011 μg/ml，MIC_{90}为0.035 μg/ml，MDR-TB与DS-TB菌株之间MIC无差异。JBD0131显示出良好的药动学性能，具有良好的口服吸收性及剂量依赖性暴露性，且在动物中未见明显蓄积。JBD0131在人肝微粒体中的稳定性高于德拉马尼，其半衰期（T1/2）略长于德拉马尼。与德拉马尼代谢物DM6705相比，JBD0131及其主要代谢物DM131在体外降低了hERG抑制活性。在犬身上进行28天GLP毒理学研究中没有观察到QT间期延长。2020年，JBD0131进入临床开发阶段，并已在中国完成Ⅰ期临床试验（CTR20202308）[13]。

5. 康替唑胺 康替唑胺（contezolid，MRX-I）属于噁唑烷酮类抗菌药，其由利奈唑胺化学结构改造而来，作用机制与利奈唑胺相同，可与细菌250S核糖小体上的23S核糖RNA结合，抑制细菌繁殖所必需的功能性的70S起始复合体形成[14]。WGS显示，93.4%（99/106）的康替唑胺耐药菌株具有*mce3R*基因突变，该基因是一种编码TetR的转录抑制因子。*mce3R*的突变导致单加氧酶编码基因*Rv*1936的表达显著增加。Rv1936作为一种假定的黄素依赖性单加氧酶（flavin-dependent monooxygenase，FMO），其催化康替唑胺降解为非活性代谢物DHPO（2，3-dihydro-pyridin-4-one），从而产生耐药性。因此，在设计使用康替唑胺联合方案治疗结核病时，应考虑*mce3R*突变的可能[15]。

6. 吡法齐明 吡法齐明（pyrifazimine，TBI-166）为吩嗪嗪类杀菌药物，是我国1.1类抗结核新药。该药通过醌氧化还原酶介导累积活性氧（ROS）发挥抗结核作用，并且可能通过降低$NADPH/NADP^+$的比值而影响呼吸传递链。其抗菌活性与氯法齐明相仿，但吡法齐明的亲脂性弱，体内蓄积少，皮肤着色不明显。目前，Ⅰ期临床试验已经结束，Ⅱ期临床试验已经开展。体外及小鼠体内实验揭示，吡法齐明分别与贝达喹啉、SQ109、PBTZ169联用后均具有协同抗结核活性[16]。在C3HeB/FeJ小鼠结核模型中，应用吡法齐明＋贝达喹啉＋吡嗪酰胺方案，小鼠肺在4周时MTB培养呈阴性，给药8周后达到肺无菌化；细菌负担和复发率显著低于HRZ方案和吡法齐明+贝达喹啉+利奈唑胺方案。与BPaL方案相比，吡法齐明+贝达喹啉+吡嗪酰胺方案在BALB/c小鼠结核病模型中具有类似或更强的早期杀菌活性和低的细菌负担，且几乎或完全无复发（8周后复发率< 13.33%）[17]。

为评价吡法齐明（TBI-166）与贝达喹啉、莫西沙星、德拉马尼、SQ109及PBTZ169的两药组合对MTB临床分离株的相互作用，并初步探讨吡法齐明与贝达喹啉的协同作用机制，为吡法齐明联合用药提供依据，刘海婷等[18]选取MTB标准株H37Rv（ATCC 27294）、2株药物敏感型MTB临床分离株（菌株编号：30031和30091），以及1株前广泛耐药MTB临床分离株（菌株编号：13385），应用棋盘法测定吡法齐明与贝达喹啉、莫西沙星、德拉马尼、SQ109、PBTZ169两药组合对临床分离菌株的相互作用；应用时间杀菌曲线法评估具有协同作用的两药组合的抗菌活性；采用细菌ROS检测试剂盒及ATP检测试剂盒分别测定不同浓度的吡法齐明和贝达喹啉处理H37Rv标准株24 h后菌体内的ROS及ATP水平的变化。结果显示，与贝达喹啉联用后，吡法齐明对MTB临床分离株30031、30091及13385的MIC分别为0.08、0.05及0.08 μg/ml，均降至吡法齐明单药MIC的50%。吡法齐明与贝达喹啉的两药组合对菌株30031、30091及13385的分级抑菌浓度指数（FICI）分别为1.00、0.75和1.00。时间杀菌曲线法结果显示，吡法齐明与贝达喹啉的两药组合与菌株30031、30091及13385作用14天后，与吡法齐明单药应用时相比活菌量分别减少1.59 $\log_{10}$CFU/ml、1.27 $\log_{10}$CFU/ml和1.70 $\log_{10}$CFU/ml。0.4 μg/ml吡法齐明与0.3 μg/ml贝达喹啉联合作用于H37Rv标准株24 h后，菌体内ATP含量（相对光单位值为115 160.67±19 129.79）与0.3 μg/ml贝达喹啉（相对光单位值为208 599.20±24 078.74）相比显著下降，差异有统计学意义；而ROS含量（荧光值为21 014.33±1189.19）与0.3 μg/ml贝达喹啉（荧光值为13 715.00 + 907.93）相比显著升高，差异有统计学意义。作者认为，吡法齐明与贝达喹啉联用具有协同杀菌活性，并且其协同杀菌机制可能与ROS进一步累积及ATP合成受阻有关。

7. 舒达吡啶 舒达吡啶（sudapyridine, WX-081）为贝达喹啉的类同剂，同为杀菌药物，我国1.1类抗结核新药。该药通过抑制ATP合成酶而发挥抗结核作用。舒达吡啶的体外抗药物敏感性和耐药结核活性与贝达喹啉相当。在小剂量气溶胶感染的急性和慢性小鼠结核模型中，舒达吡啶与贝达喹啉疗效相当[19]。舒达吡啶在体外和体内对MTBH37Rv具有良好的抗分枝杆菌活性，且细胞毒性低；舒达吡啶在动物体内具有良好的药代动力学参数和良好的口服生物利用度[20]；对血压、心率或非临床毒理学研究的定性心电图参数没有不良影响[19]。目前，舒达吡啶的Ⅰ期临床试验已经结束，Ⅱ期临床试验正在进行中。

三、耐药结核病的化学治疗方案

1. 含利奈唑胺方案 为探讨以利奈唑胺为基础的化疗方案对多耐药脊柱结核术后患者的疗效和安全性，Qiao等[21]进行一项随机对照研究，纳入50例MTB培养或病理诊断为MDR-TB，并在2018年1月至2020年2月期间接受脊柱手术的患者，随机分为对照组和研究组，每组各25例，对照组给予左氧氟沙星、吡嗪酰胺、硫代异烟酰胺肠溶片、硫酸阿米卡星注射液、对氨基水杨酸钠注射液，研究组在对照组基础上加用利奈唑胺。结果显示，研究组总有效率显著高于对照组（88% *vs.* 64%，$P < 0.05$）；术后3个月和6个月研究组患者疼痛程

度均显著低于对照组（$P<0.05$）；术后研究组植骨融合率显著高于对照组，平均植骨融合时间较短，椎旁囊肿吸收率显著高于对照组（$P<0.05$）；术后研究组PCT、ESR、CRP水平均显著低于对照组（$P<0.05$）。所有患者肝肾功能正常，两组患者的不良反应比较差异无统计学意义。结果标明，以利奈唑胺为基础的化疗方案可有效治疗术后耐多药脊柱结核患者，但不良反应发生率较高。

Zhang等[22]纳入73例采用含利奈唑胺抗MDR/XDR-TB方案的患者，用密歇根筛查量表（Michigan neuropathy screening instrument，MNSI）法筛查周围神经病变，由眼科医师诊断视神经病变。结果显示，有40%（29/73）的患者在抗结核治疗期间出现神经病变，其中20例（69%）有周围神经炎、7例（24%）有视神经炎、2例（7%）两者同时有；有17例（59%）神经病变患者和13例（30%）无神经病变患者的血清谷浓度＞2 mg/L，两组比较差异有统计学意义（$P=0.013$）。在出现神经病变的29例患者中，有8例（28%）患者从开始使用含利奈唑胺方案到神经病变发生的时间为2个月，18例（62%）为2～6个月，3例（10%）为6个月；16例（55%）患者将利奈唑胺调整至300 mg/d的较低剂量，4例（14%）患者永久停用利奈唑胺。作者认为，神经病变是长期使用利奈唑胺的常见不良反应。MNSI和血清波谷浓度监测可作为早期发现神经病变的简便筛查工具，用于平衡利奈唑胺的疗效和耐受性。

为了解利奈唑胺导致耐药结核病患者发生ADR的特点和规律，促进临床合理用药，程凯等[23]采用回顾性分析方法，收集2016年12月至2021年3月在北京胸科医院使用利奈唑胺发生ADR的84例耐药结核病患者资料，对患者性别、年龄、给药途径、用法与用量、累及器官和/或系统及临床表现、血药浓度监测等数据进行统计分析。结果显示，84例发生ADR的患者中，男、女比例为1∶1.21；平均年龄为（65.6±10.7）岁，＞60岁患者所占比例最高（49/84，58.33%）；口服给药引起的ADR最多（67/84，79.76%）。利奈唑胺所致ADR累及多个器官和/或系统，临床表现共159例次，主要为血液系统损害（55例次，34.59%），其次为视觉系统损害（29例次，18.24%）和神经系统损害（27例次，16.98%）。仅有31例患者（36.90%）进行了血药浓度监测。作者认为，利奈唑胺所致ADR的临床表现多样，可在治疗期间进行血药浓度监测，尤其是特殊患者更需注意ADR监测，以促进临床合理用药。

为评价利奈唑胺联合标准化疗方案对耐多药肺结核（MDR-PTB）的临床效果，吴雅清[24]等纳入110例MDR-PTB患者，将其随机分为对照组和观察组，每组各55例。对照组接受标准化疗方案，观察组接受利奈唑胺联合标准化疗方案。比较两组治疗效果、临床相关指标及ADR发生情况。结果显示，观察组治疗总有效率显著高于对照组（98.18% *vs*. 81.82%），差异有统计学意义；观察组临床症状改善时间、空洞缩小时间、空洞闭合时间、痰菌培养转阴时间均显著短于对照组[（17.52±4.60）天*vs*.（21.38±6.46）天、（42.58±4.27）天*vs*.（55.28±5.33）天、（4.32±0.83）个月*vs*.（6.85±1.55）个月、（51.29±12.13）天*vs*.（85.24±15.66）天]，差异有统计学意义。两组不良反应发生率无无统计差异。作者认为，应用利奈唑胺联合标准化疗方案治疗MDR-PTB，可提高治疗效果，缩短患者各指标恢复时间，值得临床推广。

为探讨2种利奈唑胺用药方案在治疗耐药结核患者的临床疗效及不良反应中的差异，牟厚玲[25]回顾性分析2016年4月至2019年7月收治的248例耐药结核患者作为研究对象，随机分为降阶梯疗法组（124例）和中低剂量疗法组（121例），患者均根据WHO指南和药敏试验结果制定耐药结核治疗方案，在此基础上，降阶梯疗法组患者应用利奈唑胺初始剂量为600 mg，每12小时1次，4周后减量至600 mg，1次/天；中低剂量疗法组患者利奈唑胺维持剂量为600 mg，1次/天；两组均持续治疗24个月。对比两组患者治疗期间痰MTB培养阴转率和不良反应发生率。按意向性分析和按研究方案分析均显示，降阶梯疗法组患者24个月内的痰MTB培养阴转率均显著高于中低剂量疗法组（$\chi^2=5.168$、5.763，$P=0.023$、0.016）。治疗期间，降阶梯疗法组和中低剂量疗法组患者不良事件≥1次的发生率分别为56.20%和62.10%，不良事件≥3级的发生率分别为6.61%和5.65%，差异均无统计学意义（$P>0.05$）。作者认为，利奈唑胺降阶梯疗法可有效提高耐药结核患者的痰MTB培养阴转率，且不升高患者ADR发生率。

2. 利奈唑胺联合环丝氨酸方案 为探讨利奈唑胺联合环丝氨酸在耐药肺结核患者中的治疗效果，以及对血清介素-6（IL-6）、γ干扰素（IFN-γ）水平的影响，赖金梅等[26]选择2017年12月至2020年12月收治的82例耐药肺结核患者作为研究对象，随机分为对照组和研究组，两组各41例；对照组给予环丝氨酸治疗，研究组给予环丝氨酸＋利奈唑胺治疗，均持续用药6个月。比较两组患者临床疗效、临床症状恢复情况、血清IL-6和IFN-γ水平及不良反应情况。结果显示，研究组治疗总有效率高于对照组，病灶吸收缩小、痰培养转阴及抗酸染色涂片转阴时间均显著短于对照组（$P<0.05$）。治疗前，两组患者血清IL-6、IFN-γ水平差异无统计学差异（$P>0.05$）；治疗后，研究组血清IL-6、IFN-γ水平均显著低于对照组（$P<0.05$）。两组患者不良反应总发生率差异无统计学差异（$P>0.05$）。作者认为，利奈唑胺联合环丝氨酸治疗耐药肺结核的效果良好，能够改善患者临床症状，降低血清IL-6、IFN-γ水平，且安全可靠。

为探讨利奈唑胺联合左氧氟沙星、环丝氨酸治疗MDR-PTB的效果，吴晓玲等[27]选取2018年9月至2020年9月收治的200例MDR-PTB患者作为研究对象，并将患者随机分为对照组和观察组，每组各100例。对照组在肺结核标准治疗方案基础上给予左氧氟沙星、环丝氨酸治疗，观察组在对照组治疗基础上联合应用利奈唑胺治疗，比较两组的治疗效果。结果显示，观察组的治疗总有效率显著高于对照组（89.00%*vs.* 68.00%，$P<0.05$）。治疗后，观察组清降钙素原（PCT）、肿瘤坏死因子-α（TNF-α）水平均显著低于对照组，对氧磷酶-1（paraoxonase1，PON1）水平显著高于对照组（$P<0.05$）；治疗后，观察组miRNA-99b、miRNA-125b、miRNA-155水平显著低于对照组，Th17/Treg水平显著高于对照组（$P<0.05$）；治疗后，观察组Pgp、GST π 水平均显著低于对照组（$P<0.05$）。两组患者血液系统、胃肠道不良反应及视力下降、末梢神经炎发生率差异无统计学差异（$P>0.05$）。作者认为，利奈唑胺联合左氧氟沙星、环丝氨酸治疗MDR-PTB能有效提高治疗效果，减轻机体炎症反应和应激状态，并能降低miRNA-99b、miRNA-125b、miRNA-155水平，改善Th17/Treg平衡状态，下调Pgp、GST π 水平，值得推广。

3. 含贝达喹啉方案 为比较是否含药物贝达喹啉治疗难治性利福平/耐多药/广泛耐药结核病（rifampicin-resistant/multidrug resistant/extensively-drug resistant tuberculosis，RR/MDR/XDR-TB）患者的有效性和安全性，Zhang等[28]纳入202例难治性RR/MDR/XDR-TB患者采用含贝达喹啉方案（贝达喹啉组，$n=102$）和无贝达喹啉方案（非贝达喹啉组，$n=100$）进行回顾性历史对照研究。比较两组间的培养转化率、治疗效果、空洞闭合率和不良事件。结果显示，贝达喹啉组患者在第3个月、第6个月、第9个月、第12个月的培养转化率均显著高于非贝达喹啉组（89.2% *vs*. 66.0%、90.2% *vs*. 72.0%、91.2% *vs*. 66.0%、94.1% *vs*. 65.0%，P均＜0.001）。第9个月、第12个月的空洞闭合率也有类似的结果（19.6% *vs*. 8.0%，P＝0、39.2% *vs*. 15.0%，P＜0.001）。接受含贝达喹啉方案治疗的患者比无贝达喹啉方案治疗患者的结局更好（治愈率：69.6% *vs*. 45.0%；完成治疗：22.5% *vs*. 18.0%；治疗成功率：92.2% *vs*. 63.0%；P均＜0.001）；使用贝达喹啉和联合利奈唑胺、氯法齐明或环丝氨酸是治疗成功的独立预测因素，且无培养逆转（P＜0.05）。贝达喹啉组中26.5%的患者报告了类似的不良事件，非贝达喹啉组中19.0%的患者报告了不良事件（P＝0.2）。作者认为，对于难治性RR/MDR/XDR-TB患者，含贝达喹啉方案具有更好的治疗效果和相似的安全性。

Wu等[29]评价了含贝达喹啉方案治疗中国耐利福平结核病（RRTB）青少年患者24周的中期疗效。所有患者均接受含贝达喹啉的较长疗程，并定期进行痰培养、胸部CT扫描、血液检查和心电图检查，报告治疗24周后的结果。研究纳入4例男性患者和6例女性患者，年龄为11～17岁，其中4例（40.0%）为RRTB患者、4例（40.0%）为MDR-TB患者、2例（20.0%）为XDR TB患者。治疗方案中包括利奈唑胺（100.0%）、环丝氨酸（90.0%）、吡嗪酰胺（80.0%）、莫西沙星（50.0%）和左氧氟沙星（40.0%）。第2周、第4周和第24周痰培养阴转率分别为80.0%、100.0%和100.0%；第2周、第12周和第24周贝达喹啉的平均最大血药浓度（C_{max}）分别为（3.29±0.66）μg/ml、（1.78±0.81）μg/ml和（1.93±0.74）μg/ml。5例（50.0%）患者出现6个不良事件，包括白细胞减少（50.0%）、QTcF延长（16.7%）、贫血（16.7%）和周围神经病变（16.7%）。无患者因QTcF延长而停用贝达喹啉。同时，在24周治疗期间，无死亡、逆转或严重不良事件的报告。作者认为，在中国的RRTB青少年患者中使用含贝达喹啉较长疗程有效且耐受性良好。

为比较多种化疗方案，评估二线抗结核治疗的效果，并确定可为耐药结核病和HIV合并感染患者带来最大临床效益的药物，为循证实践提供依据，Wu等[30]搜索3个电子数据库（PubMed、Embase和Cochrane）查找相关研究。基于抗反转录病毒治疗（ART）、基线CD4 T细胞计数、治疗方案和耐药情况等可能因素进行亚组分析，以评估有利于治疗结果的因素。结果显示，共纳入38项研究，40个队列，9279例患者。在耐药结核病和HIV合并感染患者中，合并治疗成功、死亡率、治疗失败和违约率分别为57.5%（95%*CI* 53.1%～61.9%）、21%（95%*CI* 17.8%～24.6%）、4.8%（95%*CI* 3.5%～6.5%）和10.7%（95%*CI* 8.7%～13.1%）。亚组分析显示，以贝达喹啉和利奈唑胺为基础的方案和≥2个A组药物治疗成功率较高。此外，基线时CD4 T细胞计数越高，治疗成功率越高。作者认为以贝达喹啉和利奈唑胺为基础的全口服方案和早期ART可能有助于提高治疗成功率，特别是针对于耐药结核病和HIV合并感染患者。

为评价贝达喹啉治疗MDR/XDR-TB的疗效和安全性，袁平等[31]选取2018年3月至2020年3月收治的80例MDR/XDR-TB患者作为研究对象，给予含贝达喹啉的化疗方案治疗，观察其临床疗效及用药安全性。结果显示，80例患者中，62例（77.5%）完成了贝达喹啉24周治疗及抗结核疗程并治愈，8例（10.0%）治疗失败，6例（4.5%）丢失，1例（1.3%）不能评价，3例（3.8%）死亡。完成治疗的62例患者在疗程结束时痰培养均阴转，阴转时间为4～28周，中位阴转时间为8周；治疗结束后复查CT，33例（53.2%）患者肺部病变明显吸收，27例（43.5%）吸收，2例（3.2%）不变；42例肺空洞患者治疗后，30例（71.4%）空洞闭合，10例（23.8%）空洞缩小，2例（2.4%）空洞不变，1例（2.4%）空洞增大，肺空洞增大患者的肺部病变明显吸收好转。治疗期间，80例患者中有1例（1.3%）出现明显心悸，发生时间为用药第13天，监测心电图均正常，停用贝达喹啉后缓解；33例（40.2%）患者的QTcF延长幅度≥60 ms，9例（11.3%）同时出现QTcF≥500 ms，发生时间为用药第3～24周，中位时间为第16周。作者认为，贝达喹啉可明显提高患者痰菌阴转率，促进肺部病灶吸收和肺空洞闭合，提高治疗成功率；但应用含贝达喹啉方案治疗引起的QT间期延长比例较高，虽未出现严重心脏不良事件，仍需在密切监测心电图下使用。

为分析贝达喹啉联合常规抗结核药物治疗老年耐药肺结核患者的有效性及安全性，薛玉等[32]收集2020年4月至2021年7月期间在北京胸科医院使用含贝达喹啉方案治疗的20例65周岁以上老年耐药肺结核患者作为研究对象，其中利福平耐药肺结核（RR-PTB）患者2例，MDR-PTB患者6例，准广泛耐药肺结核（pre-XDR-PTB）患者11例，广泛耐药肺结核（XDR-PTB）患者1例。分析治疗24周后患者的痰培养阴转率和病灶吸收好转情况以评估治疗的有效性，分析心电图QTcF变化等不良反应发生情况以评估安全性。结果显示，共有12例患者完成了24周疗程及各指标监测，均实现痰培养阴转；胸部CT扫描显示7例患者显效、5例有效，6例存在肺空洞患者中5例肺空洞缩小或肺空洞数量减少、1例空洞闭合。4例患者死亡，死亡原因均为重症感染导致的呼吸衰竭。1例患者因新发左前束支传导阻滞停用，5例出现QTcF＞450 ms，其中1例因QTcF＞500 ms停药，2例因家属顾虑风险要求停药（停药前QTcF分别为473 ms和490 ms），另外2例坚持服用至强化期治疗结束（QTcF分别为479 ms和452 ms）。2例患者出现胃肠道反应，其中1例合并肝损伤，调整背景方案后坚持服药至疗程结束。作者认为，应用含贝达喹啉的组合方案治疗老年耐药肺结核患者24周时的痰MTB培养阴转率较高，患者耐受性相对良好。

余春红等[33]为系统评价含贝达喹啉方案治疗MDR-PTB的疗效与安全性，在中文数据库和英文数据库中检索含贝达喹啉方案治疗MDR-PTB的随机对照试验，检索时限从建库至2021年12月。研究共纳入10篇文献，802例患者。荟萃分析结果显示，与常规抗结核治疗方案相比，含贝达喹啉方案治疗MDR-PTB可提高治疗12周末痰菌阴转率（$OR=3.17$，95%CI 1.85～5.43，$P<0.01$）、治疗24周末痰菌阴转率（$OR=4.09$，95%CI 2.74～6.12，$P<0.01$）、空洞闭合率（$OR=3.11$，95%CI 1.68～5.74，$P<0.01$）、病灶吸收率（$OR=4.44$，95%CI 2.40～8.22，$P<0.01$）和临床治愈率（$OR=4.15$，95%CI 2.27～7.58，$P<0.01$），并降低病死率（$OR=5.22$，95%CI 1.16～16.96，$P<0.01$）；与常规抗结核治疗方案相比，含贝达喹啉方案治疗MDR-PTB的8周末痰菌阴转率（$OR=1.79$，95%CI 0.98～3.26，$P=0.06$）、ADR发生率（$OR=2.72$，95%CI 0.61～12.19，$P=0.19$）差异无统计学差异。作者认为，与常规抗结核治疗方案相比，含贝达喹啉的化疗方案治疗MDR-PTB有助于加速痰菌阴转，提高患者临床疗效，且不会增加不良反应；但仍需严密监测心电图，警惕贝达喹啉的心脏毒性。

为分析贝达喹啉联合常规抗结核药物治疗耐药肺结核的不良反应，为贝达喹啉的安全使用与监测提供依据，张玉霞等[34]搜集2018年11月至2020年12月于山东省公共卫生临床中心耐药结核病房完成24周治疗及随访的127例MDR-PTB、pre-XDR-PTB、XDR-PTB及RR-

PTB患者作为研究对象；使用含贝达喹啉方案治疗的66例患者作为观察组，使用不含贝达喹啉治疗方案的61例患者作为对照组。收集患者的临床资料，包括年龄、性别、耐药诊断类型、是否合并糖尿病、是否合用其他导致QTcF延长的药物等。监测两组患者在治疗过程中ADR的发生情况，分析观察组患者发生QTcF延长（＞450 ms）的影响因素。结果显示，观察组QTcF延长发生率为48.5%（32/66），显著高于对照组的26.2%（16/61），差异有统计学意义（$\chi^2=6.678$，$P=0.001$）；观察组和对照组发生QTcF＞500ms者分别有3例（4.5%）和1例（1.6%），差异无统计学意义。两组其他ADR发生情况未见差异。观察组QTcF随着含贝达喹啉治疗方案使用时间的增加而逐渐增大，治疗第4周末QTcF为（435.1±28.8）ms，显著高于基线期QTcF［（419.0±23.2）ms］，差异有统计学意义（$t=3.477$，$P=0.001$）；在治疗第12周末达峰值［（439.5±30.7）ms］。多因素分析显示，年龄≥45岁的患者使用含贝达喹啉方案治疗时出现QTcF延长的风险是年龄18～45岁者的9.027倍（95%*CI* 1.033～78.859）；合并使用其他可导致QTcF延长的药物亦是导致患者发生QTcF延长的独立危险因素（*OR*＝9.033，95%*CI*1.042～78.326）。作者认为，耐药肺结核患者应用含贝达喹啉方案治疗后QTcF延长的发生率增高，但未见严重的心脏不良事件；其他系统不良事件发生率未见增高，高龄患者是QTcF延长发生的高危人群。

综上所述，部分尚在临床试验中的抗结核新药具有良好的安全性、药效动力学及药物代谢动力学指标，贝达喹啉、利奈唑胺、德拉马尼、普托马尼等已上市药物具有高效、不良反应小等优点，值得临床推广应用。不同全程口服方案也取得了满意的临床疗效且安全性较好。全程口服短程方案是目前以及今后MDR/RR-TB治疗的趋势，但我国至今尚无关于全程口服短程方案的研究报道。WHO推荐及国际上研究的这些方案是否适合于中国人群尚需进行大样本的临床验证，另外，开发研制适合中国国情的安全且高效的全程口短程方案更是首要任务。

（于佳佳　刘一典　朱友生　刘盛盛　唐神结）

参考文献

［1］World Health Organization．Global tuberculosis report 2022［R］．Geneva：WHO，2022．

［2］中华医学会结核病学分会．德拉马尼临床应用专家共识［J］．中华结核和呼吸杂志，2022，45（9）：872-880．

［3］中华医学会结核病学分会．利奈唑胺抗结核治疗专家共识（2022年版）［J］．中华结核和呼吸杂志，2022，45（10）：988-995．

［4］中国性病艾滋病防治协会HIV合并结核病专业委员会．人类免疫缺陷病毒感染/艾滋病合并结核分枝杆菌感染诊治专家共识［J］．新发传染病电子杂志，2022，7（1）：73-87．

［5］中国防痨协会，中国疾病预防控制中心结核病预防控制中心．Pretomanid（PA-824）治疗耐多药结核病的应用建议［J］．中国防痨杂志，2022，44（1）：38-44．

［6］GUO Q L，BI J，LIN Q，et al．Whole genome sequencing identifies novel mutations associated with bedaquiline resistance in *Mycobacterium tuberculosis*［J］．Front Cell Infect Microbiol，2022，12：807095．

［7］李东硕，王彬，陆宇，等．结核分枝杆菌膜蛋白MmpS5-MmpL5的表达及功能研究［J］．中国防痨杂志，2022，44（3）：227-233．

［8］ZOU J，CHEN S Y，RAO W Q，et al．Population pharmacokinetic modeling of bedaquiline among multidrug-resistant pulmonary tuberculosis patients from China [J]. Antimicrob Agents Chemother, 2022, 66 (10): e0081122.

[9] 谢莉，朱慧，高静韬，等. 贝达喹啉血药浓度在耐药肺结核治疗中的变化及其与QTc间期延长的相关性 [J]. 中国防痨杂志，2022，44 (3): 219-226.

[10] YUAN Y, LI J M, CHEN Y H, et al. Mechanism underlying linezolid-induced peripheral neuropathy in multidrug-resistant tuberculosis [J]. Front Pharmacol, 2022, 13: 946058.

[11] ZHOU W Q, NIE W J, WANG Q F, et al. Linezolid pharmacokinetics/pharmacodynamics-based optimal dosing for multidrug-resistant tuberculosis [J]. Int J Antimicrob Agents, 2022, 59 (6): 106589.

[12] LIU Y, TAN Y, WEI G, et al. Safety and pharmacokinetic profile of pretomanid in healthy Chinese adults: results of a phase I single dose escalation study [J]. Pulm Pharmacol Ther, 2022, 73-74: 102132.

[13] LUO W, HUANG Z Q, XU D M, et al. Discovery and preclinical evaluations of JBD0131, a novel nitrodihydro-imidazooxazole anti-tuberculosis agent [J]. Bioorg Med Chem Lett, 2022, 72: 128871.

[14] YANG M, ZHAN S L, FU L, et al. Prospects of contezolid (MRX-I) against multidrug-resistant tuberculosis and extensively drug-resistant tuberculosis [J]. Drug Discov Ther, 2022, 16 (2): 99-101.

[15] PI R, CHEN X M, MENG J, et al. Drug degradation caused by *mce3R* mutations confers contezolid (MRX-I) resistance in *Mycobacterium tuberculosis* [J]. Antimicrob Agents Chemother, 2022, 66 (10): e0103422.

[16] 刘海婷，付雷，王彬，等. 抗结核新药吡法齐明组合用药的体外及小鼠体内抗结核活性研究 [J]. 中华结核和呼吸杂志，2022，45 (6): 560-566.

[17] DING Y M, ZHU H, FU L, et al. Superior efficacy of a TBI-166, bedaquiline, and pyrazinamide combination regimen in a murine model of tuberculosis [J]. Antimicrob Agents Chemother, 2022, 66 (9): e0065822.

[18] 刘海婷，李东硕，张蕾，等. 吡法齐明与贝达喹啉协同作用及机制的初步研究 [J]. 中国防痨杂志，2022，44 (7): 646-653.

[19] YAO R, WANG B, FU L, et al. Sudapyridine (WX-081), a novel compound against *Mycobacterium tuberculosis* [J]. Microbiol Spectr, 2022, 10 (1): e0247721.

[20] HUANG Z G, LUO W, XU D M, et al. Discovery and preclinical profile of sudapyridine (WX-081), a novel anti-tuberculosis agent [J]. Bioorg Med Chem Lett, 2022, 71: 128824.

[21] QIAO J, YANG L, FENG J, et al. Analysis of efficacy and safety of linezolid-based chemotherapeutic regimens for patients with postoperative multidrug-resistant spinal tuberculosis [J]. Int J Infect Dis, 2022, 118: 264-269.

[22] ZHANG P Z, LI W, LIU M N, et al. Linezolid-associated neuropathy in patients with MDR/XDR tuberculosis in Shenzhen, China [J]. Infect drug Resist, 2022, 15: 2617-2624.

[23] 程凯，李娜，陈效友，等. 84例利奈唑胺导致耐药结核病患者的不良反应分析 [J]. 中国医院用药评价与分析，2022，22 (3): 374-377.

[24] 吴雅清. 利奈唑胺联合标准化化疗方案治疗耐多药肺结核的临床效果观察 [J]. 中国实用医药，2022，17 (1): 163-165.

[25] 牟厚玲. 利奈唑胺用药方案对耐药结核患者的疗效及不良反应分析 [J]. 河北医药，2022，44 (2): 260-262.

[26] 赖金梅，罗兰裕，刘锦华. 利奈唑胺联合环丝氨酸在耐药肺结核患者中的治疗效果及对血清白介素-6、γ干扰素水平的影响 [J]. 中国当代医药，2022，29 (14): 55-57，62.

[27] 吴晓玲，曹琳. 利奈唑胺联合左氧氟沙星、环丝氨酸治疗耐多药肺结核的效果及对患者miRNA-99b、miRNA-125b、miRNA-155水平、Th17/Treg的影响 [J]. 临床医学研究与实践，2022，7 (3): 42-45.

[28] ZHANG S J, YANG Y, SUN W W, et al. Effectiveness and safety of bedaquiline-containing regimens for treatment on patients with refractory RR/MDR/XDR-tuberculosis: a retrospective cohort study in East China [J]. BMC Infect Dis, 2022, 22 (1): 715.

[29] WU H Y, TIAN Y, WANG X D, et al. Twenty-four-week interim outcomes of bedaquiline-containing regimens in treatment of adolescents with rifampicin-resistant tuberculosis: a retrospective cohort study in China [J]. J Paediatr Child Health, 2022, 58 (1): 116-121.

[30] WU Y X，ZHANG Y N，WANG Y Y，et al. Bedaquiline and linezolid improve anti-TB treatment outcome in drug-resistant TB patients with HIV：a systematic review and meta-analysis [J]. Pharmacol Res，2022，182：106336.

[31] 袁平，杨铭，吴桂辉，等. 贝达喹啉治疗耐多药、广泛耐药肺结核患者的疗效和安全性观察 [J]. 四川医学，2022，43（6）：588-592.

[32] 薛玉，张静，聂文娟. 含贝达喹啉方案治疗老年耐药肺结核患者的有效性及安全性 [J]. 中国防痨杂志，2022，44（6）：582-586.

[33] 余春红，刘幸，沈凌筠，等. 含贝达喹啉方案治疗耐多药肺结核疗效与安全性的Meta分析 [J]. 中国防痨杂志，2022，44（7）：660-668.

[34] 张玉霞，熊瑜，常婷婷，等. 含贝达喹啉方案治疗耐药肺结核的不良反应分析 [J]. 中国防痨杂志，2022，44（3）：239-245.

第十九章　结核病合并HIV双重感染的治疗

人类免疫缺陷病毒（HIV）感染者有较高的结核病发病率，CD161、Gene-Xpert MTB/RIF（简称“Xpert检测”）可用于HIV感染/AIDS患者诊断结核病。HIV感染/AIDS患者如排除活动性结核病的可能，无论免疫抑制的程度或即使未进行结核潜伏感染（LTBI）检测的情况下，均应接受结核病预防性治疗（TPT）。所有患者应在考虑结核病后尽快启动抗结核病治疗。推荐在结核病合并HIV感染/AIDS患者抗结核治疗后2周内尽早启动抗反转录病毒治疗（ART）。同时，应注意抗结核药物和抗病毒药物间的相互作用。AIDS合并播散性非结核分枝杆菌（NTM）病多发生于免疫功能严重低下患者，应注意控制危险因素降低患者的死亡率。应对结核分枝杆菌/HIV双重感染（TB/HIV双重感染）重点人群加强非药物干预措施，控制TB/HIV双重感染患者危险因素，并降低其死亡率。

一、HIV感染患者中结核病高危人群的筛查

CD161（NKR-P1A）属于C型凝集素超家族，表达在天然的自然杀伤细胞（NK细胞）和T细胞上，包括记忆性/功能性$CD4^+$T细胞、$CD8^+$T细胞、TCR-γt T细胞、部分$CD3^+$胸腺细胞和Th17 $CD4^+$T细胞。陈骑等[1]采用队列研究的方法评价流式CD161检测技术在TB/HIV双重感染中的应用价值。研究选取符合纳入标准的55例TB/HIV双重感染患者（TB/HIV组）、58例结核病患者（TB组）、138例健康对照（HC组）及122例HIV感染患者（HIV组）。研究发现，TB组患者外周血中淋巴细胞和CD161的表达水平显著低于HC组，TB/HIV组患者CD161的表达水平显著低于IIC组和HIV组，TB组患者单核细胞计数和*OR*值高于HC组，但不受HIV感染影响。当*OR*阈值＞0.45时，分辨HC组与TB/HIV组时，曲线下面积（AUC）为0.91，敏感性为92.73%，特异性为84.06%；分辨TB组与HC组时，AUC为0.86，敏感性为74.14%，特异性为82.61%。平行比较抗酸杆菌（AFB）培养、TB-DNA、Xpert检测、γ干扰素释放试验（IGRA）和CD161检测方法检测TB/HIV双重感染患者的阳性率分别为20%、40%、54.5%、38.1%和92.7%。当TB/HIV双重感染患者$CD4^+$＜100 cell/μl时，上述5个检测方法的阳性率分别为26.0%、39.1%、60.8%、30.4%和82.6%；当$CD4^+$≥100 cell/μl时，患者组阳性率分别为15.6%、37.5%、50.0%、43.7%和100.0%。作者认为，流式CD161检测技术在检测活动性结核及合并HIV感染中具有很好的临床诊断应用价值。

郭静等[2]采用回顾性研究的方法对2018年1月1日至2020年12月31日收治的657例HIV感染/AIDS疑似合并结核病患者［包括肺结核和肺外结核（EPTB）］进行分析。获取所有患者Xpert检测、T-SPOT.TB、抗酸染色涂片、MTB培养及菌型鉴定结果。以液体培养及菌型鉴定结果作为结核病诊断的“金标准”，确诊结核病患者92例。研究发现，采用Xpert检

测、T SPOT.TB和抗酸染色涂片镜检方法在HIV感染/AIDS患者中诊断结核病（包括肺结核和EPTB）的敏感性分别为72.8%、55.4%和69.6%，特异性分别为96.8%、90.3%和84.4%。与“金标准”行一致性检验，Kappa值分别为0.719（$P<0.01$）、0.430（$P<0.01$）和0.424（$P<0.01$）。Xpert检测502份呼吸道样本，结果显示，其诊断肺结核的敏感性和特异性分别为66.7%和96.0%。在痰涂片阳性和阴性患者中，Xpert检测诊断肺结核的敏感性分别为77.4%和35.2%，特异性分别为87.7%和97.8%。采用Xpert检测343份肺外标本，其诊断EPTB的敏感性和特异性分别为63.3%和95.2%。作者认为，Xpert检测在HIV感染/AIDS患者中诊断结核病（包括肺结核和EPTB）具有较高的敏感性和特异性，且诊断肺结核的敏感性高于EPTB，推荐将其作为HIV感染/AIDS患者疑似结核病的首选检测方法。

二、HIV感染患者的结核病预防性治疗

《人类免疫缺陷病毒感染/艾滋病合并结核分枝杆菌感染诊治专家共识》[3]提及关于HIV感染/AIDS患者的TPT，具体如下。TPT是指对具有出现活动性结核病可能的患者给予治疗措施以降低其进展为结核病的风险，也指对MTB感染的治疗或对结核分枝杆菌潜伏感染（LTBI）的TPT。依据WHO指南，HIV感染/AIDS患者（包括已接受ART的患者、妊娠期女性和曾经接受过抗结核治疗者）如已排除活动性结核病的可能，无论免疫抑制的程度如何或即使在未进行LTBI检测的情况下，均应接受TPT。HIV感染/AIDS患者中，LTBI检测阳性者比LTBI检测阴性者从TPT中获益更多，可使用TST或IGRA筛查LTBI以帮助识别出现活动性结核病的高风险人群。然而，LTBI检测不应成为HIV感染/AIDS患者启动TPT的先决条件，对于HIV感染/AIDS患者而言，LTBI检测对实施TPT并非必需。但在LTBI检测阴性的HIV感染/AIDS患者中，应注意评估实施TPT的利弊。HIV感染/AIDS患者如果与活动性结核病患者有密切接触，不论TST和IGRA检测结果如何，均推荐接受TPT。在实施TPT之前，需排除活动性结核病的可能，还需评估患者有无实施TPT的禁忌证。WHO指南推荐如下：①异烟肼方案，剂量为5 mg/（kg·d），口服，1次/天，疗程为6个月或9个月，可同时联用维生素B_6（25 mg/d）以减少周围神经炎的发生；②异烟肼［剂量为5 mg/（kg·d）］联合利福平［剂量为10 mg/（kg·d）］方案，口服，1次/天，疗程为3个月；③利福喷丁（剂量为每周900 mg）＋异烟肼（剂量为每周900 mg）方案，口服，1次/周，疗程为12周；④利福平［10 mg/（kg·d）］方案，口服，1次/天，疗程为4个月；⑤利福喷丁（600 mg/d）＋异烟肼（300 mg/d）方案，口服，1次/天，疗程为1个月（④和⑤为可选方案）。

HIV感染/AIDS患者（包括妊娠期女性）合并LTBI者推荐接受TPT和ART。合并LTBI的HIV感染/AIDS患者建议尽早接受ART，ART方案与普通HIV感染/AIDS患者相同，但需考虑到药物不良反应（ADR）增加的可能。目前，我国常用的免费ART方案为：替诺福韦＋拉米夫定＋依非韦伦和齐多夫定＋拉米夫定＋依非韦伦。不选择含奈韦拉平的方案，可根据情况选择替诺福韦/恩曲他滨、丙酚替诺福韦/恩曲他滨、整合酶抑制剂、利匹韦林、多拉韦林等尚未列入免费目录的抗病毒药物。

需要注意抗病毒药物和抗结核药物之间的相互作用。使用上述方案③进行TPT时，ART可选择含依非韦伦或拉替拉韦（拉替拉韦的剂量为400 mg，2次/天）的方案。近年有研究表明，上述方案③与多替拉韦合用未发生＞3级的不良反应，方案③与多替拉韦合用时无须调

整多替拉韦的剂量，因此，此时ART也可使用含多替拉韦（剂量为50 mg，口服，1次/天）的方案。使用上述方案⑤进行TPT时，ART应选择含依非韦伦的方案，而不选择含拉替拉韦或多替拉韦的方案。

临床实施TPT时，应综合考虑药物的可及性和安全性，以及药物间相互作用和患者服药依从性等因素来选择TPT方案和ART方案。TPT实施中应密切监测ADR及患者服药依从性。如患者出现肝损伤，应按照肝损伤后的处理方案进行处理，待肝功能恢复后可重启干预治疗，可在密切观察下使用原方案治疗，也可更换为其他方案。

TPT对特殊人群，尤其是对妊娠期女性的安全性数据较为有限。Zhou等[4]对近年妊娠期使用抗结核药物的报道进行了系统回顾和荟萃分析，研究共纳入2000年1月至2021年9月在PubMed、Embase、Web of Science databases、Ovid和临床试验网站上所有妊娠期使用抗结核药物的妊娠患者（包括HIV感染者）的临床随机对照研究和队列研究，最终纳入8篇论著，2563例患者。荟萃分析结果显示，TPT不会升高孕产妇严重不良事件的发生率（$RR=0.99$，95%CI0.88～1.12，$Z=-0.108$，$P=0.914$）、药物的肝毒性（$RR=1.13$，95%CI0.90～1.43，$Z=1.071$，$P=0.284$）、外周神经疾病的发生率（$RR=1.52$，95%CI0.85～2.71，$Z=1.412$，$P=0.158$）和孕产妇的死亡率（$RR=0.67$，95%CI0.27～1.70，$Z=-0.84$，$P=0.401$），并能显著减少不良妊娠结局（$RR=0.78$，95%CI0.68～0.89，$Z=-3.581$，$P<0.0001$）。作者认为，孕产妇（包括HIV感染者）接受TPT较为安全，并可获得较好的妊娠结局。

李京等[5]在四川省凉山彝族自治州采用AIDS“1＋M＋N”网底工作模式开展了一项评价结核病加强管理模式实施的可行性及有效性的研究，研究选取2019年1—12月在凉山州布拖县木尔乡、九都乡和特木里镇（简称“两乡一镇”）经知情同意后的688例HIV感染/AIDS患者作为研究对象，对所有患者同时进行结核病可疑症状筛查、胸部X线检查和结核菌素皮肤试验（TST）。研究中与TPT相关的内容如下：对确认LTBI且符合TPT条件的HIV感染/AIDS患者进行TPT，采取单用异烟肼6个月方案，分析LTBI者TPT转归情况，并对研究对象和医务人员进行面对面访谈，应用结核病加强管理模式对患者进行随访管理。主要结果显示，符合TPT条件的患者共565例，其中453例（80.2%）实施TPT者纳入服药组，112例（19.8%）纳入对照组，服药组413例（91.2%）患者完成治疗、37例（8.2%）失访、3例（0.6%）出现ADR。经2年随访，服药组结核病发病率为0.7%（3/453），对照组发病率为1.8%（2/112），差异无统计学意义（$\chi^2=1.292$，$P=0.256$）；TPT保护率为62.9%（1.1%/1.8%）。面对面访谈结果显示，TPT的LTBI者反馈抗结核治疗效果较好。作者认为，基于凉山州AIDS“1＋M＋N”网底工作模式的结核病加强管理模式，可提高HIV感染/AIDS患者TPT的覆盖率和完成率。

三、TB/HIV双重感染患者的抗结核治疗

TB/HIV双重感染患者的抗结核治疗与非HIV感染者结核病的抗结核治疗原则一致，强调所有患者应在诊断结核病后尽快先启动抗结核治疗。

中国性病艾滋病防治协会HIV合并结核病专业委员会在2021年组织相关专家对第1版《人类免疫缺陷病毒感染/艾滋病合并结核分枝杆菌诊治专家共识》进行了修订和更新，并于2022年月发布了《人类免疫缺陷病毒感染/艾滋病合并结核分枝杆菌感染诊治专家共识》[3]

（以下简称“该共识”）。该共识推荐：①对于临床表现和相关检查尤其是影像学检查结果高度怀疑结核病的HIV感染/AIDS患者，可在采集相关标本进一步送检后尽快开始抗结核治疗。初始治疗方案中应包含异烟肼、利福平（或利福布汀）、乙胺丁醇和吡嗪酰胺4种药物，可采用固定剂量的复合制剂来进行治疗。②对于抗酸染色涂片阳性患者，建议先按结核病进行治疗，而后根据菌型鉴定结果进行调整，不推荐对涂片阳性患者常规同时进行抗MTB和NTM治疗，但对于高度怀疑存在NTM病的患者，可在抗结核治疗同时加用抗NTM药物，再根据治疗反应及菌型鉴定结果进行调整。③对于所有新确诊的结核病患者，推荐常规检测MTB对一线抗结核药物的敏感性，对于治疗后4个月培养仍为阳性或一度转阴后再次转阳的患者，推荐再次进行一线药物的敏感性检测。如MTB对一线抗结核药物耐药，推荐检测MTB对二线药物的敏感性。曾接受过抗结核治疗或暴露于耐药结核病的患者，推荐进行MTB耐药检测。④如果MTB对一线抗结核药物敏感，则使用异烟肼＋利福平（或利福布汀）＋乙胺丁醇＋吡嗪酰胺进行2个月的强化期治疗，然后使用异烟肼＋利福平（或利福布汀）进行4个月的继续期治疗。一项针对敏感肺结核短程治疗方案的研究显示，4个月短程治疗方案（先使用异烟肼＋利福喷丁＋莫西沙星＋吡嗪酰胺进行2个月的强化期治疗，然后使用异烟肼＋利福喷丁＋莫西沙星进行2个月的继续期治疗）的抗结核疗效非劣效于传统的标准6个月治疗方案。基于这一研究结果，WHO推荐此短程治疗方案可作为敏感肺结核（包括HIV感染/AIDS患者）治疗的选择方案。然而，这一短程方案尚未在HIV感染/AIDS患者中进行充分评价，临床上需对此问题进行进一步研究。⑤对于HIV感染/AIDS合并结核病患者，抗结核治疗的强化期和继续期建议采用每日服药的直接面视下督导化疗治疗策略，而不主张采取间歇治疗；建议采用个案管理的模式进行治疗管理。⑥异烟肼耐药结核病的治疗：对于对异烟肼耐药而对利福平敏感的结核病患者，推荐使用利福平＋乙胺丁醇＋吡嗪酰胺＋左氧氟沙星治疗6个月，不推荐在治疗方案中添加链霉素或其他注射抗结核药物。⑦利福平耐药结核病（RRTB）治疗的失败率高，治疗后易复发。WHO指南建议RRTB按照耐多药结核病（MDR-TB）来进行治疗。

潘程程等[6]采用描述性流行病学方法对2015—2020年重庆市万州区TB/HIV双重感染患者双向筛查资料进行分析。结果发现，2015—2020年重庆市万州区新登记结核病患者6391例，接受HIV抗体检测者4494例，HIV抗体检测率为70.75%，检出HIV阳性者17例，HIV阳性检出率为0.38%。在新检出的AIDS患者中开展结核病检查者850例，结核病检查率为92.79%（850/916），发现46例结核病患者，患者检出率为5.41%（46/850）。既往可随访的HIV感染/AIDS患者中开展结核病检查3862例次，结核病检查率为91.49%（3862/4221），发现患者37例，患者检出率为0.96%。新检出AIDS患者中结核病检出率（5.41%）高于既往可随访到的HIV感染/AIDS患者中结核病检出率（0.96%）和结核病患者中HIV阳性检出率（0.38%），差异有统计学意义（$\chi^2=169.571$，$P<0.01$）。累计发现100例TB/HIV双重感染患者，抗结核治疗率为99.00%（99/100），抗HIV治疗率为81.00%（81/100），联合开展抗HIV和抗结核治疗率为80.00%（80/100），结核病治疗成功率为87.88%（87/99），死亡患者占11.11%（11/99）。结果提示，双向筛查在早期发现TB/HIV双重感染患者中具有十分重要的意义，应继续加大TB/HIV双重感染患者筛查力度，早发现、早治疗；同时，依托基本公共卫生服务项目做好TB/HIV双重感染患者随访管理及关怀服务，提高结核病治疗成功率，减

少传染源和传播流行，动员AIDS患者中LTBI者进行TPT，降低发病风险。

农小新等[7]收集、整理和分析2010—2021年广西壮族自治区各地结核病防治机构及AIDS防治机构共同上报的TB/HIV双重感染防治年度报表和病原学监测结果；使用4种方法分别对HIV感染者进行结核检测，比对分析检测方法的检测效率。结果显示，2010—2021年，广西壮族自治区HIV感染/AIDS患者的结核病症状平均筛查率为89.43%，平均结核病检出率为2.01%；年度结核病症状筛查率呈升高趋势（趋势$\chi^2=23\ 159.66$，$P<0.001$）；年度结核病检出率呈下降趋势（趋势$\chi^2=327.25$，$P<0.001$）。结核病患者平均接受HIV抗体检测率为78.78%，平均HIV阳性率为0.94%，年度接受HIV检测率呈升高趋势（趋势$\chi^2=57\ 001.46$，$P<0.001$），年度HIV阳性率呈下降趋势（$\chi^2=181.78$，$P<0.001$），平均综合治疗率为53.89%，年度综合治疗率呈上升趋势（$\chi^2=674.48$，$P<0.001$），年度综合治疗率呈上升趋势（趋势$\chi^2=674.48$，$P<0.001$）。平均抗结核治疗成功治疗率为79.83%，平均TB/HIV双重感染患者结核病死率为0.67%。年度成功治疗率呈上升趋势（$\chi^2=106.97$，$P<0.001$），年度结核病死率呈下降趋势（趋势$\chi^2=23.66$，$P<0.001$）。综合治疗率在HIV低流行地区高于HIV高流行地区（$\chi^2=982.38$，$P<0.001$）；AIDS防治机构与结核病防治机构登记治疗TB/HIV双重感染患者数逐年趋于一致（$\chi^2=247.26$，$P<0.001$）。病原学专项监测数据显示，LTBI的感染率为25.76%；结核菌培养阳性检出率为2.31%；对HIV感染患者进行LTBI检测，T-SPOT阳性率低于全血干扰素释放试验酶联免疫法（$P=0.022$）；病原学检测阳性率液体培养法高于固体培养法（$P=0.001$）。结果提示，广西壮族自治区的TB/HIV双重感染监测和防治工作取得一定成效，但部分地区诊疗覆盖面仍较低，需完善综合诊疗管理机制，加大资源投入，实现减低TB/HIV双重感染疫情的目标。

Wu等[8]通过荟萃分析系统评价了多种二线化疗方案抗结核治疗的效果，并确定哪些药物可为耐药结核病合并HIV双重感染患者带来最大的临床获益。共纳入38项研究，40个队列，9279例患者。研究发现，在耐药结核病合并HIV双重感染的患者中，综合治疗成功率、死亡率、治疗失败率和失访率分别为57.5%（95%*CI* 53.1%～61.9%）、21%（95%*CI* 17.8%～24.6%）、4.8%（95%*CI* 3.5%～6.5%）和10.7%（95%*CI* 8.7%～13.1%）。亚组分析显示，以贝达喹啉和利奈唑胺为基础的方案，以及≥2种A组药物与更高的治疗成功率相关。此外，基线时较高的$CD4^+$T淋巴细胞计数也与较高的治疗成功率相关。作者认为，基于贝达喹啉和利奈唑胺的全口服方案和早期抗病毒治疗可能有助于提高耐药结核病合并HIV双重感染患者的治疗成功率，特别是在广泛耐药结核病（XDR-TB）与HIV双重感染患者中。

四、结核相关免疫重建炎症综合征

《人类免疫缺陷病毒感染/艾滋病合并结核分枝杆菌感染诊治专家共识》[3]提到了结核相关免疫重建炎症综合征（tuberculosis-associated immune reconstitution inflamamtory syndrome，TB-IRIS）的诊断及处理，具体见下文。TB-IRIS是HIV感染/AIDS合并结核病患者接受ART后较早出现的并发症，以局部或全身性过度炎症反应为特征，主要有治疗矛盾型IRIS和暴露型IRIS两种类型。

治疗矛盾型IRIS在临床上相对多见，通常发生在ART后的1～4周，是指合并结核病的HIV感染/AIDS患者接受抗结核治疗后临床症状改善，接受ART后，由于免疫系统对炎症反应能力的增强，结核病症状可能再加重，除发热外，患者可有胸膜浸润或出现新的结核病灶，同时纵隔淋巴结或外周淋巴结肿大，皮肤或内脏出现结核脓肿、结核性关节炎或骨髓炎等。对于播散性结核患者而言，出现TB-IRIS时，肝相关性TB-IRIS较多见，表现为恶心、呕吐，肝大，胆汁淤积性肝功能异常，以及偶有黄疸，肝活体组织检查提示肉芽肿性肝炎。治疗矛盾型TB-IRIS通常持续2～3个月，但部分患者的症状可持续数月甚至更长时间，持续时间长的患者通常表现为化脓性淋巴结炎和脓肿形成。一项荟萃分析显示，HIV感染/AIDS合并结核病患者中IRIS的发生率为18%；TB-IRIS导致的死亡并不常见，TB-IRIS相关死亡患者占比为2%。治疗矛盾型IRIS发生的风险因素包括：①基线$CD4^+$T淋巴细胞计数低，尤其＜100/μl；②基线病毒载量高；③播散性结核或EPTB；④抗结核治疗与启动ART之间的时间间隔短，尤其是在抗结核治疗前2个月内启动ART。暴露型IRIS是指亚临床未识别的结核感染在启动ART后新出现结核病表现，临床症状出现快且类似于细菌性肺炎，局部也可出现淋巴结炎和脓肿。暴露型IRIS在临床上相对少见。

治疗矛盾型TB-IRIS诊断的参考标准：①HIV感染/AIDS合并结核病患者接受抗结核治疗后临床状况改善，接受ART后，结核病的临床症状出现恶化。在患者对ART产生应答的同时，伴随过度炎症反应，结核病病情加重及病灶扩大或新出现病灶。②这种临床症状加重与新的机会性感染、HIV相关性肿瘤、ADR、耐药或治疗失败无关。③ART后HIV载量下降和/或$CD4^+$T淋巴细胞计数增加。

治疗矛盾型TB-IRIS通常具有自限性，对于轻度IRIS可使用非甾体类解热镇痛药物如布洛芬进行治疗，无须调整抗病毒和抗结核治疗方案，对于出现化脓性淋巴结炎或脓肿的患者可能需要穿刺排脓。对症状明显的TB-IRIS，可使用糖皮质激素进行治疗：①使用含利福平的抗结核治疗方案者，可使用泼尼松1.5 mg/（kg・d）治疗2周后，改为0.75 mg/（kg・d）治疗2周；②使用含利福布汀和增强型蛋白酶抑制剂（protease inhibitor，PI）的治疗方案者，可使用泼尼松1.0 mg/（kg・d）治疗2周后，改为0.5 mg/（kg・d）治疗2周。对于暴露型TB-IRIS者应进行标准的抗结核治疗，症状严重危及生命者，可考虑加用糖皮质激素治疗。

HIV感染/AIDS患者出现TB-IRIS可导致病情加重甚至死亡。尽管抗结核治疗与启动ART之间的时间间隔是发生TB-IRIS的影响因素，但近年研究表明，早期ART有助于降低病死率，因此，除结核性脑膜炎外，对于HIV感染/AIDS合并结核病患者均主张尽早接受ART。研究显示，对于出现治疗矛盾型TB-IRIS风险高的患者［$CD4^+$T淋巴细胞计数低（尤其＜100个/μl）、抗结核治疗后30天内启动ART、对抗结核治疗应答良好、对利福平敏感、无卡波西肉瘤、无活动性乙型肝炎］，在启动ART的同时使用糖皮质激素（泼尼松40 mg/d治疗2周后，改用20 mg/d治疗2周）有助于降低TB-IRIS的发生率。基于这项研究，对于出现治疗矛盾型TB-IRIS风险高的患者，可考虑预防性使用糖皮质激素。然而，这方面尚需积累更多证据，临床实践中不建议常规实施。

五、TB/HIV双重感染患者的抗反转录病毒治疗

ART可明显降低HIV感染进展的风险，防止其发展为AIDS并减少病毒传播。中国性病艾滋病防治协会HIV合并结核病专业委员会制定了《人类免疫缺陷病毒感染/艾滋病合并结核分枝杆菌感染诊治专家共识》[3]。该共识指出，所有HIV感染/AIDS合并结核病患者无论

$CD4^+$T淋巴细胞计数水平的高低均应接受ART。目前，主张HIV感染/ AIDS合并结核病患者尽早启动ART，推荐在抗结核治疗后2周内尽早启动ART。对于HIV感染合并活动性结核病的妊娠期女性，为了母亲健康和阻断HIV母婴传播，ART也应尽早进行。如合并耐药结核病（MDR-TB或XDRTB），也应尽早启动ART，在确定MTB耐药使用二线抗结核药物后8周内开始ART。中枢神经系统结核患者启动ART的最佳时机尚未明确，通常建议在抗结核治疗后的4 ～ 8周启动ART。临床上一时难以明确或排除TB/HIV双重感染者，不应因此而推迟启动ART。

HIV感染/AIDS合并结核病患者ART方案和治疗原则与单纯HIV感染/AIDS患者相同，但需考虑药物间相互作用和ADR等问题。使用含利福平的抗结核治疗方案与含依非韦伦的ART方案具有良好的疗效和较低的不良反应。使用含利福平抗结核治疗方案的患者推荐的首选ART方案为替诺福韦＋拉米夫定＋依非韦伦，不能耐受替诺福韦者可选择齐多夫定（或阿巴卡韦）＋拉米夫定＋依非韦伦。对于BMI超过60kg的患者，依非韦伦与利福平合用时需要将依非韦伦增加至800 mg/d，但目前认为利福平对依非韦伦的影响不大。基于以上情况，目前推荐与利福平合用时，依非韦伦仍使用标准剂量（600 mg/d）。WHO指南推荐替诺福韦＋拉米夫定＋低剂量依非韦伦（400 mg/d）的ART方案也可用于HIV感染/AIDS患者的抗病毒治疗。有研究显示，对于合并结核病的患者，利福平与低剂量依非韦伦（400 mg/d）合用对依非韦伦血药浓度影响小，且不影响其抗病毒疗效，WHO指南认为低剂量依非韦伦方案也可用于HIV感染/AIDS合并结核病患者中。

HIV感染/AIDS合并结核病患者也可选择替诺福韦＋拉米夫定＋整合酶抑制剂的ART方案。研究显示，含多替拉韦的ART方案在HIV感染/AIDS合并结核病患者中的抗病毒疗效非劣效于含依非韦伦的ART方案，含多替拉韦的ART方案已被推荐用于HIV感染/AIDS合并结核病患者中，而含标准剂量拉替拉韦（400 mg，2次/天）的ART方案在HIV感染/AIDS合并结核病患者中未显示其抗病毒疗效非劣效于含依非韦伦的ART方案，因此，含标准剂量拉替拉韦的ART方案仅被推荐用于特定部分的合并结核病的HIV感染/AIDS患者中。需要注意的是，多替拉韦与利福平合用时，需要增加多替拉韦的剂量（50 mg，2次/天）；基于目前的研究结果，拉替拉韦合并使用利福平时，建议增加拉替拉韦剂量（800 mg，2次/天）。利福布汀对氨基转移酶的诱导作用较弱，在使用多替拉韦或拉替拉韦治疗的HIV感染/AIDS合并结核病患者时，可考虑使用利福布汀替代利福平，并无须调整剂量。艾维雷韦/考比司他和新一代的整合酶抑制剂——比克替拉韦均不推荐与利福霉素类药物合用。

如抗结核使用的药物是利福布汀，则ART方案可使用PI，但需注意调整相关药物的剂量，与PI合用时利福布汀的推荐剂量为0.15 g/d；一旦患者停止使用PI而改用其他抗病毒药物时，则应相应调整利福布汀剂量，有条件的建议进行血药浓度监测以指导相关药物的剂量调整。如结核病是在启动ART后确诊，则应根据抗结核方案对ART方案进行调整。

六、抗结核药物与抗病毒药物的相互影响

TB/HIV患者的抗结核治疗与非HIV感染者结核病的抗结核治疗原则一致，但需注意抗结核药物与抗病毒药物间的相互作用。

Zhang等[9]将HIV感染人群根据是否合并结核病分为单纯HIV组和TB/HIV双重感染组，

测定依非韦伦血浆浓度（C_0），计算剂量调整浓度（C_0/D），分析CYP2B6 516G＞T、785A＞G和ABCBI 2677G＞T、3435C＞T基因型，以了解利福平、CYP2B6和ABCBI多态性对中国TB/HIV双重感染人群使用依法韦仑的影响。共纳入252例HIV阳性患者，其中75例合并结核病并同时服用利福平。单纯HIV组依非韦仑C_0和C_0/D显著高于TB/HIV组（$P=0.001$）。CYP2B6 516G＞T和785A＞G变异基因型患者的依非韦仑C_0/D显著升高（$P<0.001$），而CYP2B6 516 GG、TT和785 AA、AG基因型TB/HIV组的依非韦仑C_0/D显著低于HIV组（$P<0.05$）。研究认为，依非韦伦与利福平合用可降低依非韦伦的暴露量，并与CYP2B6基因多态性有关。

Le等[10]评估了利福平和利福布汀对多替拉韦在HIV和结核病-鸟分枝杆菌复合体（MAC）合并感染患者中药代动力学的影响。纳入HIV/TB（或MAC）双重感染和单纯HIV感染但无TB/MAC的患者，将患者分为3组：利福平组患者13例，接受多替拉韦50 mg 2次/天、利福平600 mg 1次/天；利福布汀组患者12例，接受多替拉韦50 mg 1次/天、利福布汀300 mg 1次/天；非TB/MAC组患者10例，仅接受多替拉韦50 mg 1次/天。对不同组别的多替拉韦药代动力学特征进行评估。结果显示，利福平组、利福布汀组和非TB/MAC组患者中多替拉韦峰浓度（C_{max}）的几何平均值分别为1968.8 ng/ml（95%*CI* 1463.5～2649.1）、831 ng/ml（95%*CI* 550.7～1254.0）和1523 ng/ml（95%*CI* 1057.5～2192.8），谷浓度（C_{tr}）的几何平均比（geometric mean ratio，GMR）分别为1044.7 ng/ml（95%*CI* 661.3～1650.4）、326.6 ng/ml（95%*CI* 209.9508.0）和788.1 ng/ml（95%*CI* 338.9～1832.3）。利福平组与非TB/MAC组多替拉韦C_{max}和C_{tr}的GMR分别为1.29（90%*CI* 1.23～1.36）和1.33（90%*CI* 0.97～1.81）。利福布汀组和非TB/MAC组多替拉韦C_{max}和C_{tr}的GMR分别为0.55（90%*CI* 0.52～0.57）和0.41（90%*CI* 0.30～0.57）。作者认为，多替拉韦50 mg 2次/天与利福平标准剂量一起使用值得推荐；由于多替拉韦和利福布汀同用时的C_{tr}相对较低，因此，多替拉韦50 mg 1次/天联合利福布汀使用只能作为HIV/TB（或MAC）双重感染患者的备选方案。

七、HIV感染/AIDS患者合并非结核分枝杆菌病的治疗

丁秀荣等[11]采用回顾性研究方法对2016年6月至2021年6月在北京佑安医院收治并确诊的71例AIDS合并播散性NTM病患者进行分析。研究发现，71例患者最常见的首发症状是发热，其次是咳嗽、咳痰、乏力、食欲缺乏、腹痛、腹泻等。70.4%（50/71）的患者至少存在2种合并症，以口腔念珠菌感染、巨细胞病毒感染、梅毒、肺孢子菌肺炎、细菌性肺炎较为常见。患者多存在血红蛋白［（87.8±24.2）g/L］和白蛋白［（27.3±7.0）g/L］显著降低，红细胞沉降率（ESR）［（59.8±28.6）mm/1h］和C反应蛋白［（CRP）（74.7±50.8）mg/L］显著升高；$CD4^+T$淋巴细胞计数中位数为7×10^6/L；外周血NTM培养报阳的中位时间为260 h。71例患者中，诊断为鸟分枝杆菌感染者40例（56.3%）、胞内分枝杆菌感染者15例（21.1%）、哥伦比亚分枝杆菌感染者10例（14.1%）、马萨分枝杆菌感染者3例（4.2%）和堪萨斯分枝杆菌感染者3例（4.2%）。影像学检查以肺部斑片影和小结节影最为常见，患者大多存在纵隔或肺门淋巴结肿大和脾大。作者认为，AIDS合并播散性NTM病多发生于免疫功能严重低下患者，其所感染菌种绝大多数属于鸟胞内分枝杆菌复合群，尽早获得NTM的病原学证据是指导临床正确诊断和精准治疗的关键。

黄捷等[12]采用回顾性研究对2018年1月至2019年6月广西壮族自治区南宁市第四人民医院诊断为NTM病的患者50例进行分析，按照是否合并HIV感染分为HIV阳性组（11例）和HIV阴性组（39例）。研究发现，HIV阳性组$CD4^+T$值显著低于HIV阴性组（平均值：47 cell/μl *vs*.617cell/μl，$P<0.05$）。HIV阳性组有45.45%的患者为NTM播散性感染，HIV阴性组患者的感染均局限于肺部，差异有统计学意义（$P<0.05$）。两组患者均以感染鸟分枝杆菌最多，分别占63.64%和35.90%，但差异无统计学意义（$P>0.05$）。两组患者对抗结核药物的耐药率在46.00%～94.00%之间，HIV阳性组患者耐药率更高，但仅丙硫异烟胺耐药率差异有统计学意义（$P<0.05$）：两组患者均表现为抗结核药物多药耐药发生率高，丙硫异烟胺多药耐药率相对较低（34.00%），其他多药耐药情况达62.00%～84.00%；HIV阳性组患者多药耐药率普遍比HIV阴性组高，但差异无统计学意义（$P>0.05$）。作者认为，在广西壮族自治区，与HIV阴性组NTM病患者相比，HIV阳性组NTM病患者的免疫水平更低、播散感染更多，两组患者均以鸟分枝杆菌感染为主，HIV阳性组患者对丙硫异烟胺的耐药高于HIV阴性组，但均表现为对抗结核一线、二线药物普遍高耐药。

Hu等[13]采用回顾性队列分析的研究方法对2012年1月1日至2020年12月31日上海公共卫生临床中心收治且符合纳入标准HIV感染/AIDS合并NTM病的379例患者进行分析，中位随访时间为26个月。研究发现，患者1年总病死率为15.7%，5年总病死率为22.6%。在5年病死率方面，诊断为播散性NTM（disseminated NTM，DNTM）病的HIV感染者（26.7%）显著高于诊断为局部NTM病的HIV感染者（19.6%）。年龄较大（$HR=1.04$，95%*CI*1.02～1.06，$P<0.001$）、合并症（$HR=2.05$，95%*CI* 1.21～3.49，$P<0.01$），DNTM（$HR=2.08$，95%*CI* 1.17～3.68，$P<0.05$）和HIV病毒载量（$HR=1.32$，95%*CI* 1.12～1.55，$P<0.001$）都是病死率的独立危险因素。作者认为，NTM与HIV感染者长期的高病死率相关，迫切需要进一步采取措施预防HIV感染者并发NTM病。

八、TB/HIV双重感染患者的外科治疗

2022年，国内关于TB/HIV双重感染的外科治疗文献主要为脊柱结核的手术治疗。Zhang等[14]观察了一期后入路手术对13例合并HIV感染的胸腰椎结核患者的临床疗效。研究者以性别、年龄、手术部位和入路匹配的13例HIV阴性患者为对照组，所有患者均在术前接受专科医院制定的抗结核方案，均行一期后入路清创、椎间植骨融合及内固定术，术后分别于1、3、6、9、12个月随访，术后1年每3～6个月随访1次。研究发现，观察组中7例患者出现术后并发症（包括1例脑脊液漏、1例神经根刺激、1例机会性感染和4例伤口愈合延迟），对照组出现2例并发症（包括1例神经根刺激和1例伤口愈合延迟），两组患者术后并发症的发生率、植骨融合时间、疼痛视觉模拟评分（VAS评分）、美国脊髓损伤协会（ASIA）分级、后凸畸形矫正率和角度丢失之间的差异无统计学意义（$P>0.05$）。在观察组中，发生并发症患者的$CD4^+T$淋巴细胞计数、血红蛋白和白蛋白显著低于无并发症患者（*P*均<0.05）。所有患者均未再出现结核病复发，ESR和CRP恢复正常。作者认为，对于合并HIV感染的胸腰椎结核患者来说，通过术前综合评估、规范的围手术期抗病毒和抗结核治疗，以及对术后并发症的预防，采用一期后入路手术能够取得令人满意的临床疗效。

九、TB/HIV双重感染患者的非药物干预措施

TB/HIV双重感染对患者生活具有较为深远的影响。在就医过程中，此类患者可能存在焦虑、抑郁、病耻感等心理因素，部分患者可能因此拒绝接受医疗救治。近年来，随着心理卫生的发展，TB/HIV双重感染患者的护理需求逐渐得到了重视。

杨静等[15]探讨了TB/HIV双重感染患者护理的需求现状及影响因素。研究回顾性选取了2018年6月至2021年6月于四川大学华西医院就诊的150例TB/HIV双重感染患者为研究对象，采用自制护理需求量表对患者的护理需求进行评估，分析其护理需求现状，并根据评分中位数将患者分为高需求组和低需求组，每组各75例，分析TB/HIV双重感染患者护理需求的影响因素。结果显示，TB/HIV双重感染患者的护理需求总分为（196.37±10.87）分，两组教育情况、结核类型、焦虑自评量表（SAS）评分、抑郁自评量表（SDS）评分、社会支持度评分之间的差异有统计学意义（$P<0.05$）。logistic回归分析结果显示，教育情况（$OR=8.637$）、结核类型（$OR=3.920$）、SAS评分（$OR=1.262$）、SDS评分（$OR=1.310$）、社会支持度评分（$OR=0.724$）是TB/HIV双重感染患者护理需求的影响因素（$P<0.05$）。作者认为，TB/HIV双重感染患者的护理需求较高，此类患者受教育水平越高、社会支持度评分越低、耐多药肺结核（MDR-PTB）、SAS评分和SDS评分越高，对护理的需求越高，在临床护理工作中应重点关注具有以上因素的TB/HIV双重感染患者。

十、TB/HIV双重感染患者的预后

程耀等[16]采用回顾性分析研究方法对2017年1月至2020年12月四川省成都市公共卫生临床医疗中心结核重症监护室收治的TB/HIV双重感染死亡患者进行分析。研究发现，共纳入142例患者，71.83%（102/142）的患者死亡；死亡患者中，45例在入住监护室后7天内死亡，占所有患者31.69%。单因素分析死亡患者及存活患者，在性别、婚姻、入住前是否进行抗结核/抗病毒治疗、白蛋白计数、$CD4^{+}$T淋巴细胞计数、是否机械通气治疗方面，差异有统计学意义（$P<0.05$）；进一步多因素分析发现，男性（$OR=2.474$，95%CI 1.072～5.707，$P=0.034$）、入住前未抗结核治疗（$OR=3.622$，95%CI 1.580～8.488，$P=0.002$）、低蛋白血症（$OR=2.381$，95%CI 1.328～5.494，$P=0.042$）、行机械通气治疗（$OR=4.644$，95%CI 1.522～13.894，$P=0.006$）是监护室TB/HIV双重感染患者死亡的独立危险因素（$P<0.05$）。作者认为，由于重症监护室中TB/HIV双重感染患者的死亡率高，对此类患者的管理及诊治难度极高，尤其是对于入住重症监护室前未进行抗结核治疗、患有低蛋白血症、行机械通气治疗的患者。

Yang等[17]采用回顾性研究方法对四川省TB/HIV双重感染患者的结核病治疗结果及其相关因素进行分析。共纳入3677例患者，89.01%（3273/3677）的患者治疗成功。研究发现，调整其他变量后，男性、高龄、诊断为EPTB、转诊或追踪就诊、痰涂片阳性、未开始ART、未使用固定剂量组合是四川省TB/HIV双重感染患者治疗失败的主要危险因素。作者认为，性别、年龄、医院级别、患者来源、其他诊断因素（如痰涂片结果、结核病的解剖部位）和治疗方案因素（如ART、固定剂量组合）可作为风险因素来预估TB/HIV双重感染的可能治疗结果。

（吴桂辉　邹莉萍　陈　晴　梁　丽　唐神结）

参考文献

[1] 陈骑，张雅曦，詹森林，等. 基于CD161的流式检测技术在艾滋病合并结核诊断效能的评价［J］. 中国热带医学，2022，22（8）：703-706，723.

[2] 郭静，陈宏，宋炜，等. Xpert MTB/RIF在人类免疫缺陷病毒感染/艾滋病患者中诊断结核病的价值［J］. 微生物与感染，2022，17（3）：148-155.

[3] 中国性病艾滋病防治协会HIV合并结核病专业委员会. 人类免疫缺陷病毒感染/艾滋病合并结核分枝杆菌感染诊治专家共识［J］. 新发传染病电子杂志，2022，7（1）：73-87.

[4] ZHOU X M，FANG G Y，XIE Y Q，et al. Safety evaluation of antituberculosis drugs during pregnancy：a systematic review and meta-analysis［J］. Front Surg，2022，9：871321.

[5] 李京，何金戈，李婷，等. 四川省凉山彝族自治州结核病加强管理模式实施的可行性及有效性分析［J］. 结核与肺部疾病杂志，2022，3（6）：449-454.

[6] 潘程程，张婷，邓云，等. 2015—2020年重庆市万州区结核菌/艾滋病病毒双重感染防治工作效果评价［J］. 中国初级卫生保健，2022，36（5）：55-57，65.

[7] 农小新，周凌云，梁大斌，等. 2010—2021年广西TB/HIV双重感染监测及结核检测情况分析［J］. 应用预防医学，2022，28（5）：414-420.

[8] WU Y X，ZHANG Y N，WANG Y Y，et al. Bedaquiline and linezolid improve anti-TB treatment outcome in drug-resistant TB patients with HIV：a systematic review and meta-analysis［J］. Pharmacol Res，2022，182：106336.

[9] ZHANG L，MENG X M，DONG P，et al. Effects of rifampicin，CYP2B6 and ABCB1 polymorphisms on efavirenz plasma concentration in Chinese patients living with HIV and tuberculosis［J］. Int J STD AIDS，2023，34（1）：37-47.

[10] LE X Q，GUO X Y，SUN J J，et al. Pharmacokinetic features of dolutegravir with rifampicin and rifabutin among patients coinfected with human immunodeficiency virus and tuberculosis/mycobacterium avium complex［J］. Int J Infect Dis，2022，116：147-150.

[11] 丁秀荣，刘家琛，陈铭，等. 艾滋病合并播散性非结核分枝杆菌病患者71例的临床和实验室检查特征［J］. 中华传染病杂志，2022，40（10）：597-601.

[12] 黄捷，谢侃，卢祥婵，等. HIV阳性和阴性非结核分枝杆菌感染患者比较分析［J］. 热带医学杂志，2022，22（8）：1109-1112.

[13] HU J J，GU L，SHAO Y M，et al. Long-term case-fatality rate of nontuberculous mycobacterial disease in people living with HIV［J］. Infect Dis Poverty，2022，11（1）：16.

[14] ZHANG Y，ZHAO CS，CHEN J M，et al. Efficacy of single-stage posterior surgery for HIV-positive patients with thoracolumbar tuberculosis［J］. AIDS Res Ther，2022，19（1）：53.

[15] 杨静，姬郁林，刘祥敏，等. 人类免疫缺陷病毒感染合并结核患者护理需求现状及影响因素分析［J］. 中国医药导报，2022，19（21）：45-48，61.

[16] 程耀，陈洪德，吴桂辉，等. 成都市某医院结核重症监护室TB/HIV感染患者死亡相关因素分析［J］. 临床肺科杂志，2022，27（11）：1746-1750.

[17] YANG N，CHEN C，HE J G，et al. Treatment outcome and its associated factors among HIV-MTB co-infected patients in Sichuan，China：a retrospective study［J］. Medicine（Baltimore），2022，101（48）：e32006.

第二十章　肝肾功能异常患者结核病的治疗

在结核病患者的治疗过程中，肝肾功能损伤是最常见的药品不良反应（ADR）；此外，部分患者在治疗前亦存在肝、肾基础疾病，此类患者结核病的诊断方法、治疗策略及预后均与一般患者有较大不同，本章就近1年国内相关研究成果进行简要阐述。

一、抗结核药物所致肝损伤的治疗

（一）抗结核药物性肝损伤

1. 抗结核药物性肝损伤的概况及高危因素　抗结核药物性肝损伤（ATB-DILI）是我国药物性肝损伤的最常见原因之一，也是抗结核药物最常见的ADR，在我国发生率约为11%，以轻中度肝损害为主，患者大多预后良好。ATB-DILI的发生与多种因素相关，常见危险因素包括高龄、种族、肝炎病毒感染或合并其他急慢性肝病、慢性酗酒、HIV感染、营养不良、遗传易感性因素等。近1年的研究提示，高龄、基础肝病、糖尿病、营养不良、合用其他肝毒性药物与ATB-DILI的发生相关，在DILI患者中检测血清肿瘤坏死因子-α（TNF-α）、白介素（IL）-17、IL-6、IL-10和成纤维细胞生长因子（FGF）-1等细胞因子水平的变化有助于评估病情。

为了探讨住院结核患者发生ATB-DILI的影响因素，并建立Nomogram风险预测模型，赵鹏等[1]回顾性收集了2017年1月至2021年6月贵阳市公共卫生救治中心收治的5681例住院结核病患者，其中男性患者3342例，女性患者2339例。回顾性分析患者的基线特征、结核病情、行为及疾病相关资料等，筛选分析影响因素，构建Nomogram模型并进行验证其临床实际应用价值。结果发现，3.8%（214/5681）的患者发生ATB-DILI，其中，肺外结核（EPTB）（$OR=1.876$，$P<0.001$）、营养不良（$OR=4.411$，$P<0.001$）、合并基础肝病（$OR=4.961$，$P<0.001$）、间断使用护肝药（$OR=2.137$，$P=0.007$）是发生ATB-DILI的独立危险因素，全程使用护肝药（$OR=0.292$，$P<0.001$）是其保护因素。将以上5个相关影响因素构建Nomogram模型，ROC曲线AUC为0.749（95%*CI* 0.713～0.786），敏感性为64.0%，特异性为75.2%。Hosmer-Lemeshow检验（HL检验）显示，Nomogram模型具有较好的拟合度（$\chi^2=3.068$, $P=0.381$）。决策曲线显示，Nomogram模型在高风险阈值范围（0.10～0.68）时有一定的临床实用性。姚雷娜等[2]亦对ATB-DILI的临床特征和危险因素进行了回顾性研究，并建立风险预测模型。该研究纳入60例ATB-DILI患者为观察组，以同期治疗的1100例结核病患者作为对照组。结果发现，在ATB-DILI患者中，女性患者占58.33%，平均年龄为（46.83±11.24）岁，其中40～69岁人群占56.67%；临床分型包括40例肝细胞损伤型、13例

胆汁淤积型及7例混合型；临床表现以食欲下降和乏力最为显著。患者高龄、基础肝病、糖尿病、胆囊疾病、白蛋白（ALB）、总胆红素（TBIL）、抗结核治疗方案中包含吡嗪酰胺及合用其他肝毒性药物是ATB-DILI的独立危险因素。R软件建立的列线图预测模型C-index指数高达0.902，具有较好的预测能力。刘肄辉等[3]回顾性分析了2018年1—12月杭州市红十字会医院收治的90例初治肺结核患者资料。结果发现，肝对抗结核药物的不同反应与患者年龄、基础肝病、药物过敏史有关。杨天池等[4]搜索“中国疾病预防控制信息系统”的子系统“结核病管理信息系统”和宁波市区域诊疗信息平台，回顾性分析了2015—2019年宁波市ATB-DILI的影响因素。研究纳入9397例肺结核患者，其中1425例（15.16%）患者发生ATB-DILI，ATB-DILI发生的中位时间为24天（QR为44天）。多因素logistic回归分析结果显示，初治（OR＝1.464，95%CI 1.153 ～ 1.859）和肝病史（OR＝2.001，95%CI 1.709 ～ 2.342）是ATB-DILI的危险因素。

HIV阳性者是肺结核的好发人群。为了探讨HIV阳性住院患者肝功能损害的相关危险因素，Liu等[5]回顾性收集了2010年1月1日至2019年12月31日于中国医科大学附属第一医院感染科住院的HIV阳性患者。研究共纳入493例肝检查异常患者。结果显示，在63例（12.8%）严重肝损伤患者中，由更新的Roussel-Uclaf因果关系评估法（RUCAM）评分确定了药物为DILI直接原因的患者有43例。抗结核药物（aOR＝1.835，95%CI 1.031 ～ 3.268）、应用复方磺胺甲噁唑（aOR＝2.775，95%CI 1.511 ～ 5.096）、病毒性肝炎（aOR＝2.340，95%CI 1.161 ～ 4.716）、饮酒史（aOR＝3.392，95%CI 1.199 ～ 4.769）、血小板减少（aOR＝2.583，95%CI 1.127 ～ 5.917）与严重肝损伤相关（P均＜0.05）。

近年的研究提示，DILI患者的临床、病理学特征及血清细胞因子水平变化具有一定特征。在治疗DILI时，检测血清细胞因子水平的变化有助于评估病情。刘海涛等[6]对2019年5月至2021年5月在安徽省阜阳市第二人民医院住院并进行肝活检的60例消化内科和肝病科DILI患者进行了分析。结果发现，抗结核药（23.3%）、中草药（15.0%）、化学药物（11.7%）和保健品（11.7%）是引起DILI最常见的药物，其余为非甾体抗炎药（5.0%）、抗精神病药（5.0%）、蜂毒（6.7%）、抗生素类药物（5.0%）、避孕药物（1.7%）、抗癫痫药物（3.3%）、降糖药（6.7%）和减肥药（5.0%）。DILI患者肝组织病理学主要表现为嗜酸性粒细胞（36.7%）、淋巴细胞（18.3%）、中性粒细胞（15.0%）等炎性细胞浸润，其他病理学表现包括浆细胞浸润（10.0%）、脂肪变性（8.3%）、胆汁淤积（5.0%）、肝细胞凋亡（3.3%）和肉芽肿形成（3.3%）。DILI患者血清TNF-α、IL-17、IL-6、IL-10和FGF-1水平分别为（16.5±3.3）pg/ml、（38.8±6.7）pg/ml、（122.9±15.2）pg/ml、（2.0±1.2）pg/ml和（15.3±5.1）pg/ml，治疗后分别为（2.1±0.8）pg/ml、（15.2±5.4）pg/ml、（45.3±8.4）pg/ml、（5.9±1.4）pg/ml和（26.8±7.6）pg/ml，差异有统计学意义（P＜0.05）。王宇等[7]回顾性分析了2019年1月至2021年8月在上海曙光医院及宝山分院住院的219例DILI患者，按照药物损伤类别及损伤程度进行分组，研究其临床特征、生化及外周血清免疫学特点，同时选取29例健康体检者作为正常对照组进行分析。结果显示，DILI患者中，女性患者122例（56%），男性患者97例（44%）。由中药、中成药或保健品导致肝损伤者89例（40%），由抗结核药物、抗肿瘤药物等西药导致肝损伤者130例（60%）。临床分型包括肝细胞损伤型患者82例（37%）、胆汁淤积型患者17例（8%）、混合损伤型患者120例（55%）。肝功能正常组与DILI对照组比较，

IL-6、IL-10在DILI的外周免疫血清分布中均具有统计学差异（Z值分别为3.828和2.695，P值分别为＜0.001和0.007）。结果表明，药物或药物-蛋白复合物或可影响炎症及免疫通路，释放相关的细胞因子（如IL-6、IL-10）参与DILI发病进程。为分析相关免疫及炎症指标对ATB-DILI的诊断价值，陆霓虹等[8]对2019年1月至2021年1月昆明市第三人民医院收治的325例肺结核患者进行分析。其中，ATB-DILI患者115例（A组），未发生DILI患者210例（B组），并纳入同期门诊健康体检者98例（C组），对三组患者的免疫细胞、炎症指标、血清早期分泌抗原6（early secretory antigen-6，ESAT-6），以及基质金属蛋白酶（MMP）-9和MMP-14进行分析。结果发现，A组患者$CD4^+$T淋巴细胞计数［295.0（155.0，449.0）个/μl］低于B组［571.0（397.0，642.0）个/μl］和C组［775.0（710.0，993.0）个/μl］，差异均有统计学意义（H＝27.225、40.117，P均＝0）；A组血浆降钙素原（PCT）［4.3（0.9，11.5）ng/ml］、D-二聚体［4.5（0.7，8.4）μg/ml］、ESAT-6［59.3（27.1，66.5）pg/ml］、MMP-9［29.1（18.6，39.6）ng/ml］表达水平均高于B组［分别为2.8（0.5，8.6）ng/ml、2.3（0.5，5.1）μg/ml、32.5（25.8，59.2）pg/ml、17.2（12.7，21.3）ng/ml］，差异均有统计学意义（H＝28.991、29.879、32.045、31.122，P均＝0）；A组和B组MMP-14表达量［分别为54.7（41.4，66.7）ng/ml和60.2（45.2，65.1）ng/ml］均高于C组［5.5（2.8，6.3）ng/ml］，差异均有统计学意义（H＝49.209、53.436，P均＝0）。多因素logistic回归分析显示，高龄（＞65岁）、ESAT-6升高（＞30.5 pg/ml）是ATB-DILI发生的独立危险因素（OR＝11.289，95%CI 4.355～24.361，P＝0；OR＝9.479，95%CI 3.340～21.653，P＝0）。研究结果表明，ATB-DILI患者的$CD4^+$T淋巴细胞计数降低，PCT、D-二聚体和MMP-9升高；高龄和ESAT-6高表达是ATB-DILI的独立危险因素。

2. 抗结核药物所致药物性肝损伤的分子机制 从DILI的发病机制可知，药物代谢酶、药物转运体、抗氧化反应和免疫反应在DILI发生、发展过程中均发挥重要作用；体内炎症-抗炎反应的失衡方向决定肝细胞是发生损伤反应还是修复反应；参与这些代谢过程的相关基因的多态性与DILI易感性密切相关[9-10]。我国近1年的研究提示，与ATB-DILI相关的分子机制为*NAT2*、*HLA-DQB2*、*MMP*、*ALDH2*、*IL-4*、*IL-10*基因多态性。

杨松等[9]总结了宿主基因多态性与异烟肼诱导DILI相关性的研究进展。异烟肼主要经N-乙酰转移酶2（N-acetyltransferase 2，NAT2）蛋白酶代谢，*NAT2*基因表型的多态性是导致异烟肼血药浓度异质性的最主要原因。不同种族的*NAT2*基因具有多态性，并分为*RA*、*IA*、*SA*和*USA*四型。*NAT2*基因多态性和DNA甲基化是影响NAT2表达的主要因素，其基因多态性导致NAT2蛋白酶活性的变异性，进而引起个体对异烟肼反应的差异。*RA*型患者NAT2酶浓度较高，结核病患者血浆异烟肼浓度从高到低依次为*USA*型、*SA*型、*IA*型和*RA*型，*RA*型患者的血浆异烟肼清除速度快于*IA*型和*SA*型。虽然*USA*型和*SA*型患者的治疗效果可能较好，但其罹患异烟肼诱导肝损伤的风险可能也较高。*NAT2*基因突变后异烟肼的药物动力学特征也会发生变化。进一步明确宿主*NAT2*基因型及其表型多态性、血浆异烟肼浓度与不良反应的关系有助于提高疗效并降低不良反应。张淑英等[10]的研究亦提示，在异烟肼药物导致DILI的患者中，*NAT2*基因在*rs*1041983（282C＞T）、*rs*1801280（341T＞C）、*rs*1799930（590G＞A）、*rs*1799931（857G＞A）的基因突变型比例显著高于非DILI组（P＜0.05）。*NAT2*基因突变型检测诊断ATB-DILI的敏感性为76.5%，特异性为77.5%，阳性预测值（PPV）为76.5%，阴性预测值（NPV）为77.5%，因此，*NAT*2基因多态性也许可作为异烟肼导致DILI的分子标志物。

为了探究*IL*-4、*IL*-10基因多态性与ATB-DILI的关系，赵春娥等[11]选取2018年1月至2020年10月重庆大学附属三峡医院感染科收治的87例发生ATB-DILI的肺结核患者，按照1∶1的比例匹配同期未发生ATB-DILI的肺结核患者作为对照组，提取患者外周血DNA，采用PCR检测确定*IL*-4（*rs*2243250、*rs*2070874）、*IL*-10（*rs*1800871、*rs*1800872、*rs*1800896）基因型，分析*IL*-4、*IL*-10基因多态性与ATB-DILI的关联。结果发现，两组患者*IL*-4（*rs*2243250、*rs*2070874）、*IL*-10（*rs*1800871、*rs*1800872）基因型分布频数比较，差异有统计学意义（$P<0.05$），ATB-DILI患者的*IL*-4*rs*2243250、*rs*2070874位点T等位基因频数高于对照组，是结核病患者发生ATB-DILI的危险因素（$P<0.05$）。单倍型分析结果显示，*T-T*单倍型是结核病患者发生ATB-DILI的危险因素。

陈凤等[12]选择2019年3月至2019年8月深圳市第三人民医院治疗的62例ATB-DILI患者，采用荧光PCR-熔解曲线法检测*ALDH*2基因多态性。结果显示，37例（59.7%）患者的*ALDH*2基因为纯合野生型*ALDH*2x1/x1*GG*，21例（33.9%）为杂合型*ALDH*2x1/x2*GA*，4例（6.5%）为纯合突变型*ALDH*2*X*2/*X*2*AA*。40.4%的患者拥有*ALDH*2缺陷基因。不同*ALDH*2基因型分组比较显示，纯合突变型患者的白细胞计数、淋巴细胞百分比、血小板计数、凝血酶原时间、白蛋白、总蛋白、谷丙转氨酶、谷草转氨酶、碱性磷酸酶、γ-谷氨酰转肽酶水平的中位数值均高于纯合野生型和杂合型患者，其性粒细胞百分比、单核细胞百分比、血红蛋白浓度、总蛋白水平较低于其他两组，但差异均无统计学意义（$P>0.05$）。由此得出结论，*ALDH*2基因缺陷，尤其是发生纯合子突变可能会导致肝功能异常。

为了探讨人类白细胞抗原*DQB*2（*HLA-DQB*2）基因多态性与中国西部人群ATB-DILI的关联，江硕等[13]纳入2016年12月至2018年4月就诊的764例结核病患者，将患者分为ATB-DILI组及非ATB-DILI组，采用48-Plex SNPscan分型方法对*HLA-DQB*2基因的6个SNP（*rs*2395253、*rs*11759423、*rs*1573646、*rs*6902723、*rs*35439528、*rs*6925976）进行分型分析。结果发现，*HLA-DQB*2基因*rs*1573646 *A*等位基因增加了ATB-DILI的发生风险（$OR=1.369$，95%*CI* 1.002～1.871，$P<0.05$），*rs*1573646 *AA*基因型增加了ATB-DILI发生风险（$P<0.05$）。隐性模型显示，*rs*1573646 *AA*基因型患者相较于*AC*/*CC*基因型具有较高的ATB-DILI发生风险（$OR=2.227$，95%*CI* 1.183～4.190，$P<0.05$）；*rs*6902723 *GG*基因型患者相较于*GA*/*AA*基因型具有较高的ATB-DILI发生风险（$OR=2.184$，95%*CI* 1.163～4.099，$P<0.05$）。由此得出结论，*HLA-DQB*2 SNP（*rs*1573646）*A*等位基因及*rs*6902723 *GG*基因型可能与ATB-DILI发生风险增加有关。

陆霓虹等[14]回顾性分析了2019年6月至2020年6月昆明市第三人民医院收治的98例ATB-DILI患者，选取同期门诊健康体检者30例作为对照，研究ATB-DILI患者MMP水平及其相关性。结果发现，不同临床分型ATB-DILI患者MMP-1、MMP-2、MMP-9、MMP-14浓度有不同程度升高；ATB-DILI严重程度1、2、3、4、5级患者的MMP-9浓度分别为16.2（13.2，19.3）ng/ml、21.5（18.4，23.6）ng/ml、24.3（20.6，27.1）ng/ml、30.3（25.1，35.3）ng/ml、38.5（33.9，43.1）ng/ml。结果表明，MMP浓度与ATB-DILI严重程度分级呈正相关（$r=0.882$，$P=0$）。

（二）结核病合并慢性病毒性肝炎

临床上经常遇到结核病患者合并丙型肝炎病毒（hepatitis C virus，HCV），患者需要同时治疗两种感染。目前，新型抗结核药物和抗HCV的口服直接抗病毒药物（direct-acting antiviral agent，DAA）已广泛应用。抗HCV药物和抗结核药物联用时需考虑药物-药物相互作用（drug-drug interaction，DDI）、抗结核药物诱导的肝毒性，以及肝病状态。抗结核药物和抗HCV药物主要通过肝代谢和消除，多种药物共用相同的转运蛋白。两类药物所发挥的酶抑制作用多于酶促作用，后者主要见于利福霉素。抗HCV药物更多依赖CYP酶代谢；而抗结核药物（除了贝达喹啉、德拉马尼和利福布汀外）很少依赖CYP酶代谢。利福平是强有力的多药物代谢酶诱导剂，故不推荐利福平与抗HCV方案联用，可替换为CYP酶诱导作用较弱的利福布汀。

对于药物敏感性结核病患者，抗结核药物可选择异烟肼、吡嗪酰胺和乙胺丁醇，与一种二线抗结核药物联合应用；而抗HCV药物可根据基因型选择一线DAA和替代DAA。对于治疗药物敏感性结核病合并HCV感染患者，也可采用异烟肼、利福布汀、吡嗪酰胺和乙胺丁醇与来迪派韦-索磷布韦联合使用。对于肝硬化患者，抗HCV方案推荐不含NS3/4A蛋白酶的一线DAA组合（索磷布韦-维帕他韦或来迪派韦-索磷布韦）联用利巴韦林，不加DDI风险；而抗结核药物根据Child-Pugh分级标准，依次用二线非肝毒性药物替换吡嗪酰胺、异烟肼和利福布汀。

对于MDR-TB患者，推荐包括3种A类药物（氟喹诺酮类药物、贝达喹啉和利奈唑胺）及至少一种B类药物（氯法齐明或环丝氨酸）与索磷布韦-维帕他韦的抗HCV方案联用，这种组合理论上发生DDI的可能性最小，也可考虑联用一线基因特异型抗HCV药物来迪派韦-索磷布韦和替代方案中的索磷布韦-达卡他韦。如果抗结核方案中不包含贝达喹啉，其他一线抗HCV方案也可作为联用选择。对于肝硬化患者，针对耐药结核病的二线方案的肝毒性相对低，可在密切监测肝功能的基础上，推荐应用索磷布韦-维帕他韦联合治疗，加用利巴韦林不影响DDI[15]。

另外，在选择结核病合并HCV感染患者的药物治疗方案时，除了考虑药物代谢及DDI，还需要考虑结核病和HCV疾病感染状态，以及肝病和结核病的严重程度，才能做出联合用药的选择。

二、预防性保肝药物治疗

不同研究报道的预防性保肝药物治疗结果并不一致。近1年的荟萃分析提示，预防性保肝药物治疗与ATB-DILI风险的降低无关。

保肝药物对ATB-DILI的实际预防效果尚未得到充分描述。为了评估真实环境中预防性保肝药物治疗的模式，以及在没有已知DILI危险因素的成人结核病患者中发生ATB-DILI的风险，Chen等[16]对2015—2020年在中国疾病预防控制中心结核病登记处接受一线抗结核药物患者的资料进行回顾性队列研究，评估在开始抗结核治疗前30天内使用预防性保肝药物，包括水飞蓟素和/或甘草次酸的患者的肝损伤情况；统计ATB-DILI的发生率、治疗中断、死亡等情况，评估DILI风险的次分布风险（SHR）和95%*CI*，并对患者的年龄、性别、结核病相关特征和合并症进行调整。研究纳入6743例成人结核病患者（平均年龄为47.1岁，标准差为18.7岁；65.80%为男性），其中2886例（42.8%）患者接受了预防性保肝药物治疗。在结核病诊断后367天的中位随访时间中，共观察到895例DILI事件和111例无DILI的全因死亡事件。在预防性保肝药物治疗组和未预防性治疗组中，DILI和全因死亡率的综合结果发生率分别为248.9/1000人年和222.3/1000人年（*OR*＝1.35，95%*CI* 1.11～1.64），DILI的发病率分别为223.7/1000人年和196.1/1000人年（*OR*＝1.38，95%*CI* 1.12～1.71）。由此得出结论，预防性保肝药物治疗与ATB-DILI风险的降低无关。

三、结核病合并慢性肾脏病的治疗

我国是慢性肾脏病和结核病高负担国家，慢性肾脏病患者感染结核病的风险增加，而结核病患者中慢性肾脏病的患病率也明显增高，两病共存为临床治疗带来了极大的困难[17]。

我国2022年更新的《慢性肾脏病合并结核病的治疗专家共识（2022版）》对此类患者的概况、临床特征、抗结核药物代谢特点、方案制定原则等进行了探讨和归纳总结。抗结核治疗方案须综合考虑患者年龄、整体健康情况、合并症、感染部位、耐药性、肾小球滤过率（glomerular filtration rate，GFR）下降对药物代谢动力学影响等因素，在治疗时间、药物种类、药物剂量、给药间隔、疗程等方面进行个体化综合治疗。对于慢性肾功能衰竭患者，在制定抗结核治疗方案时，应尽量选择经肝、肝肾双通道或肝肾之外代谢通路的药物，避免使用具有明显肾毒性且主要经肾代谢的药物。慢性肾功能衰竭患者可常规使用的药物包括异烟肼、利福平、利福喷丁、莫西沙星、乙（丙）硫异烟胺、对氨基水杨酸、利奈唑胺、氯法齐明；需要减量使用的药物包括利福布汀、吡嗪酰胺、乙胺丁醇、氧氟沙星、加替沙星、左氧氟沙星、环丝氨酸、亚胺培南/西司他丁、美罗培南、阿莫西林/克拉维酸钾；避免使用的药物包括链霉素、阿米卡星、卷曲霉素；没有成熟证据，需在密切观察下应用的药物为贝达喹啉。对于单纯GFR轻度下降［60～89 ml/（min·1.73m^2）］的患者，抗结核治疗方案应按照抗结核治疗的国家规范和指南进行，无须降低抗结核药物剂量；对于GFR降低明显的慢性肾脏病（chronic kidney disease，CKD）患者（主要为CKD3b、4～5期及接受透析的患者），抗结核治疗方案必须根据GFR进行调整。现有的推荐用法及用量绝大多数来自血液透析患者的研究和数据，药动学研究相对透彻。由于腹膜透析为个体化治疗方式，每例患者每天透析的剂量、透析时长、每周的尿素清除指数Kt/V值均不相同，目前国内外尚无腹膜透析患者抗结核治疗方案的研究数据，因此，腹膜透析患者抗结核治疗方案均比照血液透析患者推荐方案，建议在抗结核治疗过程中加强对抗结核药物血药浓度的监测，随时调整服药剂量和时间。肾移植患者的抗结核治疗方案需要根据患者GFR的实际情况来制定，若移植肾功能正常则无须调整剂量；若GFR下降，则需要根据GFR水平降低部分抗结核药物的使用剂量[18]。

（顾　瑾　唐神结）

参考文献

［1］赵鹏，陈静，杨光红，等. 住院结核患者抗结核药物性肝损伤的Nomogram风险预测模型构建［J］. 中华结核和呼

吸杂志，2022，45（2）：171-176.

[2] 姚雷娜，胡宾．抗结核药物所致肝损伤的不良反应分析及风险因素研究［J］．临床肺科杂志，2022，27（1）：62-67.

[3] 刘肄辉，郭艳，冯慧，等．肝脏对抗结核药物肝毒性不同反应的临床观察［J］．中华全科医学，2022，20（2）：240-242.

[4] 杨天池，李舒婷，陈琴，等．宁波市肺结核患者药物性肝损伤的影响因素研究［J］．预防医学，2022，34（2）：114-118.

[5] LIU S，ZHOU Y，WANG Y，et al. The correlated risk factors for severe liver damage among HIV-positive inpatients with abnormal liver tests［J］. Front Med（Lausanne），2022，9：817370.

[6] 刘海涛，张雷鸣，李经纬．药物性肝损伤患者临床与病理学特征分析［J］．实用肝脏病杂志，2022，25（4）：508-511.

[7] 王宇，罗琼，李书，等．药物性肝损伤外周血清免疫学特点的初步探析［J］．临床肝胆病杂志，2022，38（5）：1097-1100.

[8] 陆霓虹，沈凌筠，刘洪璐，等．早期分泌抗原靶6及免疫和炎症指标对抗结核药物性肝损伤的诊断价值［J］．中国防痨杂志，2022，44（7）：654-659.

[9] 杨松，郭建琼，严晓峰，等．宿主N-乙酰转移酶2多态性与异烟肼诱导肝损伤相关性的研究进展［J］．中华结核和呼吸杂志，2022，45（2）：227-232.

[10] 张淑英，唐媛媛，裴景亮．NAT2基因多态性与异烟肼药物性肝损伤的相关性分析［J］．分子诊断与治疗杂志，2022，14（2）：342-345.

[11] 赵春娥，田冰，刘刚，等．IL-4和IL-10基因多态性与肺结核患者抗结核药物性肝损伤的关联［J］．中华医院感染学杂志，2022，32（4）：535-539.

[12] 陈凤，唐怡敏，黎倩卉，等．抗结核药物肝损伤ALDH2基因多态性分析［J］．中华肺部疾病杂志（电子版），2022，15（1）：103-105.

[13] 江硕，赵珍珍，周娟，等．*HLA-DQB2*基因多态性与中国西部人群抗结核药物致肝损伤的关联性研究［J］．国际检验医学杂志，2022，43（4）：491-496，501.

[14] 陆霓虹，沈凌筠，刘洪璐，等．基质金属蛋白酶类水平与抗结核药物性导致肝损伤的相关性分析［J］．中国防痨杂志，2022，44（2）：164-168.

[15] 马世武，王嘉睿，朱娅梅．结核合并丙型肝炎病毒感染同时治疗的药物选择［J］．中华肝脏病杂志，2022，30（1）：113-116.

[16] CHEN Q，HU A，MA A，et al. Effectiveness of prophylactic use of hepatoprotectants for tuberculosis drug-induced liver injury：a population-based cohort analysis involving 6，743 chinese patients［J］. Front Pharmacol，2022，13：813682.

[17] LU M，SUE YM，HSU HL，et al. Tuberculosis treatment delay and nosocomial exposure remain important risks for patients undergoing regular hemodialysis［J］. J Microbiol Immunol Infect，2022，55（5）：926-934.

[18] 中华医学会结核病学分会．慢性肾脏病合并结核病的治疗专家共识（2022版）［J］．中华结核和呼吸杂志，2022，45（10）：996-1008.

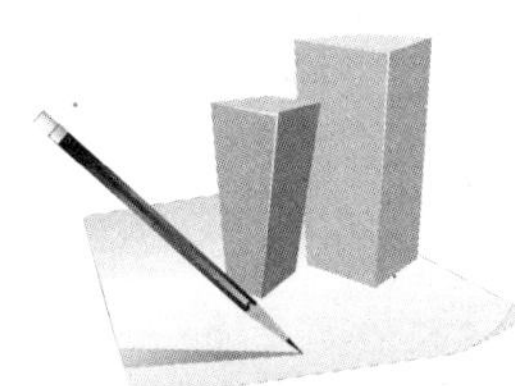

国际部分

上篇　结核病预防

第一章　结核病的流行

结核病流行病学研究结核病在人群中的分布状况及影响因素，以有针对性地提出防控措施。本章从全球结核病流行状况、青少年结核病流行状况、结核病相关影响因素、结核病与相关疾病、特殊人群结核病及新型冠状病毒感染大流行对结核病的影响等方面，对2022年全球结核病流行病学研究领域的一些新进展进行介绍。

一、全球结核病流行状况

2022年10月27日，世界卫生组织（World Health Organization，WHO）发布了《2022年全球结核病报告》。据WHO估计，2021年全球新发结核病约1060万人（990万～1100万），发病率约为134/10万，其中成年男性占56.5%，成年女性占32.5%，＜15岁的儿童占11%。2020—2021年，结核病发病率上升了3.6%，而过去20年内每年下降约2%。据估算，耐药结核病（drugresistant tuberculosis，DRTB）的负担在2020—2021年也有所增加，2021年新患者中利福平耐药结核病（rifampicin resistant tuberculosis，RRTB）为45万例（39.9万～50.1万）。2021年，全球大多数的结核病患者发生在东南亚区（45%）、非洲区（23%）和西太平洋区（18%）；而东地中海区（8.1%）、美洲区（2.9%）和欧洲区（2.2%）所占比例较小。30个结核病高负担国家占全球所有估算新发病患者的87%，其中印度（28%）、印度尼西亚（9.2%）、中国（7.4%）、菲律宾（7.0%）、巴基斯坦（5.8%）、尼日利亚（4.4%）、孟加拉国（3.6%）和刚果（金）（2.9%）8个国家的患者占全球患者总数的2/3。世界各国结核病流行的程度差异较大，发病率从＜5/10万到＞500/10万。2021年，47个国家的结核病发病率低于10/10万，大多数分布在美洲区和欧洲区，少数分布在东地中海区和西太平洋区。30个结核病高负担国家中的大多数国家发病率在150/10万～400/10万，其中中非共和国、加蓬、莱索托、菲律宾和南非等国的发病率高于500/10万。在所有结核病患者中，人类免疫缺陷病毒（human immunodeficiency virus，HIV）感染者占6.6%。据估计，2021年有140万HIV阴性的结核病患者死亡，其中成年男性患者占54%，成年女性占32%，年龄＜15岁的儿童占14%；18.7万HIV阳性结核病患者死亡，其中成年男性患者占51%，成年女性占38%，年龄＜15岁的儿童占11%[1]。

1993—2019年，美国结核病发病率稳步下降，但在这之后，结核病每年的下降速度放缓，直到2020年，结核病发病率大幅下降（19.9%）。结核病发病率的急剧下降可能与新型冠状病毒感染大流行期间的多种因素有关，包括结核病的诊断延迟或漏诊，或与控制新型冠状病毒感染大流行的努力，以及移民和旅行减少等有关的结核病发病率真正下降有关。2021年期间，美国50个州和哥伦比亚特区共向CDC的国家结核病监测系统（national tuberculosis surveillance system，NTSS）报告了7860例结核病患者。与美国2020年结核病发病率2.16/10万相比，2021年美国报告的结核病发病率为2.37/10万，上升了9.4%，但仍比2019年的结核病发病率（2.71/10万）低12.6%。2021年期间，美国出生和非美国出生人群的结核病发病率均有所上升。与2020年相比，2021年期间观察到的结核病发病率增加部分原因可能是2020年期间出现症状的患者诊断延迟；然而，与新型冠状病毒感染大流行前水平相比仍大幅下降，引起了对目前结核病诊断不足的关注。在美国，应保持结核病控制和预防服务能力，包括早期诊断和彻底治疗结核病和结核潜伏感染（latent tuberculosis infection，LTBI），并提高对结核病的认识，以实现消除结核病[2]。

WHO终止结核病流行的目标是在2015—2035年期间将结核病发病率减少90%，将结核病相关死亡减少95%。乌干达是结核病和HIV感染高负担国家。尽管在2000—2018年期间HIV合并结核病感染的患者有所下降，但由于未感染HIV的个体中新增结核病患者数量上升的影响，乌干达结核病发病率下降缓慢。Baluku等[3]回顾性地从乌干达地区卫生信息系统中提取农村8个区2015—2019年登记的结核病患者和治疗结果的资料，研究乌干达农村地区合并和未合并HIV感染的结核病患者的登记率和治疗结果，以便对农村地区实现全球终止结核病流行目标的进展情况进行评估。2015—2019年，乌干达研究地区共登记11 804例结核病患者，其中男性7584例（64.2%），10 635例（90.1%）年龄≥15岁，5811例（49.2%）合并HIV感染。研究发现，结核病的登记率从2015年的37.7例/10万增加到2019年的141.3例/10万，增长了3.7倍；HIV感染者结核病的登记率从2015年的204.7/10万增加到2019年的730.2/10万（$P=0.028$）；HIV阴性结核病的登记率从2015年的19.9/10万增加到2019年的78.7/10万（$P=0.028$）；HIV阴性结核病患者的治疗成功率从2015年的82.1%下降到2019年的63.9%（$P=0.086$）；在HIV阳性合并结核病的患者中，治疗成功率从2015年的69.9%增加到2019年的81.9%（$P=0.807$）。研究得出结论，2015—2019年，乌干达研究地区HIV阳性和HIV阴性的结核病患者登记率均升高，而HIV阴性结核病患者的治疗成功率降低；有必要提高HIV阴性结核病患者的成功治疗率。

二、全球青少年结核病流行状况

结核病每年造成100多万人死亡。虽然大多数结核病死亡发生在较年长的年龄组，但幼儿（0～2岁）是一个特殊的风险群体，因为他们一旦感染，病情进展迅速，病死率高。因此，加强儿童结核病的预防、检测和治疗是全球结核病控制工作的重点之一。有研究表明，全球有1/3的结核病患者没有得到及时的诊断和治疗。儿童结核病的发现诊断也很困难。Yerramsetti等[4]建立了儿童结核病流行的数学模型，并且考虑到与成人结核病患病率的差异及结核病的暴露风险、暴露后的感染率及感染后发病情况等，用以估计2013—2019年占全球结核病负担99%以上国家的儿童结核病发病率。研究者从联合国人口司的数据中提取儿童人口数，并使用WHO成人结核病发病率估计值；应用185个国家和地区的数据设定模型参数，利用该模型估计不同国家、年龄组和年份的儿童结核病发病率趋势，以及这些患者被诊断和报告的比例。结果显示，2019年，估计儿童结核病患者有997 500例（95%*CI* 868 700～1 163 100），其中0～4岁儿童结核病患者有481 000万例（398 400～587 400），5～14岁儿童结核病患者有516 500例（442 900～608 000）。据估计，0～4岁儿童结核病发现比例（41%，95%*CI* 34%～50%）低于5～14岁儿童（63%，95%*CI* 53%～75%），不同国家间的儿童结核病患者发现比例差异很大。在研究期间，儿童结核病发现比例估计值大幅增加，从2013年的18%（15%～20%）增至2019年的53%（45%～60%），发现比例的改善主要集中在东地中海、东南亚和西太平洋地区。在研究期间，全球结核病发病率年均递降率为1.52%（1.42%～1.66%）。儿童结核病的发病率和死亡率较高，研究数据表明，目前儿童结核病患者（及其相关死亡率）可能被大大低估了。研究结果提示，对于儿童结核病患者需要快速诊断，强化儿童结核病报告系统，并在结核病高负担环境中开发更准确和易于使用的儿童结核病诊断方法。

2019年，在全球新报告的710万例结核病患者中，肺外结核（extrapulmonary tuberculosis，EPTB）约占16%。与成人相比，儿童由于年龄小免疫功能较弱，更有可能患EPTB。2020年，全球估计有110万儿童（＜15岁）罹患结核病，但儿童EPTB负担资料仍未知。儿童EPTB的临床表现多样，从而导致EPTB诊断延迟、疾病进展和死亡。巴基斯坦是全球30个结核病高负担国家之一，EPTB占新登记结核病的20%。Dubois等[5]收集了2015—2016年巴基斯坦Sindh地区4家医疗机构中诊断的儿童结核病患者，并通过细菌学或影像学标准。收集患儿的人口学资料、临床特征和症状、家族史，以及是否患有EPTB。研究者将儿童按年龄分为0～4岁、5～9岁和10～14岁3个年龄组进行回归分析，研究EPTB的影响因素。共收集儿童结核病患者1163例，其中EPTB患者157例（13.5%），0～4岁年龄组46例（29.3%），5～9岁年龄组53例（33.8%），10～14岁年龄组58例（36.9%）。在EPTB患儿中，最常见的结核部位是淋巴结（113例，72.4%）和腹部（31例，19.9%）。在多变量分析中，按照年龄组分层，在0～4岁年龄组，体重减轻（*OR*＝2.80，95%*CI* 1.05～7.47）和咳嗽（*OR*＝0.12，95%*CI* 0.07～0.19）与EPTB发病相关；在5～9岁年龄组，咳嗽（*OR*＝0.22，95%*CI* 0.13～0.39）与EPTB发病率低相关；在10～14岁年龄组，体重减轻（*OR*＝2.79，95%*CI* 1.28～6.07）和咳嗽（*OR*＝0.25，95%*CI* 0.18～0.35）与EPTB发病相关。以0～4岁年龄组为参照，5～9岁年龄组（*OR*＝0.12，95%*CI* 0.04～0.37）和10～14岁年龄组（*OR*＝0.30，95%*CI* 0.15～0.60）与低腹腔结核发病相关；咳嗽（*OR*＝3.04，95%*CI* 1.04～8.91）与高腹腔结核发病相关。以0～4岁年龄组为参照，5～9岁年龄组（*OR*＝1.69，95%*CI* 1.24～2.31）和10～14岁年龄组（*OR*＝1.59，95%*CI* 1.6～2.18）与高淋巴结核发病相关。这项研究将为巴基斯坦不同年龄组儿童EPTB的临床表现和影响因素提供新的信息，研究结果将有助于儿童EPTB的诊断和治疗结果的改善。

三、结核病相关影响因素

结核病和精神障碍都是全球紧迫的卫生工作重点，并且两者经常并存。2019年，全球有140万人死于结核病，而全球约14%的疾病负担归因于精神障碍。精神障碍在结核病患者中普遍存在。虽然已知精神障碍可影响机体免疫功能，但精神障碍是否在结核病发病中发挥作用尚不清楚。Hayward等[6]应用系统综述的方法研究精神健康与结核病发病风险之间的关联，以期为临床和公共卫生控制措施提供信息。研究者检索了MEDLINE、PsycINFO和PsycEXTRA数据库，纳入1970年1月1日至2020年5月11日发表的关于精神健康与结核病风险之间关联的纵向研究和横断面研究文献，提取研究设计类型、研究人群特征、精神障碍和结核病的诊断方式等内容。使用Critical Appraisal Skills Programme（CASP）和Appraisal Tool for Cross-Sectional Studies（AXIS）对研究文献进行质量评价。共筛选50年来发表的1546篇文献，其中10项研究符合纳入标准，其包括607 184例患者的报告数据。研究区域包括亚洲、南美洲和非洲，其中7项研究涉及情绪障碍，3项研究涉及精神障碍。来自亚洲队列研究的有力证据表明，抑郁症和精神分裂症可增加活动性结核病（active tuberculosis，ATB）的患病风险。对抑郁症的影响在$HR=1.15$（95%CI 1.03～1.28）至$HR=2.63$（95%CI 1.74～3.96）之间，对精神分裂症的影响在$HR=1.52$（95%CI 1.29～1.79）到$RR=3.04$。这些数据与横断面研究的证据相一致，例如，在低收入和中等收入国家（low-and middle-income countries，LMIC）进行的一项大型调查（$n=242\ 952$）报告显示，与无结核症状者相比，有结核症状者的抑郁发作风险比为$OR=3.68$（95% CI 3.01～4.50）。研究得出结论，抑郁症和精神分裂症等精神疾病患者患结核病的风险增加。对精神障碍者进行干预可能有助于在全球范围内降低结核病发病率。

在结核病高负担国家中，埃塞俄比亚排全球第十、非洲第四。结核病患者治疗失访（loss treatment follow-up，LTFU）定义为结核病患者诊断后、开始治疗前已失访或治疗中断连续2个月或更久。结核病患者LTFU是一个重要的公共卫生问题，因为结核病患者可能具有传染性，治疗中断也可能发展为耐多药结核病（multidrug resistant tuberculosis，MDR-TB）。据估计，埃塞俄比亚每年有3万人死于结核病，其中LTFU在结核病死亡中发挥着重要作用。Watumo等[7]提取2020年3月1日至3月30日的数据，这些资料来自2016年6月20日至2019年6月7日期间埃塞俄比亚南部哈迪亚区Gibe Woreda的4个公共卫生机构（3个卫生服务中心和1个初级医院）登记的接受结核病治疗、已知治疗结局的成年结核病患者（≥15岁）记录，评估结核病患者到最近的医疗卫生机构接受抗结核药物治疗的距离与LTFU的关系。研究队列中，暴露组为居住地距离治疗地≥10 km的患者，非暴露组为＜10 km的患者。研究者共收集到402例结核病患者，151例为暴露组，251例为非暴露组；55.5%的患者为男性，62%的患者已婚，62%的患者居住地距离Gibe Woreda卫生服务中心10 km范围内。所有研究对象共随访观察3287.37人月，非暴露组随访2308.57人月，暴露组随访978.8人月。共有37例患者治疗后失访，失访密度为11.26/1000人月（95%CI 8.15/1000人月～15.53/1000人月）。距离卫生机构≥10 km的患者失访密度是＜10 km患者的12.19倍（95%CI 5.01～35.73）。经多变量分析显示，年龄≥45岁（$HR=7.71$，95%CI 1.72～34.50）、教育程度［小学文化（$HR=3.54$，95%CI 1.49～8.40），中学文化（$HR=2.75$，95%CI 1.08～7.03）］、缺乏家庭支持（$HR=2.80$，95%CI 1.27～6.19）、营养支持（$HR=3.40$，95%CI 1.68～6.89）、距离卫生机构≥10 km（$HR=6.06$，95%CI 2.33～15.81）是LTFU的影响因素。研究得出结论，成人结核病患者距离医疗机构路程≥10 km的LTFU是路程较短的患者的12倍。为了让成年结核病患者继续接受治疗，卫生专业人员应关注LTFU

的影响。建议在入院时关注老年、距离卫生机构较远的患者，并建立社会支持平台以帮助患者完成结核病治疗。

全球每年新发儿童结核病约100万人。婴幼儿期发生结核病的风险很大，因此，了解和发现处于结核病高风险状态的儿童，对于应用有限的卫生资源和确定优先次序至关重要。有研究发现，结核病患者的维生素D浓度水平较低，但低维生素D水平是否预示着随后发生结核病的风险高目前尚不清楚。Martinez等[8]在南非应用出生队列研究，研究婴幼儿时期维生素D水平与儿童时期随后发生结核病之间的关系。研究者在南非德拉肯斯坦儿童健康研究中心招募妊娠第20～28周且接受产前保健护理的孕妇，测定其6～10周龄新生儿血清25(OH)D水平，并对其进行前瞻性的随访，进行结核菌素皮肤试验、影像学检查和GeneXpert、痰培养和涂片等检查来筛查结核病。根据血清25(OH)D浓度将儿童分为缺乏（<50 nmol/L）、不足（50～74 nmol/L）和充足（≥75 nmol/L）。对于维生素D缺乏的定义，目前尚无共识。研究共纳入774例儿童进行分析，维生素D浓度中位数是37.4 nmol/L（*IQR* 25.8～47.3）。维生素D浓度<50 nmol/L者624例（81%，95%*CI* 78%～83%），<30 nmol/L者242例（31%，95%*CI* 28%～35%），介于30～50 nmol/L之间者382例（49%），只有1%的儿童维生素D浓度≥75 nmol/L。这些儿童随访的中位时间为7.2年（*IQR* 6.2～7.9）；在5167个儿童年的随访中，62例儿童被诊断患有结核病（1123例/10万人年，95%*CI* 868～1452/10万人年），其中1例（1.4%）表现为播散性结核病，其余61例确诊为肺结核，其中12例（19.7%）经病原学证实。经多因素分析尚未发现早期维生素D缺乏的儿童（<50 nmol/L）患结核病的风险增加（*HR*＝0.8，95%*CI* 0.4～1.6）。按照维生素D浓度大小三等分，以维生素D浓度最低组为参照，尚未发现维生素D浓度最高组的儿童患结核病的风险降低（*HR*＝0.7，95%*CI* 0.4～1.4）。在校正了研究地点、儿童出生季节、家庭结核病暴露、母乳喂养、性别和产妇艾滋病（AIDS）感染状态等时，维生素D<30 nmol/L与2岁或2岁以下儿童的结核菌素阳转相关（*OR*＝1.9，95%*CI* 1.2～3.2）。研究得出结论，在结核病高发地区，婴幼儿时期的维生素D浓度不能预测儿童时期患结核病的风险。然而，较低的维生素D浓度水平与婴幼儿期的结核菌素阳转相关。

结核病是HIV阳性者的主要机会感染之一，HIV阳性者感染结核病的风险是HIV阴性者的20～37倍；30%的HIV阳性者会从LTBI进展为ATB。WHO建议HIV阳性者应用异烟肼6～36个月进行结核病的预防性治疗，但有关应用异烟肼预防性治疗的效果尚存在争议。2014年，厄立特里亚在全国HIV阳性者中进行6个月异烟肼的结核病预防治疗，但其在预防结核病方面的有效性和保护时间受到质疑。Russom等[9]在厄立特里亚进行了一项回顾性队列研究，用于评估HIV阳性者应用异烟肼预防性治疗的预防效果及其保护时间。研究纳入2014年11月1日至2020年11月1日厄立特里亚国家和地区医院HIV诊所中的HIV阳性者，要求有至少1年的随访记录，并且在入组时未患ATB。使用结构化数据提取表从患者临床资料中收集数据，应用Cox比例风险回归模型和Kaplan-Meier曲线评估异烟肼预防性治疗的效果。研究共纳入6803例HIV阳性者，占厄立特里亚所有因HIV就诊患者的75%。约76%的HIV阳性者进行了异烟肼预防性治疗，其余24%的患者未进行异烟肼预防性治疗。平均随访时间为4.9年（*SD*＝1.4）。接受异烟肼预防性治疗组和未治疗组的结核病发病率分别为1.7/1000人年和10.0/1000人年。与接受异烟肼治疗组相比，未治疗组患者有更高的结核病发病风险（*HR*＝3.75，95%*CI* 2.89～6.13）和全因死亡率（*HR*＝2.41，95%*CI* 1.85～3.14）。Kaplan-Meier生存曲线显示，在65个月的随访中，异烟肼预防性治疗组无结核病的随访概率（98.8%）高于未治疗组（95%）（*P*＜0.001）。异烟肼治疗后6个月结核病的保护效果迅速下降。研究得出结论，在厄立特里亚，使用异烟肼预防性治疗6个月可有效减少HIV阳性者发生结核病的风险。然而，在应用异烟肼预防性治疗6个月后，这种保护似乎很快就会减弱，这需要引起重视。

四、结核病合并相关疾病

HIV/AIDS患者并发结核病仍是HIV/AIDS患者死亡的主要原因，而HIV感染仍是LTBI患者发展为ATB的已知最强风险因素。2019年，据估计，全球8.2%的结核病患者携带HIV或并发AIDS。日本的结核病负担处于中等水平，也可以说是低水平。2020年，日本报告了12 739例结核病患者，报告发病率为10.1/10万。2020年，日本新增HIV阳性者750例，新增AIDS患者345例。Kawatsu等[10]收集2012—2020年日本新登记的ATB患者信息，研究结核病患者并发HIV/AIDS的流行病学特征。研究显示，2012—2020年，日本新发156 876例结核病患者，其中379例HIV阳性，结核病患者中HIV阳性的比例为0.2%～0.3%。在接受HIV病毒检测的人群中，HIV阳性者的比例显著增加，从2012年的1.9%（62/3328）增至2020年的3.5%（31/877）（*P*＜0.01）。HIV病毒检测状况不明者的比例一直很高，2020年为59.4%，而报告未进行HIV病毒检测者的比例显著增加，从2012年的21.6%（4601/21 283）增至2020年的33.7%(4292/12 739)。HIV阴性者的结核病治疗成功率高于HIV阳性者［72.7%（3796/5222）*vs.* 60.3%（88/146）］。在结核病患者中，379例HIV阳性，14 339例被归为HIV阴性，43 035例未进行HIV病毒检测，99 123例的HIV病毒检测状况未知。由于报告患者HIV阳性数量较少，且结核病监测系统中HIV病毒检测数据报告的完整性较低，故应谨慎解释这些结果。建议由经过培训的公共卫生护士来完成结核病患者调查，并对结核病合并HIV双重感染患者进行持续监测。

据估计，全世界25%的人群感染了结核分枝杆菌（*Mycobacterium tuberculosis*，MTB），4.63亿人患有糖尿病，糖尿病患者的数量还在增加。糖尿病患者发生结核病的风险是非糖尿病患者的3倍，糖尿病与结核病之间存在显著的相互作用，这表明糖尿病不仅增加患结核病的风险，还影响结核病的临床表现、治疗效果和治疗结局。Huber等[11]收集2009年1月1日至2014年12月31日丹麦＞18岁结核病患者的信息，研究丹麦结核病患者中糖尿病的患病率和危险因素。研究共纳入1912例患者，其中5.0%（96例）的结核病患者并发糖尿病。结核病患者并发糖尿病的比例在2009—2014年间几乎保持稳定（2009年为4.3%，2014年为5.0%）。结核病并发糖尿病的患者年龄较大（年龄＞40岁，*OR*＝3.49，95%*CI* 2.09～6.11），有更多的并发症（如心肌梗死、肿瘤、结缔组织疾病等），且来自丹麦以外地区（欧洲其他国家、非洲、亚洲）。结果显示，来自格陵兰的结核病患者没有发现合并糖尿病，社会经济地位较低的结核病患者其糖尿病的患病率也较低。研究还发现，与丹麦人群相比，丹麦出生的＜54岁和移民＞75岁的结核病患者并发糖尿病的比例较高。研究得出结论，在已知患有糖尿病危险因素的结核病患者中，糖尿病患病率较高；而在社会经济地位较低的结核病患者和格陵兰结核病患者中，糖尿病患病率很低。

HIV感染、结核病和疟疾是埃塞俄比亚和撒哈拉以南非洲最重要的3种传染病。了解这些疾病的空间共分布特征对于针对性地制定地理综合疾病控制措施至关重要。Alene等[12]应用埃塞俄比亚监测数据，研究HIV、结核病和疟疾流行的空间重叠分布特征和影响因素。埃塞俄比亚HIV感染、结核病和疟疾的数据来自全国患病率调查。基于贝叶斯模型的地质统计学模型（MBG）用于生成空间上连续的HIV感染、结核病和疟疾全国患病率估计地图。结果显示，埃塞俄比亚HIV感染的患病率为1.54%（95%*CI* 1.40% ～ 1.70%），结核病患病率为0.39%（95%*CI* 0.34% ～ 0.45%），疟疾患病率为1.1%（95%*CI* 0.95% ～ 1.32%）。HIV感染患病率最高的地区依次为在Gambela（4.52%）、Addis Ababa（3.52%）和Dire Dawa（2.67%）。结核病患病率最高的地区是Dire Dawa（0.96%）和Gambela（0.88%），而疟疾患病率最高的地区是Gambela（6.1%）和Benishangul-Gumuz（3.8%）。在Gambela地区，3种疾病的负担都很高。在部分地区还观察到结核病和HIV高患病率的地理重叠。贝叶斯地质统计模型结果显示，距离最近城市的旅行时间（min）（平均回归系数β＝-0.532，95%*CI* -0.960 ～ -0.122）与HIV患病率呈负相关；而人口密度（人口数/每平方千米，β＝0.010，95%*CI* 0.005 ～ 0.014）和水体距离（km，β＝0.182，95%*CI* 0.053 ～ 0.311）与HIV患病率呈正相关。人口密度与结核病患病率呈正相关（β＝0.008，95%*CI* 0.001 ～ 0.014）。气候因素如年平均气温（℃，β＝0.346，95%*CI* 0.258 ～ 0.434）、年平均降水量（mm，β＝0.312，95%*CI* 0.262 ～ 0.362），以及距离最近城市的旅行时间（min，β＝0.113，95%*CI* 0.084 ～ 0.142）与疟疾患病率呈正相关。此外，人口密度（β＝-0.005，95%*CI* -0.006 ～ -0.004）和距离卫生服务设施的距离（min，β＝-0.300，95%*CI* -0.34 ～～ 0.254）与疟疾患病率呈负相关。研究得出结论，HIV感染、结核病和疟疾在埃塞俄比亚的分布在各地区存在很大的差异。疾病的空间分布与医疗卫生服务、人口和气候因素显著相关。在埃塞俄比亚的部分地区（如Gambela）可以观察到HIV感染、结核病和疟疾流行的空间重叠。这些疾病的综合控制方案应以共同流行程度高的地区为目标。

尼日利亚是全球八大结核病高负担国家之一，2018年，新发结核病约有42万例，发病率为219/10万；死亡12.3万例，死亡率为64/10万（排除HIV和结核病双重感染患者）。另外，在尼日利亚，糖尿病的患病率为4.3%，总死亡中的2%是由糖尿病引起。

结核病在糖尿病患者中有较高的发病率。Anyanwu 等[13]在尼日利亚西南部奥约州采用多阶段分层抽样方法，对15岁及以上结核病患者进行横断面调查，研究结核病患者的血糖水平、结核病并发糖尿病的相关影响因素。研究采用半结构化的问卷收集结核病患者的社会人口学特征、生活方式、临床特征和社会经济学等信息，所有结核病患者均进行糖尿病筛查。共纳入404例结核病患者，其中男性253例（62.6%），女性151例（37.4%）；结核病并发糖尿病患者32例（7.9%，95%*CI* 5.7% ～ 10.9%），糖耐量受损30例（7.4%）。男性结核病患者年龄为（41±14.2）岁，女性年龄为（36.8±15.0）岁。女性结核病患者比男性更容易患糖尿病（10.6% *vs*. 6.3%）。经多变量分析发现，尚未发现年龄、婚姻状况和教育程度与结核病并发糖尿病相关（$P > 0.05$），只发现正常BMI与结核病并发糖尿病相关（$OR = 2.91$，95%*CI* 1.18 ～ 7.41）。研究得出结论，尼日利亚西南部研究人群中存在结核病与糖尿病并发的状况，建议在结核病治疗管理中持续进行糖尿病筛查。

五、特殊人群的结核病

自2011年以来，WHO建议对住院的HIV阳性患者进行结核4项症状（W4SS）的常规筛查，包括咳嗽、发热、盗汗和体重减轻。如果筛查呈阳性，则接受WHO推荐的分子快速筛查试验（如Xpert MTB/RIF）。为了给WHO结核病筛查指南更新提供信息，Dhana等[14]进行了系统评价和个体参与者meta分析。研究者在Medline、Embase和Cochrane图书馆中检索从2011年1月1日至2020年3月1日的研究，纳入成年人和青少年HIV阳性的住院患者，无论其有无结核病症状和体征；排除病例对照研究、已经接受抗结核药物治疗的或已经诊断为ATB的HIV住院患者。研究使用WHO结核筛查策略评估了因W4SS筛查阳性而进行Xpert检测的HIV住院患者比例，评估W4SS和其他筛查检测方法诊断结核病策略的准确性，并比较W4SS筛查后加Xpert检测对所有HIV阳性住院患者筛查结核病的准确性等，使用随机效应模型进行效应量合并。研究者共检索到6162篇文献，其中6篇符合研究纳入排除标准，并且获得6篇文献的个体参与者数据（$n=3660$）。以痰培养作为结核病诊断标准，在进行痰培养的4项研究中，合并的结核病患病率为20%（95%*CI* 13%～28%，$n=674$）；以痰培养或Xpert为诊断标准，合并的结核病患病率为25%（95%*CI* 18%～33%，$n=699$）。HIV阳性住院患者因W4SS筛查呈阳性而进行Xpert检测的合并比例为90%（95% *CI* 89%～91%，$n=3658$）。针对个体检测结果，W4SS和C反应蛋白（≥5 mg/L）敏感性最高（≥96%），特异性较低（≤12%）；咳嗽（≥2周）、血红蛋白浓度（＜8 g/dl）、BMI（＜18.5 kg/m^2）和淋巴结病变的特异度较高（61%～90%），但敏感性不佳（12%～57%）。WHO Xpert筛查方法（W4SS 筛查阳性后进行Xpert检测）的敏感性为76%（95% *CI* 67%～84%），特异度为93%（95%*CI* 88%～96%，$n=637$）。所有患者的单独Xpert检测结果都具有与WHO Xpert筛查方法相似的准确性，敏感性为78%（95%*CI* 69%～85%），特异性为93%（95%*CI* 87%～96%，$n=639$）。在收集痰标本和非痰标本进行培养或Xpert检测的两个队列中，痰Xpert的诊断率为41%～70%，尿Xpert的诊断率为61%～64%。W4SS和其他用于指导进行Xpert检测的潜在结核筛查检测方法在HIV阳性住院患者中筛查结核病的准确性欠佳。根据这些发现，WHO现在强烈建议在结核病患病率＞10%的地区中对所有HIV阳性住院患者进行结核病分子快速诊断检测。

2016年，全球结核病成功治疗率约为83%。并非所有接受治疗的结核病患者都能成功治疗，再发率反映了结核病治疗的长期效果。Erkens等[15]在荷兰应用回顾性队列研究，研究1993—2016年在荷兰诊断和接受治疗的结核病患者在完成治疗或治疗中断后，结核内源性复燃和外源性感染的比例和危险因素。MTB分离株的DNA印迹图谱可区分内源性复燃和外源性感染。Erkens等纳入1993—2016年在荷兰结核病登记处（NTR）登记的培养阳性并且获得DNA印迹的结核病患者，排除治疗失败的患者、2016年12月31日之后完成治疗的患者、治疗结果未知或治疗时间未知的患者、在荷兰以外继续治疗的患者、死亡的患者，以及MDR-TB患者或对吡嗪酰胺或乙胺丁醇耐药的患者。1993—2016年，荷兰结核病登记处共登记30 273例结核病患者，22 437例（74.1%）MTB培养阳性，其中18 886例（84.2%）有DNA印迹结果。在排除结核病死亡患者、MDR-TB患者、耐吡嗪酰胺、耐乙胺丁醇等结核病患者后，Erkens等纳入15 970例结核病患者进行分析，其中141例（0.9%）为内源性复燃，

31例（0.2%）为外源性感染。结果显示，内源性复燃率为71/10万人年，外源性感染率为16/10万人年。完成治疗的结核病患者内源性复燃率为55/10万人年，中断治疗的结核病患者为318/10万人年。无论是完成治疗还是中断治疗，患者治疗后的前5年结核病的内源性复燃风险最高。在完成治疗后的2年和2～5年，结核病患者内源性复燃率分别为228/10万人年和57/10万人年。经多变量分析显示，在完成治疗的结核病患者中，男性（$HR=1.9$，95%CI 1.2～2.9）、单耐或多耐利福平结核病患者（$HR=6.6$，95%CI 1.6～27.3）和既往结核病患者（$HR=3.2$，95%CI 1.7～5.9）的内源性复燃风险较高。EPTB内源性复燃的风险较低（$HR=0.5$，95%CI 0.3～0.9）。在治疗中断的结核病患者中，接受直接面视下的治疗（$HR=2.2$，95%CI 1.1～4.3）、无证移民或无家可归的人（$HR=2.1$，95%CI 1.1～4.1）与内源性复燃风险相关。Erkens等得出结论，完成或中断结核病治疗的患者都应被视为治疗后2～5年为内源性复燃的高危人群，应该对这些患者进行监测，并制定指导方针，以加强对结核病复发的早期发现。

女性妊娠期间结核病的全球真实负担目前尚不清楚，但估计每年有20余万例。妊娠通过不同的激素和免疫变化增加了从LTBI发展为ATB的风险。对孕妇进行结核病早期诊断至关重要，因为结核病不仅对孕妇，而且对新生儿都构成疾病风险。为预防妊娠女性和产后女性结核病，Nordholm等[16]在丹麦进行一项基于1990年1月至2018年12月登记资料的全国性回顾性病例对照研究。本研究中妊娠期结核病患者被定义为在分娩前9个月被诊断患有结核病的妊娠期女性，产后结核病患者定义为分娩后12个月内被诊断患有结核病的女性。病例组为妊娠期间或产后被诊断患有结核病的女性。设计两个对照组，一个是未患结核病的妊娠期女性或产后女性，另一个是患有结核病的非妊娠期女性。通过Logistic回归研究结核病的影响因素。病例组多数是外来移民（$n=366$，93%），主要来自非洲（$n=228$，58%）。病例组移民到丹麦的中位时间为2.74年（四分位数为1.52～4.64年），低于未妊娠女性结核病组的中位时间3.98年（四分位数为1.43～8.51年）。与未妊娠女性结核病对照组相比，病例组Charlson合并症指数≥2的可能性更小（$P<0.001$），两组严重疾病的风险差异无统计学意义（$P=0.847$）。与妊娠期或产后女性结核病例组相比，非妊娠期女性结核病患者的肺结核患病率（$P<0.001$）、涂阳率更高（$P=0.0015$）；两组重症率（$P=0.847$）、入院率（$P=0.097$）、入院中位时间（$P=0.88$）差异无统计学意义。经多因素Logistic回归，校正了家庭成员数、Charlson并发症指数、职业及收入后发现，来自WHO欧洲区以外其他区域，特别是非洲移民（$OR=187$，95%CI 125～281）患结核病的概率较高。妊娠期或产后女性结核病例组与非妊娠期女性结核病患者之间病例来源（$P=0.9689$）、Charlson并发症指数（$P=0.2688$）、有无职业（$P=0.8183$）、年收入是否高于15 000欧元（$P=0.1792$）的结核病重症率差异无统计学意义。Nordholm等得出结论，在移民到丹麦的中位数时间约为3年的女性中，妊娠期女性和产后女性患结核病的风险增加。Nordholm等建议加大对妊娠期女性结核病风险的关注，并建议对特定的高危妊娠期女性进行结核病筛查，以早期发现和预防结核病。

结核病仍是危害人类健康的公共卫生问题，2019年全球估计新发1000万例结核病。结核病患者密切接触者调查是结核病新患者的主动发现方法。与普通人群相比，结核病密切接触者的感染风险较高，而传染性结核病的密切接触者往往在感染后1～2年进展为ATB。为

LTBI患者提供预防性治疗，可能阻止LTBI患者进展为ATB。文莱总人口45.36万，2017年结核病发病率为57/10万。Chaw等[17]提取2009年1月至2018年12月期间，文莱国家结核病中心所有肺结核患者密切接触者的数据，研究接触者被诊断为LTBI的相关因素，并确定LTBI患者启动和完成治疗的相关因素。结果显示，在10 537例结核接触者中，9.9%的接触者（$n=1047$）被诊断为LTBI，其中43.0%的接触者（$n=450$）启动预防性治疗。在启动预防性治疗的LTBI患者中，74.0%的接触者（$n=333$）完成了预防性治疗。与LTBI相关的因素包括男性接触者（$OR=1.18$，95%CI 1.03～1.34）、本地居民接触者（$OR=0.70$，95%CI 0.56～0.88）和家庭接触者（$OR=1.59$，95%CI 1.26～1.99）。与接触≥75岁的肺结核患者相比，接触60岁以下的肺结核患者更易感染结核；接触涂阳肺结核患者更易感染结核（$OR=1.62$，95%CI 1.19～2.20）。文莱本地居民更易进行预防性治疗（$OR=1.86$，95%CI 1.26～2.73）。此外，文莱本地LTBI患者（$OR=2.32$，95%CI 1.08～4.97）和接触涂阳肺结核者（$OR=2.23$，95%CI 1.09～4.55）完成预防性治疗的概率更高。在1047例LTBI患者中，5例（0.5%）在1～8年进展为活动性肺结核。研究得出结论，文莱国内外国人LTBI患者负担不断提高，但接受预防性治疗的概率较低。发现未进行LTBI预防性治疗的原因将有助于提高LTBI的治疗。建立电子数据库和建设结核病分子分型能力实验室将有助于发现LTBI患者和活动性肺结核。

撒哈拉以南非洲是全球结核病发病率最高的区域，2020年结核病发病率为226/10万。在埃塞俄比亚，结核病是该国第四大死因，约10%的持续咳嗽者结核病病原学阳性，但那些持续咳嗽且痰涂片阴性者仍有结核的发病风险。Banti等[18]设计了一项基于人群的前瞻性随访研究，来估计痰涂片阴性的持续咳嗽者（≥15岁）中肺结核的发病率及其危险因素。肺结核的诊断包括病原学阳性（涂阳、培阳、GeneXpert阳性）和临床诊断。该研究使用2016年10月至2017年11月在Dale进行的一项基于人群的前瞻性队列研究的数据，该数据包括通过家庭结核病筛查的3746例持续咳嗽的可疑肺结核患者，排除其中在招募时就患有结核病的262例（7%），对其余涂片阴性的3484例进行随访。3484例持续咳嗽的可疑肺结核患者中女性占58%，17例EPTB患者排除在最终的分析外。3467例持续咳嗽的可疑肺结核患者共计随访2155人年（中位随访时间0.8人年）。随访共发现90例病原学阳性的肺结核患者，90例临床诊断的肺结核患者。病原学阳性/临床诊断的肺结核患者发病率均为4176（95%CI 3378～5109）/10万人年。经Lasso回归分析，与15～34岁持续咳嗽人群相比，35～64岁人群发生病原学阳性肺结核患者的风险降低63%（$HR=0.37$），≥65岁人群发生病原学阳性的风险降低77%（$HR=0.23$）；男性患病原学阳性肺结核的风险比女性高62%（$HR=1.62$）。与持续咳嗽15～34岁的患者相比，35～54岁的患者发生临床诊断肺结核患者的风险降低39%（$HR=0.61$）；男性患临床诊断肺结核患者的风险比女性高56%（$HR=1.56$）。该研究得出结论，持续咳嗽人群中肺结核的发病率较高，尤其是在男性和年轻人中；该研究结果可能有助于卫生保健工作者发现更多的新结核病患者。

结核病是由MTB感染，主要通过呼吸道飞沫传播的传染病，近年结核病已成为全球死亡的主要原因之一。由于外来移民和社会经济恶化等原因，结核病在低发病率国家的大城市重新开始流行。糖尿病被WHO认为是最普遍的慢性疾病之一，是ATB的主要危险因素之一。在全球20～79岁的成年人中，糖尿病患病率约为9.3%，全球约有4.63亿人受糖尿病影响。为调查西班牙巴塞罗那内城区糖尿病患者患结核病的风险，Antonio-Arques等[19]在巴塞罗那CiutatVella地区社会经济地位较低的人群中采用观察性、匹配、回顾性队列研究，暴露组为＞18岁、明确诊断为1型或2型糖尿病的患者，非暴露组为依据年龄、性传播疾病、1∶1匹配的非糖尿病人群。入组时间为2012年1月1日至2016年12月31日，随访至2018年12月31日。在随访期间，研究者评估了糖尿病组与非糖尿病组发生结核病的风险。共纳入16 008例研究对象（糖尿病组和匹配的非糖尿病组各8004例），中位随访时间为8.7年。平均年龄57.7岁，两组中男性占61.2%，女性占38.8%。随访期内共发现73例结核病患者，糖尿病组48例（肺结核28例，EPTB 17例，肺结核并发EPTB 3例），非糖尿病组25例（肺结核9例，EPTB 13例，肺结核并发EPTB 3例），总的结核病发病率为56.2/10万人年。糖尿病组肺结核发病率为69.9/10万人年，非糖尿病组肺结核发病率为40.9/10万人年（*HR*＝1.90，95%*CI* 1.18 ～ 3.07）。在校正了出生地、慢性肾病、医疗预约次数、BMI、酗酒和吸烟等因素后，糖尿病组结核病的发病风险仍然较高（*HR*＝1.66，95%*CI* 0.99 ～ 2.77）。此外，来自Hindustan地区（*HR*＝3.51，95%*CI* 1.87 ～ 6.57）或酗酒（*HR*＝2.73，95%*CI* 1.22 ～ 6.12）的人群患肺结核的风险也更高。该研究得出结论，在这个研究队列中，由于该地区的结核病发病率较高、社会经济条件较差、移民比例较高、糖尿病患者罹患结核病的风险也较高；而来自Hindustan地区和酗酒者患结核病的风险也更高。

结核病是HIV阳性者死亡的主要原因之一。巴西圣保罗的AIDS和结核病的负担均较重。在2014年圣保罗新发7137例AIDS、16 477例结核病患者，分别占巴西AIDS患者的15%和结核病患者的24%。Tancredi等[20]对2003—2007年诊断并随访至2014年的≥13岁的青少年和成人AIDS患者进行回顾性队列研究，评估居住在圣保罗不同地区的AIDS患者结核病死亡率、生存时间和生存预测因子。研究共纳入AIDS患者35 515例，其中男性22 367例（63.0%）；30 ～ 49岁人群22 963例（64.7%），白种人19 412例（64.4%），同时并发结核的4581例（12.9%），诊断为AIDS时CD4细胞数＜200个/mm^3的11 228例（37.6%）。未合并结核和合并结核的患者12年生存率分别为74.1%和55.7%。随访后AIDS患者死亡8486例（23.9%）。在校正了性别、年龄和诊断年份后，居住在内陆城市（*HR*＝1.43，95%*CI* 1.25 ～ 1.62）和沿海地区（*HR*＝1.49，95%*CI* 1.21 ～ 1.82）、受教育水平低（*HR*＝2.61，95%*CI* 2.11 ～ 3.24）、并发结核病（*HR*＝1.70，95%*CI* 1.49 ～ 1.87）、CD4细胞计数＜200个/mm^3（*HR*＝2.31，95%*CI* 1.97 ～ 2.72）、AIDS诊断时病毒载量＞500个拷贝/ml（*HR*＝1.99，95%*CI* 1.72 ～ 2.30）、HAART1方案（*HR*＝1.94，95%*CI* 1.47 ～ 2.55）均与AIDS患者死亡相关。研究得出结论，结核病对AIDS患者的生存时间受年龄、受教育水平、AIDS是否早期诊断和抗病毒治疗的影响。这些结果可能有助于防控AIDS，从而减少AIDS患者的死亡。

六、新型冠状病毒感染大流行对结核病防控的影响

结核病每年新发约1000万例，并导致130万人死亡。新型冠状病毒感染在全球范围内迅速传播并引起大流行，造成400万人死亡。新型冠状病毒感染对结核病医疗卫生服务的影响已得到充分描述，大多数国家诊断和治疗管理的结核病患者数量都在减少，可能是由于结核病患者就医机会减少、诊断延误及医疗卫生服务资源紧张等多种原因引起。但是，有关结核病和新型冠状病毒感染并发的信息仍然有限。结核病/新型冠状病毒感染研究课题组[21]

采用前瞻性、匿名、多国登记的队列研究，纳入2020年3月至2021年6月来自34个国家172个中心所有年龄段的活动性结核病或既往患结核病合并新型冠状病毒感染的患者，描述结核病合并新型冠状病毒感染感染者的特征，并研究结核病合并新型冠状病毒感染患者死亡率的影响因素。结核病/新型冠状病毒感染研究课题组共收集767例结核病合并新型冠状病毒感染患者。在747例结核病合并新型冠状病毒感染患者中，553例（74.0%）在感染新型冠状病毒感染之前就患有结核病，71例（9.5%）先患有新型冠状病毒感染，123例（16.5%）在同一周内诊断出两种疾病，并且有35例（4.6%）在同一天诊断出新型冠状病毒感染和结核病。767例结核病合并新型冠状病毒感染患者中有85例（11.08%）死亡，其中欧洲289例中有41例（14.2%）死亡，欧洲以外的478例中有44例（9.2%）死亡（$P=0.03$）。85例死亡患者中42例（49.4%）死于新型冠状病毒感染，31例（36.5%）死于新型冠状病毒感染和结核病，1例（1.2%）死于结核病，11例死于其他原因。在结核病合并新型冠状病毒感染死亡率的单因素分析中，年龄、男性、有一种以上的合并症、糖尿病、心血管疾病、慢性呼吸系统疾病、慢性肾病、有创通气和因新型冠状病毒感染住院等因素有统计学意义。经多变量Logistic回归模型显示，年龄、男性和有创通气是死亡率的独立影响因素。结核病/新型冠状病毒感染研究课题组得出结论，结核病合并新型冠状病毒感染需要予以关注。应将结核病视为严重新型冠状病毒感染病情的风险因素，结核病患者应预防新型冠状病毒感染，包括接种疫苗。

自2020年1月全球新型冠状病毒感染大流行以来，对包括结核病在内的许多其他健康疾病问题产生了广泛影响。WHO已确认新型冠状病毒感染大流行对结核病控制工作产生了重大影响。到2020年底，包括高收入和中等收入国家的结核病报告患者数均明显减少。新型冠状病毒感染大流行导致结核患者发现延迟和完成治疗的减少可能会导致MTB传播的增加，从而导致更高的死亡率。越南是结核病高负担国家之一，每年报告结核病患者约10万例，死亡＞11 000例。然而，到2020年底，越南仍是报告新型冠状病毒感染患者数最少的国家之一。Hasan等[22]开展了一项回顾性队列研究，以比较2020年（新型冠状病毒感染大流行的第1年）越南全国结核病和MDR-TB/耐利福平结核病（rifampicin resistant tuberculosis，RRTB）患者的病例报告和治疗结果，并与此前5年（2015—2019年）情况进行比较。结果显示，越南2019年报告105 680例结核病患者，2020年报告96 998例结核病患者，2020年比2019年下降8%。2020年4月，在越南首次暴发新型冠状病毒感染大流行期间，与2019年4月相比，全国结核病报告数量减少29%。与2016—2019年相比，2020年每季度结核病报告减少364例（95%*CI* -1236～508）；2020年完成治疗的结核病患者治疗成功率每季度下降0.1%（95%*CI* -1.1%～0.8%）。2020年越南报告2851例MDR/RR-TB患者，2019年报告2889例，下降了1.32%。2020年4月，在越南首次暴发新型冠状病毒感染大流行期间，MDR/RR-TB报告患者比2019年4月减少27%。与2019年相比2020年MDR/RR-TB患者，报告的涂阳、涂阴结核病患者比例（$HR=1.00$，95%*CI* 0.96～1.05），培养阳性、培养阴性结核病患者比例（$HR=1.03$，95%*CI* 0.99～1.08）差异无统计学意义。与2015—2019年相比，2020年MDR/RR-TB报告每季度减少1例（95%*CI* -129～132）。Hasan等得出结论，尽管2020年发生了新型冠状病毒感染大流行，越南仍能在2020年维持其结核病防控水平。

（李月华　康万里　段琼红　张泽芳　高静韬　刘宇红　杜　建　唐神结）

参考文献

[1] WORLD HEALTH ORGANIZATION. Global tuberculosis report 2022 [R]. Geneva: World Health Organization, 2022.

[2] FILARDO T D, FENG P J, PRATT R H, et al. Tuberculosis-United States, 2021 [J]. Mmwr Morb Mortal Wkly Rep, 2022, 71 (12): 441-446.

[3] BALUKU J B, NANYONJO R, AYO J, et al. Trends of notification rates and treatment outcomes of tuberculosis cases with and without HIV co-infection in eight rural districts of Uganda (2015–2019) [J]. BMC Public Health, 2022, 22 (1): 651.

[4] YERRAMSETTI S, COHEN T, ATUN R, et al. Global estimates of paediatric tuberculosis incidence in 2013-19: a mathematical modelling analysis [J]. Lancet Glob Health, 2022, 10 (2): e207-e215.

[5] DUBOIS M M, BROOKS M B, MALIK A A, et al. Age-specific clinical presentation and risk factors for extrapulmonary tuberculosis disease in children [J]. Pediatr Infect Dis J, 2022, 41 (8): 620-625.

[6] HAYWARD S E, DEAL A, RUSTAGE K, et al. The relationship between mental health and risk of active tuberculosis: a systematic review [J]. BMJ Open, 2022, 12 (1): e048945.

[7] WATUMO D, MENGESHA M M, GOBENA T, et al. Predictors of loss to follow-up among adult tuberculosis patients in Southern Ethiopia: a retrospective follow-up study [J]. BMC Public Health, 2022, 22 (1): 976.

[8] MARTINEZ L, NCAYIYANA J R, GODDARD E, et al. Vitamin D concentrations in infancy and the risk of tuberculosis disease in childhood: a prospective birth cohort in cape town, south africa [J]. Clin Infect Dis, 2022, 74 (11): 2036-2043.

[9] RUSSOM M, WOLDU H G, BERHANE A, et al. Effectiveness of a 6-month isoniazid on prevention of incident tuberculosis among people living with hiv in eritrea: a retrospective cohort study. Infect Dis Ther, 2022, 11 (1): 559-579.

[10] KAWATSU L, UCHIMURA K, KANEKO N, et al. Epidemiology of coinfection with tuberculosis and HIV in Japan, 2012–2020 [J]. Western Pac Surveill Response J, 2022, 13 (1): 1-8.

[11] HUBER F G, KRISTENSEN K L, HOLDEN I K, et al. The prevalence of diabetes among tuberculosis patients in Denmark [J]. BMC Infect Dis, 2022, 22 (1): 64.

[12] ALENE K A, ELAGALI A, BARTH D D, et al. Spatial codistribution of HIV, tuberculosis and malaria in Ethiopia [J]. BMJ Glob Health, 2022, 7 (2): e007599.

[13] ANYANWU M O, AJUMOBI O O, AFOLABI N B, et al. Diabetes mellitus and its associated factors among patients with tuberculosis attending directly observed treatment centres in Oyo State, Nigeria: a cross-sectional evaluation [J]. BMJ Open, 2022, 12 (4): e059260.

[14] DHANA A, HAMADA Y, KENGNE A P, et al. Tuberculosis screening among HIV-positive inpatients: a systematic review and individual participant data meta-analysis [J]. Lancet HIV, 2022, 9 (4): e233-e241.

[15] ERKENS C, TEKELI B, VAN SOOLINGEN D, et al. Recurrent tuberculosis in the Netherlands - a 24-year follow-up study, 1993 to 2016 [J]. Euro Surveill, 2022, 27 (12): 2100183.

[16] NORDHOLM A C, SUPPLI C H, NORMAN A, et al. Pregnancy and post-partum tuberculosis; a nationwide register-based case-control study, Denmark, 1990 to 2018 [J]. Euro Surveill, 2022, 27 (12): 2100949.

[17] CHAW L, ABDUL HAMID R, et al. Contact investigation of tuberculosis in Brunei Darussalam: Evaluation and risk factor analysis [J]. BMJ Open Respir Res, 2022, 9 (1): e001224.

[18] BANTI A B, DATIKO D G, HINDERAKER S G, et al. How many of persistent coughers have pulmonary tuberculosis? Population-based cohort study in Ethiopia [J]. BMJ Open, 2022, 12 (5): e058466.

[19] ANTONIO-ARQUES V，FRANCH-NADAL J，MORENO-MARTINEZ A，et al. Subjects with diabetes mellitus are at increased risk for developing tuberculosis：a cohort study in an inner-city district of barcelona（spain）[J]. Front Public Health，2022，10：789952.

[20] TANCREDI M V，SAKABE S，WALDMAN E A. Mortality and survival of tuberculosis coinfected patients living with AIDS in São Paulo，Brazil：a 12-year cohort study [J]. BMC Infect Dis，2022，22（1）：223.

[21] TB/COVID-19 GLOBAL STUDY GROUP. Tuberculosis and COVID-19 co-infection：description of the global cohort[J]. Eur Respir J，2022，59（3）：2102538.

[22] HASAN T，NGUYEN V N，NGUYEN H B，et al. Retrospective cohort study of effects of the COVID-19 pandemic on tuberculosis notifications，vietnam，2020 [J]. Emerg Infect Dis，2022，28（3）：684-692.

第二章 结核病预防控制策略、措施和成效

2022年3月24日世界防治结核病日的宣传主题是Invest to End TB. Save Lives（生命至上，全力投入，终结结核），该主题表达了在新形势下，迫切需要加大资源投入，进一步加强抗击结核病的斗争，并实现全球领导人做出的“终结结核病流行”的庄严承诺。在新型冠状病毒感染大流行使终结结核病进展面临困境的当下，加大结核病防治的投入尤显重要，这也是为了确保实现让每一个人获得公平可及的结核病预防和照护，实现世界卫生组织（WHO）倡导的全民健康覆盖。

一、2022年WHO全球结核病报告

《2022年全球结核病报告》[1]于10月27日由WHO总部发布。报告包含215个国家和地区的数据，分享数据的国家占90%以上，WHO会员分享数据的比例高达95%以上。因此，报告具有广泛的地域代表性。

新型冠状病毒感染大流行继续对结核病诊断和治疗可及性，以及结核病负担产生破坏性影响。截至2019年的数年中取得的进展已经放缓、停滞或逆转，全球结核病目标偏离了轨道。最明显和最直接的影响是全球报告的新诊断结核病人数大幅下降。从2019年710万的峰值下降到2020年的580万（-18%），回到2012年的水平。2021年出现了部分复苏，达到640万（2016—2017年的水平）。2020年病例数减少最多的3个国家是印度、印度尼西亚和菲律宾（占全球总数的67%）。他们在2021年实现了部分复苏，但与2019年相比，仍占全球减少的60%。相对年降幅较大（＞20%）的其他结核病高负担国家包括孟加拉国（2020年）、莱索托（2020年和2021年）、缅甸（2020年和2021年）、蒙古国（2021年）和越南（2021年）。

2020年和2021年报告的结核病确诊人数有所减少，这表明未得到诊断和未经治疗的结核病患者人数有所增加。首先导致结核病死亡人数增加和感染的社区传播增加，然后，随着时间的推移，罹患结核病的人数增加。

在全球范围内，2019—2021年结核病估计死亡人数有所增加，扭转了2005—2019年多年下降的趋势。2021年，估计人类免疫缺陷病毒（HIV）阴性人群中有140万人死亡［95%不确定区间（uncertainty interval，*UI*）130万～150万］，HIV阳性人群中有18.7万人死亡（95%*UI* 15.8万～21.8万），总数约为160万。这一数字高于2020年的150万和2019年的140万的最佳估计，并回到了2017年水平。2015—2021年的净减少量为5.9%，约为WHO《消除结核病战略》第一个里程碑的1/6。

2021年，估计有1060万人（95%*UI* 99万～1100万）感染结核病，比2020年的1010万人（95%*UI* 950万～1070万）增加了4.5%。2020—2021年，结核病发病率（每10万人每年

新增患者）上升3.6%，扭转了此前20年大部分时间每年约2%的下降趋势。2015—2021年的净降幅为10%，仅达到《消除结核病战略》第一个里程碑的50%。

据估计，在2020—2021年，耐药结核病（drug resistant tuberculosis，DRTB）的负担也有所增加，2021年有45万（95%*UI* 39.9万～50.1万）新发耐利福平结核病（rifampicin resistant tuberculosis，RRTB）患者。

估算新型冠状病毒感染大流行期间的结核病负担非常困难，严重依赖低收入和中等收入国家（low-and middle-income countries，LMIC）的国家和地区具体动态模型。为了在大流行之后进行更准确的估计，需要新的基于全国人口的结核病调查和来自高质量和覆盖范围广的国家生命登记系统的最新死亡原因数据。

新型冠状病毒感染大流行对结核病的其他负面影响包括：2019—2020年，接受RRTB和耐多药结核病（multidrug resistant tuberculosis，MDR-TB）治疗的人数下降（-17%，从181 533例降至150 469例，约占需要治疗者的1/3），并在2021年部分恢复（＋7.5%）至161 746例；全球基本结核病服务支出下降（从2019年的60亿美元下降到2021年的54亿美元，不到所需支出的50%）。

人均结核病发病率与诸如平均收入和营养不良等发展指标之间存在密切而持久的关系。经济和财政障碍可能影响获得结核病诊断保健服务和完成结核病治疗；约50%的结核病患者及其家庭面临结核病造成的灾难性总费用。在实现全民健康覆盖（universal health coverage，UHC）方面取得进展、提高社会保障水平，以及针对更广泛的结核病决定因素采取多部门行动，对减轻结核病负担至关重要。

但同时，也有一些积极的发现和成功的事例：在全球范围内，2020年结核病患者的治疗成功率为86%，与2019年的水平相同，这表明在新型冠状病毒感染大流行的第1年，医疗质量得到了保持。在WHO非洲区域，与新型冠状病毒感染相关的中断对新诊断结核病患者的人数报告影响有限。2019—2020年下降幅度相对较小（-2.3%），2021年有所上升。在2020年大幅下降之后，在孟加拉国、刚果（金）、巴基斯坦、塞拉利昂和乌干达这5个结核病高负担国家，2021年报告的新确诊结核病人数恢复到2019年（或以上）水平。2021年，获得结核病预防性治疗的全球人数有所恢复，接近2019年的水平，并超过向HIV感染者提供治疗的全球目标。3个结核病高负担国家达到或超过《终止结核病战略》在降低结核病发病率和结核病死亡人数方面的第一个里程碑，分别是肯尼亚（2018年）、坦桑尼亚（2019年）和赞比亚（2021年）。埃塞俄比亚也已经非常接近。

目前，迫切需要增加资金以支持更多工作，用以缓解和逆转新型冠状病毒感染大流行对结核病的负面影响。在俄乌冲突、世界其他地区持续冲突、全球能源危机和粮食安全相关风险的背景下，采取行动的必要性变得更加迫切，这些可能导致结核病的一些更广泛的决定因素恶化。

（一）2021年以后结核病的发病率和死亡率：可能进一步恶化

为27个国家开发的具体国家模型不仅能估计2020年和2021年的结核病发病率和死亡率，也可对今后数年进行预测。据模型推算，结核病死亡人数和结核病发病率可能会进一步增加。恢复结核病患者检测的速度越快（不仅要恢复到2019年的水平，还要解决2020年和

2021年的积压问题），就越能减缓这些潜在的增长。

目前的模型可能低估了新型冠状病毒感染大流行对结核病负担的影响，因为它们尚未考虑到对更广泛的结核病决定因素的负面影响。这些决定因素包括平均收入［以人均国内生产总值（gross domestic product，GDP）衡量］和营养不良发生率，这两者都与结核病发病率密切相关。这2个指标及贫困水平等其他指标的恶化趋势，可能会增加已经感染结核分枝杆菌（MTB）者罹患结核病的可能性和及其死亡率。收入下降还可能影响人们在身体不适时寻求医疗服务的行为，从而更有可能延误结核病的诊断和治疗。

（二）估计结核病疾病负担：需要新的直接测量方法

新型冠状病毒感染大流行期间估算结核病负担非常困难，目前许多LMIC依赖于具体国家和地区的动态模型。这与2000—2019年使用的方法形成了对比。其中包括使用2000—2019年实施的结核病流行情况人口调查结果，为占全球结核病发病率约2/3的29个国家的结核病发病率估计数提供信息；以及利用2000—2019年国家人口登记系统或死亡调查的数据，为123个国家的结核病死亡人数估计数提供信息，这些国家约占全球HIV阴性人群结核病死亡人数的60%。

在本报告中，只有2个高结核病负担或全球结核病观察名单国家，通过国家人口登记系统获得2020—2021年的结核病死亡人数，并与WHO全球结核病计划共享数据，分别是中国和俄罗斯。自2019年以来，唯一完成全国结核病流行病学调查的国家是印度；该调查于2019年开始，但由于新型冠状病毒感染大流行而在2020年中断了数月，然后在2021年完成。这项调查为本报告中发表的结核病发病率估算提供了临时性信息。

为了在新型冠状病毒感染大流行之后进行更准确的估计，需要新的基于全国人口的结核病调查和来自高质量和覆盖范围广的国家虚拟现实系统的最新死亡原因数据。为评估漏报结核病患者的水平而进行的调查研究也会有所帮助。柬埔寨和巴基斯坦目前正在计划再次进行全国结核病流行情况调查。

（三）结核病的诊断和治疗：2021年实现部分复苏，目标偏离轨道

与2019年最佳估计差距为每年400多万人相比，2020年和2021年结核病估计患病人数（新发患者）与新诊断及报告人数之间的差距均有所扩大。这逆转了2012—2019年在缩小差距方面取得的进展，当时，全球新诊断和报告的结核病人数从2009—2012年的每年570万～580万上升到2017年的640万和2019年的710万，结核病发病人数则缓慢下降。2020年报告新诊断结核病人数为580万，回到了2012年的水平；2021年则部分恢复至640万人，与2017年的水平相当。

2019—2021年报告的新诊断结核病人数绝对降幅最大的2个国家是印度和印度尼西亚，这2个国家此前是2013—2019年全球大幅增加的主要贡献者。那时，他们的患者通报总数每年增加120万例，但随后在2019—2020年减少70万例，到2021年部分恢复（增加40万例）。

在全球范围内，这些负面趋势意味着结核病治疗覆盖率（近似于新诊断结核病报告人数除以发病人数）在2021年为61%（95%*UI* 57%～65%），比2019年最低的58%（95%*UI* 54%～61%）有所改善，但仍低于2019年最高的69%（95%*UI* 62%～77%）。在WHO的6个

区域中，2021年治疗覆盖率最高的是美洲（最佳估计值为69%），最低的是东地中海地区（最佳估计值为58%）。在30个结核病高负担的国家中，2021年治疗覆盖率最高的国家包括孟加拉国、巴西、中国、乌干达和赞比亚。10个结核病高负担国家在2021年的治疗覆盖率低得令人担忧，最佳估计值低于50%，分别是中非共和国、加蓬、印度尼西亚、莱索托、利比里亚、蒙古国、缅甸、尼日利亚、菲律宾和越南。

以往在每年增加新诊断结核病患者人数方面取得的进展出现了大逆转，严重影响了为实现2018年联合国高级别会议确定的全球结核治疗目标方面取得的进展。2018—2021年的累计治疗人数为2630万人，相当于5年（2018—2022年）4000万人目标的66%。其中包括190万儿童，即5年目标350万儿童的54%。

2021年，估计结核病发病人数与新诊断结核报告人数之间的差距中，有10个国家之和占全球的75%，其中占比最大的5个国家是印度、印度尼西亚、菲律宾、巴基斯坦和尼日利亚（分别为 24%、13%、10%、6.6%和6.3%）。差距是由漏报结核病患者和诊断不足（结核病患者无法获得医疗服务或在就诊时没有得到诊断）双重原因造成的。从全球角度来看，这些国家努力提高患者发现水平显得尤为重要。

许多国家需要通过扩大使用 WHO 指南中列出的推荐诊断方法的规模，提高由细菌学确诊患者的百分比。结核病的微生物检测至关重要，因其能使患者得到正确的诊断，同时也有必要检测耐药性，并确保患者能够尽早选择最有效的治疗方案（取决于耐药性的模式）。

在2021年全球确诊的530万例肺结核患者中，63%的患者经细菌学确诊，比2020年的59%（280万/480万）有所增加。WHO的6个区域之间存在一些差异，美洲百分比最高（79%），西太平洋最低（56%）。各国之间也有相当大的差异。一般而言，在可充分获得最敏感的诊断检测时，LMIC的确诊水平最低（中位数为69%），而高收入国家最高（中位数为89%）。

快速检测的使用仍非常有限。在2021年新诊断的640万例结核病患者中，只有38%（250万）的患者使用WHO推荐的快速分子检测作为初步诊断检测，高于 2020年的33%（190万/580万）和2019年的28%（200万/710万）。各国之间有很大的实质性差异。在30个结核病高负担国家中，快速检测比例最高（＞90%）的国家包括纳米比亚、越南和赞比亚。在3个全球高负担［结核病、HIV 相关结核病和耐多药/耐利福平结核病（MDR/RR-TB）］国家名单上的49 个国家中，2021年26个国家报告称，在通报的结核病患者中，有50%以上的患者使用WHO推荐的快速诊断检测作为初始检测手段，而2020年有21个，2019年有18个。

2021年，在结核病确诊患者中进行HIV检测的全球覆盖率仍很高，达到76%（2020年的73%）。在区域层面，2021年覆盖率最高的是WHO非洲区域（89%）和WHO欧洲区域（94%）。在119个国家和地区中，至少90%的结核病患者知道自己的HIV感染状况。

感染HIV同时罹患结核病的患者，需要同时接受结核病治疗和HIV抗反转录病毒治疗（antiretroviral therapy，ART），以防止结核病和HIV造成的不必要死亡。自2019年以来，感染HIV同时新诊断及报告罹患结核病的患者中，ART的覆盖率一直保持在89%的高水平。然而，当与2021年感染HIV同时罹患结核病的估计总人数相比时，其覆盖率仅为46%（与2020年相同），这远远低于HIV感染者接受ART的总体覆盖率，后者在2021年底达75%。覆盖率相对较低的主要原因是，2021年确诊为结核病的HIV感染患者估计人数（最佳估计值为

703 000人）与2021年诊断为结核病的报告人数（368 641人）之间存在很大差距。

新型冠状病毒感染大流行的第一个完整年度的积极发现是，在2020年开始进行结核病一线治疗的患者中，有86%的患者治疗成功，这与2019年的水平相同，略优于2017年和2018年（85%）。这一发现表明，即使新型冠状病毒感染大流行造成许多干扰，但2020年对诊断为结核病患者的治疗质量仍保持不变。HIV感染合并结核病患者的治疗成功率仍较低（2020年全球为77%）。2020年，0～14岁儿童的治疗成功率为88%，与2019年的水平相同。据估计，在2000—2021年，向HIV感染合并结核病患者提供结核病治疗的ART，避免了7400万患者的死亡。

（四）耐药结核病的诊断和治疗：2021年实现部分复苏，目标偏离轨道

WHO将DRTB分为5种类型，分别是耐异烟肼结核病、MDR/RR-TB、广泛耐药结核病（extensive drug resistant tuberculosis，XDRTB）和准广泛耐药结核病（pre-XDRTB）。pre-XDRTB是指对利福平和任何氟喹诺酮类药物（一类二线抗结核药物）具有耐药性的结核病；而XDRTB是对利福平和任何氟喹诺酮类药物，以及贝达喹啉和利奈唑胺中至少一种药物具有耐药性的结核病。

耐药性的检测需要对结核病进行细菌学确认，并使用快速分子检测、培养方法或测序技术进行耐药性检测。治疗需要1个疗程的二线药物应用。针对MDR/RR-TB和pre-XDRTB的新型全口服方案现在可将治疗时间缩短至仅6个月，较旧的方案则需要20个月或更长时间。WHO建议在提供咨询和不良事件监测的支持下，扩大全口服治疗方案的可及性。

2021年，在全球范围内，71%（240万/340万）经细菌学确诊的肺结核患者接受了利福平耐药检测，覆盖率水平与2020年（210万/300万）相同，高于2019年的61%（220万/360万）。在这些被检测患者中，检出141 953例MDR/RR-TB患者和25 038例pre-XDRTB或XDRTB患者，共计检测出166 991例。这比2020年156 982例的总数增加了6.4%，但低于2020—2021年诊断和报告的结核病总数9.7%的增长，也比2019年的201 997例低得多。

从全球范围来看，2021年有161 746例MDR/RR-TB患者接受了治疗，比2020年的150 469例增加了7.5%，但仍大大低于（降低了11%）2019年181 533例的总数。

接受治疗人数的逆转意味着联合国高级别会议上确定的全球目标目前可能无法实现。2018—2021年，报告登记接受治疗的MDR/RR-TB患者累计64.9万人，仅为150万人的5年目标（2018—2022年）的43%；儿童患者累计17 700人，仅为11.5万人的5年目标的15%。

在每年估计的全球MDR/RR-TB发病例数与2021年登记接受治疗的患者数之间的全球性差距中，有10个国家约占其中的70%，分别是中国、刚果（金）、印度、印度尼西亚、尼日利亚、巴基斯坦、菲律宾、俄罗斯、南非和越南。若要在全球层面大幅度提高治疗覆盖率，就需要在这些国家中努力改进DRTB的检测和诊断，以及提高治疗的易得性。

令人欣慰是，MDR/RR-TB的治疗成功率有所提高。2019年（可获得数据的最新患者队列），全球治疗成功率为60%，反映出近年在2012年（50%）基础上的稳步提高。在WHO各区域中，2019年的治疗成功率从欧洲的57%到东地中海区域的72%不等。

截至2021年底，有124个国家和地区在使用贝达喹啉作为DRTB治疗药物（2020年为110个）。共有109个国家和地区在治疗MDR/RR-TB时使用全口服长期方案（多于2020年的

92个），92个国家使用短期方案（多于2020年的65个）。2021年，各国在RRTB的检测覆盖率方面存在很大差异。在MDR/RR-TB高负担的30个国家中，有20个国家的检测覆盖率达到80%以上，分别是阿塞拜疆、白俄罗斯、中国、哈萨克斯坦、吉尔吉斯斯坦、蒙古国、莫桑比克、缅甸、巴基斯坦、秘鲁、菲律宾、摩尔多瓦共和国、俄罗斯、南非、塔吉克斯坦、乌克兰、乌兹别克斯坦、越南、赞比亚和津巴布韦。

氟喹诺酮类耐药检测的全球覆盖率仍然很低，2021年为50%。WHO欧洲区域的覆盖率接近100%，西太平洋区域的覆盖率最低（＜20%）。

（五）结核病预防：2021年实现复苏，但目标基本偏离轨道

可用于降低结核病感染发展为活动性结核病（active tuberculosis，ATB）风险的主要卫生保健干预措施是结核病的预防治疗。其他预防性干预措施包括结核感染预防和控制，以及为儿童接种卡介苗（BCG），它能提供保护，特别是防止儿童患上重症结核病。WHO指南建议对HIV感染者、经细菌学证实的肺结核患者的家庭接触者和临床危险群体（如接受透析）进行结核病预防治疗。

2021年，全球结核病预防性治疗的人数为350万人，仍略低于2019年的360万人水平，但较2020年的320万人有了较好的恢复，同时远高于2015年的100万人。2018—2021年合计1250万人，仅为2018—2022年5年期间3000万人目标的42%。

迄今为止，接受结核病预防治疗的多数患者为HIV感染者。在全球范围内，年度人数从2005年的不到3万人增加到2021年的280万人。2018—2021年共计1030万人，这意味着2018—2022年向600万HIV感染者提供结核病预防治疗的全球子目标不仅超额实现了，还比计划提前了。2021年，印度、尼日利亚、南非、乌干达、坦桑尼亚联合共和国、赞比亚和津巴布韦这7个国家共占开始接受治疗患者的82%。在报告结果的20个国家中，2020年开始治疗患者完成率中位数为87%，高于2019年的84%。

2021年，在结核病确诊患者的家庭接触者中获得结核病预防治疗的人数仍然很低，仅为70万人。不过，这比2020年的50万人有所改善，也高于2019年的60万人。2018—2021年接触结核病患者的预防治疗人数累计为220万人，仅为2018—2022年5年期2400万人目标的9.2%；这一数字还包括160万5岁以下的儿童（占 5年子目标400万的40%）和60万老年人（占5年子目标2000万的3.0%）。在报告结果的76个国家中，2020年开始治疗者的完成率中位数为86%，与2019年相同。

需要大力加强、扩大工作和投入，以改善结核病预防治疗的提供情况。包括在家庭层面提供更多的结核病筛查（特别是在 5 岁以上人群中），在家庭层面和HIV感染者中加强结核病筛查后的随访，以及增加基于利福霉素的短期方案（1 ～ 3个月）治疗的可及性。据报告，2021年有52个国家的185 350人接受了含利福喷汀方案的治疗，而2020年仅有37个国家的25 657人接受了治疗。

卫生保健工作者的结核病知晓率与一般成年人结核病知晓率之间的比值反映了卫生设施中的结核病感染控制工作的有效性。这一比值应该在1左右，但在2021年，有14个国家超过了1，这些国家报告了在卫生保健工作者中出现5例或以上的结核病患者。2020年和2021年，全球BCG接种率出现令人担忧的下降，这一比例从2019年的88%下降到2021年的84%，可能是由于新型冠状病毒感染大流行导致卫生服务中断所致。

（六）为基本结核病服务提供资金：自2019年以来支出下降，远低于目标

要在减轻结核病负担方面取得进展，就需要为结核病诊断、治疗和预防服务提供充足的资金，还需要持续多年。然而，占报告结核病患者98%的LMIC资金远远低于所需，并在2019—2021年还有下降。

2021年，LMIC用于结核病诊断、治疗和预防服务的支出估计为54亿美元，略低于2020年55亿美元的总额，也比2019年的60亿美元下降10%。54亿美元的总额仅为到2022年每年130亿美元全球目标的42%，仅为《2018—2022年消除结核全球计划》中预计2021年所需 156亿美元的35%。

2019—2021年，结核病服务支出的下降可能反映了与新型冠状病毒感染大流行有关的几个因素。包括2019—2021年报告的全球结核病确诊人数减少、服务提供模式的改变（例如，前往卫生机构就诊的人数减少，治疗期间更多地依赖远程支持），以及将资源分配到应对新型冠状病毒感染。

在2021年用于结核病服务的54亿美元总额中，32亿美元用于结核病诊断和一线治疗（包括门诊和住院），20亿美元用于MDR/RR-TB的诊断和治疗（包括门诊和住院）。这两项数额都不到全球计划中预计2021年所需的50%。其余款项（2 亿美元）包括用于结核病预防治疗（仅包括药物）、与HIV相关结核病相关的具体干预措施和其他项目支出。

与前10年一样，2021年使用的大部分资金（79%，43亿/54亿）来自本国，其总数字受到巴西（Brazil）、俄罗斯（Russia）、印度（India）、中国（China）和南非（South Africa）（统称为BRICS）的强烈影响。2021年，本国来源的43亿美元总额中，这5个国家共占27亿美元（64%）。总体而言，BRICS 的本国来源资金占用于结核病的诊断、治疗和预防服务资金的93%，巴西、中国和俄罗斯则全部来源于本国。

在其他LMIC中，国际捐助资金仍至关重要。例如，2021年，在BRICS以外的26个结核病高负担国家和2个全球结核病观察名单国家（柬埔寨和津巴布韦）中，捐助资金占结核病服务可用资金的50%，在低收入国家中则占可用资金的42%。

自2010年以来，LMIC的国家结核病规划（national tuberculosis programmes，NTP）向WHO报告的国际捐助者资助总额约为每年10亿美元。主要来源是全球抗击艾滋病（AIDS）、结核病和疟疾基金（the Global Fund，全球基金），其捐款占报告总额的69%（2010年）～83%（2017年）；2021年，这一比例为76%。美国政府是全球基金的最大捐助者，也是最大的双边捐助者；总体而言，其贡献了近50%的国际结核病捐助资金。

迫切需要增加防治结核病的国内和国际资金。在某特定收入群体中，国内资金来源所占份额的差异表明，在一些结核病高负担国家和全球结核病观察名单国家中，还有增加国内资金的空间。

（七）全民健康保险和结核病决定因素：需要加快进展，偏离结核病目标

只有在全民健康保险（universal health care，UHC）取得进展的背景下提供结核病诊断、治疗和预防服务，并有多部门行动去处理影响结核病流行的更广泛决定因素和这些因素的社

会经济影响，才可能实现减少结核病负担的这一全球结核病目标。例如，消除结核病战略的第二个里程碑，即结核病死亡率降低75%（与2015年相比），要求仅有6.5%的进展成结核病的患者最终死于结核病；这只有在每个结核病患者都能及时获得诊断和治疗服务的情况下才可行。

UHC意味着每个人都可获得所需的医疗健康服务，而不会遭受经济困难。通过引入可持续发展目标（sustainable development goals，SDG），所有国家都承诺到2030年实现UHC：目标 3.8是“实现全民健康保险，包括财务风险保护，可获得高质量的基本医疗保健服务，以及可获得安全、有效、高质量和负担得起的基本药物和疫苗”。监测实现这一目标进展情况的2个指标是UHC服务覆盖率指数（service coverage inder，SCI）（指标 3.8.1）和家庭卫生保健支出相对于家庭支出或收入“较大”的人口百分比（指标 3.8.2）。SCI 的取值范围从0（最差值）到100（最佳值），使用16个示踪指标计算，结核病治疗的覆盖率就是指标之一。在WHO和世界银行的监测指标3.8.2中，占家庭支出或收入10%或以上的直接医疗支出被列为是“灾难性的”。

这2个UHC指标的最新公布数据是2019年（SCI）和2017年（灾难性医疗保健支出）。从全球来看，2019年的SCI为67分（满分100分），高于2000年的45分。面临灾难性医疗保健支出（以＞10%的每年家庭收入或支出为临界值）的普通人口比例从2000年的9.4%上升到2017年的13%（9.96 亿人）。

在30个结核病高负担国家和3个全球结核病观察名单国家中，这2项指标的数值表明，在这些国家中的大多数在实现UHC这一可持续发展目标之前，还有很长的路要走。在结核病高负担国家中，泰国因SCI高（80分）和灾难性医疗支出低（2%的家庭）而引人注目。2002年，泰国建立了全民保险计划（UCS），在国内资金和强大的初级卫生保健系统的支持下，为尚未被正规部门医疗保险计划覆盖的所有泰国公民提供明确的福利。虽然尚未获得2019年后的数据，但新型冠状病毒感染大流行很可能导致许多国家在2020年和2021年实现UHC的进展停滞或逆转。

鉴于UHC对降低结核病发病率和死亡率的目标的重要性，消除结核病战略还包括第3个目标，即没有结核病患者及其家庭面临灾难性的总费用。针对结核病这一具体指标，“灾难性”的定义是总费用（包括直接医疗支出、非医疗支出和收入损失等间接成本）超过家庭收入的20%。

自2015年以来，共有29个国家完成了结核病患者及其家庭所面临费用的国家调查，其中27个国家（包括30个结核病高负担国家中的16个和3个全球结核病观察名单国家中的1个）报告了结果。面临灾难性费用的百分比从萨尔瓦多的13%（95%*CI* 10% ～ 17%）到所罗门群岛的92%（95%*CI* 86% ～ 97%）不等；对每个国家的报告病例数加权后，综合平均值为48%（95%*CI* 36% ～ 61%）。在报告分类数据的23个国家中，DRTB患者面临灾难性总费用的比例高得多，综合平均为82%（95%*CI* 75% ～ 90%）。

调查结果正在被用来为卫生筹资、服务提供和社会保障方面提供信息，以期减少这些的成本。

许多结核病新病例可归因于5个风险因素，分别是营养不良、HIV感染、酒精使用障碍、吸烟（特别是在男性中）和糖尿病。在新型冠状病毒感染大流行，以及俄乌冲突、世界其他地区持续冲突、全球能源危机和相关粮食安全风险的背景下，采取多部门行动来解决这些问题和其他结核病决定因素（如人均国内生产总值和贫困），比以往任何时候都更为重要。

解决结核病流行的更广泛决定因素需要多部门负责。联合国结核病问题高级别会议上的政治宣言要求WHO总干事制定结核病多部门问责框架（multisectoral accountability framework for TB，MAF-TB），并确保其及时实施。经过大量的开发工作，WHO最终确定了该框架，并于2019年发布。为了支持各会员方适应和使用该框架，WHO还制定了一份清单，使各方能够对MAF-TB中主要内容的状况进行评估。

实施清单的结果表明，各方在适应和实施MAF-TB方面正在取得进展，但还需要加强所有有关部门（包括民间团体）的参与，也需要加强高级别审查机制。考虑到新型冠状病毒感染大流行的影响，全面实施MAF-TB的所有组件可有助于确保恢复基本结核病服务，加强社会保障，并加快实现全球结核病目标。而根据 MAF-TB的全球部分，WHO将继续领导全球监测、报告和审查的协调工作，并向各国和合作伙伴提供技术支持和指导。

（八）结核病的研究和创新：进展缓慢，需要更多投入

如果不加强研究和创新，就无法实现消除结核病战略为2030年和2035年确定的各项目标。在最初确定这些目标时曾强调过，到2025年需要取得技术突破，以便加快全球结核病发病率的年下降速度，在2025—2035年达到每年下降17%。在2015—2021年实现的结核病发病率下降量，远低于该战略的第一个2020年里程碑（10%，对比目标20%）；再加上COVID-19大流行对2020年和2021年结核病发病率的影响，这意味着现在需要更快的下降速度才能实现目标。优先研究目标包括一种能降低感染风险的疫苗，一种能阻断已感染者患上结核病机会的疫苗或新药物疗法，在诊疗时能准确检测结核病的快速诊断方法，以及更简单、更短时间的结核病治疗方法。

在开发新的结核病诊断方法、药物和疫苗方面取得了进展，但受到总体投资水平的限制。最近公布的数据显示，2020年的投资总额为9亿美元，不到联合国第一次结核病问题高级别会议为2018—2022年设定的每年20亿美元这个全球目标的一半；这一总额还远远低于《全球终结结核病计划》（2023—2030）的估计需求，即每年50亿美元。

近年来，在开发检测产品或方法的数量及诊断流程方面，已取得了进展。其中包括用于检测结核病和耐药性的分子检测、用于检测结核感染的γ干扰素释放试验（interferon gamma release assays，IGRA）、基于生物标志物的结核病检测方法、使用数字胸部X线片进行结核病筛查的计算机辅助检测（computer aided detection，CAD），以及用于检测结核病的新型气溶胶捕获技术。WHO于2022年评估和推荐了3种新的基于抗原的结核病感染皮肤试验，其表现优于结核菌素皮肤试验（特别是在特异性方面），分别是Cy-Tb 皮肤试验（印度血清研究所，印度）、C-TST（安徽智飞龙科马生物制药有限公司，中国）和Diaskintest（JSC Generium，俄罗斯）。WHO计划在未来1年评估以下检测：①无须培养的靶向测序解决方案，可直接从痰标本中检测耐药性；②微量肉汤稀释法药物敏感性试验；③用于检测结核病感染的新的IGRA。

截至2022年9月，共有26种结核病治疗药物进入Ⅰ期、Ⅱ期或Ⅲ期试验。这些药物包括17种新的化学实体，其中2种药物已获得监管机构加速批准，1种药物由美国食品药品监督

管理局（FDA）根据针对抗细菌和抗真菌药物的有限人群途径在最近获得批准，以及6种老药新用。各种与新药物或老药物新用的联合方案，以及宿主导向疗法，都处于Ⅱ期或Ⅲ期试验中。

2022年9月，至少有22项临床试验正在进行，以评估治疗结核病感染的药物和方案，包括在MDR-TB患者的高风险家庭接触者中预防DRTB的试验，以及评估如何优化为幼儿和HIV感染者提供短期结核病预防治疗的试验。

2022年9月，有16种候选疫苗进入临床试验，其中4种处于Ⅰ期、8种处于Ⅱ期、4种处于Ⅲ期，包括预防结核病感染和预防患结核病的候选药物，以及帮助改善结核病治疗结果的候选药物。

不论在哪个国家，有效的疫苗对结核病发病率和死亡率的年度下降量都非常重要。WHO已委托对新的结核疫苗进行全价值评估，以指导对后续研究的投资，以及随后对获得使用许可的任何疫苗的引进和实施。初步结果表明，符合新结核疫苗首选产品特性的疫苗产品，将对健康和经济产生实质性和积极性的影响。WHO支持结核病研究和创新的这一举措，以及其他近期或当前的工作，都总结如下：①根据新型冠状病毒感染大流行期间吸取的经验教训，筹备一次关于如何加快开发新结核疫苗进展的高级别峰会，预计该峰会于2023年举行。②编写一份关于新结核疫苗的健康及经济效益报告，以指导对后期研究的投资，以及对新结核疫苗的引进和实施。该报告将以既往的出版物和相关期刊文章为基础。③2022年3月，召开多利益相关方协商会议，讨论各会员方对政策指导的新需求、决策所需的证据缺口及将研究证据转化为政策的挑战。其目的是指导资助和实施研究的决策者，使他们的研究议程更侧重于结核病项目的优先事项和受影响人群。④2022年5月，向第75届世界卫生大会提交关于结核病研究创新的全球战略实施情况的进展报告。⑤编写和发表一份综合评估报告，评估在审查证据过程中发现的结核病研究空白，为WHO指南的制定提供参考。⑥继续参与BRICS结核病研究网络的会议。⑦在新型冠状病毒感染大流行的背景下，WHO还制定了一份关于结核病和新型冠状病毒感染研究项目的纲要，为应对新型冠状病毒感染大流行对结核病影响的创新纲领性应对措施，是该报告随附网页的特色主题之一。

二、《WHO结核病整合指南模块5：儿童及青少年结核病管理》

2022年3月21日，《WHO结核病整合指南模块5：儿童及青少年结核病管理》[2]及其配套实施手册发布，这是继2014年《WHO儿童结核病管理国家规划指南第二版》之后对儿童及青少年结核病诊断、治疗、关怀管理模式的更新。2014年发布的指南包括28条关于在儿童中管理结核病的建议。2022年整合指南包括：①2014年指南中仍然有效的建议（主要是关于高质量结核病关怀的关键模块的建议，这一领域没有出现新的证据）；②2014年之后由其他WHO结核病诊疗指南发布的相关建议；③2022年整合指南中发布的新的建议。此外，2022年结核病整合指南模块5重点关注0～19周岁的儿童及青少年，之前的指南更多关注儿童，对于青少年（10～14周岁）则着墨不多。

儿童及青少年（15周岁以下）占全球结核病总负担的11%。每年全球约有110万儿童罹患结核病，近50%的患儿未满5周岁。遗憾的是，各国结核病NTP仅报告不到50%的儿童结核病患者，在儿童结核病患者发现方面存在巨大缺口。这主要是因为这一年龄段结核病患者带菌量相对较少，在年幼儿童中采集合适的样本困难，且缺乏高度灵敏的即时检测技术（point-of-care testing，POCT），这些原因使得对这一年龄段患者开展细菌学确诊充满挑战。2020年，新型冠状病毒感染对儿童结核病的发现和报告造成更大的不良影响。除了在患者发现方面存在缺口，2020年全球仅有1/3符合接受结核病预防性治疗（tuberculosis preventive therapy，TPT）的5周岁以下结核病儿童密接者接受了TPT。结核感染后，年幼儿童暴露于更高的结核发病风险中，包括各类重症结核病。同时，绝大多数患儿在结核暴露、感染后数月内就发病。除了儿童和青少年，据估算，全球每年有超过50万的稍年长青少年（15～19周岁）罹患结核病。

联合国SDG及WHO终止结核病策略（end TB strategy）希望在2030年时，将的结核病发病率和死亡率分别降低到2015年水平的80%和90%。为了加快这一进程，2018年9月召开的联合国结核病问题高层级会议通过决议，承诺到2022年确诊、治疗4000万例结核病患者（包括350万例患儿）及150万例DRTB患者（包括115 000例患儿）。此外，该决议还承诺到2022年为至少3000万人（包括400万5周岁以下儿童密接者）、2000万其他家庭密接者（包括5周岁以下和以上的儿童）及600万HIV感染者（people living with HIV，PLHIV）提供TPT。

近年来，随着在结核病诊断策略，药物敏感结核病、DRTB、结核性脑膜炎的诊治，以及患者护理管理模式方面的新证据的不断涌现，WHO全球结核病项目（WHO global tuberculosis project，WHOGTP）决定发布《WHO结核病整合指南模块5：儿童及青少年结核病管理》，并通过发布《实施手册》为指南建议的实施提供指导。该指南从以下方面提出建议。

（一）诊断

1．在具有典型肺结核典型症状的儿童中，应该启用Xpert Ultra对痰、鼻咽分泌物、胃液或粪便等样本作为结核病的初始诊断及利福平耐药性检测的工具，而不是痰涂片/培养和表型药物敏感性试验（drug sensitivity test，DST）（修订的建议：强烈推荐，在粪便和胃液样本中的检测准确性证据确定程度中等；在痰样本中的检测准确性证据确定程度低；在鼻咽分泌物中的检测准确性证据确定程度非常低）。

2．在到医疗机构就诊的肺结核可疑儿童中，应启用一种整合治疗决策路径来诊断肺结核（新的建议：临时建议，有条件推荐，证据确定程度非常低）。

（二）治疗

1．在3个月到16周岁非重症结核病（没有疑似或确定的MDR/RR-TB证据）的儿童及青少年患者中，可以启用疗程4个月的治疗方案［2HRZ（E）/2HR］（新的建议：强烈推荐，证据确定程度中等）。

2．在6周岁以下MDR/RR-TB患儿中，可以启用含贝达喹啉的全口服治疗方案（新的建议：有条件推荐，证据确定程度非常低）。

3．在3周岁以下MDR/RR-TB患儿中，可以启用含德拉马尼的长程治疗方案（新的建议：有条件推荐，证据确定程度非常低）。

4．在经细菌学诊断或临床诊断的结核性脑膜炎儿童及青少年患者中（没有疑似或确定的MDR/RR-TB证据），可以启用疗程6个月的强化治疗方案（6HRZEto）作为疗程12个月治疗方案（2HRZE/10HR）的备选方案（新的建议：有条件推荐，证据确定程度非常低）。

（三）关怀管理模式

1．在结核病高负担地区，在具有结核典型症状和/或有结核暴露的儿童及青少年中，可以启用向基层下沉的非中心化结核病关怀模式（decentralized TB services）（新的建议：有条件推荐，证据确定程度非常低）。

2．在具有结核典型症状和/或有结核暴露的儿童及青少年中，可以启用以家庭为核心的整合结核病关怀模式（新的建议：有条件推荐，证据确定程度非常低）。

三、《全球终结结核病计划》（2023—2030）

《全球终结结核病计划》（2023—2030）[3]（以下简称《全球计划》）由遏制结核病全球合作伙伴组织发布，重点概述到2030年终结结核病这一全球健康威胁所需的优先行动和预计的财政资源。

《全球计划》规划了如何在2030年之前终结结核病这一公共卫生挑战，到2030年，世界各国政府将致力于实现联合国SDG。可持续发展目标三是“确保健康生活，促进所有人和所有年龄段的福祉”，其目标之一包括终结结核病流行。这一目标是2018年联合国大会结核病问题高级别会议的焦点，在该会议上，成员国接受了部分全球承诺，而全球至今尚未走上实现这些承诺的轨道，特别是因新型冠状病毒感染大流行给全球结核病应对工作带来的挫折。

国际社会对新型冠状病毒感染大流行的应对是投入资金和资源，以闪电般的速度开发诊断工具、治疗方法和疫苗，但结核病每年折磨着1000万人，夺去150万人的生命，全球应对措施却不温不火。结核病是一种通过空气传播的传染病，尽管它对每个人的健康都构成威胁，但仍被忽视。终结结核病其实符合所有人的利益。

由于未来的大流行疾病也可能由空气传播的呼吸道感染引起，《全球计划》将结核病预防置于大流行准备和应对工作的中心。《全球计划》中详述的资金需求对于重新夺回因新型冠状病毒感染大流行而失去的进展，以及加快终结结核病疫情的进展至关重要。《全球计划》预测了新型冠状病毒感染大流行后需要采取的优先行动，并通报了后续行动将于2023年在第二届联合国大会结核病问题高级别会议上做出承诺。在新型冠状病毒感染大流行期间，被诊断患有结核病的人数急剧下降，数年来结核病防治工作的进展出现了逆转，为全球结核病防治工作注入了更大的紧迫性。尽管新型冠状病毒感染大流行严重破坏了这些努力，但它也创造了一种新的机遇，即可通过调动政治意愿、财政和人力资源来实现的契机。

与之前的版本一样，本版《全球计划》强调需要以政治承诺和以人为中心终结结核病，其增加了将预防作为公共卫生优先事项，同时普及结核病护理和支持、加快结核病研究和开发（研发）、引入和扩大新的结核病工具。它提出的干预措施包括开发和使用新的结核疫苗，实施《全球计划》需要更强大、更持久的合作伙伴关系，让社会各部门都参与其中。

（一）投资与回报

《全球计划》阐述了从现在到2030年，全球需投资2500亿美元，使5000万例结核病患者获得早期诊断和治疗、挽救数百万人的生命；同时开发、批准和分发新的结核疫苗；继续加倍努力，应对新的健康危机，如新型冠状病毒感染大流行、战争或冲突导致的结核病服务脱轨。支持《全球计划》所需的资金总额相当于世界上每个人在未来8年每年捐赠4美元。每投资1美元，这项投资的经济回报将达到40美元，在LMIC每投资1美元，经济回报将高达59美元。

（二）资源需求

2023—2030年的《全球计划》要求至少筹集2500亿美元，使政府、外部捐助者、开发银行、社会健康保险、慈善事业、私营部门和创新融资来源的国内预算资金来源多样化。其中，1572亿美元用于结核病预防和护理，526亿美元用于新疫苗问世后的疫苗接种，401.8亿美元用于加速开发新的抗结核药、诊断和治疗方案。

《全球计划》强调要投资新的结核疫苗，到2025年批准并确保资源可用，使其能够在结核病最流行的国家惠及成年人和青少年人群。目前唯一可用的结核疫苗是BCG，该疫苗在一个多世纪前获得批准，但对疾病预防的影响非常有限。

（三）预期影响

《全球计划》从多个环节列举了要采取的优先行动，其中主要环节包括综合投资终结结核病，扩展结核病诊断和护理，加强结核病预防，多部门合作，通过全民健康覆盖、大流行防范和应对及社会经济行动终结结核病，人权、耻辱感、性别和弱势群体，加快发展新的结核病工具，资源需求，投资和成本与回报。若《全球计划》得到充分支持和实施，预计将实现：①至少95%的结核病患者将得到诊断；②所有高危人群、关键人群和弱势人群都将能够接受定期筛查；③5000万人将获得适当的抗结核药物治疗，其中包括470万儿童和332万DRTB患者；④ 3500万人将获得TPT；⑤到2026年，至少将推出一种新的结核疫苗，以供广泛使用。

以上及其他干预措施将共同影响，预计到2030年，全球每10万人口中每年罹患结核病的人数比2015年下降80%；到2030年，全球每年死于结核病的人数比2015年下降90%。

四、其他国家结核病防治策略和措施的研究经验

全民健康覆盖是WHO结束结核病战略的优先干预措施之一，可通过扩大初级卫生保健来实现——特别是在LMIC。Jesus等[4]评估了世界上最大的初级卫生保健计划之一的巴西家庭健康战略（family health strategy，FHS）对结核病发病率和死亡率的影响，在为期10年的研究期间，共计纳入730万人的全国队列。Jesus等分析了在2004年1月1日至2013年12月31日进入1亿巴西人队列的个人，并将没有FHS覆盖的城市居民与FHS全覆盖的城市居民进行比较；通过使用具有多变量Poisson回归的队列设计，对所有相关人口和社会经济变量进行调整，并用治疗概率的倒数加权来估计FHS对结核病发病率、死亡率、治愈率和病死率的影响；同时，还进行了一系列分层和敏感性分析。结果表明，FHS覆盖与较低的结核病发病率［发病率比（*RR*）0.78，95%*CI* 0.72 ～ 0.84］和死亡率（*RR*＝0.72，95%*CI* 0.55 ～ 0.94）相关，与结核病治愈率（*RR*＝1.04，95%*CI* 1.00 ～ 1.08）呈正相关。FHS也与结核病病死率的降低有关，尽管在统计学上并不显著（*RR*＝0.84，95%*CI* 0.55 ～ 1.30）。在所有结核病指

标中，贫穷群体中FHS的关联性更强。据此，Jesus等表示以社区为基础的初级保健可极大地降低结核病发病率和死亡率，并减少结核病负担在脆弱人群中的不平等分布。在目前由于新型冠状病毒感染大流行而导致的全球贫困显著增加期间，对初级卫生保健的投资可帮助预防全世界结核病发病率的预期增加，并有助于实现最终防治结核病战略目标。

尽管WHO建议实施了许多结核病控制战略，但在结核病患者的发现和治疗方面仍存在重大差距，导致病例在高负担国家迅速传播。Diriba等[5]于2021年2月至7月在埃塞俄比亚Gedeo地区开展了一项病例对照研究，以评估结核病的危险因素。病例组为确诊的18岁肺结核患者，对照组为同龄肺结核阴性患者。采用多因素Logistic回归模型对相关危险因素进行评估，研究旨在提供关于结核病发展的促成因素的最新信息。共有368例（173例患者和173例对照）纳入研究。基于多变量Logistic回归分析，在控制可能的混杂因素后，Diriba等确定了6个变量为结核病发生的独立危险因素，包括①患者月收入＜1500埃塞俄比亚比尔［调整后*OR*（*aOR*）＝2.35，95%*CI* 1.22～3.97］；②没有受过教育的患者（文盲）（*aOR*＝2.10，95%*CI* 1.17～2.51）；③吸烟的患者（*aOR*＝2.89，95%*CI* 2.10～3.82）；④嚼阿拉伯茶的患者（*aOR*＝2.86，95%*CI* 1.28～3.79；⑤已发现与结核病发病显著相关的患者包括与结核病患者有密切接触的患者（调整后*OR*＝3.63，95%*CI* 2.24～4.46）；⑥HIV阳性患者（*aOR*＝3.01,95%*CI* 1.07～3.52）。BCG对结核病的发生有保护作用（*aOR*＝0.52，95%*CI* 0.21～0.88）。Diriba等认为，应优先考虑已确定的致病因素，为此应采取协调一致的努力，筛查疑似肺结核患者和患者接触者，治疗已知结核病患者，并采取适当的控制方法，以减少MTB感染。

Rwezaura等[6]分析一种新的包含结核病和SARS-CoV-2协同作用特征的数学模型，证明了当子模型的再生数＜1时，无病平衡点和地方病平衡点的局部渐近稳定性。对TB Only子模型进行分叉分析结果表明，该子模型经历了正向分叉。该模型适用于印度尼西亚2021年2月11日至2021年8月26日期间每日累计确诊的SARS-CoV-2患者。利用MatLab中的Fmincon优化工具箱进行拟合，根据拟合结果对模型中的相关参数进行估计，应用庞特里亚金原理建立了共感染模型存在最优控制和最优性系统的必要条件；考虑了不同的控制策略，包括口罩的使用和SARS-CoV-2疫苗接种、结核病预防及对这2种疾病的治疗控制。模拟结果表明，针对SARS-CoV-2疫情的策略可避免新增结核病患者27 878 840例；结核病防治控制可避免新增SARS-CoV-2病例5 397 795例。此外，无论是SARS-CoV-2还是仅限于结核病的控制策略，都大大减少了大量新的合并感染病例。

新型冠状病毒感染大流行已造成2020年结核病护理和服务提供的广泛中断，使抗击结核病的进展倒退数年。2021年，随着较新的新型冠状病毒感染变异株继续影响许多LMIC，且这种挫折的程度可能会增加。尽管存在挑战，但结核病界可借鉴管理新型冠状病毒感染的综合方法，以帮助恢复进展并减轻新型冠状病毒感染对结核病的影响。Zimmer等[7]开发了“终结结核病的瑞士奶酪模式”，以说明只有通过多部门合作，解决个人、社会和卫生系统层面的护理问题，人们才能消灭结核病。Zimmer等研究了新型冠状病毒感染如何影响模型中提出的不同层面的结核病护理，并探索如何利用新型冠状病毒感染大流行的一些经验教训和结果来加强全球结核病应对措施。“终结结核病的瑞士奶酪模式”强调，单层保护不足以终结结核病，相反，它强调需要对结核病护理采取整体方法，要求同时加强社会、个人和卫生系统层面。虽然这些层面对结核病控制至关重要，但必须重新评估其他跨领域和规划方面的考虑，以适应新型冠状病毒感染大流行下的当前全球形势。这些行动包括重申政治支持、扩大对结核病的投资、提高结核病数据报告的及时性和质量。控制结核病没有灵丹妙药。公共卫生对策不是单一的干预措施，而是与社会信念和行动密切相关。

多药耐药（MDR）是结核病管理和控制的一个重要挑战。利福平耐药（RR）是MDR-TB的可靠替代标记。Ngabonziza等[8]调查卢旺达27年来RRTB的聚类率和细菌种群动态以推断传播动态，以及患者管理的变化对这些动态的影响。该研究分析了卢旺达全国范围内RRTB分离株纵向收集的全基因组序列。收集的资料涵盖3个重要时期，即MDR-TB规划管理（PMDT）之前（1991—2005年）；早期PMDT阶段（2006—2013年），仅向再治疗患者提供利福平药物敏感试验；以及强化阶段（2014—2018年），在该阶段，所有细菌学证实的结核病患者主要通过Xpert MTB/RIF试验进行利福平药物敏感试验。基于5个单核苷酸多态性（single nucleotide polymorphism，SNP）截止点和抗性授予SNP构建了集群，使用贝叶斯模型来估计日期和种群大小，使用TransPhylo来估计每例患者感染的继发病例数量，并使用多变量Logistic回归来评估被显性克隆菌株感染的预测因素。在用于传播分析的308株基线RRTB分离株中，聚类分析将259株（84.1%）分离株分为13个聚类。在这些聚类中发现了一个单一的优势克隆，包含213株分离株（占聚类的82.2%和所有RRTB的69.1%），将其命名为“卢旺达利福平耐药克隆”（R3克隆）。R3克隆属于乌干达亚谱系4.6.1.2，其对利福平和异烟肼耐药分别由*rpoB*基因Ser450Leu突变和*katG*基因Ser315Thr突变引起。所有R3克隆分离物都有Pro481Thr，这是*rpoC*基因的一种假定的代偿性突变，可能恢复它的适应性。据估计，R3克隆于1987年首次出现，其种群规模在20世纪90年代呈指数级增长，在21世纪初达到最大规模（约84%），自2014年以来呈下降趋势。事实上，R3克隆的比例最高（129/157）；2000—2013年为82.2%（95%*CI* 75.3% ～ 88.8%），2014年下降至64.4%（95%*CI* 55.1% ～ 73.0%）。在第2类治疗不成功后检测到R3克隆的患者比在第1类治疗方案不成功后检测到R3克隆的患者更有可能产生继发性病例。Xpert MTB/RIF检测作为第一个诊断测试，避免了不必要的以利福平为基础的抗结核药物治疗，从而防止显性R3克隆的持续传播。随着PMDT的加强和所有结核病患者接受利福平耐药检测，卢旺达全国范围内的R3克隆负担下降。研究结果提供了第一手证据，支持利福平药物敏感性试验对MDR-TB传播的影响。

WHO估计尼泊尔约有6.8万例结核病患者。然而，2018年全国系统仅报告了约27 232例新发结核病患者，导致尼泊尔每年约有40 768例结核病患者潜藏。尼泊尔国家结核病控制中心在抗反转录病毒治疗（ART）地点开展了相关研究，以估计尼泊尔人类免疫缺陷病毒（PLHIV）感染者中结核病的患病率，并确定结核病的相关危险因素[9]。该研究选择了6个HIV感染者发病率高的ART地点。在选定的研究地点中，年龄≥18岁且正在接受ART的PLHIV感染者被认为符合研究条件。根据尼泊尔国家结核病规划的国家结核病管理指南，对同意参与研究的PLHIV感染者进行结核病诊断。在403例PLHIV感染者中，有40例（9.9%）被诊断为结核病。参与者的中位年龄为36岁（30 ～ 43岁）。男性PLHIV结核病患病率明显高于女性（13.6% *vs.* 5.8%，$P=0.02$），达利特明显高于婆罗门/切特里人（22.0% *vs.* 5.9%，$P=0.01$）。在HIV阶段进展到WHO第3期和第4期（$OR=4.85$，$P<0.001$）和有结核病家族史（$OR=4.50$，$P=0.002$）的人群中，结核病的发生风险显著。尼泊尔PLHIV结核病患

病率为9.9%。男性、达利特人、HIV阶段进展到WHO第3期和第4期并有结核病家族史的PLHIV感染者患结核病的风险较高。因此，需要有针对性的干预措施来降低PLHIV感染者患结核病的风险。同样，尼泊尔需要综合、全面的结核病、HIV的诊断和治疗服务来管理结核病/HIV合并感染。

印度作为结核病国家，妊娠期女性和儿童特别容易受到感染影响，而且他们保护自己的能力往往更弱。营养不良、HIV和其他免疫抑制因素（如暴露在空气污染中），会使人更容易患重病或死于结核病感染。风险因素受妊娠期女性教育、获得医疗保健的机会、贫困、营养、医疗保健耻辱感和卫生等因素影响。目前文献主要为临床研究，缺乏对上游因素的关注，偏向于二级和三级预防策略（即患者发现和治疗），而较少强调一级预防（如财富公平和环境监管）。考虑到对极端DRTB的担忧，以及传染病可渗透到国家边境，Mannebach等[10]认为，公共卫生护士和其他医疗保健专业人员必须进行自我教育，并代表印度儿童等弱势群体进行宣传。在印度，改善卫生设施、空气质量监测、女性教育和增加获得医疗保健的机会是解决儿童结核病问题的具有成本效益和循证的战略，这是一项植根于人权和司法的挑战。

结核病是沙特王国的主要健康问题之一。，因为该国人口不断变化，常驻侨民主要来自结核病负担较高的国家，每年在乌姆拉和麦加朝圣的旺季，朝圣者大量涌入。El-Masry等[11]通过评估肺结核发病率并总结潜在的高危患者，以凸显沙特阿拉伯卫生当局的高负担地区，这可能有助于制定必要的感染控制政策。El-Masry等通过对卫生部2018年报告的肺结核发病率数据进行回顾调查，并使用卡方检验对不同民族、年龄、性别和地区的肺结核发病率数据进行分析，以确定与肺结核相关的人口学危险因素及其意义。结果表明，沙特阿拉伯和非沙特阿拉伯国民的肺结核发病率男性明显高于女性；主要城市的患者数尤其高。此外，感染主要与沙特阿拉伯国民和非沙特阿拉伯国民之间不同的某些年龄组有关。在沙特王国的几个地区，特别是大城市，结核病控制似乎面临一些挑战。国家结核病控制计划（NTP）需要持续评估官方数据，以发现高危人群和与发病率增加相关的因素。这将有助于改进结核病控制战略，以遏制该疾病并接近根除该疾病。

移民结核病预防计划的成本效益与许多结核病发病率较低的国家高度相关，因为它们试图消除这种疾病。Dale等[12]评估了对澳大利亚新移民进行结核病感染筛查和治疗的战略。在移民前进行感染筛查并在抵达后进行预防性治疗，比在抵达后既进行筛查又进行治疗更具成本效益。从澳大利亚健康支付者的角度来看，移民前筛查成本效益的提高在一定程度上反映了筛查成本向移民的转移，这可能会引起伦理关切。关键的敏感性分析强调了与结核病预防治疗相关的健康损害及结核病治疗后遗症的影响。这2个考虑都值得在未来的研究中给予更多的关注。所有战略对移民中结核病发病率的影响不大（＜15%），这表明加强移民筛查不会在低发病率环境中实现结核病消除。这需要增加对全球结核病预防和护理的投资和努力，才能减少结核病感染的流行，从而降低移民中结核病的发病风险。这些努力将可使结核病高发病率和低发病率国家都受益，并进一步推动所有国家朝着终结结核病的方向迈进。

监禁人群的结核病负担普遍高于普通人群，早期诊断和及时开始治疗是遏制疾病传播的关键策略。Soltobekova等[13]开展了一项研究，以确定新的涂片或Xpert MTB/RIF阳性肺结核患者开始治疗的时间，并探索与监狱环境中延迟开始治疗相关的危险因素。该研究对2014—2019年通过涂片显微镜或GeneXpert MTB/RIF确诊的新肺结核患者进行了一项回顾性队列研究，使用来自吉尔吉斯共和国监狱环境的常规卫生保健数据，计算暴露变量中开始治疗的延迟时间——从标本采集到开始治疗的天数；使用10天分界点对治疗延迟进行分类，并使用逻辑回归来确定与治疗延迟相关的因素。结果在纳入分析的406例患者中，开始治疗的中位延迟为7天（IQR：2～16天）。使用10天的截止时间，189例患者（46.6%）延迟了治疗开始。与涂片阴性患者相比，治疗延迟与涂阳患者（*aOR*＝0.44，95%*CI* 0.29～0.68）呈负相关，而异烟肼耐药患者（*aOR*＝2.61，95%*CI* 1.49～4.56）和利福平耐药肺结核患者（*aOR*＝4.14，95%*CI* 2.56～6.77）与同时对利福平和异烟肼敏感的患者相比，延迟时间更长。综上，及时诊断和有效治疗仍是结核病控制规划的基石，特别是在监狱环境中。监狱当局需要解决结核病诊断和治疗方面所有潜在的延误问题，以加强其结核病控制工作，使监狱中没有被拘留者、监狱工作人员和探视者感染结核病。这些措施包括改善抗结核药物的供应、结核病患者的早期发现，以及改善与监狱系统外卫生当局的合作。

在全球范围内，流离失所者面临着日益加重的结核病负担。乌干达目前收容了来自东非地区空前数量的难民。最近证据表明，由于来自MDR-TB高发国家索马里的移民，MDR-TB在东非地区的传播加剧，因此，需要在该区域各国紧急查明和管理病例。建议的战略之一是优化难民结核病的诊断、治疗和预防。为了探讨城市贫民窟难民结核病患者发现和护理的障碍和促进因素，以及如何改善的建议，指导制定干预措施，以改善上述人群中结核病患者的发现和护理，Buregyeya等[14]在乌干达坎帕拉市一个城市贫民窟的难民中进行了一项利用定性方法的横断面研究。对卫生保健工作者和社区领导人进行了主要线人访谈，并对难民结核病患者和结核病患者护理人员进行了深入访谈（30次访谈）。访谈问题基于行为改变的能力、机会和动机模型（COMB-B模型）。在相关行为改变轮实施框架的指导下，进行手动内容分析并确定有针对性的干预策略。生活在乌干达坎帕拉城市贫民窟的难民控制结核病的主要障碍包括难以获得卫生服务、对结核病的知识有限、结核病污名化、语言障碍及社区卫生工作者缺乏便利。确定的干预策略包括教育、培训、实施、环境重组和说服。研究结果可作为设计和实施干预措施的指南，以改善这种情况。

印度尼西亚的结核病和糖尿病负担沉重。2017年，政府在国家结核病控制规划下发起了国家结核病-糖尿病联合管理活动。Jiang等[15]调查了实施这些活动后雅加达结核病-糖尿病的检测和治疗结果，并确定了与这些结果相关的主要因素。利用雅加达2个区［东雅加达（低收入）和南雅加达（高收入）］的结核病登记数据进行横断面研究，采用了5步级联分析，即确诊的结核病患者、接受糖尿病检测的结核病患者、确诊结核-糖尿病患者、患者接受并完成结核病治疗/治愈。Jiang等进行了描述性分析，以了解结核病和结核病合并糖尿病患者的特征，并使用两水平混合效应Logistic回归来探索与进行糖尿病检测和完成结核病治疗/治愈相关的因素。在研究期间（2017—2019年），50.8%的15岁以上新发肺结核患者进行了糖尿病检测，这一比例从2017—2018年的41.7%上升到2019年的60.1%。在接受糖尿病检测的结核病患者中，20.8%的患者被诊断为糖尿病。90%以上的结核病-糖尿病患者接受了标准结核病治疗，86.3%的患者完成了治疗/治愈。与南雅加达患者相比，东雅加达患者更有可能接受糖尿病检测并完成标准结核病治疗/治愈（$P < 0.001$）。细菌学阳性结核病患者更有可能接受糖尿病检测（*OR*＝1.37，95%*CI* 1.17～1.60）。在街道级医疗保健中心诊断的患者接受糖尿病检测的可能性高于公立医院和私立医院（$P < 0.05$）。接受糖尿病治疗与完成结核病治

疗/治愈的可能性较高相关（$OR = 1.82$，95%CI 1.20 ～ 2.77）。在雅加达引入结核病-糖尿病联合管理活动后，2019年结核病-糖尿病病例检出率显著改善，但细菌学阳性结核病患者和临床诊断结核病患者之间，以及不同类型的卫生设施之间存在结核病-糖尿病联合管理方面的差距。应加强结核病和糖尿病部门的合作，需要调动更多资源，以进一步改善印度尼西亚结核病-糖尿病的联合管理。

在巴西，结核病患者家庭接触者（household contacts，HHC）结核病感染（TBI）的调查和治疗不是优先事项。Bastos等[16]估计在巴西扩大加强HHC管理的成本效益和预算影响。Bastos等概念化了一个级联护理，以捕捉巴西结核病患者HHC的现状，以及2种加强的HHC管理策略：①仅检测结核病（TBD）；②TBD和TBI的检测和治疗。有效性是被诊断为TBD并完成TBI治疗的HHC的数量，护理级联的比例来自荟萃分析，卫生系统成本基于巴西的文献和官方数据，利用2019年报告的数据推断了增强战略的影响。结果表明，在当前情况下，0例（95%UI 0 ～ 1）HHC被诊断为TBD，2例（95%UI 0 ～ 16）TBI完全治疗。采用策略①，另外15例（95%UI 3 ～ 45例）HHC将被诊断为TBD，每人花费346美元；采用策略②，81例（95%UI 19 ～ 226例）额外的HHC将完成TBI治疗，费用为每人84美元。在全国实施的加强TBD检测和TBI治疗的联合战略将导致每年新增9711例（845 ～ 28 693例）TBD检测病例和51 277例（12 028 ～ 143 495例）HHC完成TBI治疗，分别使用国家结核病年度预算的10.9%和11.6%。Bastos等提出，在巴西，可以在国家一级利用目前的工具，以合理的费用加强对HHC中结核病和TBI的检测和治疗。

在结核病高负担国家，分散的、以人为本的DRTB护理提供模式仍资源不足。COVID-19大流行使这种模式的实施变得日益紧迫，这是解决DRTB治疗差距的关键。Khan等[17]提取了2010—2017年在巴基斯坦信德省和俾路支省11个机构开始治疗的DRTB患者数据。分析与计划扩展到城市周边和农村地区有关的治疗结果趋势，并估计从患者住所到治疗设施的驾驶距离。在分析的5586例DRTB患者中，随着规划的扩大，总体治疗成功率从2010年的82%下降到2017年的66%。调整后的不良结果风险比为每20 km驾驶距离1.013（95%CI 1.005 ～ 1.021）。结果分析表明，将DRTB治疗扩大到集中中心会增加在城郊和农村地区获得治疗者的不利结果。Khan等由此建议，随着登记人数的增加，在受影响社区附近或内部扩大DRTB服务至关重要。

Mesic等[18]描述了以人为中心的护理和短期口服方案对阿富汗坎大哈省RRTB保留护理的影响。该研究包括2016年10月1日至2021年4月18日在该项目中注册的RRTB患者。从2019年11月19日起，该规划实施了一项试验，调查短期口服RRTB治疗方案的安全性和有效性。在试验期间，调整了以人为本的护理。纳入了在护理模式调整前后接受治疗的RRTB患者的数据，并应用Kaplan-Meier统计方法来比较护理保留率。在RRTB规划登记的236例患者中，146例（61.9%）是在调整护理模式之前登记的，90例（38.1%）是在调整护理模式之后登记的。在改进以人为本的护理前，治疗前减员率为23.3%（$n = 34/146$）；而在改进的护理模式下，减员率为5.6%（$n = 5/90$）。适应前的治疗减员率为22.3%（$n = 25/112$），而在研究期间，没有参与者失去随访治疗，3.3%死亡（$n = 3/90$）。随着以人为本的护理提供和治疗方案得到调整，以更好地适应具体的环境挑战和目标人群的需求，阿富汗坎大哈省RRTB患者的护理保留率得到改善。

结核病在巴基斯坦呈上升趋势，可能由多种原因导致，包括贫穷、难以获得结核病治疗服务、不遵守治疗、社会耻辱感等。结核病治疗和检测场所有限，以及缺乏训练有素的人力资源是影响结核病管理的主要因素。结核病控制规划的一个主要缺陷是缺乏主动接触者追踪策略，而对于一种已知阳性患者能够在1年内进一步感染10 ～ 15人的疾病来说，这是必不可少的。巴基斯坦是世界上疾病负担最重的国家之一，该国的结核病防治工作也一直受到资金挑战和其他系统瓶颈的困扰，如缺乏熟练的人力资源和药物供应不足。虽然这是一种必须报告的疾病，但在全国范围内，主动发现患者、接触者追踪和报告的人数非常低。获得诊断和治疗设施的机会有限，与该疾病有关的耻辱感在社区中仍根深蒂固有关。研究人员已表明，应加强和积极的接触者调查以相对低廉的成本有效地在家庭接触者中识别出更多的结核病患者。美国国际开发署的综合卫生系统加强和服务提供活动向信德省和开伯尔-普赫图赫瓦省的卫生部门提供了支持，与2个省级结核病规划合作，根据指数病例对17 696人进行基于社区的主动接触者追踪。在追踪的接触者中，243例被诊断为药物敏感或DRTB。还举办了提高认识会议，让人们了解到疾病的各个方面及进行检测的重要性。该项目还持建立3个DRTB规划管理卫星站点，用于治疗DRTB，增强了该项目的诊断和检测能力[19]。

爱尔兰是一个结核病发病率低（2019年每10万人口5.6例）的国家，一直致力消除结核病（每百万人口少于1例）。为了在低发病率国家实现消除结核病，规划结核潜伏感染（latent tuberculosis infection，LTBI）管理十分重要。这需要高质量的LTBI筛查。O’Connell等[20]使用一个框架方案评估爱尔兰一个三级医疗中心的LTBI筛查质量。对2016—2018年在爱尔兰一个三级中心使用IGRA筛查结核病患者的健康护理记录进行回顾。来自医学研究所医疗质量框架的3个领域包括有效性、效率和公平性，被应用于衡量LTBI筛查的质量。结果发现，在40例有LTBI并有治疗适应证的患者中，20%（8/40）的患者没有接受正规治疗，2.5%（1/40）的患者没有接受治疗，10%（4/40）的患者没有完成治疗。在未提供治疗患者中，有75%（6/8）是非爱尔兰人。每例确诊LTBI患者的筛查费用为2048欧元。O’Connell等提出这个三级医疗中心的LTBI筛查需要进一步扩大，治疗需要改进，特别是要针对非爱尔兰国民提供相应的服务。

（李月华　舒　薇　张红伟　全　超　王晓君　孙闪华　李传友　唐神结）

参考文献

[1] WORLD HEALTH ORGANIZATION. Global ruberculosis report 2022 [R]. Geneva: World Health Organization, 2022.

[2] WORLD HEALTH ORGANIZATION. WHO consolidated guidelines on tuberculosis. Module 5: management of tuberculosis in children and adolescents [R]. Geneva: World Health Organization, 2022.

[3] The STP. The global plan to end TB 2023—2030 [R]. Geneva, Switzerland, 2022.

[4] JESUS G S, PESCARINI J M, SILVA A F, et al. The effect of primary health care on tuberculosis in a nationwide cohort of 7.3 million Brazilian people: a quasi-experimental study [J]. Lancet Glob Health, 2022, 10 (3): e390-e397.

[5] DIRIBA K, AWULACHEW E. Associated risk factor of tuberculosis infection among adult patients in Gedeo Zone, Southern Ethiopia [J]. SAGE Open Med, 2022, 10: 20503121221086725.

[6] RWEZAURA H，DIAGNE ML，OMAME A，et al. Mathematical modeling and optimal control of SARS-CoV-2 and tuberculosis co-infection：a case study of Indonesia [J]. Model Earth Syst and Environ，2022，8（4）：5493-5520.

[7] ZIMMER A J，KLINTON J S，OGA-OMENKA C，et al. Tuberculosis in times of COVID-19 [J]. J Epidemiol Community Health，2022，76（3）：310-316.

[8] NGABONZIZA J C S，RIGOUTS L，TORREA G，et al. Multidrug-resistant tuberculosis control in Rwanda overcomes a successful clone that causes most disease over a quarter century [J]. J Clin Tuberc Other Mycobact Dis，2022，27：100299.

[9] ADHIKARI N，BHATTARAI R B，BASNET R，et al. Prevalence and associated risk factors for tuberculosis among people living with HIV in Nepal [J]. PLoS One，2022，17（1）：e262720.

[10] MANNEBACH K，DRESSEL A，EASON L. Pediatric tuberculosis in India：Justice and human rights [J]. Public Health Nursing，2022，39（5）：1058-1064.

[11] EL-MASRY O S，MUZAHEED. Incidence and assessment of demography-related risk factors associated with pulmonary tuberculosis in Saudi Arabia：A retrospective analysis [J]. Pak J Med Sci，2022，38（4Part-II）：850-854.

[12] DALE K D，ABAYAWARDANA M J，MCBRYDE E S，et al. Modeling the cost-effectiveness of latent tuberculosis screening and treatment strategies in recent migrants to a low-incidence setting [J]. Am J Epidemiol，2022，191（2）：255-270.

[13] SOLTOBEKOVA N，KOZUKEEV T，YIEHDEGO G，et al. Time to start of tuberculosis treatment in penitentiary system of Kyrgyz Republic：A retrospective cohort study [J]. PLoS One，2022，17（3）：e264252.

[14] BUREGYEYA E，ATUSINGWIZE E，SEKANDI J N，et al. Developing strategies to address barriers for tuberculosis case finding and retention in care among refugees in slums in Kampala，Uganda：a qualitative study using the COM-B model [J]. BMC Infect Dis，2022，22（1）：301.

[15] JIANG W，TRIMAWARTINAH，RAHMAN F M，et al. The co-management of tuberculosis-diabetes co-morbidities in Indonesia under the National Tuberculosis Control Program：results from a cross-sectional study from 2017 to 2019 [J]. BMC Public Health，2022，22（1）：689.

[16] BASTOS M L，OXLADE O，CAMPBELL J R，et al. Scaling up investigation and treatment of household contacts of tuberculosis patients in Brazil：a cost-effectiveness and budget impact analysis [J]. Lancet Reg Health Am，2022，8：100166.

[17] KHAN U，LOTIA-FARRUKH I，AKHTAR A，et al. Re-evaluating the merits of decentralization as a core strategy for effective delivery of drug-resistant tuberculosis care in Pakistan [J]. Health Policy Plan，2022，37（8）：979-989.

[18] MESIC A，ISHAQ S，KHAN W H，et al. Person-centred care and short oral treatment for rifampicin-resistant tuberculosis improve retention in care in Kandahar，Afghanistan [J]. Trop Med Int Health，2022，27（2）：207-215.

[19] SHAIKH BT，LAGHARI A K，DURRANI S，et al. Supporting tuberculosis program in active contact tracing：a case study from Pakistan [J]. Infect Dis Poverty，2022，11（1）：42.

[20] O'CONNELL J，OGUNTUASE J，LI B，et al. Evaluating the quality of latent tuberculosis infection screening in ireland：a single-centre retrospective cohort study [J]. Trop Med Infect Dis，2022，7（2）：19.

中　篇　结核病基础

第三章　结核病分子流行病学

全基因组测序（whole genome sequencing，WGS）已成为一种新的诊断工具，能可靠地显示结核分枝杆菌（*Mycobacterium tuberculosis*，MTB）系统发育谱系的发生，并检查其与患者人口特征和多药耐药发展的关系，结核分离株的系统发育谱系及其与患者人口统计学的关系。MTB有数个谱系，每个谱系在进化状态、传播性、耐药性、宿主相互作用、潜伏期和疫苗效力方面都有不同的特征。遗传聚类可帮助识别正在发生的传播事件。耐药结核病（drugresistant tuberculosis，DRTB）的出现和传播对公共健康构成威胁，因此，有必要在临床短时间内诊断耐药形式并密切监测其传播。本文对2022年国际上结核病分子流行病学主要的研究进展进行总结。

一、结核分枝杆菌的分子流行病学

Singh等[1]使用SITVITWEB和MIRU-VNTR plus，通过Spoligotyping和24个位点分枝杆菌散布重复单位-可变串联重复数（mycobacterial interspersed repetitive units-variable number of tandem repeats，MIRU-VNTR）对在新德里国家收集的287株菌株进行基因分型，其中276株MTB生长，11例非结核分枝杆菌（nontuberculosis mycobacterium，NTM）生长。NTM的分离率主要来自HIV阳性患者［10/130（7.6%）］。在MTB的总分离株中，156株（56.5%）来自HIV阴性患者，120株（43.5%）来自HIV阳性患者。对276株MTB进行基因分型和药物敏感性试验模式测试。中亚（central Asia strain，CAS）基因型占大多数［153（55.4%）］，其次是北京基因型［44（15.9%）］、东非印度［25（9.1%）］和其他［54（19.6%）］。北京基因型在HIV阳性患者（22.5%）中显著高于HIV阴性患者（10.9%）。在MIRU-VNTR分析中，无论HIV感染状态如何，聚集在*CAS*基因型菌株中的频率更高。在HIV阳性组中，90%的分离株通过Spoligotyping分型可区分不同的基因型，84.2%的分离株进行MIRU-VNTR分析。各种MTB菌株的聚集与耐药性更相关。尽管CAS基因型在该地区总体上更占优势，但北京基因型在结核病（TB）/HIV双重感染患者中占主导地位。

Mutayoba等[2]对2017—2018年在非洲东部的坦桑尼亚收集的191株MTB进行测序分析，结果表明，此地区主要由4个谱系（lineage，L）组成，分别是L3（81/191，42.4%）、

L4（74/191，38.7%）、L1（23/191，12.0%）和L2（13/191，6.8%）。L3是坦桑尼亚最流行的谱系，而L4分离株中耐药突变更为频繁。Saavedra等[3]对莫桑比克（非洲东南部）南部295个阳性培养物进行WGS，结果显示大多数菌株（136/275，49.5%）属于L4，其中57.8%（159/275）在基因组传播簇中（＜5个SNP），有相当高的比例（45.5%）共享相同的基因型（0个SNP成对距离）。研究还发现2个“可能的地方性”分支，包括67个菌株，属于L1.2，可追溯到19世纪晚期，并与人类免疫缺陷病毒感染者（PLHIV）的近期传播有关。总体而言，当重建系统发育树时，大多数分离株被分配到L4（136/275，49.5%）。L4.3.4（LAM）亚系是L4最常见的亚系（64/275，23.3%），尽管在这个水平上，最流行的亚系是L1.2（70/275，25.4%）。L2.2.1占总人口的12.7%（35/275）。此外，9个样本被确定为混合感染。此结果揭示了结核病和HIV高负担环境中MTB的人口结构，研究还发现了一种意外的传播模式，大多数分离株都在基因组簇中，这表明结核病的传播不受控制，进展为活动性疾病的比例很高。研究还确定了估计在该国传播了一个多世纪的地方性分支，这些分支是导致PLHIV最近传播的原因，这对当地结核病控制有直接影响，但也使人们对HIV/TB和宿主相互作用有了一些理解。

Worku等[4]在2018年10月至2019年12月收集索马里地区323株MTB（249株来自肺结核，74株来自肺外结核），使用基于差异区9（RD9）的聚合酶链反应（polymerase chain reaction，PCR）和Spoligotyping分型进行分析。结果显示，323株结核分枝杆菌复合体（*Mycobacterium* tuberculosis complex，MTBC）分离株中，99.7%（95%*CI* 99.1%～100%）为MTB，其余一株为牛分枝杆菌。Spoligotyping分型鉴定出71种Spoligotyping型模式，包括61个共享型和10个孤立型。此研究确定的MTB谱系为L1、L2、L3、L4和L7，百分比分别为7.4%、2.2%、28.2%、60.4%和0.6%。大多数（87.9%）分离株被分类为簇状Spoligotyping型，而其余12.1%的分离株为单株。确定的主要聚集Spoligotyping型为SIT 149、SIT 21、SIT 26、SIT 53和SIT 52，各占17.6%、13.3%、8.4%、7.4%和5%。L3、L4及年龄组（15～24岁）与聚类显著相关。索马里地区从结核病患者中分离出的MTB具有高度多样性，有相当多的Spoligotyping型聚集，表明结核病传播活跃。此外，北京Spoligotyping型的分离频率相对高于埃塞俄比亚其他地区的分离频率，值得索马里地区结核病控制计划关注。

Shaik等[5]在南非高结核病负担乡镇乌姆拉济（南非共和国地名）对儿童及其HHC MTB的分子流行病学和药物敏感性模式进行分析。研究纳入68例结核病儿童（TB-infected children，TIC）（≤14岁）和111例HHC，使用比例法和GenoType®MTBDR对痰液样本进行药物敏感性测试。采用IS6110限制性片段长度多态性（restricted fragment length polymorphism，RFLP）和Spoligotyping分型法对MTB进行基因分型。结果显示，67/68的TIC中观察到利福平敏感。GenoType®MTBDR plus和表型DST在16种培养物中的5种中鉴定出耐药菌株。6例TIC中鉴定出北京基因型菌株，13例TIC中鉴定出F15/LAM4/KZN菌株。4例RFLP菌株未知的患者属于spoligoclades S、T1、T3变体和X2。在2个HHC中鉴定出S谱系和一个未知菌株。耐多药结核病（multidrug resistant tuberculosis，MDR-TB）和广泛耐药结核病分别在一个HHC中鉴定出。没有一例经培养确认的TIC与6例经培养证实的接触者同住，故无法确定有无家庭传播。在实施有效的结核病控制战略和开发有效的疫苗时，必须考虑到北京基因型高致病性毒株的优势和耐药毒株的存在。总之，尽管TIC和同一家庭中的成年人很接近，但这项研究无法确定家庭传播的动态，也无法确定接触追踪后的任何新感染。在培养阳性的TIC中，北京基因型是最主要的，并在很大程度上与HIV共同感染有关。在TIC和接触者中都观察到耐药菌株，这也为进一步的传播链提供了一个“储备库”。2例儿童中存在MDR-TB可能提示成人初次传播。北京基因型菌株和耐药菌株的传播结果，以及缺乏有效的治疗监测表明，乌姆阿齐兹和周边地区的接触者追踪策略失败。如果以上问题不能作为这些地区结核病控制计划的接触者追踪工作的一部分得到有效解决，那么灾难性暴发的可能性是显而易见的。儿童MTB菌株基因型数据库将有助于更好地了解儿童结核病的分子流行病学。横断面研究设计和反向接触追踪（即从儿童到接触者）允许纳入已经接受治疗或刚刚完成治疗的患者，这可能导致MTB恢复不良。因此，建议在南非乌姆阿齐兹和其他结核病重点地区进行更大规模且资金充足的纵向研究，并结合接触者追踪。通过分子学方法鉴定耐药菌株和毒力菌株，并通过社区传播研究扩大病例检测，将加强地方环境中的结核病控制。

结核病每年可造成150万人死亡，主要由属于3个进化现代谱系（L2、L3、L4）的MTBC引起。虽然L2和L4几乎征服了世界，但L3在北非、东非及南亚尤其成功，南亚则是这些毒株的进化起源地。Shuaib等[6]分析L3是如何来到非洲大陆的。为此，研究进行了常规基因分型以表征来自38个国家的2500多个临床分离株。研究选择373个分离株的代表性集合进行全基因组分析和建模方法，以推断不同亚系的地理起源。结果表明，L3可能起源于印度，研究发现4个不同亚系独立引入北非/东非的证据，这与2个世界地区之间已知的古代交流和迁徙一致。这项研究提供了L3菌株全球多样性的系统性理解，并报告了系统发育变异，可为评估新药/方案或候选疫苗有效性的临床试验提供信息。这一重要现代MTB谱系的进化成功很可能是由古代文化交流，以及从非洲和南亚到澳大利亚、北美和中欧的现代劳动力迁移而形成。

Kam等[7]描述2011—2017年在新加坡（东南亚，亚洲）传播的MTBC的分子流行病学。研究收集2011年1月至2017年12月通报的MTBC培养阳性患者数据，采用Spoligotyping、24个位点MIRU-VNTR分型进行分析。在12 046例培养阳性患者中，8690例（72.1%）可获得完整的Spoligotyping分型和MIRU-VNTR分型结果，包括4950例（57.0%）本地出生者和3740例（43.0%）外国出生者，其中4810个分型（55.3%）包括在883个聚类中。2011—2017年间，菌株传播率为45.2%。在所有流行菌株中，L2菌株占比最多，共4045株（47.1%）。虽然所有流行的主要谱系菌株都在此究中被鉴定发现，但仍有部分谱系中的亚型不能被spoligotyping来确定［L1谱系（2639株中的141株），L3谱系（135株中的19株）和L4谱系（1378株中的151株）］。值得注意的是，243个具有“未知”谱系（金色和椭圆形）的节点/分离株集群在属于L2的集群下方向南分组。根据获得的Spoligotyping分型结果，并参考Shitikov等的数据，该集群中47.7%的分离株被鉴定为来自原北京基因型L2.1系。L2（北京基因型）是来自中国（70.8%）、越南（62.7%）、新加坡（54.3%）、马来西亚（49.8%）和缅甸（47.0%）的患者的主要菌株，而L1是来自菲律宾（83.1%）患者的主要菌株。L2谱系菌株在大于等于5个菌株的簇中分布不成比例。此研究反映了新加坡患者的起源国，其中43%来自周边的东南亚和亚洲国家。这些信息有助于集中精力进行接触者追踪和有针对性的患者发现，以促进早期发现病例并最大限度地减少社区传播。

在菲律宾（亚洲东南部），由MTB引起的结核病仍是一种高负担疾病，也是导致患者死亡的主要原因。Montoya等[8]对菲律宾2016年全国结核病患病率进行调查，对患者的MTB分离株（$n=100$）进行WQS，大多数（96/100）分离株为EAI2-Manila菌株类型（L1），1株为L2（北京基因型）、1株为L3（*CAS1*）和2株为L4（*LAM9*）菌株。EAI2-Manila与患者的表型和耐药谱没有显著关联。在9个耐药相关基因中发现21个突变，这些都在先前的研究中有报道。总的来说，这项研究的结果有助于菲律宾MTB分离株分子特征数据收集，有助于开发快速诊断该国结核病的工具，从而减轻疾病的高负担。EAI2-Manila是菲律宾的优势菌株，这与此前该国结核病分子流行病学研究结果一致。EAI2-Manila与患者的年龄、性别、结核病严重程度、细菌负荷和表型耐药谱无显著相关性。分析还揭示了EAI2-Manila分离株之间的高SNP变异性，证实了L1分支之间的巨大遗传多样性。没有观察到明确的地理空间-系统发育聚类，EAI2-Manila分离株散布在整个系统发育树中，包括来自其他国家的EAI2-Manila分离株，这表明该分支可能通过菲律宾移民工人的涌入传播到世界其他地区。在与耐药性相关基因中发现的突变与之前对菲律宾MTB分离株进行测序的研究报告的突变相似。对来自全国调查的其他药物敏感和耐药分离株进行WGS，可提供更多关于菲律宾结核病患者中结核病传播和耐药性发展的信息，并协助开发数据库，为临床和感染控制决策提供信息。

俄罗斯（东西伯利亚）和蒙古国是亚洲结核病高发的边缘地区。Zhdanova[9]等研究调查MTB的跨境传播，研究收集2010—2016年1041个MTB分离株（287株来自蒙古，754株来自俄罗斯）。使用24位点VNTR对这些分离株进行基因分型，并通过检测关键标志物来区分北京基因型。北京基因型在2个国家均占优势（俄罗斯为69%，蒙古为75%）。然而，就所识别的亚型而言，北京基因型分离株在各国之间存在显著差异（$P<0.05$）。LAM是最常见的非北京基因型（蒙古国为11.1%，俄罗斯为14.9%），在这2个国家，LAM分离株大多属于LAM-RUS分支。俄罗斯新确诊患者的多药耐药（multidrug resistance，MDR）率高于蒙古国（29.4% *vs.* 5.6%，$P<0.001$）。在蒙古，北京基因型（29.7%）和非北京基因型（27.5%）的MDR率相似。在俄罗斯，与非北京基因型相比，北京基因型的MDR率更高（48.7% *vs.*38.3%，$P=0.03$）。蒙古国的MTB种群结构主要是由与中国（北京基因型的优势）和欧亚大陆北部地区（LAM-RUS分支的存在）的历史相互作用形成。相比之下，自20世纪90年代以来，蒙古国与其邻国之间的MTB跨境传播微不足道，俄罗斯MDR-TB的不利趋势并未影响蒙古国的现状。研究认为，中国北方的高人口密度和北京基因型的高流行率是其在蒙古国占主导地位的原因。相比之下，LAM-RUS菌株是从人口稀少的西伯利亚带到蒙古国的，这与西伯利亚LAM的中度流行共同解释了蒙古国LAM菌株相对较低的流行率。在这2种情况下，俄罗斯与蒙古国的人类互动历史上都是遥远的，发生在抗结核化学治疗和俄罗斯大规模出现MDR-TB之前。

Panova等[10]对来自俄罗斯4个地区的HIV阴性和HIV阳性患者的临床MTB分离株进行基因型分析，结果发现，其所研究的HIV阴性结核病患者的MTB分离株属于15种基因型，HIV阳性结核病患者的MTB属于6种基因型。北京基因型临床分离株在HIV阴性（64.7%）组和HIV阳性（74.4%）组中均占优势。其他分离株主要为LAM（包括LAM1和LAM9）、Ural和4个小基因型组（包括5个T亚克隆，即T1、T1Rus、T2、T3和T4），HIV阴性组的基因型谱比HIV阳性组更广。在HIV阴性患者的易感分离株中，属于非北京基因型的分离株比例高于北京基因型。尽管B0/W148北京基因型在本研究中不占主导地位，但北京基因型分离株在HIV阴性和HIV阳性患者的所有药物敏感性谱的临床分离株中均占优势。与HIV阳性患者相比，HIV阴性患者临床分离株的基因组位点和突变多态性更为明显。

Castellanos等[11]探讨与HIV感染者亚群中MTB分离株聚集相关的潜在风险因素，研究收集2010—2014年在危地马拉（拉丁美洲国家）479份确诊患者的MTB，在400个可用菌株中鉴定出71种Spoligotyping分型。最常见的Spoligotyping分型是LAM（39%），其次是T（22%）和Haarlem（14%）。在400个分离株中，365个分为36个集群（集群大小范围：2～92），聚类比例为91%。研究表明，危地马拉可能存在高水平的MTB持续传播。在HIV感染者中，肺结核患者更易发生聚集。迫切需要在危地马拉及其邻国进行进一步的前瞻性研究，采用新的基因分型技术和更大的采样数，以进一步表征中美洲地区结核病的分子多样性和传播动力学。

在日本不同地区，北京MTB基因型系统发育组的患病率相似。然而，最近来自日本农村地区的报告显示，现代北京基因型的流行率较低，这表明现代北京基因型分布最近可能发生了变化。因此，Kikuchi[12]等利用多位点可变数目串联重复序列分析（multiple locus VNTR sanalysis，MLVA）和WGS对日本千叶市990株现代北京基因型菌株进行分析。结果显示，从12个位点MLVA数据重建的北京基因型菌株的微理热泳动（micro scale thermophoresis，MST）显示出与J_{12}-0006 MLVA模式的两个大复合物。在其中一个复合物中，由24个位点MLVA及其单位点变异（single locus variant，SLV）产生的pECT07型菌株最为普遍。对pECT07及其SLV菌株进行全基因组序列草案（draft whole genome sequence，DWGS）分析。DWGS数据的邻居网络和MST分析表明，pECT07及其SLV菌株被分为不同的簇。当分析2个测试菌株的所有组合时，MST分析显示528对测试菌株中只有9对（1.7%）具有5个或更少的SNP。研究结果表明，pECT07及其变体在千叶市的现代北京基因型菌株中流行，但这些菌株的流行可能不是由于早期的大规模潜伏性暴发。这些结果证实，DWGS分析可通过分析在一个地区流行的具有特定MLVA模式的菌株来提供有意义的公共卫生信息。

在结核病发病较少的欧洲地区也开展了分子监测方案。Comín等[13]利用WGS对阿拉贡（欧洲，位于西班牙与法国交界处）最大的结核病暴发进行监测分析。阿拉贡的结核病发病率约为每10万居民10例，自2004年以来的所有MTB菌株都有基因分型结果，其中最常见的谱系为L4.8、L4.3和L4.1.2菌株。

二、耐药结核分枝杆菌的分子流行病学

尼日利亚（西非东南部国家）的结核病负担在非洲排名第一，在全球排名第六。然而，只有相对较少的研究涉及该国MTB的分子流行病学。Bakuła[14]等分析高原州（尼日利亚中部）耐药性MTB种群的遗传结构，并将结果放在西非更广泛的背景下。研究样本为高原州2015年11月至2016年1月结核病患者中分离的67株耐药MTB分离株，并进行Spoligotyping分型和24 MIRU-VNTR分型。共获得20个不同的Spoligotyping型，分为3个簇（n＝50，74.6%，每个簇约33个分离株）和17个（25.4%）独特模式。Cameroon是最大的支系（62.7%），其次是T（28.3%）、LAM（3%）和Haarlem（3%）支系。在24-MIRU-VNTR分型后，分离株产生31个谱，7个簇（n＝43，64.2%，每个簇2～17个分离株）和24个单体。结合Spoligotyping分型和24-MIRU-VNTR分型分析显示，20.9%的患者聚集在一起，估计最

近的传播率为11.9%。总之，Cameroon菌株和T基因型占大多数（91%）。未观察到最流行的Cameroon菌株与耐药性（包括MDR表型）或任何患者人口统计学特征之间的关联。该研究和之前的研究中观察到的这种克隆系的流行率增加，不能明确与耐药性增加相关，需要进一步的体内研究来阐明尼日利亚MTB谱系传播背后的病理生物学原因。另外，在马里（西非的一个内陆国家）最广泛流行的菌株同样也是Cameroon菌株（83，45.1%）[15]。

巴布亚新几内亚（太平洋西南部，大洋洲）DRTB传播和流行的分子机制尚不清楚。Bainomugisa等[16]使用基因组和药物敏感性数据来探索DRTB在巴布亚新几内亚的进化史、耐药性的时间获取和传播动力学。研究对2017—2019年收集的巴布亚新几内亚中央公共卫生实验室分离株进行WGS。结果显示，在巴布亚新几内亚的22个省中，有14个省的样本分离株，大多数（66/94，70%）来自国家首都区（national capital district，NCD）。综合数据显示，在13个省份中，91%的菌株是北京基因型L2.2.1.1。北京基因型的系统发育树显示了2个分支，分别是Daru优势分支（A）和NCD优势分支（B）。MDR是反复和独立获得的，2个分支中的第一个MDR-TB患者均是在20世纪90年代早期出现，而氟喹诺酮耐药是在2009年出现（95%最高后检概率密度置信区间：2000—2006）。Bainomugisa等发现Rv0678（p.Asp47fs）中存在移码突变，尽管已知未接触该药物，但该突变被认为其对贝达喹啉具有耐药性。总体基因组聚类与*rpoC*补偿和*inhA*启动子突变显著相关（$P < 0.001$），NCD中大多数基因组聚类（12/14）的百分比很高，反映了其作为潜在国家放大器的作用。北京基因型菌株主要分支耐药的获得和演变威胁着巴布亚新几内亚DRTB治疗的成功。随着该菌株在巴布亚新几内亚的持续传播，使用WGS进行基因型耐药性监测对于改善公共卫生对疫情的反应至关重要。随着对贝达喹啉等新型药物产生耐药性，了解完整的耐药谱对选择最佳治疗方案至关重要。总之，采用WGS对巴布亚新几内亚最大的结核病例数据进行分析，能够确定导致巴布亚新几内亚MDR传播的一些可能的生物学机制。有证据表明，各省都有抗MTB菌株，并推断出NCD和Daru分离株中优势菌株的差异抗性标志。重要的是，WHO最近批准的短期MDR-TB方案不是非传染性疾病和达鲁病患者最有效的方案选择。为了成功控制MDR-TB的流行，获得快速和全面的药物敏感性测试，最好得到WGS等更先进技术和Xpert-XDR等现场诊断的支持，这对于改善监测和指导个体化治疗以最大限度地治愈和防止进一步的耐药性获得至关重要。

Dohál等[17]对2005—2020年捷克共和国（欧洲中部）收集的MDR-MTB分离株进行第一次基于WGS的分析，以探索该国的系统发育谱系多样性、耐药机制和正在进行的传播链。研究共收集65株至少对利福平和异烟肼具有表型耐药性的分离株并进一步分析。在测定对异烟肼、利福平、吡嗪酰胺、链霉素、二线注射剂和氟喹诺酮类药物的耐药性方面，WGS获得的结果与表型药物敏感性试验（pDST）的一致性超过80%。对WGS数据的系统发育分析表明，大多数MDR-MTB分离株为北京基因型L2.2.1（46/65，70.8%），而其余菌株属于欧美谱系。这项研究强调了WGS作为一种高分辨率方法在该国DRTB的诊断、耐药模式表征和分子流行病学分析中的作用。但一些XDR/MDR培养物即使在多次尝试后也无法在MGIT培养基中重新激活。此外，WGS结果不能与其他基因型方法进行比较。这项研究证实了WGS在监测捷克共和国流行的耐药结核菌株中的作用。测序数据分析确定了MDR-MTB分离株和XDR-MTB分离株的完整耐药谱，表明在常规诊断中实施该方法可改善该国的结核病控制。

Rahman等[18]描述孟加拉国（亚洲国家）MDR-MTB分离株的特征，并调查其传播模式。研究收集2011年10月至2017年3月544株MDR-MTB分离株，涵盖孟加拉国所有地理分区。使用TbD1缺失分析、Spoligotyping分型和MIRU-VNTR分型对分离株进行表征。缺失分析显示440株（80.9%）为现代型，其余为古老型；最大的流行谱系是北京基因型，包括208个分离株（38.2%），其次是T、EAI和LAM基因型，分别有93个（17.1%）、58个（10.7%）和52个（9.5%）分离株。MIRU-VNTR和Spoligotyping分型分析表明，大多数聚集分离株属于北京基因型和T1基因型。最近的总传播率估计为33.8%。总之，在孟加拉国传播的MDR-MTB分离株大多是现代毒力型，其大部分传播可归因于北京基因型和T1基因型。研究结果还表明，除了显著的传播外，孟加拉国MDR-MTB分离株的出现在很大程度上是由于后天的耐药性。对孟加拉国MDR-MTB分离株快速准确的诊断和成功的治疗至关重要。

结核病发病率不同的各地区的菌株基因型特征结合流行病学信息，可帮助人们更好地理解菌株传播链，同时可发现新的MTB传播类型及特定基因型菌株。分子流行病学的研究不仅作为研究工具，而且可作为监测工具，以帮助提供跟踪、监测和控制结核病的必要指导，了解影响结核病传播的宿主和病原体因素可为制定消除MTB传播的策略提供信息。

（梁　晨　代小伟　张治国　李传友　林明贵　唐神结）

参考文献

[1] SINGH J，SINGH N，SURESH G，et al. A comparative analysis of molecular genotypes of Mycobacterium tuberculosisisolates from HIV-positive and HIV-negative patients [J]. Front Cell Infect Microbiol，2022，12：953443.

[2] MUTAYOBA B K，MICHAEL H，HEINRICH N，et al. Phylogenetic lineages of tuberculosis isolates and their association with patient demographics in Tanzania [J]. BMC Genomics，2022，23（1）：561.

[3] SAAVEDRA CEERVERA B，LOPEZ M G，CHINER-OMS Á，et al. Fine-grain population structure and transmission patterns of Mycobacterium tuberculosis in southern Mozambique，a high TB/HIV burden area [J]. MicrobGenom，2022，8（7）：mgen000844.

[4] WORKU G，GUMI B，MOHAMMEDIRHAN B，et al. Molecular epidemiology of tuberculosis in the Somali region，eastern Ethiopia [J]. Front Med（Lausanne），2022，9：960590.

[5] SHAIK J，PILLAY M，MOODLEY J，et al. Predominance of the Mycobacterium tuberculosis Beijing strain amongst children from a high tuberculosis burden township in South Africa [J]. Tuberculosis（Edinb），2022，136：102250

[6] SHUAIB Y A，UTPATEL C，KOHL T A，et al. Origin and global expansion of Mycobacterium tuberculosis complex lineage 3 [J]. Genes（Basel），2022，13（6）：990.

[7] KAM M L W，LIM L K Y，SNG L H，et al. Country-wide genotyping of Mycobacterium tuberculosis complex in Singapore，2011-2017 [J]. Tuberculosis（Edinb），2022，134：102204.

[8] MONTOYA J C，MALABAD J C M，ANG C F，et al. Molecular characterization of drug-resistant Mycobacterium tuberculosis among Filipino patients derived from the national tuberculosis prevalence survey Philippines 2016 [J]. Tuberculosis（Edinb），2022，135：102211.

[9] ZHDANOVA S，MOKROUSOV I，ORLOVA E，et al. Transborder molecular analysis of drug-resistant tuberculosis in Mongolia and Eastern Siberia，Russia [J]. TransboundEmerg Dis，2022，69（5）：e1800-e1814.

[10] PANOVA A E，VINOKUROV A S，SHEMETOVA A A，et al. Molecular characteristics of Mycobacterium tuberculosis drug-resistant isolates from HIV$^-$ and HIV$^+$tuberculosis patients in Russia [J]. BMC Microbiol，2022，22（1）：

138.

[11] CASTELLANOS M E, LAU-BONILLA D, MOLLER A, et al. Characterization of the proportion of clustered tuberculosis cases in guatemala: insights from a molecular epidemiology study, 2010—2014 [J]. Am J Trop Med Hyg, 2022, 106 (4): 1173-1181.

[12] KIKUCHI T, NAKAMURA M, HACHISU Y, et al. Molecular epidemiological analysis of Mycobacterium tuberculosis modern Beijing genotype strains isolated in Chiba Prefecture over 10 years [J]. J Infect Chemother, 2022, 28 (4): 521-525.

[13] COMIN J, CEBOLLADA A, IBARZ D, et al. Analysis of the twenty-six largest outbreaks of tuberculosis in Aragon using whole-genome sequencing for surveillance purposes [J]. Sci Rep, 2022, 12 (1): 18766.

[14] BAKULA Z, WUYEP V B, BARTOCHA Ł, et al. Molecular snapshot of drug-resistant Mycobacterium tuberculosis strains from the Plateau State, Nigeria [J]. PLoS One, 2022, 17 (5): e0266837.

[15] KONE B, SOMBORO A M, KONE M, et al. Molecular epidemiology and genetic diversity of Mycobacterium tuberculosis complex in referral health centers of Bamako, Mali: What is new? [J]. Int J Infect Dis, 2022, 117: 204-211.

[16] BAINOMUGISA A, LAVU E, PANDEY S, et al. Evolution and spread of a highly drug resistant strain of Mycobacterium tuberculosis in Papua New Guinea [J]. BMC Infect Dis, 2022, 22 (1): 437.

[17] DOHAL M, DVORAKOVA V, ŠPERKOVA M, et al. Whole genome sequencing of multidrug-resistant Mycobacterium tuberculosis isolates collected in the Czech Republic, 2005—2020 [J]. Sci Rep, 2022, 12 (1): 7149.

[18] RAHMAN S M M, RAHMAN A, NASRIN R, et al. Molecular epidemiology and genetic diversity of multidrug-resistant Mycobacterium tuberculosis isolates in bangladesh [J]. Microbiol Spectr, 2022, 10 (1): e0184821.

第四章 抗结核药物及药物靶点

新型冠状病毒感染全球大流行之前，结核病一直是单一传染病导致死亡率最高的疾病。虽然这3年新型冠状病毒感染大流行阻碍了部分生产，但并未阻碍科学家对于抗结核新药及新靶点的研究。2022年度，本专科的研究主要集中在靶向结核分枝杆菌（*Mycobacterium tuberculosis*，MTB）生存、生长及耐药等必须酶的抑制剂、小分子化合物、天然化合物、新型衍生物、二甲双胍等老药新用，以及对纳米技术、新的给药方式和新的评估模型/平台在开发新型抗结核药物作用中的研究，这些研究为新型抗结核药物的研发提供了可能的新靶点、新通路、可能的化合物及理论基础。

一、靶向抑制剂

1. 酶抑制剂 Wani等[1]描述了最近发现的靶向MTB中电子传递链末端氧化酶的抑制剂，特别是细胞色素bc1复合物的QcrB亚基。氧化磷酸化途径的末端氧化酶在MTB的生存和生长中发挥重要作用，MTB的氧化磷酸化途径已成为一个显著的新靶点。最近发现许多针对MTB中电子传递链的不同组分的候选药物。细胞色素bc1-aa3超复合物是MTB电子传递链最重要的组成部分之一，它已成为多种有前景的候选靶点。细胞色素bc1-aa3超复合物的2种低温电子显微镜结构（PDB id：6ADQ和6HWH）有助于开发对MTB有效的抑制剂。

Pallabothula等[2]对3-氨基吡嗪-2-甲酰胺的腺苷类似物进行研究，认为其具有抗分枝杆菌活性的Pro-tRNA合成酶抑制剂。Pallabothula等将分枝杆菌ProRs作为可能的靶标，建立详细的结构–活性关系，其最低抑菌浓度（minimal inhibitory concentration，MIC）为1.95～31.25 μg/mL。研究还发现这些活性化合物即使对耐多药（MDR）的MTB菌株也保持了活性。同时，它们对人肝癌细胞无细胞毒性作用。该研究是成功地将人ProRS抑制剂重新用于具有抗分枝杆菌活性的分枝杆菌ProRS抑制剂的第一步。

MTB的细胞壁由脂甘露聚糖（lipomannan，LM）和脂阿拉伯甘露聚糖（lipoarabinomannan，LAM）等20种糖缀合物的甘露糖组成。这些脂聚糖参与细胞壁完整性，并通过调节宿主的免疫反应在MTB的毒力中发挥作用。甘露糖是合成脂聚糖所必需的，由酶甘露糖-1-磷酸鸟苷酰转移酶（ManB）催化。这种具有类似功能的酶在各种原核生物和真核生物中都有研究。然而，ManB的生物学作用及其酶活性在MTB中尚不明确。Taj等[3]通过构建MTBH37Ra的*manB*敲除菌株来阐明该酶的作用。*manB*基因敲除抑制MTB的生长，并通过改变细胞膜的通透性来影响结核细胞的形态。这些结果让人们对ManB功能有了新的认识，提示ManB可能是新型抗结核药物的潜在靶点。

2. 靶向分枝杆菌膜 调节病原体生存所必需的膜成分的膜活性物质提供了有吸引力的

抗结核新靶点；膜活性化合物的主要优点包括它们针对生长缓慢或休眠细菌的能力，以及它们良好的药动学。Modak等[4]全面综述了针对分枝杆菌膜的膜活性化学类型的最新进展，并讨论了临床相关的膜活性抗菌药在对抗细菌感染方面的前景，针对分枝杆菌膜的药物主要包括抗菌肽、膜靶向抗生素和膜靶向小分子；此外，Modak等详细分析了膜性能与化学支架的合成要求之间的关系，以及目前膜活性化学类型的局限性。这一综述将为膜活性抗结核药物的开发奠定化学基础，并将促进发现更有效的抗结核药物。

3. 转录启动的抑制剂 Stephanie等[5]设计新的环肽作为MTB转录启动的抑制剂。设计的环肽经过虚拟筛选，生成能与MTB RNAP亚基β（RpoB）中利福平结合位点结合的化合物，从而获得一种具有安全临床特征的潜在结核病新药。分子模拟结果表明，这些环肽能够与*RpoB*突变体结合，提示它们有可能用于治疗药物敏感型结核病。通过对N端和C端分别进行乙酰化和酰胺化的结构修饰，以提高其血浆稳定性和生物利用度。采用Fmoc化学固相多肽合成方法成功合成了修饰的线性多肽和环肽，并通过HPLC、LC-ESI-MS＋和^{1}H NMR对其进行了表征。

4. 其他 Mi等[6]的综述认为全面了解MTB的药物靶点可为开发更安全、更有效的药物提供广泛的见解，并可能为结核控制和治疗提供新思路。靶向TBAJ-587、MTB细胞壁合成、ATP合成、蛋白质合成、DNA合成等的信号转导途径被认为是近年抗结核药物开发的研究热点。

二、小分子化合物

Hanif等[7]利用分子对接潜力结合MD模拟和结合研究的自由能，寻找可行的候选药物，通过靶向MTB生存的关键酶Chorismate synthase（CS），寻找新的且有效的化合物来治疗耐多药结核病（multidrug resistant tuberculosis，MDR-TB）。Hanif等研究了化合物文库作为选择性抗结核药物的潜力。首次使用MoE进行对接，以确定化合物的有效性。分子对接研究和MD模拟研究（共500 ns）结合自由能计算，根据它们的结合亲和力对配体进行分级。在CS的配体结合状态下，MD模拟显示L19环的运动位移由拉伸变为弯曲。RMSF分析也揭示了这种灵活性，并可通过在实验中不同时间间隔对L19的目视检查得到证实。ZF1（−25.43 kcal/mol）和ZF2（−22.04 kcal/mol）形成H键，在蛋白质活性区具有较高的结合能。结合能的残基分布表明，Arg144、Trp4、Thr6和L19氨基酸残基参与CS与抑制剂的结合。研究结果表明，化合物ZF1和ZF2可能是比目前可用药物更有效更有选择性的抗结核药物。

Seo等[8]通过对一个化合物文库的筛选，发现具有抗结核活性的甲基（S）-1-（3-烷氧基-6，7-二甲氧基菲-9-基）甲基-5-氧吡咯-2-羧酸酯（PP）衍生物。PP1S、PP2S和PP3S对临床分离的耐药MTB的MIC范围分别为0.78～3.13 μg/ml、0.19～1.56 μg/ml和0.78～6.25 μg/ml。PP在巨噬细胞和结核小鼠模型中显示出抗结核活性，在所有测试中均未显示出可检测到的毒性。PP可特异性地抑制MTB，而不显著改变小鼠肠道菌群。体外筛选的突变体表明，该药物靶向PE-PGRS57，这仅在结核分枝杆菌复合体（MTBC）的基因组中发现，突出了该化合物的特异性和安全性。由于PP表现出优异的安全性和对MTB的高度选择性毒性，PP被认为是治疗耐药结核病（drug-resistant tuberculosis，DRTB）同时保持微生物组稳态的一个有前途的新候选药物。

Nandikolla等[9]合成一系列新的4-［3-（4-取代哌嗪-1-基）-喹喔啉-2-基］-萘-1-醇类似物，并对其进行表征和体外抗结核活性筛选。这些化合物的MIC为1.56～50 μg/ml。在这些衍生物中，化合物5a、5b、5f、5m、5p和5r显示出中等活性（MIC＝6.25 μg/ml）；化合物5c、5d、5g、5l和5o显示出显著的抗结核活性（MIC＝3.125 μg/ml），而化合物5h、5n和5q显示出有效的抗结核作用（MIC＝1.56 μg/ml）。此外，对该系列的活性类似物对小鼠巨噬细胞进行MTT分析，以评估新合成的化合物的细胞毒性作用，并建立化合物的选择性指数。最活性化合物（5h、5n和5q）的选择性指数值＞47，表明该化合物适合进一步潜在的药物开发。同时，Nandikolla等还使用莫西沙星作为标准进行分子对接研究，以了解所选活性显著和活性较弱的化合物与目标酶分枝杆菌拓扑异构酶Ⅱ的推定结合模式和结合强度。

Abdelaziz等[10]合成一系列新的三氯生（triclosan，TCL）模拟二芳基醚衍生物7-25，并对其作为烯酰基载体蛋白还原酶InhA酶抑制剂进行评价。此外，这些衍生物被筛选为药物敏感（drug-susceptible，DS）、耐多药（multidrug-resistant，MDR）和广泛耐药（extensive drug-resistant，XDR）MTB菌株的抑制剂。与TCL作为标准药物相比，大多数化合物表现出优异的抗结核活性和改善的ClogP。该研究鉴定出对DS、MDR和XDR MTB菌株具有显著活性的化合物14、19和24，其中化合物14的MIC值分别为1.95 μg/ml、3.9 μg/ml和15.63 μg/ml，化合物19的MIC分别为1.98 μg/ml、3.9 μg/ml和7.81 μg/ml，化合物24的MIC分别为0.98 μg/ml、1.95 μg/ml和 3.9 μg/ml。大多数化合物对HePG2正常细胞系没有毒性。呈现最佳MIC的化合物14、19和24被进一步评估为InhA酶抑制剂，它们显示出在微摩尔范围内的高度结合亲和力，化合物14、19和24的IC_{50}分别为1.33 μmol/L、0.6 μmol/L和0.29 μmol/L。此外，利用分子对接方法来了解新化合物之间的生物活性差异，结果揭示了化合物14、19和24的强结合相互作用和高对接分数，这可能与它们的高活性相关。Abdelaziz等认为，化合物24可能是未来开发新型抗结核药物的先导化合物。

硝基（NO_2）化合物在药物化学领域占有相当大的空间，在过去10年（2011—2021年）该药物已显示出显著的药理活性或性质。Scarim等[11]总结了NO_2化合物近10年的研究进展以期帮助开发新的结核病治疗方法。本综述中大多数数据来自针对H37Rv菌株的体外试验，文章强调了各种NO_2化合物的抗结核作用。共筛选了84种化合物，包括61.9%的NO_2碳环衍生物和38.1%的NO_2杂环类似物。此外，76.9%的基于NO_2的碳环和65.6%杂环类似物的IC_{50}分别＜10.0 μg/ml和＜10.0 μmol/L；30.7%的NO_2碳环类似物和25.0%的NO_2杂环衍生物的IC_{50}分别＜1.0 μg/ml和＜1.0 μmol/L。本综述中最有前景的化合物是化合物36，这是一种基于NO_2的碳环衍生物，IC_{50}＝0.000 42 μmol/L。然而，这些衍生物很少进行细胞毒性测试，例如，针对哺乳动物细胞测定或体内试验来证实其抗MTB作用，对其作用机制的研究更少。分子修饰可能改善这些衍生物的生物活性、细胞毒性、药效学和药动学参数。

El Sawy等[12]为了靶向MTB烯酰-酰基载体蛋白还原酶InhA，采用点击合成法设计并合成了一套含有1，2，4和可点击修饰1，2，3三唑基团的新杂化衍生物。体外研究结果表明，在一定浓度下，对某些化合物有成功和完全（100%）的抑制作用。5b、5c、7c、7d、7e和7f在10nM时完全抑制InhA酶。使用不同浓度计算IC_{50}。结果表明，化合物7c和7e是最有前途的InhA抑制剂，并有潜力为新的高活性抗结核药物铺平道路。

Gupta等[13]总结了含氮杂环化合物作为抗结核病的FASII烯酰-酰基载体蛋白还原酶

InhA抑制剂的进展。含氮杂环类化合物作为新一代抗结核药物具有广泛的靶标正进行广泛研究。其中，InhA是最重要的一种，包括：①enyl - acp还原酶；②含直接InhA抑制剂的n杂环类，如含氮杂环异烟肼修饰的InhA抑制剂——苯三唑（1，2，4三唑-5-硫酮）、喹唑啉、吡唑类、吡咯；③含氮杂环的三氯生改性InhA抑制剂三氯生［5-氯-2-（2，4-二氯苯氧基）苯酚］TCS及其衍生物，如苯三唑（1，2，3-三唑衍生物）、噁二唑（1，3，4-恶二唑）；④ 含氮杂环GEQ修饰的InhA抑制剂，如哌嗪（苯甲酰类似物19）、吡咯烷、咔唑和噻唑。⑤咔唑和噻唑，如1，3，4-噻二唑类似物（InhA DI）、吡啶化合物等；研究证明了这些先导分子开发一种新药物的潜力，以实现人们消除致命结核病的目标。

三、天然化合物或分离物

Jesus等[14]研究DCM部分和分离的化合物对MDR菌株H37Rv和M299的免疫调节和细胞毒性作用。东方蓼黄素对MTB M299 MDR菌株的抑菌效果最好［IC_{50} =（15.4±1.6）mg/ml］，可抑制巨噬细胞产生NO的能力［IC_{50} =（6.5±1.2）mg/ml］，且无明显的细胞毒性。Jesus等的团队对Jurubatiba的Restinga国家公园的植物进行抑菌和抗炎作用的筛选，巴西药用植物研究显示出较好的结果。此后进一步研究了弓形虫样品的抗菌和免疫调节作用，并分离出其具有双重抗结核作用的化合物。

黄酮类化合物是目前研究最广泛的植物和真菌天然产物之一，具有许多药用特性，如抗菌、抗氧化、抗感染、抗癌和抗病毒特性。已知这些天然化合物通过抑制病原微生物（包括耐药的MTB菌株）的生长来预防感染，并增强宿主免疫系统。Rabaan等[15]总结了各种天然和合成黄酮类化合物及其抗结核特性。从植物中分离出的100多种黄酮类化合物具有抗分枝杆菌，尤其是抗MTB特性；槲皮素、芦丁、芹菜素、儿茶素表现出显著的抗MTB活性，可进一步用于体内研究。这些类黄酮对MTB和非结核分枝杆菌（nontuberculosis mycobacterium，NTM）均有效。查耳酮用于合成类黄酮，并显示出作为抗结核药的有希望的结果。Rabaan等认为黄酮类化合物的治疗特性可用于TB的未来治疗。

四、新型衍生物或同源物

为了发现新的抗结核分子，Mavrikaki等[16]合成了23个羟肟酸、13个肼和9-烷基/o-酰基保护的3种新型羟肟酸衍生物，并通过^{1}H NMR、^{13}C NMR和HRMS分析对其进行全面表征。作者还通过刃天青微量滴定测定（resazurin microtiter assay，REMA），进一步对这些化合物的体外抗菌活性进行生物学筛选，以确定其对3种致病分枝杆菌（脓肿分枝杆菌S和R、海洋分枝杆菌和MTB）的体外抗菌活性，以及它们对小鼠巨噬细胞的毒性。结果显示，在45种衍生物中，17种化合物（3种异羟肟酸、9种酰肼和5O-烷基/O-酰基保护的异羟肟酸）对鼠巨噬细胞无毒。当测试其抗菌活性时，发现羟肟酸9 h是仅针对脓肿分枝杆菌S和R的最有效抑制剂。酰肼系列中，仅7 h对脓肿分枝杆菌R、海洋分枝杆菌和MTB有效；而O-酰基保护的异羟肟酸衍生物14d和15d对海洋分枝杆菌和MTB均显示出良好的抗菌活性。

Chitti等[17]设计、合成了一系列新的螺旋-[铬-2,4’-哌啶]-4(3H)-1衍生物，并通过^{1}H NMR、^{13}C NMR和质谱分析方法对其结构进行确证。对合成的衍生物对H37Ra菌株的抗结核活性进行评价。与标准药物异烟肼（MIC = 0.09 μmol/L）相比，PS08的MIC为3.72 μmol/L，其余化合物的MIC为7.68 ～ 230.42 μmol/L。然而，这2种活性最强的化合物对人MRC-5肺成纤维细胞系显示出急性细胞毒性。Chitti等还预测了化合物的ADMET曲线，发现其在Lipinski和Jorgenson规则的规定范围内。验证后，Chitti等还对显著活性化合物（PS08）进行了分子对接研究，以了解测试配体在所选靶蛋白MTB酪氨酸磷酸酶活性位点上的假定结合位。

香豆素是一种含氧杂环化合物，广泛存在于许多天然产物中，其中许多具有多种生物活性。香豆素分子的广泛活性激发了科学家们探索天然香豆素及其合成衍生物作为抗结核药物的潜力。Mujeeb等[18]综述总结了香豆素衍生物作为有效抗结核药物的研究进展。该综述主要强调了具有抗结核活性的重要香豆素类似物及其构效关系，研究了香豆素作为抗结核药物的结构要求，为设计更好的抗结核药物提供了参考。

喹啉仍是一种特殊的抗结核药效团，而8-硝基苯并噻嗪酮是新兴的强效抗分枝杆菌药物，有2种候选药物正在临床研究中。Sahoo等[19]报道了30种哌嗪基-苯并噻嗪酮基喹啉杂化物的合成和生物评价。初步评估显示，24/30种化合物对H37Rv具有显著活性（MIC为0.06 ～ 1.00 μg/ml）。对Vero细胞的细胞毒性分析发现，这些细胞没有任何显著毒性，大多数细胞的选择性指数＞80。此外，当针对耐药MTB菌株的临床分离株进行筛选时，有效的无毒化合物表现出等效抑制作用，MIC为0.03 ～ 0.25 μg/ml。一项时间杀伤试验确定了一种表现出浓度依赖性杀菌活性的铅化合物，10×MIC可在7天内完全消除MTB。除了可接受的水溶性和微粒体稳定性外，该系列的最佳活性化合物还表现出有前途的抗分枝杆菌候选药物的所有理想特性。

Njikan等[20]使用高通量、高含量测定法鉴定一种具有抗细胞内MTB活性的苯基硫脲系列，并对35个类似物进行结构-活性关系研究。研究者鉴定了数种硫脲衍生物，它们对细胞内细菌具有优异的效力，对真核细胞具有良好的选择性，但对细胞外细菌的活性要低得多，而使用胆固醇作为唯一的碳源并不能提高这种活性。化合物对*QcrB*或*MmpL3*突变的菌株同样有效，因此，排除了常见的、混杂的靶点作为作用模式。研究认为，苯基硫脲系列是进一步探索开发新型抗结核药物的良好起点。

五、新技术及新方式

1. 新的给药材料 Knoll等[21]详细阐述了一种新型抗生素化合物对活性和休眠MTB的作用机制，并描述了其药代动力学（包括口服生物利用度和毒性），旨在辅助寻找缩短结核病治疗方案并引起最小不良反应的药物。作者采用反向目标捕捞方法确定了潜在的命中目标及其与癸考喹酯RMB041（一种新型抗结核化合物）之间的可能相互作用。在已确定的13个靶点中，Cyp130和BlaI是2个被强烈推荐为休眠MTB的最佳药物靶点，其中第一个靶点与癸考喹酯RMB041的结合亲和力最高。作者还将所选靶蛋白相关的代谢途径与癸考喹RMB041对抗MTB的分子机制进行比较，并描述了这些途径中抑制休眠MTB活性的步骤。作者认为，该化合物先前已显示出体外安全性和良好的口服生物利用度，这两者都在计算机研究中得到了支持，通过在线工具pkCSM和SwissADME，以及Discovery Studio软件预测进一步支持了癸考喹RMB041作为抗MTB的安全性。

2.计算机模型/平台 Aghajani等[22]认为计算机辅助药物设计可能成为抗结核新药开

发中有用的替代方法。作者回顾分析了一些基于计算机辅助抗结核新药设计的案例。作者认为，生物信息学方法可用于预测MTB突变蛋白的结构，以及耐药机制的研究和药物介导的与结构靶标相互作用的鉴定，以辅助获得抗结核新药，这些方法包括分子对接技术和分子动力学模拟。

考虑到新药的发现和开发通常是漫长和昂贵的过程且资金授入较大，战略性地使用前沿机器学习（machine learning，ML）算法可能有助于减少所涉及的时间和成本。同时考虑到开发结核病新药的迫切性，开发基于预测ML算法的模型有助于选择新的潜在小分子用于后续的体外验证。为此，Wani等[23]使用葛兰素史克（GSK）TCAMS结核病数据集，探索不同的ML分类器来使用该数据集训练模型之后，得出3个最佳模型，即Adaboost决策树（Adaboost decision tree，ABDT）、随机森林（random forest，RF）分类器和k-近邻（k-nearest neighbors，k-NN）模型，为训练集和测试集提供了顶级预测结果。然而，在已知抗结核化合物/药物的外部集合预测过程中，研究者意识到每种模型都有一定的局限性。例如，ABDT模型正确预测了22个活性分子，RF和k-NN模型都正确预测了18个活性分子。有很多化合物分子使用其中2个模型去预测时是活性的，使用第3个模型预测则不是活性的。研究得出结论，在确定一种新分子的抗结核潜力时，应使用这3种模型共同进行预测。这项研究可为更广泛的抗结核药物研究提供一个预测小分子的平台，并为后续的药物发现和开发进行验证。

3. 纳米技术 设计和合成生物降解给药系统是生物医学纳米技术的研究重点。Saifullah等[24]报道了以氧化镁为前驱体，采用沉淀法开发生物降解层状氢氧化镁（magnesium-layered hydroxide，MgLH）基纳米递送系统。设计的纳米载体不包含任何三价金属离子，三价金属离子通常用于合成层状双氢氧化物。抗结核药物吡嗪酰胺（pyrazinamide，PZA）成功插入MgLH的层间孔中，形成PZA-MgLH纳米复合材料，其平均尺寸为（107±24）nm，呈均匀圆形。吡嗪酰胺在人体模拟磷酸盐缓冲盐水溶液中的体外释放持续（近66 h），并遵循伪二级动力学模型。此外，研究发现，其所设计的纳米递送系统与人类正常肺细胞和3T3成纤维细胞作为对照，分别在24 h和48 h内具有高度生物相容性。PZA-MgLH纳米复合材料对MTB表现出良好的抗结核活性。

Sheikhpour等[25]使用多壁碳纳米管制备一种新型抗生素异烟肼和药物氟西汀共轭的多壁碳纳米管纳米流体，以提高药物给药效率，同时消除体外耐药性。对制备的纳米流体进行抗结核试验，采用酶联免疫吸附法检测经纳米递送系统处理的感染巨噬细胞的细胞因子分泌水平。结果表明，这些纳米给药系统中的氟西汀有效剂量远低于单独应用氟西汀，且氟西汀对异烟肼也有协同作用，在给药系统中同时使用氟西汀对治疗所有MTB临床菌株的感染均有显著效果。

近年来，多种基于纳米载体的药物输送系统（包括基于脂质的）与抗结核药物通过靶向输送来改善治疗效果。Vasam等[26]综述总结了报道的固体脂质颗粒组成、它们的生产方法和输送系统的性质，以及它们对细胞和药动学的影响。研究认为，通过基于脂质的系统输送抗结核药物已显示出良好前景，但此类系统的临床转化仍在研究中。根据最近的进展和报道，建议未来努力加速脂质纳米载体的转化开发，以改善结核病的治疗。

4. 结核药物输送系统的新视角 da Silva Leite等[27]回顾了过去10年发表的研究文章，总结发现药物输送系统可改善抗结核药物的理化性质，提高溶解度、稳定性和生物利用度，更好地控制药物释放，并能靶向肺泡巨噬细胞。然而，需要更多的临床前研究和强大的生物相关分析，药物输送系统才能成为治疗患者的可行选择。

六、"老药新用"

Muralikrishnan等[28]报道了金霉素A在体外和感染的巨噬细胞中的抗分枝杆菌活性。研究发现，金霉素A抑制MTB耐药临床菌株的生长，并与抗结核药物如乙胺丁醇、环丙沙星和新生霉素协同作用。研究者同时探索了其作用机制：它通过与DNA以特定的序列相互作用，并通过抑制MTB的拓扑异构酶Ⅰ活性来发挥这种活性；此外，其对病原菌的DNA旋转酶也表现出微弱的抑制作用。

二甲双胍（metformin，MET）可减少细胞内MTB的生长，被认为是抗结核药物治疗的辅助疗法。Padmapriydarsini等[29]进行MET联合抗结核药物治疗成人肺结核早期痰阴转的随机试验。这是一项为期8周的随机临床试验，2018—2020年，在印度5个地点新诊断的培阳肺结核患者随机接受标准抗结核药物治疗（HREZ＝对照组）或标准抗结核药物治疗＋每日1000 mg二甲双胍［二甲双胍＋利福平（MET-RIF）组］治疗8周；主要终点是抗结核药物治疗8周期间痰阴转的时间，同时评估血浆炎症标志物。Cox比例风险模型用于估计阴转的时间和预测因素。结果发现，在322例随机分组的患者中，239例（74%）为男性，212例（66%）在胸部X线片上显示有双侧疾病，54例（18%）表现为肺空洞。MET-RIF组痰培养阴转的中位时间为42天，对照组为41天（*HR*＝0.8，95%*CI* 0.624～1.019）。抗结核药物治疗8周后，MET-RIF组患者X线片上的空洞病变［（7，5.3%）*vs.*（18，12.9%）；*RR*＝0.42，95%*CI* 0.18～0.96；*P*＝0.041）和炎症标志物显著降低。较高的BMI和较低的痰涂片分级与更快的痰培养阴转有关。因此，研究认为，在标准抗结核药物中加入MET不会加速痰培养阴转，但会减少炎症，从而减少肺组织损伤。

（贝承丽　唐神结）

参考文献

［1］WANI M A，DHAKED D K．Targeting the cytochrome bc1 complex for drug development in M．tuberculosis：review．Mol Divers，2022，26（5）：2949-2965．

［2］PALLABOTHULA V S K，KERDA M，JUHÁS M，et al．Adenosine-mimicking derivatives of 3-aminopyrazine-2-carboxamide：towards inhibitors of prolyl-tRNA synthetase with antimycobacterial activity．Biomolecules，2022，12（11）：1561．

［3］TAJ A，JIA L，SHA S，et al．Functional analysis and enzyme characterization of mannose-1-phosphate guanylyl transferase（ManB）from Mycobacterium tuberculosis．Res Microbiol，2022，173（1-2）：103884．

［4］MODAK B，GIRKAR S，NARAYAN R，et al．Mycobacterial membranes as actionable targets for lipid-centric therapy in tuberculosis．J Med Chem，2022，65（4）：3046-3065．

［5］STEPHANIE F，SARAGIH M，TAMBUNAN U S F，et al．Structural design and synthesis of novel cyclic peptide inhibitors targeting Mycobacterium tuberculosis transcription．Life（Basel），2022，12（9）：1333．

［6］MI J，GONG W，WU X．Advances in key drug target identification and new drug development for tuberculosis．Biomed Res Int，2022，2022：5099312．

[7] HANIF M, KHAN S, FAROOQ U, et al. Unraveling the possible inhibitors for Chorismate synthase to combat tuberculosis using in silico approach. J Biomol Struct Dyn, 2022, 15: 1-8.

[8] SEO H, KIM S, MAHMUD H A, et al. A novel class of antimicrobial drugs selectively targets a Mycobacterium tuberculosis PE-PGRS protein. PLoS Biol, 2022, 20 (5): e3001648.

[9] NANDIKOLLA A, MAHADUKHETMALIS Y, MAHALAKSHMI NAIDU K, et al. Discovery of potent antitubercular agents: Design, synthesis and biological evaluation of 4-(3-(4-substitutedpiperazin-1-yl)-quinoxalin-2-yl)-naphthalen-1-ol analogues. Toxicol In Vitro, 2022, 82: 105370.

[10] ABDELAZIZ O A, OTHMAN D I A, ABDEL-AZIZ M M, et al. Novel diaryl ether derivatives as InhA inhibitors: Design, synthesis and antimycobacterial activity. Bioorg Chem, 2022, 129: 106125.

[11] SCARIM C B, PAVAN F R. Recent advancement in drug development of nitro (NO_2) -heterocyclic compounds as lead scaffolds for the treatment of Mycobacterium tuberculosis. Drug Dev Res, 2022, 83 (4): 842-858.

[12] SAWY M A, ELSHATANOFY M M, KILANY Y, et al. Novel hybrid 1, 2, 4- and 1, 2, 3-triazoles targeting Mycobacterium tuberculosis enoyl acyl carrier protein reductase (inha): design, synthesis, and molecular docking. Int J Mol Sci, 2022, 23 (9): 4706.

[13] GUPTA P D, TILEKAR K N, UPADHYAY N M, et al. Recent discoveries of nitrogen-containing heterocyclic compounds as InhA inhibitors against Mycobacterium tuberculosis: an overview. Infect Disord Drug Targets, 2022, 22: e200422203820

[14] JESUS C C M, ARAÚJO M H, SIMÃO T L B V, et al. Natural products from Vitexpolygama and their antimycobacterial and anti-inflammatory activity. Nat Prod Res, 2022, 36 (5): 1337-1341.

[15] RABAAN A A, ALHUMAID S, ALBAYAT H, et al. Promising antimycobacterial activities of flavonoids against Mycobacterium sp. Drug targets: a comprehensive review. Molecules, 2022, 27 (16): 5335.

[16] MAVRIKAKI V, PAGONIS A, PONCIN I, et al. Design, synthesis and antibacterial activity against pathogenic Mycobacteria of conjugated hydroxamic acids, hydrazides and O-alkyl/O-acyl protected hydroxamic derivatives. Bioorg Med Chem Lett, 2022, 64: 128692.

[17] CHITTI S, NANDIKOLLA A, KHETMALIS Y M, et al. Design, synthesis and biological evaluation of novel spiro-[chroman-2, 4'-piperidin]-4-one analogs as anti-tubercular agents. Chem Biodivers, 2022, 19 (8): e202200304.

[18] MUJEEB S, SINGH K, YOGI B, et al. A Review on coumarin derivatives as potent anti-tuberculosis agents. Mini Rev Med Chem, 2022, 22 (7): 1064-1080.

[19] SAHOO S K, GAJULA S N R, AHMAD M N, et al. Bioevaluation of quinoline-4-carbonyl derivatives of piperazinyl-benzothiazinones as promising antimycobacterial agents. Arch Pharm (Weinheim), 2022, 355 (11): e2200168.

[20] NJIKAN S, AHMED S, MANNING A, et al. Chemical exploration of a highly selective scaffold with activity against intracellular Mycobacterium tuberculosis. Microbiol Spectr, 2022, 10 (3): e0116122.

[21] KNOLL K E, VAN DER WALT M M, et al. In silico drug discovery strategies identified ADMET properties of decoquinate RMB041 and its potential drug targets against Mycobacterium tuberculosis. Microbiol Spectr, 2022, 10 (2): e0231521.

[22] AGHAJANI J, FARNIA P, FARNIA P, et al. Molecular dynamic simulations and molecular docking as a potential way for designed new inhibitor drug without resistance. Tanaffos, 2022, 21 (1): 1-14.

[23] WANI M A, ROY K K. Development and validation of consensus machine learning-based models for the prediction of novel small molecules as potential anti-tubercular agents. Mol Divers, 2022, 26 (3): 1345-1356.

[24] SAIFULLAH B, ARULSELVAN P, FAKURAZI S, et al. Development of a novel anti-tuberculosis nanodelivery formulation using magnesium layered hydroxide as the nanocarrier and pyrazinamide as a model drug. Sci Rep, 2022, 12(1): 14086.

[25] SHEIKHPOUR M, DELORME V, KASAEIAN A, et al. An effective nano drug delivery and combination therapy for the treatment of Tuberculosis. Sci Rep, 2022, 12 (1): 9591.

[26] VASAM M，GOULIKAR R K. Approaches for designing and delivering solid lipid nanoparticles of distinct antitubercular drugs. Journal of biomaterials science. J Biomater Sci Polym Ed，2022，15：1-16.
[27] DA SILVA LEITE J M，PATRIOTA Y B G，DE LA ROCA M F，et al. New perspectives in drug delivery systems for the treatment of tuberculosis. Curr Med Chem，2022，29（11）：1936-1958.
[28] MURALIKRISHNAN B，EDISON L K，DUSTHACKEER A，et al. Chrysomycin a inhibits the topoisomerase i of Mycobacterium tuberculosis. J Antibiot（Tokyo），2022，75（4）：226-235.
[29] PADMAPRIYDARSINI C，MAMULWAR M，MOHAN A，et al. Randomized trial of metformin with anti-tuberculosis drugs for early sputum conversion in adults with pulmonary tuberculosis. Clin Infect Dis，2022，75（3）：425-434.

第五章 结核病疫苗

一、临床试验阶段的候选疫苗

1. M72/AS01E Jayawardana等[1]在南非开展成人接种M72/AS01E的成本效益分析，包括确定目标人群、覆盖范围、接种时间及推行模式等在内的最优疫苗接种策略，对接种策略进行建模分析。结果提示，未来2025—2050年，在南非给全部18～50岁人群实施2次接种成本效益是最优的。

Harris等[2]在南非和印度针对青少年人群评估M72/AS01E疫苗常规接种方案的可行性和成本效益。结果显示，在南非，未感染MTB或MTB感染后青少年常规接种M72/AS01E疫苗成本效益均表现较好，这是一种有效的预防发病干预措施。而在印度，青少年在MTB感染前接种该疫苗被认为可有效预防发病且具有较好的成本效益。提示今后的疫苗评价研究应纳入更多结核病高负担国家的青少年或年轻受试者，以更全面地评价某种疫苗的有效性和接种策略的可行性。

2. VPM1002 Cotton等[3]报道重组卡介苗VPM1002的一项Ⅱ期临床试验结果（ClinicalTrials. Gov，NCT02391415），该研究评价了VPM1002对HIV感染和未感染新生儿安全性和免疫原性。这项双盲、随机、主动对照的Ⅱ期研究在南非开展，符合条件的新生儿年龄为12天或更小，出生体重为2.5～4.2 kg，可以是HIV暴露（血清阳性母亲）或未暴露（血清阴性母亲）。排除患有急性或慢性疾病、发热、体温过低、败血症、癌症或先天畸形，或接受血液制品或免疫抑制治疗的新生儿；排除标准还包括受试者的母亲（年龄≥18岁）患有活动性肺结核，糖尿病，除HIV、乙型病毒性肝炎或梅毒血清阳性外的免疫缺陷病史，在前6个月内接受过血液制品，任何急性传染病或任何疑似药物滥用等。受试者按照3∶1的比例随机分配到VPM1002或卡介苗（BCG）疫苗接种组。主要预期结果是VPM1002在12个月内发生3～4级药物不良反应，或同侧或直径≥10 mm的全身性淋巴结肿大发生率方面不劣于BCG疫苗（非劣效性界值15%）。在所有接种疫苗的受试者中，在接种疫苗后12个月内定期随访并分析γ干扰素（IFNγ）水平和多功能$CD4^+$和$CD8^+$T细胞的百分比。研究期间，416例符合条件的新生儿被随机分配并接种了疫苗。VPM1002组（312例）中有7例（2%）出现3～4级疫苗相关不良反应或直径≥10 mm的淋巴结病变，而BCG组（104例）中有34例（33%）[危险度差（risk difference，*RD*）＝−30.45%，95%*CI* −39.61%～−21.28%；$P<0.0001$]。因此，VPM1002在主要预期结果方面不劣于BCG。VPM1002的注射部位严重反应发生率低于BCG：VPM1002组65例（21%）受试者出现瘢痕，BCG组77例（74%）受试者出现瘢痕（$P<0.0001$）；VPM1002组1例（＜1%）出现溃疡，BCG组，15例（14%）

出现溃疡;（$P < 0.0001$）; VPM1002组5例（2%）有脓肿生成，BCG组23例（22%）有脓肿生成;（$P < 0.0001$）。在第6周、第12周、第6个月和第12个月，VPM1002组受试者QFT Gold结果显示IFN-γ水平低于BCG组。VPM1002组的多功能$CD4^+$T细胞百分比在第14天高于BCG组，但在第6周、第12周、第6个月和第12个月低于BCG组。在第6周、第12周和第6个月，VPM1002组的多功能$CD8^+$T细胞百分比低于BCG组，但在其他时间点没有差异。总体来说，VPM1002的安全性较好，但免疫原性并未显著优于BCG。

3. AdHu5Ag85A Jeyanathan等[4]报道腺病毒载体疫苗AdHu5Ag85A的ⅠB期临床试验（ClinicalTrials. Gov，NCT02337270）结果，并对该疫苗的安全性和免疫原性进行评价。该研究评估了AdHu5Ag85A通过雾化吸入剂或肌内注射两种接种策略的安全性和免疫原性。研究纳入31例健康的、有BCG接种史的成年人，分3组低剂量（low dose，LD）气雾剂、高剂量（high dose，HD）气雾剂和肌内注射组。结果发现，吸入和注射 AdHu5Ag85A均安全，且耐受性良好。两种气溶胶剂量，特别是LD组诱导气道组织驻留记忆$CD4^+$和 $CD8^+$多功能性 T 细胞。两种接种方式均可在血液中诱导Ag85A 特异性 T 细胞应答。此外，LD吸入组接种诱导肺泡巨噬细胞持续的转录组水平变化。该研究得出结论，吸入性雾化给药是引起呼吸道黏膜免疫的一种安全、有效的方法。

4. TB/Flu-04 Buzitskaya等[5]报道了一项病毒载体疫苗TB/Flu-04L的临床前安全性研究。TB/FLU-04L是以减毒复制缺陷型流感病毒株为载体表达了MTB抗原Ag85A和ESAT-6的黏膜载体疫苗。该研究在哈萨克斯坦共和国和俄罗斯联邦研究中心进行，采用雪貂、猴子和兔子3种动物模型。通过鼻腔黏膜免疫，免疫剂量为7.5 Ig TCID50/每只动物。研究者在整个研究过程中监测了实验动物的临床症状、体重、体温、血液学参数和局部刺激反应。结果证明了该疫苗鼻内免疫的安全性，在实验动物中未观察到明显的不良反应。

二、亚单位疫苗

Zohreh等[6]制备了一种联合新型佐剂的HspX-EsxS融合蛋白亚单位疫苗，该疫苗选用由双嵌段聚合物组成的胶束作为佐剂，其中双融合肽是疏水嵌段，聚乙二醇（polyethylene glycol，PEG）是亲水嵌段。实验结果显示，自组装纳米胶束在体外和体内均具有较好的抗原递送和佐剂的功效，无论是否有BCG的初次免疫，胶束纳米疫苗均能很好地募集并激活树突状细胞，诱导特异性免疫应答。此外，纳米胶束疫苗的接种增加多种促炎性细胞因子的分泌水平和鼻分泌型IgA抗体效价。在初次皮下接种BCG后，鼻腔免疫纳米胶束疫苗即可诱导较高的黏膜及全身免疫反应。研究结果表明，PEG-HspX/EsxS自组装纳米胶束具有较强的免疫原性，是一种有潜力的BCG加强疫苗候选。

Azar等[7]对结核亚单位疫苗PHF进行免疫原性评价。该疫苗包涵两种MTB保护性抗原PPE44（Rv2770c）和HspX（Rv2031c），以及小鼠IgG1（Fcγ2a）抗体亚型，选用IL-22作为佐剂。实验结果显示，与BCG组相比，PHF可诱导更高水平的IL-4，且联合IL-22佐剂可进一步促进IL-4的分泌。结合现有数据，该疫苗的免疫评价指标较单一，且有待开展攻毒实验对该疫苗的免疫保护力进行评价。

Junqueira-Kipnis等[8]构建基于结核融合蛋白PEPf的亚单位疫苗并评价其免疫保护力。PEPf包含来自MTB Rv0125、Rv2467和 Rv2672这3种蛋白酶的高密度抗原表位序列，以Advax4为佐剂，构建亚单位疫苗PEPf/Advax4。选用BALB/c小鼠，评价BCG-PEPf/Advax4的初次免疫加强免疫策略。结果发现，PEPf /Advax4显著改善MTB攻击后的保护作用，降低肺部的细菌负荷，这种保护可能是通过诱导 $CD8^+IFN\text{-}\gamma^+$特异性 T 细胞来实现的。该研究的抗原选择为新型亚单位候选疫苗的设计提供了新思路。

三、疫苗免疫保护机制

Mangalakumari等[9]通过小鼠模型揭示皮下接种BCG通过诱导记忆肺泡巨噬细胞（alveolar macrophage，AM）和训练免疫发挥免疫保护力的机制。肠外BCG接种可训练髓系巨噬祖细胞和循环单核细胞，但诱导记忆AM生成不依赖于循环单核细胞。而当BCG皮下接种后攻毒MTBH37Rv可引起肠道微生物组屏障功能和微生物代谢物的时间依赖性改变，并引起循环系统和肺内代谢组的变化，进而诱导记忆AM的生成和肺内训练免疫。该研究确定了肠道微生物介导的远端黏膜组织先天性免疫记忆进展调控通路，为研发新型候选结核疫苗提供了理论基础。

Anele等[10]运用2个临床研究队列分析BCG接种对外周血供体非限制性T（donor unrestricted T，DURT）细胞的影响。DURT细胞主要识别非蛋白质类抗原，如脂质和小分子代谢物等。该研究比较了新生儿BCG接种前后及成年人BCG复种前后DURT的变化。通过流式细胞术分析发现卡介苗接种或复种不调节外周血中黏膜相关不变T（mucosal associated invariant T，MAIT）细胞，CD1d 限制性 NKT 等细胞，以及T 细胞活化或记忆概况。相比之下，新生儿首次接种BCG 与 γδT 细胞频率增加及$CD26^+CD161^+TRAV1\text{-}2\text{-}IFN\text{-}\gamma$ 的$CD4^+T$ 细胞的新亚群形成有关。本研究发现大多数 DURT 细胞群不受 BCG 的调节，并不排除 BCG 在调节 DURT 细胞其他方面的作用。未来还需要进行更多研究来了解 DURT 细胞在新的结核候选疫苗策略中的应用前景。

Irene等[11]揭示环二腺苷酸（cyclic -di-nucleotides，c-di-AMP）对MTBVAC的免疫保护力的影响机制。MTBVAC疫苗c-di-AMP分泌水平较野生型MTB高数十倍，而BCG中检测不到该分子。研究者通过构建一系列c-di-AMP合成和降解相关基因敲除株。运用体外细胞感染模型，发现与BCG相比，所有MTBVAC衍生株均诱导更强的IL-1β应答，但均未诱导较强的TNF-β应答。研究还发现，增加c-di-AMP水平可提高疫苗在与免疫缺陷小鼠模型中的安全性，但保护力有所下降，MTBVAC不分泌 c-di-AMP时却维持该疫苗在小鼠中的保护功效。此外，研究还发现c-di-AMP合成和分泌受MTB中PhoPR的负调控。因此，MTBVAC疫苗中的高c-di-AMP水平导致增强的先天免疫应答。该研究为减毒活疫苗的研发提供了一定的理论基础。

四、新型重组卡介苗

Maria等[12]运用I/St 超敏小鼠模型评价重组BCG的保护力。Maria等比较了用 BCG和BCGΔBCG1419c皮下接种超敏感 I/St 小鼠后攻毒，以存活、体重减轻和肺中的病原菌复制情况作为评价指标，并进一步表征了肺部免疫细胞的生成分布情况。结果发现，在 I/St 小鼠中，与未接种疫苗的对照相比，用 BCG 或 BCGΔBCG1419c 接种疫苗提供了相似水平的保护力，如体重减轻状况、肺内细菌负荷和生存时间等。但 BCGΔBCG1419c 导致

MTB感染早期肺中巨噬细胞的存在减少，并且在慢性感染期增加中性粒细胞向肺部的募集。BCGΔBCG1419c 通过在感染后不同时间促进巨噬细胞和中性粒细胞的不同去向，以不同于野生型 BCG 的方式保护 I/St 小鼠免受肺结核。这些发现促使Maria等建议，新型结核疫苗候选物的临床前评估不应仅局限在常用的近交系小鼠中，应将易感宿主纳入评估体现，以进一步确定它们对其遗传变异群体的潜在应用。这可能会影响其预期用途，具体取决于宿主对结核病的抗性或易感性。

Manuja等[13]试图运用多维流式细胞分析术区分BCG和BCGΔBCG1419c接种小鼠后早期免疫差异。Manuja等将C57BL/6小鼠分2组，分别接种BCG和BCGΔBCG1419c，第14天取淋巴结和脾，第18天取外周血、肺和脾，运用多维流式细胞术分析鉴定先天性和适应性免疫亚群之间的表型和功能差异。结果表明，BCG和BCGΔBCG1419c免疫小鼠之间存在许多先天性和适应性反应差异，这与后者可持续更长时间且炎症可能更轻的现象一致，包括较低频率的耗尽$CD4^+$T辅助Th细胞，同时产生更多可分泌IL-10的T细胞。以上结果有待于动物攻毒模型进一步验证。

Annuurun等[14]设计并构建了可过表达分枝杆菌分泌系统相关蛋白SecD、SecF和SecG的重组BCG，并命名为BCG^{SecDFG}，以期提高Sec依赖的分泌系统的抗原外泌效率。体外细胞感染模型实验结果显示，与转化空质粒的BCG^{pMOD12}相比，BCG^{SecDFG}胞内存活能力有所增加，免疫小鼠后发现BCG^{SecDFG}可在淋巴结和脾中更长时间持留，免疫原性也有所增强。当在体外用不同抗原刺激脾细胞进行ELISPOT检测时，发现Ag85复合物抗原作为刺激物时，分泌IFN-γ-的脾细胞数更多。此外，免疫接种后感染MTB，发现接种BCG^{SecDFG}可显著降低小鼠肺和脾中的细菌负荷，且保护力与BCG^{pMOD12}相当。因此，本研究提出，改善BCG的分泌系统可改善BCG的免疫原性。

Marek等[15]运用C57BL/6和BCG耐受的C3H小鼠模型比较野生型BCG和可分泌IL-18的重组BCG（rBCG/IL-18）的免疫原性，并同时比较疫苗对2种品系小鼠经免疫抑制剂环磷酰胺（cyclophosphamide，CTX）处理前后的影响。在免疫活性小鼠中接种rBCG/IL-18增加了骨髓成髓细胞和早幼粒细胞的百分比，发现其在rBCG/IL-18/CTX处理的小鼠中进一步升高；C57BL/6小鼠生理盐水处理组骨髓成髓细胞和早幼粒细胞的白分比为3.0%和11.4%，CTX处理的rBCG/IL-18免疫组为18.6%和42.4%；C3H小鼠生理盐水处理组以上两类细胞的百分比分别为1.1%和7.7%，经CTX处理的rBCG/IL-18免疫组为18.4%和44.9%，且均有统计学差异。rBCG/IL-18和CTX在2种小鼠品系中均可诱导骨髓细胞分泌更高水平的CD34黏附分子；在CTX处理的两组免疫抑制小鼠中，rBCG/IL-18均可促进巨噬细胞的吞噬作用；rBCG/IL-18可诱导 C57BL/6小鼠效应记忆$CD4^+$T细胞和$CD8^+$T细胞的脾归巢。总之，rBCG/IL-18有效诱导选择的免疫决定簇，即使在免疫功能低下的小鼠中也能维持。

Carina等[16]通过转录组和细胞因子分泌水平研究rBCG-LTAK63诱导的免疫机制。rBCG-LTAK63可表达大肠埃希菌不耐热肠毒素突变体LTAK63，Carina等比较rBCG-LTAK63、BCG和H37Rv菌株在人原代M1和M2巨噬细胞实验感染中诱导的免疫应答。与BCG相比，rBCG-LTAK63感染的M1巨噬细胞可显著上调IFN-γ诱导基因，如*IFIT*3、*OAS*3，以及趋化因子*CXCL*9，并诱导更高水平的炎性细胞因子，如IL-12（p70）、TNF-β和IL-15。与BCG相比，rBCG-LTAK63感染的M2巨噬细胞更广泛地上调炎症相关基因*TAP*1、*GBP*1、

*SLAMF*7、*TNIP*1和*IL*-6的转录，并诱导与炎症和组织修复相关的细胞因子MCP-3和EGF高水平表达。该研究在细胞水平描述了rBCG-LTAK63诱导免疫应答的一个重要特征，即与炎症、活化和组织修复的增加相关，这可能与针对结核病的保护性免疫应答相关。

五、病毒载体疫苗

Elodie等[17]设计一种病毒载体结核候选疫苗rLCMV，并评价其免疫保护力。该疫苗可表达结核抗原TB10.4和Ag85B。rLCMV 可引起小鼠多功能结核特异性 CD8和 CD4T 细胞应答的高调。疫苗复种可有效促进 CD8而非T细胞的增殖。在新生小鼠中也观察到类似现象。rLCMV可显著降低气溶胶攻击时小鼠肺部的细菌负荷，从而改善肺通气，其保护作用与促进CD8 T 细胞募集有关。当以初始免疫-加强方案中将rLCMV与BCG疫苗组合接种时，对rLCMV编码的结核抗原的应答被进一步增强，但保护力与单独的rLCMV或BCG接种无显著差异。这项工作提示rLCMV可能显示出对新生儿和/或成人结核病预防接种有效力，其后续临床试验研究结果值得期待。

六、DNA疫苗

Andriansjah等[18]构建一种结核DNA——pCDNA3.1-lipX，通过免疫小鼠分析其诱导结核特异性体液免疫和细胞免疫的能力。本研究选用6～8周龄的BALB/c株雄性小鼠肌内注射pCDNA3.1-lipX，设置PHA组和安慰剂组。共注射3次，两次注射之间间隔2周。第3次接种前，眼眶后采血并通过针对LipX-His蛋白的蛋白质印迹法证实该抗原可诱导产生较强的体液免疫应答。首次免疫5周后，眼眶采血并分离培养脾细胞，通过体外刺激分析该疫苗诱导细胞免疫应答的能力。该研究表明，重组DNA疫苗pCDNA3.1-lipX可诱导产生显著的体液免疫应答和细胞免疫应答，尤其是IL-4、IL-12和IFN-γ与对照组的差异显著，它们是参与抗结核感染的关键细胞因子，后续有待开展攻毒实验以验证该疫苗的保护力。

七、mRNA疫苗

Tbeishat[19]运用生物信息学手段设计一种结核mRNA疫苗。该研究中首先运用生物信息学工具筛选一组MTB抗原蛋白，接着应用多种生物信息学工具预测和评估这些抗原的B细胞表位、辅助T细胞（helper T lymphocyte，HTL）表位和杀伤T细胞（cytotoxic T lymphocytes，CTL）表位，这些表位为非致敏且无毒的。通过模建分子对，筛选可与主要组织相容性复合体（major histocompatibility complex，MHC）分子紧密结合的30个抗原表位。接着引入佐剂RpfE（TLR4激动剂）用于亚细胞运输，促进分泌及特异性接头以构建mRNA疫苗。该疫苗表位覆盖可达99.38%的人口。通过密码子优化，以确保mRNA到达人类宿主的细胞质溶胶后能够有效翻译。此外，预测该疫苗肽的二级和三级结构，并与TLR-4和TLR-3对接情况。进行分子动力学模拟以验证结合复合物的稳定性。该研究主要基于生物信息学软件的预测和分析，但为结核mRNA疫苗的构建提供了一定的理论基础，后续动物模型安全性、免疫原性及保护力评价结果值得期待。

Sazzad等[20]设计一种结核mRNA疫苗——MT.P495。该研究通过免疫信息学方法来评估MTBPstS1蛋白的免疫原性表位，PstS1表位可覆盖全球99.9%的人口。使用多种计算预测工具验证了PstS1蛋白上T细胞和B细胞表位，分子对接和动力学模拟证实了稳定的表位-等位基因相互作用；通过模拟免疫刺激分析了免疫细胞对该疫苗的免疫应答；通过密码子优化提高了其在宿主细胞中mRNA的有效翻译；通过分子对接模拟，发现该疫苗与Toll样受体表现出稳定和较强的相互作用。该研究预测MT.P495疫苗可能会诱导结核特异的免疫应答，但有待开展相关动物实验验证以上假说。

八、减毒活疫苗

Jia等[21]构建并评价2种以减毒单核细胞增生李斯特菌为载体的减毒活疫苗rLmMtb5Ag和rLmMtb9Ag的安全性、免疫原性和有效性。这2种候选疫苗抗原组成分别为5种抗原（Mpt64-TB10.4-ESAT6-CFP10-Ag85B）和9种抗原（Mpt64-TB10.4-ESAT6-CFP10-Ag85B-EsxN-PPE68-EspA-TB8.4），运用了C57BL/6和BALB/c 2种小鼠模型及1种豚鼠模型，实验涉及的免疫方式包括皮内注射、肌内注射和鼻内给药3种。结果显示，rLmMtb5Ag皮下注射可显著增强C57BL/6和BALB/c小鼠的记忆性T细胞反应，rLmMtb9Ag可诱导豚鼠的抗原特异性T淋巴细胞增殖。在疫苗保护效力的研究中，研究者发现rLmMtb5Ag和rLmMtb9Ag具有足够的安全性，对C57BL/6、BALB/c小鼠和豚鼠的高毒力MTB气溶胶感染具有一定的保护作用。基于减毒单核细胞增生李斯特菌载体的多抗原结核疫苗是一种有潜力的新型结核疫苗候选，但该研究结果仍有待开展更加深入的研究，以进一步证实其安全性和保护效果。

Jia等[22]表征并评价多组单核细胞增生李斯特载体候选结核疫苗的免疫保护力。研究者构建16种候选结核疫苗，可分别表达15个候选结核抗原中的3、4或5个抗原。基于BCG初次免疫候选疫苗加强免疫的策略，发现候选疫苗rLm5Ag（30）（抗原组合为23.5/Mpt64、TB10.4/EsxH、ESAT6/EsxA、CFP10/EsxB）加强免疫时，可诱导C57BL/6和BALB/c小鼠较强的抗结核保护性免疫。在免疫原性研究中，BCG初次免疫-rLm5Ag（30）加强免疫C57BL/6小鼠组脾和肺中显著增强的MTB抗原特异性$CD4^+$和$CD8^+$T细胞介导的Th1型免疫应答。因此，rLm5Ag（30）在C57BL/6和BALB/c小鼠中均增强针对MTB气溶胶攻击的BCG引发的免疫保护作用，尽管不同品系小鼠中疫苗诱导的Th1应答存在显著差异。鉴于此，该疫苗有较好的应用前景，其后续研究值得关注。

九、新型抗原肽的筛选

Ana等[8]对MTB3种蛋白酶Rv0125、Rv2467和Rv2672的氨基酸序列进行表位预测分析，根据分析结果删除抗原表位密度较低的冗杂序列、保留表位密度较高的抗原肽序列，最后将筛选得到的抗原表位肽通过柔性连接肽（Gly-Ser-Gly-Ser-Gly-Ser）连接得到一种多组分融合蛋白PEPf，将PEPf融合蛋白进行克隆表达和纯化，同时构建能够表达该融合蛋白的PEPf重组BCG。Ana等对PEPf抗原肽和PEPf重组BCG的免疫原性和保护性进行评价，首先在BCG初次免疫后将PEPf融合蛋白联合Advax4佐剂进行加强免疫。实验结果显示，PEPf/Advax4的加强免疫显著增强机体抵抗MTB感染的能力。此外，Ana等对健康小鼠进行PEPf重组BCG的皮下接种和MTB攻毒实验，结果显示，接种PEPf重组BCG的小鼠在尾静脉注射感染MTB后能产生较强的特异性免疫记忆反应，该免疫应答导致更少的肺部MTB载量，PEPf重组BCG接种后的保护能力与BCG相当。该研究结果表明，3种MTB蛋白酶能作为结核疫苗开发的候选抗原，并且在BCG初次免疫后使用重组PEPf亚单位疫苗加强免疫可能是一种能有效提高BCG保护作用的免疫策略。

Avanthi等[23]利用MTB蛋白生物标志物PE_PGRS17设计一种多表位蛋白疫苗，结合前期PE_PGRS17蛋白抗原性评价实验，该研究预测了PE_PGRS17抗原肽的特异性T/B细胞表位及最终构建的多表位蛋白疫苗的安全性、免疫原性和变应原性等指标。研究者利用算法工具筛选合适的抗原表位，将选定的各表位肽通过对应连接肽顺次相连得到一种表位优化的抗原肽，将得到的抗原肽与作为佐剂的浅灰霉素（*griselimycin*）氨基酸序列连接以构建PE_PGRS17蛋白疫苗，使用计算机软件分析该疫苗的免疫原性、理化性能和高级结构，同时使用分析工具模拟疫苗接种后诱导的特异性免疫应答。结果显示，表位优化的PE_PGRS17抗原肽具有较高的稳定性和免疫原性，可作为新型结核疫苗的候选抗原。最后，研究人员对该抗原的编码基因做密码子优化以便更好地进行克隆表达和纯化，并准备进一步的动物实验验证。

Morteza等[24]利用5种新的抗原蛋白和免疫信息学工具设计一种多表位蛋白结核疫苗。研究人员使用计算机算法筛选Rv2346c、Rv2347c、Rv3614c、Rv3615c和Rv2031c 5种抗原的MHC-Ⅰ/MHC-Ⅱ免疫优势抗原结合表位，将筛选得到的10个抗原肽联合作为佐剂的细菌鞭毛蛋白及TpD（一种具有激活机体辅助性T淋巴细胞的多肽）构建多组分亚单位疫苗，利用生物信息学工具对该抗原蛋白的高级结构进行预测和优化，并将抗原蛋白的3D结构与Toll样受体TLR-3、TLR-4和TLR-8对接模拟以评估疫苗与Toll样受体之间的潜在相互作用。研究结果表明，构建的多表位亚单位疫苗无致敏性，可诱导显著的体液免疫应答及细胞免疫应答，并可被Toll样受体识别。研究结果显示，该抗原蛋白具备成为候选疫苗的潜力，值得开展动物实验进行进一步验证。

Pitaloka等[25]利用生物信息学技术从MTB抗原Rv0899和COVID-19刺突蛋白中筛选出潜在的T/B细胞表位，利用常见的连接肽AYY、GPGPG和EAAAK连接筛选得到的抗原肽，最后联合一种50S核糖体蛋白L7/L12作为佐剂进行多表位结核疫苗的抗原性、变应原性和重要理化性质的评估，利用分子对接和正态模式分析（normal mode analysis，NMA）对蛋白抗原的免疫原性和稳定性进行评价。分子对接和NMA分析结果显示，该疫苗和TLR-4之间具有较强的相互作用，能够刺激机体产生高水平的IgG抗体、致敏的T淋巴细胞和IFN-γ，是一种有研究意义的预防MTB与COVID-19合并感染的疫苗。该研究所得结果全部基于生物信息学软件分析，目前有待更完善的实验数据来佐证上述结论。

Ajit等[26]利用生物信息学软件研究MTBPE_PGRS家族蛋白抗原的免疫原性，并运用疫苗组学策略模拟创建能有效抵抗MTB感染的多表位亚单位疫苗。Ajit等选择免疫原性较强的PE_PGRS家族蛋白抗原，预测其氨基酸序列中的细胞毒性T淋巴细胞、辅助性T淋巴细胞和B细胞表位，得到的T/B细胞表位覆盖全球范围内99.97%的人群，将预测得到的表位富集的抗原肽通过对应的连接肽顺次连接，最后与LprG佐剂（一种TLR-2受体激动剂）连接以构建基于PE_PGRS家族蛋白抗原肽的多组分亚单位疫苗。研究结果显示，该疫苗具有较高的免疫原性和较低的致敏性及毒性。为确保疫苗抗原的编码基因在大肠埃希菌宿主系统中更好地转录和翻译，Ajit等对其进行了模拟克隆表达和密码子优化。随后进行分子对接、分子动力学模拟和免疫原性模拟等多项验证研究，结果表明该疫苗的稳定性和免疫原性较强，对

MTB感染具有一定的保护作用。该研究结果全部基于生物信息学预测，有待开展动物实验进行进一步验证。

十、佐剂

Jong等[27]评价环二核苷酸（cyclic-dinucleotide，CDN）作为佐剂在结核亚单位疫苗的应用价值及探讨其诱导宿主免疫应答的机制。该研究发现H1CDN疫苗可引发$CD4^+$T细胞向肺实质归巢，并穿透肺中巨噬细胞形成的结核病灶。尽管CDN亚单位疫苗与其他黏膜疫苗一样，可诱导在肺中产生含有B细胞的淋巴结构，但其疫苗保护作用并不依赖B细胞，而是依赖于IL-17和IFN-γ。该研究结果显示，CDN为佐剂的亚单位疫苗在小鼠模型中可较好地预防结核感染，且优于脱酰单磷酰脂质A（monophosphoryl lipid A，MPLA）等其他黏膜免疫佐剂，提示CDN未来在结核病亚单位疫苗的研发中具有较好的应用前景。

（王　伟　于佳佳　唐神结）

参考文献

[1] JAYAWARDANA S，WEERASURIYA C K，PELZER P T，et al．Feasibility of novel adult tuberculosis vaccination in South Africa：a cost-effectiveness and budget impact analysis［J］．NPJ Vaccines，2022，7（1）：138．

[2] HARRIS R C，QUAIFE M，WEERASURIYA C，et al．Cost-effectiveness of routine adolescent vaccination with an M72/AS01（E）-like tuberculosis vaccine in South Africa and India［J］．Nat Commun，2022，13（1）：602．

[3] COTTON M F，MADHI S A，LUABEYA A K，et al．Safety and immunogenicity of VPM1002 versus BCG in South African newborn babies：a randomised，phase 2 non-inferiority double-blind controlled trial［J］．Lancet Infect Dis，2022，22（10）：1472-1483．

[4] JEYANATHAN M，FRITZ D K，AFKHAMI S，et al．Aerosol delivery，but not intramuscular injection，of adenovirus-vectored tuberculosis vaccine induces respiratory-mucosal immunity in humans［J］．JCI Insight，2022，7（3）：e155655．

[5] BUZITSKAYA Z，STOSMAN K，KHAIRULLIN B，et al．A new intranasal influenza vector-based vaccine TB/FLU-04L against tuberculosis：preclinical safety studies［J］．Drug Res（Stuttg），2022，72（5）：255-258．

[6] ZOHREH F，JAAFARI M R，SANKIAN M，et al．A novel nanomicelle composed from PEGylated TB di-peptide could be successfully used as a BCG booster［J］．Iran J Basic Med Sci，2022，25（2）：223-231．

[7] AZAR V，KHOSRAVI A，SEDIGHIAN H，et al．Evaluation of triple fragment vaccine HSPX（Rv2031c）＋PPE44（Rv2770c）＋mouse IgG（1）（Fcgamma2a）with auxiliary adjuncts IL-22 in comparison with BCG vaccine［J］．Iran J Pathol，2022，17（3）：303-313．

[8] JUNQUEIRA-KIPNIS A P，DE CASTRO SOUZA C，DE OLIVEIRA CARVALHO A C，et al．Protease-based subunit vaccine in mice boosts BCG protection against Mycobacterium tuberculosis［J］．Vaccines（Basel），2022，10（2）：306．

[9] MANGALAKLLMARI J，VASEGHI-SHANJANI M，AFKHAMI S，et al．Parenteral BCG vaccine induces lung-resident memory macrophages and trained immunity via the gut-lung axis［J］．Nat Immunol，2022，23（12）：1687-1702．

[10] ANELE G，MURPHY M，RODO M，et al．Effects of BCG vaccination on donor unrestricted T cells in two prospective cohort studies［J］．EBioMedicine，2022，76：103839．

[11] IRENE P，CAMPOS-PARDOS E，DIAZ C，et al．The Mycobacterium tuberculosis PhoPR virulence system regulates expression of the universal second messenger c-di-AMP and impacts vaccine safety and efficacy［J］．Mol Ther Nucleic

Acids，2022，27：1235-1248.

[12] MARIA K，BAIKUZINA P，SEGURA-CERDA C A，et al. BCG and BCGDeltaBCG1419c transiently protect hypersusceptible I/St mice and induce different influx of macrophages and neutrophils during pulmonary tuberculosis [J]. J Med Microbiol，2022，71（1）.

[13] MANUJA G，SHUKLA R K，YAO N，et al. Evaluation of early innate and adaptive immune responses to the TB vaccine Mycobacterium bovis BCG and vaccine candidate BCGDeltaBCG1419c [J]. Sci Rep，2022，12（1）：12377.

[14] ANNUURUN N，COUNOUPAS C，PINTO R，et al. Characterization of the protective immune responses conferred by recombinant BCG overexpressing components of Mycobacterium tuberculosis sec protein export system [J]. Vaccines（Basel），2022，10（6）：945.

[15] MAREK F，WLODARCZYK M，KOWALEWICZ-KULBAT M，et al. Mycobacterium bovis wild-type BCG or recombinant BCG secreting murine IL-18（rBCG/IL-18）strains in driving immune responses in immunocompetent or immunosuppressed mice [J]. Vaccines（Basel），2022，10（4）：615.

[16] CARINA D，WALBURG K V，VAN VEEN S，et al. Recombinant BCG-LTAK63 vaccine candidate for tuberculosis induces an inflammatory profile in human macrophages [J]. Vaccines（Basel），2022，10（6）：831.

[17] ELODIE B，VOGELZANG A，NIEUWENHUIZEN N E，et al. Replication-deficient lymphocytic choriomeningitis virus-vectored vaccine candidate for the induction of T cell immunity against Mycobacterium tuberculosis [J]. Int J Mol Sci，2022，23（5）：2700.

[18] ANDRIANSTAH R，SUPARDI L A，SJATHA F，et al. Responses of humoral and cellular immune mediators in BALB/c mice to LipX（PE11）as seed tuberculosis vaccine candidates [J]. Genes（Basel），2022，13（11）：1954.

[19] TBEISHAT H. Novel In silico mRNA vaccine design exploiting proteins of M. tuberculosis that modulates host immune responses by inducing epigenetic modifications [J]. Sci Rep，2022，12（1）：4645.

[20] SAZZAD S，ISLAM A. MODELING OF M T. P495，an mRNA-based vaccine against the phosphate-binding protein PstS1 of Mycobacterium tuberculosis [J]. Mol Divers，2022：1-20.

[21] JIA Q，MASLESA-GALIC S，NAVA S，et al. Listeria-vectored multi-antigenic tuberculosis vaccine protects C57BL/6 and BALB/c mice and guinea pigs against Mycobacterium tuberculosis challenge [J]. Commun Biol，2022，5（1）：1388.

[22] JIA Q，MASLESA-GALIC S，NAVA S，et al. Listeria-vectored multiantigenic tuberculosis vaccine enhances protective immunity against aerosol challenge with virulent Mycobacterium tuberculosis in BCG-immunized C57BL/6 and BALB/c mice [J]. mBio，2022，13（3）：e0068722.

[23] AVANTHI M，FATOBA A，OKPEKU M，et al. Reverse vaccinology approach to design a multi-epitope vaccine construct based on the Mycobacterium tuberculosis biomarker PE_PGRS17 [J]. Immunol Res，2022，70（4）：501-517.

[24] MORTEZA G. An Immunoinformatic strategy to develop new Mycobacterium tuberculosis multi-epitope vaccine [J]. Int J Pept Res Ther，2022，28（3）：99.

[25] PITALOKA D A E，IZZATI A，AMIRAH S R，et al. Multi epitope-based vaccine design for protection against Mycobacterium tuberculosis and SARS-CoV-2 coinfection [J]. Adv Appl Bioinform Chem，2022，15：43-57.

[26] AJIT K，SHARMA P，ARUN A，et al. Development of peptide vaccine candidate using highly antigenic PE-PGRS family proteins to stimulate the host immune response against Mycobacterium tuberculosis H（37）Rv：an immunoinformatics approach [J]. J Biomol Struct Dyn，2022：1-23.

[27] JONG R M，VAN DIS E，BERRY S B，et al. Mucosal vaccination with cyclic dinucleotide adjuvants induces effective T cell homing and IL-17-dependent protection against Mycobacterium tuberculosis infection [J]. J Immunol，2022，208（2）：407-419.

第六章 结核分枝杆菌的生理生化

结核分枝杆菌（*Mycobacterium tuberculosis*，MTB）是结核病的病原菌，自1882年Koch发现MTB以来，已经有100多年的历史，但结核病目前仍是一个未解决的全球性公共健康问题。耐药MTB的出现使得现有药物的治疗效果较差，这与MTB耐药基因的突变和代谢密切相关。因此，深入研究MTB的生理生化特性，可更好地理解结核病的发病机制，为结核病疫苗及药物的研发提供有利的基础。

一、结核分枝杆菌的细胞壁

d-氨基酸在细胞壁肽聚糖的生物合成中发挥重要作用。MTB d-氨基酸氧化酶缺失导致生物膜形成能力降低。Kumar等[1]使用选定的d-氨基酸来研究它们在预防生物膜形成中的作用，以及d-环丝氨酸的活性是否由于d-丝氨酸作为代谢物的存在。结果表明，d-丝氨酸对MTBH37Ra（MTB-Ra）生物膜的形成有一定抑制作用，但对预形成的生物膜无明显影响。此外，d-环丝氨酸及其代谢产物羟胺单独或与d-丝氨酸结合，可限制MTB-Ra生物膜的形成，并破坏现有生物膜。该研究证明了d-丙氨酸、d-缬氨酸、d-苯丙氨酸、d-丝氨酸和d-苏氨酸对预先形成的MTB-Ra生物膜没有破坏作用，无论是单独还是联合作用，d-环丝氨酸及其代谢物羟胺具有强大的抗生物膜活性。

在许多杆状细菌中，合成细胞壁肽聚糖有2种不同途径，包括由MreB、RodA和同源的B类青霉素结合蛋白（penicillin binding proteins，PBP），以及a类PBP（aPBP）组成的杆状复合体。在一些感染模型中，RodA有助于MTB的存活，这表明该蛋白在维持细胞壁完整性方面可能具有应激依赖作用。在此基础条件下，Melzer等[2]发现RodA的亚细胞分布与aPBPPonA1的分布有很大重叠，并且RodA和aPBP都促进极性肽聚糖的组装。在细胞壁受损时，RodA增强耻垢分枝杆菌的裂解能力；与aPBP不同的是，RodA有助于肽聚糖组装从极点转移到侧壁。RodA和PonA1均没有迁移；相反，新生细胞壁的重新分布与肽聚糖前体合酶MurG的重新分布平行。该研究结果支持一个模型，该模型通过前体合成和细胞外插入的空间灵活性来平衡分枝杆菌的极性生长和全细胞修复。肽聚糖的合成是抗生素一个非常成功的靶点。在实验室优化条件下，该途径在模式生物中得到广泛的研究。在自然环境中，细菌经常受到攻击。此外，由于生长模式和/或包膜结构的差异，绝大多数细菌种类不太可能适合细胞壁组装的单一范式。因此，在非最佳条件下和非标准物种中研究细胞壁合成可提高人们对通路功能的理解，并提出新的抑制策略。

目前，很少有转录调控因子能够协调分枝杆菌主要细胞壁脂质分枝杆菌酸的合成。Cooper等[3]发现，真菌酸去饱和酶调节因子（MadR）是一种真菌酸去饱和酶基因*desA*1和

*desA2*的转录抑制因子，在响应细胞包膜应激时控制真菌酸去饱和和生物合成。耻垢分枝杆菌的MadR-null突变体表现出细胞壁受损、外菌膜改变、不饱和α-分枝酸积累、对抗真菌药物易感和细胞表面破坏等特征。转录组分析显示，因MadR缺失而显著下调的脂质代谢基因包括酰基辅酶A（acyl-coa）脱氢酶，提示其间接控制β-氧化通路。电迁移实验和结合亲和力表明，MadR具有独特的酰基coa池传感机制，即MadR能够与一系列酰基辅酶A结合，包括那些含有不饱和及饱和酰基链的辅酶A。与链长为C16～C24的饱和酰基辅酶A结合时，desA1/desA2的MadR抑制被解除，对较短链和不饱和酰基辅酶A结合则没有影响。研究者提出，这种调控机制不同于其他真菌酸和脂肪酸合成调控因子，并将MadR作为关键的调控检查点，在感染过程中协调真菌酸重构，以响应宿主来源的细胞表面扰动。

二、结核分枝杆菌的生长代谢

MTB有11种真核类丝氨酸/苏氨酸蛋白激酶，在细胞生长、信号转导和发病机制中发挥重要作用。蛋白激酶G（PknG）通过磷酸化糖原积累调节蛋白（GarA）的Thr21位点来调节碳氮代谢。蛋白激酶B（PknB）参与细胞壁的合成和细胞形状，以及在Thr22位点磷酸化GarA。Burastero等[4]使用分子动力学和量子力学/分子力学模拟催化配合物和激酶活性测定来了解PknG/PknB对GarA的特异性和反应性。发现GarA中的2个疏水残基Val24和Phe25似乎是PknG结合所必需的，并允许特异性的Thr21磷酸化。另一方面，PknB中的磷酸化残基与GarA中的Arg26结合，并调节其对Thr22的特异性。Burastero等还提供了磷转移反应的自由能谱的详细分析，并说明了为什么与PknB相比，PknG具有不需要启动磷酸化的组成活性构象。该研究结果为这2种与MTB相关的关键酶，以及细菌丝氨酸/苏氨酸磷酸化机制提供了新的见解。

PstP是唯一的丝氨酸/苏氨酸磷酸酶，但很少有蛋白被证实为PstP底物。Shamma等[5]在体外实验中发现PstP可使MTB中的2个肽聚糖调节因子——FhaA和Wag31去磷酸化。PstP上T137的拟磷突变负向调节其对细胞壁调节因子FhaA、Wag31、CwlM、PknB和PknA的催化活性，而耻垢分枝杆菌中相应的突变会导致体内肽聚糖的失调。研究发现，PstP局限于鼻中隔，这可能限制它与某些基质的接触。这些关于PstP调控的发现为分枝杆菌细胞壁代谢的控制提供了新思路。

琥珀酸是分枝杆菌代谢和呼吸的主要焦点，既是三羧酸（tricarboxylic acid，TCA）循环的中间体，也是呼吸链的直接电子供体。MTB编码多种酶，预计能够催化琥珀酸氧化成富马酸，包括2种不同的琥珀酸脱氢酶（Sdh1和Sdh2）和一种可能具有双向行为的单独的富马酸还原酶（Frd）。Adolph等[6]使用分枝杆菌CRISPR干扰（CRISPRi）在MTB中构建sdhA1、sdhA2和frdA的单重、双重和三重转录抑制。研究发现，同时敲除sdhA1和sdhA2是防止琥珀酸氧化并克服这些酶的功能冗余所必需的。琥珀酸氧化是MTB最佳生长所必需的，联合敲除sdhA1和sdhA2可显著削弱呼吸链的活性，并阻止其在一系列碳源上的生长。此外，琥珀酸氧化受损可影响针对MTB的细胞壁靶向抗生素和生物能量抑制剂的活性。这些研究结果为分枝杆菌的生理学和药物敏感性提出了基本的见解，并将有助于生物能量抑制剂的继续开发。

溶酶原是磷脂酶A2在sn-2碳上水解产生，具有潜在毒性，但可被宿主溶酶原酶分解。

溶酶原酶是YhhN家族一种完整的膜蛋白，水解乙烯醚键释放脂肪醛和甘油磷酸乙醇胺或甘油磷酸胆碱。奇怪的是，MTB编码自己的YhhN蛋白（MTBYhhN），这是一种内源性血浆蛋白原。为了了解该蛋白的作用，Jurkowitz等[7]克隆*MTBYhhN*基因（*Rv*1401），并在耻垢分枝杆菌中表达。结果表明，部分纯化后的蛋白具有丰富的溶酶酶活性［V_{max} = −15.5 μmol/（min · mg）］; Km = −83 μmol/L］。基于细胞密度，Jurkowitz等确定溶血浆酰基乙醇胺、pLPC、溶血磷脂酰胆碱和溶血磷脂酰乙醇胺对耻垢分枝杆菌细胞没有毒性，但pLPC和LPC对耻垢分枝杆菌球质体具有高度毒性，这是一种细胞壁缺陷的分枝杆菌形式。重要的是，由过度表达MTBYhhN的耻垢分枝杆菌细胞制备的球质体被pLPC保护免受膜破坏/裂解，而pLPC从培养基中迅速耗尽。最后，研究发现，与载体对照相比，在耻垢分枝杆菌中过表达全长MTBYhhN可使其在人巨噬细胞中的存活率提高2.6倍。这些数据支持MTBYhhN蛋白通过将有毒宿主pLPC裂解成潜在的能产生能量的产物，从而为巨噬细胞中的分枝杆菌提供生长优势的假设。

血红蛋白是MTB必需的辅助因子和丰富的营养铁来源。Donegan等[8]将血红蛋白传感器与分枝杆菌遗传学、细胞生物学和生物化学相结合，发现从头合成的亚铁血红素比外源清除的亚铁血红素更具生物可利用性，亚铁血红素可利用性是亚铁血红素生物合成酶基因表达下调的信号。血红蛋白合成的消融不会导致已知血红蛋白导入蛋白的上调。此外，研究发现血红蛋白的从头合成对于巨噬细胞攻击的存活至关重要。总之，该研究的数据表明，不同来源的分枝杆菌利用血红蛋白的方式不同，靶向合成血红蛋白可能是治疗分枝杆菌感染的一种有效治疗策略。

细菌病原体及其宿主对包括金属在内的营养物质进行着激烈的竞争。MTB在宿主巨噬细胞内受到各种应激的影响，包括金属过量和金属限制。Buglino等[9]证明了MTB毒力所需的*nrp*基因簇，其指导二异腈脂肽的合成，并介导铜的获取。铜（而非锌）剥夺强烈诱导二异腈生物合成，并且缺乏*nrp*基因或相关基因*fadD*10或*ppe*1的MTB都对铜螯合或铜剥夺敏感。这些结果在MTB中建立了铜结合系统，并表明对铜限制的抗性在MTB引起感染的能力中发挥着重要作用。

钙离子（Ca^{2+}）是一种重要的营养物质。Boradia等[10]研究确定MTB对Ca^{2+}的转录反应。总体看来，只有少数基因表达改变，表明Ca^{2+}作为转录调节因子的作用有限。但*pe15*和*pe20*基因下调最为显著，它们编码了一大家族蛋白质的成员，这些蛋白质定位于外膜，包括许多内在无序的蛋白质。PE15和PPE20形成复合物，PPE20直接与Ca^{2+}结合。Ca^{2+}相关的表型，如增加的ATP消耗和生物膜的形成在*pe15/ppe20*敲除（KO）菌株中被逆转，表明其在Ca^{2+}稳态中发挥直接作用。为了测试PE15/PPE20复合物是否在Ca^{2+}跨外膜转运中发挥作用，研究者创建了一个基于荧光共振能量转移（fluorescence resonance energy transfer，FRET）的Ca^{2+}报告菌株。在FRET背景下，*pe*15/*ppe*20 KO表现出特异性和选择性的Ca^{2+}内流损失，其依赖于完整细胞壁的存在。这些数据表明，PE15/PPE20形成了Ca^{2+}结合蛋白复合物，选择性转运Ca^{2+}，对一种固有无序蛋白表现出独特的转运功能，并支持了PE/PPE蛋白作为跨外膜的特异性转运蛋白而在整个家族中发挥作用的新观点。

铁是MTB生长所必需的。Zhang等[11]发现*rv0455c*基因是MTB在低铁培养基中生长所必需的，在*rv*0455*c*缺失突变体中，分枝杆菌素和羧基分枝杆菌素的分泌都大幅减少。水溶性和膜锚定的Rv0455c都在铁载体的分泌中发挥作用。缺乏Rv0455c会导致铁载体毒性，这是在其他铁载体分泌突变体观察到的一种表型，并严重损害小鼠MTB的复制，表明Rv0455c和疾病期间铁载体分泌的重要性。Rv0455c同源物的晶体结构显示出一种新的蛋白质折叠，它由一个螺旋束和一个由基本的分子内二硫键形成的"束"组成。这些发现可促进人们对MTB铁载体分泌系统的了解。

三、结核分枝杆菌的病原性和毒力

Kaur等[12]应用全基因组芯片表征MTB在骨结核标本的体内转录组。利用生物信息学软件对分枝杆菌毒力蛋白进行鉴定。发现在骨结核标本中，914个分枝杆菌基因显著过表达，1688个分枝杆菌基因被抑制。差异表达基因的通路分析表明，MTB处于非复制和低代谢状态，增强分枝杆菌细胞壁并诱导DNA损伤修复反应，提示MTB在骨内可能的生存策略。微阵列数据的生物信息学挖掘鉴定了5种毒力蛋白。编码这些蛋白的基因在体外MC3T3成骨细胞模型中也上调。此外，将成骨细胞暴露于其中2种毒力蛋白（Rv1046c和Rv3663c）可显著抑制成骨细胞的分化。因此，研究者认为，MTB通过上调某些毒力基因来改变其转录组，从而在骨中建立感染，而这些毒力基因在破坏骨稳态中起着关键作用。

MTB利用其ESX-1系统将EsxA和EspB分泌到宿主体内致病。Lim等[13]的研究发现，在ESX-1机制中起非必需作用的蛋白EspK是MTB分泌EsxA和EspB的必需蛋白。缺乏espk基因的MTB可缓解EsxA的分泌缺陷，但不能缓解EspB的分泌缺陷。研究还发现，MTB以ESX-1非依赖方式向细胞壁转运的EspK与EspB相互作用，阻止EspB在MTB细胞内合成不可分泌的大分子复合物。研究结果表明，EspK是MTB ESX-1分泌机制的活性成分。

Damen等[14]发现ESX-1底物PPE68是通过ESX-1系统分泌高度免疫原性底物EsxA和EspE所必需的。虽然分泌的PPE68在细胞表面处理，但包括海洋分枝杆菌和MTB在内的大多数细胞相关PPE68与其PE伴侣和EspG1伴侣存在于细胞质复合物中，干扰EspG1与PPE68的结合，阻断其输出、分泌EsxA和EspE。相比之下，PPE68的分泌不需要EsxA，揭示了相互依赖分泌的层次。值得注意的是，PPE68的最后10个残基（带负电荷的区域）似乎是EspE的分泌所必需的，对EsxA和PPE68本身的分泌则并非必需。这表明PPE68的特殊结构域参与不同ESX-1底物的分泌。基于这些发现，研究者提出PPE68在ESX-1介导的分泌和底物相互依赖中的中心作用的机制模型。

大量证据表明，MTB成功逃避免疫反应的能力部分是由于自噬途径的抑制。PPE51蛋白是一种重要的自噬抑制因子。PPE51的作用可归因于Toll样受体2（TLR2）的信号阻断。TLR2是一种已知参与ERK1/2激活和自噬的受体。Strong等[15]发现，与野生型MTB相比，具有完整TLR2信号通路的小鼠在MTB *pe*51缺失突变体（Δ51）中表现出显著的毒力衰减，而TLR2缺陷小鼠没有这种衰减。感染Δ51的小鼠也表现出T细胞对MTB抗原的反应增加，感染的肺组织中自噬增加。结果表明，在分枝杆菌感染过程中，TLR2激活宿主的相关免疫功能，而MTB通过PPE51抑制TLR2信号来逃避免疫。

各种病原菌的胁迫适应和毒力需要包括鸟苷五磷酸和无机聚磷酸盐（PolyP）在内的严格的反应途径。在MTB中，细胞内多聚磷酸酶水平是由细胞外多聚磷酸酶（PPX-1、PPX-2）的活性维持的。Tiwari等[16]发现在营养限制和低氧生长条件下，以及巨噬细胞中，这些细胞外多磷酸酶累积促进生物膜的形成和MTB的存活。MTB单个敲除（Δppx2）和双敲除（dkppx）株的鉴定表明，这些细胞外多磷酸酶在豚鼠和小鼠建立感染过程中伤重要。转录谱显示，相对于亲本菌株，dkppx菌株在对数中期培养时，*DosR*调控基因的表达显著降低。研究还发现，PolyP抑制与DosT和DosS传感器激酶相关的自磷酸化活性。宿主RNA-seq分析显示，在dkppx菌株感染小鼠的肺组织中，细胞凋亡、自噬、巨噬细胞激活、钙信号、固有和t细胞应答等多种抗菌途径的转录物均有差异表达。综上所述，该研究证明了参与多聚磷酸酶水平稳态的酶在MTB的生理和毒力中发挥关键作用。这些酶是开发可能对药物敏感和耐药MTB有效的新干预措施的有前景的目标。

由于MTB中缺乏一个功能的oxyR位点，过氧化物酶的胁迫应是由烷基氢过氧化物酶控制的。MTB表达烷基过氧化氢还原酶以抵消活性氧（ROS）的毒性作用。Bhargavi等[17]报道一个烷基氢过氧化物酶家族成员同源蛋白Rv2159c在MTB的胁迫反应和毒力中的功能特性。Rv2159c是一个保守的蛋白，可能具有氢过氧化物酶活性。通过特异性转导获得MTB Rv2159c基因敲除突变体（MTBΔ2159）。MTBΔ2159对氧化应激和暴露于有毒过渡金属敏感。在人单核细胞（THP-1）感染模型中，与野生型MTB和*rv2159c*补充的MTBΔ2159菌株相比，MTBΔ2159菌株显示摄取减少，细胞内存活减少，促炎分子［包括IL-1β、IP-10和巨噬细胞炎症蛋白（MIP）-1α］表达增加。同样，在豚鼠肺部感染模型中，与野生型MTB和*rv2159c*补充的MTBΔ2159菌株相比，MTBΔ2159菌株显示出肺部生长衰减。该研究表明，Rv2159c在维持MTB胁迫反应和毒力过程中的细胞稳态方面具有重要作用。

不同的MTB菌株在人类和动物模型中表现出不同程度的毒性。Bucşan等[18]比较CDC1551和Erdman 2株MTB在动物模型中的毒力。发现与CDC1551感染者相比，Erdman感染导致死亡时间显著缩短，细菌负荷更高，全身炎症和肺部病理改变加剧。感染Erdman的猕猴也表现出明显较高的早期炎性髓样细胞流入肺部、较高的巨噬细胞和T细胞活性，以及较高的肺重塑（细胞外间质）基因表达，这与更严重的病理状态相一致。在Erdman感染的肺中，神经源性位点切迹同源物4（NOTCH4）信号表达也较高，它是在缺氧反应中诱导的，并促进未分化的细胞状态。与CDC155感染相比，Erdman感染产生的肉芽肿坏死区域更大，这与缺氧密切相关。为了更好地理解这些菌株诱导的不同缺氧的机制，研究者对这2种菌株进行体外缺氧实验。结果发现，Erdman相对于CDC1551能诱导更高浓度的DosR调节。DosR调节是MTB对缺氧反应的全局调节因子，对其在肉芽肿中的持久性至关重要。该研究结果表明，对缺氧的反应是测定MTB毒性的关键媒介之一，对细菌的持久性、活化和治疗效率均有潜在的影响。

Mahghani等[19]为了解北京基因型MTB临床分离株和非北京基因型MTB临床分离株的毒力差异，对*esat-6*基因进行测序，并比较其在巨噬细胞环境中的表达情况。结果发现，该基因在所有分离株中均存在，北京基因型分离株与非北京基因型分离株之间没有发生变化或单核苷酸变异。在北京基因型分离株中，*esat-6*的表达在研究期间有所增加，在非北京基因型分离株中则保持不变。在巨噬细胞培养18 h后，北京基因型分离株的*esat-6*基因表达量约为非北京基因型分离株的44.9倍。因此研究者认为，*esat-6*基因在北京基因型分离株和非北京基因型分离株中均为保守基因。在巨噬细胞模型中，*east-6*基因表达较多，提示该基因可能在提高北京基因型菌株的致病性中发挥更重要的作用。Osman等[20]发现非结构化*esat-6* C

末端的完整性是巨噬细胞吞噬体损伤、肉芽肿形成和毒力所必需的。

Behera等[21]鉴定一个MTB乙酰转移酶（Rv3034c），其通过诱导过氧化物酶体的形成而作为一种新的抗巨噬细胞氧化应激反应的作用因子。MTB诱导的*Rv3034c*缺失突变体未能诱导过氧化物酶体的生物发生，导致巨噬细胞中过氧化物酶体β-氧化途径中间体（ACOX1、ACAA1、MFP2）的表达，进而导致其与亲本菌株相比细胞内存活降低。Rv3034c的补充挽救了这种降低的毒力表型。过氧化物酶体诱导依赖于Rv3034c和巨噬细胞甘露糖受体（mannose receptor，MR）之间的相互作用。Rv3034c和MR的相互作用诱导过氧化物酶体生物合成蛋白PEX5p、PEX13p、PEX14p、PEX11β、PEX19p、过氧化物酶体膜脂转运蛋白（ABCD3）和过氧化氢酶的表达。PEX14p和ABCD3在MTB气溶胶感染小鼠肺中的表达也增强。该研究首次报道了过氧化物酶体介导的ROS平衡控制对MTB固有免疫应答重要，但可被分枝杆菌乙酰转移酶Rv3034c抵消。因此，过氧化物酶体是宿主靶向治疗结核病的一个有趣的靶点。

Chauhan等[22]对MTB的HutC同源物Rv0792c进行功能表征。发现与亲本菌株相比，具有*Rv0792c*突变体的MTB菌株在豚鼠中暴露于氧化应激和感染后，其生存能力受到下降。RNA测序分析显示，*Rv0792c*调控MTB胁迫适应和毒力相关基因的表达。溶液小角X射线散射（small angle X-ray scattering，SAXS）数据导向模型的建立证实C端区域在二聚体的形成中发挥关键作用。通过指数富集的配体系统进化技术（systematic evolution of ligands by exponential enrichment，SELEX）鉴定出单链DNA（ssDNA）适配体，可作为鉴定靶向Rv0792c的小分子抑制剂的工具，并利用SELEX和SAXS基于数据的建模。该研究确定了Rv0792c适配体结合活性所必需的残基，还鉴定了I-OMe-Tyrphostin作为Rv0792c适配体和DNA结合活性的抑制剂，其鉴定出的小分子减少了巨噬细胞内MTB的生长。总之，该研究提供了MTB转录因子HutC家族一个详细的形状-功能表征。

Genestet等[23]假设了MTB临床分离株的遗传特征，如特异性、多态性或微多样性，这些特征可能与结核病的严重程度有关。Genestet等将234例肺结核患者按病情严重程度进行分层，采用WGS分析MTB的遗传特征，包括异源单核苷酸多态性（SNP），并进行微多样性分析。最后进行结构方程建模分析，将结核病的严重程度与MTB的遗传特征联系起来。结果显示，来自轻度结核病患者的临床分离株携带与宿主-病原体相互作用相关的基因突变，而中、重度结核病患者的临床分离株携带与调控机制相关的基因突变。全基因组关联分析在编码毒力调节因子*espR*的基因启动子中鉴定出一个SNP，其在统计学上与中、重度疾病有关。结构方程建模和模型比较表明，结核病的严重程度与临床分离株中MTB微生物多样性的检测和*espR* SNP有关。

四、结核分枝杆菌的持留

由于DevR-DevS（DosR/DosS）双组分系统在细菌适应和长期持久性方面的核心作用，其被认为是MTB新的药物靶点之一。Chauhan等[24]采用SELEX的体外进化方法，开发了一组单链DNA适配体，可与MTB DevR蛋白在固相结合实验中相互作用。性能最好的核酸适配体APT-6在耻垢分枝杆菌中形成G-四链体结构，并抑制DevR依赖的转录。机制研究表明，APT-6通过抑制DevR蛋白的二聚化和DNA结合活性发挥作用。作者研究表明，APT-6主要与参与DNA结合和DevR活性二聚体C端结构域残基的相互作用。这是第一个关于

DNA适配体抑制细胞质细菌反应调节因子功能的报道。APT-6通过抑制DevR的二聚化，靶向DevR激活机制的一个关键步骤，因此，它有可能普遍阻断分枝杆菌中受DevR调控的基因的表达，从而阻断分枝杆菌的休眠途径。这些发现也为探索基于适体的方法，以及设计和开发针对全球关注的各种细菌病原体的细胞内蛋白质的有效抑制剂铺平了道路。

MTB编码约200个转录因子，在宿主不同微环境下调节基因表达，EmbR就是其中一种转录因子，其在体内的调控和生物学功能尚不清楚。Kumar等[25]研究EmbR在调节细胞形态、抗生素耐药性和宿主存活中的作用。研究发现，与普遍的假设相反，在正常生长条件下，EmbR既不被磷酸化，也不会通过调控embCAB操纵子而受到乙胺丁醇抗性的影响。*EmbR*缺失突变体在体内表现出MTB存活减弱。RNA-seq分析表明，EmbR调控参与分泌途径、脂质代谢、毒力和缺氧的操纵子，包括缺氧诱导基因*devS*和*hspX*。脂质组分析显示，EmbR调节所有溶血磷脂、多种磷脂和MTB特异性脂质的水平，在缺氧条件下这种调控更为明显。该研究发现，*EmbR*突变体对低氧胁迫非常敏感。在低氧条件下进行的RNA测序表明，EmbR主要调节与酸性pH、低氧和脂肪酸代谢相关的基因。研究者还观察到EmbR的条件特异性磷酸化，这有助于EmbR介导的多个关键基因的转录。总之，这项研究确定了EmbR作为多种途径基因的转录激活剂的关键作用，即毒力、分泌或聚酮合成，这些途径有助于分枝杆菌在缺氧条件下和宿主内存活。

为了生存和建立自己的生态位，MTB需要与宿主的一系列防御措施和大量抗生素进行持续的斗争。核相关蛋白（nucleo-associated protein，NAP）是细菌在各种环境或宿主介导的胁迫下生存的关键。Singh等[26]的研究显示，MTB在不同巨噬细胞诱导的攻击下生存，包括酸性pH、营养物质消耗、氧化和亚硝化应激，HupB的存在至关重要。正如预期的那样，*HupB*敲除突变体对这些宿主介导的胁迫高度敏感。此外，MTB还能通过调节HupB蛋白水平来克服这些胁迫。该研究还显示，HupB有助于MTB获得对高水平利福平和异烟肼暴露的耐受性。*HupB*的缺失使MTB对少量利福平和异烟肼的短时间暴露高度敏感，而过表达*HupB*或在*HupB*敲除突变体中补充HupB可提高MTB的存活率。Singh等还发现，在*HupB*缺失的情况下，MTB通过调节多种表面脂质（包括PDIM）的水平，显著增强其细胞壁的通透性，从而可能影响对宿主介导的胁迫的整体敏感性。失去HupB也会下调外排泵的表达，可能使MTB对异烟肼和利福平敏感性增加。最后，Singh等发现利用一种已知的小分子抑制剂SD1对HupB进行靶向治疗，可显著提高MTB对异烟肼和THP-1巨噬细胞的敏感性，并显著降低其对异烟肼的最小抑菌浓度（MIC）。本研究强烈表明，HupB是一个非常有前途的治疗靶点，特别是可降低异烟肼和利福平组合的药物剂量，缩短治疗时间。

毒素-抗毒素（toxin-antitoxin，TA）系统使细菌可在不改变基因表达的情况下适应变化的环境。Tomasi等[27]描述MTB中的一个TA系统，将其命名为TacAT。这种TacAT毒素通过乙酰化甘氨酸-tRNA和抑制翻译来阻止生长。其作用可被肽基tRNA水解酶（Pth）逆转，Pth能切割肽基tRNA，使其提前从停滞的核糖体中释放出来。Pth在大多数细菌中是必不可少的，故被认为是治疗复杂病原体（如MTB）的一种很有前途的药物靶点。转座子测序（Tn-Seq）数据表明，TacAT操纵子对于体外MTB的生长是非必需的，而在一些临床分离物中出现的TA系统中的过早停止突变表明其在体内也是可有可无的。Tomasi等评估TacAT对于调节MTB Pth的重要性，探讨如果TacAT被破坏，针对Pth的药物是否会引发耐药性。Tomasi

等证明，Pth的重要性不受TacAT缺失的影响。这些结果表明Pth的关键作用取决于其肽基tRNA水解酶活性。Pth具有作为新抗生素可行目标的潜力。

Mansour等[28]关注MTB非典型的三联毒素-抗毒素-伴侣蛋白（toxin-antitoxin-chaperone，TAC）系统的有害毒素，其抑制作用需要抗毒素及其专门的SecB样伴侣的协同作用。Mansour等发现TAC毒素是一种真正的核糖核酸酶，并在体内的转录组范围内确定mRNA靶标的确切切割位点。mRNA在翻译过程中被毒素裂解发生在核糖体A位点密码子的第二个核苷酸之后，在体内对CCA密码子具有强烈的偏好性。最后，研究报道了在天然MTB冷休克蛋白（cspA）mRNA存在下，核糖体结合的TAC毒素的低温电镜结构。

系统基因组研究表明，MTB编码一个自然扩展的Ⅱ型TA系统，包括ParDE/RelBE超家族成员。Ⅰ型毒素可能仅通过与Ⅱ型抗毒素的蛋白质-蛋白质相互作用来调节。然而，在MTB中的实验观察表明，在宿主相关的胁迫条件下，其他控制机制可调节RelBE2 Ⅱ型位点。Dawson等[29]首次描述一种新的反义RNA，称为RelE2，它通过MTB RNase Ⅲ（Rnc）的靶向处理协同调控RelE2的产生。研究者发现，这个编码反义杂交TA基因位点relBE2-asrelE2的聚合表达是以一种cAMP依赖的方式，被必需的cAMP受体蛋白转录因子Crp控制，以响应宿主相关的低pH和营养限制的胁迫。用*relE2*和*asrelE2*基因敲除株进行的体外存活研究表明，relE2有助于MTB在活化的巨噬细胞、低pH和营养限制条件下存活。该研究首次报道了一个新的三联型Ⅱb型TA基因座和一个Ⅱ型TA基因座的反义转录后调控。

MTB的毒素MazF4（Rv1495）是MazEF4 TA系统的一部分，具有核糖核酸内切酶和拓扑异构酶Ⅰ抑制剂双重活性。Garcia等[30]开发了一种互补分析方法，使用具有温度敏感的*topA*突变的大肠埃希菌菌株，为MazF4的作用提供了新的见解。实验表明，大肠埃希菌对MTB MazF4核糖核酸内切酶活性不敏感，但当生长需要重组MTB TopA弛豫活性时，大肠埃希菌易受MazF4生长抑制的影响。C端缺失的MTB *TopA*突变体的互补结果表明，与MazF4相互作用需要富含赖氨酸的C端尾。位点定向突变被用来识别C末端保守基序中的2个赖氨酸残基，它们对MazF4抑制至关重要。Garcia等进行分子动力学模拟来预测MTB TopA-MazF4复合物，模拟结果表明，该配合物是通过氢键和静电相互作用而稳定，这些相互作用是由包括2个保守赖氨酸在内的TopA C-末端残基建立的。MazF4抑制MTB TopA的机制可能有助于发现新的抑制剂，由以对抗致病性分枝杆菌的新抗菌靶点，从而治疗结核和非MTB引起的疾病。

MazEF6在MTB的多药耐受性、毒力、应激适应和非复制持久体（non-replicative persistant，NRP）状态建立中发挥重要作用。MazE6的DNA结合域及其与同源操作子DNA复合物的溶液结构表明，转录调控是通过将MazE6与带有TANNNT基序（-10区）的18bp操作子序列结合产生的。NMR和ITC测定的缔合动力学和热力学表明，nMazE6-DNA复合物具有较高的亲和力。MazE6的N-末端残基是其同源二聚化、DNA结合特异性及操作子DNA中蛋白质-DNA相互作用所必需碱基对的关键。该结果为化学治疗药物的设计提供了理论基础，这些药物将通过破坏TA系统的自动调节而导致细胞死亡[31]。

五、结核分枝杆菌的耐药

吡嗪酰胺在一线结核病药物治疗中起着至关重要的作用。Thiede等[32]利用全基因组方法来寻求吡嗪酰胺作用的增强。发现许多参与中枢代谢、细胞包膜维持和应激反应的基因突变与吡嗪酰胺抗性相关。此外，Thiede等证明了细胞包膜应激反应的本构激活可独立于环境pH而驱动吡嗪酰胺敏感性。因此，暴露于肽聚糖合成抑制剂，如β-内酰胺和d-环丝氨酸，通过触发该反应可增强吡嗪酰胺作用。这些发现阐明了条件性吡嗪酰胺易感性的调节机制，并揭示了通过靶向激活细胞包膜应激反应来增强这种重要药物效力的新途径。

Olivença等[33]在MTBH37Rv或耻垢分枝杆菌（Msm）mc^2-155中构建耐阿莫西林、美罗培南或万古霉素的突变体，并对其进行了WGS分析。这些菌株都具有表型特征。Olivença等发现所获得的菌株对所选抗生素的MIC有显著增加，并且在MTB中检测到-内酰胺交叉耐药性。未发现L、d-转肽酶和主要PBP、典型靶点或*BlaC*的突变。转录调节因子PhoP（Rv0757）是MTB对阿莫西林和美罗培南耐药的共同因素，Rv2864c是一种具有PBP活性的脂蛋白，似乎特异性地参与降低对碳青霉烯药物的敏感性。尽管如此，在美罗培南耐药突变体中检测到的突变模式与阿莫西林或万古霉素选择的菌株所产生的突变模式不同，这表明不同途径可能参与了其对肽聚糖抑制剂的耐药性增加，包括在β-内酰胺亚类水平上。

Olivença等[34]提出了一项基于对来自葡萄牙的172株MTB临床分离株进行大规模β-内酰胺易感性筛查的概念验证研究，其中包括72株抗真菌耐药菌株。测定多个β-内酰胺的MIC，并对菌株进行WGS分析，以确定核心基因组单核苷酸变异谱；然后采用整体和细胞壁靶向的方法来检测β-内酰胺反应的假定驱动因素。Olivença等发现耐药菌株对β-内酰胺更敏感，但不同耐药谱之间没有显著差异。4.3.4.2亚系对β-内酰胺敏感，而北京亚系和4.1.2.1亚系对β-内酰胺敏感。虽然β-内酰胺酶或细胞壁生物合成基因的突变并不常见，但在肽聚糖交联或细胞分裂基因突变积累的同时，也可检测到β-内酰胺MIC的上升。Olivença等发现，假定的β-内酰胺抗性标记出现在细胞壁过程相关基因中，如*rpfC*或*pknA*。未来需要进行遗传学研究，以验证已确定的突变与β-内酰胺类抗生素敏感性的相关性，并进一步完善表型-基因型之间的相关性。

Lagutkin等[35]对152株MTB进行WGS分析，其中70株为同一患者治疗前后的32组样本系列。基于基因型和表型药物敏感性，Lagutkin等对链霉素、异烟肼、利福平、乙胺丁醇、氟喹诺酮类和氨基糖苷类耐药的MTB进行基于系统发育趋同的全基因组相关性研究（genome-wide association studies，GWAS）。GWAS显示*Rv*2820*c*、*cyp*123和*Rv*1269*c*、*Rv*1907*c*、*Rv*1883*c*、*Rv*2407、*Rv*3785基因的SNP与耐药MTB表型之间具有统计学意义的相关性。系列菌株的比较表明，处理诱导宿主内不同的进化模式。Lagutkin等在Rv1435c和ppsA中发现非谱系特异性的插入缺失。此外，在处理后的分离株中检测到*Rv*0036*c*、*Rv*0678、*Rv*3433*c*和*dop*基因的北京型特异性多态性。与处理前相比，2株处理后菌株出现*Rv*3785移码插入现象。Lagutkin等认为，在*Rv*3785中插入是对GWAS的一个打击，可能会影响细胞壁的生物合成。这些结果可能有助于阐明MTB对化学治疗的适应机制和耐药性的形成。

Morey-León等[36]通过对厄瓜多尔不同省份的24株MTB（MDR分离株15/21株，pre-XDR分离株4/21株，XDR分离株2/21株）的WGS进行系统发育和分子耐药谱研究，对临床分离的耐药MTB进行鉴定。结果显示，通过WGS鉴定耐药变异株发现，主要亚谱系为LAM（61.9%）和Haarlem（19%），也有X、T和S亚谱系。值得注意的是，在6个pre-XDR和XDR菌株中，有5个来自女性；4个来自LAM亚系，2个对应于X类亚系。Morey-León等确定了分布在295个子系统中的3750个基因的核心基因组，其中发现了64个与MTB的毒力和致病性相关的蛋白和66个可能的药物靶点。大多数变异导致非同义氨基酸变化，最常见的基因型突变被鉴定为对利福平、异烟肼、乙胺丁醇、对氨基水杨酸和链霉素产生耐药性。然而，此项研究检测到对氟喹诺酮类药物的耐药性增加。因此，这项工作首次显示了厄瓜多尔男性和女性之间的流行耐药菌株的多样性，突出了WGS在识别新出现的耐药方面的实用性。

Dreyer等[37]通过WGS分析1852株连续的结核分枝杆菌复合体（*Mycobacterium* tuberculosis complex，MTBC）菌株［MDR菌株共1016株，其中pre-XDR菌株703株（69.2%），XDR菌株45株（4.4%）］。MDR菌株（57.8%）和pre-XDR/XDR菌株（79%）成簇率高，3个优势L2（北京系）菌株群（Cl 1～3），占pre-XDR的50%，占XDR的40%。L2菌株与pre-XDR/XDR-TB相关（$P < 0.001$），特别是Cl 1～3菌株对一线和氟喹诺酮类药物耐药率较高（81.6%～90.6%）。使用时间标度单倍密度（THD）进行的流行成功分析表明，在短期和长期时间尺度上，L2菌株的表现优于L1、L3和L4菌株。更重要的是，L2 MDR和MDR＋菌株的THD成功指数高于非MDR菌株。总体而言，L2菌株的代偿性突变率最高，并且在L2菌株的耐药基因（*prpB*和*ppsA*）和毒力相关基因（*Rv*2828*c*）中检测到阳性选择。L2菌株的代偿性突变与THD指数增加3倍有关，表明遗传性改善。

Shanmugam等[38]对来自印度的498株MDR菌株进行WGS分析，共鉴定出4个谱系，其中谱系1占多数（43%）。异烟肼和利福平的预测敏感性分别为92%和98%。Shanmugam等在具有耐药性突变的分离株中观察到谱系特异性变异，耐药性在谱系2和谱系3中更常见。*RpoB*基因中有争议的突变（密码子430、435、445和452）在分离株中比谱系2更常见。系统发育分析和SNP的两两差异表明，两系分离株具有较高的遗传亲缘关系。基于WGS的抗性预测具有巨大的潜力，了解区域和国家的多样性对实现抗性预测的高精度至关重要。

Walker等[39]收集来自45个国家的38 215个MTBC分离株的配对BNGS和表型药物敏感性试验数据，计算出与一种或多种药物相关的13 211个独特突变与15 667个关联，其中1149/15 667（7.3%）个突变与表型耐药相关，107/15 667（0.7%）个突变与易感性相关。对利福平、异烟肼、乙胺丁醇、氟喹诺酮类药物和链霉素的综合敏感性＞80%。除乙硫酰胺（91.4%）、莫西沙星（91.6%）和乙胺丁醇（93.3%）外，其他药物的特异性均在95%以上。贝达喹啉、德拉马尼、氯法齐明和利奈唑胺只有2个耐药突变，这些药物的表型耐药率较低。

Li等[40]开发了一个CRISPR干扰化学-遗传学平台，以滴定MTB基因的表达，并量化细菌在不同药物存在下的适应性。研究发现了多种内在耐药机制，揭示了数百种潜在的协同药物组合靶点。将化学遗传学与MTB临床分离株的比较基因组学相结合，Li等进一步确定了多种以前未知的获得性耐药机制，其中一个与南美洲的MDR-TB暴发有关。最后，Li等发现内在耐药因子whiB7在东南亚流行的整个MTB亚谱系中被灭活，这为大环内酯类抗生素克拉霉素治疗结核病提供了潜在机会。该化学-遗传图谱为了解MTB的药物疗效和指导未来结核病药物的开发提供了丰富的资源。

Rahman等[41]为了确定孟加拉国MDR-TB分离株的特征并调查其传播模式，利用TbD1缺失分析、寡核苷酸分型和分枝杆菌MIRU-VNTR分型对544株MDR-TB分离株进行特征分析。缺失分析显示，440株（80.9%）为现代型，其余为祖先型。以北京基因型最多，共208株（38.2%），其次为*T*型、*EAI*型和*LAM*型，分别为93株（17.1%）、58株（10.7%）

和52株（9.5%）。联合MIRU-VNTR和寡核苷酸分型分析表明，聚类分离株主要为北京系和T1系。最近的总传播率估计为33.8%。总之，在孟加拉国流行的MDR-TB菌株主要是现代强毒株。北京系和T系是主要类型，大多数MDR-TB的传播可归因于它们。这些发现还表明，除了显著的传播之外，在孟加拉国出现的MDR-TB在很大程度上是获得性耐药性。快速、准确的诊断和成功的治疗将对孟加拉国控制MDR-TB至关重要。

Chizimu等[42]为了研究赞比亚卢萨卡MDR-TB菌株的遗传多样性和传播，收集85份MDR-TB分离株标本。已确定的分支为LAM（48%）、CAS（29%）、T（14%）、X（6%）和Harlem（2%）。属于SITs 21/CAS1-Kili和20/LAM1的菌株形成了最大的克隆复合体。联合寡核苷酸分型和24个位点MIRU-VNTR共发现47个基因型，聚类率为63%。95%的LAM菌株属于RD-Rio亚系。因此，基因分型结合传统流行病学方法的结核病控制规划可以指导遏制MDR-TB传播的措施。

在MTB中，阿拉伯半乳聚糖生物合成酶DprE1是一个很有前途的药物靶点，目前已经发现十几种抑制该蛋白活性的独特化学构架，其中最有前途的化合物是苯并噻唑嗪类化合物BTZ043和PBTZ169。Poulton等[43]试图通过使用PBTZ169的基因组级CRISPRi化学-遗传筛查来确定潜在的协同作用和耐药新机制。发现敲除*rv*0678、*mmpS5*/*L5*药物外排泵的负调控因子可使PBTZ169产生耐药性。*Rv*0678的突变是对贝达喹啉耐药性最常见的形式，已有大量证据表明，在贝达喹啉治疗的患者中出现了这些突变。Poulton等证实临床分离株中*rv*0678突变对BTZ043和PBTZ169具有低水平的交叉耐药性。虽然目前还不清楚*rv*0678突变是否会导致苯并噻唑嗪类药物治疗结核病失效，但这些结果突出了在正在进行的BTZ043和PBTZ169临床试验中监测临床流行的*rv*0678突变的重要性。

Mokrousov等[44]研究北京基因型菌株特征如何影响肺结核的临床表现和死亡结果的进展。收集548例新诊断肺结核患者的548株MTB，进行药物敏感性试验和基因分型，检测谱系、亚谱系和亚型（北京基因型）。370株（67.5%）检测到北京基因型。与MDR相关性最强的是北京B0/W148（现代亚系）和最近发现的2个古北京亚系1071-32和14717-15。高毒高致死组（小鼠模型）北京14717-15的致死转归率（58.3%）高于北京B0/W148（31.4%，$P=0.06$）、北京中亚/俄罗斯（29.7%，$P=0.037$）和非北京地区（15.2%，$P=0.001$）。14717-15组主要包括浸润性结核病患者的分离株，但不包括纤维海绵状结核病和播散性结核病患者。相比之下，低毒性1071-32簇感染组的纤维海绵样结核病发生率最高，可能反映了这些菌株延长生存和结核过程的慢性能力。

半胱氨酸在细胞生理学中发挥多种作用，与MTB的病理生理学有关。Sao等[45]构建缺乏半胱氨酸关键生物合成酶CysK2和CysH的突变体。发现与ΔcysH突变体相比，ΔcysK2突变体不是营养缺陷型，故不是半胱氨酸生物合成所必需的。有趣的是，ΔcysK2突变体显示出对异丙苯过氧化氢、维生素C、双胺、利福平和万古霉素的敏感性增加，并显示出MTB细胞壁磷脂谱的改变。Sao等的研究结果表明，CysK2改变MTB细胞壁的磷脂含量可能会形成一种对抗特定抗生素和氧化应激的防御模式。

（孔成成　唐神结）

参考文献

［1］KUMAR R，SINGH N，CHAUHAN A，et al. Mycobacterium tuberculosis survival and biofilm formation studies：effect of D-amino acids，D-cycloserine and its components［J］. J Antibiot（Tokyo），2022，75（8）：472-479.

［2］MELZER E S，KADO T，GARCÍA-HEREDIA A，et al. Cell wall damage reveals spatial flexibility in peptidoglycan synthesis and a nonredundant role for roda in Mycobacteria［J］. J Bacteriol，2022，204（6）：e0054021.

［3］COOPER C，PETERSON E J R，BAILO R，et al. MadR mediates acyl CoA-dependent regulation of mycolic acid desaturation in Mycobacteria［J］. Proc Natl Acad Sci U S A，2022，119（8）：e2111059119.

［4］BURASTERO O，CABRERA M，LOPEZ E D，et al. Specificity and Reactivity of Mycobacterium tuberculosis Serine/Threonine Kinases PknG and PknB［J］. J Chem Inf Model，2022，62（7）：1723-1733.

［5］SHAMMA F，REGO E H，BOUTTE C C. Mycobacterial serine/threonine phosphatase PstP is phosphoregulated and localized to mediate control of cell wall metabolism［J］. Mol Microbiol，2022，118（1-2）：47-60.

［6］ADOLPH C，MCNEIL M B，COOK G M. Impaired succinate oxidation prevents growth and influences drug susceptibility in Mycobacterium tuberculosis［J］. mBio，2022，13（4）：e0167222.

［7］JURKOWITZ M S，AZAD A K，MONSMA P C，et al. Mycobacterium tuberculosis encodes a YhhN family membrane protein with lysoplasmalogenase activity that protects against toxic host lysolipids［J］. The Journal of Biological Chemistry，2022，298（5）：101849.

［8］DONEGAN R K，FU Y，COPELAND J，et al. Exogenously scavenged and endogenously synthesized heme are differentially utilized by Mycobacterium tuberculosis［J］. Microbiol Spectr，2022，10（5）：e0360422.

［9］BUGLINO J A，OZAKMAN Y，XU Y，et al. Diisonitrilelipopeptides mediate resistance to copper starvation in pathogenic Mycobacteria［J］. mBio，2022，13（5）：e0251322.

［10］BORADIA V，FRANDO A，GRUNDNER C. The Mycobacterium tuberculosis PE15/PPE20 complex transports calcium across the outer membrane［J］. PLoS Biol，2022，20（11）：e3001906.

［11］ZHANG L，KENT J E，WHITAKER M，et al. A periplasmic cinched protein is required for siderophore secretion and virulence of Mycobacterium tuberculosis［J］. Nat Commun，2022，13（1）：2255.

［12］KAUR K，SHARMA S，ABHISHEK S，et al. Metabolic switching and cell wall remodelling of Mycobacterium tuberculosis during bone tuberculosis［J］. The Journal of Infection，2022：S0163-4453（22）00704-6.

［13］LIM Z L，DREVER K，DHAR N，et al. Mycobacterium tuberculosis EspK has active but distinct roles in the secretion of EsxA and EspB［J］. J Bacteriol，2022，204（4）：e0006022.

［14］DAMEN M P M，MEIJERS A S，KEIZER E M，et al. The ESX-1 substrate PPE68 has a key function in ESX-1-mediated secretion in Mycobacterium marinum［J］. mBio，2022，13（6）：e0281922.

［15］STRONG E J，WANG J，NG T W，et al. Mycobacterium tuberculosis PPE51 inhibits autophagy by suppressing toll-like receptor 2-dependent signaling［J］. mBio，2022，13（3）：e0297421.

［16］TIWARI P，GOSAIN TP，CHUGH S，et al. Exopolyphosphatases PPX1 and PPX2 from Mycobacterium tuberculosis regulate dormancy response and pathogenesis［J］. MicrobPathog，2022，173（Pt B）：105885.

［17］BHARGAVI G，SINGH AK，DEENADAYALAN A，et al. Role of a putative alkylhydroperoxidase Rv2159c in the oxidative stress response and virulence of Mycobacterium tuberculosis［J］. Pathogens，2022，11（6）：684.

［18］BUCŞAN A N，VEATCH A，SINGH D K，et al. Response to hypoxia and the ensuing dysregulation of inflammation impacts Mycobacterium tuberculosis pathogenicity［J］. Am J Respir Crit Care Med，2022，206（1）：94-104.

［19］MAHGHANI G A，KARGAR M，GHAEMI E A，et al. Role of ESAT-6 in pathogenicity of Beijing and non-Beijing Mycobacterium tuberculosis isolates［J］. MicrobPathog，2022，162：105366.

［20］OSMAN M M，SHANAHAN J K，Chu F，et al. The C terminus of the Mycobacterium ESX-1 secretion system substrate ESAT-6 is required for phagosomal membrane damage and virulence[J]. Proc Natl Acad Sci USA, 2022, 119(11): e2122161119.

[21] BEHERA A, JAIN P, GANGULI G, et al. Mycobacterium tuberculosis acetyltransferase suppresses oxidative stress by inducing peroxisome formation in macrophages [J]. Int J Mol Sci, 2022, 23 (5) : 2584.

[22] CHAUHAN N K, ANAND A, SHARMA A, et al. Structural and functional characterization of Rv0792c from Mycobacterium tuberculosis: identifying small molecule inhibitor against HutC protein [J]. Microbiol Spectr, 2023, 11 (1) : e0197322.

[23] GENESTET C, REFRÉGIER G, HODILLE E, et al. Mycobacterium tuberculosis genetic features associated with pulmonary tuberculosis severity [J]. Int J Infect Dis, 2022, 125: 74-83.

[24] CHAUHAN P, DATTA I, DHIMAN A, et al. DNA aptamer targets Mycobacterium tuberculosis DevR/DosR response regulator function by inhibiting its dimerization and dna binding activity [J]. ACS Infect Dis, 2022, 8 (12) : 2540-2551.

[25] KUMAR S, KHAN M Z, KHANDELWAL N, et al. Mycobacterium tuberculosis transcription factor EmbR regulates the expression of key virulence factors that aid in ex vivo and in vivo survival [J]. mBio, 2022, 13 (3) : e0383621.

[26] SINGH N, SHARMA N, SINGH P, ET AL. HUPB, a nucleoid-associated protein, is critical for survival of Mycobacterium tuberculosis under host-mediated stresses and for enhanced tolerance to key first-line antibiotics [J]. Front Microbiol, 2022, 13: 937970.

[27] TOMASI F G, HALL A M J, SCHWEBER J T P, et al. A tRNA-acetylating toxin and detoxifying enzyme in Mycobacterium tuberculosis [J]. Microbiol Spectr, 2022, 10 (3) : e0058022.

[28] MANSOUR M, GIUDICE E, XU X, et al. Substrate recognition and cryo-EM structure of the ribosome-bound TAC toxin of Mycobacterium tuberculosis [J]. Nat Commun, 2022, 13 (1) : 2641.

[29] DAWSON C C, CUMMINGS J E, STARKEY J M, et al. Discovery of a novel type IIbRelBE toxin-antitoxin system in Mycobacterium tuberculosis defined by co-regulation with an antisense RNA [J]. Mol Microbiol, 2022, 117 (6) : 1419-1433.

[30] GARCIA P K, MARTINEZ B R, ANNAMALAI T, et al. Localization of Mycobacterium tuberculosis topoisomerase I C-terminal sequence motif required for inhibition by endogenous toxin MazF4 [J]. Front Microbiol, 2022, 13: 1032320.

[31] KUMARI K, SARMA S P. Structural and mutational analysis of MazE6-operator DNA complex provide insights into autoregulation of toxin-antitoxin systems [J]. Commun Biol, 2022, 5 (1) : 963.

[32] THIEDE J M, DILLON N A, HOWE M D, et al. Pyrazinamide susceptibility is driven by activation of the SigE-dependent cell envelope stress response in Mycobacterium tuberculosis [J]. mBio, 2022, 13 (1) : e0043921.

[33] OLIVENÇA F, FERREIRA C, NUNES A, et al. Identification of drivers of Mycobacterial resistance to peptidoglycan synthesis inhibitors [J]. Front Microbiol, 2022, 13: 985871.

[34] OLIVENÇA F, NUNES A, MACEDO R, et al. Uncovering beta-lactam susceptibility patterns in clinical isolates of Mycobacterium tuberculosis through whole-genome sequencing [J]. Microbiol Spectr, 2022, 10 (4) : e0067422.

[35] LAGUTKIN D, PANOVA A, VINOKUROV A, et al. Genome-wide study of drug resistant Mycobacterium tuberculosis and its intra-host evolution during treatment [J]. Microorganisms, 2022, 10 (7) : 1440.

[36] MOREY-LEÓN G, ANDRADE-MOLINA D, FERNÁNDEZ-CADENA J C, et al. Comparative genomics of drug-resistant strains of Mycobacterium tuberculosis in Ecuador [J]. BMC Genomics, 2022, 23 (1) : 844.

[37] DREYER V, MANDAL A, DEV P, et al. High fluoroquinolone resistance proportions among multidrug-resistant tuberculosis driven by dominant L2 Mycobacterium tuberculosis clones in the Mumbai Metropolitan Region [J]. Genome Med, 2022, 14 (1) : 95.

[38] SHANMUGAM S K, KUMAR N, SEMBULINGAM T, et al. Mycobacterium tuberculosis lineages associated with mutations and drug resistance in isolates from india [J]. Microbiol Spectr, 2022, 10 (3) : e0159421.

[39] WALKER T M, MIOTTO P, KÖSER C U, et al. The 2021 WHO catalogue of Mycobacterium tuberculosis complex mutations associated with drug resistance: A genotypic analysis [J]. Lancet Microbe, 2022, 3 (4): e265-e273.

[40] LI S, POULTON N C, CHANG J S, et al. CRISPRi chemical genetics and comparative genomics identify genes mediating drug potency in Mycobacterium tuberculosis [J]. Nat Microbiol, 2022, 7 (6): 766-779.

[41] RAHMAN S M M, RAHMAN A, NASRIN R, et al. Molecular epidemiology and genetic diversity of multidrug-resistant Mycobacterium tuberculosis isolates in bangladesh [J]. Microbiol Spectr, 2022, 10 (1): e0184821.

[42] CHIZIMU JY, SOLO E S, BWALYA P, et al. Genetic Diversity and Transmission of multidrug-resistant Mycobacterium tuberculosis strains in Lusaka, Zambia [J]. Int J Infect Dis, 2022, 114: 142-150.

[43] POULTON N C, AZADIAN Z A, DEJESUS M A, et al. Mutations in rv0678 confer low-level resistance to benzothiazinoneDprE1 inhibitors in Mycobacterium tuberculosis [J]. Antimicrob Agents Chemother, 2022, 66 (9): e0090422.

[44] MOKROUSOV I, PASECHNIK O, VYAZOVAYA A, et al. Impact of pathobiological diversity of Mycobacterium tuberculosis on clinical features and lethal outcome of tuberculosis [J]. BMC Microbiol, 2022, 22 (1): 50.

[45] SAO EMANI C, RICHTER A, SINGH A, et al. The ΔCysK (2) mutant of Mycobacterium tuberculosis is sensitive to vancomycin associated with changes in cell wall phospholipid profile [J]. Biochem Biophys Res Commun, 2022, 624: 120-126.

第七章　结核病免疫学

结核分枝杆菌（*Mycobacterium tuberculosis*，MTB）是结核病的病原体。MTB感染的结局之一免疫控制和细菌持久性的平衡状态。MTB避免免疫介导清除的能力可能反映了高度进化和协调的免疫逃逸策略，这些策略会对先天性和适应性免疫反应进行干扰。最近的数据表明，这些策略包括操纵宿主巨噬细胞内的吞噬体环境、选择性避免或参与模式识别受体、调节宿主细胞因子的产生，以及操纵抗原呈递以防止或改变T细胞反应的质量。此外，MTB拥有一系列影响巨噬细胞功能和炎症反应的蛋白质和脂质效应物。MTB被清除从而避免被感染这一结局反映了宿主在面对病原体入侵时展现出的强大的免疫应答和免疫清除能力。更好地了解宿主与病原的免疫相互作用对开发有效的结核疫苗、治疗结核病及消灭结核病的流行有很大的益处。

一、结核分枝杆菌的免疫逃逸策略

MTB已经发展出多种机制，可在吞噬细胞（如巨噬细胞）内存活。吞噬作用是消除入侵病原体的关键过程，因此，MTB能有效地破坏吞噬体成熟以确保感染。巨噬细胞对早期MTB感染产生的炎性细胞因子和活性氧（ROS）是促进细菌清除的关键。研究人员发现，MTB Klf10通过负调控巨噬细胞感染时γ干扰素（IFN-γ）的产生来防止巨噬细胞从吞噬作用重编程为巨胞饮作用，从而在MTB的存活中发挥关键作用[1]。TREM2是具有重要免疫调节功能的受体，其主要作用是抗炎。TREM2主要在巨噬细胞表面表达，识别不同的配体并与之结合，包括细菌表面存在的阴离子配体、低聚脂糖等。MTB与巨噬细胞上表达的免疫调节受体TREM2结合，并通过依赖于STING（干扰素基因的刺激剂）的机制诱导人巨噬细胞中该受体的上调。因此，TREM2水平升高增加MTB的摄取，但通过Ⅰ型IFN驱动的机制减少ROS的产生，使人类巨噬细胞更容易被MTB感染。此外，研究发现TREM2的缺失或抑制TREM2的表达或阻断Ⅰ型IFN促炎性细胞因子、ROS和细胞死亡的产生，导致MTB的细胞内存活率降低[2]。这些结果表明，MTB利用TREM2的抗炎功能来逃避宿主免疫，这可能对宿主导向的结核病治疗的发展具有重要意义。此外，Behera等[3]使用ConA凝集素色谱法鉴定出一种MTB的乙酰转移酶Rv3034c，其可通过诱导过氧化物酶体形成来抑制巨噬细胞ROS的产生，从而调节宿主免疫反应。

树突状细胞（dendritic cell，DC）是抗原呈递细胞，在体外实验中预先加入MPT64，使得DC在分化过程中偏向骨髓抑制细胞表型并且高表达免疫抑制分子PD-L1、TIM-3及一氧化氮等，抑制促炎性细胞因子、肿瘤坏死因子-α（TNF-α），白介素（IL）-6和IL-12的产生。DCMPT64促进调节性T细胞的产生，并抑制Th1细胞和Th17细胞的分化。此外，MTB通过产生和积累甲基乙二醛来降低DCMPT64的葡萄糖消耗使它们代谢，故降低了DCMPT64吞噬MTB的能力，并为分枝杆菌的细胞内存活提供更安全的庇护所。DCMPT64表现出吞噬和杀死MTB的倾向降低[4]。因此，研究得出结论，MTB利用MPT64使DC成为其持久性的安全庇护所，这可能是分枝杆菌逃避宿主免疫系统的机制之一。

MTB的传播途径是气溶胶传播，不同结核病患者的传染性存在差异性。Lovey等的研究表明，细菌异质性是结核病表现和传播的重要调节因素。具有高传播性MTB菌株感染的肺泡巨噬细胞以IL-1R依赖性方式快速迁移到肺间质，迅速启动Th1反应并促进肉芽肿形成。肉芽肿具有可能进展成肺空洞的特征，可帮助细菌逃逸到气道中以增强传播性。相比之下，低传播性MTB菌株和肺泡巨噬细胞的相互作用阻止它们向间质的迁移，从而阻碍细菌向淋巴结运输和Th1反应的启动，导致抗原特异性T细胞到达肺部明显延迟。这一延迟现象导致T细胞分化偏向于Th17反应为主导而非Th1反应，促使中性粒细胞浸润和随后的细菌复制[5]。TLR2在MTB感染期间激活相关的宿主免疫功能，MTB可通过上调PPE51的表达抑制TLR2信号传导来逃避免疫。PPE51本身也可抑制巨噬细胞的自噬功能，削弱巨噬细胞的吞噬能力，损害T细胞反应[6]。MTB通过蛋白MmpL10感知宿主的IFN-γ而改善细菌适应性，从而加重感染[7]。LprG是一种由lprG编码的MTB分泌的表面糖脂蛋白（Rv1411c），LprG通过NF-κB、AP-1和MAPK信号通路下调一氧化氮（NO）、环氧合酶（COX）-2、诱生型一氧化氮合酶（iNOS）和促炎性细胞因子来抑制LPS刺激的炎症[8]。

二、宿主对结核分枝杆菌的免疫和消除

Irg1是一种产生衣康酸盐的酶，衣康酸盐是一种代谢物，在炎症反应的调节中发挥关键作用。病原体对Irg1反应的刺激是通过2种信号通路的共同作用发生的，这2种通路都依赖于细菌吞噬作用。第1种信号通路涉及ESAT-6介导的吞噬MTB产物释放到细胞质中，以及它们通过STING途径的刺激物进行检测。第2种信号通路涉及TLR2介导的MyD88-NFκB依赖性信号对Irg1响应的贡献[9]。肿瘤坏死因子（TNF）是宿主对抗结核病的关键耐药因子。然而，过量的TNF通过增加线粒体活性氧（mitochondrial reactive oxygen species，mROS）产生易感性，从而启动信号级联反应，引起分枝杆菌感染的巨噬细胞发生致病性坏死。在斑马鱼模型中，分枝杆菌感染的巨噬细胞中过量的TNF通过复合物Ⅰ的反向电子传递提高mROS的产生[10]。

研究人员用不同的MTB菌株感染小鼠，并发现先天性免疫细胞募集、肺部细菌的细胞间传播，以及抗原特异性CD4 T细胞反应启动动力学的显著差异。此外，研究还发现，即使在炎症细胞大量涌入之前，MTB也可扩散到肺泡巨噬细胞之外。这些结果证明不同的MTB菌株可在细胞间传播中表现出差异动力学，这与吞噬细胞的早期募集没有直接关系，但与随后的适应性免疫反应有关。与感染H37Rv小鼠相比，4334诱导早期抗原特异性T细胞反应，这与感染后7周菌落形成单位（CFU）的减少有关。此外，感染4334的小鼠肺部淋巴细胞的数量增加与该时间点肺部炎症病变数量的增加有关[11]。

在结核病最初阶段，B细胞是IL-6的关键来源。在肺中，B细胞中IL-6缺乏的影响与B细胞和T细胞功能有关，而与巨噬细胞极化无关。感染MTB的B-IL-6KO小鼠本身显示B细胞、$CD4^+IFN\text{-}\gamma^+$、$Th17^+$和$CD4^+CXCR5^+$滤泡T细胞群的数目减少。B细胞来源的IL-6对T细

胞的多效性作用桥接了2个主要淋巴细胞群，并揭示了在抗结核反应阶段，当宿主开启过多获得性免疫反应时B细胞和T细胞的相互作用[12]。

Saelee等[13]发现重组休眠相关MTB蛋白Rv2659c和Rv1738被人先天免疫识别分子Toll样受体（TLR）2和4识别。研究者进一步证明，这2种蛋白质激活人CD14^{+}血细胞中磷酸化的NF-κB p65，这2种蛋白质显著诱导通过人外周血单核细胞中的TLR2和TLR4途径介导的促炎和抗炎性细胞因子水平。这些发现表明，蛋白质Rv2659c和Rv1738刺激靶向TLR2和TLR4的先天免疫应答以产生炎性细胞因子，这对于开发有效的预防性结核病疫苗可能很有价值。IL-4和IL-13的巨噬细胞活化诱导先天训练，增强对MTB的促炎和杀菌反应。尽管用IL-4和IL-13训练的小鼠巨噬细胞类似于经典活化的巨噬细胞，但研究发现它们不采用其典型的代谢特征，明显缺乏对葡萄糖和糖酵解的依赖性，而是保持增强的OXPHOS活性[14]。IL-10为这种先天训练反应的负调节因子，这可能掩盖先前对该巨噬细胞表型的鉴定。模式识别受体Mincle和NOD2与MTB免疫有关。像Mincle和NOD2这样的模式识别受体增强对短期控制MTB的免疫力虽然不是必需的，但NOD2的缺失会导致新的死亡表型，即肺坏死增加[15]。免疫刺激下的Lyl1下调是由NF-κB和MAP激酶途径调节的宿主驱动过程。值得注意的是，Lyl1缺陷的巨噬细胞使细菌杀灭潜力降低，一氧化氮水平降低，同时表达IL-1β和CXCL1水平增加。Lyl1缺陷小鼠显示MTBHN878感染的存活率降低，细菌负荷增加，慢性期炎症反应加剧，并且小鼠对感染的易感性增加伴随着肺匀浆中中性粒细胞募集，以及IL-1、CXCL1和CXCL5水平的增加[16]。总的来说，这些结果表明Lyl1控制MTB生长，减少中性粒细胞炎症，并揭示Lyl1在先天免疫中的作用被低估。组织驻留先天淋巴细胞（tissue-resident innate lymphoid cell，ILC）调节组织稳态，阻止黏膜表面的病原体，并且是先天性和适应性免疫的关键参与者。研究表明，MTB感染改变肺IL-18Rα＋ILC的表型和功能，倾向于分化成产生IFN-γ的ILC1样群体，而这种分化由1型细胞因子控制，并与糖酵解程序相关[17]。持续的肺MTB感染会导致肺引流淋巴结的急剧重塑。B细胞群的不成比例扩增降低了滤泡间区域并诱导异位滤泡DC的发展，这导致副皮质分泌CCL21的成纤维细胞网状细胞和T细胞移位。对MTB和不相关抗原的初始CD4^{+}T细胞反应在慢性感染小鼠的淋巴结中严重受损[18]。这些发现揭示了MTB感染小鼠中新的组织特异性细胞变化，以及慢性炎症对淋巴结结构和CD4^{+}T细胞功能的影响。研究者使用飞行时间多重离子束成像对活动性结核病患者组织中的37种蛋白质进行成像，该图谱显示在IFN-γ耗尽微环境中富含TGF-β、调节性T细胞和IDO1＋PD-L1＋骨髓细胞。在对结核病患者外周血的进一步转录组学荟萃分析中，发现PD-L1表达与活动性结核病的进展和治疗反应有关[19]。IL-22促进组织增殖、再生和愈合。它诱导抗菌肽和蛋白质的产生，CD4^{+}T细胞介导IL-22的产生，此外，在LTBI和结核病中，产生IL-22的CD4^{+}T细胞在特异性抗MTB的总CD4^{+}T细胞中占有很大比例。与Th1和Th17细胞相比，Th22细胞在抗MTB感染中表现出不同的记忆和激活特征[20]。Grant等[21]研究猕猴结核病肺肉芽肿的病理、细胞和功能差异。早期时间点的大多数T细胞转录因子表达频率较低，而后期时间点的T-bet表达增加，细菌负荷减少，在人单核细胞和结核病患者血清样本中表达IL-7Rα的水平都有所上升。虽然特异性结核细胞因子与血清效应无关，但诱导单核细胞和/或MDM中IL-7Rα表达的细胞因子与分枝杆菌抗原量有关。阻断细胞因子亚群在很大程度上降低分枝杆菌抗原诱导的IL-7Rα表达。研究者还发现体外诱导的IL-7Rα表达是瞬时的，并且依赖于原代单核细胞和单核细胞系中的组成型FoxO1表达[22]。细胞因子和组成型FoxO1表达对单核细胞瞬时表达IL-7Rα起关键作用。疾病严重程度和长期抗分枝杆菌治疗可能受免疫病理学的影响，治疗期间血浆细胞因子水平的正常化可能表明治疗效果。与对照组相比，IL-6、IP-10、IL-10和IL-22在大多数结核病患者中可检测到。其IL-6对结核病的鉴别能力最强，与IL-10相结合，有效地对具有差异杆菌性负荷的结核病患者及具有致命疾病结局的患者进行分类。此外，治疗6周后，IL-6和IL-10水平显著下降；对具有差异治疗反应的亚组的分析显示，治疗反应缓慢者的IL-6水平延迟下降[23]。不同浆细胞因子（即IL-6、IL-10和IP-10）的组合可有效地对具有差异分枝杆菌负荷的结核病患者进行分类，特别是IL-6，可作为早期治疗反应的候选生物标志物。

细胞因子介导的信号传导可以调节免疫功能。IFN-λ表达在不同的肉芽肿微环境中存在差异。研究发现，IFN-λ1和IFN-λ4在亚细胞定位上有所不同，IFN-λ4主要定位在巨噬细胞核内；IFN-λR1也在肉芽肿中表达，在某些细胞中具有核内定位。进一步的研究表明，IFN-λ信号传导部分由TLR2连接驱动，并伴随着IFN-λR1的核易位[24]。IFN-λs是肉芽肿细胞因子环境的一部分，可能影响结核病的骨髓细胞功能和免疫力。

三、宿主导向疗法

结核病患者的治疗因抗生素耐药性的上升而变得越来越复杂。宿主导向的抗菌和抗病毒治疗是抗感染领域的一种新兴疗法，即通过增强人体本身的免疫功能来对抗病原体。研究者发现他莫昔芬——一种治疗乳腺癌的药物，可作为潜在的抗结核药物。研究结果表明，他莫昔芬不直接作用于细菌，而是帮助宿主巨噬细胞更有效地对抗感染。在斑马鱼结核病模型中，它通过促进分枝杆菌递送到消化细胞器（溶酶体）来发挥作用[25]。这些结果支持他莫昔芬被重新用于对抗宿主抗生素耐药结核病感染的巨大潜力。敲低*PI4KB*抑制巨噬细胞中MTB的存活，将PI4KB确定为开发用于治疗结核病的宿主导向疗法（host-directed therapy，HDT）药物的未开发分子靶标[26]。IL-17A的缺失引起肺部含MTB的中性粒细胞的强烈积累，从而引发对MTB的易感性。在没有IL-17A的情况下，IL-17F的代偿性表达进一步介导结核病易感性的增强[27]。在MTB感染早期阶段的CWHM-12治疗可有效降低与iNOS、MIP-2和IL-10产生减少相关的疾病严重程度，而不会降解胶原蛋白[28]。这些结果表明CWHM-12靶向TGF-β的潜力有望被探索为早期MTB感染的辅助治疗。在HDT的背景下，及时限制对细胞因子介导的保护性免疫应答的干扰可能是一种先进的治疗选择。用CD44TA-LIP处理的MTB感染巨噬细胞表现出NO的增加和HβD2防御素肽产生。在肺和脾生物负荷增加的MTB感染小鼠中，鼻内给予CD44TA-LIP导致MTB的集落形成单位减少10倍，并且募集更多的T细胞。生物分布研究表明，CD44TA-LIP优先在肺部积累，并与$CD11b^+$细胞相关。CD44TA-LIP处理的小鼠没有出现体重减轻或肝LDH水平增加[29]。这项研究强调了CD44介导的信号传导在结核病期间宿主防御中的重要性，以及CD44TA-LIP的治疗潜力。重组人乳铁蛋白治疗显示，在MTB激发后，原发性炎症灶显著减小，并允许氧氟沙星（氟喹诺酮类）治疗渗透到活化巨噬细胞所在的病理破坏部位。药物渗透的增加伴随着内皮细胞完整性的保留。免疫组织化学显示感染激发后M1样和M2样表型细胞定位模式改变，在重组人乳铁蛋白处理的小鼠中发现均匀分布在整个肺部炎症灶区域的M2样标志物增加[30]。

综上所述，MTB作为一种古老的细菌，进化出很多逃避先天免疫和适应性免疫的逃逸策略，宿主免疫应答在MTB感染过程中是动态变化的。因此，MTB可能倾向于在不同阶段使用不同的效应器来调节宿主先天免疫机制和适应性免疫以建立成功的长期感染，而细胞因子是清除细菌的重要武器。充分了解这种逃逸策略和细胞因子的调控机制及作用可能有助于开发识别宿主或病原体导向的抗结核药物治疗靶点治疗。

（袁金锋　李　丽　逄　宇　唐神结）

参考文献

[1] MADRID-PAULINO E, MATA-ESPINOSA D, LEÓN-CONTRERAS J C, et al. Klf10 favors mycobacterium tuberculosis survival by impairing IFN-γ production and preventing macrophages reprograming to macropinocytosis [J]. J Leukoc Biol, 2022, 112 (3): 475-490.

[2] DABLA A, LIANG Y C, RAJABALEE N, et al. Trem2 promotes immune evasion by mycobacterium tuberculosis in human macrophages [J]. mBio, 2022, 13 (4): e0145622.

[3] BEHERA A, JAIN P, GANGULI G, et al. Mycobacterium tuberculosis acetyltransferase suppresses oxidative stress by inducing peroxisome formation in macrophages [J]. Int J Mol Sci, 2022, 23 (5): 2584.

[4] SINGH S, MAURYA S K, AQDAS M, et al. Mycobacterium tuberculosis exploits MPT64 to generate myeloid-derived suppressor cells to evade the immune system [J]. Cell Mol Life Sci, 2022, 79 (11): 567.

[5] LOVEY A, VERMA S, KAIPILYAWAR V, et al. Early alveolar macrophage response and IL-1R-dependent t cell priming determine transmissibility of mycobacterium tuberculosis strains [J]. Nat Commun, 2022, 13 (1): 884.

[6] STRONG E J, WANG J, NG T W, et al. Mycobacterium tuberculosis ppe51 inhibits autophagy by suppressing toll-like receptor 2-dependent signaling [J]. mBio, 2022, 13 (3): e0297421.

[7] AHMED M, MACKENZIE J, TEZERA L, et al. Mycobacterium tuberculosis senses host interferon-γ via the membrane protein mmpl10 [J]. Commun Biol, 2022, 5 (1): 1317.

[8] ABEKURA F, PARK J, LIM H, et al. Mycobacterium tuberculosis glycolipoproteinlprg inhibits inflammation through NF-κB signaling of erk1/2 and JNK in LPS-induced murine macrophage cells [J]. J Cell Biochem, 2022, 123 (4): 772-781.

[9] BOMFIM C C B, FISHER L, AMARAL E P, et al. Mycobacterium tuberculosis induces Irg1 in murine macrophages by a pathway involving both TLR-2 and sting/ifnar signaling and requiring bacterial phagocytosis [J]. Front Cell Infect Microbiol, 2022, 12: 862582.

[10] ROCA F J, WHITWORTH L J, PRAG H A, et al. Tumor necrosis factor induces pathogenic mitochondrial ros in tuberculosis through reverse electron transport [J]. Science, 2022, 376 (6600): eabh2841.

[11] ZHA B S, DESVIGNES L, FERGUS T J, et al. Bacterial strain-dependent dissociation of cell recruitment and cell-to-cell spread in early m. Tuberculosis infection [J]. mBio, 2022, 13 (3): e0133222.

[12] LINGE I, TSAREVA A, KONDRATIEVA E, et al. Pleiotropic effect of IL-6 produced by B-Lymphocytes during early phases of adaptive immune responses against tb infection [J]. Front Immunol, 2022, 13: 750068.

[13] SAELEE C, HANTHAMRONGWIT J, SOE P T, et al. Toll-like receptor-mediated innate immune responses by recognition of the recombinant dormancy-associated mycobacterium tuberculosis proteins rv2659c and rv1738 [J]. PLoS One, 2022, 17 (9): e0273517.

[14] LUNDAHL M L E, MITERMITE M, RYAN D G, et al. Macrophage innate training induced by IL-4 and IL-13 activation enhances oxphos driven anti-mycobacterial responses [J]. Elife, 2022, 11: e74690.

[15] DUBÉ J Y, MCINTOSH F, BEHR M A. Mice dually disrupted for Nod2 and mincle manifest early bacteriological

control but late susceptibility during mycobacterium tuberculosis infection [J]. Front Immunol, 2022, 13: 862992.

[16] JONES S S, OZTURK M, KIESWETTER N S, et al. Lyl1-deficiency promotes inflammatory responses and increases Mycobacterial burden in response to mycobacterium tuberculosis infection in mice [J]. Front Immunol, 2022, 13: 948047.

[17] CORRAL D, CHARTON A, KRAUSS M Z, et al. ILC precursors differentiate into metabolically distinct ILC1-like cells during mycobacterium tuberculosis infection [J]. Cell Rep, 2022, 39 (3): 110715.

[18] DANIEL L, BHATTACHARYYA N D, COUNOUPAS C, et al. Stromal structure remodeling by B-Lymphocytes limits T cell activation in lymph nodes of mycobacterium tuberculosis-infected mice [J]. J Clin Invest, 2022, 132 (21): e157873.

[19] MCCAFFREY E F, DONATO M, KEREN L, et al. The immunoregulatory landscape of human tuberculosis granulomas [J]. Nat Immunol, 2022, 23 (2): 318-329.

[20] MAKATSA M S, OMONDI F M A, BUNJUN R, et al. Characterization of mycobacterium tuberculosis-specific Th22 cells and the effect of tuberculosis disease and hiv coinfection [J]. J Immunol, 2022, 209 (3): 446-455.

[21] GRANT N L, MAIELLO P, KLEIN E, et al. T cell transcription factor expression evolves over time in granulomas from mycobacterium tuberculosis-infected cynomolgus macaques [J]. Cell Rep, 2022, 39 (7): 110826.

[22] HARELIMANA J D, AHOR H S, BENNER B, et al. Cytokine-induced transient monocyte IL-7Ra expression and the serum milieu in tuberculosis [J]. Eur J Immunol, 2022, 52 (6): 958-969.

[23] VIVEKANANDAN M M, ADANKWAH E, ANIAGYEI W, et al. Plasma cytokine levels characterize disease pathogenesis and treatment response in tuberculosis patients [J]. Infection, 2023, 51 (1): 169-179.

[24] TALUKDAR P, JUNECKO B F, LANE D S, et al. Macrophages and neutrophils express IFN-λs in granulomas from mycobacterium tuberculosis-infected nonhuman primates [J]. Front Immunol, 2022, 13: 985405.

[25] Boland R, Heemskerk MT, Forn-Cuní G, et al. Repurposing tamoxifen as potential host-directed therapeutic for tuberculosis [J]. mBio, 2023, 14 (1): e0302422.

[26] PERSAUD R, LI S C, CHAO J D, et al. Clionamines stimulate autophagy, inhibit mycobacterium tuberculosis survival in macrophages, and target pik1 [J]. Cell Chem Biol, 2022, 29 (5): 870-882, e811.

[27] RITTER K, BEHRENDS J, RÜCKERL D, et al. High-dose mycobacterium tuberculosis h37rv infection in IL-17a- and IL-17a/f-deficient mice [J]. Cells, 2022, 11 (18): 2875.

[28] SCOTT N R, THIRUNAVUKKARASU S, RANGEL-MORENO J, et al. Cwhm-12, an antagonist of integrin-mediated transforming growth factor-beta activation confers protection during early mycobacterium tuberculosis infection in mice [J]. J Interferon Cytokine Res, 2022, 42 (8): 421-429.

[29] SINGH V K, CHAU E, MISHRA A, et al. CD44 receptor targeted nanoparticles augment immunity against tuberculosis in mice [J]. J Control Release, 2022, 349: 796-811.

[30] NGUYEN T K T, NIAZ Z, KRUZEL M L, et al. Recombinant human lactoferrin reduces inflammation and increases fluoroquinolone penetration to primary granulomas during Mycobacterial infection of c57BL/6 mice [J]. Arch Immunol Ther Exp (Warsz), 2022, 70 (1): 9.

下 篇 结核病临床

第八章 结核病细菌学诊断

细菌学诊断仍是结核病诊断的“金标准”。在痰涂片和痰培养过程中，进一步改进对收集样本的处理、培养方法，以及培养基的升级可提高诊断效能，为结核病提供良好的诊断依据。

一、涂片显微镜检查

Sharma等[1]评价一种新的痰液处理方法（Rea SLR法）。本研究共纳入531份痰液样本，以改良彼得罗夫法（MP法）处理的样本培养结果为“金标准”，直接涂片显微镜检查的敏感性为41.55%，特异性为98.29%；Rea SLR法涂片显微镜检查的敏感性为52.82%，特异性为98%；MP法的敏感性为68.31%，特异性为97.71%。可见对于涂片显微镜检查，Rea SLR法比直接涂片显微镜检查更敏感，但不优于MP法。Rosales-Rimache等[2]评价一种基于漂白剂预处理痰液的涂片显微镜检查法（SSM）。该方法将痰液提前用漂白剂（5%次氯酸钠溶液）进行消化，达到液化和浓缩痰液样本的目的。在187份痰液样本中，直接SSM法在70份样本（37.4%）中检出MTB，而漂白剂预处理SSM法在73份（39.0%）样本中检出MTB（$P=0.080$）。直接SSM的敏感性和特异性分别为95.9%和100%，漂白剂预处理SSM法的敏感性和特异性分别为100.0%和100.0%，漂白剂预处理SSM法与直接SSM法的敏感性有显著性差异（$P<0.01$）。结论，漂白剂预处理SSM法在鉴定抗酸菌和增加痰标本细菌计数方面优于直接SSM法，且漂白方法简单、安全、廉价，可提高SSM的性能和结核病诊断的敏感性。此外，次氯酸钠溶液消化总体上降低痰液采样和涂片显微镜检查过程中职业感染的可能性。Shimoda等[3]评估胃抽吸物涂片检查对痰涂阴肺结核或无痰患者诊断的应用价值。共纳入513例患者，其中肺结核患者203例（39.6%），非结核分枝杆菌（*nontuberculous mycobacteria*，NTM）病患者93例。胃抽吸物检查对肺结核诊断价值如下：涂片的敏感性为21.2%，特异性为91.9%；核酸扩增试验的敏感性为55.8%，特异性为99.6%；培养的敏感性为71.4%，特异性为100%；其中23例（11.2%）患者仅通过胃抽吸物检查确诊。此外，在356例患者中，3次分枝杆菌检查联合胃吸出物检查的累积诊断率高于仅进行3次痰检查。可见在涂阴肺结核或无痰患者中，胃抽吸物涂片显微镜检查对肺结核的诊断有一定帮助。

Huang等[4]在多中心、双盲试验中评估基于人工智能的结核病涂片显微镜检查自动化系统（μ-Scan 2.0，Wellgen Medical）的性能。共纳入1726份标本，结果显示，μ-Scan 2.0的准确性、敏感性和特异性分别为95.7%（1651/1726）、87.7%（57/65）和96.0%（1594/1661）；当患病率为8.2%时，阴性预测值为97.8%。手工涂片显微镜检查是肺结核的主要诊断方法，但使用自动化系统可获得更高的涂片敏感性和诊断效率。与培养结果相比，人工检测的敏感性仅为33.8%（38/142），而自动化系统的敏感性为74.6%（106/142），显著高于人工检测（$P<0.05$）。研究得出结论，μ-Scan 2.0系统能显著提高结核病涂片显微镜检查的敏感性，可作为一种降低结核病诊断成本的筛查工具。Tomasello等[5]评价Meta Systems自动荧光抗酸菌玻片扫描仪和分析仪的准确性。共纳入133个培养阳性和363个培养阴性标本。以培养为参考标准，手工显微镜检查的阳性率为79.7%（106/133），特异性为98.6%（358/363）；Meta Systems系统的阳性率为97.0%（129/133），特异性为12.7%（46/363）；使用Meta Systems系统作为辅助诊断时，阳性率为70.7%（94/133），特异性为89.0%（323/363）。

二、结核分枝杆菌的培养

（一）标本的质量与处理

Ghosh等[6]为了评估痰培养低阳性结果与患者及实验室相关的因素，对美国-太平洋附属岛屿（U.S.-affiliated pacific islands，USAPI）、夏威夷及美国其他地区的结核病患者培养数据进行分析。所有患者中USAPI培养阳性的比例（42%）低于夏威夷（58%）和美国其他地区（55%）。3%的USAPI标本质量和数量均达到最佳，其中标本呈黏液样的仅占40%，标本量＞5 ml的仅占7%。3848份水样标本中仅有315份（8%）培养阳性，而2863份黏液样标本中有504份（18%）培养阳性。在5259例1～5 ml的标本中，培养阳性721例（14%）；在1357例＜1 ml的标本中，培养阳性80例（6%）。与美国其他地区相比，USAPI报告的MTB培养阳性比例较低，其他因素包括标本采集、处理导致痰液质量和数量欠佳，并运送到偏远的岛外实验室，导致标本过度生长（由其他细菌污染引）。Rodrigues等[7]开发并评估一种更简单的培养方法，即在罗氏培养基（L-J）上接种用氢氧化钠（NaOH）去除污染的拭子包埋样本。将含有样品的棉签在NaOH中除污，然后浸入微酸性溶液中和pH值，使培养物在L-J培养基上生长。共纳入543例疑似或确诊肺结核患者标本进行标准化分析（$n=167$）和方法学评价（$n=376$），以Ogawa-Kudoh（OK）和MP法为标准，本研究方法对痰培养的敏感性＞95%，特异性＞93%，与MP-LJ相当（$P>0.05$），略优于OK（$P=0.03$），对其他肺部标本的检测较后者更全面。可见这是一种适用于经济资源和生物安全设备较少的实验室，用于诊断TB更全面、更简单、成本更低的方法。

（二）培养方法改良与评价

Lee等[8]评估脊柱结核患者通过不同活检方法和不同部位的分枝杆菌培养阳性率，从而确定诊断脊柱结核的最佳部位。纳入2003年1月至2020年12月共200例脊柱结核患者的206个组织进行分析。结果显示，穿刺活检椎体、穿刺活检椎旁组织和手术组织的组织涂片阳性率分别为11.4%、8.8%和15.2%（$P=0.580$）；穿刺活检获得的椎体、穿刺活检获得的椎旁组织和手术获得的组织培养阳性率分别为69.0%、85.3%和83.2%，差异有统计学意义（$P=0.049$）。本研究提示，在穿刺活检时靶向椎旁组织可能是诊断TS的最佳方法。Beltran等[9]测试一种改良的培养方法，使用培养滤液（culture filtrate，CF）作为生长因子补充培养基，以提高MTB的培养阳性率。共纳入12例患者进行MGIT 960、GeneXPert和标准组织病理学检查，其中5份标本（45.45%）GeneXPert阳性，1份标本（8.33%）MGIT（培养时间为18天）培养阳性，7份标本（58.3%）CF培养阳性，且所有CF阳性标本均在14天内培养成功；2份标本仅CF培养阳性。分枝杆菌培养是诊断脊柱结核的"金标准"，目前常规方法需要培养最长42天才能产生结果，会导致脊柱结核耐药性快速检测延迟，而使用CF的改良脊柱活检培养方法可提高MTB的检出率并缩短阳性检出时间。

（三）替代培养基培养

Sheen等[10]评估2种替代培养基的培养价值，包含粉末混合培养基（PM）和冻干培养基（LM），过氧化氢酶、PANTA和γ射线照射作为PM和LM的添加剂。使用MTB分离株和抗酸涂片阳性的痰标本，将替代培养基与标准MODS培养基的培养性能进行比较。结果显示，PM和LM与标准MODS培养基的细菌生长没有显著差异，但PANTA和γ射线照射联合处理显著降低所有培养基中的细菌生长。可见两种替代培养基具有与标准MODS培养基相似的性能。添加了PANTA的粉末状培养基（PM_P）显示出与标准MODS培养基相似的阳性事件和敏感性，且它制备最简单，不需要任何灭菌过程。Rodriguez等[11]评估3种比标准MODS培养基更容易生产、更便宜的干性培养基（未灭菌的PM、无菌LM和射线照射混合粉末培养基）。纳入282例抗酸涂片阳性的痰标本，采用利福平、异烟肼和吡嗪酰胺对分枝杆菌生长和药物敏感性进行评估，阳性检出率无明显差异，阳性时间显示3种替代培养基与标准品的相关性分别为0.925、0.889和0.866，MDR和吡嗪酰胺的药物敏感试验与参考试验相比显示出极好的一致性。可见干性培养基适用于在资源匮乏的地区使用。Chengalroyen等[12]认为结核感染患者的痰含有可分化培养的MTB，这是一种需要CF中的生长刺激因子以从受损状态恢复或从阻止在标准实验室培养基上生长的状态再唤醒的细菌群体。这些差异可培养群体的存在表明，使用常规培养基仅允许出现一个细菌亚群，可能限制了痰液样本中存在的所有基因型的检测。因此，该研究描述了一种含有或缺乏复苏促进因子的CF，用其检测MTB混合感染。这些数据有助于鉴别混合感染和异质性耐药，进而影响治疗方案的选择和传播环节的建立。

三、药物敏感性试验

（一）方法学的评估

Puyén等[13]评价使用UKMYC6微量稀释平板的微量肉汤稀释法（BMD）在秘鲁耐药MTB菌株药物敏感性试验中的应用。共纳入496株菌株，经常规7H10琼脂比例法（APM）检测为耐药的代表性菌株，使用UKMYC6微量稀释平板测定各菌株对13种一线和二线抗结核药物的最小抑菌浓度（MIC）。结果表明，80%（397/496）的菌株在14天时获得MIC结果，其余菌株在21天时获得结果，通过对比确定了利福平、乙胺丁醇、乙硫异烟胺和卡那霉素具有较好的一致性（0.64＜k＜0.79），异烟肼和左氧氟沙星的一致性最好（k＞0.8）。12%的MIC高于UKMYC6平板稀释范围，主要是利福平和利福布汀。没有菌株的MIC高于新药物或再利用药物的ECOFF/ECV值。可见使用UKMYC6平板的BMD方法学对利福平、异烟肼、乙胺丁醇、乙硫异烟胺、卡那霉素和左氧氟沙星具有良好的诊断性能。

（二）临床耐药情况分析

Mutayoba等[14]报道了坦桑尼亚涂阳肺结核患者抗结核药物耐药情况及相关危险因素。共纳入1557例患者，初治患者1408例（90.4%），复治患者149例（9.6%）。初治和复治患者中耐多药结核病（MDR-TB）的患病率为0.85%和4.6%。初治患者中对4种一线抗结核药物中任何一种的耐药率为1.7%，复治患者中为6.5%。初治和复治患者对所有一线药物的耐药率相似（0.1%），所有菌株均未出现MDR或广泛耐药（XDR）。可见坦桑尼亚MDR-TB负担相对较低，但加强检测（包括普及DST）仍是有益的。Khursheed等[15]对巴基斯坦卡拉奇一所三级医院收治结核病患者的耐药类型及不同耐药类型分离率进行确定。在4274份分枝杆菌阳性样本中，MDR、前广泛耐药（pre-XDR）、XDR和敏感MTB的检出率分别为40%、15%、1%和44%。MTB阳性标本中，肺内标准和肺外标本分别占91.5%和8.5%。对一线药物的药物敏感性试验结果显示利福平（58.7%）和异烟肼（58.0%）的耐药率最高，其次是吡嗪酰胺（20.7%）、乙胺丁醇（13.0%）和链霉素（12.4%）。二线药物中，氧氟沙星（30.2%）和左氧氟沙星（29.2%）的耐药率最高；肺外样本对抗分枝杆菌药物更敏感，肺内和肺外标本对异烟肼（58% *vs.* 12.7%）、利福平（58.7% *vs.* 8.2%）和左氧氟沙星（29.2% *vs.* 20%）的耐药性最高。巴基斯坦卡拉奇发现耐药结核病（DRTB）患者多、耐药率高，故制定进一步策略来减少其传播势在必行。Abdul等[16]对来自加蓬所有地区的3057例疑似DRTB患者的痰液样本进行耐药检测，其中334例为RRTB，中位年龄33岁，1/3为初治DRTB患者，1/3为HIV阳性患者。男性RRTB比例明显高于女性（55% *vs.* 45%; P＜0.0001）; 25～35岁患者（32%; 108/334）受累最多。8年间RRTB累计发病率为17/10万（95%*CI* 15/10万～19/10万），2020年和2021年发病率最高。共281例样本进行二线耐药分析，MDR-TB、Pre-XDR-TB和XDRTB的比例分别为90.7%（255/281）、9%（25/281）和0.3%（1/281）。可见加蓬MDR-TB的感染率和发病率的上升令人担忧。Mohammed等[17]对伊拉克巴士拉MTB的流行情况和耐药谱进行评价。收集2016年1月至2020年12月2296例初治和246例复治结核病患者的资料，数据显示DR-MTB患者在15～34岁、肺结核和城市居民中显著升高，但在性别上无显著差异。与初治患者相比，复治患者对一线药物的耐药率显著升高（20.3% *vs.* 2.4%, P＜0.0001），其中原发和继发对一线药物耐药的比例分别为异烟肼（1% *vs.* 17.1%）、利福平（0.78% *vs.* 15.8%）、乙胺丁醇（0.56% *vs.* 8.5%）、链霉素（1.3% *vs.* 9.75%）。初治患者中最常见的耐药是链霉素（1.3%），复治患者中最常见的耐药是异烟肼（17.1%）。初治结核病中总耐药、耐多药、耐单药和耐利福平的比例分别从2.2%上升到6.7%、0.17上升到1.60%、0.85上升到4.00%、0.17上升到4.00%。MDR-TB和耐乙胺丁醇结核病的比例在此期间分别下降了15.96%（从1.19下降到1.00%）和0.70%（1.00%下降到0.30%）。同样，继发性患者中DRTB的增加也时有发生。时间趋势显示，自2016年以来，MTB耐药率呈上升趋势，以MDR-TB和耐异烟肼结核病为主。

四、非结核分枝杆菌的检测

（一）非结核分枝杆菌病培养基的优化

Dane 等[18]对固体培养基进行优化，以提高M. avium subsp. *paratuberculosis*（MAP）的生长速度。在不同浓度下评估7种培养基成分（吐温80、蛋黄、酪胨、牛磺胆酸、分枝杆菌生长素J、琼脂、OADC或ADC补充剂）对MAP生长的影响。优化后的固体培养基（含1.0%吐温80的7H9肉汤、0.019%酪胨、1.4%细菌琼脂、10%蛋黄、10%ADC和1.65 μg/ml分枝杆菌生长素J）比赫罗尔德蛋黄培养基（HEYM）提前2周在划线平板上可见MAP生长。这是第一个使用RSM方法优化MAP培养的固体培养基组成的研究，新的培养基通过减少培养时间和增加MAP菌落数来改善MAP的培养。

（二）非结核分枝杆菌病的药物敏感性

Marfil等[19]采用标准微量肉汤稀释法和宏观稀释法比较特地唑胺和利奈唑胺对鸟分枝杆菌复合群（mycobacterium avium complex，MAC）菌株的体外抗菌活性和MIC分布。共37株MAC临床分离株纳入研究，微量肉汤稀释法参照CLSI指南在0.064 ～ 64 mg/L的浓度范围内进行稀释，用BACTEC-MGIT-960系统进行宏观稀释。结果显示，两种方法对利奈唑胺的MIC_{50}（16 mg/L）和MIC_{90}（32 mg/L）值一致，但微量稀释法对特地唑胺的MIC_{50}和MIC_{90}（4 mg/L和8 mg/L）比MGIT-960法（2 mg/L和4 mg/L）高1倍；标准微量肉汤稀释法测得特地唑胺MIC≤4.0 mg/L和≤0.5 mg/L的菌株分别占94.0%和2.7%，利奈唑胺MGIT-960法与标准微量肉汤稀释法的分类一致率为40.5%。可见特地唑胺对MAC分离株显示出比利奈唑胺更高的体外活性，用MGIT-960法确定MAC菌株对特地唑胺的敏感性是一种实用方法。Schulthess等[20]通过微量肉汤稀释法测定61株脓肿分枝杆菌临床分离株在不同培养基和培养时间下对贝达喹啉和氯法齐明的MIC分布。贝达喹啉对脓肿亚种（*M. abscessus* subsp. abscessus）、bolletii亚种（*M. abscessus* subsp. bolletii）和马赛亚种（*M. abscessus* subsp. massiliense）的MIC_{50}分别为0.05 mg/L、0.10 mg/L和0.10 mg/L，MIC_{90}分别为0.10 mg/L、0.20 mg/L和0.40 mg/L。氯法齐明对*M. abscessus* subsp. abscessus、*M. abscessus* subsp. bolletii和*M. abscessus* subsp. massiliense的MIC_{50}分别为0.125 mg/L、0.125 mg/L和0.250 mg/L；对3种亚种的MIC_{90}均为0.5 mg/L。贝达喹啉和氯法齐明的暂定流行病学界值（epidemiological cut-off，ECOFF）分别为0.8 mg/L和2.0 mg/L，没有观察到3种亚种之间对贝达喹啉和氯法齐明药物敏感性的显著差异。由于贝达喹啉和氯法齐明越来越多地用于治疗脓肿分枝杆菌感染，治疗前应进行亚种鉴定和药物敏感性试验。Akrami等[21]对伊朗地区慢生分枝杆菌（slowly growing *mycobacteria*，SGM）分离株的药物敏感情况及与耐药相关的基因突变进行研究，采用微量肉汤稀释法测定8种抗生素对SGM的MIC，采用测序方法检测克拉霉素、利福平和莫西沙星耐药株的*rrl*、*rpoB*、*gyrA*和*gyrB*基因突变。共纳入77株SGM，包括46株（59.7%）堪萨斯分枝杆菌、21株（27.3%）猴分枝杆菌和10株（13%）MAC，阿米卡星的敏感性最高（97.4%），利奈唑胺的敏感性最低（1.3%）。

（王桂荣　吴妹英　唐神结）

参考文献

[1] SHARMA A，AGARWAL A，KATOCH C D S，et al. Evaluation of a novel sputum processing ReaSLR methodology for improving sensitivity of smear microscopy in clinical samples [J]. Med J Armed Forces India，2022，78（3）：277-282.

[2] ROSALES-RIMACHE J，NUNAYALLE-VARGAS M，RUEDA-TORRES L，et al. Performance of bleach method sputum smear microscopy for the diagnosis of tuberculosis in a highly endemic district in lima，peru [J]. Int J Environ Res Public Health，2022，20（1）：135.

[3] SHIMODA M，YOSHIYAMA T，OKUMURA M，et al. Usefulness of gastric aspirate for the diagnosis of smear-negative pulmonary tuberculosis [J]. J Infect Chemother，2022，28（7）：1041-1044.

[4] HUANG H C，KUO K L，LO M H，et al. Novel TB smear microscopy automation system in detecting acid-fast bacilli for tuberculosis-A multi-center double blind study [J]. Tuberculosis，2022，135：102212.

[5] TOMASELLO G，FOROUGHI F，PADRON D，et al. Evaluation of metasystems automated fluorescent microscopy system for the machine-assisted detection of acid-fast bacilli in clinical samples [J]. J Clin Microbiol，2022，60（10）：e0113122.

[6] GHOSH S，FELIX D，KAMMERER J S，et al. Evaluation of sputum-culture results for tuberculosis patients in the United States-affiliated pacific islands [J]. Asia Pac J Public Health，2022，34（2-3）：258-261.

[7] RODRIGUES D A COSTA R，SILVA MR，AUGUSTO C J，et al. Fast，simple and cheap：method modified from conventional cultivation for tuberculosis diagnosis allows seeding on Löwenstein-Jensen of any swab-embedded pulmonary samples decontaminated with sodium hydroxide [J]. Trans R Soc Trop Med Hyg，2022，116（6）：523-530.

[8] LEE C M，LEE Y，KANG S J，et al. Positivity rates of Mycobacterial culture in patients with tuberculous spondylitis according to methods and sites of biopsies：An analysis of 206 cases [J]. Int J Infect Dis，2022，121：161-165.

[9] BELTRAN C G G，VENTER R，MANN T N，et al. Culture filtrate supplementation can be used to improve Mycobacterium tuberculosis culture positivity for spinal tuberculosis diagnosis [J]. Front Cell Infect Microbiol，2022，12：1065893.

[10] SHEEN P，RODRIGUEZ J，ALCÁNTARA R，et al. Alternative cost-effective media to facilitate MODS culture for diagnostics of tuberculosis [J]. Tuberculosis（Edinb），2022，135：102225.

[11] RODRIGUEZ J，ALCÁNTARA R，RODRÍGUEZ J，et al. Evaluation of three alternatives cost-effective culture media for Mycobacterium tuberculosis detection and drug susceptibility determination using the microscopic observation drug susceptibility（MODS）assay [J]. Tuberculosis（Edinb），2022，137：102273.

[12] CHENGALROYEN M D，BEUKES G M，OTWOMBE K，et al. The detection of mixed tuberculosis infections using culture filtrate and resuscitation promoting factor deficient filtrate [J]. Front Cell Infect Microbiol，2022，12：1072073.

[13] PUYÉN Z M，SANTOS-LÁZARO D，VIGO A N，et al. Evaluation of the broth microdilution plate methodology for susceptibility testing of Mycobacterium tuberculosis in Peru [J]. BMC Infect Dis，2022，22（1）：705.

[14] MUTAYOBA B K，ERSHOVA J，LYAMUYA E，et al. The second national anti-tuberculosis drug resistance survey in Tanzania，2017—2018 [J]. Tropical Med Int Health，2022，27（10）：891-901.

[15] KHURSHEED N，ASIF S，BANO S，et al. Susceptibility pattern of Mycobacterium tuberculosis over a period of five years at Indus hospital and health network，Karachi，Pakistan [J]. Pak J Med Sci，2022，38（2）：399-404.

[16] ABDUL JBPAA，ADEGBITE B R，NDANGA M E D，et al. Resistance patterns among drug-resistant tuberculosis patients and trends-over-time analysis of national surveillance data in Gabon，Central Africa [J]. Infection，2022，28，1-8.

[17] MOHAMMED K A S，KHUDHAIR G S，AL-RABEAI D B. Prevalence and drug resistance pattern of Mycobacterium tuberculosis isolated from tuberculosis patients in Basra，Iraq [J]. Po J Microbiol，2022，71（2）：205-215.

[18] DANE H, KOIDIS A, STEWART L D, et al. Optimization of the composition of a solid culture medium for Mycobacterium avium subsp. paratuberculosis using factorial design and response surface methodology [J]. J Appl Microbiol, 2022, 132 (6) : 4252-4265.

[19] MARFIL E, RUIZ P, MARTÍNEZ-MARTÍNEZ L, et al. Comparative study of in vitro activity of tedizolid and linezolid against Mycobacterium avium complex [J]. J Glob Antimicrob Resist, 2022, 30: 395-398.

[20] SCHULTHESS B, AKDOĞAN KITTANA F N, HÖMKE R, et al. In vitro bedaquiline and clofazimine susceptibility testing in Mycobacterium abscessus [J]. Antimicrob Agents Chemother, 2022, 66 (5) : e0234621.

[21] AKRAMI S, DOKHT K A, HASHEMZADEH M. Drug resistance profiles and related gene mutations in slow-growing non-tuberculous Mycobacteria isolated in regional tuberculosis reference laboratories of Iran: a three year cross-sectional study [J]. Pathog Glob Health, 2023: 117 (1) : 52-62.

第九章 结核病影像学诊断

结核病是世界重大公共卫生问题之一，是传染性疾病领域死亡人数第一的疾病。临床症状缺乏特异性，以及复杂的鉴别诊断使结核病患者不能及时、有效地进行抗结核药物治疗，也造成结核病在人群中持续传播。快速、准确的诊断能够提高结核病患者的生存率和生活质量。影像学检查在结核病的诊断、疗效评价和随访中都发挥着非常重要的作用。

一、X线在结核病中的应用

肺结核是全球主要的死亡原因之一。世界卫生组织（WHO）在2020年全球结核病报告中报道了1 408 000例因结核病死亡和467 000例利福平耐药结核病（RRTB）。放射学在药物敏感型（drug-sensitive，DS）和利福平耐药型（rifampicin-resistant，RR）肺结核的诊断中具有重要作用。胸部X线（chest x-ray，CXR）成像是对疑似或已证实的肺结核的主要放射学评估手段。人类免疫缺陷病毒（HIV）感染会影响肺结核患者的CXR表现。Oriekot等[1]在穆拉戈国家转诊医院结核病病房进行了一项回顾性研究，比较乌干达在经HIV血清学检测前提下，微生物学检查确诊的DS和RR 肺结核患者的CXR。所有参与者都经微生物血检查确诊为肺结核。文章纳入165例患者的CXR图像，包括139例DS肺结核和26例RR肺结核。大多数患者（$n=118$，71.7%）为HIV阴性。提取的CXR征象包括肺浸润、实变、空洞、纤维化、支气管扩张、肺不张和其他非肺实质征象。所有影像均由2名放射科医师在临床诊断未知的情况下进行独立分析。结果显示，165例患者中有5例患者（3%）的CXR正常。CXR中肺实变（74.8% *vs.* 88.5%; $P=0.203$）、支气管肺炎性病灶（56.1% *vs.* 42.3%，$P=0.207$）和空洞（38.1% *vs.* 46.2%，$P=0.514$）在DS和RR两组患者间无统计学差异。在HIV感染者中，DS组的实变主要位于肺野中带，RR组的实变位于下肺野（42.5% *vs.* 12.8%，$P=0.66$）。与未感染HIV的RR肺结核患者相比，感染HIV的RR肺结核患者的肺空洞更大［（7.7±6.8）cm *vs.*（4.2±1.3）cm，$P=0.004$］。Oriekot等认为无论是否药物敏感，绝大多数患者都有相似的CXR征象。然而，HIV感染的RR组患者的肺空洞更大，肺空洞大小在区分HIV感染和未感染的RR肺结核方面的诊断效能有待进一步研究。

耐药结核病DRTB是一个日益严重的公共卫生问题，需要比药物敏感结核病（drug susceptibility tuberculosis，STB）更长、更复杂的治疗，且需要更高的经济成本。DRTB的早期诊断对于选择合适的、患者特异性的治疗方案至关重要。根据CXR表现对DRTB和DSTB进行分类仍是一个悬而未决的问题。之前的研究中，在公开可用的CXR数据上的交叉验证性能与图像增强相结合，加上合成的和公开的图像，使用深度卷积神经网络（convolutional neural network，CNN）实现了85%的曲线下面积（area under curve，AUC）性能。然而，当用CNN模型训练DRTB和DSTB分类时，效能显著下降（AUC：65%）。因此，Karki等[2]研究分类器对一个未知的国家数据集图像的可推广性，探讨问题的严重程度及缺乏良好归纳概括的可能原因。使用GradCAM将放射科医师注释的肺部病变位置与训练模型的感兴趣区域进行比较，没有发现太多重叠。使用相同的网络架构，多国分类器能够以高精度（86%）识别X射线的原产国，这表明图像采集差异及图像非病理和非解剖方面的分布也影响耐药性分类模型的归纳和定位。当CXR图像严重损坏时，验证集的性能仍优于60%AUC。该模型过拟合交叉验证集中多个国家的数据，但没有应用到未知国家数据集中。最后，应用一种基于多任务的方法，使用先前结核病病变位置信息来指导分类器，将一个未知国家数据集的泛化性能AUC提高到68%。

尽管WHO指南强调对结核病密切接触儿童进行调查，但仍缺乏CXR作为有用工具的支持数据。Huang等[3]评估结核病密切接触儿童的CXR检查的诊断和预后，并评估异烟肼预防治疗（isoniazid preventive therapy，IPT）相关X线片异常儿童的疗效。招募自2009年9月至2012年8月4468例结核病密切接触儿童，对其进行结核菌素皮肤试验（TST）、症状评估和CXR检查，并对肺结核检测阴性患儿进行1年随访，评估IPT在CXR有异常和无异常儿童之间的保护效果。结果显示，与CXR正常的无症状儿童相比，CXR异常的无症状儿童患结核病的可能性高25.1倍（95%*CI* 1.02 ～ 613.76），随访期间诊断为偶发结核病的可能性高26.7倍（95%*CI* 10.44 ～ 68.30）。在29例CXR异常的无症状结核密切接触儿童中，20%（3/15）接受IPT的儿童发生偶发性结核病，而未接受IPT的儿童有57%（8/14）发生偶发性结核病（IPT疗效为82%）。研究结果支持将CXR作为一种常规筛查工具用于评估结核病密切接触儿童。虽然在大多数情况下结核病的预防性治疗有效，但通常并不把CXR异常认为是提示早期或亚临床阶段肺结核的可能。

CXR仍是评估肺结核患者的主要诊断工具。2020年，WHO批准计算机辅助检测（computer-aided detection，CAD）技术用于分析CXR图像，以检测结核病。Tavaziva等[4]利用分枝杆菌培养作为参考标准，评估CAD对结核病CXR图像的效能。这是一项前瞻性研究，纳入在卡拉奇就医的出现症状的成年人和肺结核患者家庭密切接触者，评估LUNIT INSIGHT 3.1.0.0版（LUNIT，韩国）对这些受试者进行肺结核检测鉴别的准确性。结果显示，2190例受试者中有269例（12%）经分枝杆菌培养证实患有肺结核。LUNIT报告结节、实变、纤维化和胸腔积液在经培养证实的肺结核患者中更为常见。在结核病阈值评分为30分时，敏感性和特异性分别为87.7%（95%*CI* 83.2% ～ 91.4%）和64.3%（95%*CI* 62.1% ～ 66.4%）；评分为15分和45分时，敏感性分别为88.1%（95%*CI* 83.6% ～ 91.7%）和86.6%（95%*CI* 82.0% ～ 90.5%），特异性分别为57.9%（95%*CI* 55.7% ～ 60.2%）和69.9%（95%*CI* 67.8% ～ 71.9%）。涂阴肺结核的敏感性较低。随着年龄增长，以及既往结核病和BMI的降低，特异性降低。糖尿病和吸烟并未影响准确性。在大多数涂阳结核病患者中，LUNIT报告的影像学异常与培养证实的疾病相关。但制造商建议的阈值分数敏感性有限。

人工智能（artificial intelligence，AI）方法，特别是基于深度学习（deep learning，DL）的CNN模型，在医学计算机视觉应用中表现出显著的性能。由于具有专家注释和可扩展计算资源的公共可用的大规模数据集出现，使用CNN在CXR图像上检测结核表现出优异的性能。然而，这些研究仅使用前后位或后前位CXR投影进行分析和诊断。迄今为止，尚未有侧位CXR是否有助于检测可疑肺结核的研究，尤其是针对于儿童。临床上疑似肺结核儿童的侧位CXR投影非常重要，它显示增大淋巴结的检测敏感性增加1.8%，特异性增加2.5%。侧位CXR投影提供胸腔、胸膜、肺、心包、心脏、纵隔和上腹部有价值的空间诊断信息。此外，具有内置自我注意机制的视觉变压器（vision transformer，ViT）最近已经成为传统CNN的可行替代方案。尽管ViT在多个医学图像分析任务中表现出显著性能，但CNN和ViT模型在性能和计算效率方面存在潜在的局限性，故需要进行综合分析，以选择适合研究问题的模型。Rajaraman等[5]研究利用构建CNN和ViT模型的集合来识别侧位CXR图像中肺结核的特征。利用从2个大型公共数据集中提取的侧位CXR数据（CheXpert CXR数据集和PadChest CXR数据集），对多个模型进行训练以传递模态特定知识并进行微调，以识别肺结核的特征。结果发现，与单个模型和其他集合模型相比，使用序列最小二乘二次规划方法计算的最优权重，对CNN和ViT模型的预测进行加权平均获得了显著优越的性能（*MCC*：0.8136，95%*CI* 0.7394～0.8878，$P<0.05$）。文中还分别描述并解释了CNN和ViT模型使用的类别选择相关性图和注意聚焦图，并将它们组合起来，以突出有区别的图像区域，这样有助于最终输出。作者最终得出结论，模型精确性与疾病感兴趣区（region of interest，ROI）定位无关；与单个模型和其他集合模型相比，性能最高的2个模型的“按位和”运算的热图在平均精确性方面［mAP@（0.1 0.6）＝0.1820，95%*CI* 0.0771～0.2869，$P<0.05$］提供了显著优越的ROI定位性能。

结核病被认为是人类面临的最大威胁之一，也是一个死亡率高的严重疾病。通过早期诊断，结核病可以完全治愈。CXR是一种快速、低成本和更简便的早期诊断工具。增强的DL模型实现自动结核病检测，包括预处理、分割、特征提取和分类优化等阶段。Simi等[6]使用自适应模糊C均值（AFCM）聚类对CXR图像进行预处理和分割。然后进行55个特征提取，并将这些特征传输到DL分类器深度信念网络（deep belief network，DBN）。为了提高分类精度并优化DBN，使用元启发式优化自适应帝王蝶算法（adaptive monarch butterfly optimization，AMBO）。DBN和AMBO结合可以提高精度，减少误差函数，优化加权参数。该方法的实现在Python平台上进行；DBN-AMBO的总体性能评估是在蒙哥马利国家（MC）数据集和中国深圳（SC）数据集上进行，并根据某些指标与其他方法进行比较，与MC数据集相比，SC数据集获得了更好的准确性（0.992）。这种方法将有助于放射科医师对肺结核进行分类。与其他最先进的方法相比，DBN-AMBO实现了99%的准确性。

二、CT在结核病中的应用

（一）肺结核

结核病通常因不能及时诊断而延误病情，增加患者治疗和康复成本。结核瘤是肺结核治疗后常见的病灶之一，结核瘤在形成后的1～4年很有可能再次激活。Sineglazov等[7]提出一种通过活动性结核瘤病灶评估肺结核活动程度的新方法。开发一种使用特殊算法的CNN集合来处理肺部CT图像的新方法，包括用于信息扫描的初步分割和选择的优化算法、用于细化分割掩模以提高最终精度的新算法，以及用于更多加权活动评估的高效模糊推理系统。该方法还需要基于结核瘤密度测量来进行医学疾病活动性分类。培训样本图像的选择和标记由经验丰富的肺科医师手动完成，这些医师对在药房注册15年的患者进行约9000次肺部CT扫描。该方法的第一个基本步骤是开发用于预处理肺部CT扫描的算法，它包括肺内区域的分割，其中包含血管、支气管和肺壁，可以检测向内生长的结核瘤复杂患者。为了最小化计算成本，通过微调的MobileNetV2模型选择信息性肺部扫描，即那些可能包含结核瘤层面的图像进行扫描。主要的处理步骤是结核瘤的二进制分割，通过一定的神经网络集成来进行优化的分割。集成规模及其组成的优化是通过计算个体贡献的算法来实现的。使用新的有效启发式度量对算法进行修改，从而提高该算法的性能。Sineglazov等开发了一种特殊的算法，用于分割步骤中获得的结核瘤掩模的后处理。这一步骤的目标是改进计算出的结核瘤物理位置的掩模。该算法包括从扫描上的噪声形成中清除掩模，以及扩展掩模区域以最大限度捕获结核瘤定位区域。Sineglazov等还开发了一个简化的模糊推理系统，以提供更准确疾病活动程度的最终计算。该系统的准确性也在独立患者样本上进行了测试，显示疾病活动的计算正确率超过96%，证实了将该系统引入临床实践的有效性和可行性。Sineglazov等认为根据所提出的方法开发的诊断系统建议将可用资源引入临床实践，以提高在不同阶段检测结核病活动的效率和准确性，从而加快结核病治疗过程。

由于与年龄相关的免疫抑制导致内源性再激活，或免疫抑制剂及生物制剂使用次数增加，老年人有患继发性肺结核的风险。胸部CT具有比CXR更准确地检测钙化的优势。尽管已知长期结核病感染会导致肺部钙化，但肺内钙化与γ干扰素释放试验（IGRA）结果之间的关系尚未完全阐明。为了评估胸内钙化与IGRA结果之间的关系，Yamatani等[8]回顾性分析同时接受CXR、胸部CT和IGRA检查的患者。排除诊断为活动性结核病（ATB）、有ATB治疗史及结核分枝杆菌潜伏感染（LTBI）患者。使用二分类Logistic回归分析CXR图像或CT显示的钙化与IGRA结果之间的相关性。结果显示，在574例患者中，38例（7%）患者的IGRA结果为阳性。与IGRA阴性患者相比，IGRA阳性患者的年龄明显更大，合并症比例更高，并且有肺结核暴露史。胸部CT显示，IGRA阳性患者更容易观察到肺内和纵隔淋巴结钙化；而IGRA阳性和阴性患者在CXR图像上肺野钙化的比例无显著差异。在多变量分析中，胸部CT上单独的纵隔淋巴结钙化（$aOR = 3.82$，95%*CI* 1.76 ～ 8.26）以及综合的肺野和纵隔淋巴结钙化（$aOR = 4.12$，95%*CI* 1.51 ～ 11.76）与IGRA阳性结果独立相关。Yamatani等认为胸部CT发现纵隔淋巴结钙化，伴或不伴肺内钙化，均与IGRA阳性结果相关，但与结核暴露史无关。当胸部CT观察到纵隔钙化淋巴结时，可怀疑有过结核感染，包括结核病密切接触史但未发病和LTBI。

亚临床（无症状）肺结核是一种所知甚少的发生在结核感染和有症状肺结核之间的中间状态。它被定义为由于活的结核分枝杆菌（MTB）感染而导致的疾病状态，该状态不会出现结核病相关症状，但使用现有影像学或微生物学分析进行检测可发现其他异常。鉴于此类患者在诊断和治疗前可能会继续与他人正常互动较长时间，因此，其对公共卫生的影响非常重要。Lau等[9]试图描述和比较亚临床肺结核在CXR和CT上的主要影像学特征频率，并解释临床和公共卫生相关性的差异。收集2005—2020年亚临床肺结核患者的CXR和CT图像，2名放射科医师独立对其胸部和颈部情况进行重新阅片和诊断，并由第3名医师仲裁不一致的诊断。296例亚临床患者收集了286个（96.6%）CXR图像和94 个（32.9%）CT图像。CT图像的肺部空洞是CXR的4.77倍（95%*CI* 1.95 ～ 11.66），支气管内扩张是CXR的19.36倍

（95%*CI* 8.05～46.52），中度/晚期实质疾病是CXR的3.23倍（95%*CI* 1.66～6.30）。Lau等认为，CXR在亚临床肺结核中检测不到关键影像学特征的可能性相当大，这可能会对公共卫生和治疗产生影响。

支气管色素沉着纤维化（bronchial anthracofibrosis，BAF）是一种通过支气管镜诊断的疾病，表现为支气管狭窄、近端气道狭窄或闭塞，与色素沉着相关，可伴有职业性粉尘接触史。据报道，BAF与肺结核有重要关系，并且肺结核和BAF的共存率很高。Jung等[10]研究是否有潜在BAF的肺结核CT特征的差异，回顾性分析202例接受支气管镜检查和CT检查的肺结核患者。根据是否有BAF将患者分为BAF组和非BAF组，并比较两组之间的临床病理结果。老年和女性患者在BAF组中明显比非BAF组更多［平均年龄（79±7）（64～94）岁 *vs.*（56±17）（16～95）岁，*P*＜0.001；女性89% *vs.* 29%，*P*＜0.001］。肺不张内低密度区或局部突出（64% *vs.* 1%，*P*＜0.001）、肺下叶分布为主（43% *vs.* 9%，*P*＜0.001）、支气管内膜受累（46% *vs.* 15%，*P*＜0.001）和淋巴结病（57% *vs.* 28%，*P*＝0.002）的发生率在BAF组中明显较高。相比之下，BAF组上叶病灶分布（32% *vs.* 81%，*P*＜0.001）和肺空洞（14% *vs.* 51%，*P*＝0.001）的发生率较低。总而言之，了解BAF存在下肺结核的非典型表现将有助于早期发现肺结核。

DL为医疗保健行业提供了以超常速度分析数据的能力，且并未降低准确性。这些技术适用于医疗领域，以实现准确、及时的预测。CNN是一类DL方法，已在各种计算机视觉任务中占据主导地位，并吸引了包括影像学在内多个领域的兴趣。肺结核、细菌性肺炎、病毒性肺炎和新型冠状病毒感染等肺部疾病都无法准确预测诊断，因为这些肺部疾病的样本很少。使用CXR或CT图像可以很容易地诊断这些疾病。但每种疾病的可用图像数量不尽相同，导致输入数据的不平衡性。当使用少量新型冠状病毒感染数据样本进行训练时，传统的监督机器学习方法无法实现更高的精度。Venkataramana等[11]利用图像数据增强，通过在数据集中创建图像的修改版本来人为扩展训练数据集的大小。在训练深度神经网络时，数据增强有助于减少过度拟合。合成少数过采样技术（SMOTE）算法可平衡这些不同分类的数据。Venkataramana等研究的创新之处在于，在对肺结核、肺炎和新型冠状病毒感染进行分类之前应用组合数据增强和类别平衡技术。训练模型后，使用拟议的多级分类获得的分类准确率非常高，对结核和肺炎分类准确性高达97.4%，对细菌、病毒和新型冠状病毒感染分类准确性为88%。与该研究领域的现有方法相比，Venkataramana等提出的多级分类方法的分类精度提高了8%～10%。它可以用于不断增长的医学数据中，并在更短时间内以更高的准确性对肺部疾病及其子类型进行分类。

（二）肺外结核

结核性中耳炎是肺外结核（extrapulmonary tuberculosis，EPTB）中的一种罕见疾病，主要表现为复杂的乳突结核（tuberculous mastoiditis，TBM）。这种并发症在儿童中很少见，即使在结核病流行地区也是如此，但需要及早发现，因为延误诊断和治疗可能导致严重的疾病。Din等[12]总结了该病患者的临床特征，以提高对该病的认识，并强调与诊断和管理相关的基础知识。回顾性分析过去5年在南非开普敦红十字战争纪念儿童医院就诊的5例TBM患儿的临床和影像学资料，收集患儿的症状、病程、检查和管理信息。结果显示，所有患儿均在5岁以下，具有典型急性细菌性乳突炎特征。症状平均持续时间为12天（范围为3～30天）。2例患儿已知有结核病接触史，2例患儿肺部受累，1例患儿患有粟粒性肺结核。所有患儿的颞骨CT均显示岩部乳突和脱钙听骨的广泛骨质破坏，3例患儿出现病灶向颅内蔓延，4例患儿听力损失30～83 dB。所有患儿的乳突标本均出现坏死性肉芽肿性炎症。通过GeneXpert PCR（2例）、齐-内染色（1例）或结核培养（2例阳性）进行确诊。术后1例听力正常，2例轻度传导性听力损失，1例轻-中度传导性听力损失，1例重度听力损失。结核性中耳炎诊断和治疗的延迟将导致明显的骨质破坏和听力损失。在结核病流行环境中，组织学上有典型表现和坏死性肉芽肿性炎症的儿童应考虑立即开始抗结核药物治疗，同时等待确诊，从而避免乳突切除。

肝结核（hepatic tuberculosis，HTB）是一种罕见疾病，在临床影像学上类似于肿瘤性肝病变，易导致误诊，甚至进行不必要的手术。Kale等[13]分析10年来在转诊癌症中心诊断的43例HTB患者，记录其临床数据和治疗。结果显示，这些患者中位年龄为46岁，女性占多数（58%）。28%的患者在先前癌症的监测成像期间意外诊断为HTB。出现体征（31/43，72%）、腹痛（25/43，58%）、发热（12/43，28%）、肝大（22/43，51%）、碱性磷酸酶升高（34/43，79%）、转氨酶升高（18/43，42%）和低蛋白血症（19/43，45%）是患者常见特征。所有患者HIV血清学结果为阴性，肿瘤标志物正常。22例（52.5%）患者有肝单发性病变，28例（65%）患者有多发性病变且病灶＞2 cm。B型超声显示33例患者中有31例为低回声病变。CT显示为低密度病变（43/43，100%）伴有轻度周边强化（32/43，74%）。钙化（5/43，12%）和假包膜（8/43，19%）并不常见。7例患者的MRI表现为T_1低信号，T_2高信号，弥散受限。病理组织学显示肉芽肿性炎症（42/43，97.5%）、朗格汉斯细胞（41/43，95%）和干酪样坏死（35/43，85%）。抗酸染色和PCR阳性并不常见。20例患者（46.5%）有肝外器官受累20例。HTB类似胆管癌（25/43，58%）、肝转移（11/43，26%）和淋巴瘤（3/43，7%）。6例患者在没有进行术前活检的情况下被判断为癌症接受了肝切除术。所有患者均接受抗结核药物治疗，37例有临床放射反应，3例死亡，3例失访。HTB罕见，临床影像学上表现可类似恶性肿瘤。多期CT显示钙化和假包膜可能有助于区分HTB和肝恶性肿瘤。如肿瘤标志物正常，诊断通常需要依靠组织病理学。临床需要高度警惕HTB以避免不必要的手术。

腹膜结核很难诊断，因其表现为与腹膜癌相似的症状。Sohail等[14]为了确定CT在鉴别腹膜结核和腹膜癌中的诊断准确性，采用卡方检验对124例患者的影像学表现进行相关性分析，其中包括腹膜癌（55例）或腹膜结核（69例）。以组织病理学为“金标准”，测定CT成像的敏感性、特异性、阳性和阴性预测值，以及总诊断准确性。按年龄（＞40岁和≤40岁）和性别（男性和女性）进行亚分组。结果显示，研究人群的平均年龄为（44.1±13.2）岁，其中男性61例（49.2%），女性63例（50.8%）。在腹膜癌和腹膜结核中，最常见的影像学表现是网膜显示模糊（分别为90.9%和89.9%）；其次是腹膜癌患者出现腹膜外肿块（81.8%），腹膜结核患者出现微结节（88.4%）。腹膜癌组和腹膜结核组患者的CT表现显著不同，还有高密度腹水、脾钙化、脾大、淋巴结钙化、微小结节和巨大结节。CT对腹膜结核与腹膜癌的鉴别诊断准确率为83.8%；对诊断腹膜结核的敏感性和特异性分别为88.4%和78.2%。亚组结果分析显示，CT可能是预测女性患者和40岁以上患者腹膜结核更特异的诊断工具。

女性生殖器结核（female genital tuberculosis，FGTB）是发展中国家女性不孕的常见原因。FGTB可表现为月经紊乱、不孕和盆腔肿块。Sharma等[15]为了评价CT在诊断FGTB伴输卵管、卵巢（附件）肿块中的作用，进行了一项为期4年（2015年7月至2019年8月）的前瞻性研究。根据综合参考标准［显微镜/培养/子宫内膜活检评估抗酸杆菌（acid-fast bacillus，AFB）检测、基因检测、子宫内膜活检上皮样肉芽肿/腹腔镜下FGTB的发现或确定］诊断的FGTB患者共75例。所有患者均进行详细病史询问、临床检查、基线调查和子宫内膜活检。在综合临床检查和实验室检查中，对患有不孕、输卵管卵巢肿块的患者进行CT扫描，共评估33例患者。结果显示，平均年龄为（27.5±4.2）岁，BMI为（22.7±3.6）kg/m^{2}产次为（0.27±0.13），结核触史为44.4%。72.72%的患者为原发性不孕，27.23%的患者为继发性不孕。患者平均病程为5.8年。45.45%的患者出现月经紊乱。33例（100%）患者均出现腹部不适、疼痛和肿块。腹部肿块4例（12.12%），附件肿块33例（100%）［单侧18例（54.54%），双侧15例（45.45%）］。第1小时平均红细胞沉降率（erthrocyte sedimentation rate，ESR）为33.4 mm，平均白细胞计数为（6128±2854）个/mm^3。14例（42.82%）患者出现感染性结核菌素皮内试验（＞10 mm）阳性，9例（27.27%）出现CXR异常。AFB显微镜或子宫内膜活检培养阳性5例（15.15%），基因检测阳性6例（18.18%），PCR阳性32例（96.96%），子宫内膜活检上皮样肉芽肿7例（21.21%）。15例（45.45%）患者明确发现结核，18例（54.54%）患者可能发现结核。CT表现为盆腔肿块33例（100%）、单侧盆腔肿物18例（54.54%）、双侧盆腔肿物15例（45.45%）、囊性肿块8例（24.2%）、实性肿块7例（21.2%）、混合性肿块18例（54.54%）、多房干酪样坏死强化肿块4例（12.12%）、腹水14例（42.4%）、腹膜增厚强化14例（42.42%）、结节8例（24.2%）、肿块光滑6例（18.18%）、盆腔粘连6例（18.18%）、淋巴结肿大8例（24.3%）、淋巴结钙化3例（9.09%）、中央坏死17例（51.5%）；其他CT表现为肠壁增厚和强化4例（12.12%）、HTB 1例（3.03%）、脾结核1例（3.03%）、网膜增厚3例（9.09%）、网膜钙化1例（3.03%）。CT在诊断结核性输卵管、卵巢肿块方面是一种有用的诊断方法，有助于避免不必要的手术。

肠道结核（intestinal tuberculosis，ITB）由于确定性诊断试验的敏感性差而难以诊断。ITB可能与伴发的肺结核有关，后者可能在CXR图像上难以发现。胸部对比增强计算机断层扫描（contrast enhanced computed tomography，CECT）比CXR更敏感，可检测实质性病变和纵隔病变，提示活动性肺结核。Kedia等[16]为了评估CECT在检测活动性肺结核患病率和提高可疑ITB患者诊断率方面的作用，回顾性收集2016年2月至2018年10月疑似ITB（n＝200）中接受过胸部检查（n＝88）且随访时间＞1年的患者。ITB诊断特征为存在干酪样肉芽肿、活检中MTB抗酸染色或培养阳性、CT肠系膜造影中坏死淋巴结或抗结核药物治疗反应阳性。CECT诊断活动性肺结核的表现为存在肺小叶中心结节伴或不伴实变/粟粒性结节/厚壁空洞/纵隔增大坏死的淋巴结。结果显示，88例患者中有65例［平均年龄（33.8±12.8）岁；47.7%为女性］最终被诊断为ITB（活检4例为干酪样肉芽肿，CT肠系膜造影12例为坏死淋巴结，1例两者皆有，48例对抗结核药物治疗有反应），23例被诊断为克罗恩病。有25例胸部CECT发现活动性肺结核，其中有5例患者伴有坏死的腹部淋巴结。克罗恩病患者没有坏死的腹部淋巴结或活动性肺结核。胸部CECT将ITB诊断的敏感性从26.2%提高到56.9%，显著提高了疑似ITB患者确诊的敏感性。

三、MRI在结核病中的应用

中枢神经系统结核病是神经系统感染的主要原因之一，尤其是在南亚等结核病流行地区。尽管在微生物分离培养方面取得了进展，但只有1/3被诊断为中枢神经系统结核病的患者最终确诊。神经垂体亮点（posterior pituitary bright spot，PPBS）是指脑MRI中神经垂体T_1高信号区。80%～90%的健康儿童和成人都有这种现象。在患有中枢神经系统结核病的儿童中，近50%的患儿缺乏PPBS。这一发现尚未在成人中描述。Smitesh等[17]为了寻找MRI中PPBS的缺失及其与中枢神经系统结核病的关系，对中枢神经系统结核病患者与正常受试者对照组之间缺乏PPBS的患病率进行研究。这是一项回顾性病例对照研究，对100例中枢神经系统结核病患者和200例MRI脑正常志愿者的对照组（比例为1∶2）进行研究。MRI图像以随机、顺序、双盲法由放射科医师进行分析并报告是否存在PPBS。对数据进行分析，以寻找PPBS缺失与中枢神经系统结核病的关联。结果发现，PPBS的缺失［病例组（47%）*vs.* 对照组（8.5%）］与中枢神经系统结核病显著相关（$OR = 7.90$，95%*CI* 4.04～15.44，$P < 0.0001$）。特异性、敏感性、阳性预测值和阳性似然比分别为91.5%、47%、73.4%和5.53%。在中枢神经系统结核病的诊断中，把缺乏PPBS作为额外的影像学特征，可将诊断敏感性从77%提高到84%。PPBS的缺失与中枢神经系统结核病显著相关，可能是中枢神经系统结核病的相对简单的诊断辅助手段。

Parihar等[18]报道基于^{1}H核磁共振（nuclear magnetic resonance，NMR）的代谢组学在结核性脑膜炎中的潜在作用，并将重要代谢产物与临床影像学参数相关联。研究纳入43例结核性脑膜炎患者，根据脑膜炎严重程度被分为Ⅰ～Ⅲ级。经MTB培养或抗酸染色阳性的患者确诊为结核性脑膜炎。对患者脑脊液进行基于^{1}H-NMR的代谢组学研究，并与健康对照组对比。根据改良的Rankin表，3个月时的结果被定义为死亡、差和好。比较结核性脑膜炎组和对照组之间的代谢产物，并与MRI结果相关联。结果发现，约11种代谢产物对区分结核性脑膜炎和对照组有重要意义。与对照组相比，结核性脑膜炎中乳酸、谷氨酸、丙氨酸、精氨酸、2-羟基异丁酸盐、甲酸盐和乌头酸盐浓度升高，葡萄糖、果糖、谷氨酰胺和肌醇浓度下降。为了区分结核性脑膜炎与对照组，使用这些有意义的代谢物生成的受试者工作特征（ROC）曲线AUC为0.99（95%*CI* 0.96～1.00），表明这些代谢物能以良好的敏感性和特异性对疾病进行分类。脑脊液中乳酸浓度与血红蛋白、脑脊液葡萄糖水平，以及梗死相关。基于NMR的脑脊液代谢组学在区分结核性脑膜炎和对照组中具有潜在作用。

相位对比磁共振成像（phase-contrast magnetic resonance imaging，PC-MRI）是一种基于梯度的序列，已被用于研究中脑导水管中各种脑脊液相关疾病的脑脊液动力学。Ashta等[19]利用PC-MRI定性和定量分析结核性脑膜炎患者的中脑导水管的脑脊液动力学。收集30例临床诊断为结核性脑膜炎的患者，平均年龄24岁（12～60岁），采用回顾性心脏门控的PC-MRI研究脑脊液动力学变化。同时纳入30例年龄和性别与之匹配的健康志愿者作为比较和参考。通过在垂直于机床的轴向平面上采集扫描进行流量定量。在中矢状面进行面内相位对比扫描作为定性检查。编码方向保持在头尾方向。计算参数为峰值流速（cm/s）、平均流速（cm/s）、平均流量（ml/s）、净前向体积（ml）和每搏输出量（μl）。结果显示，在2例脑积水患者中，脑脊液流量的正常正弦波形消失。与健康志愿者和无脑积水患者相比，结核性脑膜炎脑积水患者的脑脊液流量参数差异显著。PC-MRI是分析结核性脑膜炎患者脑脊液动力学变化的敏感技术，是对结核性脑膜炎患者扫描成像的一个有用辅助手段，可提取有关脑脊液流量的定性和定量信息，用于综合评估。

Naselli等[20]对MRI结果和流行病学数据是否有助于区分结核性椎间盘炎和化脓性椎间盘炎进行评估，分析260例疑似椎间盘炎患者的临床资料。根据以下入选标准选择患者：确诊为化脓性细菌或MTB所致椎间盘炎，并在治疗前进行对比增强MRI检查。收集每一例患者年龄、性别和原籍国等临床数据。对于每例患者的MRI图像，由2名肌肉骨骼放射科医师分析MRI特征。卡方检验和多元逻辑回归用于寻找结核性椎间盘炎或化脓性椎间盘炎的最佳预测因子。结果发现，研究共纳入114例患者，其中结核性椎间盘炎30例，化脓性椎间盘炎84例。共发现18个MRI特征，且两组之间有显著性差异。其中，与结核性椎间盘炎最密切相关的特征为T_1WI上的椎体信号不均匀（$OR=205.759$，$P<0.001$）、硬膜外脓肿（$OR=86.221$，$P<0.001$）、严重的椎体骨质破坏（$OR=10.017$，$P<0.001$）和无硬膜外积液（$OR=86.221$，$P<001$）。此外，来自结核病发病率高国家的患者比其他患者的结核性椎间盘炎表现更明显（$OR=229.136$，$P<0.001$）。最佳预测模型的准确性为94.7%。MRI特征和流行病学数据对这2种疾病的鉴别诊断至关重要，尤其是当病原体无法用其他方式明确识别时。

在常规MRI方面，结核性和恶性脊柱病变的影像学特征有许多类似的表现。Verma等[21]进行一项前瞻性研究，对动态增强（dynamic contrast-enhanced，DCE）MRI灌注参数在鉴别脊柱恶性肿瘤和脊柱结核中的作用进行评价。招募有脊柱损伤临床表现或影像学表现的患者。静脉注射0.1 mmol/kg的钆戊酸二甲基葡萄糖胺后，使用三维容积式插入法屏气检查（volumetric interpolated breath-hold examination，VIBE）序列对脊柱进行DCE-MRI。使用Tofts模型计算DCE参数，参数包括转移常数（Ktrans）、速率常数（kep）、血管外细胞外容积分数（ve）和曲线下初始面积（iAUC）。按病变类型（结核/恶性）比较每个灌注参数的平均值，并进行ROC曲线分析。结果显示，在45例患者中，可确认35例患者的组织学/细胞学诊断，其中19例为结核性病变，16例为恶性病变。恶性病变中kep（/min）的平均值（±标准差）（2.89±3.3）显著高于结核性病变（0.81±0.19），而恶性病变中ve［（0.27±0.13）ml/g］显著低于良性病变［（0.47±0.12）ml/g］。kep≥1.17/min对恶性疾病的诊断敏感性为93.8%，特异性为100%，诊断准确性为94.4%。高kep是脊柱恶性病变的最佳预测指标。建议kep阈值设置为≥1.17 /min，在识别恶性病变方面具有较高的诊断准确性。

脊髓可通过多种方式受到结核病的影响，结核性脊髓炎或因结核引起的脊髓炎症被认为是一种罕见疾病。Khan等[22]进行一项前瞻性研究，旨在前瞻性地评估结核性脊髓炎患者，以分析结核性脊髓炎与其他脊髓炎的区别。纳入表现为肢体麻痹/四肢麻痹并且MRI显示为脊髓炎的患者，所有患者均接受临床、神经影像学和实验室检查。如果脑脊液GeneXpert试验阳性，则确诊为结核性脊髓炎。如果身体其他部位有结核病的证据且抗结核治疗有效，则临床可诊断为结核性脊髓炎。患者接受甲泼尼龙和抗结核药物治疗，并对其随访6个月。比较结核性脊髓炎和其他脊髓炎的临床、实验室和神经影像学参数及治疗反应。使用BenjaminiHochberg程序调整P值以控制误诊率。该研究共招募52例患者，其中结核性脊髓炎18例（34.6%）。头痛（$P=0.018$）在结核性脊髓炎中明显更常见。结核性脊髓炎患者的脑脊液蛋白（$P<0.001$）和细胞计数（$P<0.001$）较其他脊髓炎患者较高。在MRI上，长

节段横贯性脊髓炎在结核性脊髓炎中很常见。结核性脊髓炎的其他常见影像学特征包括脊膜强化（14/18，77.8%）、神经根增粗（3/18，16.7%）、脊髓空洞（3/18，16.7%）、蛛网膜炎（3；16.7%）和伴随的脊柱结核瘤（2/18，11.1%）。结核性脊髓炎患者对治疗的反应较好（$P=0.025$）。结核性脊髓炎约占所有脊髓炎患者的35%，属于结核高发区。头痛、脑脊液蛋白显著升高和脊膜强化是其显著特征。结核性脊髓炎患者对皮质类固醇的治疗反应良好。

四、PET/CT在结核病中的应用

正电子发射计算机体层显像（positron emission tomography/computed tomography，PET/CT）通过一系列放射性药物对于感染和炎症诊断已见成效。特别是结核病的PET/CT，通过深入了解结核病微环境中的分子过程，可更好地理解这种复杂疾病。肺结核病变是缺氧的，故研究主要集中在缺氧应激下发生的细胞过程。随着寻求缺氧的PET/CT放射性药物的发展，Bresser等[23]提出可使用锗-68/镓-68（^{68}Ge/^{68}Ga）进行标记，来实现肺结核缺氧成像的概念证明。10例确诊为肺结核的患者在静脉注射2～5mCi（74～185 MBq）^{68}Ga-硝基咪唑后60～90 min进行全身PET/CT。患者未口服或静脉注射造影剂。对肺部^{68}Ga摄取异常的图像进行视觉和半定量评估。结果显示，共发现28个显示缺氧摄取的病变。肺部结节、实变、空洞和积液中可见低至中度摄取。病变的平均标准摄取值（mean standard uptake value，SUV_{mean}）为0.47（$IQR=0.32$～0.82），最大标准摄取值（maximum standard uptake value，SUV_{max}）为0.71（$IQR=0.41$～1.11）。病灶与肌肉的比值（中位数为1.70；$IQR=1.15$～2.31）高于左心室和主动脉病灶与血液的比值。随着独特的HDT的发展，调节氧水平可通过结核病病灶细胞重组以克服缺氧来改善治疗结果。Bresser等的研究表明，可使用^{68}Ga-硝基咪唑PET/CT对肺结核病灶的缺氧进行成像和量化，估计低氧负荷，为结核病患者制定个性化的治疗计划。

PET与CT相结合，可对肺结核进行结构和代谢评估，是了解其发病机制的一种极好的非侵入性方法。用^{68}Ga标记的DOTATOC（^{68}Ga-DOTATOC）可与活化巨噬细胞和淋巴细胞中存在的生长抑素受体结合，这些细胞在肺结核发病机制中起着基础作用。Rosado-de-Castro等[24]描述^{68}Ga-DOTATOC在活动性原发性肺结核免疫功能正常患者胸部淋巴结（lymph node，LN）和肺部病变（pulmonary lesion，PL）中的摄取分布和模式，分析LN/PL的相对摄取，并比较^{68}Ga-DOTATOC和^{18}F-FDG这2种示踪剂的摄取。PL和LN中的摄取均较高，^{68}Ga-DOTATOC的LN/PL比例较高（$P<0.05$）。考虑到免疫活性正常患者的LN研究甚少，^{68}Ga-DOTATOC有助于理解肺结核的复杂免疫发病机制。

脊柱结核由于其高流行率和终身残疾，对全球卫生保健构成了巨大负担。由于该病表现缺乏特异性，临床表现不典型，影像学表现较轻微，生化标志物变化微小，诊断脊柱结核具有挑战性，并会导致误诊和诊断延误。^{18}F-FDG PET/CT可量化炎症细胞代谢活性，故其在结核病等感染性和炎症性疾病的诊断中发挥着重要作用。Rai等[25]进行了一项非随机研究，前瞻性地研究^{18}F-FDG PET/CT的序列成像特性，并评估FDG PET在脊柱结核抗结核药物治疗中的作用。纳入25例临床检查和影像学检查疑似但经病理证实的脊柱结核患者。在开始抗结核药物治疗之前，对患者进行预处理增强全身FDG PET扫描，随后在第6个月、第12个月和第18个月进行扫描。计算SUV_{max}，并比较SUV_{max}的平均变化。SUV_{max}的平均变化与临床病理学改善相关。结果显示，^{18}F-FDG PET/CT扫描可帮助识别脊柱外和非传染性感染。在25例脊柱结核患者中，病变的SUV_{max}范围为6.3～28.5（平均14.8）。尽管接受了抗结核药物治疗，但仍有2例患者病情进展（他们有神经功能障碍），并且这2例患者的SUV_{max}水平均增加。治疗过程中SUV_{max}的下降具有统计学意义（$P<0.05$），并与临床改善密切相关。炎性细胞显示^{18}F-FDG的摄取增加，因此，放射性示踪剂的摄取可定位并量化疾病活动。^{18}F-FDG PET/CT作为一种敏感的非侵入性方法在脊柱结核的检测、分期、评估疾病活动、监测治疗和决定终止治疗方面具有很好的前景。

（侯代伦　常蕴青　唐神结）

参考文献

[1] ORIEKOT A，SEREKE S G，BONGOMIN F，et al. Chest X-ray findings in drug-sensitive and drug-resistant pulmonary tuberculosis patients in Uganda [J]. J Clin Tuberc Other Mycobact Dis，2022，27：100312.

[2] KARKI M，KANTIPUDI K，YANG F，et al. Generalization challenges in drug-resistant tuberculosis detection from chest X-rays [J]. Diagnostics（Basel），2022，12（1）：188.

[3] HUANG C C，TAN Q，BECERRA M C，et al. The contribution of chest radiography to the clinical management of children exposed to tuberculosis [J]. Am J Respir Crit Care Med，2022，206（7）：892-900.

[4] TAVAZIVA G，MAJIDULLA A，NAZISH A，et al. Diagnostic accuracy of a commercially available，deep learning-based chest X-ray interpretation software for detecting culture-confirmed pulmonary tuberculosis [J]. Int J Infect Dis，2022，122：15-20.

[5] RAJARAMAN S，ZAMZMI G，FOLIO L R，et al. Detecting tuberculosis-consistent findings in lateral chest X-rays using an ensemble of CNNs and vision transformers [J]. Front Genet，2022，13：864724.

[6] SIMI MARGARAT G，HEMALATHA G，MISHRA A，et al. Early diagnosis of tuberculosis using deep learning approach for IOT based healthcare applications [J]. ComputIntell Neurosci，2022，2022：3357508.

[7] SINEGLAZOV V，RIAZANOVSKIY K，KLANOVETS A，et al. Intelligent tuberculosis activity assessment system based on an ensemble of neural networks [J]. Comput Biol Med，2022，147：105800.

[8] YAMATANI I，KOMIYA K，SHUTO H，et al. Correlation between tuberculosis-specific interferon-γ release assay and intrathoracic calcification：A cross-sectional study [J]. PLoS One，2022，17（7）：e0270785.

[9] LAU A，LIN C，BARRIE J，et al. A comparison of the chest radiographic and computed tomographic features of subclinical pulmonary tuberculosis [J]. Sci Rep，2022，12（1）：16567.

[10] JUNG M K，LEE S Y，KO J M. The atypical manifestation of pulmonary tuberculosis in patients with bronchial anthracofibrosis [J]. J Clin Med，2022，11（19）：5646.

[11] VENKATARAMANA L，PRASAD D V V，SARASWATHI S，et al. Classification of COVID-19 from tuberculosis and pneumonia using deep learning techniques [J]. Med Biol Eng Comput，2022，60（9）：2681-2691.

[12] DIN T F，FAGAN J J，PEER S. Profile of paediatric tuberculosis mastoiditis - a case series[J]. S Afr J Surg，2022，60(1)：62-66.

[13] KALE A，PATIL P S，CHHANCHURE U，et al. Hepatic tuberculosis masquerading as malignancy [J]. Hepatol Int，2022，16（2）：463-472.

[14] SOHAIL A H，KHAN M S，SAJAN A，et al. Diagnostic accuracy of computed tomography in differentiating peritoneal tuberculosis from peritoneal carcinomatosis [J]. Clin Imaging，2022，82：198-203.

[15] SHARMA J B，MANCHANDA S，JAISWAL P，et al. Computed tomographic findings in female genital tuberculosis

tubo-ovarian masses [J]. Indian J Tuberc, 2022, 69 (1): 58-64.

[16] KEDIA S, SHARMA R, VUYYURU S K, et al. Addition of computed tomography chest increases the diagnosis rate in patients with suspected intestinal tuberculosis [J]. Intest Res, 2022, 20 (2): 184-191.

[17] SMITESH G G, MANNAM P, KUMAR V, et al. Absence of posterior pituitary bright spot in adults with CNS tuberculosis: A case-control study [J]. PLoS One, 2022, 17 (10): e0275460.

[18] PARIHAR R, SHUKLA R, BAISHYA B, et al. NMR based CSF metabolomics in tuberculous meningitis: correlation with clinical and MRI findings [J]. Metab Brain Dis, 2022, 37 (3): 773-785.

[19] ASHTA A, PRAKASH A, DIXIT R, et al. Cerebrospinal fluid flow analysis in tuberculous meningitis using phase contrast technique on 3 tesla MRI: a new paradigm and our initial experience [J]. Neurol India, 2022, 70 (3): 1025-1031.

[20] NASELLI N, FACCHINI G, LIMA G M, et al. MRI in differential diagnosis between tuberculous and pyogenic spondylodiscitis [J]. Eur Spine J, 2022, 31 (2): 431-441.

[21] VERMA M, SOOD S, SINGH B, et al. Dynamic contrast-enhanced magnetic resonance perfusion volumetrics can differentiate tuberculosis of the spine and vertebral malignancy [J]. Acta Radiol, 2022, 63 (11): 1504-1512.

[22] KHAN M I, GARG R K, RIZVI I, et al. Tuberculous myelitis: a prospective follow-up study[J]. Neurol Sci, 2022, 43(9): 5615-5624.

[23] BRESSER P L, SATHEKGE M M, VORSTER M. PET/CT features of a novel gallium-68 labelled hypoxia seeking agent in patients diagnosed with tuberculosis: a proof-of-concept study [J]. Nucl Med Commun, 2022, 43 (7): 787-793.

[24] ROSADO-DE-CASTRO P H, PEREIRA-DE-CARVALHO T, MENNA BARRETO M, et al. Comparison of ^{68}Ga-DOTATOC and ^{18}F-FDG thoracic lymph node and pulmonary lesion uptake using PET/CT in postprimary tuberculosis [J]. Am J Trop Med Hyg, 2022, 106 (5): 1340-1344.

[25] RAI A, DAHUJA A, CHOUDHARY R, et al. Sequential imaging characteristics and potential role of F18 fluorodeoxyglucose positron emission tomography/CT in the evaluation of treatment response in cases of spinal tuberculosis without neurological involvement: results from a pilot study [J]. Cureus, 2022, 14 (6): e26065.

第十章　结核病免疫学诊断

结核病是危害人类健康的重大公共卫生问题之一。WHO报告显示，全球每年新发结核病患者超过1000万人，同时有近160万患者死于结核病。如何早期诊断结核病患者，对于提高患者预后、有效控制结核病在人际间的传播具有重要意义。然而，基于培养或分子生物学（如GeneXpert MTB/RIF）对少菌结核病患者的诊断敏感性较低，基于免疫学的生物标志物可提高结核病的诊断能力。宿主从感染结核分枝杆菌（MTB）到病情进展为活动性结核病（ATB）的过程中，有多种免疫细胞参与抗结核免疫应答，释放出不同的细胞因子和趋化因子。结核病免疫学诊断基于结核病的免疫特点研发出多种诊断方法或生物标志物，从100多年前结核菌素皮肤试验（TST）诞生，到2011年WHO正式推荐γ干扰素释放试验（IGRA）用于结核病诊断，结核病的免疫学诊断相关研究已有上百年的历史。现将2022年国外结核病免疫学诊断相关研究进展综述如下。

一、γ干扰素释放试验

目前，基于IGRA的检测方法是诊断结核感染的“金标准”。2011年，WHO出版了IGRA技术在中、低收入国家（LMIC）应用指南，推荐2种结核感染诊断的IGRA方法，包括基于血液的Qiagen公司的QuantiFERON®-TB Gold test（QFT-G）和QuantiFERON-TB Gold In-Tube test（QFT-GIT），以及Oxford公司的基于免疫T细胞T-SPOT.TB技术。IGRA已成为目前世界上应用最广泛的结核感染诊断技术。

（一）诊断活动性结核及其影响因素

Fukushima等[1]首次对QIAreachTM QuantiFERON-TB（QIAreach QFT）与QuantiFERON-TB Gold Plus试验（QFT-Plus）进行结核病诊断的临床评估。评估QIAreach QFT诊断ATB敏感性，并初步评估QIAreach QFT在免疫缺陷人群中的诊断表现。QIAreach QFT是检测在ESAT-6和CFP-10多肽刺激后的血浆标本中γ干扰素（IFN-γ）的水平。研究共纳入41例肺结核患者和42例健康或低结核风险个体的血浆样本。结果表明，与QFT-Plus相比，QIAreach QFT诊断的敏感性和特异性分别为100%（41/41）和97.6%（41/42），总体一致性为98.8%（82/83）。所有样品均在20 min内完成检测。每个样本的结果出现时间与自然对数尺度下的IFN-γ水平显著相关（$r=-0.913$，$P<0.001$）。7例ATB患者免疫功能低下（CD4＜200/ml），QIAreach QFT检测结果呈阳性。Fukushima等认为，QIAreach QFT提供了一个最小血液样本量（1 ml/受试者）的客观结果，可能是结核病高负担、资源匮乏国家和免疫缺陷患者的一种有效且快速的诊断方法。

Danilo等[2]评价QFT-Plus与前一代IGRA和TST相比在欧洲结核病儿童中的诊断表现。研究由超过300名成员的儿科结核病网络欧洲试验组（ptbnet）收集2009年1月至2019年12月诊断的年龄＜18岁的结核病患者。共纳入来自16个国家的1001例结核病患者［平均年龄为5.6岁（2.4～12.1岁）］，使用QFT- plus检测出358例，QFT- git为600例，T-SPOT.TB为58例，TST为636例。在总的检测敏感性方面，QFT-Plus为83.8%（95%*CI* 80.2%～87.8%），QFT-GIT为85.5%（95%*CI* 82.7%～88.3%），T-SPOT.TB为77.6%（95%*CI* 66.9%～88.3%），TST（临界值≥10 mm）为83.3%（95%*CI* 83.3%～86.2%）。在粟粒性结核病和/或中枢神经系统结核病患者（分别为73.1%、70.9%、63.6%、43.5%）和免疫功能低下患者（分别为75.0%、59.6%、45.5%、59.1%）中的检测敏感性有降低趋势。结果表明，最新一代IGRA检测QFT-Plus在儿童结核病中的表现并不比前一代IGRA或TST更好。总的来说，在中枢神经系统结核病和粟粒性结核病以及免疫功能低下的儿童中，所有检测方法的表现均较差，没有一项具有足够高的敏感性方法可用于疑似结核病儿童的鉴别诊断。

Maria等[3]系统评估了新型基于皮肤的结核病感染检测方法，并与纯化蛋白衍生品-TST或IGRA作对比。该研究回顾了1466篇研究论文，分析纳入HIV感染者、儿童（0～18岁）和结核病暴露人群。在结核病患者和非结核病患者的混合队列中，Diaskintest与IGRA的合并一致性为87.16%（95%*CI* 79.47%～92.24%），与TST-5 mm临界值（TST5 mm）的合并一致性为55.45%（95%*CI* 46.08%～64.45%）。Diaskintest的敏感性为91.18%（95% *CI* 81.72%～95.98%），TST5 mm的敏感性为88.24%（95%*CI* 78.20%～94.01%），IGRA QuantiFERON的敏感性为89.66%（95%*CI* 78.83%～95.28%），T-SPOT.TB的敏感性为90.91%（95%*CI* 79.95%～96.16%）。活动性肺结核患者的C-Tb与IGRA的一致性为79.80%（95%*CI* 76.10%～83.07%），而TST5 mm/15 mm临界值（TST5 mm/15 mm）为78.92%(95%*CI* 74.65%～82.63%)。TST5/15 mm反映了应用分层截断的队列的阈值：5 mm为HIV感染、免疫功能低下或未接种BCG的个体，15 mm为接种BCG的免疫功能正常个体。C-Tb的敏感性为74.52%（95%*CI* 70.39%～78.25%），TST5 mm/15 mm的敏感性为78.18%（95%*CI* 67.75%～85.94%），IGRA的敏感性为71.67%（95%*CI* 63.44%～78.68%）。C-Tb的特异性为97.85%（95%*CI* 93.96%～99.25%），TST 15 mm临界值的特异性为93.31%（95%*CI* 90.22%～95.48%），IGRA的特异性为99.15%（95%*CI* 79.66%～99.97%）。EC-skintest的敏感性为86.06%（95%*CI* 82.39%～89.07%）。因此得出结论，新型基于皮肤的结核病感染检测与IGRA或TST表现相似，但研究质量各不相同。评估检测效能、患者预后和当前临床中的应用将为在高风险人群中的实施提供重要信息。

大量接触MTB会导致感染被清除、控制或发展为疾病。一些高度暴露的结核病接触者的TST和IGRA结果呈阴性，而结核抵抗人群（RSTR）表型背后的机制尚不清楚。Jason等[4]对从乌干达重度暴露的家庭接触者和南非金矿工人体内感染MTB后分离的单核细胞进行转录组测序（RNA-seq）。基因集富集分析（GSEA）显示，在乌干达和南非，与TST/IGRA检测阳性的对照组LTBI相比，RSTR受试者对MTB的反应中有数种基因通路持续富集。相对于LTBI，用结核感染单核细胞，RSTR中表达增加的最显著富集的基因集是TNF-α信号通路，这些基因包括*ABCA*1和*DUSP*2，它们在乌干达RSTR中的表达显著增加。RSTR受试者对MTB的独特单核细胞转录反应包括TNF-α信号通路的表达增加，表明其可能介导对TST/

IGRA阳性结果转变抗性的基因和炎症通路，并提供增强宿主对MTB细胞内感染限制的治疗靶点。

（二）诊断结核潜伏感染及其影响因素

结核潜伏感染（LTBI）的诊断和管理是遏制结核病所面临的挑战之一。Nuntana等[5]纳入泰国曼谷朱拉隆功大学医学院四年级医学生（*n*＝73）和六年级医学生（*n*＝85）进行一项横断面研究，通过QFT-Plus和TST检测评估四年级医学生和六年级医学生中LTBI比例。经QFT-Plus检测呈阳性的参与者被认为患有LTBI。通过问卷调查的方式收集有关人口统计信息，采用多元Logistic回归检验自变量与QFT-Plus结果之间的关联性。根据QFT-Plus检测，LTBI的总患病率为6.3%（*n*＝10）。六年级医学生的LTBI患病率（9.4%）高于四年级医学生（2.7%）。较高的LTBI风险与6年制医学生相关（*OR*＝3.69，95%*CI* 0.75～17.96），但并不显著。此外，无个人防护装备的职业性结核病暴露史的*OR*为2.98（95%*CI* 0.68～13.12），但由于样本量小，无统计学意义。139例（88%）参与者按照国家疫苗接种要求接种了BCG。没有发现任何阳性参与者的异常胸部X线检查。在158例参与者中，有41例（25.9%）的TST结果呈阳性，其中6例（14.6%）的TST结果≥10 mm（呈阳性），这与QFT-Plus结果一致。使用kappa系数分析，两种检验之间的一致性为0.57。本研究对新的卫生保健工作者，特别是医学生进行结核病感染筛查，对于减少未来医院的院内结核病发病至关重要。本研究表明，与四年级医学生相比，六年级医学生的LTBI患病率较高，LTBI流行率升高的趋势可能与临床年限增加有关。因此，应对所有新的卫生保健工作者进行积极监测，并对感染者的接触者实施结核病预防治疗。

Kathryn等[6]将结核病感染或进展为结核病的高风险人群纳入一个大型前瞻性队列。所有参与者均进行TST、T-SPOT和QFT试验。一组参与者在2～3天后再次进行TST时，重复进行QFT（*n*＝919）和T-SPOT（*n*＝885）试验（重复研究）。共有531例参与者在同一时间对同一样本进行了两次T-SPOT（拆分研究）。结果显示，6.4%的参与者（59/919）的QFT重复检验解释不一致（一项检验为阳性，另一项为阴性），6.8%（60/885）重复研究参与者和7.7%（41/531）拆分研究参与者的T-SPOT结果不一致。QFT和T-SPOT的定量检测结果都存在高度可变性，不一致性与两个测试结果都接近既定的临界值无关。此外，当比较T-SPOT重复研究和T-SPOT拆分研究的参与者时，不一致性的比例相似。QFT和T-SPOT不一致率均为6%～8%，检测者在一系列实验中看到异常结果应谨慎解释。

Laura等[7]比较LIAISON®XL上的QFT-Plus与T-SPOT用于诊断LTBI的表现。研究纳入125例患者样本。结果表明，两种方法定性结果高度一致（90%），有3%的主要偏倚，其中50%是T-SPOT的假阴性结果。

（三）诊断特殊人群及其影响因素

由于IGRA对免疫抑制患者的诊断准确性尚不清楚，Chen等[8]对艾滋病毒感染者（PLWHIV）合并结核感染的IGRA的诊断准确性进行系统回顾和荟萃分析，使用单变量和双变量模型计算敏感性和特异性。对1242篇文献中的45篇进行荟萃分析。PLWHIV总数为6525例，其中结核感染者3467例，LTBI 806例，ATB 2661例。IGRA在结核病诊断中的总诊断比值比（*dOR*）为10.0（95%*CI* 5.59～25.07），曲线下面积（AUC）为0.729。QFT的*dOR*＝14.2（95%*CI* 4.359～46.463）优于T-SPOT［10.0（95%*CI* 3.866～26.033）］。在双变量模型中，QFT和T-SPOT的敏感性和特异性分别为66.3%（95%*CI* 47.1%～81.3%）、86.7%（95%*CI* 68.3%～94.2%）和60.4%（95%*CI* 48.1%～71.5%）、86.2%（95%*CI* 65.4%～95.4%）。IGRA对LTBI诊断的敏感性为64.0%（95%*CI* 61.0%～66.0%）。Chen等认为IGRA可用于PLWHIV人群结核感染的诊断，并且QFT优于T-SPOT，但IGRA用于PLWHIV中LTBI的诊断表现欠佳。

在开始使用TNF-α抑制剂之前，必须筛查LTBI。然而，免疫抑制疗法（immunosuppressive therapy，IST），包括皮质类固醇和免疫调节药，对炎性肠病（inflammatory bowel disease，IBD）患者LTBI筛查性能的影响尚未完全阐明。Chan等[9]在Medline、EMBASE和Cochrane图书馆数据库中检索2021年11月之前发表的所有关于分析接受IST的IBD患者中IGRA和TST表现的研究。Chan等根据IST对IGRA或TST的阳性或不确定率进行荟萃分析，计算IGRA与TST结果的一致性。荟萃分析共纳入20项研究，涉及4045例患者。接受IST的IBD患者IGRA阳性率低于未接受IST的IBD患者（*OR*＝0.55，95%*CI* 0.39～0.78），而接受IST的IBD患者IGRA不确定率高于未接受IST的IBD患者（*OR*＝2.91，95%*CI* 1.36～6.24）。IST组和非IST组的TST阳性率无差异（*OR*＝0.87，95%*CI* 0.51～1.50）。IGRA与TST的符合率为83.3%（95%*CI* 78.5%～88.1%）。IGRA阴性/TST阳性的比例高于IGRA阳性/TST阴性的比例（9.5% *vs.* 5.8%），但差异无统计学意义。总之，在IBD患者中，IST对IGRA结果有负面影响，需在开始IST前进行IGRA。IBD患者在IST上同时使用IGRA和TST两种方法可提高LTBI的诊断率。

二、其他生物标志物的检测

（一）抗原抗体

长期以来，B淋巴细胞和抗体介导的体液免疫一直被认为在对MTB的免疫应答中不起作用，在人类和小鼠的研究中报道了有争议且非常有限的结果。然而，最近的研究表明，B淋巴细胞参与保护针对MTB的免疫反应。Marco等[10]分析ATB患者和LTBI患者与健康供者相比外周血中B淋巴细胞的比例、绝对计数、表型和功能亚群。此外，Marco等还分析了血清总Ig水平及其IgA、IgM和IgG同型，以及针对一系列常见病毒病原体的现有抗体滴度。Flow CT和无监督聚类分析显示，与健康供者相比，ATB患者和LTBI患者循环B淋巴细胞数量有适度的非显著性减少。此外，LTBI患者的非典型B细胞比例较高，而初始和类别转换记忆B细胞比例较低。基因表达和GSEA分析支持这些发现。此外，ATB患者、LTBI患者和健康对照组之间，无论是血清中总Ig亚型的水平，还是先前存在的IgG抗体滴度对来自8种常见致病病毒的10种不同抗原均无差异，这表明，ATB或LTBI都保留了长寿命浆细胞的抗体生产能力。与健康对照相比，ATB患者和LTBI患者血液中B细胞频率未发生改变。综上所述，研究结果支持MTB感染对LTBI或发展为ATB个体的B细胞免疫的影响非常有限的观点，并强烈支持MTB在数量上或质量上都没有显著损害体液免疫库的观点。

Preeti等[11]设计一种实时荧光定量免疫PCR（RT-I-PCR）方法，用于检测腹膜结核患者临床样本（腹水和腹膜活检）中的MTBCFP-10（Rv3874）和HspX（Rv2031c）鸡尾酒蛋白，并将结果与I-PCR/ELISA结果进行比较。RT-I-PCR在腹膜结核患者临床样本中检测到CFP-10＋HspX的范围很广（0.6 pg/ml～9.9 ng/ml），而ELISA检测的范围较窄（3.0～11.5 ng/ml）。RT-I-PCR和I-PCR对78例（38例腹膜结核和40例非结核对照）患者的敏感性分别为81.5%和65.7%，特异性分别为92.5%和90.0%。RT-I-PCR的敏感性显著高于I-PCR（$P=0.0143$）和ELISA（$P=0.0005$）。研究表明，RT-I-PCR用于腹膜结核的快速诊断具有较好的准确性。在进一步提高特异性并降低成本后，该方法有可能发展成为一种诊断试剂盒。

虽然抗体被广泛用于感染性疾病的诊断，但基于抗体的结核诊断方法最近才重新获得大众关注。最近对结核病的体液免疫反应的热度反映出潜在的目标抗原和抗体特征的差异可以区分ATB和LTBI患者。Nadege等[12]使用Luminex液相芯片技术分析HIV阴性组ATB患者（$n=21$）、LTBI患者（$n=22$）和HIV阳性组ATB患者（$n=12$）、LTBI患者（$n=22$）血浆中针对209个MTB抗原的抗体滴度。基于抗体水平和Fc受体结合特征的组合可以区分ATB和LTBI，这些既包括已被广泛研究的LAM、Ag85，也包含新的MTB抗原（如Rv1792、Rv1528、Rv2435C或Rv1508）。研究结果揭示了新的MTB特异性免疫标志物可用于ATB和LTBI的鉴别。

（二）细胞因子

Violette等[13]评价2种不同阶段特异性分枝杆菌抗原即早期分泌抗原靶点6（ESAT-6）和肝素结合血凝素（HBHA）在体外短时间刺激外周血单个核细胞（PBMC）或全血后细胞因子或趋化因子分泌水平作为区分ATB和LTBI患者的生物标志物的能力。研究纳入22例ATB患者、22例LTBI患者和17例非感染对照，采集血液样本，检测上清液中13种细胞因子的浓度，采用随机森林分析确定区分结核感染者和非感染对照、ATB患者和LTBI患者的最佳标志物。通过Logistic回归分析选定的细胞因子组合的预测能力，并在验证队列（17例ATB患者，27例LTBI患者，25例对照）进一步验证诊断效能。在训练队列中，HBHA和ESAT-6诱导的IFN-γ浓度是区分感染和非感染患者的最佳方法（100%被正确分类）；但在验证队列中，2/16（13%）的ATB患者被错误分类。将ESAT-6诱导的IP-10和HBHA诱导的IFN-γ浓度用于区分ATB患者和LTBI患者，在训练/验证队列中，82%/77%的感染者被正确分类。之后，Violette等选择ESAT-6和HBHA诱导的IFN-γ浓度来区分感染和非感染受试者（在训练/验证队列中，89%/90%的感染者被正确分类）。通过将ESAT-6诱导的IP-10与HBHA诱导的IL-2和GM-CSF结合，可以在感染者中进一步识别ATB患者。在结核感染者中，90%/93%的ATB患者在训练/验证队列中被正确识别。因此，Violette等提出一种仅用1 ml全血进行的两步策略，以快速识别ATB患者。通过联合使用ESAT-6和HBHA诱导的IFN-γ排除大多数非感染受试者后，联合使用ESAT- 6或HBHA诱导释放的IP-10、IL-2和GM-CSF可正确识别大多数ATB患者。

Artur等[14]评估血液中可溶性分子用于确定晚期AIDS患者中与结核病相关的生物标志物。该研究为病例对照（1∶1）研究，纳入CD4计数≤100细胞/mm^{3}的HIV感染者，经培养确诊的合并结核病患者（$n=15$）为试验组，仅感染HIV者（$n=15$）为对照组。研究纳入基线、第2个月和结核病治疗结束3个时间点并收集外周血样本，使用Luminex技术分析血浆中29种生物标志物，包括细胞因子、趋化因子和生长因子。结果显示，在所有时间点，各组间的CD4计数和HIV-1 RNA载量值相似。结核病患者的（BMI）[中位数＝19.6，四分位数范围（IQR）＝18.6～22.3]低于对照组（中位数＝23.7；*IQR*＝21.8～25.5，$P=0.004$）。结核病/HIV合并感染也与其他共患疾病的频率增加相关。在两组人群中的不同时间点，血浆细胞因子、趋化因子和生长因子的总体分布不同。结核病患者血浆IL-15和IL-10浓度平均低于对照组。当联合使用时，这些标志物能够在每个研究时间点以最高的准确性区分结核病患者组和对照组。因此，Artur等提出，在晚期AIDS患者中，IL-15和IL-10的血浆浓度可联合用于诊断结核病，而不受抗结核药物治疗时间的影响。

Séverine等[15]分析QFT阳性患者的QFT-Plus试验结果和ATB相关的细胞因子模式。研究共纳入QFT阳性受试者195例，其中24例为ATB患者，171例为LTBI患者，分析IFN-γ分泌与IL-2、IFN-γ诱导蛋白或CXCL-10（IP-10）、IFN-γ或CXCL-9（MIG）分泌诱导的单因子比值，然后在两组肽抗原（管1，$CD4^{+}$T细胞刺激；管2，$CD4^{+}$/$CD8^{+}$T细胞反应）之间进行比较。结果显示，ATB组检测到较高水平的IFN-γ反应（$P=0.0089$）。ATB组1管/2管IFN-γ浓度的比值较低（$P=0.0009$）；并且与LTBI组相比，ATB组的IQR分别为−0.82 U/ml（−1.67～0.18 U/ml）、−0.07 U/ml（−0.035～0.11 U/ml），（$P<0.0001$）。此外，IL-2/IFN-γ、IP-10/IFN-γ和MIG/IFN-γ比值低的患者更有可能是ATB。研究表明，在ATB患者中更有可能观察到高水平的IFN-γ分泌，试管2中IFN-γ优先应答，并且与IFN-γ相比，IL-2、IP-10和MIG分泌水平较低。在IGRA检测呈阳性的患者中，这些T细胞反应的特征可能有助于在低流行率环境中筛查ATB患者。

（三）趋化因子

QFT-Plus检测是一种结核病感染的检测方法，但2/3的QFT-Plus阴性患者的结果略低于临界值，即所谓的“临界检测结果”。尽管如此，该方法仍具备其他结核病感染的证据。为了开发出一种区分结核病感染导致的临界QFT-Plus结果与随机检测变异区的生物标志物谱，Jonathan等[16]在3家医院收集195例临界（≥0.15 U/ml和＜0.35 U/ml）、低阴性（＜0.15 U/ml）或阳性（≥0.35 U/ml）患者的QFT-Plus上清液，分析48种不同细胞因子、趋化因子和生长因子，推导出一个预测模型进一步应用于区分QFT-Plus阳性的MTB感染患者与临界QFT-Plus患者和QFT-Plus阴性患者。结果显示，QFT-Plus阳性患者IP-10/CXCL10、MIG/CXCL9和IL-1受体拮抗剂的水平均显著高于低阴性QFT-Plus个体（$P<0.001$）。基于IP-10和MIG的预测模型可区分QFT-Plus阳性（MTB感染）患者和未感染的QFT-Plus低阴性个体，敏感性为100%（95%*CI* 79%～100%），特异性为95%（95%*CI* 74%～100%）]。用同样模型预测87例具有临界QFT-Plus结果的患者，68%的患者显示为结核感染。该研究提出在对具有临界QFT-Plus结果的高风险个体进行额外IP-10或MIG实验室检测的可能。

C-C趋化因子受体-2（CCR-2）和C-C趋化因子配体-5（CCL-5）在单核细胞、巨噬细胞、树突状细胞和活化T细胞对抗MTB的迁移中发挥重要作用。同时，由IL-6和IL-10激活的MTB感染中的信号分子、转录激活因子3（STAT-3）和细胞因子信号抑制因子3（SOCS-3）在吞噬、炎症和肉芽肿形成过程中发挥重要作用，可能影响结核病治疗结果。然而，这些标志物在结核性淋巴结炎中的表达尚未见文献报道。Bernadette等[17]研究CCR-2、CCL-5、

IL-6、IL-10、STAT-3和SOCS-3在结核性淋巴结炎中的表达模式。对27例结核性淋巴结炎患者淋巴结活检进行研究。结核性淋巴结炎的诊断是基于临床标准和结核肉芽肿的组织学特征。免疫组织化学染色CCR-2、CCL-5、IL-6、IL-10、STAT-3、SOCS-3，对免疫组化图像进行半定量分析，以检查目的蛋白表达。与正常组织相比，淋巴细胞和巨噬细胞中CCR-2、CCL-5、IL-6的表达较强，IL-10、STAT-3、SOCS-3的表达较低。CCR-2与IL-6（$P=0.83$）和IL-10（$P=0.83$）呈强正相关。结核性淋巴结炎的慢性感染过程以IL-10低表达、STAT-3低表达、SOCS-3低表达、CCR-2高表达、CCL-5高表达、IL-6高表达为特征。这些标志物的鉴定对于进一步了解结核性淋巴结炎的诊断和归巢机制具有重要意义。

（四）其他

Sheetal等[18]比较结核病高负担人群中家庭接触者（HHC）中两种用于LTBI诊断的检测方法，即转录特征和IGRA。研究纳入ATB患者的HHC，这些人均为ATB临床阴性。使用QFT-Plus筛查80例HHC以确定LTBI和未感染的队列，进一步测定所选6个基因（*TNFRSF*10*C*、*ASUN*、*NEMF*、*FCGR*1*B*、*GBP*1和*GBP*5）的转录水平。利用机器学习（ML）构建不同基因组合的模型，以期识别其转录水平隐藏但重要的表达模式。本研究中，43例HHC的IGRA呈阳性（LTBI），37例IGRA阴性（未感染）。通过Livak分析方法，*FCGR*1*B*、*GBP*1和*GBP*5转录本HHC中可区分LTBI和未感染人群。ML和ROC分析验证了该组合的特异性为72.7%。在本研究中，Sheetal等定量比较基因转录特征与IGRA以评估两者在结核高负担人群HHC中鉴别LTBI患者的诊断能力。最终，Sheetal等认为，3个基因（*FCGR*1*B*、*GBP*1和*GBP*5）转录水平可作为快速筛查LTBI的生物标志物。

血小板在凝血和止血中发挥主要作用，有证据表明血小板也有助于免疫过程。血小板计数增加与结核病预后不良有关。Alexia等[19]从诊断为活动性药物敏感性结核病（DS-TB，$n=10$）和LTBI（$n=10$）患者中获得单核细胞和血浆，评估与血小板相关的细胞因子和生长因子水平，并与单核细胞亚群进行相关性分析，确定其与肺损伤程度的关系。数据显示，与LTBI患者相比，DS-TB患者的血小板、单核细胞和中性粒细胞频率增加。虽然DS-TB患者经典与非经典单核细胞频率无明显差异，但经典单核细胞CD14表达强度升高，TLR-2$^+$频率升高。此外，在DS-TB患者中，血管内皮生长因子（VEGF）A、血小板衍生生长因子（PDGF）BB和血小板因子-4（PF4）等血管生成因子，以及IL-6、IL-1β和γ-干扰素-诱导蛋白10（IP-10）等促炎细胞因子的血浆水平升高。此外，PF-4和VEGF-A与经典单核细胞频率和血小板计数呈正相关。使用主成分分析，根据促炎细胞因子、血管生成因子和肺损伤程度确定了4组DS-TB患者。本研究证实了ATB期间VEGF-A和PF4与血小板和经典单核细胞之间存在相关性，表明这些细胞亚群是这些分子的主要贡献者，它们通过放大炎症环境来控制肺损伤的严重程度。

Kang等[20]应用Luminex多重芯片分析并量化ATB患者、LTBI患者和健康对照者的全血急性期蛋白（acute phase protein，APP）水平，如内皮素（endothelin，ET）、降钙素原（procalcitonin，PCT）、C反应蛋白（C-reactive protein，CRP）和α1-酸性糖蛋白（α1-acid glycoprotein，AGP）。血清和全血APP检测结果显示，PCT、CRP、AGP水平显著升高（$P<0.05$；AUC$=0.955$）。ATB患者、LTBI患者和健康对照者全血中这些标志物的水平可为结核

病的有效诊断和治疗提供数据。

Nirmawati等[21]评估miRNA-29a-3p和IFN-γ作为ATB和LTBI的生物标志物的潜力。miRNA-29a-3p可抑制T细胞中IFN-γ的表达来抑制免疫反应，增加对肺结核的易感性。研究纳入50例ATB患者、33例IGRA阳性的HHC和30例健康对照者进行病例对照研究。采用基于酶联免疫吸附试验的IGRA检测HHC的肺LTBI，采用实时荧光定量PCR检测miRNA-29a-3p的表达。数据分析采用方差分析和受试者工作特征曲线。研究表明，miRNA-29a-3p的表达在ATB患者、LTBI患者和健康对照者之间存在显著差异。此外，miRNA-29a-3p的表达增加与ATB（$P<0.0001$）和LTBI（$P<0.0001$）有关。然而，在ATB（$R=0.005$；$P=0.62$）和LTBI患者（$R=0.010$；$P=0.38$）或健康对照者（$R=0.060$；$P=0.19$）中，miRNA-29a-3p表达与INF-γ水平无关。因此，miRNA-29a-3p是诊断LTBI和ATB的潜在生物标志物。

综上所述，γ干扰素释放试验仍是MTB感染筛查的主要方法，被广泛应用于儿童、HIV感染者及其他特殊人群，但在鉴别诊断LTBI和ATB患者时仍需辅助其他检测手段。除此之外，多种细胞因子、趋化因子、抗体及免疫调节因子等新型生物标志物在结核病免疫诊断学的研究中也取得了一定进展。

（李姗姗　聂　琦　逄　宇　李　亮　唐神结）

参考文献

[1] FUKUSHIMA K，AKAGI K，KONDO A，et al. First clinical evaluation of the QIAreach™ QuantiFERON-TB for tuberculosis infection and active pulmonary disease [J]. Pulmonology，2022，28（1）：6-12.

[2] BUONSENSO D，NOGUERA-JULIAN A，MORONI R，et al. Performance of QuantiFERON-TB Gold Plus assays in paediatric tuberculosis：a multicentre PTBNET study [J]. Thorax，2023，78（3）：288-296.

[3] KRUTIKOV M，FAUST L，NIKOLAYEVSKYY V，et al. The diagnostic performance of novel skin-based in-vivo tests for tuberculosis infection compared with purified protein derivative tuberculin skin tests and blood-based in vitro interferon-γ release assays：a systematic review and meta-analysis [J]. Lancet Infect Dis，2022，22（2）：250-264.

[4] SIMMONS J D，DILL-MCFARLAND K A，STEIN C M，et al. Monocyte transcriptional responses to *Mycobacterium tuberculosis* associate with resistance to tuberculin skin test and interferon gamma release assay conversion [J]. mSphere，2022，7（3）：e0015922.

[5] CHUMPA N，KAWKITINARONG K，WONGPIYABOVORN J，et al. Prevalence of latent tuberculosis infection among pre-clinical and clinical medical students using QuantiFERON-TB Gold Plus and tuberculin skin test at a teaching hospital in Thailand：a cross-sectional study [J]. J Infect Public Health，2022，15（4）：400-405.

[6] WINGLEE K，HILL A N，BELKNAP R，et al. Variability of interferon-γ release assays in people at high risk of tuberculosis infection or progression to tuberculosis disease living in the United States [J]. Clin Microbiol Infect，2022，28（7）：1023.e1- 1023.e7.

[7] HEIREMAN L，BRUYNSEELS P，CAMPS K，et al. Comparison of the QuantiFERON-TB® Gold Plus on LIAISON® XL and T-SPOT.TB for the diagnosis of latent *Mycobacterium tuberculosis* infection in a low tuberculosis incidence population [J]. Diagn Microbiol Infect Dis，2022，102（3）：115613.

[8] CHEN H，NAKAGAWA A，TAKAMORI M，et al. Diagnostic accuracy of the interferon-gamma release assay in acquired immunodeficiency syndrome patients with suspected tuberculosis infection：a meta-analysis [J]. Infection，2022，50（3）：597-606.

[9] PARK C H, PARK J H, JUNG Y S. Impact of immunosuppressive therapy on the performance of latent tuberculosis screening tests in patients with inflammatory bowel disease: a systematic review and meta-analysis [J]. J Pers Med, 2022, 12 (3): 507.

[10] LA MANNA M P, SHEKARKAR-AZGOMI M, BADAMI G D, et al. Impact of *Mycobacterium tuberculosis* infection on human B cell compartment and antibody responses [J]. Cells, 2022, 11 (18): 2906.

[11] MOR P, DAHIYA B, SHARMA S, et al. Diagnosis of peritoneal tuberculosis by real-time immuno-PCR assay based on detection of a cocktail of *Mycobacterium tuberculosis* CFP-10 and HspX proteins [J]. Expert Rev Gastroenterol Hepatol, 2022, 16 (6): 577-586.

[12] NZIZA N, CIZMECI D, DAVIES L, et al. Defining discriminatory antibody fingerprints in active and latent tuberculosis [J]. Front Immunol, 2022, 13: 856906.

[13] DIRIX V, COLLART P, VAN PRAET A, et al. Immuno-diagnosis of active tuberculosis by a combination of cytokines/chemokines induced by two stage-specific mycobacterial antigens: a pilot study in a low TB incidence country [J]. Front Immunol, 2022, 13: 842604.

[14] QUEIROZ A T L, ARAÚJO-PEREIRA M, BARRETO-DUARTE B, et al. Immunologic biomarkers in peripheral blood of persons with tuberculosis and advanced HIV [J]. Front Immunol, 2022, 13: 890003.

[15] CARRÈRE-KREMER S, KOLIA-DIAFOUKA P, PISONI A, et al. QuantiFERON-TB Gold Plus assay in patients with latent vs. active tuberculosis in a low incidence setting: level of IFN-γ, CD4/CD8 responses, and release of IL-2, IP-10, and MIG [J]. Front Microbiol, 2022, 13: 825021.

[16] UZORKA J W, BAKKER J A, VAN MEIJGAARDEN K E, et al. Biomarkers to identify *Mycobacterium tuberculosis* infection among borderline QuantiFERON results [J]. Eur Respir J, 2022, 60 (2): 2102665.

[17] NOVITA B D, TJAHJONO Y, WIJAYA S, et al. Characterization of chemokine and cytokine expression pattern in tuberculous lymphadenitis patient [J]. Front Immunol, 2022, 13: 983269.

[18] KAUL S, NAIR V, BIRLA S, et al. Latent tuberculosis infection diagnosis among household contacts in a high tuberculosis-burden area: a comparison between transcript signature and interferon gamma release assay [J]. Microbiol Spectr, 2022, 10 (2): e0244521.

[19] URBÁN-SOLANO A, FLORES-GONZALEZ J, CRUZ-LAGUNAS A, et al. High levels of PF4, VEGF-A, and classical monocytes correlate with the platelets count and inflammation during active tuberculosis [J]. Front Immunol, 2022, 13: 1016472.

[20] KANG YJ, PARK H, PARK SB, et al. High procalcitonin, C-reactive protein, and α-1 acid glycoprotein levels in whole blood samples could help rapid discrimination of active tuberculosis from latent tuberculosis infection and healthy individuals [J]. Microorganisms, 2022, 10 (10): 1928.

[21] ANGRIA N, MASSI M N, BUKHARI A, et al. Expression of miRNA-29a-3p and IFN-γ as biomarkers in active and latent pulmonary tuberculosis [J]. Ann Med Surg (Lond), 2022, 83: 104786.

第十一章 结核病分子生物学诊断

结核病是由结核分枝杆菌（MTB）引起的慢性传染性疾病，早期准确的诊断和有效的治疗是控制结核病传播与流行的关键。传统的抗酸杆菌染色涂片和MTB培养方法具有敏感性不高及耗时较长等缺点，严重影响结核病的早期快速诊断。耐药MTB的出现和传播更增加了结核病诊断和治疗的复杂性。近年来，结核病的病原学诊断由传统的细菌学诊断正在向分子诊断扩展，分子生物学的精准诊断为结核病，特别是耐药结核病（DRTB）的早期快速诊断提供强有力的依据。本文对2022年国外结核病病原体分子生物学诊断技术的重要进展进行总结。

一、核酸扩增检测技术

（一）Gene Xpert MTB/RIF Ultra检测

Gene Xpert MTB /RIF（Xpert）检测（Cepheid，Sunnyvale，California，USA）是一种基于探针的全自动聚合酶链反应（PCR）检测，可同时检测MTB复合物和利福平耐药性，Xpert在检测涂阳肺结核方面的应用已得到广泛认可，并且对于疑似MTB/HIV双重感染，WHO建议首选使用Xpert进行检测。但该检测对含菌量低的标本的敏感性下降，限制了其在涂阴肺结核和肺外结核（EPTB）患者检测中的使用，而下一代Gene Xpert MTB/RIF Ultra（Ultra）检测（Cepheid，Sunnyvale，California，USA）弥补了此方法的不足之处，在检测含MTB菌量低的标本时，Ultra的敏感性较Xpert有所提高。但Ultra是否可代替Xpert诊断结核病，还需要更多的支持性证据。在Xpert阴性但胸部影像提示结核病的患者中，Ultra的敏感性和特异性分别为93.9%和94.6%。在79个Xpert阴性样本中，Ultra还额外检测到45例MTB阳性。在肺结核高可能性队列中的Xpert阴性患者中，Ultra显示出更高的准确性[1]。一项印度的研究结果表明，Ultra检测对痰、淋巴结、脑脊液、体液、脓液、组织或骨骼、骨髓和尿液检测诊断结核病的敏感性分别为75.5%、81.2%、38.5%、48.1%、92.0%、63.2%、42.9%和45.8%，特异性为94.8%～100.0%，Ultra对不同样本检测总体的敏感性（87.8%）高于Xpert（72.1%）和MTB培养（44.1%），但特异性（98.1%）低于Xpert（100.0%）和MTB培养（100.0%）[2]。另外，成人粪便样本的Ultra检测对无创早期诊断EPTB病和涂片阴性肺结核同样具有一定价值。一项荟萃分析结果表明，Ultra检测粪便样本对于诊断涂阴肺结核、颈部淋巴结结核和腹部结核患者的敏感性分别为100.00%、27.27%和50.00%[3]。乌干达的一项研究结果也表明，基于混合痰培养结果作为参考标准（不同类型），Ultra对单个唾液样本的敏感性达90%，类似于显微镜对两份痰涂片上抗酸杆菌的混合敏感性（87%）。在HIV感染者中，Ultra检测唾液诊断结核的敏感性为71%，比无HIV感染者低24%，痰涂阳患者唾液Ultra检测的敏感性为96%，而痰涂阴患者仅为50%。尽管如此，唾液检测在高结核负荷环境中几乎与痰分子检测一样敏感，是一种可行且敏感的结核病诊断痰替代品[4]。儿童患者的痰标本获取困难，常需要诱导产生，这也给早期诊断带来一定阻碍，Ultra检测的敏感性和特异性也因样本不同而不同。对于痰标本、鼻咽吸引物（nasopharyngeal aspirate，NPA）、胃液、粪便和支气管肺泡灌洗液（BALF）样本，Ultra的敏感性和特异性分别为74%（95%*CI* 66%～81%）、46%（95%*CI* 29%～63%）、87%（95%*CI* 76%～94%）、73%（95%*CI* 59%～85%）、73%（95%*CI* 59%～85%） 和97%（95%*CI* 95%～98%）、97%（95%*CI* 94%～99%）、85%（95%*CI* 81%～89%）、87%（95%*CI* 84%～90%）、80%（95%*CI* 74%～86%）。通常在住院患者中采集的BAL、和胃液标本的敏感性较高，这可能是由于患者处于晚期疾病和较高微生物负荷状态而导致[5]。

预处理血液Ultra检测也可用于疑似HIV相关结核病的危重患者的快速诊断，诊断率为0.37%（95%*CI* 0.32%～0.42%）。同时与其他可用标志物相比，还可提供额外的预后信息，定量血液Ultra检测结果与死亡率的关系比其他结核病生物标志物更为密切，包括血液培养、尿液阿拉伯糖腺苷或尿液Xpert（P均＜0.05）。炎症、组织损伤和器官功能障碍的临床表型捕获标志物的主要组成部分与血液Ultra检测阳性（与PC评分的SD增加1.1相关，$P<0.0001$）和周期阈值（$r=-0.5$; $P<0.001$）密切相关[6]。

（二）Truenat技术

近年来，印度推出了更适合在低收入国家使用的成本较低的Truenat系统，包括Truenat MTB、MTB Plus和MTB RIF Dx。Truenat MTB检测使用基于芯片的实时PCR检测MTB及阳性结果的样品对利福平的耐药性。该系统被认为是Xpert的替代品，已经通过WHO专家组技术性能的验证并获得WHO的推荐。Truenat MTB和Truenat MTB Plus的敏感性分别可达到73%（95%*CI* 67%～78%）和80%（95%*CI* 75%～84%）。在涂阴标本中，敏感性分别为36%（95%*CI* 27%～47%）和47%（95%*CI* 37%～58%）。Truenat MTB RIF检测的敏感性为84%（95%*CI* 62%～95%）。Truenat MTB、Truenat MTB Plus和MTB-RIF Dx对结核病和利福平耐药的检测效能与Xpert和Ultra一致[7-8]。另外，Truenat MTB Plus在HIV感染者中的检测性能也与Xpert相似。在HIV阳性的结核病患者中，Truenat MTB Plus的敏感性为85%（95%*CI* 75%～92%），Xpert的敏感性为81%（95%*CI* 70%～89%）[9]。对于胃肠道结核的诊断，Truenat MTB Plus具有更高的敏感性（70%，21/30），且特异性为100%，其性能优于Xpert（敏感性为30%；$P=0.001$），因此，Truenat MTB Plus可作为诊断胃肠结核和利福平耐药性的重要工具[10]。虽然Truenat MTB、Truenat MTB Plus和MTB-RIF Dx在某些样本的检测中对结核病和利福平耐药的检测效能与Xpert和Ultra相似，但除此之外，Truenat系统便于携带，在基础设施非常有限的初级保健中心更适合进行Truenat检测。2020年1月，该技术已被WHO推荐作为肺结核（可取代痰涂片显微镜检查）初始诊断，以及进一步作为利福平耐药结核病（RRTB）诊断的一种可供选择的方法。目前，Truenat系统已在全球40多个国家广泛应用，是一种更适合中、低收入结核病高流行背景国家使用的检测技术。

（三）Xpert MTB/XDR检测

耐药MTB的出现和传播严重威胁着全球结核病控制的进展。因此，DRTB诊断和治疗方案的改进将加强全球应对措施的效力。尽管Xpert已被广泛使用，Ultra也已在全球范围内提高了结核病患者的诊断水平，但这些检测无法诊断对其他药物化合物的耐药性，包括异烟肼、氟喹诺酮和可注射化合物［阿米卡星（amikacin，AMK）、卡那霉素（kanamycins，KAN）和/或卷曲霉素（capreomycin，CAP）］。鉴于异烟肼和氟喹诺酮类药物的重要性，尤其是在当前的结核病和DRTB患者治疗方案中，在开始治疗之前排除对这些化合物的耐药性至关重要。WHO对新型Xpert MTB/XDR（Cepheid，Sunnyvale，CA，USA）检测的认可为扩大结核病耐药性检测和快速诊断的途径带来显著希望。Xpert MTB/XDR检测是一种快速检测方法，旨在作为对MTB阳性结果的反映或后续检测，用于检测痰标本中的异烟肼、乙硫异烟胺（eththionamide，ETH）、氟喹诺酮类和二线可注射药物耐药性。Xpert MTB/XDR检测*katG*、*inhA*启动子、*fabG1*和*oxyR-ahpC*基因间区的异烟肼耐药相关突变，*inhA*基因启动子的乙硫异烟胺耐药相关变异，*rrs*和*eis*启动子的二线注射耐药相关突变。该试验不仅检测*gyrA*和*gyrB*中的氟喹诺酮类抗性相关突变，而且还可区分导致突变A90V、S91P和D94A的低水平氟喹诺酮类抗性。Xpert MTB/XDR能检测到100%的受试异烟肼、乙硫异烟胺、氟喹诺酮类、阿米夫星、卡那霉素和卷曲霉素耐药突变，并将78%的*gyrA* A90V、S91P和D94A突变体区分为“低氟喹诺酮类耐药”，将100%的*inhA* c-15t突变体区分为“低异烟肼耐药”[11]。Xpert MTB/XDR是一种可靠且敏感的结核病检测方法，并扩大了耐药性检测。目前，此检测技术正在进行一项前瞻性多中心诊断准确性研究（clinicaltrials.gov NCT03728725），Xpert MTB/XDR检测对异烟肼耐药检测的敏感性为94%，对氟喹诺酮类耐药检测的敏感性为94%，对所有药物的特异性为98%～100%，性能与线性探针分析相当。Xpert MTB/XDR检测显示出较高的诊断准确性，依托此检测有望实现最佳治疗[12]。尽管Xpert MTB/XDR检测是一种很有前途的诊断方法，但仍需对不同来源的临床标本的检测效能进行进一步评估，包括特殊人群（如HIV携带者和儿童）。Xpert MTB/XDR检测的主要缺点之一是无法检测对新药的耐药性，但这一限制仅排除了全世界极少数的DRTB患者。因此，对于新药仍需要结合基因型和表型方法来监测其耐药性。

二、线性探针检测技术

线性探针技术（line probe assay，LPA）主要是利用生物素化的引物进行PCR扩增，扩增产物与固定于膜上的特异性寡核苷酸探针杂交，根据酶联免疫比色进行结果解读，LPA既能用于MTB检测，也能用于药物耐药突变检测。2008年，WHO批准LPA用于结核病患者利福平和异烟肼的耐药性检测，这是WHO最早推荐使用的结核病分子生物学检测技术。

结核病患者的二线药物（second-line drug，SLD）耐药性是全球结核病控制面临的一个新的严峻挑战。Geno Type MTB TRsl（HainLifescience，Henren，Germany）可以检测并识别氟喹诺酮（*gyrA*）、氨基糖苷和环肽（*rrs*）和乙胺丁醇（*embB*）相关基因突变，该方法可直接用于临床标本并在5 h内完成所有检测。MTB DRsl已获得WHO认可，可用于快速筛查耐多药结核病（MDRTB）。最近有研究评估MTB DRsl的诊断准确性，在以表型药物敏感性

（pDST）的临界浓度（莫西沙星 0.25 μg/ml）为参考时，MTB DRsl与pDST诊断莫西沙星耐药的一致率为94%（104/111）。然而，以pDST的临床分界值（莫西沙星 1.0 μg/ml）为参考时，MTB DRsl与pDST诊断莫西沙星耐药的一致率仅为78%，MTB DRsl结果与全基因组测序（WGS）的结果完全一致。但是，MTB DRsl对莫西沙星耐药结果的分层与pDST（以临床分界点为参考）的相关性不是很好，仍需要对大量样本进行进一步研究[13]。因此，pDST不会完全被MTB DRsl所取代。另有MTB DRsl分析耐药分子特征的研究表明，在102个氟喹诺酮类耐药检测中，*gyrA*和*gyrB*基因耐药突变率分别为68.60%和0.98%，*gyrA* D94G 位点和*gyrA* A90V位点突变率分别为42.6%和 41.1%，而*gyrB*仅有一个E540D位点发生突变。26株发生注射类药物耐药基因突变，77%为*rrs*基因A1401G位点突变。在利福平和/或异烟肼耐药结核病患者中，已知高比例的突变导致高水平氟喹诺酮耐药。利用现有分子诊断方法常规生成的实验室数据可能有助于在资源有限的环境中实时监测新出现的结核病耐药性[14]。

三、基因测序技术

随着分子生物学技术的飞速发展，基因测序技术可以提供特定基因的序列或完整、准确的基因组信息。二代测序技术（NGS）是一种基于基因序列的病原微生物鉴定方法，成功应用于生物体的常规表征、基因分型和结核病的流行病学调查。NGS能够同时检测MTB对8类抗结核药物的耐药性相关突变，可在6个工作日报告结果，并且与表型药物敏感性的一致率达到100%，这对于及时管理DRTB患者和加快对DRTB出现的公共卫生控制至关重要[15]。Sodja等[16]研究发现，NGS与常规BACTEC MGIT 960 DST在确定耐药性方面非常一致（91.8%），其敏感性（89.5%）和特异性（95.7%）均较高。

四、其他分子生物学技术

基于分子生物学的诊断技术为DRTB的诊断和治疗提供了有利的依据。近年来，基于CRISPR-Cas13a的诊断已经改变了病原性疾病的分子诊断领域，CRISPR 介导的结核病检测（CRISPR-TB）主要识别血清中MTB游离DNA（Mtb-cfDNA）。Huang等[17]的研究发现，在HIV阴性成人中，CRISPR-TB检测敏感性为96%（27/28），特异性为94%（16/17）；在儿科队列中的敏感性为83%（5/6），特异性为95%（21/22）。在HIV阳性的成人和儿童队列中，CRISPR-TB检测到100%（13/13）的确诊肺结核患者和85%（39/46）由非微生物学临床发现诊断的未确诊肺结核患者。研究还发现，入院时CRISPR-TB阳性的HIV感染儿童（children living with HIV，CLHIV）在入院后6个月内的死亡风险高2 ～ 4倍。结核病治疗开始后，Mtb-cfDNA信号下降；到结核病治疗开始后6个月，Mtb-cfDNA接近或完全清除。

近1年，具有良好诊断性能的Ultra检测提高了非呼吸道样本MTB检测的敏感性，但检测结果需要临床结合病史及其他检查综合评估；国际上Truenat系统是种更适合中、低收入结核病高流行背景国家的检测技术，为偏远地区结核病的早期诊断提供重要依据。分子生物学检测技术实现了对结核病和DRTB的早期快速诊断。但是，传统的细菌学诊断方法目前仍为“金标准”，不能被完全替代。传统检测方法与分子生物学新技术要根据具体情况及各自的优势合理选择。此外，人们对很多分子生物学方法了解的还不够深入，其临床意义还不够明了，需要进一步开展大样本、前瞻性、多中心的临床研究，以积累更多的数据和资料。只有这样，才能使分子生物学诊断技术更加完善、更加实用、更为低廉，为指导临床有效治疗提供更加有利的依据，期待未来结核病分子生物学诊断取得新的突破。

（梁 晨 林明贵 唐神结）

参考文献

[1] BISWAS S，UDDIN M K M，PAUL K K，et al. Xpert MTB/RIF Ultra assay for the detection of *Mycobacterium tuberculosis* in people with negative conventional Xpert MTB/RIF but chest imaging suggestive of tuberculosis in Dhaka，Bangladesh [J]. Int J Infect Dis，2022，114：244-251.

[2] KASWALA C，SCHMIEDEL Y，KUNDU D，et al. Accuracy of Xpert MTB/RIF Ultra for the diagnosis of tuberculosis in adult patients：a retrospective cohort study [J]. Int J Infect Dis，2022，122：566-568.

[3] SHARMA V，SINGH A，GAUR M，et al. Evaluating the efficacy of stool sample on Xpert MTB/RIF Ultra and its comparison with other sample types by meta-analysis for TB diagnostics[J]. Eur J Clin Microbiol Infect Dis，2022，41（6）：893-906.

[4] BYANYIMA P，KASWABULI S，MUSISI E，et al. Feasibility and sensitivity of saliva GeneXpert MTB/RIF Ultra for tuberculosis diagnosis in adults in uganda [J]. Microbiol Spectr，2022，10（5）：e0086022.

[5] SIGNORINO C，VOTTO M，DE FILIPPO M，et al. Diagnostic accuracy of Xpert Ultra for childhood tuberculosis：a preliminary systematic review and meta-analysis [J]. Pediatr Allergy Immunol，2022，33 Suppl 27：80-82.

[6] BOLOKO L，SCHUTZ C，SIBIYA N，et al. Xpert Ultra testing of blood in severe HIV-associated tuberculosis to detect and measure *Mycobacterium tuberculosis* blood stream infection：a diagnostic and disease biomarker cohort study [J]. Lancet Microbe，2022，3（7）：e521-e532.

[7] PENN-NICHOLSON A，GOMATHI S N，UGARTE-GIL C，et al. A prospective multicentre diagnostic accuracy study for the Truenat tuberculosis assays [J]. Eur Respir J，2021，58（5）：2100526.

[8] MEAZA A，TESFAYE E，MOHAMED Z，et al. Diagnostic accuracy of Truenat tuberculosis and rifampicin-resistance assays in Addis Ababa，Ethiopia [J]. PLoS One，2021，16（12）：e0261084.

[9] NGANGUE Y R，MBULI C，NEH A，et al. Diagnostic accuracy of the Truenat MTB Plus assay and comparison with the Xpert MTB/RIF assay to detect tuberculosis among hospital outpatients in Cameroon[J]. J Clin Microbiol，2022，60（8）：e0015522.

[10] SHARMA K，SHARMA M，SHARMA V，et al. Evaluating diagnostic performance of Truenat MTB Plus for gastrointestinal tuberculosis [J]. J Gastroenterol Hepatol，2022，37（8）：1571-1578.

[11] GEORGHIOU SB，PENN-NICHOLSON A，DE VOS M，et al. Analytical performance of the Xpert MTB/XDR® assay for tuberculosis and expanded resistance detection [J]. Diagn Microbiol Infect Dis，2021，101（1）：115397.

[12] PENN-NICHOLSON A，Georghiou S B，CIOBANU N，et al. Detection of isoniazid，fluoroquinolone，ethionamide，amikacin，kanamycin，and capreomycin resistance by the Xpert MTB/XDR assay：a cross-sectional multicentre diagnostic accuracy study [J]. Lancet Infect Dis，2022，22（2）：242-249.

[13] YADAV R N，BHALLA M，KUMAR G，et al. Diagnostic utility of GenoType MTBDRsl assay for the detection of moxifloxacin-resistant *Mycobacterium tuberculosis*，as compared to phenotypic method and whole-genome sequencing [J]. Int J Mycobacteriol，2022，11（2）：183-189.

[14] MUJUNI D，KASEMIRE D L，IBANDA I，et al. Molecular characterisation of second-line drug resistance among drug resistant tuberculosis patients tested in Uganda：a two and a half-year's review [J]. BMC Infect Dis，2022，22（1）：363.

[15] LEUNG K S S，TAM K K G，NG T T L，et al. Clinical utility of target amplicon sequencing test for rapid diagnosis of

drug-resistant *Mycobacterium tuberculosis* from respiratory specimens [J]. Front Microbiol，2022，13：974428.

[16] SODJA E，KOREN S，TOPLAK N，et al. Next-generation sequencing to characterise pyrazinamide resistance in *Mycobacterium tuberculosis* isolates from two Balkan countries [J]. J Glob Antimicrob Resist，2022，29：507-512.

[17] HUANG Z，LACOURSE S M，KAY A W，et al. CRISPR detection of circulating cell-free *Mycobacterium tuberculosis* DNA in adults and children，including children with HIV：a molecular diagnostics study [J]. Lancet Microbe，2022，3 (7)：e482-e492.

第十二章 结核病介入学诊断

2022年，随着常规内镜及引导技术的临床广泛应用，联合采用细菌学、细胞和组织病理学、病原体分子生物学等结核病检测技术手段的诊断报道越来越多，疑难结核病诊断阳性率和准确性越来越高，有利于结核病的早期精准治疗，对于改善预后和流行病学防控发挥重要作用。

一、常规支气管镜检查

支气管镜检查对于气管支气管结核（tracheobronchial tuberculosis，TBTB）的确诊、及时治疗和并发症的预防均具有重要价值。TBTB进行支气管镜检查的适应证为涂阴肺结核和胸部影像学持续存在肺部的病灶[1]。

García-Martínez等[2]回顾性评价纤维支气管镜检查（flexible bronchoscopy，FB）对儿童TBTB的诊断价值。结果发现，在2014—2020年的45例肺结核确诊儿童患者中，13例（28.9%）诊断为TBTB，平均年龄3.9岁（0.4～12.8岁），显微镜下发现肉芽肿型肺结核（9例，69.2%）、干酪坏死阻塞型肺结核（2例，15.4%）、支气管狭窄型肺结核（1例，7.7%）、外压型肺结核（1例，7.7%）四种类型。1例出现支气管镜检查相关并发症（气胸插管48 h）。随访4.6年（1.8～7.6年），3例患儿出现支气管狭窄，其余10例临床和影像学显著改善。抗生素前时代的尸体解剖发现，成人肺结核患者的结核性支气管狭窄发病率为40%，而进入FB时代的结核性支气管狭窄发病率为10%。Goussard等[3]报道，胸部影像学显示结核病特征，可采用可弯曲式支气管镜检查获取呼吸道标本经抗酸染色或GeneXpert MTB/RIF或培养MTB阳性而诊断，结核性支气管狭窄少见。

Imtiaz等[4]采用回顾性方法，对确诊的或疑似5年以上而细菌学全阴［包括抗酸染色涂片和/或结核分枝杆菌（MTB）的PCR均阴性或痰少］肺结核患者进行支气管镜下检查［包括支气管肺活检（TBLB）］及支气管肺泡灌洗液（BALF）的诊断价值，以分枝杆菌培养（痰或BALF）作为参考标准。结果显示，在154例患者中，49例（32%）痰阴患者进行诊断性支气管镜检查，BALF分枝杆菌培养和MTB PCR阳性率分别为71%（35例）和47%（23例），而TBLB和BALF的MTB PCR联合诊断阳性率达57%（28例）。Imtiaz等认为，BALF的MTB PCR、培养和组织病理学的联合诊断效能可达90%，而对肺上叶灌洗和伴肺部空洞患者的联合诊断效能更高。Loh等[5]采用TBLB和BALF检查确诊了1例30岁患终末期肾病伴转移性肺钙化（metastatic pulmonary calcification，MPC）的女性患者。

Oh等[6]采用回顾性研究对少痰患者进行支气管镜检查联合细菌学诊断是否获益进行评价。结果提示，2018年9月至2019年10月，在5194例肺结核患者中有937例初始痰检测为菌阴肺结核，319例行支气管镜检查，细菌学证实结核病患者157例（49.1%，157/319）。支气管镜检查后细菌学确诊肺结核的预测因素为年龄＞65岁、女性和低BMI，耐药率为10.5%（耐多药率占3.8%，单耐异烟肼占5.7%）。Oh等认为，支气管镜检查可用于细菌学阴性且年龄＞65岁的女性和低BMI的肺结核患者的细菌学确诊。

二、超声引导下经支气管针吸活检

较长时间内，临床对于纵隔病变的唯一方法就是外科手术，超声支气管镜（endobronchial ultrasound，EBUS）作为疑似纵隔癌的首选技术，但目前尚无指南将EBUS作为纵隔良性病变诊断的强适应证。包括结核病和结节病的肉芽肿性疾病需要更多的证据支持超声引导下经支气管针吸活检（endobronchial ultrasound-transbronchial needle aspiration，EBUS-TBNA）的诊断价值，EBUS-TBNA可作为非肿瘤性纵隔淋巴结病变外科手术可靠的替代选择技术[7]。EBUS-TBNA已经成为疑似肺癌、结节分期和其他良性疾病诊断的"金标准"，结核病低发病率国家EBUS-TBNA诊断结核病的敏感性可达90%～95%，特异性达100%[8]。

Lucey等[9]评价EBUS-TBNA在不明原因纵隔淋巴结肿大患者中的诊断效能。结果显示，在2012—2016年的315例胸腔内纵隔淋巴结肿大患者中有54例（17.1%）确诊结核病，261例（82.9%）为非结核病。EBUS-TBNA对结核病的诊断敏感性为59.3%（95%*CI* 45.06%～72.14%），特异性为100%（95%*CI* 98.19%～100%），阴性预测值为92.23%（95%*CI* 88.31%～94.95%）。35%（19/54）的结核病患者经EBUS分枝杆菌培养确诊，24.1%（13/54）的患者经细胞学确诊。在EBUS培养确诊结核病患者中，10.5%的患者对一种或多种一线抗结核药物耐药，其中1例为MDR-TB患者。Cong等[8]经EBUS-TBNA确诊1例原发性纵隔淋巴结结核。Eknewir等[10]采用回顾性方法研究EBUS-TBNA在HIV/TB高负担国家的诊断效能，于2017年1月至2018年12月应用EBUS-TBNA检测201例，182例最终纳入完整记录，诊断的总敏感性达95.1%（95%*CI* 88.6%～98.2%%），特异性达100%（95%*CI* 94.20%～100.00%），阳性预测值为100.0%（95%*CI* 95.3%～100.0%），阴性预测值为94.1%（95%*CI* 86.0%～97.8%），总诊断准确性达97.3%（95%*CI* 93.9%～99.2%）。Cong等认为，在HIV/TB高负担地区，EBUS-TBNA对结核病的诊断准确性高。

Ra等[11]采用前瞻性研究方法比较传统针吸法与旋转辅助技术EBUS-TBNA对胸腔内淋巴结病变的诊断价值。于2012年10月至2014年12月分别测量经2种技术获取的淋巴结病变组织的长度和细胞分级。结果发现，43例患者共检测61个淋巴结，淋巴结病理学结果与恶性病变一致率为41%（25例），与良性疾病一致率为59%（36例），最常见的良性淋巴结病变为反应性，其次为结核病和结节病。旋转辅助技术和传统针吸技术获取的淋巴结组织长度分别为（83.2±12.7）mm与（60.1 ±10.1）mm（$P=0.02$）。旋转辅助技术的细胞数分级显著高于传统法。Ra等认为，无论在淋巴结样本数、长度和细胞数方面，选择辅助技术均优于传统针吸法。

三、细支气管镜检查

Eom等[12]采用前瞻性随机对照研究方法，评价虚拟导航支气管镜引导下的细支气管镜（4.0 mm）下支气管冲洗（bronchial washing，BW）和传统的粗支气管镜（5.9 mm）引导下的BW技术对无痰或痰抗酸染色阴性或TB-DNA阴性肺结核患者的诊断价值的异同。2019年3月至2021年11月将85例患者随机分为对照组［在胸部CT指导的传统支气管镜（5.9 mm）下行BW］43例和研究组［在虚拟导航支气管镜引导下的细支气管镜（4.0 mm）下行BW］42例，分别对支气管冲洗液进行Xpert MTB/RIF、涂片显微镜检查和分枝杆菌培养。结果发现，对照组和研究组各确诊肺结核患者23例和29例，后者的检测阳性率（72.4%）高于前者（43.5%）（$P=0.035$）；MTB培养阳性率后者（79.3%）高于前者（52.2%）（$P=0.038$）。Eom等认为，虚拟导航细支气管镜引导下BW联合病原学对肺结核的诊断价值高于传统粗支气管镜引导下BW。

四、经食管内镜超声引导下的纵隔淋巴结结核活检

Cohen等[13]经食管内镜超声引导下活检确诊1例6岁孤独症男孩患有纵隔淋巴结结核病。该患儿与患有异烟肼耐药肺结核的母亲密切接触后出现持续咳嗽，纵隔淋巴结肿大，但由于患儿个体太小，不能进行EBUS活检而改为经食管内镜超声引导下活检而成功确诊。

五、经食管或气管超声引导下的冷冻活检

纵隔淋巴结病变的病原学诊断仍面临挑战，内镜超声检查（即经食管和气管超声引导下的针吸活检）推荐用于肺癌的初始诊断和纵隔分期虽然具有较好的敏感性，但其收集的标本数量有限。冷冻活检是经支气管镜技术下的冷冻、结晶和组织获取技术，已成功用于弥漫性实质性肺疾病的诊断。冷冻探针可提供较大的组织块，优于传统的支气管镜取样工具，可避免创伤性外科方法[14]。Genova等[15]报道5例疑似恶性肿瘤的纵隔淋巴结肿大患者进行EBUS-TBNA和超声引导下经支气管冷冻活检，但冷冻活检仅在几个中心开展，其对恶性和良性疾病的诊断准确性、安全性仍不太清楚。纵隔冷冻活检可成为传统内镜超声检查的补充而不是替代技术，快速的现场EBUS-TBNA可进一步为冷冻探针的取样作指导。未来有必要进行大样本队列研究冷冻活检与传统超声内镜联合或比较其诊断效能。

六、各种腔镜检查

（一）胸腔镜

胸膜结核由于含菌量少，胸膜西米粒结节、干酪样坏死和粘连等显微镜下特征对结核性胸膜炎（tubercular pleural effusion，TPE）的诊断无较高的特异性，故TPE确诊较难。内科胸腔镜下胸膜活检（thoracoscopic pleural biopsy，TPB）仍是诊断TPE的“金标准”[16, 17]。主要的鉴别诊断包括恶性胸膜炎、结核病、非特异性胸膜炎和少见的全身性或自身性免疫疾病[18]。

Sumalani等[16]探讨TPE患者胸腔镜下米粒样胸膜病变的特征与组织病理学、组织培养和组织Xpert MTB/RIF的相互关系和诊断效能。结果显示，249例患者中168例为渗出性TPE，胸腔镜下西米粒结节诊断TPE的敏感性为58.9%，特异性为92.6%，诊断准确性为69.88%。西米粒结节与胸膜组织Xpert MTB/RIF检测和分枝杆菌培养发现MTB之间呈强相关（$P=0.007$）。Sumalani等认为，胸膜西米粒结节预测TPE的价值较高，高结核病流行国家在

抗结核药物治疗之前应在胸腔镜下获取组织病理学或培养结果。Maturu等[17]采用回顾性分析方法探讨胸腔镜下“胸膜脓包（pleural pustule）”的新征象对TPE的诊断价值。结果发现，259例胸腔积液患者中92例诊断为TPE，其中16例具有胸膜脓包。胸膜脓包诊断TPE的敏感性为17.4%，特异性为100.0%，阳性预测值和阴性预测值分别为100%和68.7%。胸膜脓包组织病理学均发现坏死性肉芽肿。有脓包的TPE患者的细菌学诊断率达93.7%（抗酸染色涂片显微镜检查、Xpert MTB/RIF检测和MTB培养阳性率分别为31.3%、93.7%和43.7%）。脓包与Xpert MTB/RIF检测阳性（$P=0.002$）和细菌学诊断（$P=0.017$）呈强相关。Maturu等认为，胸腔镜下出现胸膜脓包具有很高的阳性预测TPE价值，在结核病流行地区，发现胸膜脓包可考虑结核病，进一步对脓包活检可提高对结核的诊断效能。

Deschuyteneer等[18]采用回顾性方法，分析2006—2015年不明原因胸腔积液患者的病因，在全身麻醉下进行内科胸腔镜检查，评价其诊断敏感性、特异性、安全性和随访结果。结果发现，在131例进行内科胸腔镜检查的患者中有58例（44.3%）为恶性胸膜炎，59例（45.0%）为非特异性胸膜炎，10例（7.6%）为TPE，4例为其他良性疾病。并发症与既往文献报道相似。对非特异性胸膜炎患者随访6个月，结果显示5例（8.5%）为恶性胸膜炎，5例（8.5%）为感染性或其他良性疾病。研究者认为，在全身麻醉下进行内科胸腔镜诊断不明原因渗出性胸腔积液的诊断效能高且安全较高。Fernández Sardá等[19]报道1例表现为肺肿块的患者经胸腔镜下组织活检物培养而确诊肺结核。该患者为一名15岁女孩，既往健康，主诉发热、体重增加较慢2个月，胸部X线片表现为持续的肺部病变，经抗生素治疗无效。该患儿与一位有呼吸道症状的患者存在频繁接触。住院TST结果为13 mm；胸部CT提示左上肺有一个不均匀的巨大肿块影；经3次胃液灌洗、探查性胸腔镜检查和肺活检，培养MTB阳性而确诊肺结核，抗结核药物治疗有效。

（二）腹腔镜

由于腹腔结核的非特异性临床特征，其诊断仍存在挑战，目前无推荐用于腹腔结核诊断的最佳方法。Lukosiute-Urboniene等[20]报道2008—2018年的4例儿童腹腔结核患者，均经腹腔镜下活检而确诊。研究者建议，在进行介入干预诊断之前，应进行QuantiFERON、腹水、血清腹水白蛋白比值和腺苷酸脱氨酶等分析，而腹腔镜下活检仅用于诊断不明的患者。

腹腔镜对女性生殖器结核（female genital tuberculosis，FGTB）的诊断阳性率为14%[21]。Brehm等[22]采用回顾性方法评价微型腹腔镜对腹腔结核的诊断价值。对2020年4月至2022年1月来自汉堡艾本多夫大学医疗中心的49例疑似腹腔结核患者进行微型腹腔镜检查。结果发现，在49例疑似腹腔结核患者中确诊29例（59%），平均年龄30岁（18～86岁），大多数为男性（22例，76%）。确诊患者中，16例为细菌学确诊，其余13例依靠组织病理学发现干酪样坏死性肉芽肿（3例）、综合临床、腹腔镜下改变和良好的抗结核药物治疗反应（10例）而确诊。19例（66%）患者发生穿刺点出血，分别为自然止血或氩气刀（10例）联合纤维蛋白胶（1例）止血。2例患者发生小肠轻微穿孔，经保守治疗后治愈。研究者认为，微型腹腔镜是诊断腹腔结核的一种有用且安全的技术。Kato等[23]采用内镜超声引导下细针吸取活检（endoscopic ultrasound-guided fine-needle aspiration，EUS-FNA）确诊1例胰腺周围淋巴结结核病患者。

（三）消化内镜

Pereira等[24]报道1例食管结核伴纵隔瘘。该患者为40岁男性HIV感染者，咳嗽、咳痰1个月，伴发热、夜间盗汗、食欲下降和体重下降10 kg；体格检查发现恶病质；血$CD4^{+}T$细胞仅为23个/mm^3，HIV病毒载量为837 678个/ml，细菌显微镜检查呈阳性；胸部CT显示多个纵隔淋巴结肿大，食管纵隔瘘，心包积液和多发性磨玻璃样微小肺结节。内镜检查发现中段食管见一个深10 mm的溃疡病变，瘘口可见脓液溢出。最后诊断为“HIV伴播散性结核病”。Sequeira等[25]报道1例经结肠镜下组织病理学证实的肠结核患者。该患者为40岁男性，免疫功能正常，主诉肛周脓肿、腹泻和体重下降3个月，无呼吸道症状。结肠镜显示溃疡，组织病理学显示非坏死性肉芽肿，抗酸染色阴性。病初，临床和组织学发现倾向于克罗恩病，但在使用免疫调节药的背景下，进一步采用胸部影像学检查发现肺空洞，细菌学证实为活动性肺结核，结肠组织RT-PCR为MTB阳性而确诊肠结核。

Zahra等[26]报道1例免疫功能正常的原发性食管结核患者，该患者仅表现为上腹痛和体重下降，无吞咽疼痛和吞咽困难，行上胃肠道内镜检查发现溃疡而确诊。Diallo等[27]报道1例免疫功能正常的58岁男性食管结核患者，表现为吞咽困难伴体重下降、贫血和发热3个月，上消化道内镜检查提示食管广泛溃疡，提示新生物，活检证实为干酪样坏死，抗结核药物治疗有效。Sidhu等[28]经上消化道内镜检查确诊1例继发于活动性肺结核的心包积气和食管-心包瘘（oesophago-pericardial fistula，OPF）患者。OPF表现为非特异性症状，常延误诊断，无治疗“金标准”，采用抗结核药物治疗和食管支架治愈。目前全球通过尸体解剖、外科手术和影像学检查确诊报道49例OPF患者，住院病死率达83%。

（四）消化内镜下超声

Birda等[29]对22项研究共311例食管结核患者进行分析发现，患者平均年龄为31～51岁，男性占50.5%，主要症状中的吞咽困难、嗅觉障碍和胸痛分别占72.3%、22.4%和31.3%，中段食管为最常见侵犯部位（占88%），内镜发现溃疡、黏膜下隆起、外压和假性肿瘤分别占59.9%、31.7%、24.8%和5.8%；内镜下超声检查表现为低回声、异质回声和纵隔淋巴结肿大分别占69.5%、47.6%和86.3%；食管壁侵犯也是常见表现（67.3%）。CT显示纵隔淋巴结肿大（76.5%）和食管壁增厚（52.1%），确诊的食管结核中肉芽肿占72.3%，抗酸染色阳性率为32.5%。

胃肠结核占全球结核患者的1%～3%，但胃结核非常少见，仅占胃肠结核的1%～2%。Elterefi等[30]报道1例。该患者全身乏力、疲劳和寒战2周，食欲严重下降。过去2年体重显著下降且伴有消化不良。行上消化道内镜检查发现一巨大胃溃疡，活检和组织病理显示干酪样肉芽肿，大量抗酸杆菌，最后确诊为胃结核、肺结核、肾上腺和结肠结核。Aguirre-Padilla等[31]报道1例21岁男性患者，表现为间歇发热伴全身淋巴结肿大2个月，病初无腹痛、腹泻和任何排便习惯改变，粪钙卫蛋白250 μg/g；上消化道镜检查发现，十二指肠、空肠内见多个直径＜5 mm的结节，玫瑰色，沿整个肠壁分布；结肠镜检查发现，结肠见假性息肉样瘤，伴线性溃疡，诊断为克罗恩病（炎性肠病），但最后病理组织学报告为结核性肉芽肿性炎症，结核杆菌培养阳性，胸部X线检查发现肺部结核结节。肠结核可出现急诊。Ridolfo

等[32]报道1例29岁中国女性患者，表现为腹痛、发热和体重下降，CT和肠镜未能诊断，经内科治疗后病情恶化，出现脓毒血症需要急诊手术，病理学和细菌学检查为胃肠结核。Ridolfo等认为，肠道溃疡病变内镜下活检对于肠结核诊断十分必要。

EUS-FNA诊断不明原因腹腔淋巴结肿大的资料较少。Pausawasdi等[33]评价了EUS-FNA的诊断准确性。2010—2015年，纳入42例腹腔淋巴结肿大原因未明患者，经EUS-FNA获取40例患者（95%），最后确诊转移性癌16例，淋巴瘤9例，结核病8例，炎症改变6例，淀粉样变性1例。对于恶性肿瘤的诊断价值，EUS-FNA的敏感性为84.6%，特异性为95.7%，阳性预测值为91.7%，阴性预测值为91.7%，工作者操作曲线下面积（AUCOC）为0.901；对淋巴瘤的诊断，EUS-FNA联合细胞学和免疫组织化学染色检测的准确性为100%；对结核病的诊断敏感性为75%，特异性为100%，总的AUCOC为0.85，无操作相关并发症发生。

Kumar等[34]采用EUS-FNA诊断腹腔内病变。共纳入71例患者，最常见病变部位是胰腺（60%），其次为腹腔内淋巴结（17.3%）。结核病是最常见的良性病变。Kumar等认为，EUS-FNA是诊断胃肠道，尤其是胰腺病变的一种有效的工具，避免了外科干预取样。

（五）纵隔镜

Olson等[35]报道1例35岁埃塞俄比亚男性患者，表现为吞咽困难，纵隔淋巴结侵犯食管壁。对患者进行上消化道内镜检查，在中段食管发现一条长2 cm的全层黏膜缺损；CT提示与食管密不可分的胸腔软组织块影；经纵隔镜检查，切除隆突下结节，活检显示干酪样和非干酪样肉芽肿，切除的淋巴结进行抗酸杆菌培养鉴定为MTB。该患者既往无结核病暴露史，也无任何结核病风险因素，经抗结核药物治疗后症状完全消失。

（六）宫腔镜

随着Cicinelli首次发现子宫内膜间质水肿、微息肉和局灶性充血与慢性子宫内膜炎症有关以来，11%的正常女性和50%～67%的慢性子宫内膜炎症患者均可出现上述改变。宫腔镜是诊断子宫内膜结核的标准，对FGTB的诊断阳性率为12%[21]。

（七）窄带成像放大内镜

Furukawa等[36]报道1例误诊误治的食管结核患者。在上消化道内镜下可见中段食管表面界线分明的凹陷性病变，在窄带成像放大内镜（magnifying endoscopy withnarrow-band imaging，ME-NBI）下发现无可变口径的扩张微血管，无碘污染区域。增强CT发现肺部陈旧性炎症、钙化伴纵隔淋巴结肿大改变。进行食管次全切除，切除的食管病变组织病理学证实为结核病。

七、经皮穿刺活检术

（一）CT引导下经皮肺穿刺

Cong等[37]报道1例54岁女性患者，临床症状和胸部CT考虑肺部感染，经抗感染治疗无效；再次考虑肺结核，治疗仍无效；经第3次CT引导下经皮肺结节穿刺活检证实为肺吸虫病。

（二）腹腔结核

肝结核类似肝内新生物，易误诊并导致不必要的外科手术治疗。Kale等[38]回顾性分析10年期间癌症中心诊断的43例肝结核患者，平均年龄为46岁，女性占58%，诊断率为28%。出现全身症状（31例，72%）、腹痛（25例，58%）、发热（12例，28%）、肝大（22例，51%）、碱性磷酸酶升高（34例，79%）、转氨酶升高（18例，42%）、低蛋白血症（19例，45%）为常见临床表现。所有肝结核患者的HIV和肿瘤标志物均阴性，22例（52.5%）为孤立性肝病变，28例（65%）病变＞2 cm，33例肝结核中超声显示低回声病灶31例。CT显示低密度病灶者43例（100%），伴轻度外周强化者32例（74%），而钙化（5例，12%）和肝包膜回缩（8例，19%）均为不常见表现。MRI显示7例为T_1低密度、T_2高密度病变。组织病理学显示肉芽肿性炎症患者42例（97.5%），朗格汉斯细胞浸润患者41例（95%）和干酪样坏死灶患者35例（85%）。抗酸染色和PCR阳性不常见，肝外脏器感染患者20例（46.5%），肝结核类似胆管癌患者25例（58%），肝转移患者11例（26%）和淋巴瘤患者3例（7%）。6例患者疑似癌症未进行术前活检而进行了肝切除手术。Pramesti等[39]报道1例肝结核患者，CT增强扫描见肝环形强化的低密度结节，活检为干酪样坏死的肉芽肿性炎症。

Singh等[40]采用回顾性方法评价CT引导下腹膜后病变活检的诊断效能和安全性。2010年12月至2020年3月，共86例腹膜后病变患者被纳入分析，所有患者在CT引导下成功穿刺的诊断效能达91.9%，其中2例患者出现较小并发症（为小血肿），最后确诊大多数患者患有淋巴瘤、结核病和转移性肿瘤。结果提示，CT引导下腹膜后穿刺的诊断效能高且安全性好。

（三）骨关节结核

Kamal等[41]采用回顾性研究方法对30例骨关节结核患者的临床结局进行评价。结果发现，承重的关节（如膝关节、踝关节和髋关节）最易发生结核；实验室结果显示50%以上的患者存在贫血，98%的患者ESR升高，76%的患者存在CRP升高；影像学病变可表现为溶骨性破坏、脓肿和关节破坏；所有患者经皮滑膜活检证实均具有特征性组织学结核结节的表现，伴干酪样坏死、淋巴细胞和朗格汉斯细胞浸润。Lee等[42]报道1例表现为右手背部逐渐出现无痛性肿胀2年余的12岁女孩，在一次外伤事故中肿块上方形成了一个开放性窦道，影像学显示边界清晰的膨胀性溶骨性病变，血液、针吸活检及涂片检查均未得到诊断，再次组织学检查确诊为骨关节结核。

Dey等[43]报道6例经穿刺细胞学检查确诊骨关节结核的患者。涂片显微镜检查显示上皮样细胞肉芽肿者5例（83.3%，5/6），多核细胞和朗格汉斯细胞检出率为50%（3/6），仅出现坏死者1例（16.7%），背景中见炎症细胞者5例（83.3%，5/6），抗酸染色阳性者3例（50%，3/6）。3例进行Löwenstein-Jensen培养基培养，均为MTB阳性；6例进行PCR检测均为阳性。Dey等认为，细针吸取细胞学检查（fine-needle aspiration cytology，FNAC）易操作，可用于骨关节结核的诊断[44]。Datta等[45]报道1例77岁女性脊柱结核患者，5年前患子宫癌并进行放射治疗＋化学治疗。此次PET/CT提示SUV值升高，椎旁活检和组织病理学证实为脊柱结核。

（四）腮腺、乳腺结核

即使在结核流行地区，腮腺结核也相当少见。腮腺结核与腮腺肿瘤表现相似，症状非特异性，发病率低，影像学常不能诊断，故腮腺结核易误诊为腮腺肿瘤，并因此导致腮腺被误切。Kamal等[46]采用FNAC确诊4例腮腺肿大疑似腮腺肿瘤和炎症患者，最后确诊为腮腺结核。FNAC是诊断腮腺结核的简单和快速技术，避免了腮腺切除和组织病理学检查。Lamrissi等[47]报道2例经穿刺组织学确诊乳腺结核患者。

（五）附睾结核

泌尿生殖器结核（urogenital tuberculosis，UGTB）占EPTB的8%～15%，附睾受累少见，约占UGTB的28%。无肾或前列腺累及的孤立附睾结核（isolated tuberculous epididymitis，ITE）更少见，诊断面临困难。但附睾结核使阴囊受累而表现为巨大的阴囊脓肿特别少见。Mehboob等[48]报道1例32岁男性患者，表现为性冷淡、无痛性快速性阴囊肿大，无明显的结核病临床证据，体检发现睾丸内肿块、精索肿胀伴附睾炎，胸部X线检查、血液和尿分析均无结核病证据。反复超声和MRI检查诊断为睾丸附睾慢性炎症，病情进展，睾丸表面脓肿破溃，阴囊病理证实为ITE。

总之，2022年，结核病介入诊断在无痰、痰涂阴肺结核、TBTB和EPTB患者的微创介入诊断方面取得一定进展，传统内镜如支气管镜、食管胃肠内镜、胸腔镜、腹腔镜等仍在临床中发挥着重要作用，超声支气管镜、超细支气管镜等对于疑难结核病如肺外周结核结节的取材更加方便、快捷、准确，不良反应小。新开展的介入技术包括经食管超声引导下纵隔淋巴结结核的诊断、胸腔镜下胸膜特征性脓包等的发现及病变胸膜的冷冻活检、经食管或气管的超声引导下的冷冻活检、ME-NBI对食管结核的诊断、超声或CT引导下经皮病变的穿刺等，这些技术为进一步采取MTB的病原学检测奠定了基础，提高了诊断阳性率和准确性，在早期、及时有效的抗结核药物治疗和改善疗效中发挥重要作用。未来结核病介入诊断技术仍将继续朝着微创、快速、高敏感性和高准确性等方向发展。

（杨　松　严晓峰　唐神结）

参考文献

[1] MOHD ESA N Y，OTHMAN S K，MOHD ZIM M A，et al. Bronchoscopic features and morphology of endobronchial tuberculosis：a malaysian tertiary hospital experience [J]. J Clin Med，2022，11（3）：676.

[2] GARCÍA-MARTÍNEZ L，LAÍN FERNÁNDEZ A，IGLESIAS-SERRANO I，et al. Endobronchial tuberculosis in children：defining the role of interventional bronchoscopy [J]. Pediatr Pulmonol，2022，57（11）：2688-2695.

[3] GOUSSARD P，ANDRONIKOU S，FOURIE B，et al. Tuberculous bronchial stenosis：diagnosis and role of interventional bronchoscopy [J]. Pediatr Pulmonol，2022，57（10）：2445-2454.

[4] IMTIAZ S，BATUBARA E M. Diagnostic value of bronchoscopy in sputum-negative pulmonary tuberculosis patients and its correlation with clinicoradiological features [J]. Ann Thorac Med，2022，17（2）：124-131.

[5] LOH T C, PANG Y K, LIAM C K, et al. Metastatic pulmonary calcification mimicking pulmonary tuberculosis: a case report [J]. Respirol Case Rep, 2022, 10 (10): e01030.

[6] OH J Y, LEE S S, KIM H W, et al. Additional usefulness of bronchoscopy in patients with initial microbiologically negative pulmonary tuberculosis: a retrospective analysis of a Korean nationwide prospective cohort study [J]. Infect Drug Resist, 2022, 15: 1029-1037.

[7] SCANO V, FOIS A G, MANCA A, et al. role of EBUS-TBNA in non-neoplastic mediastinal lymphadenopathy: review of literature [J]. Diagnostics (Basel), 2022, 12 (2): 512.

[8] CONG CV, LY TT, ANH P Q, et al. Primary mediastinal lymph node tuberculosis diagnosed using endobronchial ultrasound-guided transbronchial needle aspiration: literature review and case report [J]. Radiol Case Rep, 2022, 17 (5): 1709-1717.

[9] LUCEY O, POTTER J, RICKETTS W, et al. Utility of EBUS-TBNA in diagnosing mediastinal tuberculous lymphadenitis in East London [J]. J Infect, 2022, 84 (1): 17-23.

[10] EKNEWIR S, JOHN T J, BENNJI S M, et al. The utility of endobronchial ultrasound-guided transbronchial needle aspiration in a community with a high HIV and tuberculosis burden [J]. Afr J Thorac Crit Care Med, 2022, 28 (1): 10.

[11] RA S W, LEE T, CHA H J, et al. Rotation aiding technique for endobronchial ultrasound-guided transbronchial needle aspiration biopsy of intrathoracic lymph nodes: a complementary approach to the conventional jabbing method [J]. Thorac Cancer, 2022, 13 (11): 1712-1718.

[12] EOM J S, PARK S, JANG H, et al. Bronchial washing using a thin versus a thick bronchoscope to diagnose pulmonary tuberculosis: a randomized trial [J]. Clin Infect Dis, 2023, 76 (2): 238-244.

[13] COHEN J M, BANKS M, KON O M, et al. Utility of esophageal ultrasound-guided biopsy of mediastinal lymph nodes in diagnosis of childhood tuberculosis [J]. Pediatr Infect Dis J, 2022, 41 (5): e246-e248.

[14] MONDONI M, SOTGIU G. Optimizing the endoscopic diagnosis of mediastinal lymphadenopathy: a glimpse on cryobiopsy [J]. BMC Pulm Med, 2022, 22 (1): 355.

[15] GENOVA C, TAGLIABUE E, MORA M, et al. Potential application of cryobiopsy for histo-molecular characterization of mediastinal lymph nodes in patients with thoracic malignancies: a case presentation series and implications for future developments [J]. BMC Pulm Med, 2022, 22 (1): 5.

[16] SUMALANI K K, AKHTER N, CHAWLA D, et al. Visual diagnosis of pleural tuberculosis and its association with tissue biopsy, culture and Xpert assay [J]. Pneumologie, 2022, 76 (2): 92-97.

[17] MATURU V N, PRASAD V P, BIRADAR M, et al. Pleural pustule—a novel thoracoscopic appearance of pleural tuberculosis [J]. J Bronchology Interv Pulmonol, 2022.

[18] DESCHUYTENEER E P, DE KEUKELEIRE T. Diagnostic value and safety of thoracoscopic pleural biopsies in pleural exudative effusions of unknown origin, including follow-up [J]. BMJ Open Respir Res, 2022, 9 (1): e001161.

[19] FERNÁNDEZ SARDÁ M S, BAEZ MELLID L, CANTILLO Y, et al. Pulmonary tuberculosis presenting as a lung mass in children: case report [J]. Arch Argent Pediatr, 2022, 120 (5): e218-e222.

[20] LUKOSIUTE-URBONIENE A, DEKERYTE I, DONIELAITE-ANISE K, et al. Challenging diagnosis of abdominal tuberculosis in children: case report [J]. Int J Infect Dis, 2022, 116: 130-132.

[21] SAXENA R, SHRINET K, RAI S N, et al. Diagnosis of genital tuberculosis in infertile women by using the composite reference standard [J]. Dis Markers, 2022, 2022: 8078639.

[22] BREHM T T, NDZEDZEKA-VÖLZ N, WEHMEYER M, et al. Mini-laparoscopy as a diagnostic tool for abdominal tuberculosis: a retrospective series of 29 cases [J]. Surg Endosc, 2023, 37 (3): 1830-1837.

[23] KATO A, MASHIBA T, TATEISHI Y, et al. Disseminated tuberculosis following invasive procedures for peripancreatic lymph node tuberculosis with portal vein obstruction: a case report [J]. Clin J Gastroenterol, 2022, 15 (3): 673-679.

[24] PEREIRA J P, LEITÃO C, ALVES A, et al. Esophagomediastinal fistula: a rare case of gastrointestinal tuberculosis [J]. Rev Esp Enferm Dig, 2022, 114 (11): 681-682.

[25] SEQUEIRA C, COELHO M, MANGUALDE J, et al. Intestinal and perianal tuberculosis: an uncommon clinical presentation and challenging diagnosis [J]. Rev Esp Enferm Dig, 2022.

[26] ZAHRA T, RAVIKUMAR Y, VOLOSHYNA D, et al. An unusual presentation of esophageal tuberculosis: a case report [J]. Cureus, 2022, 14 (9): e29642.

[27] DIALLO I, TOURÉ O, SARR E S, et al. Isolated esophageal tuberculosis: a case report [J]. World J Gastrointest Endosc, 2022, 14 (9): 575-580.

[28] SIDHU K K, SEYFI D, LAU N S, et al. The rare case of oesophago-pericardial fistula secondary to pulmonary tuberculosis [J]. J Surg Case Rep, 2022, 2022 (9): rjac422.

[29] BIRDA C L, KUMAR A, GUPTA P, et al. Oesophageal tuberculosis: a systematic review focusing on clinical management [J]. Dysphagia, 2022, 37 (4): 973-987.

[30] ELTEREFI A E, UWAYDAH A K, HELAL G R, et al. Gastric tuberculosis presenting as a large gastric ulcer [J]. BMJ Case Rep, 2022, 15 (5): e248215.

[31] AGUIRRE-PADILLA L M, MADRID-VILLANUEVA B E, UGARTE-OLVERA M E, et al. Tuberculosis and Crohn's disease—a challenging endoscopic diagnosis. A case report [J]. Rev Gastroenterol Mex (Engl Ed), 2022, 87 (1): 113-116.

[32] RIDOLFO S, CAMMARATA F, BONOMI A M, et al. Gastrointestinal tuberculosis presenting as acute abdomen: a case report [J]. J Surg Case Rep, 2022, 2022 (6): rjac305.

[33] PAUSAWASDI N, MAIPANG K, SRIPRAYOON T, et al. Role of endoscopic ultrasound-guided fine-needle aspiration in the evaluation of abdominal lymphadenopathy of unknown etiology [J]. Clin Endosc, 2022, 55 (2): 279-286.

[34] KUMAR P, RANA S S, KUNDU R, et al. Endoscopic ultrasound-guided fine-needle aspiration cytology in diagnosing intra-abdominal lesions [J]. Cytojournal, 2022, 19: 56.

[35] OLSON D, LIU K C, MERZA A P, et al. Esophageal tuberculosis induced dysphagia: a case report [J]. BMC Gastroenterol, 2022, 22 (1): 131.

[36] FURUKAWA K, KOIKE M, MIYAHARA R, et al. Esophageal tuberculosis [J]. Rev Esp Enferm Dig, 2022.

[37] CONG CV, ANH TT T, LY TT, et al. Paragonimiasis diagnosed by CT-guided transthoracic lung biopsy: literature review and case report [J]. Radiol Case Rep, 2022, 17 (5): 1591-1597.

[38] KALE A, PATIL P S, CHHANCHURE U, et al. Hepatic tuberculosis masquerading as malignancy [J]. Hepatol Int, 2022, 16 (2): 463-472.

[39] PRAMESTI M A N, ATMAJA M H S. Unusual spread of TB: a case report of hepatic tuberculosis [J]. Radiol Case Rep, 2022, 17 (9): 3281-3285.

[40] SINGH A K, NEYAZ Z, VERMA R, et al. Diagnostic yield and safety of percutaneous CT-guided biopsy of retroperitoneal lesions and analysis of imaging features [J]. Acta Radiol, 2022, 63 (2): 149-158.

[41] KAMAL A F, OKTARI P R, KURNIAWAN A, et al. Clinical outcomes of delayed osteoarticular tuberculosis: a review of 30 cases [J]. Orthop Res Rev, 2022, 14: 351-363.

[42] LEE J, PURNOMO G, KURNIASIH A. Diagnostic challenges of metacarpal tuberculosis in paediatrics: a case report [J]. J Hand Surg Asian Pac Vol, 2022, 27 (4): 717-720.

[43] DEY B, NIGAM J S, BHARTI J N, et al. Osteoarticular tuberculosis: a series of six cases diagnosed on fine-needle aspiration cytology [J]. Cytojournal, 2022, 19: 11.

[44] SINGH N, SETHI A. Endometritis—Diagnosis, treatment and its impact on fertility—a scoping review [J]. JBRA Assist Reprod, 2022, 26 (3): 538-546.

[45] DATTA D, RAVICHANDRAN T, KUMAR R, et al. Necrotizing granulomatous inflammation mimicking skeletal

metastasis: a possible differential diagnosis [J]. Eur J Hybrid Imaging, 2022, 6 (1): 30.

[46] KAMAL N, ADEN D, SUFIAN Z, et al. Cytology as a rapid tool in diagnosing tuberculosis of the parotid gland: a case series with a review of the literature [J]. Diagn Cytopathol, 2022, 50 (12): E344-E350.

[47] LAMRISSI A, MADRI F, BOUAB M, et al. Tuberculosis of the breast neoplastic-like about two report cases: a rare often unrecognized diagnosis [J]. Int J Surg Case Rep, 2022, 96: 107242.

[48] MEHBOOB K, MADANI T A. Isolated tuberculous orchitis presented as epididymo-orchitis: an unusual presentation of tuberculosis [J]. Urol Ann, 2022, 14 (2): 189-195.

第十三章　结核病病理学诊断

2022年，国外关于结核病病理诊断的研究主要集中在常规病理及抗酸染色在骨结核、食管结核、肝结核、胆囊结核、女性生殖器结核、淋巴结结核等肺外结核（EPTB）的诊断上，免疫组化、PCR及Gene Xpert MTB/RIF等技术的应用可以提高结核病的诊断效率。

一、常规病理学诊断及特殊染色

Desai等[1]采用回顾性研究方法对接受尸检的130例死于肺结核患者的临床特征、肺部病变的大体表现、显微镜下表现和抗酸染色状况进行分析。研究发现，支气管肺炎是肺结核最常见的病变类型（45.3%），粟粒性病变（包括局部粟粒性病变）占26%，纤维空洞性病变占13%，显微镜下可见93%的病例出现干酪样肉芽肿，仅4.6%出现干酪样坏死，11.5%出现坏死性肉芽肿伴脓肿样反应，70.7%抗酸染色阳性，所有肺外病变均表现为干酪样肉芽肿，106例（81.5%）的最终死亡主要原因是结核，而24例（19.5%）的肺结核是次要死亡原因。

Maturu等[2]采用回顾性分析方法对胸膜脓疱在结核性胸膜炎（TPE）中的诊断价值进行研究。胸膜脓疱是指胸膜表面充满脓液的结节，其组织病理学表现为坏死性肉芽肿。在259例患者中，92例诊断为TPE，其中16例TPE患者有胸膜脓疱，胸膜脓疱诊断TPE的敏感性、特异性、阳性预测值和阴性预测值分别为17.4%、100.0%、100.0%和68.7%；在有胸膜脓疱的患者中，93.7%的患者获得了结核微生物学诊断（抗酸染色、Xpert MTB/RIF和MTB培养阳性率分别为31.3%、93.7%和43.7%），胸膜脓疱与TPE患者Xpert MTB/RIF检测阳性（$P=0.002$）和微生物学确诊（$P=0.017$）之间存在强相关性。Maturu等认为，在结核病流行国家，胸膜脓疱在TPE诊断中有很高价值，对于胸腔镜下有胸膜脓疱的患者，应进行胸膜脓疱活检，因为这极有可能会发现MTB而取得微生物学确诊。

Kamal等[3]采用回顾性分析方法对30例骨关节患者进行研究。发现30例骨结核患者的影像学表现从溶骨样病变、脓肿形成到关节破坏等不同，所有患者均接受标准的四联药物（抗结核药物）治疗和手术清创治疗，术后组织标本行病理检查，均与结核病典型的病理结节表现一致，即由上皮样细胞、朗格汉斯细胞和淋巴细胞包围的中央干酪样坏死结节。29例患者接受了12个月的抗结核药物治疗，1例复发患者接受了24个月的药物治疗，所有患者均康复。

Dey等[4]对细针吸取细胞学检查（FNAC）在骨关节结核中的诊断效果进行研究，共纳入6例骨关节结核患者，影像学上表现为溶骨性病变、骨折和关节破坏；细胞病理学检查见上皮样细胞性肉芽肿者5例（83.3%），多核细胞和朗格汉斯细胞浸润者3例（50%），有坏死表现者仅1例（16.7%）；6例中有5例（83.3%）可见炎性细胞，抗酸染色阳性者3例（50%）；

3例行MTB培养的患者均见MTB生长，6例PCR检测均为MTB阳性。Dey等认为，FNAC是一种诊断骨关节结核的简便方法，穿刺抽吸物涂片在细胞形态学上可见到上皮样细胞性肉芽肿、多核细胞和朗格汉斯细胞及坏死。

Diallo等[5]报道1例58岁的食管结核男性患者，因进行性吞咽困难3个月入院，无体重减轻、厌食和发热等症状。上消化道内镜检查示广泛的溃疡性病变，提示肿瘤；组织病理学检查见溃疡达黏膜肌层，正常组织被肉芽肿组织替代，由上皮样细胞和朗格汉斯细胞组成，中间可见干酪样坏死；没有对活检组织进行MTB培养及PCR检测；患者痰及胃液抗酸染色阴性。给予患者标准方案进行抗结核药物治疗（2HRZE/4HR），患者耐受性良好，抗结核药物治疗15天后吞咽困难明显改善，5周后症状消失，4个月后复查上消化道内镜见食管黏膜正常。Diallo等认为，食管结核是感染性食管炎的罕见原因，即使在结核病流行国家也是如此。当吞咽困难患者出现食管黏膜不典型溃疡病变时，应考虑食管结核的可能，病理活检中出现肉芽肿或进行MTB相关分子生物学检测可明确诊断。

Kale等[6]对43例肝结核患者的临床资料进行回顾性分析。组织病理学见肉芽肿性炎症者42例（97.5%）、朗格汉斯细胞浸润者41例（95%）、干酪样坏死者35例（85%），3例（7%）患者出现营养不良性钙化，所有患者均有慢性炎症细胞浸润。病理组织抗酸染色和PCR阳性并不常见，抗酸染色阳性者仅3例（7%）；10例患者的病理组织行PCR检测，有1例找到MTB，对其中8例行MTB培养，培养结果均为阴性。Kale等认为，肝结核在临床中较为罕见，组织病理学可见伴有巨噬细胞的坏死性肉芽肿性炎症，对于怀疑肝结核的患者，应获取额外的活检组织行MTB培养和PCR检测。

Soni等[7]对组织病理学证实为胆囊结核的文献进行分析，共纳入73例患者，男、女比例为1.0∶1.7，其中53例（73%）患者为单纯胆囊结核，18例（24%）患者有相关的腹部结核病，3例（4%）患者合并肺结核，7例（9%）患者既往有肺结核，其中表现为胆囊结核者有39例，胆囊肿块者25例；44例（60%）患者有胆结石，其中大多数（56%）为多发性胆结石。几乎所有胆囊结核患者都经过组织病理学检查确诊，大多数患者有胆囊壁增厚，80%的患者可见上皮样细胞和朗格汉斯细胞参与的肉芽肿，60%的患者在组织病理学上可见到干酪样坏死，只有22%的患者在胆囊中发现抗酸杆菌。

Djiwa等[8]采用横断面研究方法对多哥共和国女性生殖器结核的流行病学、临床和诊断特征进行分析。1997—2018年，共纳入22例女性生殖器结核患者，占EPTB的2.2%（1008例）。卵巢和输卵管是常见的发病部位（9/22，40.9%），其中12例（54.5%）组织标本的大体外观提示生殖器结核，组织病理学见干酪样坏死者3例（13.6%），巨细胞上皮样肉芽肿者19例（86.4%）。

Mulugeta等[9]对抗酸染色在淋巴结穿刺物离心浓缩集菌后的检测效果进行研究。共纳入93例患者，其中56例（60.2%）MTB培养阳性。以培养阳性为“金标准”，穿刺物直接抗酸染色和浓缩后抗酸染色对MTB的检出率分别为20.4%和44.1%，73.1%的患者通过细胞病理学检查诊断为结核性淋巴结炎，穿刺物直接抗酸染色、穿刺物浓缩后抗酸染色和细胞病理学检查，诊断结核性淋巴结炎的敏感性分别为32.0%、67.8%和92.8%。Mulugeta等认为，淋巴结穿刺标本浓缩集菌后抗酸染色可提高MTB的检出率，该集菌方法简单、安全、易行。

Zaizen等[10]对人工智能（artificial intelligence，AI）辅助组织病理学在分枝杆菌感染中的诊断效果进行研究，使用2例肺结核尸检病例和40例未检测到抗酸杆菌（AFB）的活检病例来训练AI，并构建支持AFB检测的AI；对42例接受支气管镜检查的患者行BALF细菌学检测，并使用AI辅助的病理学来检测AFB。研究发现，在16例分枝杆菌病患者中，细菌学阳性者9例（56%），2例患者（13%）在没有AI辅助的情况下经病理学检测为AFB阳性，而AI辅助的病理学鉴定出11例（69%）阳性患者，其中包括之前的2例非AI辅助的病理学检测者。在所有分枝杆菌病患者（包括结核病和非结核分枝杆菌病）中，细菌学检测（9例，56%）与AI辅助病理学检测（11例，69%）的阳性率之间无统计学差异（$P>0.05$）。当仅限于结核病时，AI辅助的病理学检测与细菌学检测相比，具有更高的敏感性（86%*vs.*29%，$P=0.046$），AI辅助病理学检测的特异性为100%。Zaizen等认为，在通过支气管镜采集的样本中，AI辅助病理学检测AFB可能比细菌学检测更敏感。

Zurac等[11]开发了一种AI辅助自动检测MTB的方法，该自动检测方法的训练数据集包含＞260 000个阳性和＞70 000 000个阴性的图像块，这些图像块标记了510张齐-内染色（110张阳性和400张阴性）的全视野数字切片（whole slide image，WSI）。该模型执行的是基于AI的诊断，WSI自动分析之后指出可能出现分枝杆菌的区域，最终由病理学家给出决定性诊断。该模型在286 000个图像块的数据集上进行验证，并在病理实验室中对60张齐-内染色的玻片（23个阳性和37个阴性）进行测试。通过对病理学家单独评估抗酸染色的载玻片和基于AI技术的WSI评估结果进行比较，发现Zurac等构建的基于AI辅助检测WSI上AFB的模型AUC为0.977，准确性为98.33%，敏感性为95.65%，特异性为100.00%，优于任何其他基于AI辅助的AFB检测方法。

二、免疫组织化学法

Sharma等[12]采用前瞻性队列研究方法对抗酸染色、MTB培养、病理学、PCR及免疫组化在不孕女性中的诊断价值进行研究。发现在306例不孕患者中，抗酸染色阳性、组织病理学见肉芽肿或MTB培养阳性等常规检测的阳性率为2.61%（1.96%的患者组织病理见肉芽肿，0.32%的患者抗酸染色阳性，0.6 %的患者MTB培养阳性），PCR检测在62.09%的患者（190/306）中显阳性，表达CD3、CD20、CD45、CD68、CD4、CD8和CD138的细胞浸润与PCR阳性患者无明显相关性，PCR阴性患者中有26.72%表达γ干扰素的淋巴细胞升高，而在PCR阳性患者中有38.94%表达γ干扰素的淋巴细胞升高，差异有统计学意义（$P=0.04$）。Sharma等认为，本研究中的免疫组化标志物不能单独或联合PCR用于女性生殖器结核的诊断。

Ulain等[13]对细胞形态学和MPT64免疫染色在结核性淋巴结炎中的诊断价值进行研究。共纳入100例拟诊结核性淋巴结炎的患者，采集FNAC标本100例和活检组织标本8例，所有样本均进行苏木精-伊红染色、抗酸染色和多克隆抗MPT64抗体免疫组化染色，仅对活检标本进行MTB培养。对所有患者进行随访，直至完成抗结核药物治疗，包括治疗反应在内的复合参考标准用作诊断淋巴结结核的“金标准”。抗酸染色在诊断结核性淋巴结炎中的敏感性、特异性、阳性预测值和阴性预测值分别为4.4%、100.0%、100.0%和56.0%，MTB培养的敏感性、特异性、阳性预测值和阴性预测值分别为66%、100%、100%和50%，细胞学检测的敏感性、特异性、阳性预测值和阴性预测值分别为100%、90.91%、90%和100%，抗

MPT64抗体免疫染色的敏感性、特异性、阳性预测值和阴性预测值均为100%。Ulain等认为，MPT64抗原检测在诊断结核性淋巴结炎上优于抗酸染色和细胞学检查，该免疫组化检测方法用于细针获取的细胞块来诊断淋巴结结核具有可靠、简单和快速等优点，与其他诊断方法联合使用时可提高对结核性淋巴结炎的诊断效率。

三、分子病理学诊断

Yamamoto等[14]报道1例38岁男性脑结核患者，因洗澡时全身抽搐入院。脑部MRI可见左额顶叶多个环形强化病灶；胸部CT见纵隔和气管支气管旁淋巴结肿大，但没有肺结核的依据；患者T-SPOT和结核菌素试验呈阴性；脑脊液MTB培养及PCR均阴性；对患者行左额顶叶活检，组织病理学检查显示肉芽肿性病变伴干酪样坏死，纵隔肿大淋巴结活检显示上皮样细胞性肉芽肿，抗酸染色阴性；后经对福尔马林固定石蜡包埋的脑活检组织切片行PCR检测，找到MTB特异性重复插入序列（IS6110），并最终诊断为脑结核瘤。Yamamoto等认为，对福尔马林固定石蜡包埋的脑活检组织行PCR检测有助于脑结核瘤的诊断。

Arrieta等[15]对88例肺癌患者病理标本中的MTB特异性重复插入序列（IS6110）进行研究，发现40.9%（36/88）的患者病理标本的IS6110转座子常规PCR阳性，63.9%（23/36）的IS6110阳性患者年龄＜60岁，年龄≥61岁的患者IS6110阳性只占36.1%（13/36），差异有统计学意义（$P=0.03$）。此外，与男性肺癌患者相比，86.1%（31/36）的女性患者IS6110阳性，差异有统计学意义（$P=0.004$）。在36例IS6110阳性的肿瘤样本中，对12例有足够石蜡包埋肿瘤组织进行原位PCR检测，5例呈阳性（41.6%），其中2例在肿瘤细胞核区域呈阳性信号。Arrieta等认为，肺癌肿瘤标本中MTB特异性的序列IS6110有较高的阳性率，通过原位PCR可在肿瘤细胞的细胞核区域检测到这些序列，关于MTB参与肺癌发生的机制需要进行进一步的对照试验。

Rawat等[16]报道1例65岁男性前列腺结核患者，因出现阻塞性下尿路症状就诊。直肠指检提示前列腺肿大伴有坚硬结节；前列腺特异性抗原升高（88 ng/ml）；前列腺活检提示前列腺腺体和间质成分增生，伴有肉芽肿、坏死和成熟淋巴细胞聚集；组织病理学表明良性前列腺增生伴肉芽肿性前列腺炎；活检组织抗酸染色阴性；对前列腺活检组织切片进行MTB核酸扩增，结果呈阳性，诊断为前列腺结核。给予患者2HRZE/4HR方案进行抗结核药物治疗，以及坦索罗辛（0.4 mg/d）治疗，患者症状改善。Rawat等认为，在结核病流行的国家，当患者出现下尿路症状时，尤其是活检提示肉芽肿性炎症伴坏死时，应考虑结核的可能，应行活检组织的抗酸染色和核酸扩增进行诊断。

Atnafu等[17]采用横断面研究方法对细胞学联合分子检测在结核性淋巴结炎中的诊断价值进行研究。对纳入的96例临床诊断结核性淋巴结炎患者细针穿刺获取的标本进行细胞学、齐-内染色、金胺O染色、Gene Xpert MTB/RIF和实时PCR检测，将MTB培养阳性作为诊断结核性淋巴结炎的“金标准”。在96份经细针穿刺获取的样本中，齐-内染色检测出MTB 12份（12.5%），金胺O染色检测出MTB 27份（28.1%），细胞病理学鉴定出MTB 51份（53.2%），Gene Xpert MTB/RIF检测出MTB 43份（44.7%），RT-PCR检测出MTB 51份（53.1%），MTB培养鉴定出MTB 36份（37.5%）。与MTB培养相比，Gene Xpert MTB/RIF、RT-PCR和细胞病理学的敏感性分别为91.7%、97.2%和97.2%，特异性分别为83.3%、73.3%

和68.3%。当结合细胞病理学时，Gene Xpert MTB/RIF和RT-PCR共检测出61例（63.5%）MTB阳性者，其敏感性和特异性分别为100%和58.3%。Atnafu等认为，与其他MTB检测方法相比，细胞学和RT-PCR检测出更多的结核性淋巴结炎患者；细胞学联合Gene Xpert MTB/RIF检测标本时，其敏感性进一步提高，多种方法的联合检测可提高对结核性淋巴结炎的诊断效果。

Tharun Ganapathy等[18]报道1例32岁女性足部皮肤结核患者，因足底溃疡伴多发窦道和周围硬结就诊。病理活检见多发局灶性坏死性上皮样肉芽肿，伴有大量多核异物型和朗格汉斯细胞，Gene Xpert MTB/RIF检测见MTB阳性，给予患者清创和6个月的抗结核药物治疗后，足底皮肤溃疡好转。

Mehta等[19]采用回顾性队列研究方法对Gene Xpert MTB/RIF在渗出性胸腔积液患者胸腔镜下胸膜活检中的诊断价值进行研究。共有110例患者接受胸膜活检，其中29例患者进行活检组织的Gene Xpert MTB/RIF检测和MTB培养，根据组织病理学和综合参考评分，有33例（30%）患者诊断为结核性胸腔积液，除1例外，胸膜活检组织病理学均有肉芽肿性炎症的表现；Gene Xpert MTB/RIF检测和MTB培养在诊断TPE中的敏感性分别为59%和35%，特异性为100%。此外，Gene Xpert MTB/RIF还可提供有关利福平耐药性的信息。同时该研究还发现，在胸腔积液腺苷脱氨酶（adenosine deaminase，ADA）临界值为＞38 U/L，其诊断TPE的敏感性和特异性分别为71%和86%；而当临界值定为＞20 U/L，其敏感性和特异性分别为93%和79%。Mehta等认为，当组织病理学无法确认或排除TPE的诊断时，Gene Xpert MTB/RIF检测也有助于结核病的诊断，以及利福平耐药信息的获得。胸腔积液ADA＞38 U/L时，对诊断TPE的敏感性为71%，特异性为86%。

Ara等[20]采用横断面研究方法对因异位妊娠或不孕而拟诊生殖器结核患者的子宫内膜活检组织和/或抽吸物中的IFN-γ和TNF-α的量进行检测。共纳入78例患者，对获取的标本行抗酸染色和MTB培养，MTB培养阳性患者归为确诊的结核病例，培养和抗酸染色均阴性患者归为非结核病例，仅抗酸染色阳性患者归为推定的结核病例，确诊生殖器结核患者的IFN-γ和TNF-α水平显著高于非结核病患者和推定结核病患者（$P < 0.05$），确诊结核病患者的IFN-γ水平［（41.26±41.05）pg/ml］高于非结核病患者［（22.94±44.51）pg/ml］，确诊结核病患者的TNF-α水平［（44.31±64.22）pg/ml］高于非结核病患者［（15.86±41.45）pg/ml］，差异有统计学意义。推定的结核病患者IFN-γ和TNF-α水平与其他组相比，差异无统计学意义。根据ROC分析结果，IFN-γ的界值为23.5pg/ml时，其诊断生殖器结核的敏感性为66.7%，特异性为89.3%；TNF-α的界值为10pg/ml时，其诊断结核的敏感性为66.7%，特异性为73.1%。Ara等认为，IFN-γ和TNF-α水平在确诊生殖器结核患者中显著升高，可作为诊断生殖器结核的潜在标志物。

常规病理学及抗酸染色仍是诊断EPTB的重要工具，结核免疫组化、PCR及Gene Xpert MTB/RIF等技术的应用和普及提高了病理组织中MTB的检出效率。

（张占军　唐神结）

参考文献

[1] DESAI H M, VAIDEESWAR P, GAIKWAD M, et al. Pathology of pulmonary tuberculosis: has the tiger changed it's stripes? [J]. Autops Case Rep, 2022, 12: e2021370.

[2] MATURU V N, PRASAD V P, BIRADAR M, et al. Pleural pustule—a novel thoracoscopic appearance of pleural tuberculosis [J]. J Bronchology Interv Pulmonol, 2022.

[3] KAMAL A F, OKTARI P R, KURNIAWAN A, et al. Clinical outcomes of delayed osteoarticular tuberculosis: a review of 30 cases [J]. Orthop Res Rev, 2022, 14: 351-363.

[4] DEY B, NIGAM J S, BHARTI J N, et al. Osteoarticular tuberculosis: a series of six cases diagnosed on fine-needle aspiration cytology [J]. Cytojournal, 2022, 19: 11.

[5] DIALLO I, TOURÉ O, SARR E S, et al. Isolated esophageal tuberculosis: a case report [J]. World J Gastrointest Endosc, 2022, 14 (9): 575-580.

[6] KALE A, PATIL P S, CHHANCHURE U, et al. Hepatic tuberculosis masquerading as malignancy [J]. Hepatol Int, 2022, 16 (2): 463-472.

[7] SONI S, SREESANTH K S, VARSHNEY V, et al. Gall bladder tuberculosis: review of literature [J]. Indian J Tuberc, 2022, 69 (4): 421-426.

[8] DJIWA T, SIMGBAN P, KAMBOTE Y, et al. The patterns and distribution of female genital tuberculosis among Togolese patients [J]. Pan Afr Med J, 2022, 43: 62.

[9] MULUGETA F, TIRUNEH M, ABEBE B, et al. Evaluation of modified bleach technique for the detection of acid fast bacilli in lymph node aspirate at the University of Gondar Comprehensive Specialized Hospital, Northwest Ethiopia [J]. J Clin Tuberc Other Mycobact Dis, 2022, 28: 100328.

[10] ZAIZEN Y, KANAHORI Y, ISHIJIMA S, et al. Deep-learning-aided detection of mycobacteria in pathology specimens increases the sensitivity in early diagnosis of pulmonary tuberculosis compared with bacteriology tests [J]. Diagnostics (Basel), 2022, 12 (3): 709.

[11] ZURAC S, MOGODICI C, PONCU T, et al. A new artificial intelligence-based method for identifying *Mycobacterium tuberculosis* in ziehl-neelsen stain on tissue [J]. Diagnostics (Basel), 2022, 12 (6): 1484.

[12] SHARMA A, GUPTA P, AHMAD A, et al. Evaluation of implantation markers and immune cell infiltration in endometrial biopsy of female genital tuberculosis [J]. Indian J Tuberc, 2022, 69 (4): 465-469.

[13] ULAIN N, ALI A, KHAN M, et al. Improving diagnosis of tuberculous lymphadenitis by combination of cytomorphology and MPT64 immunostaining on cell blocks from the fine needle aspirates [J]. PLoS One, 2022, 17 (10): e0276064.

[14] YAMAMOTO M, MANABE T, YOKOKAWA K, et al. A case of cerebral tuberculoma diagnosed by nested polymerase chain reaction of a formalin-fixed paraffin-embedded brain biopsy sample [J]. Intern Med, 2022.

[15] ARRIETA O, MOLINA-ROMERO C, CORNEJO-GRANADOS F, et al. Clinical and pathological characteristics associated with the presence of the IS6110 *Mycobacterim tuberculosis* transposon in neoplastic cells from non-small cell lung cancer patients [J]. Sci Rep, 2022, 12 (1): 2210.

[16] RAWAT S, SINGH A, SINGH A, et al. Prostate tuberculosis masquerading as prostate carcinoma: a rare case report [J]. Cureus, 2022, 14 (11): e30978.

[17] ATNAFU A, DESTA K, GIRMA S, et al. Integration of cytopathology with molecular tests to improve the lab diagnosis for TBLN suspected patients [J]. PLoS One, 2022, 17 (3): e0265499.

[18] THARUN GANAPATHY C, GEORGE N M, SELVAMUTHUKUMARAN S, et al. An interesting case report of cutaneous tuberculosis of the foot [J]. Int J Surg Case Rep, 2022, 100: 107763.

[19] MEHTA A A，BELAGUNDI P，OOMMEN M S，et al. Performance of Xpert MTB/RIF assay on thoracoscopic pleural biopsy in undiagnosed exudative pleural effusion [J]. Indian J Tuberc，2022，69（4）：635-640.
[20] ARA S J F，AHMED S，SALEH A A，et al. Endometrial cytokine expression from clinically suspected genital tuberculosis patients at tertiary care hospitals in Dhaka [J]. J Clin Tuberc Other Mycobact Dis，2022，27：100301.

第十四章 抗结核新药与新方案

研究抗结核新药与新方案对结核病的治疗至关重要，对新药作用机制和新方案组合的探索可以更好地实现结核病有效治疗。现对2021—2022年该领域的研究做一综述。

一、抗结核新药

（一）WFQ-228

Qiao等[1]报道新型氟喹诺酮类药物WFQ-228对包括氟喹诺酮类耐药菌株在内的各种临床病原菌具有强大的抗菌活性。研究比较分析WFQ-228、左氧氟沙星和莫西沙星对MTB分离株的体外敏感性，尤其是针对存在*gyrA*突变分离株的敏感性。Qiao等选择75株MTB，包括25株氟喹诺酮类敏感株和50株氟喹诺酮类耐药株，通过常规药物敏感性试验评估氟喹诺酮类药物对MTB分离株的最小抑菌浓度（MIC）和最小杀菌浓度（MBC）。结果显示，莫西沙星对氟喹诺酮类敏感的MTB表现出最强活性，MIC_{50}为0.031 mg/L，低于左氧氟沙星和WFQ-228。对于氟喹诺酮类耐药的MTB菌株，WFQ-228的MIC_{50}高于莫西沙星，但低于左氧氟沙星。对于WFQ-228，可能敏感（possibly sensitive，PS）组和可能抗性（possible resistance，PR）组之间的MIC分布存在显著重叠。根据0.5 mg/L的拟定临界浓度（critical concentration，CC），50个PR菌株中有6个被归类为敏感菌株，产生88%的低敏感性。这些不一致的菌株在Ala90Val、Ser91Pro和Asp94Tyr中有*gyrA*替代。此外，莫西沙星对无*gyrA*突变MTB菌株具有杀菌活性，且显著高于有*gyrA*突变菌株。WFQ-228对具有低水平氟喹诺酮类耐药性的特异性突变分离株比左氧氟沙星更有效。莫西沙星的杀菌效果在氟喹诺酮类敏感菌株中比在氟喹诺酮类耐药菌株中更有效。

（二）Q203

Q203是一种正在临床开发的用于治疗耐药结核病（DRTB）的有效候选药物。首次进行人体随机、安慰剂对照、双盲、剂量递增ⅠA期试验（Q203-TB-PI-US001）以评估Q203的安全性、耐受性和药动学。研究纳入56例健康受试者（42例活动受试者和14例安慰剂受试者）。禁食状态下，Q203的剂量分别为10 mg（第1组）、30 mg（第2组）、50 mg（第3组）、100 mg（第4组）、200 mg（第5组）、400 mg（第6组）和800 mg（第7组）。第4组的受试者也被纳入第8组，以研究高脂膳食后食物对Q203药动学的影响。在所有服用Q203（10～800 mg）的受试者中，Q203耐受性良好，未导致任何重大或严重不良事件。单次口服Q203（10～800 mg）后，Q203平均在2.0～3.5 h达到最大血浆浓度（C_{max}），随后呈多指数下降。血浆浓度-时间曲线（AUC）下面积大致与剂量成正比。与禁食状态相比，喂食状态下的血浆浓度显著增加。在喂食条件下也观察到达峰时间（T_{max}）中度延迟（4.5 h）。这些结果，加上已证实的Q203对药物敏感和耐多药MTB的活性，支持Q203治疗结核病的进一步研究[2]。

（三）DprE1抑制剂

Robertson等[3]对正在临床试验中的3种DprE1抑制剂TBA7371、PBTZ169和OPC-167832作为单一药物在C3HeB/FeJ小鼠模型中进行评估。该小鼠模型在MTB感染后出现干酪样坏死性肺损伤。试验目的是确认DprE1抑制剂在小鼠肺结核进展期病理模型中的疗效，并对血浆、肺和病变中心药物水平进行综合分析，以建立预测感染部位疗效的药动学-药效学（pharmacokinetics-pharmacodynamics，PK-PD）参数。结果显示，治疗2个月后，在C3HeB/FeJ小鼠模型中，3种DprE1抑制剂均有显著疗效。尤其是OPC-167832，即使在低剂量水平下也能观察到优越的疗效，这可归因于其低MIC、良好的分布，以及在干酪样坏死病变的整个给药间隔期间持续保持在MIC以上，其中大多数细菌存在于C3HeB/FeJ小鼠中。评估结果通过结核病治疗的临床开发支持3种候选药物的进一步研究。

Benzothiazinones（BTZ）也是DprE1抑制剂，BTZ043是其中的代表。Lechartier等[4]通过棋盘法和细胞活力分析BTZ043和利福平、异烟肼、乙胺丁醇、TMC207、PA-824、莫西沙星、美罗培南（伴或不伴有克拉维酸）和SQ-109合用对MTB标准株*H37Rv*的相互作用。未发现BTZ043和其他药物的拮抗作用，大多为叠加作用。TMC207和BTZ043表现为协同作用，部分抑制浓度指数为0.5。与单独应用TMC207（80 ng/ml）相比，TMC207（1/4 MIC，20 ng/ml）与BTZ043（1/4 MIC，0.375 ng/ml）同时使用对MTB有较强的杀菌浓度。在对BTZ耐药的MTB变异株中未观察到这种协同作用。这提示对DprE1的抑制是协同的基础。因此，Lechartier等假设低于MIC的BTZ043削弱细菌的细胞壁，提高TMC207到靶标的穿透性。

（四）SQ109

SQ109是治疗结核病的候选药物。它被认为主要针对MTB中的MmpL3蛋白，但也抑制其他某些细菌的生长。SQ109经肝代谢。有学者提出其某些代谢产物可能是其抗结核活性的原因。有研究合成6种SQ109的P_{450}代谢物，并将这些代谢物及其他10种可能的代谢物用作质谱研究的标准物。除测试16种假定代谢物的抗菌活性外，还用SQ109治疗结核感染的兔子。研究发现，肺组织中只有2种主要代谢物，分别是SQ109的羟基金刚烷基类似物和*N*-金刚烷基乙二胺。这2种或其他被测试的潜在代谢物都不能抑制MTB、耻垢分枝杆菌、BCG和大肠埃希菌的生长，这使得SQ109代谢物不太可能有助于其抗菌活性。因此，在兔结核病模型中，非代谢SQ109在组织中逐渐累积到治疗水平才能产生良好的疗效。此研究结果还提供了关于SQ109如何与其靶标MmpL3结合的新见解[5]。

Egbeloxo等[6]描述SQ109在活动性结核病（ATB）兔模型中的药动学及其在病变肺组织、细胞和坏死病灶及干酪组织中的渗透性。在人体等效剂量下，参数估计值在临床前物种公布的范围内。使用“效应”室模拟组织浓度，在应用7天的剂量后，肺组织和细胞病变区域显示高累积，渗透系数超过1000，但干酪组织中的被动扩散较低。这些结果，加上SQ109的疏水性和高度非特异性干酪组织的结合能力，表明在干酪组织和血管少的腔室中需要数周才能达到稳定状态，类似于贝达喹啉。在针对复制、非复制和细胞内MTB的分析中，将病变药代动力学与SQ109效力联系起来显示，在整个给药期间，肺组织和病变细胞中SQ109的浓度明显高于药动学指标。这些结果对于设计含有SQ109的方案至关重要，可以最大程度地提高SQ109对病变部位的灭菌作用。

（五）LCB01-0371［德帕唑胺（delpazolid）］

LCB01-0371是一种恶唑烷酮，已在非临床疗效和毒性研究，以及Ⅰ期临床试验中进行研究。LCB01-0371在体外对革兰氏阳性细菌（包括MTB）具有活性。Kim等[7]评估LCB01-0371在肺结核患者中的杀菌活性、安全性和药动学。研究纳入79例年龄在19～75岁的新诊断涂阳肺结核受试者，既往未经治疗，也未证实对利福平或异烟肼耐药，随机接受德帕唑胺800 mg（每日1次），或400 mg（每日2次），或800 mg（每日2次），或1200 mg（每日1次），或对照组（异烟肼、利福平、吡嗪酰胺和乙胺丁醇）或利奈唑胺600 mg（每日2次）。主要终点是从第0天到第14天在7H11固体培养基上评估的对数转化细菌负荷的平均每日减少量。服用德帕唑胺800 mg（每日1次）组、400 mg（每日2次）组、800 mg（每日2次）组和1200 mg（每日1次）组的对数菌落形成单位的平均每日下降量分别为（0.044±0.016）、（0.053±0.017）、（0.043±0.016）和（0.019±0.017）。对照组对数菌落形成单位的平均每日下降量为（0.192±0.028），利奈唑胺600 mg（每日2次）组为（0.154±0.023）。试验报告3个严重不良事件（serious adverse events，SAE），分别发生在LCB01-0371 400 mg（每日2次）组（第2天因结核病恶化死亡）、对照组（因胸腔积液住院）和利奈唑胺组（高钾血症）。所有SAE均未被评估为与研究药物相关。

（六）sutezolid（PNU-100480）

sutezolid（PNU-100480）属于含硫的恶唑烷酮类，是利奈唑胺的同类药物。sutezolid通过阻断微生物RNA的翻译、蛋白质的合成，从而抑制MTB的生长。Bruinenberg等[8]评估sutezolid单药口服不同剂量的安全性和耐受性，同时确定sutezolid和2个代谢物（PNU-101603和PNU-101244）的药动学。健康成年受试者空腹口服300 mg/d、600 mg/d、1200 mg/d或1800 mg/d的sutezolid，耐受性良好。用药后，sutezolid、PNU101603和PNU-101244的最高浓度和sutezolid药量之比低于正比例，而剂量300～1800 mg时呈正比例升高。sutezolid、PNU101603和PNU-101244的总暴露量［浓度时间曲线下的面积0至最后可量化的浓度（AUC_{last}）］和血浆浓度时间曲线下的面积从0至无限（AUC_{inf}）随着sutezolid剂量增加而呈成比例升高。

（七）二甲双胍辅助治疗

二甲双胍通过抑制细胞内MTB生长，被视为一种抗结核药物治疗（ATT）的辅助治疗。Padmapriydarsini等[9]通过一个随机对照试验来确定二甲双胍＋标准ATT是否减少肺结核患者痰培养转阴时间和减少组织炎症。2018—2020年，在印度的5个治疗点中新诊断培养阳性的322例肺结核患者（男性239例，74%）被随机分配到标准ATT组（对照组，MET-HREZ）或标准治疗组（MET-RIF），两组患者均接受二甲双胍（1000 mg/d）的辅助治疗，共8周。主要终点是在8周的ATT中痰培养转阴时间，同时收集血浆炎症标志物变化。Cox风险模型被用来估计痰培养阴转时间和其预测物。结果显示，212例（66%）患者表现为双侧病灶，54例（18%）患者出现肺空洞。痰培养阴转的平均时间在液体培养中标准治疗组为42天，对照组为41天（*OR*＝0.8，95%*CI* 0.624 ～ 1.019）。经过8周的ATT，X线片上肺空洞病变显著减少［（7，5.3%）*vs.*（18，12.9%）；*OR*＝0.42，95%*CI* 0.18 ～ 0.96；*P*＝0.041］，炎症标志物大大降低。BMI指数高和痰涂片阳性分级低与培养阴转速度有关。结果表明，二甲双胍加入标准治疗方案没有加速痰培养阴转，但可减少过度炎症，从而减少肺组织损伤。

二、抗结核新方案

（一）药物敏感结核病的治疗新方案

1. 利福喷丁和莫西沙星联合治疗方案 Dorman等[10]进行一项开放性、第3阶段、随机对照试验，对13个国家的新诊断敏感肺结核患者进行比较，使用非劣效分析对2种以利福喷丁为基础的4个月方案（试验组）与由利福平、异烟肼、吡嗪酰胺和乙胺丁醇组成的6个月方案（对照组）进行比较。在一个试验组中，用利福喷丁替代利福平（利福喷丁组）；在另一个试验组中，用利福喷丁替代利福平，用莫西沙星替代乙胺丁醇（利福喷丁和莫西沙星组）。主要疗效结果是患者治疗12个月时无结核生存。结果显示，在接受随机分组的2516例参与者中，2343例对异烟肼、利福平或氟喹诺酮类药物不耐药的患者MTB培养呈阳性（符合微生物学条件的人群：对照组768例，利福喷丁和莫西沙星组791例，利福喷丁组784例），其中194例同时感染HIV。共有2234例参与者可评估主要结果（可评估人群：对照组726例，利福喷丁和莫西沙星组756例，利福喷丁组752例）。在符合微生物学条件的人群中，利福喷丁和莫西沙星组并不逊于对照组，不良结局发生率利福喷丁和莫西沙星组为15.5%，对照组为14.6%（95%*CI* -2.6 ～ 4.5），在可评估人群中则分别为11.6%和9.6%（95%*CI* -1.1 ～ 5.1）。次要和敏感性分析显示非劣性。在符合微生物学条件的人群中利福喷丁组的不良结局发生率为17.7%，劣于对照组（14.6%，95%*CI* -0.6 ～ 6.6）；在可评估人群中利福喷丁组的不良结局为14.2%，劣于对照组（9.6%，95%*CI* 1.2 ～ 7.7）。在治疗期间，对照组出现3级或以上不良事件的发生率为19.3%，利福喷丁和莫西沙星组为18.8%，利福喷丁组为14.3%。含莫西沙星的4个月利福喷丁方案治疗结核病的疗效不低于标准6个月方案。WHO对此的证据审查表明[11]，在疗效和安全性方面，较短的治疗方案与目前的标准方案具有相似表现。4个月的疗程较短、有效且全部为口服，这将是许多患者及国家结核病规划的首选方案，可加快治愈速度，减轻患者和医疗系统的负担。缩短治疗时间有可能提高治疗依从性，降低患者和医疗系统成本。如果利福喷丁的成本降低、可用性提高，那么在中、短期内实施和接受新方案将更加可行。鉴于一线方案含有莫西沙星（一种通常用于治疗DRTB的抗生素），故还需严格的抗菌管理，以确保一线方案的适当使用。2022年，WHO发布了《结核病整合版指南之模块4：治疗-药物敏感性结核病治疗》[12]，增加了2项新的治疗建议：①12岁及以上患者可使用由利福喷丁、异烟肼、吡嗪酰胺和莫西沙星组成的4个月方案（2HRftMfxZ/2HPM）；②治疗非重症儿童结核病可使用4个月治疗方案[2HRZ(E)/2HR]。

2. 普托马尼与莫西沙星和吡嗪酰胺联合治疗方案 Tweed等[13]进行一项治疗药物敏感型结核病(DS-TB)的随机对照研究。患者被随机分为4组:①每日200 mg普托马尼(Pa)、400 mg莫西沙星(M)和1500 mg吡嗪酰胺(Z),疗程6个月(6Pa200MZ);②同上方案,疗程4个月(4Pa200MZ);③4个月组中普托马尼每日100 mg(4Pa100MZ);④标准DS-TB治疗6个月(对照组)。主要结果是随机分组后12个月治疗失败或复发。组间差异采用非劣效分析。3例患者死亡后,招募工作暂停。结果显示,分别有8.5%(4/47)、19.3%(11/57)、26.9%(14/52)和1.9%(1/53)的DS-TB结果在6Pa200MZ、4Pa200MZ、4Pa100MZ和对照组患者中出现不利结局。对照组和6Pa200MZ组在不良反应方面的差异为6.6%(95%*CI* 2.2%~15.4%)和9.9%(95%*CI* 4.1%~23.9%)。试验方案中出现3级以上不良事件的概率为33.5%(68/203),对照组中为27.9%(19/68)。203例试验组受试者中有10例(4.9%)死亡,68例对照组中有2例(2.9%)死亡。结论:PaMZ方案在这项权威性不足的试验中没有达到非劣效性。对普托马尼的持续评估仍是一个优先事项。

(二)耐药肺结核的治疗方案

1. 贝达喹啉+普托马尼+利奈唑胺26周短程治疗方案 Conradie等[14]报道使用贝达喹啉+普托马尼+利奈唑胺方案治疗耐多药结核病(MDR-TB)的研究,探索利奈唑胺的剂量和疗程。方法:参与者为广泛耐药结核病(XDRTB,即同时耐利福平、氟喹诺酮类和氨基糖苷类)、准广泛耐药结核病(pre-XDRTB,即耐利福平、氟喹诺酮类或氨基糖苷类),或治疗效果差或因不良反应停用二线方案的利福平耐药(RRTB)患者。入组后,患者被随机分组,应用不同剂量的利奈唑胺,服用1200 mg/d或600 mg/d的剂量26周或9周,其余药物相同[贝达喹啉(26周)+普托马尼(200 mg/d,共26周)]。修改的意向性分析中的主要终点是不良结果发生率,定义为26周完成治疗时治疗失败或复发(临床或细菌学)。结果显示,共有181例参与者,88%的参与者为XDRTB或pre-XDRTB患者。在接受利奈唑胺1200 mg(26周、9周)和600 mg(26周、9周)的患者中,良好结局发生率分别为93%、89%和91%、84%;周围神经病变发生率分别为38%、24%和24%、13%;骨髓抑制发生率为22%、15%和2%、7%;利奈唑胺剂量更改率(即中断、减少或停止)为51%、30%和13%、13%。视神经病变者4例(9%),均来自利奈唑胺1200 mg(26周)组。所有患者均缓解。随访78周共有7例不利的微生物学结果,其中6例患者来自9周利奈唑胺组。结论:在4组贝达喹啉+普托马尼+利奈唑胺方案治疗的患者中,有利结果的发生率为84%~93%。总体风险/效益比显示,利奈唑胺600 mg/d、26周的治疗方案报告的不良事件发生率较低,且有更少的利奈唑胺剂量修改。

2. 左氧氟沙星+贝达喹啉+利奈唑胺6个月短程治疗方案 Esmail等[15]进行一项多中心随机对照试验,针对成人MDR/RR-TB(即不耐氟喹诺酮类或氨基糖苷类)患者制定短程的治疗方案(NExT研究)。共纳入111例患者,被1:1随机分配到干预组(6个月口服,包括左氧氟沙星、贝达喹啉和利奈唑胺)或标准治疗组(≥9个月WHO建议的注射类药物为基础的标准治疗方案)。主要终点是治疗开始后24个月有利的治疗结果(药物替代算作是一个不利的结果)。在贝达喹啉为基础疗法在南非成为标准治疗后,试验提前停止。结果显示,

111例患者中的93例进入修改意向分析中（对照组44例，干预组49例）；51例（55%）患者感染HIV（CD4细胞计数中位数158个/ml）。干预组24个月获得良好结局的是标准治疗组的2.2倍［51%（25/49）*vs.* 22.7%（10/44），*RR*＝2.2（1.2～4.1），*P*＝0.006］。标准治疗组更常发生毒性相关的药物替代治疗［65.9%（29/44）*vs.* 34.7%（17/49）；*P*＝0.001］；标准治疗组中82.8%（24/29）是由于卡那霉素（主要是听力损失，被贝达喹啉替换），干预组中64.7%（11/17）是由于利奈唑胺（主要是贫血）。在安全评价中，不良事件相关的停药更常见于标准治疗组［56.4%（31/55）*vs.* 32.1%（17/56），*P*＝0.007］。然而，3级不良事件在干预组中更常见［55.4%（31/56）*vs.* 32.7%（18/55），*P*＝0.022］。干预组培养阴转率明显高于标准治疗组［*HR*＝2.6（1.4～4.9），*P*＝0.003］。该结果在审查标准治疗组中贝达喹啉替代的资料之后，这个趋势在审查两组中的药物替换资料后保持不变（*P*＝0.01）。结论：与传统含注射药物方案相比，口服6个月方案（左氧氟沙星、贝达喹啉和利奈唑胺）治疗MDR/RR-TB可显著提高24个月的治疗效果（主要是由于毒性相关药物的替换），但药物毒性在两组中均经常发生。

3. 贝达喹啉＋普托马尼＋利奈唑胺＋莫西沙星的24周短程治疗方案（BPaLM） Bern-Thomas 等[16]进行一次非盲、Ⅱ～Ⅲ期、多中心、随机对照研究，非劣性评估3个24周的全口服疗法治疗RRTB的有效性和安全性（TB-PRACTECAL研究）。入组患者来自白俄罗斯、南非和乌兹别克斯坦，均为15岁以上的RRTB患者。在第2阶段的试验中，24周方案（贝达喹啉、普托马尼、利奈唑胺和莫西沙星）和9～20个月的标准治疗方案相对比。主要结果是在72周后随机化后的不利结局，包括死亡、治疗失败、中止治疗、失访或结核复发。非劣性的幅度是12%。结果显示，入组被提前终止。301例患者入组第2阶段的试验，分别有145例、128例和90例进入可评价的意向分析、修改的意向分析和按方案分析。在修改后的意向处理分析中，11%的BPaLM组患者和48%的标准治疗组患者达到主要结果（*RD*＝−37%，96.6%*CI* −53%～−22%）。按方案分析中，4%的BPaLM组患者和12%的标准治疗组患者出现不利结局（*RD*＝−9%，96.6%*CI* −22～4）。按方案分析中，3级或更高不良事件的发生率或严重不良事件，BPaLM组低于标准治疗组（19% *vs.* 59%）。结论：在RRTB患者中，该24周全口服疗法效果不差于公认的标准治疗，而且安全性更佳。据此，2022年，WHO发布了《结核病整合版指南之模块4：治疗-药物耐药性结核病治疗（2022年更新版）》。该指南包括一项新的建议，即对氟喹诺酮类药物耐药的MDR/RR-TB患者使用由贝达喹啉、普托马尼、利奈唑胺和莫西沙星（BPaLM）组成的新型全口服6个月方案。

4. 德拉马尼＋利奈唑胺＋左氧氟沙星＋吡嗪酰胺9个月方案（韩国MDR-END研究） Mok等[17]进行一项多中心、随机、非盲、Ⅱ～Ⅲ期的非劣性试验。在韩国2个医院招募19～85岁的表型/基因型证实为MDR-TB或基因型证实为RRTB的患者。氟喹诺酮耐药则被排除。参与者被1∶1随机化分组，对存在糖尿病和基线时胸部X线片有肺空洞的患者进行分层。治疗组服用德拉马尼、利奈唑胺、左氧氟沙星和吡嗪酰胺共9个月，对照组接受常规20～24个月根据2014年WHO的指南制定的方案。主要结果是治疗开始后24个月在修改后的意向人群和按方案治疗人群中的成功率。“治愈”和“治疗完成”定义为治疗成功。非劣性定义为两组间单侧97.5%*CI*的差异＞−10%。24个月的安全数据收集范围为使用原定方案至少一次的参与者。结果显示，2016年3月4日至2019年9月14日共有214例患者入组，其中168例（78.5%）包含在修改后的意向人群中。在治疗开始后24个月，70.6%（60/85）的对照组患者治疗成功，75.0%（54/72）的短程组患者治疗成功［组间差异4.4%（单侧97.5%*CI* −9.5%～∞ 0）］，满足预定义的非劣性。在安全性上两组没有区别。结论：9个月治疗全口服德拉马尼、利奈唑胺、左氧氟沙星和吡嗪酰胺可以成为治疗氟喹诺酮敏感MDR-TB新的选择方案。

5. STREAM第2阶段中2个短程方案的评估 Goodall等[18]比较STREAM第2 阶段中2个含贝达喹啉的方案与第1阶段中9个月的方案。该试验是在7个国家13个医院进行的采用非劣性分析的一个Ⅲ期随机研究。入组要求为≥15岁的RRTB且没有氟喹诺酮类或氨基糖苷类耐药患者。患者被1∶2∶2∶2随机分配到2011WHO方案（提前终止）、9个月对照方案、9个月含贝达喹啉全口服方案（主要比较方案）或6个月含贝达喹啉，以及8周的二线注射药方案。按照不同地点、HIV感染情况和CD4细胞计数随机分层。患者和临床医师均了解分组情况，但实验室工作人员被盲法。主要终点是在第76周有利的结局（MTB痰培养阴转且之前没有不利结果）。任何死亡、细菌学失败或复发和主要治疗改变被认为是不利结局。非劣性指在修改意向分析组（mITT）和按方案分析组显示为95%*CI*的上限＜10%，如果非劣性显示完成则做预先指定的优势检测。结果显示，在2016年3月28日至2020年1月28日，1436例患者被筛选，588例患者被随机分配。517例患者进入mITT，71%（133/187）的对照组患者和83%（162/196）的口服方案组患者出现有利结局，差异为11.0%（95%*CI* 2.9%～19.0%），已调整HIV状况和随机协议（*P*＜0.0001非劣性）。第76周时，对照组中53%（108/202）的患者和全口服方案组中50%（106/211）的患者出现一个3级或4级不良事件；对照组5例（2%）患者和全口服方案组7例（3%）患者死亡。听力损失（Brock分级为3 级或 4级）方面，对照组比全口服方案组出现的频率更高［18（9%）*vs.* 4（2%），*P*＝0.0015］。mITT分析时，134例被分配到6个月方案组的患者中有122例（91%）有一个有利结局，而对照组127例患者中只有87例（69%）有一个有利的结局（调整后的差异为22.2%，95%*CI* 13.1%～31.2%）。在6个月方案中，143例患者中有6例患者（4%）出现3或4级听力损失。结论：这2种含贝达喹啉方案（9个月全口服方案和含8周二线注射的6个月方案），比9个月含注射药物方案疗效更好，且听力损失情况更少。

6. 贝达喹啉＋德拉马尼＋利奈唑胺＋氯法齐明24～36周治疗Pre XDRTB Padmapriyadarsini等[19]提出一个含贝达喹啉和德拉马尼全口服的短程疗法治疗MDR-TB合并氟喹诺酮类耐药（MDR-TBFQ$^+$）或二线注射药物耐药（MDR-TBSLI$^+$）。使用前瞻性分析确定2个新药与2个超适应证用药的药物：贝达喹啉＋德拉马尼＋利奈唑胺＋氯法齐明24～36周治疗成人MDR-TBFQ$^+$和/或MDR-TBSLI$^+$的有效性和安全性。主要终点是在治疗结束时有利的结局，定义为相隔4周的连续痰培养阴转。不利的结果包括治疗期间细菌学或临床治疗失败。结果显示，招募的165例患者中有158例为MDR-TBFQ$^+$。治疗结束时，12例患者由于基线药物敏感和培养阴性被排除，139例（91%）患者有有利的结局。14例（9%）患者有不利的结局，包括4例死亡、7例治疗方案改变、2例细菌学失败和1例退组。治疗期间，85例（52%）患者出现骨髓抑制，69例（42%）出现周围神经病变，未出现QT间期＞500 ms。在48周的随访中，131例患者表现出持续的治疗成功和大多数不良事件缓解。结论：经过24～36周的治疗后，该方案在合并额外耐药的MDR-TB患者中取得令人满意的结果。该方案心脏毒性小，骨髓抑制虽然常见，但能早期发现并治疗成功。

7. 贝达喹啉＋利奈唑胺＋左氧氟沙星＋氯法齐明和环丝氨酸9个月方案 Avaliani等[20]介绍了2019年格鲁吉亚在试行的改良的全口服短期治疗方案。入选对象为RRTB患者，且之前未接触二线抗结核药物。治疗方案包括每天服用贝达喹啉＋利奈唑胺＋左氧氟沙星＋氯法齐明＋环丝氨酸共9个月。患者平均年龄为48岁，68%的患者为男性，8%的患者HIV阳性，16%的患者患有糖尿病，12%的患者丙型病毒性肝炎感染检测呈阳性。治疗开始时，培养阳性的16例患者的中位培养阴转时间为1.0个月（95%*CI* 1.0～2.0个月），其中，15例患者在治疗结束时转为阴性。在研究队列的25例患者中，22例（88%）患者获得成功的治疗结果，1例（4%）患者死亡，2例（8%）患者失访。该疗法基本上是可以耐受的。3例（12%）患者经历了严重的不良事件，其中2例患者可能与方案中的抗结核药物有关；7例患者出现8次不良事件，包括肌肉骨骼病变（2次）、以及精神病、胃肠道疾病、肝毒性、周围神经病变、心脏毒性和骨髓抑制（各1次）。在4例（16%）患者中，由于影像学改善不足，治疗持续时间延长至9个月以上。Avaliani等的研究结果表明，氟喹诺酮敏感结核病患者在常规方案下，采用完全口服改良短期治疗方案可获得良好的治疗效果。

8. 含贝达喹啉的短程方案 Avaliani等[21]的研究旨在比较南非地区短程、全口服的含贝达喹啉治疗方案（贝达喹啉组）或短程含注射剂治疗方案（注射剂组）治疗RRTB患者24个月的结局。研究纳入符合以下情况的患者：RRTB患者，年龄≥18岁，可于2017年1月1日至12月31日启动含贝达喹啉方案或WHO推荐的含注射剂的9～12个月方案，已在南非电子耐药结核病数据库（EDRWeb）中登记且已知年龄、性别、HIV状态和国家身份识别号。研究排除了接受利奈唑胺、碳青霉烯类药物、特立齐酮/环丝氨酸、德拉马尼或对氨基水杨酸治疗的患者。贝达喹啉的给药方式为每次400 mg，每日1次，持续2周；继而每次200 mg，每周3次，持续22周。为了更好地比较2种方案，研究对患者的HIV和抗病毒治疗（antiviral therapy，ART）状态、既往结核病治疗史、基线抗酸染色和培养结果进行精确匹配，并对年龄、性别、患者获得治疗所处的省份和异烟肼敏感性状态进行倾向性评分匹配。研究采用二项式线性回归以评估24个月结局的调整后风险差异（*aRD*）和95%*CI*，评估内容包括治疗成功（即治愈或完成治疗且无复发证据）相对于所有其他结局、生存相对于死亡、无结核病生存相对于治疗失败或结核病复发状态下的生存，以及失访相对于所有其他结局。结果显示，2017年，在10 152例接受治疗的RRTB患者中，1387例（14%）患者符合纳入标准，其中贝达喹啉组688例、注射剂组699例。在贝达喹啉组中，4例（1%）患者治疗失败或结核病复发，44例（6%）患者失访，162例（24%）患者死亡，而注射剂组分别为17例（2%）、87例（12%）和199例（28%）。在调整后的分析中，贝达喹啉组的治疗成功率（70%）较注射剂组（57%）提高14%（95%*CI* 8%～20%），贝达喹啉组的失访率（6%）较注射剂组（12%）降低4%（95%*CI* 1%～8%），贝达喹啉组的无结核病生存率（17.0%）较注射剂组（97%）提高2%（95%*CI* 0～5%）。贝达喹啉组的死亡风险（17.0%）较注射剂组（22.4%）降低8%（95%*CI* 4%～11%），但两组治疗后死亡率无差异。结论：贝达喹啉组的患者在24个月的治疗成功率明显提高。这一研究结果支持在符合条件的患者中使用含贝达喹啉短程方案。

9. 碳青霉烯类治疗耐药结核病（COMRADE研究） 碳青霉烯类药物可用于治疗DRTB，但最佳剂量仍不确定。De 等[22]评价美罗培南在不同剂量使用14天是否有利福平的杀菌活性。该研究将敏感型肺结核患者随机分配到4个静脉用美罗培南为基础的方案，分别是美罗培南组［每次2 g，每8小时1次（每日3次）］（C组）；美罗培南（每次2 g，每日3次）＋利福平（20 mg/kg，每日1次）组（D组）；美罗培南（每次1 g，每日3次）组（E组）；美罗培南（每次3 g，每日1次）组（F组）。每使用一剂美罗培南均使用阿莫西林/克拉维酸。收集基线和治疗中的过夜痰标本。使用每毫升痰在固体培养基上集落形成单位每日平均下降量（$EBA_{CFU0-14}$）和液体培养基上阳性培养时间（TPP）延长来计算。使用混合效应模型。在13天收集血液样本做药动学分析。主要结果显示，共60例患者入组，各组平均$EBA_{CFU0-14}$计数（2.5～97.5百分位数）分别是0.22（0.12～0.33）、0.12（0.057～0.21）、0.059（0.033～0.097）和0.053（0.035～0.081）；TTP各组分别增加0.34（0.21～0.75）、0.11（0.052～0.37）、0.094（0.034～0.230）和0.12（0.04～0.41）（$\log_{10}$ h）。美罗培南药动学不受利福平使用的影响。12例患者早期退出，其中大部分因为胃肠道不良事件。结论：使用WHO推荐的每日总剂量为6 g的美罗培南时，杀菌活性比低剂量的（每日3 g）更大。这种差异只能用固体培养检测到。静脉使用各个剂量美罗培南的耐受性均较差，而且需要同时使用阿莫西林/克拉维酸，故De等质疑这个二线治疗药物的实用性。

10. 贝达喹啉和德拉马尼联合其他二线抗结核药物的方案 Huerga等[23]评估MDR/RR-TB患者联合使用贝达喹啉和德拉马尼及其他二线抗结核药物的安全性和治疗结果。该研究在14个国家联合使用贝达喹啉和德拉马尼治疗的多中心前瞻性观察性队列研究。患者自2015年4月至2018年9月入组，随访直到结束治疗。结果显示，472例患者同时接受贝达喹啉和德拉马尼治疗，绝大多数患者也用利奈唑胺（89.6%）和氯法齐明（84.5%）。90.3%的患者为XDRTB，74.2%的患者耐氟喹诺酮类。最常见的不良事件是周围神经病变（134例，28.4%）和电解质减少（94例，19.9%），急性肾损伤和骨髓抑制分别为40例（8.5%）和24例（5.1%），7例（1.5%）患者QT间期延长。总体而言，治疗成功率为78.0%（358/458），死亡率为8.9%，治疗失败率为7.2%。结论：同时使用贝达喹啉和德拉马尼＋利奈唑胺和氯法齐明治疗广泛耐药的MDR/RR-TB患者安全有效，是多重耐药患者的好选择。

11. 普托马尼 Gils等[24]对普托马尼治疗肺结核进行系统分析。共纳入8项研究，其中4项关于利福平敏感结核病患者2周早期杀菌活性的随机对照试验，3项利福平敏感和RRTB患者的随机试验（2项为8周杀菌活性，1项为治疗结果），1项对高度DRTB患者治疗结果的单臂研究。在利福平敏感结核病患者中，在第0～2天、第0～56天和第7～56天的菌落形成单位的日变化和培养阴转时间方面，普托马尼＋莫西沙星＋吡嗪酰胺的活性优于标准治疗（$RR=1.7$，95%CI 1.1～2.7）；但在一项研究中，在治疗结束时并未优于标准方案。本研究因严重的肝毒性不良事件而停止，其中3例（4%，95%CI 2%～8%）服用普托马尼＋莫西沙星＋吡嗪酰胺的患者死亡，而对照组无一例死亡。在无RRTB的患者中，91%（95%CI 59%～100%）接受普托马尼＋莫西沙星＋吡嗪酰胺治疗的患者具有良好的治疗结局。在高度DRTB患者中，90%（95%CI 83%～95%）接受普托马尼＋贝达喹啉＋利奈唑胺治疗的患者在治疗6个月后有良好疗效，但利奈唑胺相关的毒性反应经常发生。未报道对普托马尼的获得性耐药性。结论：有证据表明，普托马尼在利福平耐药和高度DRTB患者的治疗中发挥着重要作用。为了进一步明确这一作用，需要将普托马尼与现有的核心药物和配套药物进行对比试验。Li等[25]报道Ⅰ期双盲、随机、安慰剂对照交叉研究74例健康受试者单剂量服用

400 mg或1000 mg普托马尼和400 mg普托马尼＋400 mg莫西沙星对QT间期的影响。受试者在给药时禁食。结果显示，单次400 mg或1000 mg普托马尼浓度与临床关注的QT间期延长无关。莫西沙星不改变普托马尼的药动学，普托马尼400 mg＋莫西沙星400 mg对个体校正QT间期的影响与莫西沙星单独的作用一致。2种药物的耐受性都很好。尽管与目前推荐的药物剂量相比，未达到超治疗剂量的普托马尼暴露，但这些发现有助于对普托马尼心脏安全性进行有利的评估。

12. 德拉马尼合并贝达喹啉对QT间期的影响 Dooley等[26]进行一项Ⅱ期、开放标签、随机对照试验（ACTG A5343）。在该试验中，接受多药背景治疗的MDR/RR-TB患者通过计算机生成的中心随机分组，以1∶1∶1的比例随机分配给接受贝达喹啉、德拉马尼或同时包含2药的方案治疗24周。QT间期＞450 ms的患者被排除在外。HIV阳性的参与者接受基于多洛替格韦的抗反转录病毒治疗。氯法齐明被禁止使用，左氧氟沙星取代莫西沙星。心电图一式3份，痰培养每2周进行1次。主要终点是基线检查时QT间期的平均变化（8～24周的平均值）；第8～24周的累积痰培养阴转率是一个探索性终点。结果显示，2016年8月26日至2018年7月13日，在174例筛查者中，有84例参与者（每个治疗组28例，共31例HIV感染者）入选。贝达喹啉组QT间期与基线检查时相比，平均变化为12.3 ms（95%*CI* 7.8～16.7 ms）；德拉马尼组QT间期与基线检查时相比，平均变化为8.6 ms（95%*CI* 4.0～13.1 ms）；贝达喹啉＋德拉马尼组QT间期与基线检查时相比，平均变化为20.7 ms（95%*CI* 16.1～25.3 ms）。在研究治疗期间，没有出现3级或4级不良QT间期延长事件，也没有患者死亡。第8周的累积痰培养阴转率，贝达喹啉组为88%（95%*CI* 71%～97%），德拉马尼组为83%（95%*CI* 65%～95%），贝达喹啉＋德拉马尼组为95%（95%*CI* 79%～100%）；第24周的累积痰培养阴转率，贝达喹啉组为92%（95%*CI* 77%～99%），德拉马尼组为91%（95%*CI* 76%～99%），贝达喹啉＋德拉马尼组为95%（95%*CI* 79%～100%）。Dooley等认为，贝达喹啉和德拉马尼联合使用对QT间期的影响不大，仅为相加作用，初始微生物学数据令人鼓舞。本研究为在基线QT值正常的MDR/RR-TB患者中同时使用这些药物提供了支持性证据。

尽管每个国家的国情不同，新药的可及性也不同，MDR-TB的短程全口服治疗仍是一个趋势。同时，有众多改进型或全新机制的新药正在上市途中，以后MDR-TB患者会有更多的治疗选择。

（姚 岚 李 亮 唐神结）

参考文献

[1] QIAO M，REN W C，GUO H P，et al．Comparative in vitro susceptibility of a novel fluoroquinolone antibiotic candidate WFQ-228，levofloxacin，and moxifloxacin against *Mycobacterium tuberculosis*［J］．Int J Infect Dis，2021，106：295-299．

[2] KIM J，CHOI J，KANG H，et al．Safety，tolerability，and pharmacokinetics of telacebec（Q203），a new antituberculosis agent，in healthy subjects［J］．Antimicrob Agents Chemother，2022，66（1）：e0143621．

[3] ROBERTSON G T，RAMEY M E，MASSOUDI L M，et al．Comparative analysis of pharmacodynamics in the C3HeB/FeJ mouse tuberculosis model for DprE1 inhibitors TBA-7371，PBTZ169，and OPC-167832［J］．Antimicrob Agents

Chemother，2021，65（11）：e0058321.

[4] LECHARTIER B，HARTKOORN R C，COLE S T. *In vitro* combination studies of benzothiazinone lead compound BTZ043 against *Mycobacterium tuberculosis* [J]. Antimicrob Agents Chemothe，2012，56（11）：5790-5793.

[5] EGBELOWO O，SARATHY J P，GAUSI K，et al. Pharmacokinetics and target attainment of SQ109 in plasma and human-like tuberculosis lesions in rabbits [J]. Antimicrob Agents Chemother，2021，65（9）：e0002421.

[6] MALWAL S R，ZIMMERMAN M D，ALVAREZ N，et al. Structure，*in vivo* detection，and antibacterial activity of metabolites of SQ109，an anti-infective drug candidate [J]. ACS Dis，2021，7（8）：2492-2507.

[7] KIM J S，KIM YH，LEE S H，et al. Early bactericidal activity of delpazolid（LCB01-0371）in patients with pulmonary tuberculosis [J]. Antimicrob Agents Chemother，2022，66（2）：e0168421.

[8] BRUINENBERG P，NEDELMAN J，YANG T J，et al. Single ascending-dose study to evaluate the safety，tolerability，and pharmacokinetics of sutezolid in healthy adult subjects [J]. Antimicrob Agents Chemother，2022，66（4）：e0210821.

[9] PADMAPRIYDARSINI C，MAMULWAR M，MOHAN A，et al. Randomized trial of metformin with anti-tuberculosis drugs for early sputum conversion in adults with pulmonary tuberculosis [J]. Clin Infec Dis，2022，75（3）：425-434.

[10] DORMAN S E，NAHID P，KURBATOVA E V，et al. Four-month rifapentine regimens with or without moxifloxacin for tuberculosis [J]. N Engl J Med，2021，384（18）：1705-1718.

[11] WORLD HEALTH ORGANIZATION. Treatment of drug-susceptible tuberculosis：rapid communication [R]. Geneva：WHO，2021.

[12] WORLD HEALTH ORGANIZATION. WHO consolidated guidelines on tuberculosis：module 4：treatment - drug-susceptible tuberculosis treatment [R]. Geneva：WHO，2022.

[13] TWEED C D，WILLS G H，CROOK A M，et al. A partially randomised trial of pretomanid，moxifloxacin and pyrazinamide for pulmonary TB [J]. Int J Tuberc Lung Dis，2021，25（4）：305-314.

[14] CONRADIEF，BAGDASARYAN T R，BORISOV S，et al. Bedaquiline-pretomanid-linezolid regimens for drug-resistant tuberculosis [J]. N Engl J Med，2022，387（9）：810-823.

[15] ESMAIL A，OELOFSE S，LOMBARD C，et al. An all-oral 6-month regimen for multidrug-resistant tuberculosis：a multicenter，randomized controlled clinical trial（the next study）[J]. Am J Respir Crit Care Med，2022，205（10）：1214-1227.

[16] NYANG' WA BT，BERRY C，KAZOUNIS E，et al. A 24-week，all-oral regimen for rifampin-resistant tuberculosis [J]. N Engl J Med，2022，387（25）：2331-2343.

[17] MOK J，LEE M，KIM D K，et al. 9 months of delamanid，linezolid，levofloxacin，and pyrazinamide versus conventional therapy for treatment of fluoroquinolone-sensitive multidrug-resistant tuberculosis（MDR-END）：a multicentre，randomised，open-label phase 2/3 non-inferiority trial in South Korea [J]. Lancet，2022，400（10362）：1522-1530.

[18] GOODALL R L，MEREDITH S K，NUNN A J，et al. Evaluation of two short standardised regimens for the treatment of rifampicin-resistant tuberculosis（STREAM stage 2）：an open-label，multicentre，randomised，non-inferiority trial [J]. Lancet，2022，400（10366）：1858-1868.

[19] PADMAPRIYADARSINI C，VOHRA V，BHATNAGAR A，et al. Bedaquiline，delamanid，linezolid and clofazimine for treatment of pre-extensively drug-resistant tuberculosis [J]. Clin Infect Dis，2022，76（3）：e938-e946.

[20] AVALIANI T，SEREDA Y，DAVTYAN H，et al. Effectiveness and safety of fully oral modified shorter treatment regimen for multidrug-resistant tuberculosis in Georgia，2019—2020 [J]. Monaldi Arch Chest Dis，2021，91（1）：10.

[21] NDJEKA N，CAMPBELL J R，MEINTJES G，et al. Treatment outcomes 24 months after initiating short，all-oral bedaquiline-containing or injectable-containing rifampicin-resistant tuberculosis treatment regimens in South Africa：a retrospective cohort study [J]. Lancet Infect Dis，2022，22（7）：1042-1051.

[22] DE JAGER V，GUPTE N，NUNES S，et al. Early bactericidal activity of meropenem plus clavulanate（with or without

rifampin）for tuberculosis：the COMRADE randomized，phase 2A clinical trial［J］. Am J Respir Crit Care Med，2022，205（10）：1228-1235.

［23］HUERGA H，KHAN U，BASTARD M，et al. Safety and effectiveness outcomes from a 14-country cohort of patients with multi-drug resistant tuberculosis treated concomitantly with bedaquiline，delamanid，and other second-line drugs［J］. Clini Infect Dis，2022，75（8）：1307-1314.

［24］GILS T，LYNEN L，DE JONG B C，et al. Pretomanid for tuberculosis：a systematic review［J］. Clin Microbiol Infect，2022，28（1）：31-42.

［25］LI M C，SAVIOLAKIS G A，EL-AMIN W，et al. Phase 1 study of the effects of the tuberculosis treatment pretomanid，alone and in combination with moxifloxacin，on the QTc interval in healthy volunteers［J］. Clin Pharmacol Drug Dev，2021，10（6）：634-646.

［26］DOOLEY K E，ROSENKRANZ S L，CONRADIE F，et al. QT effects of bedaquiline，delamanid，or both in patients with rifampicin-resistant tuberculosis：a phase 2，open-label，randomised，controlled trial［J］. Lancet Infect Dis，2021，21（7）：975-983.

第十五章 结核病免疫治疗及治疗性疫苗

一、免疫治疗

（一）细胞免疫治疗

黏膜相关不变T（mucosa-associated invariant T，MAIT）细胞是先天性淋巴细胞的一个重要亚群，在抗菌防御中发挥着重要作用。MAIT细胞识别来自核黄素生物合成途径的微生物配体，并介导抗菌免疫反应。过表达核黄素生物合成途径的关键基因增强MAIT细胞的激活，并导致MTB毒力在体内减弱。Dey等[1]的研究结果表明，MAIT细胞赋予宿主对结核病的保护，核黄素生物合成途径中基因的过表达减弱MTB毒力。增强分枝杆菌MAIT细胞配体导致更高的MAIT细胞活化，降低MTB毒力，提高MAIT细胞丰度使MTB感染得到更好的控制。增强MAIT细胞介导的免疫可能为改进结核病疫苗提供一种新的途径。

动物实验表明，M1极化巨噬细胞（M1-MΦs）在体外可抑制MTB生长。Khan等[2]通过实验研究提示IFN-γ刺激产生的M1-MΦs通过增加固有免疫调节基因（*Inregs*）的表达来降解MTB，IL-4刺激的M2极化巨噬细胞（M2-MΦs）则可使MTB增殖。感染MTB的新生猕猴在其淋巴结和巨噬细胞中表达人类Inregs，M1和M2表型可介导人类和猕猴对MTB的免疫调节作用。研究提示，人类MΦ亚型表达的基因模式不同，使MTB感染后的差异控制成为可能，可作为结核病诊断和免疫治疗的靶点。

虽然MΦs是一个主要的生态位，骨髓来源的抑制性细胞（marrow-derived suppressor ccll，MDSC）是病原体持久性的另一个位点。MΦs和MDSC表达不同水平的白细胞免疫球蛋白样受体B（leukocyte immunoglobulin-like receptor B，LILRB），调节髓细胞抑制功能。Singah等[3]的研究提示，拮抗LILRB2的单克隆抗体可诱导人MDSC向M1-巨噬细胞表型转变，增加细胞内结核杆菌的杀伤。在单抗治疗后，MDSC中与M1-MΦs抗分枝杆菌功能相关的基因增强，提示LILRB2拮抗剂将MDSC从免疫抑制状态重新编程为杀死MTB的促炎表型。结果提示，LILRB2是在MDSC中根除MTB的一个新的治疗靶点。

（二）宿主导向靶向治疗

1. mtFabH抑制剂 分枝杆菌酸是分枝杆菌细胞壁的关键成分，它具有保护细菌免受抗生素的作用，有助于破坏和逃离宿主的免疫系统。因此，参与调控和生物合成真菌酸的酶可作为潜在的药物靶点来杀灭MTB。Kumar等[4]通过脂肪酸代谢信号通路，采用综合计算方法鉴定出针对霉酸通路关键调节酶mtFabH（β-酮酰基−酰基载体蛋白合成酶Ⅲ）的新型先导分子，筛选出ChEMBL414848（C1）和ChEMBL363794（C2）两种化合物，其中化合物C1可作为mtFabH抑制剂结构药物设计的候选药物应用于MTB的治疗。

2. 整合素介导的转化生长因子-激活的拮抗剂CWHM-12 转化生长因子β（TGF-β）的过表达与肺纤维化相关。分泌的失活TGF-β通过αV整合蛋白的裂解和释放而激活。整合素介导的TGF-β调控被认为是促纤维化过程中的主开关和潜在治疗靶点。Scott等[5]试图确定使用广泛的整合素拮抗剂CWHM-12是否有抑制肺纤维化和控制MTB感染的效力。结果提示，在MTB感染的早期阶段，CWHM-12治疗可有效降低疾病的严重程度和炎症，减少iNOS、MIP-2和IL-10的产生，且不降解胶原蛋白，提示CWHM-12靶向TGF-β的潜力，可作为早期MTB感染的辅助治疗方法。

（三）纳米颗粒

纳米颗粒（nanoparticles，NPs）可激活被MTB感染的巨噬细胞，可能是一种有效的宿主靶向治疗结核病的方法。D'Souza等[6]的研究提示，可德聚糖与聚乳酸-羟基乙酸[poly（lactic-co-glycolic acid），PLGA]共聚物结合产生免疫治疗性NP。NP和凝乳聚糖-PLGA共聚物的物理化学表征均成功地形成凝乳聚糖-PLAG共聚物。研究发现，NP显著上调促炎细胞因子TNF-α。在72 h内，NP降低细胞内MTB的负担。这些NP是一种有前途的、在细胞内根除MTB的宿主导向方法。

Singh等[7]描述了CD44介导的信号在宿主防御MTB中的作用。研究使用结核病小鼠模型和MTB感染人类巨噬细胞。利用硫适体（CD44TA-LIP）靶向CD44的脂质体被设计成新疫苗进行测试，以增强宿主对MTB的免疫力。CD44TA-LIP增强人类对抗MTB的MΦ功能，这与促炎细胞因子IL-1β、TNF-α和IL-12的增加有关。在MTB感染小鼠肺和脾生物负荷增加的情况下，可观察到鼻内给药CD44TA-LIP导致MTB集落形成单位减少10倍，IFN-γ^+CD4$^+$的效应细胞、中央记忆T细胞和常驻记忆T细胞表达升高。CD44TA-LIP治疗小鼠未发生体重减轻或肝乳酸脱氢酶（LDH）水平升高。这项研究强调了CD44介导的信号在MTB宿主防御中的重要性,CD44受体靶向纳米颗粒增强小鼠抗结核免疫，提示CD44TA-LIP的治疗潜力。

此外，装载全反式维甲酸（all-trans-retinoic acid，ATRA）的纳米颗粒更适合雾化。Bahlool等[8]对感染*H37Ra*致病性MTB菌株的THP-1分化细胞进行疗效研究。结果显示，根据BACT/ALERT®系统的测定，H37Ra的生长呈剂量依赖性下降。共聚焦显微镜图像显示ATRA-PLGA NP可有效将细胞递送到THP-1衍生的巨噬细胞中。在成人呼吸模拟实验中，可吸入65.1%的ATRA PLGA-NP剂量。这种靶向吸入宿主导向治疗可增强当前方案的剂量，改善患者预后并减少耐多药结核病（MDR-TB）的发病率，是结核病免疫治疗的一种新选择。

（四）RNA小分子

1. miRNA-148a 胸膜间皮细胞对MTB的反应产生的细胞外基质有助于结核纤维化的发生。NOX4则参与结核性纤维化的发病机制。Woo等[9]研究*NOX4*基因靶向miRNA在结核病纤维化中是否具有保护作用，使用TargetScan预测软件识别与NOX4的3'utr结合的候选miRNA，并选择miRNA-148a（miR-148a）作为最佳候选miRNA。在Met5A细胞中进行抑制和强制表达实验，以研究miR-148a和NOX4之间的因果关系。研究提示，miR-148a对

NOX4和POLDIP2表达有抑制作用。结核性胸腔积液中miR-148a的高水平可被解释为一种自限性的自我平衡反应。miR-148a通过调节NOX4和POLDIP2抑制结核纤维化对结核性胸膜纤维化具有保护作用。

2. LincRNA-MIR99AHG 非编码RNA正在成为许多生物过程的重要调节因子，并且在宿主定向治疗中得到一定程度的应用。尽管长链非编码RNA（LincRNA）在免疫细胞中大量表达，但其在基因调控和细菌感染中的功能作用仍未得到充分研究。Gcanga等[10]鉴定了一种免疫调节的长基因间非编码RNA LincRNA-MIR99AHG，它在IL-4/IL-13刺激下在小鼠和人巨噬细胞中上调，在临床MTB感染的HN878株感染后表达下调，在活动性结核病患者的外周血单核细胞中表达下调，从而得到临床样本的验证。该研究提示，敲除LincRNA-MIR99AHG可显著降低小鼠和人巨噬细胞内MTB的生长，并可减少促炎细胞因子的产生。MIR99AHG ASO在小鼠体内治疗减少肺和脾中的分枝杆菌负担。此外，在巨噬细胞中，在IL-4/IL-13刺激和MTBHN878感染后，LincRNA-MIR99AHG被转运到细胞核，并与hnRNPA2/B1高亲和力相互作用。总之，这些发现明确了LincRNA-MIR99AHG作为炎症和巨噬细胞极化的积极调节因子，可能作为辅助宿主定向治疗结核的研究靶点。

（五）小分子活动肽

MDR菌株利用多药外排泵作为对抗抗结核药物的决定性武器。Tap蛋白是MTB中一个重要的多药外排泵，它在MDR-TB研究中成为一个有效的药物靶点。Dwivedi等[11]选择18种FDA批准的离子通道抑制剂和阻滞剂作为Tap蛋白的配体，最终观察到格列美脲、氟卡奈、氟哌啶醇、尼莫地平和氨氯地平等化合物5种配体与Tap蛋白具有稳定的相互作用，有望调节或干扰Tap蛋白的活性。提示Tap蛋白是MTB的一个重要药物靶点，可能调节或抑制药物外排蛋白的活性，从而使MTB对抗结核药物敏感。

（六）免疫抑制药

结核性心包炎（tuberculous pericarditis，TBP）患者使用激素可减少心包积液的渗出，避免或减轻心包膜的纤维粘连及增厚，避免心包缩窄，减少对心功能的影响。Steigler等[12]比较MIP疫苗免疫治疗、辅助糖皮质激素或MIP疫苗联合糖皮质激素与标准结核治疗TBP的疗效。虽然MIP和/或糖皮质激素联合使用对全因死亡率或心包炎相关结局无影响，但糖皮质激素在疗程12个月时的确降低缩窄性心包炎的发生率。结果提示，该2种辅助疗法都能调节肺结核患者的免疫和炎症反应。与安慰剂相比，MIP免疫治疗并未显著调节Th1 $CD4^+$和$CD8^+$T细胞的频率，辅助泼尼松龙也没有改变MTB特异性$CD4^+$或$CD8^+$T细胞的反应。相比之下，在治疗后6周和24周，MIP和泼尼松龙联合治疗与多功能和单一细胞因子表达$CD4^+$T细胞反应频率的适度增加相关。该结果提示，MIP免疫治疗未显著调节MTB特异性T细胞反应。尽管在IMPI试验中，泼尼松龙对住院治疗和缩窄性心包炎有积极作用，但在本研究中，泼尼松龙并没有显著降低促炎T细胞反应。MIP和泼尼松龙联合治疗对MTB特异性T细胞的适度改善需要进一步的研究。

二、治疗性疫苗

（一）卡介苗

每年有超过1亿的儿童接种卡介苗（BCG），但关于BCG在预防结核病和死亡方面的有效性存在相当大的争议，特别是在年龄较大的儿童和成人中。Steigler等[13]对婴儿BCG接种与整个生命过程中肺结核和肺外结核（EPTB）的风险进行系统回顾和个体参与者数据荟萃分析，纳入来自17个国家的26项队列研究的参与者数据。分析提示，BCG对所有结核病的总有效率为18%。按年龄分层时，BCG接种仅对5岁以下儿童的所有结核病有显著保护作用。在结核菌素皮肤试验或γIFN释放试验阳性的接触者中,BCG接种对5岁以下参与者和5～9岁参与者均有显著保护作用。除非年龄＜5岁，否则对检测阴性者无保护作用。BCG接种在所有参与者中均显示具有显著预防肺结核的作用，但对EPTB无预防作用。在4项研究中，BCG接种对患者死亡有显著的预防及保护作用。荟萃分析提示，出生时接种BCG对预防幼儿结核病有效，但对青少年和成人无效。另外一项瑞典北部的研究重新分析1927—1931年在瑞典引入接种BCG的数据，研究结果提示，健康疫苗可导致强烈有益的保护效应，尤其是在1927—1929年。然而，1930—1931年的数据提供了一些支持，即BCG既可防止结核病患者死亡，也可防止患者因呼吸道感染而死亡[14]。

日本婴儿中BCG接种时间的变化似乎与结核分枝杆菌潜伏感染（LTBI）发病率的增加有关。Hino等[15]通过比较2007—2012年和2013—2019年的结核病发病率，对日本抗结核协会报告的2007—2019年活动性结核病和LTBI数据进行统计分析。结果提示，2013年日本发生的BCG接种时间变化可能影响婴儿LTBI的发病率，对女性的影响比男性更明显。因此，为了控制结核病感染，需要仔细研究BCG接种时间变化的后果，因为这种变化似乎与患LTBI的婴儿数量增加有关，但对女性的影响不成比例。

接种BCG可降低严重感染的风险。Schaltz-Buchholzer等[16]比较几内亚比绍的新生儿队列中接种BCG后结核病发病率是否受母体BCG调节的影响。结果提示，在接种BCG的新生儿中，与母体BCG接种相关感染导致的住院死亡有减少趋势，尤其是男性。为没有接种瘢痕的成年人提供BCG可能会增强他们的后代处理严重感染的能力。在这一项比较BCG株对几内亚比绍发病率和死亡率总体影响的试验中，BCG垂直启动（以母体BCG瘢痕为参考）与对后代存活率的有益性别差异影响有关。

重新接种BCG用以预防结核病已引起广泛关注。Velayutham等[17]对1968年开展的清乐普特BCG接种试验资料进行回顾性分析，在15年的随访期间比较BCG组和安慰剂组基于痰培养和/或胸部X线片的结核病发病率。结果提示，BCG组的结核病发病率显著降低；再次接种BCG在15年结束时对结核病的发展提供了适度保护，但这需要进一步评估。

2000年，南非的婴儿BCG政策从日本经皮注射（PC）改为丹麦皮内注射（ID）。Fack等[18]调查婴儿BCG接种方式的变化是否对青春期结核病发病率有持久影响。结果提示，婴儿BCG政策的改变与10～17岁HIV阴性青少年结核病发病率的适度下降有关。然而，在这2个青少年队列中，结核病发病率均随着年龄的增长而迅速增加，尽管出生时接种了BCG，但结核病发病率仍很高。

在早期MTB感染中阻断IL-10R1可改善和扩大对小鼠MTB感染的控制，Dwivedi等[19]采用BCG/抗IL-10R1联合疫苗策略。单次接种BCG/抗IL-10R1可增加$CD4^+$和$CD8^+$中央记忆T细胞的数量，降低Th1和Th17细胞因子的水平，持续7周。随后在小鼠中进行的结核杆菌感染实验显示，感染在早期（4周）和长期（47周）均得到控制，这与生存率的增加有关。相反，接种BCG/盐水的小鼠在MTB感染8周后的保护作用减弱。研究结果表明，BCG/抗IL-10R1单次和同时接种可保持长期保护，可增强和扩大目前BCG介导的结核病保护作用。

（二）VPM1002

VPM1002 是由德国马普协会和印度血清研究所研发的一种重组BCG，它是用李斯特菌毒素*O*基因取代尿素酶的*C*基因以加强BCG的细胞免疫及免疫保护效能。VPM1002 是目前最有可能取代 BCG的治疗性疫苗。Cotton等[20]对新的重组BCG VPM1002与BCG在HIV暴露和未暴露HIV的新生儿中的安全性和免疫原性进行研究。该研究在南非的4个卫生中心进行，为随机、Ⅱ期非劣效性、双盲对照试验研究。纳入符合条件的新生儿年龄为12天或以下，出生体重为2.5 ～ 4.2 kg，可能接触过HIV（血清阳性母亲）或未接触HIV（血清阴性母亲）。研究共纳入416例新生儿。结果提示，VPM1002的反应性比BCG低，没有任何严重的安全问题。2种疫苗都具有免疫原性，但BCG的应答率较高。重组BCG VPM1002目前正在撒哈拉以南非洲婴儿的多中心Ⅲ期临床试验中进行疗效和安全性研究。

（三）亚单位疫苗

尽管针对MTB的预防疫苗BCG已经存在，但其他疫苗也在开发中，可能有助于提高BCG的不完全保护作用。其中，疫苗佐剂$ID93^+$GLA-SE，正在进行Ⅱ期临床试验。Baldwin等[21]的研究表明，基于选定的标准，包括生存率、Th1的反应和肺内的固定记忆T细胞，GLA与QS-21（GLA-LSQ）的脂质体配方结合ID93比单独药物治疗提供更强的保护作用。

MTB的分泌蛋白和免疫原性蛋白在细菌的发病机制中起着关键作用。因此，这些蛋白质被用于开发新的亚单位疫苗。Valizadeh等[22]选择PPE44、HSPX、CFP-10和ESAT-6抗原，对这些抗原在设计和开发新型结核病亚单位疫苗和预防结核病中的作用进行综述。结果提示，这些抗原配合BCG使用对增强BCG的免疫记忆非常有效，提示使用这些重组蛋白可增强BCG的疗效。增加亚单位疫苗中抗原的多样性将提高结核病疫苗的有效性，确保所选抗原将被不同人群的T细胞识别。其中，ESAT-6、CFP-10、HSPX和PPE抗原在各种研究中被用作亚单位疫苗的主要抗原。各种文章证实，这些抗原已经能够在设计新疫苗时应用其自身的抗结核效力。希望在不久的将来，这些抗原将在临床试验的不同阶段发挥亚单位疫苗的作用，以实现具有长期生存能力的疫苗。这篇综述文章的发现为未来对结核病疫苗开发感兴趣的研究人员提供了一条途径。

表达LTAK63的重组BCG（rBCG-LTAK63）是一种来自大肠埃希菌的不耐热肠毒素（heat-labileenterotoxin，LT）的基因解毒亚单位a，在小鼠模型中诱导改善对MTB的保护。该结构使用传统的抗生素耐药标记来实现异源表达。为了避免使用这些不适合人类疫苗的标志物，Moraes等[23]使用CRISPR/Cas9在*lysA*基因中产生未标记的突变，从而获得赖氨酸营养不良的卡介菌株。携带*lysA*和*ltak63*基因的分枝杆菌载体被用来补充营养不良BCG，其共同表达ltak63抗原（rBCG Δ-LTAK63）的水平与原始结构相当。鼻内MTB试验证实rBCG Δ-LTAK63比野生型BCG具有更好的保护作用。此外，rBCG Δ-LTAK63免疫小鼠的肺功能有所改善，展示了CRISPR/Cas9在结核病疫苗开发领域的实际应用。

Bhatt等[24]通过体外实验证实Rv2627c和Rv2628蛋白作为蛋白质Toll样受体（TLR）激动剂–佐剂。Rv2627c和Rv2628刺激的THP-1巨噬细胞TLR2、TLR4和共刺激分子CD40、CD80、CD86和抗原提呈分子HLA-DR表达增加。使用TLR阻断抗体的抑制研究降低共刺激分子、MyD88、NF-κB-p65和促炎细胞因子的表达。Rv2627c和Rv2628对HEK-TLR2报告细胞株的刺激证实了这些蛋白与TLR2的相互作用。Rv2627c和Rv2628蛋白与TLR2和TLR4的分子对接和模拟结果显示相互作用稳定。通过C-ImmSim分析，Rv2628的佐剂活性进一步被临床前验证肽佐剂蛋白作为多表位疫苗构建物验证，该多表位疫苗构建物与TLR2和TLR4结合良好，激活树突状细胞并诱导持续的促炎细胞因子反应。研究认为，该疫苗结构将产生比BCG更好的免疫反应，可作为暴露后治疗亚单位疫苗与标准结核病治疗一起使用，并可作为蛋白质佐剂与其他候选疫苗一起使用，因为这些疫苗可通过TLR信号通路激活巨噬细胞。

在潜在的佐剂中，激活CDN可独特地刺激仅由病原体激活的胞质传感途径。Jong等[25]的研究提示，CDN佐剂蛋白亚单位疫苗对小鼠MTB感染有很强的保护作用。CDN疫苗诱导CD4 T细胞进入肺实质并渗透到肺中的巨噬细胞病变。尽管CDN像其他黏膜疫苗一样，在肺中产生含B细胞的淋巴样结构，但保护作用不依赖于B细胞。CDN疫苗的黏膜接种诱导Th1、Th17细胞和Th1-Th17细胞，并且保护依赖于IL-17和IFN-γ。单细胞RNA测序实验表明，接种疫苗增强Th17细胞的代谢状态，反映了激活效应器功能，并与Tnfsf8（CD153）的表达在疫苗诱导的保护有关。

环二腺苷酸（c-di-AMP）作为通用第二信使，其对结核活疫苗的安全性和有效性的贡献尚不清楚。Perez等[26]研究证明c-di-AMP的合成受到MTBPhoPR毒力系统的负调控。因此，基于双*phoP*和*fadD*26缺失的结核减毒活疫苗候选MTB疫苗（MTBVAC），可分别产生超过25倍和45倍的c-di-AMP水平。这种第二信使的分泌只在MTBVAC中检测到，而在MTB或BCG中没有检测到。为了揭示这种代谢物在MTBVAC疫苗特性中的作用，研究分别通过灭活*disA*或*cnpB*基因构建并验证敲除衍生物和过度生产/过度分泌衍生物。在体外人巨噬细胞感染过程中，所有MTBVAC衍生物都比BCG诱导出更好的IL-1β反应。然而，这2种疫苗都未能在该细胞模型中引发TNF-β激活。研究提示在免疫缺陷小鼠模型中，增加c-di-AMP水平与结核病疫苗的安全性显著相关。*cnpB*失活导致c-di-AMP的过度生产，从而导致MTBVAC的保护能力降低，而MTBVAC disA衍生物中c-di-AMP的缺失保持了该疫苗在小鼠中的保护效力。

早期分泌抗原靶-6 kDa（ESAT-6）是MTB表达的重要抗原之一，其在实验性结核病小鼠模型中的免疫治疗效果已被证实。Mir等[27]研究评估N端甲酰化形式的ESAT-6（f-ESAT-6）对小鼠结核病的免疫治疗效果。结果提示，f-ESAT-6诱导感染小鼠靶器官的细菌负荷适度减少，f-ESAT-6与传统抗结核药物联合使用显示了更好的免疫治疗效果，且比单独使用抗结核药物的治疗效果更高。结果表明，f-ESAT-6蛋白单独及联合传统抗结核药物对实验性结核病具有中等疗效。

为了确定新型M72/AS01E候选疫苗的合理接种实施策略，Jayawardana等[28]估计每个剩余策略的成本效益和预算影响。研究发现，向所有18～50岁的人开展两次大规模接种是最具成本效益的战略，可带来最大的净健康效益，可避免120万伤残调整生命年（DALY），成本效益的概率为65%～70%。另外，M72/AS01E结核病疫苗在预防活动性肺结核的ⅡB期试验中显示50%的有效性，但青少年免疫的潜在成本效益尚不清楚。Harris等[29]估计南非和印度青少年常规M72/AS01E样疫苗接种的6种情况的影响和成本效益。所有情景均表明，与避免2480美元/DALY的成本效益阈值相比，M72/AS01E样疫苗在南非具有很高的成本效益（94%～100%）。对于印度来说，不论接种时接受者是否感染MTB，有效的疾病预防疫苗也极有可能（92%～100%）具有成本效益，可避免的门槛为264美元/DALY；然而，预防疾病的疫苗只有在接受者已被感染时才有效，具有0～6%的成本效益概率。在这2种情况下，为50%的18岁儿童接种疫苗与为80%的15岁儿童接种疫苗具有同样的成本效益，并且比为80%的10岁儿童接种疫苗更具成本效益。疫苗试验应包括青少年，以确保疫苗能够有效地提供给这一目标人群。

（四）DNA疫苗

Karanika等[30]融合*relMtb*基因与编码未成熟树突状细胞靶向趋化因子MIP-3α/CCL20的基因开发出新的DNA疫苗。在慢性结核病小鼠模型中，肌内注入MIP-3α/relMtb融合疫苗或鼻内注入relMtb(非融合）疫苗比肌内注入单独表达*relMtb*的DNA疫苗更能增强异烟肼活性，并诱导明显的结核保护免疫特征。鼻内注入DNA MIP-3α/relMtb融合疫苗的联合方法与单独使用各方法相比，显示出与异烟肼联合使用分枝杆菌杀灭活性最大，以及强健的全身和局部Th1和Th17反应。这种DNA疫苗接种策略可能是一种很有前途的辅助方法，与标准治疗相结合，可缩短治愈性结核病的治疗时间，也可作为治疗其他慢性细菌感染的概念证明。

（五）重组疫苗

Trentini等[31]评估表达LTAK63的重组BCG（rBCG-LTAK63）对结核病的免疫治疗潜力。在感染MTB的小鼠中评估细菌负荷、免疫反应和肺部炎症，并采用不同给药途径用BCG或rBCG-LTAK63治疗。与BCG治疗组相比，经鼻内或静脉注射rBCG-LTAK63治疗的MTB感染小鼠显示出较低的细菌载量和肺炎症面积。在脾中，rBCG-LTAK63静脉注射诱导更高的$CD4^+$T细胞炎症反应。另外，肺中$CD4^+IL\text{-}10^+$和调节性T细胞增多。当与短期化学治疗方案结合使用时，皮下或静脉注射rBCG-LTAK63可以减少MB的负荷，增加抗炎反应，减少组织炎症，展示了rBCG-LTAK63在协助结核病化学治疗方面的潜力。

Jia等[32]开发一种表达MTB的30 kDa主要分泌蛋白（r30/Ag85B）的重组减毒单核增生李斯特菌（rLm）载体MTB疫苗，重组减毒单核增生李斯特菌ΔactAΔinlBprfA*30（rLm30），并表明用rLm30增强BCG启动的小鼠和豚鼠对雾化MtbErdman菌株的免疫保护。研究发现，用减毒单核细胞增多杆菌多抗原MTB疫苗，特别是表达23.5/Mpt64、TB10.4/EsxH、ESAT6/EsxA、CFP10/EsxB和r30融合蛋白的rLm5Ag（30）疫苗，增强BCG诱导的抗MTB气溶胶挑战的保护性免疫。rLm5Ag（30）在C57BL/6和BALB/c小鼠中增强BCG启动的抗MTB气溶胶挑战的免疫保护，尽管在这些小鼠菌株中疫苗诱导的Th1应答的大小存在重大差异。因此，这种疫苗作为一种对抗结核病大流行的新疫苗具有相当大的前景，特别是对世界上大多数在婴儿期接种过BCG的人群而言。在2个肺结核小鼠模型中，该疫苗提高BCG提供的保护水平。

Junqueira-Kipnis等[33]从MTB蛋白酶Rv0125、Rv2467和Rv2672中提取一种具有免疫原性的高密度免疫显性表位序列，并利用其构建表达该融合蛋白的重组BCG（PEFf）。研究结果提示，PEPf＋Advax4显著改善了MTB感染后的保护，肺部细菌负荷减少。MTB蛋白酶可用于开发结核病疫苗，在Prime-Boost方案后使用重组PEPf亚单位蛋白是一种有前途的提高BCG免疫的策略。Valizadeh等[34]评价三联疫苗HSPX（Rv2031c）＋PPE44（Rv2770c）＋小鼠IgG（1）（Fcγ2a）及辅助辅料IL-22与BCG的效果比较。结果提示，BCG作为目前唯一获准用于结核病感染的疫苗，在诱导细胞免疫和体液免疫应答方面可能比重组疫苗更有效。另外，Stosman等[35]对结核病新型鼻内重组载体疫苗TB/FLU-04的临床前安全性评价，对其急性和重复剂量毒性进行研究。研究提示，TB/FLU-04L疫苗鼻内重复给药对大鼠无显著毒性。血液学、生物化学分析和组织学检查未发现与毒性相关的变化。对小鼠和大鼠的毒性研究表明，鼻内载体疫苗TB/FLU-04L无毒性作用。

（六）交替接种多肽疫苗

细胞免疫是决定新开发的MTB感染疫苗的安全性和有效性的关键因素。$CD4^+$和$CD8^+$T淋巴细胞之间的串扰在持续杀伤感染细胞以清除宿主的过程中起着核心作用。Lew等[36]的研究提出一种新的MHC-Ⅱ类限制性肽交替接种策略，以增强C57BL/6小鼠抗α-结晶热休克蛋白（HspX）的抗原特异性$CD8^+$T细胞活性。交替接种多肽疫苗显著刺激Hspx特异性$CD8^+$T细胞应答，Th1和Th17应答升高，而不受Treg抑制的干扰。在接受交替肽疫苗的小鼠中，中央和效应区$CD8^+$记忆明显增强，表明对HspX抗原有持续的回忆免疫。交替肽疫苗不太可能引起$CD8^+$T细胞的失调，KLRG1、PD1、LAG3和CTLA-4标志物的低表达显示了这一点。在交替接种多肽疫苗的小鼠中显示了强细胞毒性T淋巴细胞（CTL）反应，表明其对靶细胞有杀伤效应功能。这个新疫苗接种策略揭示了交替使用MHC-Ⅱ多肽来激活有效的细胞毒性$CD8^+$T细胞对HspX抗原的应答的潜在好处。该方法可作为未来LTBI的替代免疫治疗方法。

三、光化学疗法

传统疫苗在预防细胞外病原体引起的细菌感染方面非常有效。Waeckerle-Men等[37]采用光化学内化（photochemical internalization，PCI）技术介导的炎症，将活细菌疫苗交付到抗原呈递细胞（antigen-presenting cells，APC）的细胞质中，以刺激MHC-Ⅰ限制的$CD8^+$T细胞反应。研究通过将BCG与光敏剂四苯基氯二磺酸盐（TPCS2a）结合，皮下注射到小鼠体内。分析其在小鼠自体接种后体外和体内T细胞的活化情况。研究结果提示，BCG联合PCI介导的炎症诱导的BCG特异性$CD4^+$和CD8＋T细胞应答比单纯卡介苗和无光TPCS2a治疗更强。PCI通过上调APC表面的MHC和共刺激蛋白，以及它们体内TNF-α和IL-1β的产生，进一步促进抗原的呈递。此外，基于PCI的疫苗接种还会引起接种部位的局部炎症，显示出强烈的免疫细胞浸润，这可能有助于刺激抗原特异性免疫反应。这项研究首次证明了活的微生物疫苗可与光化学化合物和光结合，从而将抗原交叉呈递到$CD8^+$T细胞。

四、纳米技术

为了提高BCG的保护力，Firouzi等[38]制备一种以聚乙二醇（PEG）为亲水性块和弥散肽为疏水块的二嵌段聚合物自组装纳米微粒，作为BCG抗原递送系统/佐剂。研究结果提示，纳米微粒能有效诱导全身细胞因子和鼻分泌物优势抗体滴度（sIgA）。细胞因子的表达模式显示细胞免疫的优越性。在皮下注射BCG后，鼻用两剂纳米微粒可引起最高的黏膜和全身免疫反应。PEG-HspX/EsxS自组装纳米微粒具有高度的免疫原性，可以被认为是一种潜在的抗MTB疫苗候选，以提高BCG的效率。

五、免疫信息学

Kumar等[39]使用疫苗组学策略创建针对MTB的有效多表位疫苗。利用抗原性最高的抗原蛋白预测CTL表位、HTL表位和LBL表位。99.97%的人群覆盖了CTL和HTL表位。最终筛选出CTL、HTL和LBL的7个表位，并用于开发多表位疫苗。通过将这些表位与合适的连接剂和LprG佐剂结合，开发了一种疫苗。该疫苗嵌合体具有高度免疫原性、非致敏性且无毒。为了确保密码子在大肠埃希菌K12（E.coli K12）宿主系统中更好地表达，对其进行密码子适应和硅基克隆。随后进行分子对接、分子动力学模拟、免疫学模拟等多项验证研究。结果表明，其所设计的疫苗在生物环境中稳定且对MTB感染具有免疫保护作用。免疫模拟显示了较高水平的T细胞和B细胞活性。结果表明，利用高抗原性PE-PGRS家族蛋白刺激宿主对MTB的H（37）Rv标准株的免疫应答，用于结核病候选肽疫苗的开发。若疫苗嵌合体能在体外和体内进行测试，它将可能是一种可行的结核病免疫治疗和预防策略[39]。

（范　琳　柯　荟　于佳佳　唐神结）

参考文献

[1] DEY R J，DEY B，HARRIFF M，et al. Augmentation of the riboflavin-biosynthetic pathway enhances mucosa-associated invariant T（MAIT）cell activation and diminishes *Mycobacterium tuberculosis* virulence［J］. mBio，2022，13（1）：e0386521.

[2] KHAN A，ZHANG K L，SINGH V K，et al. Human M1 macrophages express unique innate immune response genes after mycobacterial infection to defend against tuberculosis［J］. Commun Biol，2022，5（1）：480.

[3] SINGH V K，KHAN A，XU Y T，et al. Antibody-mediated LILRB2-receptor antagonism induces human myeloid-derived suppressor cells to kill *Mycobacterium tuberculosis*［J］. Front immunol，2022，13：865503.

[4] Kumar N，Srivastava R，Mongre RK，et al. Identifying the novel inhibitors against the mycolic acid biosynthesis pathway target "mtFabH" of Mycobacterium tuberculosis［J］. Frontiers in microbiology，2022，13：818714.

[5] SCOTT N R，THIRUNAVUKKARASU S，RANNGEL-MORENO J，et al. CWHM-12，an antagonist of integrin-mediated transforming growth factor-beta activation confers protection during early Mycobacterium tuberculosis infection in mice［J］. J Interferon Cytokine Res，2022，42（8）：421-429.

[6] D'SOUZA S，DU PLESSIS S M，EGIEYEH S，et al. Physicochemical and biological evaluation of curdlan-poly（lactic-co-glycolic acid）nanoparticles as a host-directed therapy against Mycobacterium tuberculosis［J］. J Pharm Sci，2022，111（2）：469-478.

[7] SINGH V K, CHAU E, MISHRA A, et al. CD44 receptor targeted nanoparticles augment immunity against tuberculosis in mice [J]. J Control Release, 2022, 349: 796-811.

[8] BAHLOOL A Z, FATTAH S, O'SULLIVAN A, et al. Development of inhalable ATRA-loaded PLGA Nanoparticles As Host-Directed Immunotherapy Against Tuberculosis [J]. Pharmaceutics, 2022, 14 (8): 1745.

[9] WOO S J, KIM Y, JUNG H, et al. MicroRNA 148a suppresses tuberculous fibrosis by targeting NOX4 and POLDIP2 [J]. Int J Mol Sci, 2022, 23 (6): 2999.

[10] GCANGA L, TAMGUE O, OZTURK M, et al. Host-directed targeting of LincRNA-MIR99AHG suppresses intracellular growth of Mycobacterium tuberculosis [J]. Nucleic Acid Ther, 2022, 32 (5): 421-437.

[11] DWIVEDI M, MUKHOPADHYAY S, YADAV S, et al. A multidrug efflux protein in Mycobacterium tuberculosis; tap as a potential drug target for drug repurposing [J]. Comput Biol Med, 2022, 146: 105607.

[12] STEIGLER P, CHHIBA M, FRANCIS V, et al. T cell responses to Mycobacterium indicus pranii immunotherapy and adjunctive glucocorticoid therapy in tuberculous pericarditis [J]. Vaccine X, 2022, 11: 100177.

[13] MARTINEZ L, CORDS O, LIU Q, et al. Infant BCG vaccination and risk of pulmonary and extrapulmonary tuberculosis throughout the life course: a systematic review and individual participant data meta-analysis [J]. Lancet Glob Health, 2022, 10 (9): e1307-e1316.

[14] SCHALTZ-BUCHHOLZER F, KJAER SORENSEN M, BENN C S, et al. The introduction of BCG vaccination to neonates in Northern Sweden, 1927-1931: Re-analysis of historical data to understand the lower mortality among BCG-vaccinated children [J]. Vaccine, 2022, 40 (11): 1516-1524.

[15] HINO Y, ESHIMA N, TOKUMARU O, et al. A change in the timing of the Bacillus Calmette-Guérin vaccination in 2013 was associated with an increase in the incidence rate of infants with latent tuberculosis infection [J]. J Infect Chemother, 2022, 28 (7): 929-933.

[16] SCHALTZ-BUCHHOLZER F, BJERREGARD ØLAND C, BERENDSEN M, et al. Maternal BCG primes for enhanced health benefits in the newborn [J]. J Infect 2022, 84 (3): 321-328.

[17] VELAYUTHAM B, THIRUVENGADAM K, KUMARAN P P, et al. Revisiting the chingleput BCG vaccination trial for the impact of BCG revaccination on the incidence of tuberculosis disease [J]. Indian J Med Res, 2022, 20.

[18] FACK C, WOOD R, HATHERILL M, et al. The impact of a change in infant BCG vaccination policy on adolescent TB incidence rates: A South African population-level cohort study [J]. Vaccine, 2022, 40 (2): 364-369.

[19] DWIVEDI V, GAUTAM S, HEADLEY C A, et al. IL-10 receptor blockade delivered Simultaneously with Bacillus Calmette-Guérin vaccination sustains long-term protection against Mycobacterium tuberculosis infection in mice [J]. J Immunol, 2022, 208 (6): 1406-1416.

[20] COTTON M F, MADHI S A, LUABEYA A K, et al. Safety and immunogenicity of VPM1002 versus BCG in South African newborn babies: a randomised, phase 2 non-inferiority double-blind controlled trial [J]. The Lancet Infectious Diseases, 2022, 22 (10): 1472-1483.

[21] BALDWIN S L, REESE V A, LARSEN S E, et al. Therapeutic efficacy against Mycobacterium tuberculosis using ID93 and liposomal adjuvant formulations [J]. Frontiers in Microbiology, 2022, 13: 935444.

[22] VALIZADEH A, IMANI FOOLADI A A, Sedighian H, et al. Evaluating the performance of PPE44, HSPX, ESAT-6 and CFP-10 factors in tuberculosis subunit vaccines [J]. CurrMicrobiol, 2022, 79 (9): 260.

[23] MORAES L, TRENTINI M M, FOUSTERIS D, et al. CRISPR/Cas9 approach to generate an auxotrophic BCG strain for unmarked expression of LTAK63 adjuvant: a tuberculosis vaccine candidate [J]. Frontiers in Immunology, 2022, 13: 867195.

[24] BHATT P, SHARMA M, PRAKASH SHARMA P, et al. Mycobacterium tuberculosis dormancy regulon proteins Rv2627c and Rv2628 as Toll like receptor agonist and as potential adjuvant [J]. Int Immunopharmacol, 2022, 112: 109238.

[25] JONG R M, VAN DIS E, BERRY S B, et al. Mucosal vaccination with cyclic dinucleotide adjuvants induces effective

T cell homing and IL-17-dependent protection against Mycobacterium tuberculosis Infection [J]. J Immunol, 2022, 208 (2): 407-419.

[26] PEREZ I, CAMPOS-PARDOS E, DIAZ C, et al. The Mycobacterium tuberculosis PhoPR virulence system regulates expression of the universal second messenger c-di-AMP and impacts vaccine safety and efficacy [J]. Mol Ther Nucleic Acids, 2022, 27: 1235-1248.

[27] MIR S A, SHARMA S. Immunotherapeutic potential of n-terminally formylated ESAT-6 protein in murine tuberculosis [J]. Int J Mycobacteriol, 2022, 11 (1): 108-112.

[28] JAYAWARDANA S, WEERASURIYA C K, PELER P T, et al. Feasibility of novel adult tuberculosis vaccination in South Africa: a cost-effectiveness and budget impact analysis [J]. NPJ Vaccines, 2022, 7 (1): 138.

[29] HARRIS R C, QUAIFE M, WEERASURIYA C, et al. Cost-effectiveness of routine adolescent vaccination with an M72/AS01 (E) -like tuberculosis vaccine in South Africa and India [J]. Nat Commun, 2022, 13 (1): 602.

[30] KARANIKA S, GORDY J T, NEUPANE P, et al. An intranasal stringent response vaccine targeting dendritic cells as a novel adjunctive therapy against tuberculosis [J]. Frontiers in Immunology, 2022, 13: 972266.

[31] TRENTINI M M, KANNO A I, RODRIGUEZ D, et al. Recombinant BCG expressing the LTAK63 adjuvant improves a short-term chemotherapy schedule in the control of tuberculosis in mice [J]. Frontiers in Immunology, 2022, 13: 943558.

[32] JIA Q, MASLESA-GALIC S, NAVA S, et al. Listeria-Vectored multiantigenic tuberculosis vaccine enhances protective immunity against aerosol challenge with virulent Mycobacterium tuberculosis in BCG-immunized C57BL/6 and BALB/c mice [J]. mBio, 2022, 13 (3): e0068722.

[33] JUNQUEIRA-KIPNIS A P, DE CASTRO SOUZA C, DE OLIVEIRA CARVALHO A C, et al. Protease-based subunit vaccine in mice boosts BCG protection against Mycobacterium tuberculosis [J]. Vaccines (Basel), 2022, 10 (2): 306.

[34] VALIZADEH A, KHOSRAVI A, SEDIGHIAN H, et al. Evaluation of triple fragment vaccine HSPX (Rv2031c) + PPE44 (Rv2770c) + mouse IgG (1) (Fcγ2a) with auxiliary adjuncts IL-22 in comparison with BCG vaccine [J]. Iran J Pathol, 2022, 17 (3): 303-313.

[35] Stosman K, Sivak K, Aleksandrov A, et al. Preclinical safety evaluation: acute and repeated-dose toxicity of a new intranasal recombinant vector vaccine TB/FLU-04L against tuberculosis [J]. Drug Res (Stuttg), 2022, 72 (4): 215-219.

[36] LEW M H, NORAZMI M N, NORDIN F, et al. A novel peptide vaccination augments cytotoxic CD8 (+) T-cell responses against Mycobacterium tuberculosis HspX antigen [J]. Immunobiology, 2022, 227 (3): 152201.

[37] WAECKERLE-MEN Y, KOTKOWSKA Z K, BONO G, et al. Photochemically-mediated inflammation and cross-presentation of Mycobacterium bovis BCG proteins stimulates strong CD4 and CD8 T-cell responses in mice [J]. Frontiers in Immunology, 2022, 13: 815609.

[38] FIROUZI Z, JAAFARI M R, SANKIAN M, et al. A novel nanomicelle composed from PEGylated TB di-peptide could be successfully used as a BCG booster [J]. Iran J Basic Med Sci, 2022, 25 (2): 223-231.

[39] KUMAR A, SHARMA P, ARUN A, et al. Development of peptide vaccine candidate using highly antigenic PE-PGRS family proteins to stimulate the host immune response against Mycobacterium tuberculosis H (37) Rv: an immuno-informatics approach [J]. J Biomol Struct Dyn, 2022, 16: 1-23.

第十六章 结核病的介入治疗

2022年，受新型冠状病毒感染大流行的影响，呼吸内镜介入技术在气管支气管结核（TBTB）、肺结核及结核性胸膜病变等疾病方面的研究报道不多。TBTB是指发生在气管黏膜、黏膜下层、外膜的结核病，是肺结核的一种临床类型。治疗原则仍是在全身抗结核化学治疗基础上针对TBTB的临床不同类型采用不同的介入治疗措施，其重点仍在于中心气道狭窄的综合介入治疗。肺结核的介入治疗进展包括支气管动脉栓塞术和视频辅助胸腔镜手术等。结核性胸膜病变的介入治疗进展包括内、外科胸腔镜及支气管镜镜下的各种介入治疗手段。随着新技术、新方法的不断涌现，胸部结核病介入治疗技术显示出良好的应用前景。

一、气管支气管结核的介入治疗

TBTB是气管支气管的结核杆菌感染，占肺结核患者的5.88%～50.00%，大部分患者年龄为20～49岁，以女性多见，其中干酪坏死型为最常见的类型，如不及时诊断治疗，将有部分患者会出现不同程度的气管支气管狭窄甚至闭塞[1]。因此，一旦确诊为TBTB，应尽快在全身抗结核化学治疗的基础上，针对不同类型的TBTB，采用不同的介入治疗措施，防止气道狭窄甚至闭塞。TBTB等良性气道疾病的介入治疗进展包括消融术、支架术、球囊扩张术、机械清除和局部给药等[2-3]。国外相关探索并报道如下。

高功率二极管激光系统已被用于经支气管镜激光消融治疗中央气道狭窄。这种二极管激光器系统显示出类似于传统的Nd-YAG激光器的临床效果，但该仪器更易操作。Tanaka等[4]分享该中心经支气管镜下高功率二极管激光消融TBTB等良、恶性气道狭窄的经验。首先回顾性分析了2005年1月至2015年12月在千叶大学医院使用非接触型探针经支气管激光消融治疗中央气道病变患者的情况，包括气道狭窄的原因、治疗次数、激光设置情况、总能量值、并发症和其他联合介入治疗方式。结果显示，33例患者共接受72次治疗，其中男性患者23例，平均年龄60.3岁（18.0～80.0岁）。中央气道狭窄的主要原因包括肿瘤性疾病22例（16例恶性肿瘤，6例良性肿瘤），非肿瘤性疾病11例。在恶性肿瘤患者中，气管肿瘤患者8例，肺癌患者5例，食管癌患者3例。在良性肿瘤中，错构瘤患者3例，乳头状瘤、平滑肌瘤和血管瘤患者各1例。气道狭窄的非肿瘤性原因为4例插管或气管切开术，2例TBTB导致的肉芽组织形成；此外，创伤、烧伤、手术原因各1例。肿瘤性疾病的治疗次数为30次，非肿瘤性疾病的治疗次数为42次。总能量平均为1936 J（肿瘤性疾病为1674 J，非肿瘤性疾病为2098 J）。支气管激光消融治疗过程中未发生严重并发症。最后得出结论，经支气管镜激光消融使用高功率二极管激光系统进行肿瘤性和非肿瘤性中央气道病变气道内介入治疗有效且安全。

气管良、恶性新生物（肿瘤及气管结核等）会导致中央气道狭窄，甚至导致严重的呼吸窘迫和死亡。Lee等[5]分享3例应用硬质支气管镜前段机械消融气管新生物，后续行氩气刀等止血消融的典型病例。患者治疗结束后呼吸困难症状得到明显改善，支气管镜下狭窄的中央气道重新开放，复查胸部CT显示狭窄气道较前明显增宽，取得很好的治疗效果，且无严重并发症。因此，硬质支气管镜下机械消融联合氩气刀等止血消融是治疗气管良、恶性新生物有效且安全的措施，促使患者气道开放，为患者后续进一步治疗保驾护航。

声门下狭窄较为少见，多由结核等进行性狭窄引起。治疗措施主要包括手术和内镜介入治疗，其中最主要使用的内镜介入治疗措施是扩张术和激光等消融治疗术。既往回顾性研究表明，内镜下激光消融术可能比扩张术更有效。为比较扩张和激光消融在预防声门下狭窄复发方面的有效性。Soumagne等[6]开展一项多中心、研究者发起、随机对照试验，比较内镜下扩张术和内镜下激光消融治疗（首次治疗或复发）的疗效。这项研究将在法国的3个中心和加拿大的1个中心进行。主要观察指标是2年后声门下狭窄的复发率等。目前该对照试验正在进行中，后期将根据试验结果进行发表公布，期待该研究能够为结核等引起的声门下狭窄的治疗措施提供更好的循证学依据。

Goussard等[7]报道4例儿童TBTB的典型病例，其中2例患儿均为右中间干支气管结核（淋巴结瘘型）外压并阻塞气道，导致右中间干狭窄闭塞，右中、下肺叶不张，经前期支气管镜检查确诊、后续进行支气管镜下肉芽肿消融治疗，后期复查支气管镜发现右中间干管腔重度狭窄，继续进行球囊扩张治疗后狭窄气道较前明显增宽，复查影像学检查提示右中、下肺复张良好。另外2例TBTB患者，经支气管镜检查确诊后未及时进行支气管镜下介入治疗，最后导致远端肺组织毁损，最终进行肺切除手术。因此，TBTB早期治疗极其重要，如发现管腔狭窄，球囊扩张术可能是一种有效和安全的治疗措施，可防止远期并发症，但如远端肺组织已出现不可逆的损毁，可能需要进行肺切除术。

TBTB等引起的气管狭窄患者病情严重且危急，治疗极具挑战性。支气管镜下扩张治疗术避免了气管切开术或昂贵的气管切除和重建手术。传统的扩张治疗过程中会导致气道完全堵塞，影响通气，限制了扩张过程的持续时间，并增加缺氧性损伤或气压损伤的风险。Hofmeyr等[8]创新性使用非堵塞气道的扩张球囊进行狭窄气管扩张治疗，其可以通过允许持续的气体交换来提高患者的安全性。本研究对13例患者在全身麻醉下进行20次气管狭窄球囊扩张术进行前瞻性观察研究。主要观察指标为扩张期间的通气功能和外周血氧饱和度的情况，次要观察指标包括气道狭窄的好转情况、Cotton-Myer分级改善情况和手术并发症。在3 min的球囊扩张期间提供持续的常规通气，必要时可通过硬质支气管镜或声门上气道装置维持通气。记录测量心率、气道压力、潮气末二氧化碳分压和周围血氧饱和度情况，并记录并发症情况。所有患者的通气效果均令人满意。在20例次手术中，有19例（95%）患者的外周血氧饱和度＞94%。狭窄的气管直径和Cotton-Myer分级均得到改善。2例患者有轻微的可逆性并发症（咳嗽和喉痉挛），但均顺利完成手术治疗。结果提示，因扩张治疗过程中可以提供持续的常规通气，应用该非堵塞气道的气管扩张球囊进行狭窄气管扩张治疗具有较好的有效性及安全性，但需要进行更大规模的试验来证实。

Kamarudin等[9]报道1例肺结核继发喉TBTB患者。该患者在2008年完成肺结核抗结核药物治疗后1个月因声音嘶哑及呼吸困难就诊，支气管镜检查显示声门下严重水肿并气管重度狭窄，紧急行气管切开术。CT提示气道多节段狭窄，累及声门下、气管和右主支气管。3个月后患者症状加重，声门下几乎闭塞并导致呼吸骤停，紧急行T管置入术症状缓解。后续先后行气管切开术、喉气管重建术、球囊扩张及激素局部治疗，但疗效欠佳。患者陆续出现气管管壁软化，后续将改良的气管插管置入气管软化段，并调整气管插管部位，患者呼吸困难症状有改善。后期随访患者未再出现明显呼吸困难症状。该病例报道显示改良的气管插管有可能改善复杂的TBTB气道狭窄症状。

中央气道狭窄是结核病等良、恶性呼吸系统疾病中最潜在致命的并发症之一。呼吸困难加重是这类患者生活质量下降的主要原因。为探讨应用自膨胀覆膜镍钛合金支架治疗良、恶性气道狭窄的疗效。Schulze等[10]回顾性分析该中心近10年27例患者的病历资料。所有患者共进行31次硬质支气管镜下自膨胀覆膜镍钛合金支架置入术，以评估良、恶性气道狭窄中支架置入术的适应证、临床情况和转归。结果显示，以姑息治疗为目标和以治疗为目标的支架置入患者的近期生存时间无差异。在总生存率方面，与支气管瘘和/或管腔外压型患者相比，腔内阻塞型患者获益最多。肉芽组织形成（61.3%）和分泌物堵塞（80.6%）是最常见的并发症；支架移位等是较少见的并发症，可通过支气管镜下支架位置调整及更换支架来解决。结论：采用硬质支气管镜置入自膨胀覆膜镍钛合金支架是治疗良、恶性中央气道狭窄的一种可行、安全的治疗措施，特别是姑息性、恶性气道狭窄。

TBTB等良性气道狭窄，针对临床不同类型采用不同的介入治疗措施是首选。García-Martínez等[11]报道该团队儿童TBTB的治疗经验。通过回顾2014—2020年对既往诊断为肺结核且接受抗结核药物治疗后仍出现呼吸困难症状加重或胸部影像学表现加重的患者进行支气管镜检查。主要探讨支气管镜下表现、介入治疗措施的选择及预后。结果显示，在45例肺结核患儿中，13例被诊断为TBTB，患儿平均年龄为3.9岁（0.4～12.8岁），共发现4种不同类型的支气管结核表现。肉芽肿为主要表现者9例，其中5例进行了硬质支气管镜下肉芽肿消融治疗（治疗次数为1～5次）；另外4例由于肉芽肿较小或病变位于远端气道，仅局部应用糖皮质激素治疗。干酪样坏死物阻塞为主要表现者2例，应用可弯曲支气管镜或硬质支气管镜下清除坏死物（分别治疗6次及8次）。支气管狭窄为主要表现者1例，采取支气管镜下球囊扩张2次联合局部应用丝裂霉素。管外压迫型1例，口服糖皮质激素治疗。1例患儿出现相关并发症（气胸）。随访中位时间为4.6年（1.8～7.6年），复查发现3例患儿发生支气管扩张，其余患儿临床和影像学表现均有所改善。通过本研究发现，针对不同类型的TBTB，支气管镜下综合介入治疗（消融术、球囊扩张术及局部给药术）可减少TBTB患儿远期气道及肺部并发症，且安全性高。

Martínez等[12]报道1例支气管结核经冷冻联合球囊扩张及局部药物治疗患者。该患者既往被诊断为肺结核，经抗结核药物治疗后患者症状好转，痰涂片及痰培养阴性。近期突发呼吸困难、胸痛。CT扫描显示左肺不张，左主支气管管腔狭窄、闭塞。经支气管镜检查联合化验检查提示左主支气管结核。经多次支气管镜下冷冻治疗联合局部皮质类固醇应用及球囊扩张术后患者临床症状和支气管狭窄较前改善。复查影像学检查左肺不张消失。结果显示，支气管镜下冷冻联合球囊扩张及局部药物应用等综合介入治疗支气管结核可取得很好的疗效。

管腔闭塞型支气管结核一直是介入治疗的难点。Kho等[13]报道一例18岁既往有结核病病史的女性患者，因肺炎和活动耐量下降就诊。胸部CT和支气管镜检查显示气管扭曲，气道多节段狭窄，右主支气管开口未见。硬质支气管镜下通过观察黏膜瘢痕和凹陷皱褶推测可能的右主支气管开口部位，但经虚拟导航支气管镜检查证实部位不准确。在导航引导下可疑右主支气管开口的部位使用超声支气管镜检查证实该部位安全、无血管后，在透视引导下使用20 G穿刺针穿刺该部位。发现TBNA穿刺针内出现脓性分泌物，且导丝可顺利进入右侧支气管内。随后使用电刀进行放射状切开，后续使用球囊导管进行扩张治疗，使切开的狭窄开口处直径由4 mm扩大至8 mm。使用细支气管镜可顺利进入右主支气管远端，观察发现远端气道未见异常，后续在右主支气管开口处局部应用丝裂霉素。4个月后查右主支气管开口开放良好，患者肺活量得到改善。该患者为导航联合超声支气管镜引导确定闭塞气道可疑开口，后续通过电刀打通、球囊扩张狭窄气道、丝裂霉素局部应用来治疗管腔闭塞型支气管结核提供了很好的思路。

二、肺结核的介入治疗

2022年，国外单独针对肺结核的介入治疗方面的文献报道不多，更多的是针对结核病等引起的咯血进行介入治疗方面的研究。

大咯血是肺结核相关的致命并发症。出血可发生在活动性结核病和陈旧性结核病患者中，并导致严重的呼吸衰竭，危及生命的大咯血需立即进行止血干预。经保守治疗病情无法控制的患者，需考虑积极治疗，如进行动脉栓塞或手术切除等。经导管动脉栓塞是治疗大咯血安全且有效的方法，比手术治疗具有更高的成功率和更好的安全性。体外膜氧合（ECMO）是一种挽救生命的技术，但很少应用于出血性疾病的治疗。Araki 等[14]报道1例肺结核合并大咯血的救治病例。患者肺结核合并咯血，经ECMO支持下成功进行经导管动脉栓塞治疗，术后患者咯血症状停止。诊疗过程中没有发生出血和血栓形成等并发症，5天后成功脱机拔管。后期患者随访未再出现咯血等症状。应用ECMO支持情况下进行导管动脉栓塞治疗肺结核大咯血是可行的。

为探究稀释的氰基丙烯酸正丁酯治疗肺结核等引起大咯血患者的有效性和安全性。Kolu等[15]回顾性分析了该中心2018年3月至2021年9月因大咯血接受氰基丙烯酸正丁酯进行支气管动脉栓塞治疗的48例患者临床情况，包括统计人口统计学资料、临床结果、咯血控制情况、后续是否再次咯血和并发症等。结果显示，所有患者手术成功率及咯血即刻控制率分别达到97.9%和93.7%。随访期间（5～42个月，中位数为27.5个月），3例患者（6.6 %）再次出现咯血，其中1例患者后续拒绝行支气管动脉栓塞治疗，1例患者在治疗后24 h内死亡，另有4例患者再次进行支气管动脉栓塞手术治疗。48例患者共进行55次支气管动脉栓塞治疗。引起咯血的基础疾病包括支气管扩张（$n=16$）、结核病（$n=8$）、肿瘤（$n=7$）、曲霉菌球（$n=3$）和动静脉畸形（$n=2$），其中4例患者同时出现支气管扩张合并肺结核，另有8例患者未明确病因。本研究证实稀释的氰基丙烯酸正丁酯进行支气管动脉栓塞治疗是治疗咯血安全且有效的方法。此外，使用更稀释的氰基丙烯酸正丁酯可以降低咯血患者的复发率。

Rasmussen 假性动脉瘤是肺结核的一种罕见并发症，通常表现为危及生命的咯血，死亡率极高。Pizano等[16]报道了1例肺结核患者，近期突发大咯血就诊于该院急诊科，胸部增强CT扫描发现左肺下叶空洞内可见高密度影。三维重建血管造影显示结核空洞内动脉瘤可能。立即行支气管动脉栓塞动脉瘤治疗，手术结束后患者咯血停止。Böncüoğlu等[17]报道1例9岁唐氏综合征合并肺结核的患儿，患儿突发大咯血，经胸部增强CT诊断为Rasmussen假性动脉瘤，立即对该动脉瘤进行血管内弹簧圈支气管动脉栓塞治疗后，患儿咯血停止。在此后的2年随访期间，患者未再出现咯血。这2个报道均证实，支气管动脉栓塞是治疗肺结核导致Rasmussen假性动脉瘤的有效方法。

Kabilan等[18]报道1例肺结核导致肺内支气管动脉假性动脉瘤并突发急性大咯血患者。患者胸部CT及CT血管造影显示右上叶有厚壁空洞，右肺中叶支气管腔内有多发肺小叶中心结节和斑片状实变软组织影；冠脉CT显示右侧肋间支气管动脉扩张迂曲；支气管镜检查发现右中支气管大量血凝块阻塞；血管造影发现假性动脉瘤距右肺门约3.8 cm，距支气管动脉开口9.5 cm。使用聚乙烯醇颗粒栓塞支气管动脉内假性动脉瘤后，患者咯血停止。1个月后随访患者病情稳定，未再出现咯血症状。

三、结核性胸膜病变的介入治疗

结核性胸膜病变包括结核性渗出性胸膜炎、结核性包裹性胸膜炎、结核性脓胸及结核性支气管胸膜瘘等，该病的治疗仍是临床所面临的难题，内、外科胸腔镜及支气管镜下各种介入治疗手段的应用为解决上述难题提供了帮助。

结核等疾病导致继发性自发性气胸合并持续性漏气患者，手术治疗效果差。Shaw等[19]探讨自体血胸膜固定术治疗继发性自发性气胸合并持续性漏气的疗效及安全性。该研究共纳入46例继发性自发性气胸合并持续性漏气患者。结果发现，自体血胸膜固定术手术治疗成功者33例（71.7%），其中17例（51.5%）患者在术后1天内症状得到缓解。治疗成功患者中平均术前引流时间为22天，术前胸膜病变伴肺不张的30例患者中有20例（66.7%）手术成功且肺复张。手术失败原因仅与HIV感染有关。术中、术后并发症主要包括短暂性发热及脓胸。研究表明，对于不适合手术的继发性自发性气胸合并持续性漏气患者，自体血胸膜固定术是一种可选择的治疗措施，且并发症小。

脓胸是一种常见的胸膜疾病，具有高发病率和死亡率。手术治疗是大多数Ⅱ～Ⅲ期脓胸患者的标准治疗手段。为探讨单孔视频辅助胸腔镜治疗Ⅱ期脓胸的有效性和安全性，Luciani等[20]回顾性分析意大利莫利斯的卡达雷利医院普外科从2018年11月至2022年2月进行单孔视频辅助胸腔镜治疗Ⅱ期脓胸患者的情况。结果显示，29例Ⅱ期脓胸患者接受了单孔视频辅助胸腔镜手术治疗，其中15例（51.72%）患者年龄＜70岁（中年组），14例（48.28%）患者年龄＞70岁（老年组）。所有患者平均手术时间为（104.68±39.01）min，老年组手术时间较长［（115±53.15）min］。中年组拔除引流管时间早于老年组［（5.56±2.06）*vs.*（10.14±5.58）］。中年组的住院时间较短［（6.44±2.35）*vs.*（12.29±6.96）］。本研究表明，单孔视频辅助胸腔镜治疗Ⅱ期脓胸安全有效，且可降低患者进展到Ⅲ期脓胸的风险，以及老年患者的复发风险和脓毒性并发症的发生。

为探讨视频辅助下胸腔镜清创手术治疗脓胸的有效性和安全性，并研究与视频辅助下胸腔镜清创手术成功相关因素，Ohuchi等[21]分析71例经视频辅助下胸腔镜清创手术治疗的脓胸患者情况。通过临床数据回顾性分析视频辅助下胸腔镜清创手术治疗脓胸患者的有效性和安全性，并使用单因素回归分析来确定手术成功的潜在预测因素。结果显示，71例患者中有62例（87.3%）手术成功。其余9例患者中有2例死亡，7例患者需要在全身麻醉下再次进行手术治疗。6例（8.5%）患者发生视频辅助下胸腔镜清创手术引起的相关并发症。通过单因素逻辑回归分析发现，脓胸持续时间＜10天（$P=0.024$）和胸腔灌洗细菌培养阴性（$P=0.029$）与视频辅助下胸腔镜清创手术是否成功独立相关。该研究表明，视频辅助下胸腔镜清创手术可能是治疗脓胸的有效且安全的手段，且手术应尽早进行。

相关指南支持使用胸腔镜手术治疗Ⅱ～Ⅲ期脓胸，然而，关于具体哪种手术方法最优仍存在争议。为比较视频辅助胸腔镜手术和开胸手术治疗脓胸的疗效，Ricciardi 等[22]前瞻性收集期在机构手术治疗（2000—2020年）的患者进行观察队列研究。患者分为开胸手术组和视频辅助胸腔镜手术组（简称“胸腔镜组”）。该研究的主要观察指标是脓胸是否吸收及是否复发，次要观察指标包括患者死亡率、并发症、疼痛和日常生活恢复情况。所有患者均于术后1个月、3个月和6个月进行胸部X线片或胸部CT扫描进行随访。结果显示，共有719例Ⅱ～Ⅲ期脓胸患者接受治疗，其中Ⅱ期脓胸553例（76.9%），胸腔镜组644例，开胸手术组75例。开胸手术组手术时间为（92.7± 6.8）min，胸腔镜组手术时间为（112.2±7.4）min。开胸手术组有4例（5.3%）、胸腔镜组有12例（1.86%）因出血再次行手术治疗。术后总死亡率为1.25%（9/719），其中开胸手术组为5.3%（4/75），胸腔镜组为0.77%（5/644）。开胸手术组术后住院时间为（10±6.5）天，胸腔镜组为（8±2.4）天。总体并发症发病率为14.7%（106/719），其中开胸手术组为21.3%（16/75），胸腔镜组为13.9%（90/644）。胸腔镜组有6例（0.93%）患者出现复发性脓胸，其中5例接受胸腔引流治疗，1例接受额外的开胸手术治疗。该研究显示，视频辅助胸腔镜下手术治疗脓胸具有较高的成功率，且患者住院时间较短，术后发病率较低，应作为脓胸的首选治疗方式。

脓胸伴多房及多分隔的治疗一直是临床医师面临的挑战。为比较视频辅助胸腔镜手术和胸膜内链激酶在Ⅱ期脓胸患者中的临床疗效，Ershadi 等[23]回顾性分析2018年1月至2021年1月在伊朗德黑兰医科大学伊玛目霍梅尼医院使用视频辅助胸腔镜手术或链激酶治疗的46例伴多房及多分隔脓胸患者的临床情况。该研究的主要观察指标包括住院时间、发热天数、引流天数和治疗成功率。本研究共纳入46例患者，其中28例用视频辅助胸腔镜手术治疗（胸腔镜组），18例使用链激酶治疗（链激酶组）。胸腔镜组平均住院时间为（2.8±1.7）天，链激酶组为（7.5±3.5）天（$P<0.001$）。胸腔镜组平均发热天数为（1.9±0.7）天，链激酶组为（3.0±1.64）天（$P=0.017$）。胸腔镜组平均引流天数为（3.0±1.6）天，链激酶组为（7.5±4.4）天（$P<0.001$）。胸腔镜组成功率为92.9%，链激酶组成功率为66.7%，胸腔镜组成功率明显高于链激酶组（$P=0.042$）。两组围手术期均未出现死亡患者，不良事件发生率在不同分组之间无差异（$P>0.05$）。该研究表明，视频辅助胸腔镜手术治疗Ⅱ期脓胸的效果优于胸膜内链激酶治疗。

为探讨内科胸腔镜联合纤溶治疗不同分期脓胸患者术后30天和90天的手术有效性及安全性，Ravaglia 等[24]共纳入该中心131例内科胸腔镜联合纤溶治疗脓胸患者，其中大多数患者随后进行胸膜内纤溶治疗。结果发现，99例患者（76%）治疗有效，19例（15%）接受二次手术（引流、内科胸腔镜、视频辅助胸外科或开胸等治疗），6例（5%）患者死于脓胸进展。与Ⅲ期脓胸患者（58.1%）相比，Ⅰ期（100.0%）和Ⅱ期（83.3%）患者术后结果明显更好。有18例患者出现胸腔镜检查相关并发症，但均为可逆性并发症，对症治疗后好转。本研究表明早期脓胸进行胸腔镜治疗明显优于晚期进行胸腔镜治疗。总之，内科胸腔镜联合纤溶治疗脓胸是安全、有效的。

支气管胸膜瘘是结核病、肺切除手术等的严重并发症，且死亡率高。支气管胸膜瘘手术治疗困难，且只有少部分患者能够耐受。瘘口大小因人而异，内镜下介入治疗疗效亦不相同。Marchioni 等[25]首次通过内镜下自体脂肪植入术成功治疗较大的支气管胸膜瘘。通过切开脐周皮肤，暴露腹部脂肪垫并采集脂肪组织，根据瘘口大小来选择脂肪移植物大小。当支气管镜到达支气管胸膜瘘口后，使用氩气刀消融支气管胸膜瘘口边缘，通过活检钳将脂肪移植物植入瘘口中。然后，将透明质酸注射到瘘口周围黏膜，使脂肪移植物固定。最后将可生物降解的氰基丙烯酸酯胶注射到移植区域，使脂肪移植物与周围组织黏附。后期随访复查支气管镜及胸部CT发现瘘口完全闭合。该研究显示，通过内镜下自体脂肪植入术可能是针对支气管胸膜瘘的有效治疗措施。

（秦 林 郭 洋 蔡青山 丁卫民）

参考文献

[1] MOHD E N，OTHMAN S K，MOHD Z M，et al. Bronchoscopic features and morphology of endobronchial tuberculosis：a malaysian tertiary hospital experience［J］. J Clin Med，2022，11（3）：676.

[2] GOUSSARD P，EBER E，VENKATAKRISHNA S，et al. Complicated intrathoracic tuberculosis：Role of therapeutic interventional bronchoscopy［J］. Paediatr Respir Rev，2022，S1526-0542（22）00087-2.

[3] ABIA-TRUJILLO D，FERNANDEZ-BUSSY S. Nonmalignant central airway obstruction：options for challenging cases［J］. Semin Respir Crit Care Med，2022，43（4）：530-535.

[4] TANAKA K，NAKAJIMA T，INAGE T，et al. Clinical experience of transbronchoscopic laser ablation for central airway stenosis using a high-power diode laser-ten years' experience at a single institute［J］. Ann Palliat Med，2022，11（5）：1644-1648.

[5] LEE J K，KHO B G，KIM T O，et al. Three cases of rigid bronchoscopic removal of carinal masses：case report［J］. Respir Med Case Rep，2022，40：101759.

[6] SOUMAGNE T，GUIBERT N，ATALLAH I，et al. Dilation versus laser resection in subglottic stenosis：protocol for a prospective international multicentre randomised controlled trial（AERATE trial）［J］. Bmj Open，2022，12（3）：e53730.

[7] GOUSSARD P，ANDRONIKOU S，FOURIE B，et al. Tuberculous bronchial stenosis：Diagnosis and role of interventional bronchoscopy［J］. Pediatr Pulmonol，2022，57（10）：2445-2454.

[8] HOFMEYR R，MCGUIRE J，PARK K，et al. Prospective observational trial of a nonocclusive dilatation balloon in the management of tracheal stenosis［J］. J CardiothoracVascAnesth，2022，36（8 Pt B）：3008-3014.

[9] KAMARUDIN N A，YEOH X Y，IBRAHIM M Z，et al. Challenges in the management of laryngo-tracheo-bronchial stenosis secondary to tuberculosis［J］. Indian J Otolaryngol Head Neck Surg，2022，74（Suppl 2）：2652-2655.

[10] SCHULZE A B，EVERS G，TENK F S，et al. Central airway obstruction treatment with self-expanding covered Y-carina nitinol stents：A single center retrospective analysis［J］. Thorac Cancer，2022，13（7）：1040-1049.

[11] GARCÍA-MARTÍNEZ L，LAÍN F A，IGLESIAS-SERRANO I，et al. Endobronchial tuberculosis in children：defining the role of interventional bronchoscopy［J］. Pediatr Pulmonol，2022，57（11）：2688-2695.

[12] MARTÍNEZ S A，LERA Á R. Endobronchial tuberculosis［J］. Arch Bronconeumol，2022，58（4）：361.

[13] KHO S S，NASARUDDIN M Z，ABDUL R J. Virtual bronchoscopic navigation guided recanalization of chronic total post-tuberculosis bronchial stenosis［J］. Arch Bronconeumol，2022，58（11）：768-769.

[14] ARAKI T, UEHARA N, KAMIJO H, et al. Successful rescue of life-threatening hemoptysis caused by pulmonary tuberculosis bridging with extracorporeal membrane oxygenation [J]. Intern Med, 2022, 61 (23): 3611-3615.

[15] KOLU M, KURTULUŞ Ş, DERE O, et al. Embolization with more diluted glue-lipiodol in patients with massive hemoptysis: single center experience results [J]. Eur Rev Med Pharmacol Sci, 2022, 26 (5): 1543-1548.

[16] PIZANO O P, SUÁREZ M E. Massive hemoptysis due to pulmonary tuberculosis [J]. Med Clin (Barc), 2022, 158 (4): 199.

[17] BÖNCÜOĞLU E, ÇINAR C, KIYMET E, et al. A rare complication of pulmonary tuberculosis in childhood: Rasmussen's aneurysm in a 9-year-old child with Down syndrome [J]. Turk J Pediatr, 2022, 64 (2): 408-411.

[18] KABILAN K, GULATI M, BANDAY I A, et al. Myriad faces of active tuberculosis: intrapulmonary bronchial artery pseudoaneurysm [J]. Vasc Endovascular Surg, 2022, 56 (2): 212-215.

[19] SHAW JA, WILKEN E, ALLWOOD B W, et al. Autologous blood patch pleurodesis for the management of a persistent air leak after secondary spontaneous pneumothorax [J]. Respiration, 2022, 101 (4): 417-421.

[20] LUCIANI C, SCACCHI A, VASCHETTI R, et al. The uniportal VATS in the treatment of stage Ⅱ pleural empyema: a safe and effective approach for adults and elderly patients-a single-center experience and literature review [J]. World J EmergSurg, 2022, 17 (1): 46.

[21] OHUCHI M, INOUE S, OZAKI Y, et al. Efficacy, safety, and optimal timing of single-trocar video-assisted flexible thoracoscopic debridement under local anesthesia for complicated parapneumonic empyema [J]. Gen Thorac CardiovascSurg, 2022, 70 (7): 634-641.

[22] RICCIARDI S, GIOVANNIELLO D, CARLEO F, et al. Which surgery for stage Ⅱ ～ Ⅲ empyema patients? Observational single-center cohort study of 719 Consecutive patients [J]. J Clin Med, 2022, 12 (1): 136.

[23] ERSHADI R, VAHEDI M, RAFIEIAN S. Efficacy of video-assisted thoracoscopic surgery versus intrapleural streptokinase for treatment of parapneumonic empyema with multiloculation and septation [J]. KardiochirTorakochirurgia Pol, 2022, 19 (2): 86-89.

[24] RAVAGLIA C, GHIROTTI C, PUGLISI S, et al. Medical thoracoscopy and intrapleural fibrinolytic therapy for the management of pleural empyema: A cohort study [J]. Respiration, 2023, 102 (1): 46-54.

[25] MARCHIONI A, MATTIOLI F, TONELLI R, et al. Endoscopic bronchopleural fistula repair using autologous fat graft [J]. Ann Thorac Surg, 2022, 114 (5): e393-e396.

第十七章　结核病的外科治疗

外科手术在结核病的诊断与治疗方面发挥重要的作用，手术切除是治疗肺结核及肺外结核（EPTB）的一种安全、有效的方法。近一年，对于肺结核和EPTB在手术适应证、治疗时机、术式、术后疗效及手术方式的创新等方面进行研究和探讨，为结核病的外科治疗提供了重要依据。

一、肺结核的外科治疗

为分析慢性结核性脓胸和肺破坏患者在开窗胸廓造口（open window thoracostomy，OWT）手术后的手术结果和肺扩张因素。Dantis等[1]在一项前瞻性研究中分析2017—2018年接受OWT治疗的结核病患者（男性63例，女性12例）。评估肺扩张的因素包括年龄、性别、患病侧、共病、体重指数（BMI）、细菌培养和OWT部位的开放程度。结果显示，术前患者平均体重（40.96±5.70）kg，术后体重明显增加。铜绿假单胞菌（30.66%）是最典型的分离菌，吸烟（21.3%）是最常见的危险因素。在6个月的随访中，60%的患者肺完全扩张，17.3%的患者肺部分扩张，22.3%的患者肺未扩张。术前BMI＞18.5 kg/m^{2}的患者肺完全扩张率为82.4%；术前BMI＜18.5 kg/m^{2}的患者肺部分扩张率为41.7%，未扩张率为45.8%。97.1%、18.2%和23.1%的闭塞性OWT、痰液和胸膜脓液抗酸杆菌阳性（活动性疾病）患者出现完全肺扩张，而57.9%的并发症患者没有完全肺扩张。各种因素分析表明，肺扩张不受年龄、性别、患病侧及共病情况的影响；然而，广泛的肺部病变、低BMI、细菌培养阳性（特别是铜绿假单胞菌）、活动性疾病、吸烟和未确诊的OWT均干扰肺扩张。

支气管淋巴结结核是影响气道的结核性淋巴结病，常见于原发性结核病患儿。淋巴结病引起的气道压迫可导致下游持续性和永久性实质病变，如果治疗不当，可能导致不可逆的肺破坏。Goussard等[2]描述在2000年1月至2021年6月收集的4例因结核分枝杆菌（MTB）确诊支气管狭窄患者的经验。Goussard等认为，如果早期诊断出是由结核病导致的支气管狭窄，该报告所述的球囊扩张可能是一种有效和安全的干预措施，可预防可能需要进行肺切除术的不可逆肺破坏等长期并发症。

一例28岁男性患者，有结核性脓胸及漏斗胸病史，因进行性呼吸困难及腿部水肿来院就诊。患者于1年前因左胸慢性结核性脓胸而行Eloesser窗手术治疗重复性胸膜-皮肤瘘。胸部CT扫描显示右心室和下腔静脉严重受压，左胸Eloesser窗出现慢性脓胸。由于保守治疗失败，患者接受完全胸膜外Nuss手术，压迫症状明显缓解，腿部水肿和充血性肝病好转。然而，由于二氧化碳滞留，患者接受改良的Ravitch手术，并停用通气支持。在此，Han等[3]首次报道了1例伴有Eloesser窗的慢性结核性脓胸患者的连续胸膜外Nuss手术和改良Ravitch

手术。

二、肺外结核的外科治疗

（一）骨结核

尽管脊柱结核手术适应证的指导方针已经确立，但对于胸、胸腰椎（thoracic and thoracolumbar，TL）疾病是否需要进行后侧稳定还是整体重建方面仍存在模糊性。Ramakrishnan等[4]为了比较这2种手术干预的安全性和有效性，纳入年龄在18～65岁，脊柱结核累及胸椎和TL脊柱，术前椎体损失（vertebral body loss，VBL）在0.5～1.0的患者，并随机分为两组（A组接受纯后路稳定，B组通过单期全后路整体重建）。记录患者的人口学数据、临床、术中和术后细节。最低随访期为2年。采用ASIA损伤量表进行神经系统评估。功能预后测量包括VAS评分和ODI）评分。影像学测量包括Cobb角、后凸矫正、矫正损失、角度损失率和融合时间。结果显示，纳入58例患者（A组、B组各29例）。A组和B组患者平均年龄分别为（48.3±16.5）岁和（51.2±11.7）岁。A组和B组的平均手术时间为（119.9±14.1）min和（134.7±15.4）min（$P=0.0001$）。平均随访时间为（35.5±6.4）个月，两组间在最终随访时的神经结局无统计学差异。A组在末次随访时ODI评分明显改善［（13.8±2.9）*vs.*（16.2±4.1）（$P=0.02$）］。B组术后立即矫正（6.8°±5.6°）和末次随访后凸矫正维持［矫正丢失（2.1°±1.7°）及角度丢失率（16.3%±14.9%）］稍好于B组（$P>0.05$）。A组和B组平均融合时间分别为（7.8±1.5）个月和（8.4±1.6）个月（$P>0.05$）。Ramakrishnan等认为全后路手术（仅后路稳定术或全身性重建术）是治疗胸椎和后椎结核的有效方法。对于术前VBL在0.5～1.0的患者，这2种手术后的临床（包括神经系统）、功能和影像学结果（仅后稳定和整体重建）可进行比较。

Chaudhary等[5]对52例在结核病流行区三级转诊中心接受微生物或临床诊断的颈椎结核治疗的患者进行回顾性队列研究，收集有关症状、神经系统基线状态、管理策略和管理结果的数据，并根据改良的生命周期阶段对患者进行分类。结果显示，纳入52例患者［平均年龄为（28.5±13.4）岁，48%的患者为男性）］，其中18例患者为Ⅰ期病变，15例为Ⅱ期病变，19例为Ⅲ期病变。所有患者均有疼痛表现，19例（37%）有神经系统症状，5例无法行走。与期病变患者相比，Ⅱ期和Ⅲ期病变患者更常见出现脊髓病。只有Ⅱ/Ⅲ期病变需要牵引或手术干预；Ⅲ期病变比Ⅱ期病变更需要手术治疗。在手术治疗的Ⅱ期和Ⅲ期病变中，Ⅲ期病变的症状前瞻时间更长，更常见的是出现侧块塌陷，通常需要枕颈融合。Chaudhary等认为，Ⅰ期病变可采用保守治疗，除非出现神经功能缺损；Ⅲ期病变由于不可逆转的骨损伤需要切开复位和固定；无神经系统症状或神经系统症状轻微的、可减少的Ⅱ期病变可进行保守治疗，但不可减少的病变和伴随神经系统缺陷的病变需要手术治疗。

颈胸交界处易受MTB感染，导致脊柱不稳定。同时颈胸交界处脊柱结核是一种累及C_7～T_3椎体的疾病，占所有脊柱结核病患者的5%。治疗此病的外科手术方法多种多样，最常用的方法是前后联合入路。患者为一例15岁女童，进行性下肢截瘫1个月（1个月内肌力由5分至0分），最初主诉颈部疼痛，下肢逐渐无力，T_4椎体以下感觉减退。脊柱MRI显示T_1～T_3椎体结节性脊柱炎和C_5～T_3椎体巨大的椎旁脓肿。随后，采用单段后路进行充分的减压、清创、维持和增强稳定性以及畸形矫正。Faris等[6]认为颈胸交界段脊柱结核伴巨大椎旁脓肿使手术困难，尤其是对于儿童患者。单期后路手术时间短，临床和影像学结果较好。选择合适的手术入路、良好的围手术期计划和有效的医疗管理可改善患者的病情。

Kalanjiyam等[7]通过对3种不同的手术技术对胸腰椎结核进行单期后路手术的临床、功能和影像学结果进行调查和比较。比较3种不同的手术方法，A组为后路固定＋前路笼重建（$n=49$），B组为后路固定＋前路自体骨移植（$n=21$），C组为后路柱缩短且不进行前路重建（$n=52$），获得后凸矫正、随访时后凸畸形和矫正丢失程度。神经系统评估采用亚洲损伤量表（AIS）分级。功能评估采用VAS、改良McNab标准和NASS满意度评分。结果显示，共纳入122例患者，A组49例，B组21例，C组52例。在前路重建中，A组患者后凸畸形的放射修正量（20.17°±9.25°）分别高于B组（13.97°±6.06°）和C组（14.27°±6.47°）。校正损失在3组间无显著差异。前路重建组手术时间、失血量和住院时间显著增加（$P=0.001$）。同样，3组在2年神经和功能结果上无显著差异。Kalanjiyam等认为，单纯后路入路治疗胸腰椎结核效果满意。3组患者的功能和神经结果相似，但前路笼重建的畸形矫正效果较好。

脊柱结核为脊椎感染，其特征是骨质破坏、骨折、脓肿，并导致畸形。因此，脊柱结核的早期诊断和处理对预防并发症具有特别重要的意义。Mahadhipta等[8]为了回顾脊柱结核合并腰肌脓肿的临床结果、实验室结果和影像学微创内镜清创的评价，收集了2例患者的资料，1例为24岁女性，1例为27岁男性，根据病史、体格检查和支持性检查诊断为脊柱结核合并腰肌脓肿。给予患者抗结核药物治疗并行经皮内镜清创。结果由临床体征、实验室检查结果和影像学评价来衡量。患者术前症状为持续的下背部和大腿疼痛、发热感、椎旁肌肉压痛和脊柱运动受限。经皮内镜清创后，患者表现出良好的反应，疼痛显著减轻，椎旁肌肉压痛、脊柱运动均改善，实验室结果改善（ESR和CRP值下降），腰肌脓肿吸收的影像学表现改善。未发现并发症。Mahadhipta等认为，脊柱结核的治疗在抗结核药物的最佳使用和手术减压方法上仍有争议。经皮内镜清创后，患者在治疗脊柱结核时疼痛立即减轻，残疾减少。

（二）其他肺外结核

结核中枢性并发症占所有结核病患者的1%，且仍有许多耐药患者；脑脓肿应尽早手术治疗。Hoshimaru等[9]报道1例81岁男性患者，因右臂麻痹就诊。病史包括6个月的免疫抑制药和类固醇处方治疗溃疡性结肠炎，并在2个月前开始使用4种抗结核药物治疗早期肺结核复发。给予钆后头部T_1加权MRI显示左侧中央前回2个环形强化病变，并与硬脑膜相连。手术后，病理诊断为结核性脑脓肿。由于病理诊断为硬脑膜侵犯，进行切除硬脑膜并用骨膜重建。手术后，症状逐渐改善，在MRI图像上见脓肿和水肿有所改善。在没有抗结核药物治疗的情况下使用类固醇治疗溃疡性结肠炎，1年内未见复发。结核性脑脓肿的复发是免疫抑制患者的主要问题，但可以通过去除硬脑膜浸润来防止复发。Hoshimaru等认为，对于伴有硬脑膜浸润的结核性脑脓肿，即使在免疫抑制状态下，切除硬脑膜也可防止复发。

为分析手术干预脑室-腹腔分流术（ventriculoperitoneal shunt，VPS）和内镜下第三脑室造口术（endoscopic third ventriculostomy，ETV）治疗结核性脑膜炎脑积水（TB meningitis hydrocephalus，TBMH）的安全性和有效性的结果，Chalasani等[10]系统检索数据库2001至2022年4月的文献，纳入16项研究共2207例患者（年龄为1个月至68岁），其中1723例接受VPS，484例接受ETV。VPS组的总体成功率为21.1%～77.5%，ETV组的总成功率为41.1%～77.0%。VPS组的总体并发症发生率为10.0%～43.8%，ETV组的并发症发生率为3.8%～22.5%。在排除VPS和ETV在结果和并发症的平均百分比上的显著差异后，建议ETV用于慢性期疾病患者，因ETV在初始阶段失败的概率较高，ETV的不确定性随时间的推移逐渐减小。为了在TBMH患者中获得良好的长期疗效，ETV应在化学治疗、抗结核药物治疗和类固醇治疗后进行，ETV相关的长期并发症明显少于VPS。相比之下，VPS在急性疾病患者中比ETV分流术的结果更有利。

儿童海绵状和纤维性海绵状结核病的治疗，特别是存在多重DRTB或极度DRTB的患者，是一个重大挑战。Giller等[11]分析65例海绵状结核病（Ⅰ组）和116例纤维状海绵状结核病（Ⅱ组）患者的治疗结果，根据Lazerson标准，在出院时和治疗1年后直接对治疗效果进行评估。结果显示，Ⅰ组（总手术量80例）术后合并切除后出现肺延迟扩张2例（2.5%），Ⅱ组（总手术量160例）术后出现术后并发症8例（5.0%）（$P \leqslant 0.05$）。手术出院时，Ⅰ组和Ⅱ组中的有效率都为100%。1年后，根据Lazerson的标准，Ⅰ组的有效率为100.0%，Ⅱ组的有效率为97.4%。Giller等认为，与治疗22个月及以上的纤维性海绵状结核病患者相比，在保守治疗10～12个月后进行海绵状结核病手术的患者术后并发症和海绵状结核病复发的风险更低。

手腕结核是一种罕见的疾病，即使经过适当的抗结核药物治疗和手术干预，也可能导致残余畸形、疼痛或僵硬。Yushan等[12]对84例成年患者进行至少2年的连续随访，研究腕关节结核的临床特征和功能预后。回顾性分析2003年1月至2018年6月连续84例腕部结核成人患者的临床特征和治疗结果，其中男性45例，女性39例，平均年龄为46.8岁（18～84岁）。结果显示，84例患者平均随访时间为50.8（24.0～105.0）个月。治疗前症状平均持续时间为10.5个月（2.0～21.0个月）。根据X线片和MRI的术前评估，27例患者为骨性受累，57例主要为软组织受累。应用抗结核药物治疗33例，手术后再应用抗结核药物治疗51例，其中切口减压13例（15.5%），手腕滑膜切除术14例（16.7%），钢板固定腕关节融合13例（15.5%），外固定腕关节融合11例（13.1%）。在最后一次临床就诊时，所有患者的Quick DASH和PRWHE评分均显著下降，VAS评分从5.9提高到1.0。EQ-5D-5L（EuroQol five-dimension five-level）效用指数从0.36提高到0。EQ-VAS从40.2提高到89.1。所有患者在末次随访时腕部恢复良好，治疗取得满意的临床效果。Yushan等认为，手腕结核发病隐匿，早期诊断、良好的患者依从性、手术结合抗结核药物治疗是手腕结核治疗的关键，也是患者术后恢复的必要条件。腕关节融合术在治疗重度腕关节结核方面取得满意的效果。

输尿管狭窄和膀胱挛缩是晚期泌尿生殖系统结核（genitourinarytuberculosis，GUTB）的后遗症，除了抗结核药物治疗外，经常通过重建手术进行管理。微创手术技术有利于输尿管和膀胱的重建。回肠输尿管和扩囊成形术分别是常规手术，文献中只有少数联合重建的报道。Kalra等[13]演示同时回肠输尿管强化回肠膀胱成形术的技术，强调了技术操作和微创平台的人体工程学方法。以钳式膀胱成形术的方式进行扩张。平均手术时间为380 min，估计失血量为370 ml，平均住院时间为8.5天，其中1例患者出现Clavien-Dindo 1级并发症。21天后拔除耻骨上导尿管和每根导尿管。6周后取出支架。随访6个月，患者肾功能完好，无尿路症状，平均膀胱容量为350 ml，膀胱排空后剩余尿量容积不显著。严格遵循开放手术原则，机器人同步输尿管膀胱重建术安全、有效、可行。与开放手术相比，这种改进的技术可以轻松完成复杂和广泛的重建，功能结果相似，围手术期并发症最小。

肠穿孔是腹部结核一种相对罕见的表现，其诊断具有挑战性，但对降低发病率和死亡率至关重要。腹腔镜被认为是一种有效的诊断方式，但其在外科治疗中的作用仍不确定。Di等[14]报道全球首例全腹腔镜治疗肠结核合并肠穿孔的病例。患者为30岁男性，有体重减轻史，确诊为肺结核，接受四联抗结核药物治疗。住院期间出现突然腹痛、发热和呕吐。腹部CT扫描显示小肠穿孔伴肉芽肿反应；腹腔镜检查显示回肠中部有一个2 cm的穿孔。行小肠切除和完全体内侧-侧吻合。随访2个月后无并发症发生。Di等考虑到不发达国家和西方国家肠道结核发病率的增加，在高危患者中应考虑该病理诊断可能。肠结核合并穿孔和腹膜炎的诊断挑战和紧急情况，以及缺乏手术管理的标准化指南，使得腹腔镜的使用仍受限制，但腹腔镜的已知优势及其技术可行性应使其成为治疗复杂患者的一种可选择的方式。

狭窄性胃肠道结核（gastrointestinal tuberculosis，GITB）可能导致抗结核药物治疗后症状持续，并需要手术干预。为探讨内镜扩张治疗GITB相关狭窄的有效性和安全性，Kumar等[15]回顾性分析数据库中因疑似或证实胃肠道结核而行内镜球囊扩张的患者。结果显示，在34例患者［47.1%为男性，平均年龄为（31.9±12.9）岁］中，4例患者最终诊断为克罗恩病，其余患者为GITB。30例（88.2%）患者获得初步技术成功。28例（82.3%）患者获得初步临床成功。缓解症状所需扩张疗程的中位数为每位患者2.5次（1.0～5.0次）。2例最初临床成功患者在1年随访中症状复发，其中1例患者通过重复内镜球囊扩张成功处理。在30例技术成功患者中，16例（53.4%）在扩张时服用抗结核药物，2例出现肠梗阻，最终有7例患者因各种原因需要手术治疗。Kumar等认为，非透视内镜下球囊扩张术是治疗有症状的胃肠道结核性狭窄的一种可接受且十分安全的方法。

（于佳佳　宋言峥　廖　勇　王　军　唐神结）

参考文献

［1］DANTIS K，KUMAR DEWAN R. Surgical outcomes and the factors affecting lung expansion following open window thoracostomy in chronic tuberculous empyema with destroyed lung［J］. Asian CardiovascThorac Ann，2022，30（6）：696-705.

［2］GOUSSARD P，ANDRONIKOU S，FOURIE B，et al. Tuberculous bronchial stenosis：Diagnosis and role of interventional bronchoscopy［J］. Pediatr Pulmonol，2022，57（10）：2445-2454.

［3］HAN J W，KIM J J，CHOI W K，et al. Repair of pectus excavatum in a patient with an Eloesser thoracostomy window：sequential extrapleural nuss procedure and modified ravitch procedure［J］. J CardiothoracSurg，2022，17（1）：269.

［4］RAMAKRISHNAN R K，BARMA S D，SHETTY A P，et al. Posterior-only stabilization versus global reconstruction in thoracic and thoracolumbar spinal tuberculosis；a prospective randomized study［J］. Int Orthop，2022，46（3）：597-603.

［5］CHAUDHARY K，PENNINGTON Z，RATHOD A K，et al. Application of the modified lifeso radiographic staging system to the management and outcomes for craniocervical tuberculosis［J］. Clin Neurol Neurosurg，2022，222：107453.

［6］FARIS M，PERMANA G I，SUBGIO E A，et al. Surgical treatment approach of cervicothoracic junction spinal tuberculosis in pediatric: A case report [J]. Int J Surg Case Rep, 2022, 95: 107173.

[7] KALANJIYAM G P, DILIP CHAND RAJA S, RAJASEKARAN S, et al. A prospective study comparing three different all-posterior surgical techniques in the management of thoracolumbar spinal tuberculosis [J]. J Clin Orthop Trauma, 2022, 34: 102026.

[8] MAHADHIPTA H, AJIANTORO, SHIHAB R A, et al. A case report of percutaneous endoscopic debridement for treating lumbar tuberculous spondylitis with large psoas abscess [J]. Int J Surg Case Rep, 2022, 93: 106850.

[9] HOSHIMARU T, YAGI R, KAWABATA S, et al. Surgical strategy for tuberculous brain abscess with dural infiltration: A case report [J]. Surg Neurol Int, 2022, 13: 4.

[10] CHALASANI R, GOONATHILAKE M R, WAQAR S, et al. The outcome of surgical intervention (ventriculoperitoneal shunt and endoscopic third ventriculostomy) in patients with hydrocephalus secondary to tuberculous meningitis: a systematic review [J]. Cureus, 2022, 14 (5): e25317.

[11] GILLER D B, KOROEV V V, KESAEV O S, et al. Surgical treatment of cavernous and fibrous-cavernous TB in children [J]. ThoracCardiovascSurg, 2022, 10. 1055/s-0042-1754318.

[12] YUSHAN M, YALIKUN A, HAMITI Y, et al. Clinical features and treatment outcome of wrist tuberculosis in adult- a retrospective study of 84 consecutive cases with minimum of 2 years follow up [J]. BMC Musculoskelet Disord, 2022, 23 (1): 618.

[13] KALRA S, KUSHWAHA S S, DORAIRAJAN L N, et al. Robot-assisted intracorporeal combined ileal ureter replacement and augmentation cystoplasty in the treatment of genitourinary tuberculosis: an illustrated techniques video [J]. Cent European J Urol, 2022, 75 (3): 328-329.

[14] DI BUONO G, VELLA R, AMATO G, et al. Totally laparoscopic treatment of intestinal tuberculosis complicated with bowel perforation: The first case report in worldwide literature with a brief review [J]. Front Surg, 2022, 9: 956124.

[15] KUMAR P, JENA A, BIRDA C L, et al. Safety and efficacy of non-fluoroscopic endoscopic dilatation of gastrointestinal tuberculosis related strictures [J]. BMC Gastroenterol, 2022, 22 (1): 60.

第十八章　耐药结核病的治疗

结核病是全球主要传染性疾病死亡原因之一，对全球公共卫生构成严重威胁。据WHO估算，全球2021年新发耐多药或利福平耐药结核病（MDR/RR-TB）患者45万例，MDR/RR-TB治疗成功率仅为60%[1]。化学治疗作为治疗MDR/RR-TB最重要的手段，尚存在治疗周期长、疗效差、不良反应多、病死率高等一系列问题有待解决。本文主要就近1年来关于耐药结核病（DRTB）治疗药物及治疗方案国外进展进行全面总结与阐述，供国内同道借鉴与参考。

一、《WHO结核病整合指南模块4：治疗——患者关怀与支持》

WHO致力于参考目前信度最高的证据就保障妥善的患者关怀和支持干预给出建议，并为不同地区、经济和社会条件下的各国家级结核病防控规划管理人员、政策制定者及医务工作者制定相关政策，启用相关干预提供参考。《WHO结核病整合指南》模块将目前WHO关于抗结核药物治疗期间为患者提供关怀和支持的相关建议进行了归纳。为了方便对结核病关怀和支持核心组成部分现有证据进行综述，该模块将由2011年、2016年和2021年WHO全球结核病项目召开的指南制定小组会议上提出的仍然奏效的关于结核病关怀和支持的相关证据进行归纳。适用于DRTB患者的关怀模式建议包括：比起住院治疗为主的关怀模式，MDR-TB患者应该主要接受门诊治疗的关怀模式（有条件的推荐，证据信度非常低）；比起专科医院集中收治管理的模式，更推荐给予接受抗MDR-TB治疗的患者一种分散式的向基层下沉式的管理模式（有条件的推荐，证据信度非常低）[2]。

二、《WHO结核病整合指南模块5：儿童及青少年结核病管理》

儿童及青少年（15周岁以下）占全球结核病总负担的11%。每年全球约有110万儿童罹患结核病，近50%的患儿未满5周岁。遗憾的是，各国结核病防控规划项目报告的患者数不到这些结核病患儿的50%，在儿童结核病患者发现方面存在巨大的缺口。这主要是因为这一年龄段结核病患者菌量稀少，在年幼儿童中采集合适样本困难，且缺乏高度灵敏的即时检测技术，这些原因使得对这一年龄段患者开展细菌学确诊充满挑战。MTB感染后，年幼儿童暴露于更高的结核病发病风险中，包括各类重症结核病。同时，绝大多数患儿在结核暴露、感染后数月内就发病。除了儿童和青少年，据估算全球每年超过50万的稍年长青少年（15～19周岁）罹患结核病。联合国可持续发展目标及WHO终止结核病策略希望在2030年时，将2015年的结核病发病率、死亡率分别降低80%、90%。为加快这一进程，2018年9月召开的联合国结核病问题高层级会议通过决议，承诺到2022年，确诊、治疗4000万结核病患者（包括350万患儿）及150万DRTB患者（包括11.5万患儿）。此外，该决议还承诺到2022年为至少3000万人（包括400万5周岁以下的儿童密切接触者），2000万其他家庭密切接触者（包括5周岁以下和以上的儿童）及600万HIV感染者提供结核病预防性治疗（TPT）。WHO全球结核病项目发布《WHO结核病整合指南模块5：儿童及青少年结核病管理》（*The WHO consolidated guidelines on tuberculosis. module 5：management of tuberculosis in children and adolescents*）中有关MDR/RR-TB患儿治疗方面的内容包括：在6周岁以下MDR/RR-TB患儿中，可以启用含贝达喹啉的全口服治疗方案（新的建议：有条件推荐，证据确定程度非常低）；在3周岁以下的MDR/RR-TB患儿中，可以启用含德拉马尼的长程治疗方案（新的建议：有条件推荐，证据确定程度非常低）[3]。

三、《WHO结核病整合指南模块4：耐药结核病的治疗》[4]

2022年12月15日，WHO发布了最新的DRTB整合治疗指南及其配套的实施手册，对MDR/RR-TB患者的治疗方案进行重大改进。该指南包括一项新的建议，即对氟喹诺酮类药物耐药的MDR/RR-TB患者中使用由贝达喹啉、普托马尼、利奈唑胺和莫西沙星（BPaLM）组成的新型全口服6个月方案。治疗对抗结核药物耐药的结核菌株比敏感菌株更为困难，DRTB对患者、医护人员及医疗卫生体系造成重大的挑战。此外，DRTB负担的不断上升对全球实现WHO设定的“终止结核病策略”（end TB strategy）各项防控目标的进程造成威胁。所以，亟需基于最新、最全面的证据，持续就DRTB患者的治疗和关怀给出询证的指南性建议。该模块囊括的抗结核治疗指南性建议对于MDR/RR-TB总的治疗、管理、患者关怀以及监测给出指导。还包括2022年2～3月份指南制定小组（guideline development group，GDG）会议上提出的新的询证建议，即启用贝达喹啉、普托马尼、利奈唑胺和莫西沙星（BPaLM）方案和疗程9个月的全口服含贝达喹啉方案治疗MDR/RR-TB。总的来说，该模块致力于为DRTB患者制定有效的治疗方案提供指南建议包括：治疗利福平敏感、异烟肼耐药结核病患者（Hr-TB）的方案；治疗MDR/RR-TB患者的全口服短程方案；治疗MDR/RR-TB患者的长程方案；在抗MDR/RR-TB疗程期间如何开展患者疗效监测；就服用二线抗结核药物的HIV感染者（PLHIV）人群启动抗反转录病毒治疗给出建议，以及就正在接受抗MDR-TB治疗患者的手术选择给出指导。此外，还指出了一些亟待解决的科研问题。

四、耐药结核病的治疗药物

（一）贝达喹啉

贝达喹啉（bedaquiline，Bdq）是二芳基喹啉类的代表药物，通过抑制MTB ATP 合成酶而发挥抗MTB的作用。据报道，MTB的*Rv0678*、*pepQ*和*atpE*基因突变与抗微生物细菌对贝达喹啉的敏感性降低有关。研究对38株MDR/pre-XDR/XDR（10株贝达喹啉耐药、8株贝达喹啉中间体和20株贝达喹啉敏感）和10株全敏感MTB分离株进行全基因组测序（WGS）和基因组分析，以确定*Rv0678*、*pepQ*、*atpE*、*Rv1979c*、*mmpLS*和*mmpL5*的变异和耐药相关外排泵基因。44%（8/18）的贝达喹啉耐药株和中间株存在*Rv0678*变异株，其中包括2个已报道的突变*S63R/G*，以及6个未报道的突变包括*L40F*、*R50Q*、*R107C*和3个移码突变*G25fs*、

*D64fs*和*D109fs*。外排泵的改型*Rv1273c*（*G462K*）、*Rv0507c*（*R426H*）和*Rv1634c*（*E198R*）分别存在于贝达喹啉耐药株和中间耐药株中；外排泵基因*Rv1634c*中的*E198R*是贝达喹啉耐药株和中间株中最常见的变异；*Rv0678*中的耐药相关性通常与贝达喹啉抗性相关[5]。Omar等在2015—2019年对3005株菌株成功测序，其中有199株（7%）被鉴定为对贝达喹啉耐药。对大多数分离株（130/199，65%）进行WGS突变，发现所有分离株都携带*Rv0678*突变，未发现*atpE*突变[6]，*Rv0678*基因编码的蛋白是外排泵*MmpS5/MmpL5*的转录抑制因子，*Rv0678*基因突变将导致外排泵系统*MmpS5/MmpL5*表达上调，细胞内药物浓度降低，导致贝达喹啉的MIC增加2～8倍。该基因突变还可能与贝达喹啉和氯法齐明交叉耐药有关[7]。2016—2018年，摩尔多瓦共和国在接受贝达喹啉治疗的所有MDR-TB患者中提取30.5%（62/203）的基线分离株，并对26例患者同时进行后续菌株分离。在基线时，所有结核分枝杆菌复合体（MTBC）分离株对贝达喹啉敏感。在26例可获得基线和随访分离株的患者中，4例（4/26，15.3%）患者在治疗过程中产生贝达喹啉耐药菌株，1例（1/26，3.8%）患者再次感染第2株贝达喹啉耐药菌株。治疗失败和死亡与空洞疾病相关（$P=0.011$），与基线时WGS预测耐药的含贝达喹啉方案中任何额外药物相关。Chesov等认为，基于贝达喹啉的MDR-TB治疗需要一个功能性背景方案，以实现高治愈率并防止贝达喹啉耐药性的演变。使用贝达喹啉的新型MDR-TB疗法需要及时、全面的耐药性监测[8]。

为确定中断后再次服用贝达喹啉最合适剂量，Keutzer等在5000例患者中模拟贝达喹啉及其代谢物M2的药动学特征，并在不同的治疗中断时间和起始点进行研究。分别评估停药前和复药后贝达喹林周浓度-时间曲线下面积（AUC）和M2峰浓度（C_{max}）偏差，以评价复药策略的有效性和安全性。贝达喹啉周AUC和M2 C_{max}偏差主要受中断时间的影响，中断起始点的影响较小。对于持续时间小于2周的中断，不需要新的负荷剂量；对于中断时间在2周至1个月、1个月至1年和1年以上的情况，负荷剂量为建议分别为3天、1周和2周。在不增加M2 C_{max}的情况下，在中断2周和1年未再次服药的情况下，贝达喹啉的平均AUC偏差分别为1.88%～5.98%和216.4%～259.8%[9]。研究表明，服用贝达喹啉期间，当中断发生在治疗第3～72周且不超过6周时，2周的加载剂量（每天200 mg）足以将贝达喹啉浓度提高到建议的疗效目标，同时将其M2代谢物浓度保持在建议的安全限度以下。若中断超过8周，则需要给予2周加载剂量（400 mg，每日1次）以达到建议的疗效目标，但这个剂量可能会超过安全限度[10]。

为评估在程序性条件下使用贝达喹啉治疗RRTB患者超过190天的安全性，Zhurkin等纳入113例患者，其中83例（73%）接受标准治疗，30例（27%）接受延长治疗。治疗期间共发生2030例不良事件（AE），其中63例（3.1%）为严重不良事件（SAE）发生在贝达喹啉停药后5个月内；QT间期延长是贝达喹啉相关最常见的SAE。标准组SAE发生率为5.4（3.9～7.2）/ 100人月，延长组为4.4（2.6～7.0）/ 100人月；在调整后的分析中，延长组的SAE无统计学差异（$RR=0.82$，95%CI 0.42～1.61）。标准贝达喹啉组有1例患者死亡，可能是与贝达喹啉相关的急性心肺衰竭有关。研究认为，在程序性条件下长期使用贝达喹啉似乎是安全的，但临床医师应仔细监测QT间期延长问题[11]。建议在治疗前和开始贝达喹啉治疗后的第2、第4、第8、第12周进行心电图监测[12]。与接受推荐剂量的成人相比，目前推荐的基于体重的贝达喹啉剂量在≥6岁儿童的常规护理环境中是安全的，仅发生血浆浓度略低[13]。

贝达喹啉及德拉马尼是2种被批准用于治疗DRTB的药物，且两者都与QT间期延长有关。Tanneau等研究确认贝达喹啉及德拉马尼两者之间不存在药动学相互作用。药物效应模型显示，贝达喹啉代谢物M2及德拉马尼和/或其代谢物DM-6705均为hERG受体激动剂（通过结合和阻断hERG钾通道），两者存在竞争性拮抗；M2降低28%，DM-6705降低33%。在分析的浓度范围内，两者产生的复合效应接近于“相加原则”。同时，模型预测表明简化的每日1次贝达喹啉及德拉马尼给药方案与已批准方案相比，两者QT间期延长相当[14]。在血脑屏障可能完好的情况下，贝达喹啉和M2可自由穿透肺结核患者的脑脊液[15]。为确定遗传多态性是否可解释在南非DRTB患者队列中，贝达喹啉（其M2代谢物）和氯法齐明血浆清除率的个体间变异性。纳入195例受试者中的140例具有遗传关联。在接受DRTB治疗的南非人中，rs776 746（*CYP3A5* *3）与贝达喹啉清除较慢相关（P＝0.0017），但与M2无相关（P＝0.25）。*CYP3A5* *3杂合子和纯合子分别降低贝达喹啉清除率15%和30%[16]。

（二）德拉马尼

德拉马尼（delamanid，Dlm）属硝基二氢咪唑并噁唑类衍生物，主要通过抑制MTB细胞壁甲氧基分枝菌酸及酮基分枝菌酸的合成发挥杀菌作用。德拉马尼激活途径中的5个基因*ddn*（Rv3547）、*fgd1*（Rv0407）、*fbiA*（Rv3261）、*fbiB*（Rv3262）和*fbiC*（Rv1173）突变及缺陷与德拉马尼耐药相关。为系统分析全面评估德拉马尼有效性和安全性，Nasiri等纳入符合标准的25项研究（包括22项观察性研究及3项试验性研究），分别有1276例和411例患者。在观察性研究中，含德拉马尼方案的总联合治疗成功率为80.9%（95%*CI* 72.6%～87.2%）；德拉马尼和含贝达喹啉方案的总联合治疗成功率为75.2%（95%*CI* 68.1%～81.1%）。在试验性研究中，含德拉马尼方案的联合治疗成功率为72.5%（95%*CI* 44.2%～89.0%）[17]。其中白蛋白浓度、贝达喹啉联合用药和HIV合并感染对德拉马尼和DM-6705药动学无影响[18]。

德拉马尼已被欧洲委员会批准用于治疗体重至少10 kg的儿童MDR-TB患者。为评估德拉马尼在MDR-TB患儿（出生至17岁）中与优化背景方案（optimized background regimen，OBR）联合使用时的药动学、安全性、耐受性和初步疗效，进行为期10天的Ⅰ期降龄研究和为期6个月的Ⅱ期扩展研究。在12～17岁（n＝7）、6～11岁（n＝6）和3～5岁（n＝12）患儿中，德拉马尼分别以100 mg（每日2次）、50 mg（每日2次）和25 mg（每日2次）剂量给药；2岁（n＝12）患儿采用基于体重的给药方案［（5 mg（每日1次）～10 mg（每日2次）］。结果显示，德拉马尼在0～17岁患儿中的安全性与成人患者相似。在第1次服用德拉马尼后24个月，89.2%（33/37）的患儿获得良好的治疗结果（40.5%的患儿治愈，48.6%的患儿完成治疗）[19]。经筛选纳入8例6岁患儿接受德拉马尼儿科配方治疗，其中4例患儿已成功完成治疗并获得临床治愈，3例患儿对临床治疗有反应（有可能治愈），1例患儿最近开始接受治疗；有2例（25%）患儿因服药期间出现1级和3级幻觉和噩梦在24周前停用德拉马尼，8例患儿均无QT间期延长[20]。在对37例接受德拉马尼治疗的MDR-TB患儿中德拉马尼及其主要代谢物DM-6705进行药动学分析得出，建议剂量对QT间期的影响可能不具有临床意义[21]。

（三）普托马尼

普托马尼（pretomanid，Pa-824）属硝基咪唑类，在有氧环境中通过抑制霉菌酸的生物合成并阻断细胞壁合成来杀死活跃复制期的MTB；在厌氧或缺氧条件下通过产生活性氮（包括一氧化氮）而导致呼吸中毒，从而抑制非复制MTB[22]。Bruning-Barry等应用食蟹猴在39周期间重复剂量口服普托马尼研究中评估其毒理学概况。在急性毒性研究中，普托马尼暴露量为人类批准剂量（200 mg）的10倍，以便对剂量限制毒性进行表征。在急性和慢性毒性研究中，毒性作用主要包括造成QT间期延长、神经系统和肝器官等影响。在一项为期13周的研究中，在给药结束时未发现白内障；但在13周的恢复期结束时，12只猴子中有2只出现白内障；在随后13周或39周的研究中未观察到与普托马尼用药相关的白内障。在研究过程中未观察到男性生殖毒性。所有研究均确定无可见有害作用水平（no-observed-adverse-effect level，NOAEL）[23]。

（四）利奈唑胺

利奈唑胺（linezolid，Lzd）属噁唑烷酮类抗菌药，与MTB核糖体50S亚基结合，抑制mRNA与核糖体连接，阻止70S起始复合体的形成，在翻译早期阶段抑制细菌蛋白质的合成。Obach等发现在重组人P450酶中，利奈唑胺2-羟基化的内在清除率依次为CYP2J2＞CYP4F2＞CYP2C8＞CYP1B1≈CYP2D6≈CYP3A4＞CYP1A1＞CYP3A5，以及其他没有利奈唑胺代谢的9种P450酶。研究表明，CYP2J2和CYP4F2对利奈唑胺肝代谢率均为50%左右[24]。评估Nix-TB试验数据提供剂量建议，建立周围神经病变、血红蛋白和血小板的药动学模型和毒理动力学模型。模拟比较每日1200 mg和600 mg利奈唑胺的安全性结果。模拟结果显示，每日服用1200～600 mg利奈唑胺的重度神经病变和重度贫血患者比例更高，严重血小板减少症两组无差异；治疗4周后血红蛋白水平下降＞10%对预测严重贫血的敏感性（82%）和特异性（84%）最高；将该标志引起的剂量从1200 mg减少到600 mg可预防60%（90%*CI* 45%～72%）的严重贫血。研究者认为单纯的神经病变症状和血红蛋白监测可指导利奈唑胺的用药以避免不良反应，但需要前瞻性试验来确认受益-风险比[25]。

从药动学/药效学（PK/PD）的角度来看，每日2次、300 mg剂量的利奈唑胺可能不足以治疗MDR-TB患者，建议从每日2次、600 mg的高剂量开始，以确保达到PK/PD目标。由于利奈唑胺在结核病人群中表现出很高的PK变动性，应进行治疗药物监测（TDM）和MIC测定以控制PK/PD目标的达成[26]。长期使用每日600 mg利奈唑胺可发生细胞减少，这与药动学参数有关，但在MDR-TB患者队列的管理中并不需要中断治疗[27]。利奈唑胺血药浓度＞2.0 mg/L与MDR-TB患者因药物治疗诱发的严重毒性反应密切相关[28]。利奈唑胺低谷浓度为2.5 mg/L可作为治疗药物监测的靶点[29]。

（五）Delpazolid

Delpazolid（LCB01-0371）为新噁唑烷酮类（环脒腙）抗菌药。与23rRNA结合，抑制MTB蛋白质合成，其抗菌活性强于利奈唑胺，目前正在进行Ⅱ期临床试验。Kim等将79例涂阳结核病的受试者随机分组，应用delpazolid 800 mg（每日1次）、400 mg（每日2次）、

800 mg（每日2次）和1200 mg（每日1次）后log-CFU平均每天下降值分别为（0.044±0.016）（0.053±0.017）（0.043±0.016）和（0.019±0.017）；而应用HRZE和利奈唑胺（600 mg，每日2次）后log-CFU平均每天下降值分别为（0.192±0.028）和（0.154±0.023）。3例出现SAE，分别为delpazolid 400 mg（每日2次）组（由于结核病死亡）、HRZE组（由于胸腔积液需要住院）和利奈唑胺组（高钾血症），但无一例SAE与研究药物有关[30]。

（六）Sutezolid

Sutezolid（PNU100480）为新噁唑烷酮类抗菌药。与23rRNA结合，抑制MTB蛋白质合成。其抗菌活性强于利奈唑胺，目前正在进行Ⅱ期临床试验。为评估健康成人受试者在禁食条件下口服单剂量sutezolid的安全性和耐受性，研究纳入32例正常健康者，24例服用研究药物，8例服用安慰剂。在空腹情况下应用sutezolid 300 mg、600 mg、1200 mg及1800 mg后均耐受，且随着剂量的增加，C_{max}和AUC也同步增加[31]。

（七）Telacebec

Telacebec Q203为咪唑并吡啶类抗菌药，能抑制MTB ATP的合成。作用靶点为细胞色素B亚单位，使细胞内的ATP迅速耗竭。其线性和亲脂性使其具有良好的药动学、药效学，并具有口服生物利用度好，高AUC值，降低CFU明显优点。目前Ⅰ期临床试验基本结束。首次在人体进行的随机、安慰剂对照、双盲、剂量递增ⅠA期试验中，纳入56例健康受试者，42例服用Q203（10 mg、30 mg、50 mg 、100 mg、200 mg、400 mg和800 mg），14例服用安慰剂。结果显示，Q203（10～800 mg）剂量均可耐受，没有出现SAE。服药（10～800 mg）后2.0～3.5 h达峰浓度（C_{max}），且AUC值与其剂量成正比[32]。

五、耐药结核病的治疗方案

（一）2022年WHO推荐方案

1. MDR/RR-TB全程口服短程方案 所有MDR/RR-TB患者，包括对氟喹诺酮类药物有额外耐药性的患者，都可在规划条件下实施有效的短期或长期的全口服治疗方案中受益。既往未接触过贝达喹啉、普托马尼和利奈唑胺的MDR/RR-TB患者（年龄＞15岁）可规划使用6个月PaBLM方案（即普托马尼、贝达喹啉、利奈唑胺（600 mg）和莫西沙星），以取代9个月或更长时间（＞18个月）的方案。在对氟喹诺酮类药物有耐药记录的情况下（pre-XDRTB），可应用6PaBL方案（即普托马尼、贝达喹啉、利奈唑胺）。WHO鼓励对氟喹诺酮类药物进行药物敏感性试验，但不应延误治疗。

对于MDR/RR-TB结核病的成人和儿童患者，既往未接受二线治疗（包括贝达喹啉），无氟喹诺酮耐药，无广泛肺结核疾病或严重的EPTB，首选9个月含贝达喹啉全口服方案［即方案一：4～6 Bdq（6）-Lfx（Mfx）-Eto-Cfz-Z-H_h -E/5Lfx（Mfx）-Cfz-Z-E，方案二：4～6 Bdq（6）-Lfx（Mfx）-Lzd-Cfz-Z-Hhigh^{-dose}-E/5Lfx（Mfx）-Cfz-Z-E（Bdq：贝达喹啉；Lfx：左氧氟沙星；Mfx：莫西沙星；Lzd：利奈唑胺；Eto：乙硫异烟胺；Cfz：氯法齐明；Z：吡嗪酰胺；H_h：高剂量异烟肼；E：乙胺丁醇；数字代表时间：月）］。在这些方案中，可使用2个月的利奈唑胺（600 mg）替代4个月的乙硫异烟胺。为排除氟喹诺酮类耐药，患者在开始接受其中一种治疗方案之前，需要获得快速药物敏感性试验结果[33]。9个月含贝达喹啉全口服短程方案治疗成功率为73%，明显高于含注射剂短程方案（60%），并且失访率低。同时，9个月含贝达喹啉全口服短程方案在提高治疗成功率、降低治疗失败率和复发率及失访率方面稍优于长程方案（部分含贝达喹啉）。

2. MDR/RR-TB长程方案　长程MDR/RR-TB治疗方案是指至少由4种有效抗结核药物组成的18～20个月治疗方案，可为个体化或标准化。总疗程18～20个月，其中包括6～8个月强化期和12个月巩固期。推荐方案一（全程口服方案）：6 Lfx（Mfx）BdqLzdCfzCs/12 Lfx（Mfx）LzdCfzCs；推荐方案二（含注射剂方案）：6 Lfx（Mfx）Bdq（Lzd）Cfz（Cs）Am（Cm）PtoZ（E）/12Lfx（Mfx）Cfz（Cs）PtoZ（E）。

（二）含贝达喹啉全程口服方案

2018年，WHO将抗结核药物重新分组，贝达喹啉被列为治疗MDR-TB或RRTB长程治疗方案的首选药物。为比较RRTB患者采用含贝达喹啉的口服短程方案或含注射剂的短程方案在开始治疗24个月后的结果。Ndjeka等纳入贝达喹啉组688例，注射组699例。贝达喹啉组中1%（4/688）的患者出现治疗失败或复发，6%（44/688）的患者失访，24%（162/688）的患者死亡；注射组中失败或复发率、失访率和死亡率分别是2%（17/699）、12%（87/688）和28%（199/688）。在调整分析后贝达喹啉组的治疗成功率比注射组高14%[34]。也有研究结果显示，含贝达喹啉6个月全口服短程方案治疗MDR/RR-TB患者治疗成功率达75%（33/44），高于含注射剂长程方案（69.8%，30/43）。同时，贝达喹啉6个月全口服短程方案因不良反应中断治疗率（32.1%，17/56）低于含注射剂长程方案（56.4%，31/55）。含贝达喹啉、利奈唑胺和氟喹诺酮类为主全程口服短程方案疗效优于含注射剂的长程方案，而总不良反应发生率方面两个方案基本相仿[35]。

在南非开展的一项与贝达喹啉耐药相关的流行病学、遗传基础和治疗结果的横断面及纵向分析表明（2023例纳入横断面分析，695例纳入纵向分析），基线贝达喹啉耐药率为3.8%（76/2023），与既往接触贝达喹啉或氯法齐明（4/76，5.3%）、原发性传播（6/76，7.9%）及RR/Pre-XDR/XDR-TB相关。*Rv*0678突变是表型抗性的唯一遗传基础。2.3%（16/695）的患者在治疗期间出现耐药，中位时间为90天（IQR 62～195），16例患者中有12例出现pre-XDR或XDR。贝达喹啉耐药与较差的治疗结果相关。在基线或治疗2个月后患者培养仍呈阳性时，应优先快速评估贝达喹啉耐药情况，尤其是当患者既往接触过贝达喹啉或氯法齐明时[36]。在孟加拉国展开的一项研究证实贝达喹啉可作为治疗耐氟喹诺酮类结核病、RRTB患者的核心药物[37]。

为探索妊娠对贝达喹啉药动学的影响并描述在接受抗RRTB治疗的母亲母乳中贝达喹啉暴露情况，在妊娠晚期6 h内的4个时间点进行药动学采样，并在产后6周左右再次采样。研究结果显示，与未妊娠患者相比，妊娠患者中贝达喹啉的产前和产后暴露量较低；贝达喹啉在产后和产前的PK值未见差异；在母乳中观察到高浓度的贝达喹啉（母乳与母体血浆比为14∶1）；1例母乳喂养的婴儿血浆中贝达喹啉浓度与产妇血浆相似。结果表明，贝达喹啉在母乳中显著积累，母乳喂养的婴儿接受了相当于产妇剂量“mg/kg”的贝达喹啉[38]。

（三）含贝达喹啉德拉马尼全口服短程方案

贝达喹啉和德拉马尼是2种新的抗结核药物，当同时用于治疗MDR/RR-TB时，可能存在较低的风险收益比。多中心（16个国家）、前瞻性、观察性研究在接受含有贝达喹啉和/或德拉马尼治疗MDR/RR-TB患者中发生特别关注不良事件（AESI）的发生率和频率。在2296例使用含贝达喹啉、德拉马尼方案的MDR/RR-TB患者中，最常见的不良反应为周围神经炎（26.4%）、电解质紊乱（26.0%）和听力下降（13.2%），QT间期延长的发生率为2.7%。在925例使用注射剂的患者中，听力下降、急性肾衰竭和电解质紊乱的发生率为38.6%。在1826例使用利奈唑胺的患者中，周围神经炎、视神经炎和骨髓抑制的发生率为27.8%[39]。

有研究显示，含贝达喹啉和/或德拉马尼全程口服短程组和含注射剂组治疗6个月，痰培养阴转率分别为83.8%（526/625）和85.5%（425/497）；含注射剂方案治疗HIV阳性者6个月，痰培养阴转率（79.4%）高于全程口服短程组（66.6%）；但两组间差异均无统计学意义[40]。含贝达喹啉、德拉马尼全程口服短程方案治疗MDR-TB获得78.2%（358/458）的治疗成功率，常见不良反应为周围神经炎和电解质紊乱，QT间期延长的发生率仅为1.5%[41]。

Holmgaard等[42]为评价贝达喹啉和德拉马尼联合给药的疗效和安全性，纳入13项研究，共1031例接受贝达喹啉和德拉马尼治疗的MDR/RR-TB患者。良好治疗结果的汇总估计为73.1%（95%*CI* 64.3%～81.8%）。6个月时痰培养阴转率为61%～95%，QT间期延长的合并比例为7.8%（95%*CI* 4.1%～11.6%）。联合贝达喹啉和德拉马尼治疗的患者痰培养阴转率较高，治疗结果良好，临床显著的心脏毒性发生率较低。

（四）含贝达喹啉德拉马尼利奈唑胺全口服短程方案

一项研究为确定含贝达喹啉、德拉马尼和利奈唑胺全程口服短程方案治疗MDR-TB对氟喹诺酮类药物（MDR-TBFQ^{+}）或二线注射类药物（MDR-TBSLI^{+}）额外耐药性的全口服、短疗程方案的有效性。在165例患者中有158例MDR-TBFQ^{+}患者，因基线药物敏感及痰培养阴性排除12例，91%（139/153）的患者结局良好；9%（14/153）的患者出现不良结局，包括4例死亡，7例更改方案，2例细菌学未转阴，1例停药；治疗过程中，56%（85/153）的患者出现骨髓抑制，45%（69/153）的患者报告周围神经病变，未出现QT间期延长＞500 ms。在48周的随访中，大多数不良反应消失，131例患者治疗成功[43]。南非的一项关于使用利奈唑胺、贝达喹啉和德拉马尼抗结核药物降低因RRTB造成死亡率的研究表明，2012—2019年，明确诊断RRTB患者中使用和不使用利奈唑胺/贝达喹啉/德拉马尼的死亡率分别为8%和15%，总体上无显著差异。该结果可能与对高耐药或治疗失败的患者最初限制使用利奈唑胺/贝达喹啉/德拉马尼有关[44]。

（五）BPaL方案

贝达喹啉、普托马尼和利奈唑胺组成的BPaL（B：贝达喹啉；Pa：PA-824；L：利奈唑胺）方案，用于治疗难治性耐药肺结核（包括广泛耐药肺结核和无有效化学治疗方案组成的耐多药肺结核），对高度DRTB有90%的疗效，但服用利奈唑胺1200 mg/d的不良反应发生率很高。Conradie等[45]研究BPaL方案中利奈唑胺的适当剂量和该药物的治疗时间。结果显示，利奈唑胺1200 mg/d治疗26周、1200 mg/d治疗9周、600 mg/d治疗26周和600 mg/d治疗9周的治疗成功率分别为93%、89%、91%和84%，周围神经炎的发生率分别为38%、24%、24%和13%，骨髓抑制的发生率分别为22%、15%,、2%和7%，利奈唑胺改变剂量率分别为51%、30%、13%和13%。利奈唑胺1200 mg/d治疗26周组中有4例患者出现视神经炎。Conradie等认为，利奈唑胺600 mg/d治疗26周的风险/效益比最佳。乌克兰开展应用BPaL方案的研究中纳入55例患者，其中46例完成6个月治疗，在评估时痰检呈阴性（40%的患者2周内痰培养阴转，93%的患者1个月内痰培养阴转）[46]。

美国一项关于应用BPaL方案的研究共纳入20例患者，其中MDR-TB 患者8例、pre-XDRTB患者10例、XDRTB患者1例、药物敏感型结核病和与利福霉素治疗相关的不良反应者1例。患者平均年龄为42岁（23～76岁），60%（12/20）的患者为男性，85%（17/20）的患者为非美国出生的美国居民。85%（17/20）的患者仅患有肺结核，15%（3/20）的患者同时患有肺结核及肺外疾病。所有患者MTB培养阳性，60%（12/20）的患者痰涂片抗酸染色阳性，35%（7/20）的患者胸部影像显示肺空洞。60%（12/20）的患者在治疗期间（联合方案或其他药物）出现至少一种不良反应。不良反应包括周围神经病变（6例）、抑郁（5例）、前庭功能障碍（3例）、恶心（2例）、听力丧失（2例）和视力改变（3例）。不良反应发生的时间与特定抗结核药物无关。在治疗开始时，90%（18/20）的患者利奈唑胺服用剂量为600 mg/d，水平测量以达到治疗水平，同时毒性作用最小化。在使用BPaL方案治疗12个月后的随访中，95%（19/20）的患者完成结核病治疗，未见治疗失败、复发或死亡[47]。

在印度尼西亚，每例患者完成BPaL治疗的费用约为7142美元，在吉尔吉斯斯坦约为4782美元，在尼日利亚约为7152美元，分别比各自国家的传统治疗方案低57%、78%和68%。如果在5年时间内逐步广泛采用BPaL方案，印度尼西亚XDRTB治疗5年的相关支出平均将减少17%（128 780美元），吉尔吉斯斯坦将减少15%（700 247美元），尼日利亚将减少32%（1 543 047美元）。与传统方案相比，BPaL方案在高DRTB负担环境下治疗XDRTB患者可以高度节约成本[48]。

综上所述，2022年，耐药结核病的新药和新方案的研究取得了较大的进展，为DRTB的治疗提供了广阔的前景。目前，一些新药尚在临床前或早期临床试验阶段，其确切的临床疗效有待进一步研究及探索。含贝达喹啉、德拉马尼、利奈唑胺、普托马尼等药物的治疗方案在治疗DRTB患者过程中，尚需多中心、大样本的试验进一步评估方案的安全性、有效性和经济性等问题；此外，用药过程中需要密切监测药物不良反应的发生，及时调整剂量或方案，在保证获得良好疗效的同时谨防获得性耐药的产生。医者在DRTB治疗方面任重道远，未来可期。

（于佳佳　刘一典　朱友生　刘盛盛　唐神结）

参考文献

[1] Global tuberculosis report 2022. Geneva：World Health Organization，2022

[2] WHO consolidated guidelines on tuberculosis：Module 4：treatment-Tuberculosis care and support. Geneva：World Health

Organization, 2022.

[3] WHO consolidated guidelines on tuberculosis: Module 5: Management of tuberculosis in children and adolescents. Geneva: World Health Organization, 2022.

[4] WHO consolidated guidelines on tuberculosis: Module 4: Treatment-Drug-susceptible tuberculosis treatment. Geneva: World Health Organization, 2022.

[5] SAEED D K, SHAKOOR S, RAZZAK S A, et al. Variants associated with bedaquiline (BDQ) resistance identified in Rv0678 and efflux pump genes in Mycobacterium tuberculosis isolates from BDQ naïve TB patients in Pakistan [J]. BMC Microbiol, 2022, 22 (1): 62.

[6] OMAR S V, ISMAIL F, NDJEKA N, et al. Bedaquiline-resistant tuberculosis associated with Rv0678 Mutations [J]. N Engl J Med, 2022, 386 (1): 93-94.

[7] MISHRA G P, MULANI J. Implications of bedaquiline-resistant tuberculosis [J]. Lancet Infect Dis, 2022, 22 (2): 166.

[8] CHESOV E, CHESOV D, MAURER F P, et al. Emergence of bedaquiline resistance in a high tuberculosis burden country[J]. Eur Respir J, 2022, 59 (3): 2100621.

[9] KOELE S E, VAN BEEK S W, MAARTENS G, et al. Optimized loading dose strategies for bedaquiline when restarting interrupted drug-resistant tuberculosis treatment [J]. Antimicrob Agents Chemothe, 2022, 66 (3): e0174921.

[10] KEUTZER L, AKHONDIPOUR SALEHABAD Y, DAVIES FORSMAN L, et al. A modeling-based proposal for safe and efficacious reintroduction of bedaquiline after dose interruption: A population pharmacokinetics study [J]. CPT PharmacometricsSyst Pharmacol, 2022, 11 (5): 628-639.

[11] ZHURKIN D, GURBANOVA E, CAMPBELL J R, et al. Safety of prolonged treatment with bedaquiline in programmatic conditions [J]. ERJ Open Res, 2022, 8 (2): 00685-2021.

[12] VAN BEEK S W, TANNEAU L, MEINTJES G, et al. Model-predicted impact of ECG monitoring strategies during bedaquiline treatment [J]. Open Forum Infect Dis, 2022, 9 (8): ofac372.

[13] HUGHES J A, SOLANS B P, DRAPER H R, et al. Pharmacokinetics and safety of bedaquiline in HIV-positive and negative older children and adolescents with rifampicin-resistant tuberculosis [J]. Clin Infect Dis, 2022, 75 (10): 1772-1780.

[14] TANNEAU L, KARLSSON M O, ROSENKRANZ S L, et al. Assessing prolongation of the corrected QT interval with bedaquiline and delamanidcoadministration to predict the cardiac safety of simplified dosing regimens [J]. Clin Pharmacol Ther, 2022, 112 (4): 873-881.

[15] UPTON C M, STEELE C I, MAARTENS G, et al. Pharmacokinetics of bedaquiline in cerebrospinal fluid (CSF) in patients with pulmonary tuberculosis (TB) [J]. J Antimicrob Chemother, 2022, 77 (6): 1720-1724.

[16] HAAS D W, ABDELWAHAB M T, VAN BEEK S W, et al. Pharmacogenetics of between-individual variability in plasma clearance of bedaquiline and clofazimine in south africa [J]. J Infect Dis, 2022, 226 (1): 147-156.

[17] NASIRI M J, ZANGIABADIAN M, ARABPOUR E, et al. Delamanid-containing regimens and multidrug-resistant tuberculosis: A systematic review and meta-analysis [J]. Int J Infect Dis, 2022, S1201-9712 (22) 00125-4.

[18] TANNEAU L, KARLSSON M O, DIACON A H, et al. Population pharmacokinetics of delamanid and its main metabolite DM-6705 in drug-resistant tuberculosis patients receiving delamanid alone or coadministered with bedaquiline [J]. Clin Pharmacokinet, 2022, 61 (8): 1177-1185.

[19] GARCIA-PRATS A J, FRIAS M, VANDER LAAN L, et al. Delamanid added to an optimized background regimen in children with multidrug-resistant tuberculosis: results of a phase I/II clinical trial [J]. Antimicrob Agents Chemother, 2022, 66 (5): e0214421.

[20] TYEKU N, APOLISI I, DANIELS J, et al. Pediatric delamanid treatment for children with rifampicin-resistant TB [J]. Int J Tuberc Lung Dis, 2022, 26 (10): 986-988.

[21] SASAKI T, SVENSSON E M, WANG X, et al. Population pharmacokinetic and concentration-QTc analysis of

delamanid in pediatric participants with multidrug-resistant tuberculosis[J]. Antimicrob Agents Chemother, 2022, 66(2): e0160821.

[22] GILS T, LYNEN L, DE JONG B C, et al. Pretomanid for tuberculosis: a systematic review [J]. Clin Microbiol Infect, 2022, 28 (1): 31-42.

[23] BRUNING-BARRY R, AMBROSO J L, DILLBERGER J, et al. Toxicity and toxicokinetic assessment of an anti-tubercular drug pretomanid in cynomolgus monkeys [J]. Toxicol Rep, 2022, 9: 927-936.

[24] OBACH R S. Linezolid metabolism is catalyzed by cytochrome P450 2J2, 4F2, and 1B1 [J]. Drug Metab Dispos, 2022, 50 (4): 413-421.

[25] IMPERIAL M Z, NEDELMAN J R, CONRADIE F, et al. Proposed linezolid dosing strategies to minimize adverse events for treatment of extensively drug-resistant tuberculosis [J]. Clin Infect Dis, 2022, 74 (10): 1736-1747.

[26] TIETJEN A K, KROEMER N, CATTANEO D, et al. Population pharmacokinetics and target attainment analysis of linezolid in multidrug-resistant tuberculosis patients [J]. Br J Clin Pharmacol, 2022, 88 (4): 1835-1844.

[27] GRACIAA D S, KIPIANI M, MAGEE M J, et al. Linezolid exposure is associated with cytopenias in patients treated for multidrug-resistant tuberculosis [J]. Antimicrob Agents Chemother, 2022, 66 (9): e0040822.

[28] EIMER J, FRECHET-JACHYM M, LE DU D, et al. Association between Increased linezolid plasma concentrations are the development of severe toxicity in MDR-TB treatment [J]. Clin Infect Dis, 2023, 76 (3): e947-e956.

[29] WASSERMAN S, BRUST J C M, ABDELWAHAB M T, et al. Linezolid toxicity in patients with drug-resistant tuberculosis: a prospective cohort study [J]. J Antimicrob Chemother, 2022, 77 (4): 1146-1154.

[30] KIM J S, KIM Y H, LEE S H, et al. Early bactericidal activity of delpazolid (LCB01-0371) in patients with pulmonary tuberculosis [J]. Antimicrob Agents Chemother, 2022, 66 (2): e0168421.

[31] BRUINENBERG P, NEDELMAN J, YANG T J, et al. Single ascending-dose study to evaluate the safety, tolerability, and pharmacokinetics of sutezolid in healthy adult subjects [J]. Antimicrob Agents Chemother, 2022, 66 (4): e0210821.

[32] KIM J, CHOI J, KANG H, et al. Safety, tolerability, and pharmacokinetics of telacebec (Q203), a new antituberculosis agent, in healthy subjects [J]. Antimicrob Agents Chemother, 2022, 66 (1): e0143621.

[33] WORLD HEALTH ORGANIZATION. Rapid communication: Key changes to the treatment of drug-resistant tuberculosis. Geneva: World Health Organization, 2022.

[34] NDJEKA N, CAMPBELL J R, MEINTJES G, et al. Treatment outcomes 24 months after initiating short, all-oral bedaquiline-containing or injectable-containing rifampicin-resistant tuberculosis treatment regimens in South Africa: a retrospective cohort study [J]. Lancet Infect Dis, 2022, 22 (7): 1042-1051.

[35] ESMAIL A, OELOFSE S, LOMBARD C, et al. An all-oral 6-month regimen for multidrug-resistant tuberculosis: a multicenter, randomized controlled Clinical trial (the next study) [J]. Am J Respir Crit Care Med, 2022, 205 (10): 1214-1227.

[36] ISMAIL N A, OMAR S V, MOULTRIE H, et al. Assessment of epidemiological and genetic characteristics and clinical outcomes of resistance to bedaquiline in patients treated for rifampicin-resistant tuberculosis: a cross-sectional and longitudinal study [J]. Lancet Infect Dis, 2022, 22 (4): 496-506.

[37] DECROO T, AUNG K J M, HOSSAIN M A, et al. Bedaquiline can act as core drug in a standardised treatment regimen for fluoroquinolone-resistant rifampicin-resistant tuberculosis [J]. Eur Respir J, 2022, 59 (3): 2102124.

[38] COURT R, GAUSI K, MKHIZE B, et al. Bedaquiline exposure in pregnancy and breastfeeding in women with rifampicin-resistant tuberculosis [J]. Br J Clin Pharmacol, 2022, 88 (8): 3548-3558.

[39] HEWISON C, KHAN U, BASTARD M, et al. Safety of treatment regimens containing bedaquiline and delamanid in the endTB Cohort [J]. Clin Infect Dis, 2022, 75 (6): 1006-1013.

[40] KHAN P Y, FRANKE M F, HEWISON C, et al. All-oral longer regimens are effective for the management of multidrug-resistant tuberculosis in high-burden settings [J]. Eur Respir J, 2022, 59 (1): 2004345.

[41] HUERGA H, KHAN U, BASTARD M, et al. Safety and effectiveness outcomes from a 14-country cohort of patients with multi-drug resistant tuberculosis treated concomitantly with bedaquiline, delamanid, and other second-line drugs [J]. Clin Infect Dis, 2022, 75 (8): 1307-1314.

[42] HOLMGAARD F B, GUGLIELMETTI L, LILLEBAEK T, et al. Efficacy and tolerability of concomitant use of bedaquiline and delamanid for multidrug- and extensively drug-resistant tuberculosis: a systematic review and meta-analysis [J]. Clin Infect Dis, 2023, 76 (7): 1328-1337.

[43] PADMAPRIYADARSINI C, VOHRA V, BHATNAGAR A, et al. Bedaquiline, delamanid, linezolid and clofazimine for treatment of pre-extensively drug-resistant tuberculosis [J]. Clin Infect Dis, 2022, 76 (3): e938-e946.

[44] MOHR-HOLLAND E, DANIELS J, REUTER A, et al. Early mortality during rifampicin-resistant TB treatment [J]. Int J Tuberc Lung Dis, 2022, 26 (2): 150-157.

[45] CONRADIE F, BAGDASARYAN T R, BORISOV S, et al. Bedaquiline-pretomanid-linezolid regimens for drug-resistant tuberculosis [J]. N Engl J Med, 2022, 387 (9): 810-823.

[46] HOLT E. A new treatment for drug-resistant tuberculosis in Ukraine [J]. Lancet Infect Dis, 2022, 22 (1): 23.

[47] GOSWAMI N D, ASHKIN D, HALEY C A, et al. Pretomanid in the treatment of patients with tuberculosis in the united states [J]. N Engl J Med, 2022, 387 (9): 850-852.

[48] MULDER C, RUPERT S, SETIAWAN E, et al. Budgetary impact of using BPaL for treating extensively drug-resistant tuberculosis [J]. BMJ Glob Health, 2022, 7 (1): e007182.

第十九章　结核病合并HIV双重感染的治疗

2018—2021年，共有1030万HIV感染人群接受结核病预防性治疗（TPT），已达到并超越联合国结核病问题高级别会议所制定的全球目标（600万）；TPT的有效性和成本效益逐渐成为结核病合并HIV双重感染（TB/HIV双重感染）人群的研究热点，更短、更安全和更经济的TPT方案将有助于提高患者的接受治疗率和疗效，控制TB/HIV双重感染患者相关危险因素，最大限度地减少抗结核治疗不良结局的发生，并改善该人群的生活质量。即使HIV病毒载量低于检测阈值的HIV感染者也有发生非结核分枝杆菌（NTM）病的可能，鸟分枝杆菌复合体（MAC）是最常见的病原菌。早期抗反转录病毒治疗（ART）联合抗结核药物治疗（ATT）可降低TB/HIV双重感染患者的死亡率，并控制相关危险因素。

一、HIV感染患者中结核病高危人群的筛查

Dutschke等[1]在几内亚共和国开展一项横断面研究。研究者在几内亚比绍地区最大的ART中心招募HIV感染者，纳入标准是年龄＞15岁且为新诊断的HIV感染者。2016年9月5日至2017年10月13日共纳入390例符合标准的HIV感染者作为研究对象。HIV感染者送检的尿液和痰液标本将进行Gene Xpert MTB/RIF检测（Xpert检测）。研究发现，260例（66.7%）HIV感染者为HIV-1阳性，28例（7.2%）为HIV-2阳性，24例（6.2%）为HIV-1/2双重感染，78例（20%）的HIV类型未知。390例患者$CD4^+$T细胞中位数为211个/ul（$IQR=97/423$）。203例患者送检痰液和尿液标本，187例患者仅送检尿液标本。仅痰液标本Xpert检测呈阳性的患者有26例；仅尿液标本Xpert检测呈阳性的患者有18例；痰液和尿液标本Xpert检测呈阳性的患者有5例，49例（12.6%）患者的痰液或尿液样本Xpert检测呈阳性。痰液Xpert检测呈的阳性率比尿液高10.3%（95%CI 4.7%～16.0%）。与单纯痰液Xpert检测相比，对新诊断的HIV感染者增加尿液Xpert检测，其结核病的诊断率可提高58%。在阳性患者在临床表现方面，除尿液Xpert检测阳性患者出现咳嗽症状比痰液Xpert检测阳性患者更多（$P=0.03$）外，两者其他症状的发生率较为相似。Dutschke等认为，对新诊断的晚期AIDS患者进行尿液Xpert检测，可提高结核病的诊断率。在与几内亚比绍地区相似的结核病和HIV高负担地区，对HIV感染者增加尿液Xpert检测可提高诊断结核病的水平。

Spooner等[2]在南非进行一项前瞻性描述性研究，2014年5月至2015年4月分别从Lancers Road诊所、Prince Cyril Zulu传染病中心和Chesterville诊所招募518例、41例、255例未进行ART的HIV感染者，将783例符合纳入标准的患者作为研究对象。HIV感染者需要按照标准操作程序和感染控制指南留取3份痰液样本，包括使用高渗盐水雾化诱导排痰留取2份痰液标本和现场采集1份痰液标本。完成646例HIV感染者痰液样本的结核病环介导等温

扩增检测（TB-LAMP）、Xpert检测、涂片显微镜检查和培养，以及649例HIV感染者尿液标本的TB-LAMP。研究发现，任一结核检测呈阳性的HIV感染者有97例（12%），其中70例（9%）患者采用高渗盐水雾化诱导排痰的方法留取痰液标本，另外27例（3%）患者在现场采集痰液标本。本研究中有8例HIV感染者仅尿液TB-LAMP呈阳性。与痰抗酸杆菌培养比较，抗酸杆菌涂片显微镜检查、TB-LAMP和Xpert检测的敏感性分别为50%、63%和74%，特异性分别为99.2%、98.5%和97.5%。与抗酸杆菌涂片显微镜检查比较，TB-LAMP表现出更高的敏感性，且TB-LAMP特异性高于Xpert检测。Spooner等认为，TB-LAMP用于HIV感染者诊断肺结核，其敏感性高于使用抗酸杆菌涂片显微镜检查，再根据需要完成痰MTB培养和药物敏感性试验，可进一步确诊结核病。

Queiroz等[3]在巴西里约热内卢进行一项病例对照研究，于2018年2月至2019年12月在INI- Fiocruz和FMT招募HIV感染者30例，HIV感染者被分为病例组（≥18岁，HIV抗体阳性，CD4计数≤100个/mm^3，经MTB培养确诊为结核病）和对照组（仅HIV抗体阳性，没有结核病症状或体征，经痰抗酸杆菌涂片显微镜检查和MTB培养排除结核病），两组各15例。对照组15例患者（100%）和病例组6例（40%）患者在登记时接受ART，病例组9例（60%）患者在结核病治疗期间开始ART。在基线、抗结核病治疗第2个月、抗结核病治疗结束时采集患者外周血样，检测包括细胞因子、趋化因子和生长因子等29种生物标志物。研究发现，在所有时间点，两组间的CD4$^+$计数和HIV-1 RNA载量值相似。病例组患者的BMI（19.6，$IQR = 18.6 \sim 22.3$）低于对照组（23.7，$IQR = 21.8 \sim 25.5$；$P = 0.004$）。两组间血浆细胞因子、趋化因子和生长因子在各个时间点的总体分布不同，病例组血浆IL-15和IL-10平均浓度低于对照组。在各个时间点以检测血浆IL-15和IL-10浓度的方法能准确地区分病例组和对照组。Queiroz等认为，在晚期AIDS患者中，无论患者何时接受抗结核病治疗，联合检测血浆IL-15和IL-10浓度的方法均可识别是否感染结核病。

二、HIV患者的抗结核病预防性治疗

2022年WHO全球结核病报告[4]中提到，2021年全球接受TPT的人数为350万人，恢复至接近2019年（360万）的水平，较2020年（320万）明显回升。2018年，第一次联合国结核病问题高级别会议所制定的全球目标显示，2018—2022年接受TPT的人数至少需达3000万人，其中包括600万HIV感染者。根据2022年全球结核病报告，接受TPT的HIV感染人群从2005年的不足3万已增长至2021年的280万，2018—2021年共有1030万HIV感染人群接受TPT，这意味着目前接受TPT的HIV感染人群已达到并超越600万的5年目标。据统计，7个国家（印度、尼日利亚、南非、乌干达、坦桑尼亚联合共和国、赞比亚和津巴布韦）在2021年开始接受TPT的人数占2021年总人数的82%；在有结局报告的20个国家中，2020年TPT完成率为87%，高于2019年的84%。未来仍需大力加强对HIV感染者的结核病筛查，并增加HIV感染人群获得以利福霉素为基础的较短疗程（1～3个月）TPT方案的机会。

近年来，TPT的有效性和成本效益逐渐成为TB/HIV双重感染人群的研究热点，更短、更安全和更经济的TPT方案将有助于提高患者的接受治疗率和疗效。为了支持新型TPT方案的开发，WHO制定了目标产品目录（target product profile，TPP），列出了新型TPT方案关键属性的最低要求和最优目标。Vesga等[5]在4个国家（南非、肯尼亚、印度和巴西）开展了

一项建模分析，研究哪些TPT方案属性对预防性治疗的流行病学影响最大，旨在协助制定未来新TPT方案的TPP。研究首先通过咨询专家，确定了5个未来TPT方案中与降低结核病发病率相关的方案属性，分别是方案持续时间、疗效（完成TPT后随访2年的结核病发病率）、治疗完成率、对未完成治疗的包容率（中断TPT前患者完成至少50%疗程与完成全疗程的治疗结局相同的比例）和不易进展为RRTB的比例。研究者向专家征求每个属性的最低要求和最优目标，并利用数学建模方法，分析在全面采用未来TPT方案的情况下，各方案属性对降低结核病发病率的影响。结果显示，在2020—2035年期间，满足最低要求的TPT方案将在不同环境下产生一系列影响，与现状相比，可降低结核病的累积发病率，发病率范围从巴西的4.2%（95%*CI* 2.6% ～ 5.1%）到南非的18.0%（95%*CI* 14.0% ～ 21.3%），而完全满足最优目标的TPT方案将使巴西的结核病累积发病率降低10.3%（95%*CI* 7.0% ～ 12.0%）、使南非降低44.8%（95%*CI* 40.3% ～ 49.0%）。在所有属性中，疗效是影响预防性治疗流行病学最重要的预测因子，而治疗完成率次之。本研究结果在不同国家均具有一致性；敏感性分析表明，本研究结果对一系列模型假设同样具有稳健性。Vesga等认为，随着TPT方案的不断改进，了解影响预防性治疗流行病学的主要驱动因素有助于指导TPT的进一步发展，有助于在全球终结结核病中发挥关键作用。

Nsengiyumva等[6]在Vesga等研究的基础上探讨在巴西和南非扩大实施TPT方案（方案属性符合最低要求或最优目标）的成本效益。研究选择2个代表不同流行病学背景的国家（巴西的结核病传播率相对较低，HIV及RRTB患病率较低；而南非的结核病传播率和HIV感染率较高，RRTB比例很高），并建立经过校准的动态传播模型，采用该模型预测在3种假设情况下两国在2020—2035年结核病患者数和死亡数、结核病相关的伤残调整生命年（DALY）及结核病相关成本（以2020年美元计，年折让率3%），3种假设情况为：①继续目前TPT方案（6个月异烟肼，6H）覆盖人群的现状；②将6H方案扩大至覆盖所有目标人群；③将符合最低要求或最佳目标的TPT方案扩大至覆盖所有目标人群。研究目标人群为接受ART的HIV感染者和结核病确诊患者的家庭接触者（HHC）。研究假设符合最低要求和最优目标的药物成本与6H方案相同，满足最低要求的方案属性为：方案持续时间为3个月，疗效为70%，治疗完成率为80%，未完成治疗的包容率为50%，不易进展为RRTB的比例为95%；满足最佳目标的方案属性为：方案持续时间为1个月，疗效为100%，治疗完成率为90%，未完成治疗的包容率为80%，不易进展为RRTB的比例为100%。研究比较了假设②③与现状的预期成本和结局。结果显示，维持巴西目前的6H覆盖率（0 HHC和30%的HIV感染者获得治疗）将与110万［95%不确定范围（uncertainty range，*UR*）110万～120万］结核病患者、12.3万（95%*UR* 11.5万～13.2万）死亡患者和250万（95%*UR* 210万～310万）DALY相关，并在2020—2035年花费11亿美元（95%*UR* 10亿～13亿美元）；如在符合条件的人群中将6H方案、满足最低要求或最优目标的方案扩大至100%的覆盖率，则能使DALY分别减少0.5%（95%*UR* -1.2% ～ 0.4%）、2.5%（95%*UR* 1.8% ～ 3.0%）和9.0%（95%*UR* 6.5% ～ 11.0%），分别额外增加1.07亿美元（95%*UR* 0.95亿～1.17亿美元）、5100万美元（95%*UR* 4100万～6000万美元）和额外节约3600万美元（95%*UR* 1400万～5800万美元）；与现状相比，扩大6H方案和满足最低要求方案可使DALY成本分别减少7608美元和808美元，而满足最优目标方案表现最佳（可节省成本，也可减少DALY）。在南非，维持目前的6H方案覆盖率（0 HHC和69%的HIV感染者获得治疗）将与360万（95%*UR* 110万～120万）结核病患者、84.3万（95%*UR* 59.8万～120.1万）死亡患者和3640万（95%*UR* 1950万～5800万）DALY相关，并在2020—2035年花费25亿美元（95%*UR* 18亿～36亿美元）；将6H方案、满足最低要求或最优目标的方案扩大至100%的覆盖率，则将能使DALYs分别减少6.9%（95%*UR* 4.3%～95.0%）、15.5%（95%*UR* 11.8%～18.9%）和38.0%（95%*UR* 32.7%～43.0%），分别额外增加7900万美元（95%*UR* -700万～1.51亿美元）、4000万美元（95%*UR* -5200万～1.40亿美元）和额外节约6.08亿美元（95%*UR* 4.43亿～8.32亿美元）。与现状相比，扩大6H方案和满足最低要求方案每DALY成本可分别减少31美元和7美元，而满足最优目标方案表现最佳。研究的局限性在于仅在2个国家进行研究，并且没有将启动TPT之前的费用纳入考虑。Nsengiyumva等认为，扩大TPT方案以覆盖高风险人群可能对结核病相关结局产生重要影响，并可能具有成本效益或节省成本，未来应进一步开发和实施新TPT方案。

Zhu等[7]建立一个TB/HIV双重感染微观仿真模型，采用来自坦桑尼亚首都达累斯萨拉姆的一项大型HIV治疗项目的数据，旨在调查启动异烟肼预防性治疗（isoniazid preventive therapy，IPT）对健康和成本效益的影响。研究纳入2014年1月1日至2020年12月31日共211 748例患者的数据，并在3种情况下模拟健康和成本的长期结局，分别为无IPT（未接受IPT）、观察IPT（75%的患者接受IPT且71%的患者完成IPT）和完全IPT（100%的患者接受及完成IPT）。研究根据ART启动年限和起始CD4细胞计数分层。结果显示，观察IPT估计可减少12 800（95%*UI* 7300～21 600）DALY和节省23 000美元（95%*UI* -2 268 000～1 388 000美元）。完全IPT估计可减少24 500（95%*UI* 15 100～38 300）DALY和节省825 000美元（95%*UI* -1 594 000～4 751 000美元），相当于每减少1 DALY可节约23.4美元。在近期的ART队列中，IPT对终身健康的益处更大，而终身成本保持恒定。亚组分析显示，启动ART时CD4细胞计数越高，接受IPT获得的健康益处越大［在完全IPT的情况下，启动ART时CD4细胞计数＞500个/mm^3时每10万人可减少15 900（95%*UI* 10 300～22 500）DALY，而CD4细胞计数＜100个/mm^3时仅能减少7400（95%*UI* 4500～11 600）DALY］、终身增量成本更低。Zhu等认为，IPT对ART队列具有很高的成本效益，启动ART的时机越早，将越能提高IPT对健康的影响和成本效益。

糙皮病是烟酸（维生素B_3）缺乏导致的疾病，主要临床表现为特征性皮疹，而异烟肼可破坏细胞内烟酸的合成，导致烟酸缺乏。2017年，非洲马拉维开始大规模推行TPT。Nabity等[8]在马拉维开展了一项异烟肼相关糙皮病的配对病例对照研究，旨在调查异烟肼大规模暴露是否会增加营养不良人群罹患糙皮病的累积风险。研究将来自马拉维3个IPT扩大区转诊皮肤科诊所的每例糙皮病患者与4例对照者按性别和年龄进行顺序匹配，采用多变量Logistic回归评估异烟肼对糙皮病的风险。研究纳入2019年2月5日至8月9日的197例糙皮病患者和781例匹配对照者，结果显示，异烟肼暴露与糙皮病发生风险增加相关（*OR*＝42.6，95%*CI* 13.3～136.6），有统计学意义的协变量包括HIV感染、转诊状态、粮食短缺、体重过轻、饮酒过量和哺乳。粮食短缺季时，从异烟肼暴露到开始出现皮疹的中位时间较粮食收获季更短［5（*IQR*＝3～7）个月 *vs.* 9（*IQR*＝8～11）个月，*HR*＝7.2（95%*CI* 3.2～16.2），*log-rank P*＜0.0001］。停用异烟肼并坚持多种B族维生素治疗的糙皮病患者可在30天内出现临床症状改善。Nabity等认为，持续扩大IPT的规模和每年的粮食短缺时期均会增加马拉维糙皮病的发生风险，使用基于利福霉素的短程TPT方案及强化营养不良人群的膳食补充可能降低以上风险。未来可对含烟酸的多种B族维生素与异烟肼联用预防糙皮病行进一步探讨。

对于特殊人群，尤其是备孕或孕妇接受TPT后的影响少有报道，Singh等[9]报道南非一项随机试验（包含4种TPT方案）中HIV感染女性的妊娠结局，并评估方案与结局的关系，4种TPT方案分别为：2个3个月方案［3个月异烟肼和利福喷汀（3HP）或3个月异烟肼和利福平（3HR）］，持续使用异烟肼方案和6个月异烟肼方案（6H）。结果显示，研究共纳入参加随机试验的896例年龄＜50岁，且未结扎输卵管或切除子宫的女性患者，24%（216/896）的患者在整个研究期间妊娠，妊娠女性更年轻［（27.9 *vs.* 31.3）岁］、平均CD4T细胞计数更高［（589.1 *vs.* 536.7）个/mm^3］；尽管接受利福霉素联合异烟肼方案治疗的患者采取避孕措施的比例高于6H组，其妊娠比例却更高（3HP：$RR=1.73$，$P=0.001$；3HR：$RR=1.55$，$P=0.017$）；34例患者在接受TPT期间妊娠（8例接受含利福霉素TPT、26例接受异烟肼单药TPT），妊娠结局显示，17例（50%）母婴健康，3例（9%）自然流产，6例（18%）选择性流产，1例（3%）早产，2例（6%）新生儿死亡（1例接受利福霉素联合异烟肼TPT、1例接受异烟肼单药TPT），5例（15%）结局未知。Singh等认为，与接受异烟肼TPT方案的女性患者相比，接受利福霉素联合异烟肼TPT方案的女性患者妊娠风险增加，原因可能与利福霉素联合异烟肼方案疗程更短、利福霉素与避孕药的相互作用、较长时间异烟肼暴露导致生育力下降等因素相关。Singh等认为，为预防结核病，应当给予HIV感染女性（包括孕妇）1～3个月基于利福霉素的TPT方案。

Anyalechi等[10]描述了南非HIV感染儿童（CLHIV）的预防性治疗情况。研究纳入2012—2015年来自东开普敦省5个医疗机构的397例CLHIV（0～12岁，可行ART），在362例有TPT数据的患儿中有31例（8.6%）接受了TPT，其中8例（8/31，25.8%）发生结核病，这8例中有7例有启动TPT和诊断结核病的日期记录，此7例患者在诊断结核病前接受TPT的中位时间为14天（$IQR=6.0$～279.0天，范围3.0～529.0天）。本研究有232例CLHIV在纳入研究时无结核病、有随访和TPT相关数据，其中每23例接受TPT的CLHIV就有1例（4.4%）发生结核病，而每209例未接受TPT的CLHIV中有18例（8.6%）发生结核病（$P=0.7$）。Anyalechi等提到，该研究中仅有少数有TPT记录的CLHIV进展为结核病，但这些CLHIV开始异烟肼TPT的中位时间是诊断结核病前14天，至少有50%的CLHIV接受异烟肼TPT的时间不够，不足以预防结核病，且这类CLHIV可能在启动TPT时就已患有结核病。未来尚需更多研究来评估TPT在常规规划实施中的应用，以探讨TPT对南非CLHIV的影响。

在农村地区，HIV感染人群的TPT实施非常有限，Chandra等[11]在南非农村地区采用促进卫生服务研究实施行动（promoting action on research implementation in health services，PARiHS）框架的方法评估影响接受ART的HIV感染人群启动TPT的因素，旨在找出成功实施TPT的环境因素和促进策略。研究者从2个初级医疗诊所提取患者的临床数据，结果显示，在455例符合TPT标准的患者中，仅有263例（57.8%）患者接受TPT；在双变量分析中，患者的临床特征（年龄较大和发热或体重减轻）与TPT的启动显著相关，但2个初级诊所之间的差异是唯一与启动TPT相关的独立因素（$aOR=2.24$，95%*CI* 1.49～3.38）。Chandra等认为，临床层面的因素是实施TPT的关键目标，卫生保健人员的知识缺口、人员短缺和未能整合的TB/HIV双重感染服务是实施TPT的障碍。促进TPT实施的循证策略可能未得到足够重视，包括持续调整优先级、扩大对初级保健人员的培训及质量改进策略等（包括组织变化、多学科团队、监测和反馈）。Chandra等认为，通过这些促进策略解决在农村地区资源有限、TB/HIV双重感染高负担环境下的障碍，可能改善农村地区未来的TPT实施情况。

Akamike等[12]在尼日利亚埃邦伊州的6个医疗机构开展一项横断面研究，旨在评估卫生工作者对IPT指南的认识和依从性。研究采用半结构化的自我管理问卷，从85例来自HIV诊所的卫生工作者中收集数据，并从200例患者的治疗卡中提取数据进行分析。结果显示，58.8%的调查对象对IPT指南有较好的认识，75.3%的调查对象表示在实践IPT指南，但仅有17%的治疗卡开具了异烟肼处方，仅11%的治疗卡评估了患者的依从性。医师的身份、临床工作时间长于3年是对IPT指南有较好认识的预测因素。卫生工作者提出在实施IPT指南时面临的最常见挑战为缺乏异烟肼、认识不足、患者缺乏依从性、资源匮乏、药物高负担及缺乏培训。Akamike等认为，卫生工作者的自我报告显示他们对IPT指南有很好的认识和实践，但对治疗卡的调查显示其开具TPT的处方仍较少，建议进一步探索导致这种矛盾性结果的原因。

Msukwa等[13]评估将TPT纳入津巴布韦社区ART药物补充小组（community ART refill group，CARG）对关键利益相关者（包括CARG成员）的可行性和可接受性。随着津巴布韦扩大HIV感染者预防性抗结核治疗的规模，津巴布韦的卫生和儿童保健部门考虑通过提供低强度的差异化服务模式（如CARGs）的方法使HIV感染者更容易获得TPT，研究者与决策者、决策实施者和CARG领导人进行45次关键人物访谈；研究者与CARGs中的136例HIV感染者进行16次焦点小组讨论，并对8次CARG会议进行结构化观察，采用结构化检查表和时间-运动数据捕获的方法进行CARG观察。结果显示，96%的参与者支持将TPT整合到CARGs中，并倾向于选择与ART配药计划相一致的多月TPT配药计划，参与者认为现有的CARG支持系统可用于结核病症状筛查和TPT依从性的监测或支持，其优势还包括可为HIV感染者提供方便和减少卫生服务者的工作量。参与者对CARG可能出现的药物短缺和CARG领导人TPT知识有限表示担忧，但他们相信只要CARG领导人接受适当的培训和监督，CARG就可以有效地提供以社区为基础的TPT教育、依从性监测/支持和结核病症状筛查。Msukwa等认为，该研究结果与其他非洲国家的试点项目一致，这些项目正在扩大对HIV和TPT提供差异化服务的规模。研究结果表明，通过设计适合具体情况的方法将TPT整合进低强度的HIV治疗模式可有效帮助已启动ART但未行TPT的人群。

White等[14]对HIV感染人群进行5点式李克特量表问卷调查，以评估该人群接受LTBI筛查和TPT的观点和意愿，并在随后开展了IGRA，对有需要的人群进行TPT。研究采用多因素Logistic回归对计划和实际接受检测和治疗相关的人口统计学特征及心理进行评估。结果显示，716例患者中有444例（62%）接受调查，437例中有417例（95.4%）表示愿意接受LTBI筛查，唯一与愿意接受筛查有显著关联的因素是患者对LTBI筛查重要性的认知（OR=8.98，95%CI 2.55～31.67）。393例中有390例（99.2%）接受了IGRA筛查，其中有41例（10.5%）IGRA阳性；431例患者中有397例（92.1%）表达了接受TPT的意愿，患者接受TPT的意愿与对治疗重要性的认知（OR=3.52，95%CI 1.46～8.51）、对治疗LTBI的渴望（$OR=1.77$，95%CI 0.99 ～ 3.15）和接受治疗的信心（$OR=3.77$，95%CI 1.84 ～ 7.72）相关；在需要TPT的人群中，37例患者中的36例（97.3%）接受了TPT，其中34例（94.4%）完成了治疗，接受和完成治疗与实际的LTBI筛查接受度无相关性。White等认为，HIV感染者对LTBI筛查和治疗的接受度很高，该研究结果为制定HIV感染者LTBI筛查和治疗相关指南提供了强有力的客观证据。

三、TB/HIV双重感染患者的抗结核治疗

TB/HIV双重感染患者的抗结核治疗与非HIV感染者结核病的抗结核治疗原则和治疗方案一致，但强调抗结核治疗优先。对于耐药结核病（DRTB），应结合MTB的耐药性、能够获得的抗结核药物种类、病情的严重程度及合并感染的情况加以综合考虑。

Anderson等[15]建立一个虚拟的TB/HIV双重感染患者人群（$n=1000$），使用已发表的异烟肼、利福平、吡嗪酰胺和乙胺丁醇的人群模型进行药动学模拟，使用接受者操作特征（ROC）分析比较单一2 h血清标本与给药后2 h和6 h血清标本的诊断性能，以评估TB/HIV双重感染患者中单一2 h治疗药物监测血清样本对一线抗结核药物的诊断准确性及6 h治疗药物监测血清样本所获得的信息。发现在峰浓度（C_{max}）目标方面，单一2 h血清浓度用于鉴定充分血清暴露HIV/TB患者的敏感性为利福平最低（54.9%，95%CI 50.79% ～ 59.41%），乙胺丁醇最高（70.8%,95%CI 66.06% ～ 72.61%）。在0 ～ 24 h浓度-时间曲线下面积（$AUC_{0～24}$）目标方面，单一2 h血清样本的诊断准确性为异烟肼最高（93%，95%CI 90.9% ～ 94.1%），吡嗪酰胺最低（66.3%，95%CI 62.6% ～ 70.0%）。总之，治疗药物监测（TDM）对C_{max}和$AUC_{0～24}$的诊断性能在一线抗结核药物之间存在差异。加入6 h血清样本后，利福平在C_{max}和$AUC_{0～24}$方面明显改善（$P<0.001$），诊断准确性（ROC曲线）增加最高。其他一线药物的诊断准确性有略微或可忽略不计的增加。Anderson等认为，该研究为基于唾液或尿液测定的TDM替代治疗方法的评估提供了一个基准，希望能帮助临床医师了解到该工具以针对特定患者群体单独优化抗结核病药物剂量。

O'Donnell等[16]通过前瞻性队列研究，运用电子剂量监测（electronic dosemonitoring，EDM）装置测量的贝达喹啉依从性来预测治疗耐多药结核病（MDR-TB）和HIV/AIDS患者的临床结局。研究纳入成人MDR-TB和HIV双重感染患者，并开始贝达喹啉治疗和ART。运用单独的EDM装置测量在6个月内贝达喹啉治疗和ART的依从性，累积依从性计算为实际观察到的剂量除以6个月内的预期剂量。同时进行全基因组测序（WGS）以鉴定贝达喹啉耐药相关变异。从2016年11月至2018年2月，纳入并随访199例MDR-TB/HIV双重感染患者到治疗完成（中位随访时间为17.2个月，$IQR=12.2$ ～ 19.6个月）。研究发现，在治疗结束时，73.3%的患者治疗成功，26.7%的患者预后不良，包括16.1%的患者死亡。贝达喹啉治疗的中位依从性明显高于ART的依从性（97% *vs.* 89%，$P<0.001$），但贝达喹啉和ART依从性也相关（$r^2=0.68$，$P<0.001$）。与低依从性相比，贝达喹啉治疗的高依从性（≥90%）与治疗成功率的提高（83.4% *vs.* 46.3%，$P<0.001$）、死亡率的降低（11.0% *vs.* 29.6%，$P=0.004$）和治疗完成率的提升（94.5% *vs.* 79.6%，$P=0.002$）有关。建模显示，贝达喹啉治疗依从性和预后存在很强的关联，但呈线性相关。多变量分析显示，贝达喹啉治疗依从性与治疗结束时死亡率和治疗结局独立相关。WGS发现12%（7/58）的菌株（7%基线，5%在治疗

期间）存在贝达喹啉耐药相关变异，仅有28.6%存在贝达喹啉耐药相关变异的患者治疗成功。O'Donnell等认为，6个月内贝达喹啉治疗依从性可独立预测MDR-TB的治疗结局，但没有确定具体的贝达喹啉治疗依从性的阈值。迫切需要优化贝达喹啉治疗依从性的干预措施，以提高MDR-TB/HIV双重感染的治疗成功率。

Villalva-Serra 等[17]采用回顾性观察的方法调查比较巴西2014—2019年糖尿病和非糖尿病TB/HIV双重感染患者的抗结核治疗结局。研究发现，在分析的31 070例TB/HIV双重感染患者中，999例（3.2%）患者报告患有糖尿病。但是，糖尿病与任何不良抗结核治疗结局无关［调整后的比值比（*aOR*）＝0.97，95%*CI* 0.83 ～ 1.12，*P*＝0.781］。此外，糖尿病也与本研究中任何特定类型的不良结局（包括死亡、治疗失败、复发和失访）无关。但是，在TB/HIV组和TB/HIV糖尿病亚群中，乙醇、非法药物和烟草的使用，以及非白人种族和既往结核病病史等特征在抗结核药物治疗结局不良的人群中更常见。Villalva-Serra 等认为，在TB/HIV双重感染感染者中投入时间和资源控制乙醇、烟草和其他药物使用，以及重视既往结核病病史和其社会特征，可以最大限度地减少抗结核药物治疗不良结局的发生，并改善该人群的生活质量。

四、结核相关免疫重建炎症综合征

Wouters等[18]报道预防性使用泼尼松对TB/HIV双重感染患者健康相关生活质量（health-related quality of life，HRQoL）的影响，该研究是PredART试验的子研究。PredART试验是一项双盲、随机、安慰剂对照的Ⅲ期临床试验，干预措施为对矛盾型结核相关免疫重建炎症综合征（tuberculosis-associated immune reconstruction inflamatory syndrome，TB-IRIS）高风险TB/HIV双重感染人群预防性使用泼尼松（40 mg/d，持续2周；然后20 mg/d，持续2周；在启动ART的48 h内开始），试验主要结局指标为在启动ART后3周内发生矛盾型TB-IRIS。结果显示，预防性使用泼尼松可将高风险人群矛盾型TB-IRIS的发生率降低30%，而本研究的观察终点为PredART试验的次要结局指标之一，即采用患者报告结局和生命质量（patient-reported outcome and quality of life，PROQOL）量表评估HRQoL，并对量表的效度和信度进行评估。研究纳入240例成年TB/HIV双重感染患者（尚未开始ART，$CD4^+$T淋巴细胞计数＜100个/mm^3），按照1∶1的比例随机分配至泼尼松干预组和安慰剂对照组，在子研究中评估TB-IRIS修订版HIV特异性HRQoL工具的性能，即TB/HIV双重感染患者启动ART后的PRIQOL-HIV/TB量表（信度、内部和外部效度及时间不变性），并通过混合模型研究泼尼松对以上人群自我报告HRQoL的影响。结果显示，PROQOL-HIV/TB量表显示出可接受的内部信度和良好的内部和外部效度，该量表可用于评估TB-IRIS高风险TB/HIV双重感染人群的HRQoL；预防性使用泼尼松仅与"躯体健康和症状"的分量表相关，与安慰剂组相比，预防性使用泼尼松4周的干预组对HRQoL在躯体方面的改善更早。Wouters等认为，PROQOL-HIV/TB量表充分评估了TB/HIV双重感染患者自我报告HRQoL的不同方面，虽然尚需更多研究来了解如何改善与HRQoL相关的其他领域，但针对性给予可能发生TB-IRIS的高风险人群4周的泼尼松治疗，对患者躯体方面生活质量有益。

TB-IRIS的特征是机体对增加的$CD4^+$T淋巴细胞来源的IFN-γ进行免疫应答，导致炎症加剧和组织损伤，但$CD8^+$T淋巴细胞参与TB-IRIS发展的发病机制尚不明确。Tibúrcio

等[19]对TB/HIV双重感染患者启动ART时的CD8$^+$T淋巴细胞记忆亚群和它们与循环炎症相关分子之间的联系进行全面评估。结果发现，TB-IRIS患者在IRIS发生期间表达较高频率的抗原遭遇型CD8$^+$T淋巴细胞，其细胞水平与基线MTB涂片分级正相关；TB-IRIS患者较未发生TB-IRIS患者表现出更高频率的效应记忆性T细胞和更低比例的原初态CD8$^+$T淋巴细胞；网络分析显示，每个记忆亚群与炎症细胞因子之间存在不同的相关性模式，提示CD8$^+$T细胞记忆亚群重构存在不同的动态。在启动ART前后，TB-IRIS患者较未发生IRIS的患者表达更低水平的CXCR3阳性记忆细胞（CXCR3是一种趋化因子受体，在转运活化CD8$^+$T细胞进入组织中起作用）。此外，研究发现，CXCR3$^+$原初态CD8$^+$T细胞与TB-IRIS的发生风险呈负相关，而CXCR3$^+$效应性CD8$^+$T细胞的水平与TB-IRIS的发生概率呈正相关。Tibúrcio等认为，TB/HIV双重感染患者开始ART后，TB-IRIS患者表现出记忆性CD8$^+$T淋巴细胞亚群重建的明显特征。研究数据表明，CXCR3$^+$CD8$^+$T细胞的水平与TB-IRIS的发生风险具有差异性关联，该研究的发现深入探讨了记忆CD8$^+$T细胞在TB-IRIS病理生理学中的潜在作用。

De 等[20]探讨炎症小体基因*NLRP*3、*CARD*8、*AIM*2、*CASP*-1、*IFI*16和*IL*-1*b*的单核苷酸多态性（SNP），以及分泌性促炎细胞因子（如IL-1β、IL-18、IL-33和IL-6）与结核病临床特征、TB/HIV双重感染和IRIS发病之间的关系。研究将参加人群分为4组：TB/HIV组（88例，其中11例发生IRIS）、HIV-1组（20例）、结核病组（24例）和健康志愿者组（10例），并在2006—2016年进行随访。研究采用实时荧光定量PCR检测SNP的基因型，ELISA检测血浆细胞因子水平，并采用非条件Logistic回归评估风险。本研究与IRIS相关的结果显示，IRIS较高的发病风险与CD8细胞计数≤500个/mm^3（aOR＝12.32；P＝0.010）、存在EPTB（aOR＝6.6；P＝0.038）、*AIM*2 *rs*2 276 405 SNP的*CT*基因型（aOR＝61.06；P＝0.026）或载体等位基因*T*（aOR＝61.06；P＝0.026）相关，IRIS较低的发病风险与*CARD*8 *rs*2 043 211 SNP的*AT*基因型（aOR＝0.02；P＝0.033）或载体等位基因*T*（aOR＝0.02；P＝0.029）以及*CARD*8变体的*T-G*单倍体型（aOR＝0.07；P＝0.033）相关。De 等认为，关键的固有免疫基因和促炎细胞因子的基因多态性与TB/HIV双重感染相关的临床结局存在一定关联。

由于目前没有针对IRIS的预测性或确诊的检查方法，IRIS仍是一种排除性诊断。Mbandi等[21]检验RISK6和Sweeney3这2种结核病血液转录组特征是否能预测或诊断HIV感染儿童和成人的IRIS，研究中儿童的病例对照研究来自国际孕产妇、儿童和青少年临床试验（international maternal，pediatric and adolescent clinical tria，IMPAACT）网络P1073研究的IRIS队列；成人数据来源于基因表达综合数据库（gene expression omnibus，GEO）公开的全血转录组数据集。研究通过RT-qPCR检测接种BCG儿童的转录本，并通过微阵列检测TB/HIV双重感染成人患者（包括结核性脑膜炎）的转录本，比较发生IRIS和未发生IRIS的患者启动ART前至诊断IRIS时的特征评分。研究共纳入P1073研究队列的90例CLHIV，包括37例IRIS和53例对照；纳入32例成人HIV感染者的血液样本数据，包括17例TB-IRIS和15例对照；纳入32例结核性脑膜炎（TBM）-IRIS成人HIV感染者的血液样本数据，包括18例IRIS（15例为TBM-IRIS、1例为肺部TB-IRIS、2例为淋巴结TB-IRIS）和14例无IRIS的TBM患者作为对照。结果显示，在儿童中，RISK6和Sweeney3能够在启动ART前和诊断IRIS时区分IRIS患儿与未发生IRIS患儿；在成人结核病患者中，RISK6能够在启动ART半周后和TB-IRIS发生时区分IRIS患者和对照。在TBM成人患者中，Sweeney3能在启动ART前区分IRIS患者和对照，而RISK6和Sweeney3均能在IRIS发生时区分患者和对照。Mbandi等认为，结核病的全血转录组特征显示出预测和诊断HIV感染儿童和成人IRIS的潜力。

在抗反转录病毒药物中，整合酶链转移抑制剂（integrase strand transfer inhibitor，InSTI）能比其他类型抗反转录病毒药物更快地降低HIV血浆病毒载量；病毒载量下降越快，发生IRIS的风险越高，但目前关于InSTI和IRIS之间关系的报道并不一致。Zhao等[22]开展一项系统性综述和荟萃分析，以比较开始InSTI和非InSTI治疗的HIV感染患者发生IRIS的风险。Zhao等在PubMed、Web of Science、Africa-Wide和Cochrane数据库进行检索，检索时间为建库至2021年11月26日，检索内容为启动一线ART（干预组为使用InSTI，对照组为未使用InSTI）患者的随机对照试验（RCT），主要结局指标为发生IRIS的相对危险度（RR），次要结局指标为发生矛盾型TB-IRIS的RR，采用Mantel-Haenszel方法进行随机效应荟萃分析。研究共纳入来自6个大洲14个RCT共8696例患者（具有主要结局指标），以及3个RCT的674例患者（具有次要结局指标）。结果显示，InSTI方案和非InSTI方案发生IRIS的风险相似（$RR=0.93$，95%CI 0.75～1.14）。此外，与依非韦伦方案相比，InSTI方案发生矛盾型TB-IRIS的风险有更低的趋势，但差异暂无统计学意义（$RR=0.64$，95%CI 0.34～1.19）。Zhao等认为，在未接受过治疗的HIV感染者中开始一线ART，采用InRTI方案与发生IRIS的高风险无关。

Ara等[23]开展一项多个国家的队列研究，旨在探讨贫血的严重程度与发生IRIS和/或死亡风险的关系。研究调查了多个国家未接受过ART（ART-naïve）HIV感染者的贫血情况和严重程度，在启动ART前检测一系列血浆标志物并进行6个月随访，以在随访阶段发生IRIS或死亡作为结局指标。研究采用多维分析、Logistic回归和生存曲线来描述关联性，共纳入来自美国、肯尼亚和泰国的506例患者，其中4例因缺乏基线血红蛋白水平被剔除。结果显示，420例患者（83.7%）存在贫血；97例（19.3%）在24周的随访期间发生IRIS，其中47例（48.5%）发生TB-IRIS，其余50例（51.5%）发生病毒/真菌/寄生虫相关的IRIS；在发生IRIS的患者中，严重贫血（severe anaemia，SA）者出现TB-IRIS的风险更高；在不考虑混杂因素的情况下，启动ART前的中、重度贫血与发生TB-IRIS独立相关（$aOR=2.6$，95%CI 1.1～3.2，$P=0.035$）。使用ROC曲线将发生TB-IRIS与未发生TB-IRIS的患者进行分类，发现血红蛋白的最佳Cut-off值为10.55 g/dl，AUC为0.746（95%CI 0.68～0.81），敏感性为79%（95%CI 57%～65%）、特异性为61%（95%CI 68%～89%）。此外，IRIS在贫血患者中更常见，且发生IRIS的风险与贫血严重程度相关，严重贫血患者在ART开始后平均12.7周出现IRIS，无贫血、轻度和中度贫血患者出现IRIS的时间分别为17.0周、19.0周和21.1周（log-rank $P<0.001$），基线血红蛋白水平与IRIS的发病时间呈正相关（Spearman相关检验，$r=0.24$，$P=0.01$）；SA与发生IRIS独立相关（$aOR=6.52$，95%CI 1.53～27.7，$P=0.011$），SA患者具有较高的早期IRIS发病风险和死亡风险。SA患者表现出独特的系统性炎症特征，以肿瘤坏死因子、IL-6和IL-27升高为特征。Ara认为，伴有SA的HIV感染者表现出更明显的炎症特征，早期发展为IRIS和死亡的风险增加。

Eleftheriotis等[24]报道1例抗结核药物治疗有效的淋巴结TB/HIV双重感染患者启动ART后并发IRIS和猫抓病的患者。患者为23岁男性，静脉吸毒者，合并HIV和丙肝病毒感染

（既往未治疗），临床表现为发热和颈部淋巴结疼痛，淋巴结抽吸物的PCR和培养查见MTB。患者接受4联标准方案（HRZE）抗结核药物治疗；因患者CD4细胞计数为64个/mm^3，故在抗结核药物治疗开始后7周启动ART；在启动ART的第1个月内，患者再次出现发热伴颈部淋巴结炎，临床考虑为矛盾型IRIS；在扩大检查范围后发现，患者同时伴有急性巴尔通体感染，患者回忆新症状出现前2周曾被流浪猫抓伤。医院予以多西环素抗感染或皮质类固醇单独治疗均不能减轻症状，而联合多西环素治疗3个月和甲泼尼龙治疗（后期逐渐减量）使患者临床症状完全好转、实验室指标恢复正常，患者最终完成7个月的抗结核药物治疗，且未再复发。Eleftheriotis等提到，以淋巴结炎为表现的结核病和巴尔通体混合感染较为少见，猫抓病可能是HIV患者巴尔通体感染的一种罕见临床表现，而该患者是首例巴尔通体病合并矛盾型IRIS的病例报道。Eleftheriotis等认为，当TB/HIV双重感染患者出现病情急性恶化或仅对治疗产生部分应答，特别是有猫接触史时，需考虑IRIS与巴尔通体病并存的可能性，可对巴尔通体进行早期检测。

TB-IRIS也可发生在HIV阴性患者中，但发生率较低。TB-IRIS在接受抗结核药物治疗的HIV阴性患者中的发生率为2%～23%。Fatimah-Halwani等[25]报道1例罕见HIV阴性患者接受抗结核药物治疗后出现双侧视神经周围炎（optic perineuritis，OPN）的79岁老年男性患者，合并糖尿病，糖尿病控制良好，因双眼出现持续无痛性视物模糊3周入院；入院前5个月患者被诊断为肺结核（慢性咳嗽、体重减轻、结核菌素试验阳性、胸部X线片显示胸腔积液并胸膜增厚和胸膜结节、胸腔积液MTB培养阳性），接受1HRZE/1HRELfx/3HR（因肝酶升高停Z）抗结核药物治疗。实验室检查示红细胞沉降率轻度升高，血常规、C反应蛋白、肝肾功能正常，HIV、梅毒螺旋体、巨细胞病毒、弓形虫、疱疹、肿瘤标志物、维生素B_{12}和叶酸水平等均阴性或正常；视力检查发现，视敏度显示双眼可数清手指，双侧视神经功能明显下降，右侧尤甚，双侧可见未成熟期白内障，检眼镜检查显示双侧颞侧视盘节段性苍白，对抗测试显示视野收缩；眼眶和头颅MRI显示双侧视神经眶内段神经周围强化，轴位脂肪抑制T_1WI可见双侧视神经鞘的“双轨征”，冠状位脂肪抑制T_1WI可见双侧视神经眶内段的视神经鞘呈现“甜甜圈征”。排除其他原因后，该患者诊断为继发于TB-IRIS的双侧OPN，给予甲泼尼龙250 mg静脉滴注，每日4次，持续5日，继续口服泼尼松龙1 mg/（kg・d）2周，随后在3个月内逐渐减量，共完成9个月的抗结核药物治疗。患者耐受性良好，未出现不良反应，但在完成治疗后4个月的最近一次随访中，患者视力恢复非常有限，左眼视敏度略提高至1/60，右眼视敏度仅能看到手的移动，检眼镜检查显示双侧视盘萎缩，右眼4个象限的视网膜神经纤维层均显著变薄，与视敏度的变化一致。Fatimah-Halwani等认为，OPN为特发性眼眶炎性假瘤的一种类型，其特异性靶组织为视神经鞘。OPN是TB-IRIS的罕见表现，早期识别可早期启动糖皮质激素辅助治疗，可能使与视力相关的预后更佳。

Christian等[26]报道1例19岁患克罗恩病的青年男性停用阿达木单抗后出现中枢神经系统TB-IRIS的病例。患者HIV阴性，因克罗恩病接受4个月的阿达木单抗治疗，因发热、寒战、腹痛和腹泻5天就诊，但患者拒绝接受治疗；1周后症状反复并出现头晕，腹部CT显示回肠末端增厚和强化，患者继而服用波尼松（40 mg/d）1周后症状缓解；将泼尼松逐渐减量，1个月后患者出现严重的咽痛，咽后壁可见1个巨大溃疡，应用阿莫西林-克拉维酸钾抗感染治疗14天，症状无改善，患者再次出现发热，最高达41.2℃，伴随抽搐和低血压，给予患者静脉补液、肾上腺素升压，经验性头孢曲松和克林霉素抗感染治疗，患者症状未见好转。追溯病史，患者3个月前曾有未报告的自觉发热、夜间盗汗、腹痛、腹泻及持续数天的双侧胸痛；胸部X线片显示双肺弥漫性微小结节；患者接受阿达木单抗治疗前的T-SPOT为阴性，无结核疫区旅行史或结核病接触史，但经过细菌、病毒及真菌相关的广泛筛查后发现患者胸部CT可见弥漫性肺结节及肾、腹膜病变；头颅MRI显示灰白质交界处可见3个强化区域，与结核瘤一致，脑脊液未提示脑膜炎；视网膜下多发结节，与结核性脉络膜视网膜病变一致；痰涂片抗酸染色阳性，核酸扩增试验MTB阳性，10天后痰培养MTB阳性，故诊断为粟粒型结核病。予以HREZ联合维生素B_6治疗，并推迟阿达木单抗治疗，因为患者无结核性脑膜炎，故激素仍按照计划减量，并在停用激素后进行住院监测，患者发热消退、病情好转出院；18天后患者再次发热、呕吐和腹泻，头颅MRI显示最大结核瘤周围血管源性水肿加重、脑实质病灶数量和体积增加，左侧视网膜出现新发病灶。可能病因为IRIS、克罗恩病导致抗结核药物肠内吸收不良和DRTB，抗结核方案经验性调整为HRLfxLzdAm，予以地塞米松治疗可疑IRIS，查抗结核药物血药浓度略低于目标值，药物敏感性试验结果显示仅对吡嗪酰胺耐药，开始地塞米松治疗后患者症状改善，故此次病因考虑为IRIS。患者接受2HRLfxLzd/16HR抗结核治疗，激素在8周内逐渐减量；在完成抗结核药物治疗后，连续头颅MRI显示结核瘤缩小至完全消失，继续予以维多珠单抗治疗克罗恩病。Christian等认为，IRIS在除HIV感染以外的其他免疫重建临床场景中得到越来越多的认可，包括产妇、实体器官移植受者、恶性血液病患者及TNF-α抑制剂停用后等。本研究表明，在接受TNF-α抑制剂治疗后发生活动性结核病感染的患者中，应考虑TB-IRIS的风险。TB-IRIS的发病时间因所用抑制剂的半衰期而异，对于既往接受过TNF-α抑制剂治疗的患者，TB-IRIS的最佳治疗方案仍待探讨。

此外，Palamit等[27]报道1例15岁HIV阴性肺结核患儿接受抗结核治疗后症状改善、3周后出现右侧胸膜炎，临床诊断为TB-IRIS，给予泼尼松龙1 mg/（kg·d）持续1个月后，在6周内逐渐减量，抗结核药物治疗方案不变，患者症状和影像学表现有所改善。Palamit等认为，如果抗结核药物治疗超过2周时患者病情仍出现恶化或新的结核性典型病变，在没有其他可能原因的情况下需考虑TB-IRIS的鉴别诊断，有助于临床医师避免误认为病情恶化为叠加感染、抗结核治疗失败或结核病复发。Cruz等[28]报道1例17岁诊断为肺结核、结核性胸膜炎的女性患者，应用抗结核药物治疗2个月后症状复发（胸痛、呼吸困难）、胸腔积液增多，排除耐药、药物吸收不良、药物不耐受和依从性差等因素后，该患者诊断为TB-IRIS，患者接受全身皮质类固醇治疗、胸腔积液引流后好转，完成共10个月的抗结核药物治疗，胸部影像学显示病灶基本消失。Cruz等认为，IRIS可在青少年开始抗结核治疗的最初数月内出现，可能导致临床症状或影像学出现与临床过程相矛盾的恶化表现，建议可采用非甾体抗炎药治疗轻度IRIS者患，采用全身糖皮质激素治疗更严重的IRIS患者。

五、TB/HIV 双重感染患者的抗反转录病毒治疗

Nardotto等[29]在巴西开展了一项前瞻性的对照研究，在当地医院招募HIV抗体阴性的结核病患者（$TB\text{-}HIV^-$组，$n=15$）和HIV抗体阳性的结核病患者（$TB\text{-}HIV^+$组，$n=18$），所有患者年龄在18～60岁，无肥胖，无其他共病。所有患者在入组前几天和研究期间均未

出现腹泻或呕吐。所有患者根据体重给予RIF-INH-PZA-ETB方案治疗，TB-HIV⁺组患者正在接受拉米夫定、替诺福韦（或齐多夫定）和拉替拉韦（或依非韦伦）ART。患者在服用一线抗结核药物后24 h内（0、0.25、0.50、1.00、1.50、2.00、2.50、3.00、3.50、4.00、4.50、6.00、9.00、12.00、15.00、18.00、21.00、24.00 h）连续采集血样。研究发现，TB-HIV⁺组患者的利福平、吡嗪酰胺和乙胺丁醇的0～24 h剂量标准化的血浆暴露面积（$nAUC_{0\sim24}$、稳态几何平均数和95%*CI*）值为18.38（95%*CI* 13.74～24.59）、238.21（95%*CI* 191.09～296.95）和18.33（95%*CI* 13.74～24.59）。TB-HIV-组患者发现类似的血浆暴露。Nardotto等认为，据TB-HIV⁻和TB-HIV⁺两组患者的药物血浆暴露的几何平均值和该比例的90%*CI*，所选抗病毒药物和一线抗结核药物之间没有显著的药动学相互作用。TB/HIV双重感染患者服用所选抗病毒药物似乎对一线抗结核药物的血浆暴露没有任何影响。

Alexander等[30]在非洲的6个国家［博茨瓦纳、斯威士兰、莱索托、马拉维、坦桑尼亚（姆贝亚和姆万扎）和乌干达］开展一项有关儿童和青少年HIV合并肺结核患者的回顾性队列研究。纳入患者年龄在0～19岁，在抗结核药物治疗前患者均未接受ART。研究发现，共纳入774例患者，ART开始时间为启动抗结核药物治疗后不满2周（*n*＝266）、2周至2个月（*n*＝398）、超过2个月（*n*＝66）、从未启动ART（*n*＝44）。调整Cox比例风险模型后显示，与启动抗结核药物治疗后2周至2个月之间开始ART的患者相比，从未进行ART的患者在抗结核药物治疗1年后的死亡率增加（*aHR*＝2.67，95%*CI* 1.03～6.94）。与启动抗结核药物治疗后2周至2个月开始ART组相比，抗结核药物治疗不满2周组的死亡率风险没有差异（*aHR*＝1.02，95%*CI* 0.55～1.89）。Alexander等认为，这项研究表明，儿童和青少年TB/HIV双重感染患者在抗结核药物治疗2周内启动ART，患者的死亡率没有增加。这一证据支持WHO最近关于儿童和青少年TB/HIV双重感染患者在开始结核病治疗后2周内启动ART的建议。

Tancredi等[31]在巴西圣保罗进行了一项回顾性队列研究，通过圣保罗流行病学监测系统查询到2003—2007年被诊断为AIDS的≥13岁的35 515例患者，追访患者至2014年12月31日。研究发现，男性患者占63.0%，30～49岁年龄组患者占64.7%，白人患者占64.4%，合并结核病患者占12.9%，诊断AIDS时$CD4^+$细胞＞200个/mm^3的患者占37.6%。单纯HIV感染者和TB/HIV双重感染者的12年生存率分别为74.1%和55.7%。对性别、年龄和诊断时间进行调整后，以下暴露因素与较低的生存率独立相关：居住在内陆城市（*HR*＝1.43）和沿海地区（*HR*＝1.9）；文盲（*HR*＝2.61）；同时感染结核病（*HR*＝1.70）；诊断AIDS时$CD4^+$细胞＜200个/mm^3（*HR*＝2.31）；诊断AIDS时病毒载量＞500拷贝/ml（*HR*＝1.99）；HAART1方案（一种非核苷类反转录酶抑制剂或增强型旧蛋白酶抑制剂）（*HR*＝1.94）。Tancredi等认为，TB/AIDS患者生存的影响是异质性的，受年龄、正规教育年限、早期诊断AIDS和适当ART的影响。

Chanie等[32]对在埃塞俄比亚西北部的阿姆哈拉地区进行了一项回顾性随访研究。2010年9月至2020年12月期间共有246例儿童TB/HIV双重感染患者符合研究条件，最终239例患儿纳入研究。研究发现，一线ART失败的总半衰期为101个月，239例患儿随访时间总计1027.8年。发生一线ART失败的比例和发生率分别为5.5/100人年（95%*CI* 3.7～6.9）和23.8%（95%*CI* 18.8%～29.7%）。血红蛋白≤10 mg/dl［*aHR*＝3.2（95% *CI* 1.30～7.73）］、严重急性营养不良［*aHR*＝3.8（95%*CI* 1.51、7.79.65）］、WHO临床分期第4期［a*HR*＝

2.4（95%*CI* 1.15～4.93）］和未使用复方磺胺甲噁唑预防性治疗［a*HR*＝2.3（95%*CI* 1.14.～4.47）］等是导致一线ART失败的危险因素。Chanie等认为，一线ART失败的半衰期非常短，但其发病率非常高。本研究发现血红蛋白≤10 mg/dl、严重急性营养不良、WHO临床分期第4期和未使用复方磺胺甲噁唑预防性治疗是一线ART失败的危险因素。应进一步开展前瞻性队列和定性研究，以提高儿科ART诊所的护理质量，以减少儿童TB/HIV双重感染患者一线ART失败的发生率和负担。

六、抗结核药物与抗病毒药物的相互影响

TB/HIV双重感染患者治疗时需注意抗结核药物和抗病毒药物之间的相互作用，尤其是利福霉素类药物与抗病毒药物之间的相互影响一直是研究重点。

Sekaggya-Wiltshire等[33]采用随机开放性试验方法评估高剂量利福平与ART治疗TB/HIV双重感染成人患者时的相互作用和安全性。将新诊断的结核病患者随机分配至接受高剂量（35 mg/kg）或标准剂量（10 mg/kg）利福平治疗。ART初治患者随机接受基于多替拉韦或依非韦伦的ART，而那些已经接受ART 的受试者继续原药物治疗。第6周时，测定多替拉韦谷浓度或中等剂量依非韦伦的血浆浓度；第8周时，收集痰液用于分枝杆菌培养；第24周时，测定血浆 HIV 病毒载量。结果显示，在随机分配的128例患者中，CD4细胞计数的中位数为191个/mm^3；接受高剂量与标准剂量利福平治疗组患者中多替拉韦谷浓度、中等剂量依非韦伦浓度的几何平均比分别为0.57（95%*CI* 0.34～0.97，*P*＝0.039）、0.63（95%*CI* 0.38～1.07，*P*＝0.083）。在利福平高剂量及标准剂量给药时，多替拉韦谷浓度和依非韦伦中等剂量浓度在达到目标浓度方面没有明显差异。第24周时，高剂量与标准剂量利福平组HIV治疗失败的发生率（14.9% *vs.*14.0%，*P*＝0.901），以及与药物相关的3～4级不良事件发生率（9.8% *vs.* 6.0%）相似。在第8周时，高剂量利福平较标准剂量利福平治疗后痰培养仍阳性的患者减少（18.6% *vs.* 37.0%，*P*＝0.063）。Sekaggya-Wiltshire等认为，与标准剂量利福平相比，高剂量利福平会降低多替拉韦和依非韦伦的血浆暴露，但不会影响其对HIV的病毒学控制。在接受ART的HIV阳性患者中使用高剂量利福平的耐受性较好，并与快速痰培养阴转的趋势有关。

七、HIV/AIDS合并非结核分枝杆菌病的治疗

Eun等[34]对2000年1月至2021年3月在韩国的5家医院被诊断患有NTM病的HIV感染者和患者（people living with HIV/AIDS，PLWHA）进行回顾性研究，共纳入34例PLWHA NTM患者，肺部和肺外NTM病分别占 58.8%（*n*＝20）和41.2%（*n*＝14）。淋巴结是肺外NTM最常见的部位（64.3%）。肺外NTM组诊断NTM病时的年龄小于肺部NTM组（37 *vs.* 49岁）。NTM 病诊断时的平均 CD4$^+$T 细胞计数为186.6个/mm^3（1～1394个/mm^3）。9例患者（26.5%）在诊断NTM病时病毒载量低于检测的阈值。鸟分枝杆菌复合体（MAC）是最常见的物种，其次是胞内分枝杆菌和堪萨斯分枝杆菌。MAC分离株均对克拉霉素敏感，对莫西沙星、利奈唑胺、乙胺丁醇和利福平耐药率分别为75.0%、37.5%、12.5%和12.0%。平均治疗时间为17个月，死亡率为8.8%。Eun等认为，即使HIV病毒载量低于检测阈值的HIV感染者也有发生NTM病的可能，在韩国，根据NTM病的临床特征对其进行管理至关重要。

八、TB/HIV双重感染患者的外科治疗

Calligaro等[35]开展了一项前瞻性研究，旨在探讨耐药肺结核患者（包含TB/HIV双重感染患者）接受肺叶切除术后的结局和术前行PET/CT检查能否预测治疗结局。研究共纳入57例以XDRTB为主的DRTB患者，其中35例患者接受肺切除手术（手术组，26%的患者合并HIV感染），22例患者未接受肺切除手术［11例因双肺空洞不符合手术条件（筛选失败），11例符合条件但拒绝手术（对照组，27%的患者合并HIV感染）］，所有HIV感染者均正在接受ART，记录术后治疗24个月或继续药物治疗24个月的治疗结局（治愈、完成治疗或全因死亡）。手术组中20例接受全肺切除术、15例接受肺叶切除术。结果显示，手术组43%（15/35）的患者治愈，未治愈患者中14%（2/15）的患者治疗失败、9%（3/15）的患者违约或失访，24个月的全因死亡率为34%（12/35）；对照组11例患者中有18%（2/11）的患者死亡、36%（4/11）的患者治疗失败、45%（5/11）的患者违约或失访；手术组2年的总体治疗结局显著优于对照组［43%（15/35）*vs.* 0（0/11）］，治疗失败的优势比（*OR*）为0.57（0.42～0.76），差异有统计学意义（$P=0.008$）；手术组中治疗失败患者的HIV感染率高于治疗成功组（40% *vs.* 7%，$P=0.048$）；手术组中术后治疗方案包含贝达喹啉与更低的治疗失败风险相关（$OR=0.06$，95%*CI* 0～0.48，$P=0.007$）；术前行PET/CT检查预测治疗结局的敏感性和特异性均较差。Calligaro等认为，肺切除术联合全身化学药物治疗DRTB的结局明显优于仅全身化学治疗者，而耐药程度是预后不佳的主要危险因素；术后接受含贝达喹啉的抗结核药物治疗方案是良好结局的独立预测因素，但这一发现可能受手术组贝达喹啉使用率更高、失访率更低的影响；此外，术前PET/CT检查并不能预测治疗结局。

九、TB/HIV双重感染患者的非药物干预措施

TB/HIV双重感染的非药物干预措施相关研究较少。Pietersen等[36]报道4例DRTB男性患者（患者A未感染HIV，患者B、患者C、患者D均为HIV感染者）接受公共卫生和医院交叉护理后的情况，旨在研究DRTB相关护理在社区和医院护理之间过渡的复杂性。患者A、患者B、患者C、患者D均在社区接受公共卫生护士（public health nurses，PHN）服务，PHN定义为在社区与人群接触以提供临床护理的护士，PHN同时需制定多种解决患者、个人和群体相关的健康和疾病策略及干预措施。患者A、患者B和患者C治疗失败死亡，患者D治愈，患者D的依从性最佳。所有患者在住院期间均至少获准出院回家一次，但由于缺乏交通费，患者均未在预期时间返回，而PHN通过家访、与家属交流及协助急救人员运送患者返回医院等方式，在治疗过程中发挥了关键作用，PHN也可对家属忍受患者长时间住院提供支持。Pietersen等认为，PHN在中、低收入国家（LMIC）DRTB治疗连续方面的作用很明确，PHN是DRTB护理级联的关键合作伙伴，其在确保医院和社区护理之间的护理连续性方面发挥重要作用。研究表明，无论患者疾病的性质如何，均需要以人为本的医疗保健服务，有效的DRTB控制需依赖卫生保健人员、患者及家属之间的有效伙伴关系。Pietersen等认为，有必要进一步研究PHN在DRTB患者长期护理中的作用；此外，需要制定循证策略，以提高患者的依从性。以上对于结核病高负担LMIC的结核病防控有重要意义。

十、TB/HIV双重感染患者的预后

Gemechu等[37]采用回顾性队列研究的方法对埃塞俄比亚南部TB/HIV双重感染儿童患者的死因进行分析。共纳入284例TB/HIV双重感染儿童患者，其中35例（12.3%）在研究期间死亡，总死亡率为2.78（95%*CI* 1.98～3.99）/100个儿童观察年。死亡率的预测因子是贫血（*aHR*＝3.6，95%*CI* 1.39～9.31）、ART药物依从性一般或较差（*aHR*＝2.9，95%*CI* 1.15～7.43）、EPTB（*aHR*＝3.9，95%*CI* 1.34～11.45）和结核耐药性（*aHR*＝5.7，95%*CI* 2.07～15.96）。Gemechu等认为贫血、DRTB、EPTB和ART药物依从性差为TB/HIV双重感染儿童患者死亡率的预测因素。

Lelisho等[38]采用回顾性研究的方法对埃塞俄比亚西南部地区在2015年1月1日到2020年1月1日登记并接受随访的TB/HIV双重感染成人患者死亡时间的决定因素进行分析。发现在已随访60个月的363例TB/HIV双重感染患者中，有79例（21.8%）死亡，其余284例（78.2%）缺失。总体中位生存时间为15.6个月。多变量对数正态加速失效时间（AFT）模型结果显示年龄、居住地、滥用药物、教育状况、疾病的临床分期、CD4细胞计数/mm^3、功能状态、复方磺胺甲噁唑预防性治疗使用和异烟肼治疗是TB/HIV双重感染者死亡时间的预测因素，而性别、结核病以外的疾病、身份的披露是无关紧要的变量。Lelisho等认为，年龄较大、药物滥用、疾病的WHO临床分期（4期）、卧床不起、CD4细胞计数＜200/mm^3与TB/HIV双重感染者较短的生存时间有关，而具有较高的教育水平、居住在城市、复方磺胺甲噁唑的使用和异烟肼的使用可显著延长TB/HIV双重感染者的生存时间。需要特别关注TB/HIV双重感染者的上述指标，以改善他们的健康状况并延长生命。

Lelisho等[39]采用回顾性队列研究的方法分析TB/HIV双重感染患者的存活率和死亡率预测因子。纳入2014年2月1日至2022年1月30日Mettu Karl中心医院就诊的402例TB/HIV双重感染成人患者，其中84例（20.9%）死亡，318例（79.1%）缺失。研究对象已随访6920人月，总体中位生存时间为17.6个月。总发病率为12.1/1000人月（95%*CI* 9.77～14.98）。多变量Cox回归分析结果显示，年龄较大、城市居住、WHO临床2期和4期、CD4细胞计数≥200个/mm^3、卧床不起的功能状态、使用异烟肼和使用复方磺胺甲噁唑与TB/HIV双重感染患者的生存时间相关。TB/HIV双重感染患者的高死亡率发生在治疗早期。Lelisho等认为对低CD4水平、未使用复方磺胺甲噁唑、处于WHO晚期和功能状态较差的患者进行密切监测，有助于改善其健康状况和延长寿命。

Nyasulu等[40]采用回顾性研究的方法分析HIV感染状况和ART对南非农村初级保健诊所结核病患者治疗结果的影响。分析2013年1月1日至2015年12月31南非夸祖鲁-纳塔尔省农村公共部门诊所登记接受治疗的508例结核病患者的医疗记录，发现59%的患者合并HIV感染，HIV阳性患者的死亡率（9.67%）高于HIV阴性患者（2.91%）。相对于HIV阴性患者，未接受ART的HIV阳性患者更有可能预后不良（*RR*＝5.41，95%*CI* 2.11～13.86）。Nyasulu等认为，需要通过在HIV阳性个体中积极筛查结核病和尽早获得ART来加强南非农村地区TB/HIV双重感染患者的综合管理。

Gebremicael等[41]研究TB/HIV双重感染患者的免疫谱对死亡率的预测作用。对9例死于TB/HIV双重感染患者的105个免疫相关基因表达水平在入组及第6个月时进行测定，这

些患者在随访第3～7个月死亡。同时，对18例匹配存活者对照组的105个免疫相关基因表达水平在入组时、第6个月、第18月进行测定，这些患者均随访2年。利用双色反转录多重连接依赖探针扩增测定法从外周全血中评估重点基因表达谱。发现在105个选择的基因中有11个在死亡个体和匹配存活者对照组的基线水平上有差异表达。在基线水平，*IL4δ2*在死亡组的表达明显高于对照组，而*CD3E*、*IL7R*、*PTPRCv*1、*CCL*4、*GNLY*、*BCL*2、*CCL*5、*NOD*1、*TLR*3、*NLRP*13在死亡组的表达明显低于对照组。在基线时，采用非参数法估计ROC曲线面积来确定单基因*CCL5*、*PTPRCv*1、*CD3E*和*IL7R*的死亡率预测，ROC面积分别是0.86、0.86、0.86和0.85。生存对照组的这些基因表达在结核病治疗结束时较基线增加，死亡组则下降。*PTPRCv*1、*CD3E*、*CCL5*和*IL7R*宿主基因在TB/HIV双重感染患者外周血中的表达可能为埃塞俄比亚死亡率的预测因子。抗结核药物治疗不太可能恢复死亡组的基因表达水平。Gebremicael等认为，通过在基线时恢复这些基因（*PTPRCv*1、*CD3E*、*IL7R*和*CCL5*）的新的治疗方法可能挽救TB/HIV双重感染患者的生命。

Martin-Iguacel等[42]探讨丹麦HIV感染人群中结核病流行病学的变化。纳入丹麦1995—2017年所有未曾患过结核病的成人HIV感染人群。使用泊松回归评估结核病发病率（IR）、全因死亡率（MR）、相关风险和预后因素。发现在6982例患者（73 596人年）中，观察到217例结核病事件［*IR*＝2.9/1000人年,95%*CI*(2.6～3.4)/1000人年；移民的*IR*＝6.7/1000人年，95%*CI*（5.7～7.9）/1000人年，丹麦出生个体的*IR*＝1.4，95%*CI*（1.1～1.7）/1000人年；$P<0.001$］。伴随TB/HIV的*IR*仍很高，并且随着时间的推移保持不变。HIV诊断＞3个月后的结核病发病率随时间、HIV诊断时间和CD4细胞恢复而下降。独立的结核病危险因素为非洲/亚洲/格陵兰起源［调整后的发病率比（*aIRR*）＝5.2，95%*CI* 3.5～7.6；*aIRR*＝6.5，95%*CI* 4.2～10.0；*aIRR*＝7.0，95%*CI* 3.4～14.6］、非法药物使用（*aIRR*＝6.9，95%*CI* 4.2～11.2）、CD4细胞＜200个/mm^3（*aIRR*＝2.7, 95%*CI* 2.0～3.6）和未接受ART（*aIRR*＝3.7，95%*CI* 2.5～5.3）。55例患者死亡［*MR*＝27.9/1000人年，95%*CI*（21.4～36.3）/1000人年］，随时间推移死亡率没有改善。死亡的危险因素为丹麦血统［调整后的死亡率比（*aMRR*）＝2.3，95%*CI* 1.3～4.3］、社会负担（*aMRR*＝3.9，95%*CI* 2.2～7.0）、诊断结核病时CD4细胞＜100个/mm^3（*aMRR*＝2.6，95%*CI* 1.3～4.9）、HIV诊断＞3个月诊断结核病（*aMRR*＝4.3，95%*CI* 2.2～8.7）和播散性结核病（*aMRR*＝3.3，95%*CI* 1.1～9.9）。Martin-Iguacel等认为，晚期HIV伴发结核病仍是一个挑战，需加强战略以确保HIV感染和结核病的早期诊断。移民、非法药物使用和 HIV 引起的免疫抑制被认为是结核病的重要危险因素，建议在结核病发病率低国家的高危人群中进行 LTBI 常规筛查和治疗。

Maji等[43]采用横断面、观察性研究方法评估印度新德里一所三级呼吸治疗中心2018年9月至2019年8月接受每日ATT和同步ART的TB/HIV双重感染患者抗结核药物治疗的结局。共纳入53例符合纳排标准的TB/HIV双重感染患者。采用结构化形式对患者进行评估。入组患者的平均年龄为35.98岁，56.6%的患者患有EPTB，32%的患者患有肺结核，11.3%的患者同时患有肺结核和EPTB。大部分患者（n＝46例，86.7%）结核病治疗成功［包括治愈（22例）和完成治疗（24例）］，13.3%（7例）的患者治疗结局不良［包括死亡（5例）和失访（2例）］。在研究和随访期间，没有患者转诊或复发。单因素分析显示低社会经济状况、卧床状态、低BMI、贫血、低白蛋白血症和低CD4细胞计数（＜100个/mm^3）与不良预后相关。进一步对单因素分析中具有统计学意义的因素进行多元Logistic回归分析，显示卧床状态（$P=0.002$）、贫血（$P=0.040$）和低BMI（$P<0.001$）是不良预后的独立危险因素。Maji等认为充分的疾病知识和健康教育对降低发病率和死亡率非常有益。早期ART联合ATT可降低TB/HIV双重感染患者的死亡率。

Pham等[44]调查巴布亚新几内亚的结核病和HIV/AIDS患者的死亡率，以及相关的社会人口因素。结核病和HIV/AIDS是传染病的主要死因，分别占总死亡人数的9%和8%。年轻人（25～34岁）死于结核病的比例最高（20%），这一年龄组死于结核病的风险是75岁以上人群的5倍（$aOR=5.5$，95%CI 1.4～21.7）。与农村人群相比，城市人群死于此病的可能性低46%，但差异不明显（$aOR=0.54$，95%CI 0.3～1.0）。中等财富家庭的人群死于结核病的可能性是富有家庭人群的3倍（$aOR=3.0$，95%CI 1.3～7.4）。年轻人群死于HIV/AIDS的比例最高（18%），是75岁以上老年人群的近7倍（$aOR=6.7$，95%CI 1.7～25.）。男性死于HIV/AIDS的可能性比女性低48%（$aOR=0.52$，95%CI 0.3～0.9）。城市人口死于HIV/AIDS的风险比农村人口低54%（$aOR=0.46$，95%CI 0.2～0.9）。Pham等认为，需要针对弱势人群进行结核病和HIV/AIDS干预，以降低巴布亚新几内亚这些疾病导致的过早死亡。

Spies等[45]采用前瞻性研究的方法调查HIV相关RRTB和死亡率之间的相关性。纳入2013—2016年在Khayelitsha医院住院且在入院后2天［四分位数范围（IQR）：1～3天］经微生物学确诊的HIV相关结核病患者482例，前瞻性收集其临床、生化和微生物数据，并对受试者进行12周的随访。发现53例受试者（11.0%）为RRTB。利福平敏感结核病（RSTB）患者在入组后接受适当治疗的中位时间为1天（IQR：1～2天），而RRTB患者为3天（IQR：1～9天）。8例RSTB患者（1.9%）和6例RRTB患者（11.3%）在开始适当治疗前死亡。RSTB组、RRTB组在12周时的死亡率分别为20.3%（87/429）、39.6%（21/53）。RRTB与12周死亡率显著相关（$RR=1.88$，95%CI 1.07～3.29；$P=0.03$）。Spies等认为，与RSTB患者相比，RRTB患者12周时的死亡率较高。延迟开始治疗和疗效不佳的治疗方案可能是导致HIV和RRTB住院患者死亡率较高的因素。需要研究导致该人群死亡率的因素并改进诊断和治疗策略。

Baluku等[46]采用回顾性队列研究的方法调查乌干达HIV及DRTB患者早期（≤2个月）培养转化及其相关因素。纳入664例基线培养阳性的DRTB患者，其中353例（53.1%）同时感染HIV。在HIV感染者中，225例（63.7%）为男性，331例（94.3%）正在接受ART。培养转化的中位月数为2个月（IQR：1～3个月）。226例HIV感染者实现了培养转化（64.0%，95%CI 58.9%～68.9%）。6种或更多药物的DRTB治疗方案与HIV感染者的培养转化相关（$aOR=3.82$，95%CI 1.06～13.82；$P=0.041$）。分别有232例（65.7%）和269例（76.2%）HIV感染者治愈和治疗成功。但是，培养转化与治愈（$OR=0.97$，95%CI 0.61～1.54；$P=0.901$）、死亡（$OR=1.12$，95%CI 0.61～2.29；$P=0.610$）或总体治疗成功率无关（$OR=1.29$，95%CI 0.78～2.13；$P=0.326$）。Baluku等认为培养转化并不能预测治愈、死亡或治疗成功。此外，可能需要6种或更多种药物才能达到培养转化。培养转化并不是HIV感染者DRTB治疗方案有效性的良好指标。

Araújo-Pereira等[47]评估低血红蛋白水平与HIV感染者和AIDS合并结核病炎症特征之间的关系。受试者为159例晚期HIV感染疾病（CD4细胞计数＜100个/mm^3）患者，是随机临床试验（NCT00988780）的一部分。在联合ART开始之前，对血浆生物标志物进行评估。发现与非结核病受试者相比，结核病受试者血红蛋白水平较低。同时还表现出更高的炎症干扰程度（DIP）评分，考虑与IFN-γ和TNF水平升高有关。Araújo-Pereira等认为，在启动联合抗反转录病毒治疗之前，DIP与结核共感染和贫血有关。未来还需要进行机制研究，以评估此类关联的决定因素及其对治疗结果的影响。

Naidoo等[48]采用随机对照研究方法评估南非初级保健（primary health care，PHC）诊所内TB/HIV整合质量改进（quality improvement，QI）对死亡率的影响。在2016年12月至2018年12月期间，共纳入21 379例HIV/AIDS和结核病患者，其中干预组（实施QI）13 259例、对照组（接受标准护理）8120例。在干预组和对照组中，TB/HIV双重感染患者分别为1329例和841例；仅诊断HIV/AIDS（既往接受过结核病治疗或以前从未患过结核病）的患者分别为10 799例和6611例；仅患结核病的患者分别为1131例和668例。干预组和对照组的平均集群规模分别为1657（170～5782）和1015（33～2027）。结果发现12个月时，在干预组和对照组分别有6529例（68.7%）和4074例（70.4%）患者存活并接受治疗，568例（6.0%）和321例（5.6 %）完成抗结核治疗，1078例（11.3%）和694例（12.0%）失访,245例和156例死亡。总死亡率在干预组及对照组分别为4.5（95%*CI* 3.4～5.9）/100人年、3.8（95%*CI* 2.6～5.4）/100人年［死亡率比（*mRR*）=1.19（95%*CI* 0.79～1.80）］。TB/HIV双重感染患者的总死亡率在干预组及对照组分别为10.1（95%*CI* 6.7～15.3）/100人年和9.8（95%*CI* 5.0～18.9）/100人年（*mRR*=1.04，95%*CI* 0.51～2.10）。Naidoo等认为，通过QI干预支持的TB/HIV整合并不能降低TB/HIV双重感染患者的死亡率。在实际操作环境中证明，卫生系统流程改进对死亡率的益处仍具有挑战性。尽管这项研究可能不足以证明其效果大小，但整合干预措施是利用现有的工作人员和基础设施实施的，反映了大多数患者在类似环境中获得护理的真实环境，从而提高了研究结果的普遍性和可扩展性。

Hassan等[49]采用回顾性队列研究方法评估实施WHO准则对坦桑尼亚晚期HIV疾病（advanced HIVdisease，AHD）的管理及其对TB/HIV双重感染患者治疗结局的影响。研究共纳入2013年1月至2017年6月（WHO 指南出台之前）和 2017年7月至2018年9月（指南实施期间）接受ART的HIV/AIDS患者2624例，患者医院档案资料通过上传到平板计算机的结构化调查问卷进行抽取。其中，50%的患者为AHD，7.8%的患者合并结核病。在AHD受试者中，58.3%的患者为女性，80.7%的患者来自城市，40.0%的患者自行到保健或治疗中心就诊。研究发现，WHO AHD治疗方案的实施率非常低，进行尿液LF-LAM测试的比例从有结核病症状和体征患者的0到ART启动推迟2周的AHD合并结核病患者的39.7%不等。总体而言，诊断为结核病的AHD患者比例为4.8%，其中痰Xpert检测作为结核病首次诊断的比例为4.4%。5例（0.6%）患者在登记时接受了异烟肼预防性治疗。为12.1%的患者提供了量身定制的咨询，以确保最佳地坚持ART以抑制病毒。与WHO AHD指南颁布后（53.9%）相比，在WHO AHD指南颁布之前继续接受护理的TB/HIV双重感染患者比例更高，为82.1%（P=0.008）。AHD患者6个月时的临床失败率在指南实施前后分别为10.6%、11.4%。在指南实施前后各有 1例患者（9.1%、7.1%）观察到免疫学失败。WHO AHD指南出台后，死亡率为5.9%，在指南发布之前未观察到死亡率，其差异均无统计学意义。Hassan等认为，WHO 结核病相关 AHD护理的实施率非常低。除了结核病诊断外，其他参数并没有随着指南的引入而改善。建议进行更多研究以确定指南的有效性并了解所涉及的机制。

（吴桂辉 邹莉萍 陈 晴 梁 丽 唐神结）

参考文献

[1] DUTSCHKE A，STEINICHE D，JESPERSEN S，et al. Xpert MTB/RIF on urine samples to increase diagnosis of TB in people living with HIV in Guinea-Bissau. Int J Infect Dis，2022 Nov，124 Suppl 1：S63-S68.

[2] SPOONER E，REDDY S，NTOYANTO S，et al. TB testing in HIV-positive patients prior to antiretroviral treatment. Int J Tuberc Lung Dis，2022，26（3）：224-231.

[3] QUEIROZ A T L，ARAÚJO-PEREIRA M，BARRETO-DUARTE B，et al. Immunologic biomarkers in peripheral blood of persons with tuberculosis and advanced HIV. Front Immunol，2022，13：890003.

[4] WHO. Global tuberculosis report 2022 [M]. Gevena：World Health Organization，2022.

[5] VESGA J F，LIENHARDT C，NSENGIYUMVA P，et al. Prioritising attributes for tuberculosis preventive treatment regimens：a modelling analysis [J]. BMC Med，2022，20（1）：182.

[6] NSENGIYUMVA N P，CAMPBELL J R，OXLADE O，et al. Scaling up target regimens for tuberculosis preventive treatment in Brazil and South Africa：An analysis of costs and cost-effectiveness [J]. PLoS medicine，2022，19（6）：e1004032.

[7] ZHU J，LYATUU G，SUDFELD C R，et al. Re-evaluating the health impact and cost-effectiveness of tuberculosis preventive treatment for modern HIV cohorts on antiretroviral therapy：a modelling analysis using data from Tanzania [J]. The Lancet Global health，2022，10（11）：e1646-e1654.

[8] NABITY S A，MPONDA K，GUTREUTER S，et al. Isoniazid-associated pellagra during mass scale-up of tuberculosis preventive therapy：a case-control study [J]. The Lancet Global health，2022，10（5）：e705-e714.

[9] SINGH P，MOULTON L H，BARNES G L，et al. Pregnancy in women with HIV in a tuberculosis preventive therapy trial[J]. Journal of acquired immune deficiency syndromes（1999），2022，91（4）；397-402.

[10] ANYALECHI G E，BAIN R，KINDRA G，et al. Tuberculosis prevalence，incidence and prevention in a south african cohort of children living with HIV [J]. Journal of tropical pediatrics，2022，68（6）：fmac084.

[11] CHANDRA D K，MOLL A P，ALTICE F L，et al. Structural barriers to implementing recommended tuberculosis preventive treatment in primary care clinics in rural South Africa [J]. Global public health，2022，17（4）：555-568.

[12] AKAMIKE I C，OKEDO-ALEX I N，UNEKE C J，et al. Health workers' knowledge and practice of Isoniazid preventive treatment guidelines in health facilities in Ebonyi State，Nigeria [J]. Malawi medical journal：the journal of Medical Association of Malawi，2022，34（3）：184-191.

[13] MSUKWA M K，MAPINGURE M P，ZECH J M，et al. Acceptability of community-based tuberculosis preventive treatment for people living with HIV in Zimbabwe [J]. Healthcare（Basel，Switzerland），2022，10（1）：116.

[14] WHITE H A，OKHAI H，SAHOTA A，et al. Latent tuberculosis screening and treatment in HIV：highly acceptable in a prospective cohort study [J]. ERJ Open Res，2022，25，8（2）：00442-2021.

[15] ANDERSON G，VINNARD C. Diagnostic accuracy of therapeutic drug monitoring during tuberculosis treatment [J]. J Clin Pharmacol，2022，62（10）：1206-1214.

[16] O'DONNELL M R，PADAYATCHI N，WOLF A，et al. Bedaquiline adherence measured by electronic dose monitoring predicts clinical outcomes in the treatment of patients with multidrug-resistant tuberculosis and HIV/AIDS [J]. J Acquir Immune DeficSyndr，2022，90（3）：325-332.

[17] VILLALVA-SERRA K，BARRETO-DUARTE B，NUNES V M，et al. Tuberculosis treatment outcomes of diabetic and non-diabetic TB/HIV co-infected patients：A nationwide observational study in Brazil [J]. Front Med（Lausanne），

2022，9：972145．Published 2022 Sep 16．

［18］WOUTERS E，STEK C，SWARTZ A，et al．Prednisone for the prevention of tuberculosis-associated IRIS（randomized controlled trial）：Impact on the health-related quality of life［J］．Frontiers in psychology，2022，13：983028．

［19］TIBÚRCIO R，NARENDRAN G，BARRETO-DUARTE B，et al．Frequency of CXCR3（+）CD8（+）T-lymphocyte subsets in peripheral blood is associated with the risk of paradoxical tuberculosis-associated immune reconstitution inflammatory syndrome development in advanced HIV disease［J］．Frontiers in immunology，2022，13：873985．

［20］DE SÁ N B R，DE SOUZA N C S，NEIRA-GOULART M，et al．Inflammasome genetic variants are associated with tuberculosis，HIV-1 infection，and TB/HIV-immune reconstitution inflammatory syndrome outcomes［J］．Front Cell Infect Microbiol，2022，12：962059．

［21］MBANDI S K，PAINTER H，PENN-NICHOLSON A，et al．Host transcriptomic signatures of tuberculosis can predict immune reconstitution inflammatory syndrome in HIV patients［J］．European Journal of Immunology，2022，52（7）：1112-1119．

［22］ZHAO Y，HOHLFELD A，NAMALE P，et al．Risk of immune reconstitution inflammatory syndrome with integrase inhibitors versus other classes of antiretrovirals：asystematicreview and meta-analysis of randomized trials［J］．Journal of acquired immune deficiency syndromes（1999），2022，90（2）：232-239．

［23］ARA JO-PEREIRA M，SHEIKH V，SERETI I，et al．Association between severe anaemia and inflammation，risk of IRIS and death in persons with HIV：A multinational cohort study［J］．EbioMedicine，2022，85：104309．

［24］ELEFTHERIOTIS G，SKOPELITIS E．Concurrence of cat-scratch disease and paradoxical tuberculosis-IRIS lymphadenopathy：a case report［J］．BMC Infect Dis，2022，22（1）：213．

［25］FATIMAH-HALWANI I，WAHAB Z，MASNON N A，et al．Bilateral optic perineuritis in tuberculosis-immune reconstitution inflammatory syndrome［J］．Cureus，2022，14（8）：e27600．

［26］CHRISTIAN E，JOHNSTON A．CNS TB-IRIS following cessation of adalimumab in an adolescent with Crohn's disease［J］．Open forum infectious diseases，2022，9（8）：ofac367．

［27］PALAMIT A，TOVICHIEN P，AMORNSITTHIWAT R．Tuberculosis-immune reconstitution inflammatory syndrome in HIV-negative children［J］．Respirol Case Rep，2022，10（5）：e0945．

［28］CRUZ A T，STARKE J R．Clinical worsening in an adolescent with pleural tuberculosis［J］．J Adolesc Health，2022，S1054-139X（22）00786-8．

［29］NARDOTTO G H B，BOLLELA V R，ROCHA A，et al．No implication of HIV coinfection on the plasma exposure to rifampicin，pyrazinamide，and ethambutol in tuberculosis patients［J］．Clin Transl Sci，2022，15（2）：514-523．

［30］ALEXANDER K，REYES J M，DEVEZIN T，et al．Optimal timing of antiretroviral therapy initiation in children and adolescents with HIV-associated pulmonary tuberculosis［J］．Clin Infect Dis，2023，76（1）：10-17．

［31］TANCREDI M V，SAKABE S，WALDMAN E A．Mortality and survival of tuberculosis coinfected patients living with AIDS in São Paulo，Brazil：a 12-year cohort study［J］．BMC Infect Dis，2022，22（1）：223．

［32］CHANIE E S，MUCHE A A，GOBEZA M B，et al．Half-life time prediction of developing first-line antiretroviral treatment failure and its risk factors among TB and HIV co-infected children in Northwest Ethiopia；multi setting historical follow-up study［J］．BMC Pediatr，2022，22（1）：114．

［33］SEKAGGYA-WILTSHIRE C，NABISERE R，MUSAAZI J，et al．Decreased dolutegravir and efavirenz concentrations with preserved virological suppression in patients with TB and HIV receiving high-dose rifampicin［J］．Clin Infect Dis，2023，76（3）：e910-e919．

［34］EUN HL，CHIN B，KIM Y K，et al．Clinical characteristics of nontuberculousMycobacterial disease in people living with HIV/AIDS in South Korea：A multi-center，retrospective study［J］．PLoS One，2022，17（11）：e0276484．

［35］CALLIGARO G L，SINGH N，PENNEL T C，et al．Outcomes of patients undergoing lung resection for drug-resistant TB and the prognostic significance of pre-operative positron emission tomography/computed tomography（PET/CT）in predicting treatment failure［J］．EClinicalMedicine，2023，55：101728．

[36] PIETERSEN E, ANDERSON K, VAN DER HEIJDEN Y F. Public health and hospital-based nursing intersection: Case study of drug-resistant tuberculosis patients [J]. Public Health Nurs, 2022, 39 (1): 170-179.

[37] GEMECHU J, GEBREMICHAEL B, TESFAYE T, et al. Predictors of mortality among TB-HIV co-infected children attending anti-retroviral therapy clinics of selected public hospitals in southern, Ethiopia: etrospective cohort study [J]. Arch Public Health, 2022, 80 (1): 11.

[38] LELISHO M E, TESHALE B M, TAREKE S A, et al. Modeling survival time to death among TB and HIV co-infected adult patients: an institution-based retrospective cohort study [J]. J Racial Ethn Health Disparities, 2022 Jun 13.

[39] LELISHO M E, WOTALE T W, TAREKE S A, et al. Survival rate and predictors of mortality among TB/HIV co-infected adult patients: retrospective cohort study [J]. Sci Rep, 2022, 12 (1): 18360.

[40] NYASULU P S, NGASAMA E, TAMUZI J L, et al. Effect of HIV status and antiretroviral treatment on treatment outcomes of tuberculosis patients in a rural primary healthcare clinic in South Africa [J]. PLoS One, 2022, 17 (10): e0274549.

[41] GEBREMICAEL G, GEBREEGZIABXIER A, KASSA D. Low transcriptomic of PTPRCv1 and CD3E is an independent predictor of mortality in HIV and tuberculosis co-infected patient [J]. Sci Rep, 2022, 12 (1): 10133.

[42] MARTIN-IGUACEL R, LLIBRE J M, PEDERSEN C, et al. Tuberculosis incidence and mortality in people living with human immunodeficiency virus: a Danish nationwide cohort study [J]. Clin Microbiol Infect, 2022, 28 (4): 570-579.

[43] MAJI D, AGARWAL U, KUMAR L, et al. Clinicodemographic profile and outcome of tuberculosis treatment in TB-HIV co-infected patients receiving daily ATT under a single window TB/HIV services delivery initiative [J]. Monaldi Arch Chest Dis, 2022 Oct 5.

[44] PHAM B N, ABORI N, SILAS V D, et al. Tuberculosis and HIV/AIDS-attributed mortalities and associated sociodemographic factors in Papua New Guinea: evidence from the comprehensive health and epidemiological surveillance system [J]. BMJ Open, 2022, 12 (6): e058962.

[45] SPIES R, SCHUTZ C, WARD A, et al. Rifampicin resistance and mortality in patients hospitalised with HIV-associated tuberculosis [J]. South Afr J HIV Med, 2022, 23 (1): 1396.

[46] BALUKU J B, NABWANA M, MWANAHAMISI S B, et al. Early culture conversion is a poor marker of treatment outcome among people with HIV and drug-resistant TB [J]. HIV Med, 2023, 24 (3): 335-343.

[47] ARAÚJO-PEREIRA M, BARRETO-DUARTE B, ARRIAGA M B, et al. Relationship between anemia and systemic inflammation in people living with HIV and tuberculosis: A sub-analysis of the CADIRIS clinical trial [J]. Front Immunol, 2022, 13: 916216.

[48] NAIDOO K, GENGIAH S, YENDE-ZUMA N, et al. Mortality in HIV and tuberculosis patients following implementation of integrated HIV-TB treatment: Results from an open-label cluster-randomized trial [J]. EClinicalMedicine, 2022, 44: 101298.

[49] HASSAN F E, SENKORO M, MNYAMBWA N P, et al. Implementation of WHO guidelines on management of advanced HIV disease and its impact among TB co-infected patients in Tanzania: a retrospective follow-up study [J]. BMC Public Health, 2022, 22 (1): 1058.

第二十章　肝肾功能异常患者结核病的治疗

国际上肝、肾功能不全的结核病患者情况与国内有所不同，更多的焦点聚集在发现高危因素积极预防，以及对其临床预后的分析方面。本章就今年国际的研究成果进行简要阐述。

一、抗结核药物所致肝肾功能损伤的概况及高危因素

为了确定接受标准方案治疗的肺结核患者与抗结核药物性肝损伤（ATB-DILI）易感性相关的临床和遗传变量。Cavaco等[1]对就诊于葡萄牙卫生中心的233例结核病患者进行了前瞻性研究，其中103例患者出现ATB-DILI。在ATB-DILI患者中，37例为轻度，66例为重度。Logistic多元回归提示，年龄≥55岁（OR＝3.67，95%CI 1.82 ～ 7.41；P＝0.001）、联用其他肝毒性药物（OR＝2.54，95%CI 1.23 ～ 5.26；P＝0.012）、慢乙酰化状态（OR＝2.46，95%CI 1.25 ～ 4.84；P＝0.009）和*p.Val444Ala*变异基因携带者（OR＝2.06，95%CI 1.02 ～ 4.17；P＝0.044）为ATB-DILI的独立危险因素。

为了研究利福平耐药结核病（RRTB）儿童ATB-DILI的发病率、病因和转归，Duvenhage等[2]对2011年10月至2020年2月就诊于南非开普敦的RR/MDR-TB儿童患者（0 ～ 17岁），记录肝细胞损伤不良事件［(adverse event，AE)，定义为丙氨酸转氨酶（ALT）升高］，分析ALT升高的发病率、病因、危险因素、处理和结局，并进行2项药动学研究。研究共纳入217例患儿，中位年龄为3.6岁（四分位间距1.7 ～ 7.1岁）。中位随访时间为14.0个月（四分位间距：9.8 ～ 17.2个月）。55例（25.3%）患者出现ALT AE。与RRTB治疗相关的ALT AE发生率为22.4/100人年。HIV阳性、基线ALT升高与RR/MDR-TB导致的ALT AE相关，P值分别为0.0427和0.0001。在14例严重（≥3级）ALT AE患儿中，11例（78.6%）患者甲型病毒性肝炎IgM阳性，8例（57%）患者停用或暂时停用抗结核药物。无严重AE发生。由此得出结论：接受RR/MDR-TB治疗的患儿肝细胞损伤常见，基线ALT升高和HIV阳性为可能的危险因素。甲型病毒性肝炎是发生严重ALT AE的常见病因。

为了评估结核病合并乙型肝炎病毒（HBV）是否为ATB-DILI的高危因素，Chou等[3]应用MEDLINE/PubMed检索截至2021年12月31日的相应研究并使用随机效应模型进行荟萃分析。研究共纳入10项研究，包括520例HBV/TB双重感染患者，2988例无HBV的结核病患者。结果发现：在HBV/TB双重感染患者中，ATB-DILI的发生率为21.9%，无HBV的结核病患者ATB-DILI的发生率为11.9%。HBV/TB双重感染患者应用抗结核药物治疗时，若未给予抗HBV治疗，ATB-DILI的风险会显著增高［合并风险比（cRR）＝1.98，95%CI 1.38 ～ 2.83，I^2＝68%］。2000年后的前瞻性队列研究分析提示，cRR＝2.75，95%CI 2.10 ～ 3.59，I^2＝0。由此得出结论：与HBV的结核病患者相比，HBV/TB双重感染患者ATB-DILI发生风险显著

增高。

为了评估美国HBV和结核潜伏感染（LTBI）检测模式及流行率，Wong等[4]回顾性队列研究2014—2020年美国Quest Diagnostics的临床实验室数据。对慢性HBV感染和LTBI的检测模式及HBV-LTBI合并感染的流行率进行评估，并按年龄、性别、种族和民族进行分层。结果发现，在89 259例慢性HBV感染患者中，9508例（10.7%）接受LTBI检测，其中HBV-LTBI合并感染的患病率为19.6%。在394 817例LTBI患者中，127 414例（32.3%）接受HBV检测，其中HBV-LTBI合并感染的患病率为1.5%。在亚裔美国人和老年人群中，HBV-LTBI双重感染率最高。由此得出结论，在HBV感染或LTBI的美国人群中，HBV-LTBI双重感染的患病率较高，需要对HBV-LTBI双重感染进行检测，以减轻慢性HBV感染患者中与ATB-DILI相关的风险。

为了探讨慢性肾病合并结核病患者的肾小球滤过率估计值（eGFR）水平对死亡率的影响，Carr等[5]对澳大利亚大型医院网络2010— 2018年报告的全州653例成年结核病患者登记数据进行一项回顾性队列研究，统计分析患者的糖尿病状态和肾功能数据。结果发现，死亡总数为25例（3.8%）。与eGFR＞60 ml/min的肺结核患者相比，eGFR水平为45 ml/min的慢性肾病患者的全因死亡率更高。该关联与性别、年龄和糖尿病状态无关，eGFR为30 ～ 44 ml/min的*aHR*为4.6（95% *CI* 1.5 ～ 14.4），eGFR＜30 ml/min的*aHR*为8.3（95%*CI* 2.9 ～ 23.7）。由此得出结论，肾功能不全结核病患者全因死亡的风险显著增加。

利妥昔单抗是一种广泛用于肾移植受者的药物，其应用与各种感染有关。为了研究应用利妥昔单抗与结核病发生之间的关系，Chandrashekhar等[6]对2013年1月至2017年6月就诊于印度北部 Sanjay Gandhi 医院的56例接受利妥昔单抗的肾移植受者进行单中心回顾性研究，并纳入 287例未接受利妥昔单抗治疗的肾移植术后患者作为对照组。结果发现，肾移植后发生结核病的平均时间为（18.4±10.6）个月。利妥昔单抗的使用与结核病或其他任何感染均无显著相关性。排斥反应增高（60% *vs.* 32.72%，*P*＝0.029）、移植后血浆置换术治疗（33.33% *vs.* 13.41%，*P*＝0.031）与结核病发病率增高显著相关。由此得出结论，与其他免疫抑制药相比，应用利妥昔单抗与结核病发病率增高无关。

二、抗结核药物所致药物性肝损伤的分子机制

近年的研究进一步证实*NAT*2基因型的慢乙酰化基因型与谷胱甘肽- s -转移酶基因多态性与ATB-DIL相关，并可能成为预测ATB-DILI的生物标志物。

Mohamed等[7]调查马来西亚结核病患者中*NAT*2多态性与ATB-DILI之间的关系。研究纳入33例发生ATB-DILI的结核病患者和100例未发生ATB-DILI的结核病患者，对两组患者的*NAT*2多态性区域进行测序。结果发现，*TT*基因型和*AA*基因型与ATB-DILI显著相关，*OR*分别为3.09（95%*CI* 1.37 ～ 6.95）和3.07（95%*CI* 1.23 ～ 7.69）。*NAT*2慢乙酰化基因型发生ATB-DILI的可能性增加3.39倍，为马来西亚患者中与ATB-DILI相关的独立危险因素。El-jaick等[8]在巴西里约热内卢奥斯瓦尔多·克鲁兹基金会（Fiocruz）国家传染病研究所Evandro Chagas（INI）分枝杆菌临床研究实验室，对2005—2009年接受结核病治疗的162例患者的*NAT*2基因型频率进行病例对照研究。研究发现15个基因型变异，外加2个新的*NAT*2变异。多变量统计分析显示，与其他慢乙酰化单倍型相比，*NAT*2*5/*5慢乙酰化基因型

携带者在临床上出现ATB-DILI的风险更高（*aOR*＝4.97，95%*CI* 1.47～16.82，*P*＝0.01）。

Chbili等[9]研究北非突尼斯人群中谷胱甘肽-s-转移酶基因多态性和ATB-DILI的关系。Mu（*GSTM*1）、GST Theta（*GSTT*1）缺失基因型和GST Pi［*GSTP*1；腺苷（A）；鸟嘌呤（G）、rs1695］变异等位基因对接受抗结核治疗的突尼斯患者ATB-DILI发展的影响。这是一项病例对照研究，共纳入23例抗结核药物治疗前2个月出现ATB-DILI的患者，同期30例未出现ATB-DILI的患者作为对照组。使用聚合酶链反应限制性片段长度多态性进行基因分型。结果发现，*GSTM*1和*GSTT*1纯合子缺失基因型与ATB-DILI风险之间不存在统计学关联。*GSTM*1和*GSTT*1双重缺失基因型患者ATB-DILI的发生风险增高（*P*＝0.033）。由此得出结论，在突尼斯人群中，*GSTM*1和*GSTT*1的双重缺失可能导致ATB-DILI。

三、结核病合并慢性肾脏病患者的临床表现及治疗预后

慢性肾脏病患者患结核病的风险增加，其临床表现通常不典型，使诊断更加困难。透析和肾移植患者的结核病以EPTB多见，短期死亡率高。

为了描述结核病在透析和肾移植患者中的表现，Ali等[10]进行了一项回顾性研究，分析2009年1月至2020年12月英国伦敦肾脏中心电子记录的所有透析和肾移植患者。共143例患者（年龄17～86岁，50.4%的患者为男性）发生结核病。结核病在亚洲患者（64%）和接受血液透析的患者（82%）中最常见，尤其是在透析开始后的第1年（54%的透析患者）。非胸膜/肺部疾病占患者的40%，非器官特异性表现特征突出，包括发热、淋巴结肿大和体重减轻。87例（61%）经微生物学或组织学证实诊断。在有药敏结果的52例患者中，12例（23%）对一线治疗（最常见的是异烟肼）产生耐药性。此外，诊断后的1年和5年生存率分别为78%和61%。与较差生存率独立相关的基线变量是年龄（*OR*＝1.8，95%*CI* 1.4～2.3）、体重减轻超过10%（*OR*＝1.9，95%*CI* 1.0～3.5）和诊断不确定（*OR*＝1.6，95%*CI* 1.2～2.1）。由此得出结论，结核病在透析和肾移植患者中很常见，尤其是在透析的第1年。短期死亡率非常高。

实体器官移植受者的结核病风险高于一般人群。为了探讨土耳其实体器官移植受者的结核病患病率、临床形式和结核病预后，Avkan-Oguz等[11]进行一项荟萃分析，选取土耳其学术网络和信息中心的英语和土耳其医学索引、土耳其引文索引、土耳其Medline、土耳其语ULAKBIM数据库的中心论文（截至2018年12月），使用标准程序纳入10篇回顾性研究文章和16篇病例报道进行分析。研究纳入4553例实体器官移植受者（4031例肾受者，522例肝受者），其中148例（3.2%）结核病患者，包括肺结核50例（33.8%），EPTB及播散性结核98例（66.2%）。在结核病患者中，34例（19.9%）死亡。由此得出结论，实体器官移植受者结核病患病率因研究人群而异，EPTB多见，死亡率较高。

（顾　瑾　唐神结）

参考文献

［1］CAVACO M J，ALCOBIA C，OLIVERIROS B，et al．Clinical and Genetic Risk Factors for Drug-Induced Liver Injury

Associated with Anti-Tuberculosis Treatment-A Study from Patients of Portuguese Health Centers [J]. J Pers Med, 2022, 12 (5): 790.

[2] DUVENHAGE J, DRAPER H R, GARCIA-PRATS A J, et al. Hepatocellular injury in children treated for rifampicin-resistant tuberculosis: incidence, etiology and outcome [J]. Pediatr Infect Dis J, 2022, 41 (12): 953-958.

[3] CHOU C, VERACRUZ N, CHITNIS A S, et al. Risk of drug-induced liver injury in chronic hepatitis B and tuberculosis co-infection: A systematic review and meta-analysis [J]. J Viral Hepat, 2022, 29 (12): 1107-1114.

[4] WOHG R J, KAUFMAN H W, NILES J K, et al. Prevalence of hepatitis B virus and latent tuberculosis coinfection in the United States [J]. J Public Health ManagPract, 2022, 28 (5): 452-462.

[5] CARR B Z, BRIGANTI E M, MUSEMBURI J, et al. Effect of chronic kidney disease on all-cause mortality in tuberculosis disease: an Australian cohort study [J]. BMC Infect Dis, 2022, 22 (1): 116.

[6] CHANDRASHEKHAR P, KAUL A, BHADUARIA D, et al. Risk of tuberculosis among renal transplant recipients receiving rituximab therapy [J]. Transpl Infect Dis, 2022, 24 (6): e13963.

[7] MOHAMED NOOR N F, SALLEH M Z, MOHD ZIM M A, et al. NAT2 polymorphism and clinical factors that increase antituberculosis drug-induced hepatotoxicity [J]. Pharmacogenomics, 2022, 23 (9): 531-541.

[8] EL-JAICK K B, RIBEIRO-ALVES M, SOARES M V G, et al. Homozygotes NAT2*5B slow acetylators are highly associated with hepatotoxicity induced by anti-tuberculosis drugs [J]. Mem Inst OswaldoCruz, 2022, 117: e210328.

[9] CHBILI C, FATHALLAH N, LAADHARI C, et al. Glutathione-S-transferase genetic polymorphism and risk of hepatotoxicity to antitubercular drugs in a North-African population: A case-control study [J]. Gene, 2022, 809: 146019.

[10] ALI M, DOSANI D, CORBETT R, et al. Diagnosis of tuberculosis in dialysis and kidney transplant patients [J]. Hemodial In, 2022, 26 (3): 361-368.

[11] AVKAN-OGUZ V, ÖNER-EYUBOGLU F, TURUNC T, et al. Tuberculosis in solid-organ transplant recipients in turkey: meta-analysis from the tuberculosis study group of turkish transplantation society, solid organ transplantation infections [J]. Exp Clin Transplant, 2022, 20 (5): 456-462.

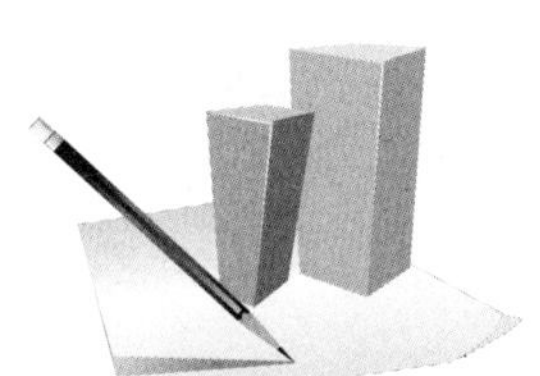

附　录

中华医学会结核病学分会第十八届委员会 2022年工作总结

2022年，伴着往复的新型冠状病毒感染的流行，结核病工作者奔走着忙碌着，“努力”“拼搏”“奋斗”“艰辛”是结核病工作者今年的关键词。中华医学会结核病学分会第十八届委员会全体委员在中华医学会的领导下，在唐神结主任委员的带领下，在全体委员的共同努力下，披荆斩棘、夜以继日，奋斗在抗击新型冠状病毒感染和防治结核病的一线，不畏艰辛、勇毅坚守，取得了令人鼓舞、硕果累累的骄人成绩，现将2022年工作总结报告如下。

一、党建活动

（一）加强分会党建工作，发挥党建引领作用

将党建工作深入分会工作的方方面面，利用重大会议、重大节日之时重温党史、学习党史。2022年8月18日，分会党的工作小组召开“喜迎二十大”党建工作讨论会，会上指出为迎接二十大的胜利召开，要加强政治理论学习，开展不同形式的学习活动，以常务委员为核心，各专业委员会平行推进落地，然后汇总至常务委员会，迎接党的二十大胜利召开是今年党建工作的重中之重；如何对西部地区加强支持是党建工作的重心，我们要发挥远程网络优势，开展各项西部支持工作；以结核病学分会历史为切入点，对分会历史的学习也是党建工作的重要内容，分会党建工作可与各地红色教育基地参观学习活动结合，分会委员共同谱写红色的中国地图；党管人才是党建工作的重要核心内容，在人才培养方面，要加强对青年委员会委员的培养与历练。会议的召开促使党建工作渗透在分会的各项工作中，在潜移默化中提升并改进分会工作的质量与效率。

（二）让历史的灯塔照亮未来的路

博物馆是帮助我们还原历史轨迹、了解前辈精神很好的载体，也是连接过去、现在和未来的桥梁。结核病网上历史博物馆3D智慧馆于2022年3月24日开馆，通过科技赋能让博物馆既先进又更有底蕴。在提升观众真实体验感的基础上，提供便捷化参观和专业化科普；并将“元宇宙”的概念融入博物馆的数字化中，以更加精准、便捷、个性化的方式守护结核病历史文脉，让一代又一代结核病工作者更直观地了解结核病历史，传承结核病防治文化，深刻践行结核病学分会“传承、创新、发展”的理念。

（三）各专业委员会比学赶超，党建活动遍地开花

各专业委员会成立后对各自委员开展党员摸底调查，确定党员人数和比例，为进一步开展党建活动做好基础。护理专业委员会组织各委员单位在“3·24世界结核病防治日”“5·12国际护士节”积极开展“为群众办实事”的党员社会实践活动，发挥党员先锋作用，从结核病的传播途径、主要症状、国家政策等多方面，开展结核病防控知识宣讲和义诊等活动，让广大群众了解结核病、预防结核病。部分专业委员会开展了“主任委员讲党课”活动，临床试验专业委员会和流行病与循证医学专业委员会于2022年9月24日举行“主任委员讲党课”第一期暨全体委员党务培训会，特邀党的工作小组组长李亮同志作“向优秀党员何穆医生学习”的党课讲授、专业委员会主任委员裴异同志作“做合格共产党员迎接二十大”的党课讲授。部分专业委员会建立党组织微信群，通过微信微党课等方式，在微信群发送党的二十大精神宣讲材料。

二、组织建设

（一）利用新媒介，完成换届工作

在2022年的特殊时期，分会利用新媒介启动了线上学组/专业委员会的换届工作，提升了工作效率，减少了人员奔波，且流程更公开、透明，更多的优秀人才有机会加入结核病学分会大家庭。第十八届委员会队伍迅速壮大，人员规模达到史上最高，为不同领域、不同亚专业的结核病研究创造了融合发展的机会。

（二）严格落实管理工作，加强组织建设

严格落实《中华医学会结核病学分会考核方案》，设立委员考勤制度与履职职责，委员聘任不再以3年作为永久保证，对于无故不出席分会及学组专业委员会活动、不积极参与分会及学组专业委员会工作、不为分会及学组专业委员会发展进言献策的委员，经常务委员会讨论，予以取消委员资格、收回委员证书的决定，以此加强委员管理，让更多能干事、肯干事、干实事的人加入进来。

（三）实施主任委员、常务委员、秘书分工制，促进计划落地实施

为促使工作计划能有效落地与实施，采取“责任落实到人”的政策，实施主任委员、常务委员、秘书分工制，各人员要按照自己的分工完成任务，并在年底实施考核，提升分会工作效率和计划完成率。

（四）定期召开工作会议，梳理讨论工作安排

2022年共召开常务委员会4次、秘书处会议4次、各学组/主任委员会议1次、学术大会筹备会4次及总结会1次。不同会议梳理确定不同的工作安排与部署，由秘书组督办各项工作落实进度与质量，并在秘书处会议上进行汇报，进一步加强了分会的组织建设，促进分会不断向前发展。

三、中西部支持

（一）提升西部专业能力，各专业委员会在行动

青年学组委员建立了“一帮一联动工程”，对来自中西部地区的青年委员给予专业能力提升、学术活动开展的支持与帮助。目前已接洽、落实与新疆石河子大学第一附属医院的支持领域与活动。影像专业委员会开展中西部远程影像学会诊、利用百医通平台组织远程授课，以及主任委员赴西藏开展学术讲座、技术指导等专家服务活动。检验专业委员会主任委员前往贵州省毕节市第三人民医院指导工作，协助当地建设实验室及开展新项目，多次对实验室建设出现的问题提出建议。呼吸内镜介入专业委员会于贵州省贵阳市、云南省昆明市，以及内蒙古自治区举办气管镜介入技术培训班3场，推广及培训气管镜介入治疗技术，规范气管镜介入技术的操作，对普及气管镜介入技术、提高西部基层单位气管镜技术水平具有重要意义。儿童专业委员会开展了面向西部基层的培训课程和科普知识培训。科技创新转化专业委员会选派委员赴陕西省开展“转化医学研究”“临床如何做好科研”等主题巡讲，以期协助中西部医院提升科研综合素质、助力中西部医院科研和成果转化。部分专业委员会还接受了西部人员进修学习，委派专家前往帮扶。各个学组/专业委员会在支持中西部方面各尽其能，共同推广先进的诊治经验、学习前沿信息和研究进展，促进中西部地区结核病学科的发展和人才建设，提高中西部地区结核病防治水平。

（二）不负芳华时，西部有我行

青年学组于2022年12月3日在线组织主题为“不负芳华时，西部有我行”西部支持活动。该活动走进新疆生产建设兵团最大的三级甲等医院——石河子大学第一附属医院，开展远程多学科会诊（multi-disciplinarytreatment，MDT）和专题培训以践行分会整合专家资源与学术资源精准点对点帮扶与支持，促进中西部地区结核病学科建设，提升专业人员诊疗能力及学术影响力。

四、学术出版

（一）推动结核病诊疗规范化，共识、指南相继落地

1．中华医学会结核病学分会（通信作者：陈心春，李亮）. 结核分枝杆菌γ-干扰素释放试验及临床应用专家意见（2021年版）. 中华结核和呼吸杂志，2022，45（2）：143-150.

2．中华医学会结核病学分会（通信作者：杨松，唐神结）. 结核病免疫治疗专家共识（2022年版）. 中华结核和呼吸杂志，2022，45（7）：651-666.

3．中华医学会结核病学分会（通信作者：吴桂辉，高孟秋）. 德拉马尼临床应用专家共识. 中华结核和呼吸杂志，2022，45（9）：872-880.

4．中华医学会结核病学分会（通信作者：顾瑾，金弢）. 慢性肾脏病合并结核病的治疗专家共识（2022版）. 中华结核和呼吸杂志，2022，45（10）：996-1008.

5．中华医学会结核病学分会（通信作者：唐神结，李亮，姚岚）. 利奈唑胺抗结核治疗

专家共识（2022年版）.中华结核和呼吸杂志，2022，45（10）：988-995.

6．中华医学会结核病学分会（通信作者：张宏其，李亮，许建中）．中国脊柱结核外科治疗指南（2022年版）．中国矫形外科杂志，2022，30（17）：1537-1548.

7．中华医学会结核病学分会儿童结核病专业委员会，中国研究型医院学会结核病学专业委员会，国家呼吸系统疾病临床医学研究中心，儿童呼吸道感染性疾病研究北京市重点实验室（刘芳，焦伟伟，孙琳，申阿东，朱渝，万朝敏执笔）．儿童肺结核诊断专家共识．中华实用儿科临床杂志，2022，37（7）：490-496.

8．中华医学会结核病学分会儿童结核病专业委员会，中国研究型医院学会结核病学专业委员会，国家呼吸系统疾病临床医学研究中心，儿童呼吸道感染性疾病研究北京市重点实验室（刘芳，焦伟伟，孙琳，申阿东，朱渝，万朝敏执笔）．儿童结核性脑膜炎诊断专家共识．中华实用儿科临床杂志，2022，37（7）：497-501.

（二）促进图书出版，扩大分会影响力

1．唐神结，李亮，杜建．中国结核病年鉴2021．北京：人民卫生出版社，2022.

2．郭述良，介入结核病学．北京：科学出版社，2022.

3．宋言峥，李亮，金锋．实用结核外科学．北京：人民卫生出版社，2022.

（三）利用好《医学参考报－结核病学频道》，发出结核之声

《医学参考报》是经国家新闻出版署批准、由国家卫生健康委员会主管的医学专业报纸。2022年，分会共发行4期《医学参考报－结核病学频道》，快速、及时、准确传播有价值、实用的最新信息，让广大结核病工作者不出科室、不出国门便可获知新知识、新理论、新方法和新技术。

五、学术活动

（一）一年一度，共享学术大会

“2022年全国结核病学术大会”于2022年8月18—31日召开，本次大会由中华医学会、中华医学会结核病学分会主办，上海市医学会、同济大学附属上海市肺科医院、上海市公共卫生临床中心和首都医科大学附属北京胸科医院承办，中国疾病预防控制中心结核病防治临床中心、上海市医学会结核病学分会、北京结核病诊疗技术创新联盟、世界卫生组织结核病研究和培训合作中心共同协办。本次大会主题为“和而求同，融核发展”。

大会开幕式于8月19日上午召开。中华医学会结核病学分会主任委员、2022年全国结核病学术大会主席唐神结，上海市人大教育科学文化卫生委员会主任委员、上海市医学会会长、上海市医师协会会长徐建光，中国科学院院士、中国科学院上海营养与健康研究所生物医学大数据中心首席科学家赵国屏，上海市卫生健康委员会副主任张浩，上海申康医院发展中心党委副书记、上海市公共卫生临床中心党委书记方秉华，同济大学附属上海市肺科医院院长艾开兴，中华医学会结核病学分会前任主任委员、首都医科大学附属北京胸科医院副院长李亮，中华医学会结核病学分会副主任委员吴妹英、杜建等领导和嘉宾莅临开幕式现场。

国家卫生健康委员会疾病预防控制局副局长、一级巡视员雷正龙，中华医学会副会长兼秘书长王健，中国防结核协会理事长、中国疾病预防控制中心副主任刘剑君因工作原因不能亲临现场，通过远程方式向大会致辞。开幕式由中华医学会结核病学分会候任主任委员卢水华主持。主任委员唐神结首先致开幕辞，他表示，自十八届委员会成立以来，继承和发扬老一辈结核病防治工作者的敬业精神，笃行不怠、踔厉前行，在党建工作与组织建设、指南共识的制定、年鉴与专著的出版、学术培训与会议、人才培养与队伍建设、基础研究与产品转化、新技术新方法的推广与应用、国际交流与合作、中西部支持与建设、健康科普与宣教、互联网医疗与患者服务等方面开展了卓有成效的工作。本次学术大会的胜利召开，是分会坚持学术、强调应用、开放协作、传承创新精神的具体实践，希望与会代表能学有所思、学有所悟、学有所获，了解更加深入，合作更加紧密，友谊更加深厚。

本次大会共收到946篇投稿论文，包括233篇大会发言，350篇壁报交流，以及363篇书面交流。大会设2场全体大会报告，2场护理论坛，1场青年论坛，1场结核病规范化培训，33场学术专场，495个各类学术报告，创历史新高；讲者包括饶子和院士、赵国屏院士、王福生院士、世界卫生组织Fuad教授、美国波士顿大学Leo教授、无国界医生组织Anemesh教授、美国微生物学院汤一苇教授、中华医学会呼吸病学分会主任委员瞿介明、中华医学会感染病学分会副主任委员张文宏等在内的近500名学者；内容涵括了结核病临床诊疗、预防控制、基础研究、儿童结核病、结核病脑膜炎、临床试验、职业性肺病、影像学、检验医学、营养与结核病、院内感染、新型冠状病毒感染、结核外科、骨结核科、重症医学、病理学、护理学、介入学、非结核分枝杆菌病、结核病与相关疾病等众多领域。本次结核病学术大会采取云端模式，开启会议期间3天云直播，近万名学员注册观看大会直播。此外，会议结束后7天内设置了回放功能，收看现场直播及课程回放的人次数达40余万，让结核领域的医务人员可以进行学术云畅游，推动了学术交流与学习讨论热情的持续高涨。

（二）学术支持——“第二届结核病研发合作国际论坛”召开

作为学术支持的“第二届结核病研发合作国际论坛”于2022年4月27—29日晚间以线上会议形式成功举行。本次论坛得到比尔及梅琳达·盖茨基金会的大力支持。本次论坛在2021年首届论坛的基础上，更加聚焦我国结核病诊疗科研和研发进展，同时邀请更多国际学者介绍最新的国际结核病研究成果，为国内外结核病研发领域的沟通交流及合作创造了更好的平台。本次论坛在形式和内容上较首届论坛上了一个新台阶，用实际行动推动结核病诊疗事业创新发展，推动“一个没有结核病的世界”早日到来。

（三）各学组专业委员会学术活动精彩纷呈

1. 青年学组承担2022年“协群策·和之道”临床思维挑战赛 为进一步推动我国结核病的规范化诊疗，提高结核病相关诊疗规范、指南和共识的学习和应用积极性，提升广大中、青年医师的诊疗思维，创建更多交流病例和分享临床经验的机会，青年学组承担起2022年“协群策·和之道”临床思维挑战赛工作，包括大区赛和决赛的出题、审题工作，以及大区赛赛事主持和现场指导工作，并推进全国总决赛的组织筹备工作。2022年8月14—18日，青年学组完成全国6场大区赛赛事主持，每场大区赛决出1支晋级队伍，决赛与全国结核病医院管理论坛同期进行。

2. “结核病临床研究方法与实践培训班”暨“中华医学会结核病学分会临床试验专业委员会2022年度学术会议” 2022年9月24—25日，“结核病临床研究方法与实践培训班”暨“中华医学会结核病学分会临床试验专业委员会2022年度学术会议”以线下结合线上方式举行，为期2天的会议特邀来自医、研、企多机构、多领域20位专家围绕结核病基础研究、临床研究、实施性研究、真实世界研究的设计、实施及数字化临床研究开展与研究质量控制等内容开展了系统、全面、专业、深入讲解，吸引线上、线下2000余名专业人员参与。

3. 介入专业委员会举办3场气管镜介入技术培训班和3场气管镜介入治疗肺结核病例分享活动 在王洪武教授、丁卫民教授的带领下，介入专业委员会于贵州省贵阳市、云南省昆明市，以及内蒙古自治区等地区举办3场气管镜介入技术培训班，并采用线上腾讯会议形式举办3场病例分享活动。涵盖了对气管镜介入技术如硬质气管镜、活检、冷冻、氩气刀、激光、电圈套、支架置入技术等进行手把手培训，以及对“气管镜介入技术治疗肺结核”典型病例的分享，规范了气管镜介入治疗肺结核的技术，提高了西部地区气管镜介入技术的水平。

4. “2022年中华医学会结核病学分会呼吸内镜介入专业委员会年会” 于2022年12月17—18日在浙江省杭州市召开，会议以线上、线下结合的形式召开。分会副主任委员兼秘书长杜建教授、专业委员会主任委员丁卫民教授及王洪武教授、全体副主任委员、常务委员及委员等众多专家均以线上、线下形式参会，线上参会人员达500人。会议内容丰富，既有主任委员、副主任委员的精彩授课，也有其他专家包括众多青年医师的病例分享，大家均倾囊相授。本次会议的召开使全国的呼吸内镜同道取得了不小的收获。

5. “专著出版流程与撰写经验分享培训” 2022年10月14日，中华医学会结核病学分会护理专业委员会图书出版组及学术组通过腾讯会议的方式联合举办“专著出版流程与撰写经验分享培训”，会议邀请了结核病护理专家及图书出版社专家分别就“护理专著的选题与实践”“从出版社角度谈图书出版基本要素”两大模块内容进行授课，专业委员会的全体委员及来自全国各地的结核病护理人员300人参会。此次培训会让参会的护理人员对护理专著的撰写有了进一步的认识，为未来编写书籍奠定了良好的基础。

6. 肺“福”之“研”全国结核病护理大查房 2022年6月21日和10月18日，护理专业委员会通过线上会议方式分别举办了两次肺“福”之“研”全国结核病护理大查房。全国各地的结核病护理同仁参会，第1次会议人数为6000人次，第2次会议人数达7000人次，极大提升了护理专业委员会的知名度和影响力。通过分享典型病例、院内外多学科横向交流，做到知识分享的同时也促进医护合力。

7. 结核性脑膜炎学术沙龙会 自2022年3月24日起，结核性脑膜炎专业委员会于每个月最后一周的周四晚19：00—20：00召开学术沙龙活动，该活动围绕“世界结核病防治”“中枢神经系统结核病的临床关键问题”“结核性脑膜炎相关科研热点”“疑难复杂的中枢神经系统结核病”等进行专题讲座、学术研讨、病例分享和联合讨论，目前已成功举办9期。每次沙龙均受到医学界同道的欢迎，平均每次参加人次可达千人。学术沙龙针对临床科研实践的热点问题进行专题演讲、经典病例的临床解读和精彩的专家讨论，使与会同道增加了临床诊治经验，开阔了学术眼界，扩大了结核性脑膜炎专业委员会及结核病学分会的影响力。

8. “结核病多学科诊治新进展”学习班 2022年11月26—27日，中华医学会结核病学分会临床学组2022年学术会议暨国家级继续教育“结核病多学科诊治新进展”学习班成功举办。本次会议由中华医学会结核病学分会临床学组主办，南京市第二医院（江苏省传染病医院）和同济大学附属上海市肺科医院共同承办，由临床学组副组长张侠主持开幕式，主任委员唐神结、前任主任委员李亮、临床学组组长张雷等领导致辞，邀请了卢水华、初乃惠、沙巍、吴妹英教授等国内著名专家授课，参加人数达700余人次。会议加强了国内结核病学科交流，学习国内外先进诊疗技术，促进了结核病防控工作的发展。

9. “结核病实施性研究理论与实践”培训班 2022年3—7月，预防控制学组携手中国疾病预防控制中心结核病防治临床中心及国际防痨和肺部疾病联合会共同推出了“结核病实施性研究理论与实践”手把手线上系列培训10期讲座。邀请了包括Union的Anthony Harries、林岩教授、北京大学詹思延教授、天津市疾病预防控制中心王撷秀教授、多伦多大学魏晓林教授、中国防痨期刊社王黎霞教授等10位专家，围绕实施性研究方法学、如何发现结核病控制中的现实问题、如何通过实施性研究手段回答问题等进行10期交流和研讨。线上收看约3600人次，得到广大结核病防治工作者的积极反馈。

10. 线上“科研方法学培训” 流行病学专业委员会邀请来自山东大学、北京大学临床研究所及北京胸科医院的流行病学与统计学教授向委员会成员进行临床科研方法学培训，内容包括临床研究常见统计学方法、混杂偏倚的控制、临床研究质量控制及经典文献方法学解析等。

11. 科学研究专业委员会建立长效化、制度化的学术交流制度 由科学研究专业委员会主任委员、副主任委员牵头，分领域定时组织线上学术交流活动。截至2022年11月，已成功举办5次线上学术交流，内容涵盖结核病的免疫学、流行病学、分子进化、致病和耐药机制等。平均每次会议最大在线人数超过110人，形成了一定的品牌效应。

六、人才培养和科研

（一）利用“全国结核病互联网诊疗平台”开展远程教育培训

利用“全国结核病互联网诊疗平台”的直播功能，进一步完善对远程培训平台的优化升级，更好地支持各类远程教育培训项目的开展。2022年，通过“全国结核病互联网诊疗平台”，联合联盟共组织开展了远程培训、病例咨询、远程会议等217场线上学术活动，观看人数超过41万人次，充分发挥了远程平台灵活、便捷、节约的优势，大大提升了分会开展学术活动的效率和频率，让更多的综合医疗机构、基层单位、中西部地区结核病防治工作者足不出户就能学到最新的结核病防治知识，提升技术水平。

（二）各学组/专业委员会建立人才培养机制与科研调查

1. 青年学组建立信息和资源交流平台及结核病青年研究者临床研究协作互助网络，发布和分享各地区、各高校、医院及研究机构的学术资源，鼓励委员自我主动学习和充电。为青年临床研究者提供文献搜索、研究设计及统计分析在线指导，为青年医师的成长铺路，助力青年医师全方面成长。

2．临床试验专业委员会开展专业委员会委员药物临床试验质量管理规范（good clinical practice，GCP）培训现状调查，62人参加国家级GCP培训，10人参加单位内GCP培训，19人（占20.8%）未参加过GCP培训，倡议全体委员完成国家药品监督管理局GCP培训并获得结业证书。此外，依托全国多中心临床试验，开展结核病临床试验数字化平台应用，提升结核病临床试验的效率与质量。

3．结核性脑膜炎专业委员会建立地域性合作平台。具有代表性的是首都医科大学附属宣武医院和首都医科大学附属北京胸科医院开展的临床科研交流和合作，并建立了联动转诊体系。长春市传染病医院与吉林省内多家综合性医院建议MDT合作诊疗，并建立患者就医转诊绿色通道。上述临床、科研、学术和联动转诊体系解决了临床实际问题，满足了患者就诊需要，优化了资源配置，促进了患者的健康恢复。

4．预防控制学组与国际防痨和肺部疾病联合会合作，启动“对结核病患者健康状况进行简易评估和干预的可行性研究”的实施。在我国10个结核病门诊和医院建立前瞻性队列，纳入新诊断并纳入治疗的初治敏感结核病患者，对治疗前、治疗结束、治疗后患者的健康状况及呼吸功能状况进行动态随访，研究通过建议评估和干预的方式提高治愈后患者生活质量的可行性。项目于2022年2月14日启动，到7月底完成全部病例纳入工作，目前正在对纳入的患者开展随访。

5．科技创新转化专业委员会致力人才培养，组织开展“科学研究-成果转化-人才培养”主题全国巡讲，培养具备科学研究、成果转化创新能力的复合型高端人才，并组织青年委员下基层活动。2022年，科技创新转化专业委员会针对结核病定点医院开展了10场科研骨干培训，同时响应结核病防控从定点医院关口前移到综合医院进行宣传和人才培养，开展了广东省人民医院、广东省妇幼保健院、河南省儿童医院、河南省肿瘤医院和河南省洛阳市中心医院等精英人才的“科研-转化-人才”综合素质培训等多家医院培训班共12次。

七、对外交流与合作

（一）“首届结核病中韩联合学术研讨会”

2022年5月30日，“首届结核病中韩联合学术研讨会”成功召开，本次会议由中华医学会结核病学分会和韩国结核病与呼吸学会联合主持。围绕两国在新药临床试验的进展、实践经验和下步思考进行了深入交流，在线收看的中国、韩国结核病领域专业人员达9000余人次。此次学术交流研讨会的成功举办，为两国搭建了学术交流的平台与渠道。

（二）“第53届全球肺部健康大会”

中华医学会结核病学分会委员积极参加“第53届全球肺部健康大会”，并及时解读和发布前沿临床试验研究成果，在“结核帮”公众号发布28篇前沿学术进展文章。

（三）“一带一路”结核病防治联合培训

2022年，中华医学会结核病学分会参与推进“一带一路”国际医疗卫生领域合作的健康卫生行动，召开了肺外结核诊断与治疗研讨会、抗结核病药物不良反应监测与管理研讨会等学术活动，不断推进我国与“一带一路”沿线国家在结核病领域的临床诊疗、远程医疗及教育培训等方面的合作。

（四）参与国际交流与活动

中华医学会结核病学分会完成中华医学会委派的世界医学会《监狱条件和传染性疾病的传播》文件的审议和修订工作。刘宇红常务委员作为专家参与WHO“结核病治疗监测和优化试验及生物标志物的目标产品标准”的制定，并作为中国代表参加了WHO西太平洋地区结核病防治规划管理者研讨会，并做会议主持和交流发言。高静韬副秘书长参与了世界医学会结核病领域医学文书审修和意见研提，并获中华医学会发函表扬。

（五）其他

中华医学会结核病学分会与《中华结核和呼吸杂志》编辑部一道遴选出结核病领域编委组成了第九届《中华结核和呼吸杂志》编委会，并遴选出优秀结核病领域专家作为定稿会专家。第九届《中华结核和呼吸杂志》编委会第一次结核病领域编委会议于2022年1月23日在线上召开。之后与编辑部多次召开线上会议，就分会如何支持杂志的建设进行了充分的讨论。

八、健康宣教

（一）结核病健康宣教短视频征集及宣传活动

作为技术支持协助临床中心和创新联盟完成在“世界防治结核病日”期间发起“结核病健康宣教短视频征集及宣传活动”。活动共收到全国各级各类结核病医疗机构、防治机构、医务人员及结核病宣传志愿者投稿的315个宣传短视频，最终评选出74个获奖作品，内容覆盖结核病防治政策、疾病常识、诊断治疗、感染控制及营养康复等方面，在“结核帮”公众号等平台播放。

（二）启动了第三届“3・24”线上大义诊活动暨“医患无间”耐药结核病患者关爱活动

中华医学会结核病学分会联合北京结核病诊疗技术创新联盟、中国疾病预防控制中心结核病防治临床中心、首都医科大学附属北京胸科医院等全国结核病医疗机构连续两年组织了“3・24”线上大义诊活动，为受新型冠状病毒感染大流行影响导致就医困难的患者提供线上诊疗服务，取得了良好效果。耐药结核病因其治疗周期长、治疗成功率低、费用高等日益成为结核病防控的突出问题，发现和管理、关爱每一位耐药结核病患者，提供全程规范诊疗成为结核病防治的重点工作之一。2022年，第三届“3・24”线上大义诊活动持续关注耐药结核病，开展“医患无间”耐药结核病患者关爱活动，号召、组织专家将每一位耐药结核病患者纳入管理队列，提供“免费咨询、服药提醒、在线诊疗、药品到家”等关爱服务包，开展线上义诊活动，关爱每一位耐药结核病患者，提高患者治疗依从性和治疗成功率。

（三）利用新媒体分享最新动态

“结核帮”公众号2022年发布48期内容，推送专业文章和资讯近300篇。“结核帮”持续跟踪每年重大学术会议，热点资讯第一时间发布，有利于结核病业内及综合医疗机构医务人员了解业内最新动态、学习结核病最新知识技能，受到行业内人员的高度赞许。同时充分利用“百医通”App进行科普知识宣传。2022年，作为学术支持，中华医学会结核病学分会联合北京结核病诊疗技术创新联盟和中国疾病预防控制中心结核病防治临床中心通过“百医通”App开展540场直播（医师端＋患者端），帮助广大结核病患者及社会大众更好地了解结核病防治知识。2022年，影像专业委员会持续发挥“结核影像”公众号的作用，91位专家按照秘书处的年度计划安排，定期推出病例讨论及病例解析，该公众号目前已有26 000人关注学习，每个月推出两期病例讨论活动。

（四）“全民营养周”科普直播活动

“全民营养周”期间，在“百医通”举办了“全民营养周”科普活动，邀请了国家卫生健康委员会、高校、综合医院及专科医院的营养专家连续两晚围绕《中国居民膳食指南（2022）》准则六、准则七的内容为大众进行解答，提升了大家对营养的认识，教会大家实用的营养知识，取得了良好的营养宣教目的。

（五）各专业委员会科普活动亮点纷呈、丰富多彩

其他各专业委员会积极参与中华医学会结核病学分会组织的科普活动，分会委员积极参加中国科学技术协会官方科普专家库备选成员评选，通过线上、线下多种方式开展多样的健康科普活动，例如：深入社区宣传结核病防治知识；走进校园，开展结核病防治现场宣传和健康教育讲座；利用网络平台，拍摄短视频投放到各医疗机构网站进行科普宣传；搭建网络平台，建立结核病患者群体讨论平台。

九、科技创新

（一）充分发挥“全国结核病互联网医疗服务平台”的作用

2022年，“全国结核病互联网医疗服务平台”问诊量为15 756人次，开具处方2853张，开展远程会诊138次。该平台集在线诊疗、在线咨询、远程医疗、教育培训、患者管理、科研管理及数据监测等诸多功能于一身，旨在为全国结核病定点医疗机构、医务人员和广大结核病患者提供便捷、高效的互联网医疗服务和支持，引导高质量的医疗资源下沉，让“信息多跑路、患者少跑路”，建立新的结核病就医模式，减少结核病传播，助力实现“消除结核病”的目标。

（二）“胸部CT影像标准数据库AI建设平台”

在全国20家结核病影像人工智能标注多中心研究的基础上，耐药结核病空洞影像诊断预测模型获得初步成果。同时进一步获批北京市通州区项目——“胸部CT影像标准数据库AI建设平台”，实现参与研究的医院数据共享，并开展与AI企业的联合研发及科技转化。

（三）各专委会启动多中心研究

检验专业委员会组织多中心研究验证“结核分枝杆菌和利福平耐药突变检测试剂盒（PCR-荧光探针法）”在肺结核人群中的检出率和临床性能，推广宣传结核病实验室临床检验新技术，加大其在临床应用的适用性，规范结核病实验室检测流程，确保病原学阳性率不断提升。相关疾病专业委员会正在进行利福平耐药结核病的多中心调查，目前已在6家单位（5家为委员单位）收集1000余例病例，有助于了解我国利福平耐药结核病相关情况。其他部分专业委员会也在组织或启动多中心研究，中华医学会结核病学分会为各专业委员会搭建的平台促使各个多中心研究的落地实施，充分调动了委员们的积极性，切实发挥了委员会互帮互助的作用。

（四）促进科技创新转化，各专业委员会在行动

科技成果转化为现实生产力可以加速科学技术进步，推动经济建设和社会发展。在推动科技成果转化热潮的大环境下，2022年，各专业委员会积极申请专利，寻求转化渠道和合作机会，多个专业委员会已实现良好的科技成果转化，科技创新转化专业委员会还多次组织委员前往中国科学院结核病转化医学基地参观并开展座谈，交流科技创新成果转化经验，加强了医、药、研、校、企的合作，促进了科、教、产、研、社的一体化进程，将结核新产品、新技术的发展带入快车道。

十、其他

（一）积极配合中华医学会，完成各项任务

1. 2022年2月完成中华医学会关于“征集 2022 重大科学问题、工程技术难题和产业技术问题”的提交。

2. 2022年2月完成中华医学会关于“报送2020—2021年继续医学教育工作总结”。

3. 2022年3月完成中华医学会关于“做好《2022中华医学会年度报告》稿件征集工作”。

4. 2022年3月完成关于“征集专科分会创立及组织建设发展电子材料”的通知。

5. 2022年5月完成中华医学会下达的“专科分会国际任职专家信息填报”。

6. 2022年5月布置中华医学会科普中国医疗健康工程项目科普作品征集和健康科普专家库成员推荐工作。

7. 2022年8月完成“中国临床案例成果数据库”征集工作。

（二）抗疫防痨两手抓，筑牢筑实人民健康的第一道防线

2022年，中华医学会结核病学分会委员及所在单位战斗在抗疫防痨的一线，坚持人民至上、生命至上，抗疫防痨两手抓，坚持科学精准防控，最大限度地保护了人民的生命安全和身体健康。多个委员所在单位、多名委员荣获国家级、省市级嘉奖，完成了结核病工作者的使命，彰显了结核病工作者的担当，为我国结核病与新型冠状病毒感染防治事业做出了令人瞩目的贡献。

（马皎洁　逄　宇　高静韬　杜　建　唐神结）